现代中医理论与临床应用

（上）

付玉凤等◎主编

吉林科学技术出版社

图书在版编目（CIP）数据

现代中医理论与临床应用 / 付玉凤等主编. -- 长春:
吉林科学技术出版社，2017.9
ISBN 978-7-5578-3301-5

Ⅰ. ①现… Ⅱ. ①付… Ⅲ. ①中医医学基础②中医临
床 Ⅳ. ①R22②R24

中国版本图书馆CIP数据核字(2017)第229740号

现代中医理论与临床应用
XIANDAI ZHONGYI LILUN YU LINCHUANG YINGYONG

主　　编　付玉凤等
出 版 人　李　梁
责任编辑　许晶刚　陈绘新
封面设计　长春创意广告图文制作有限责任公司
制　　版　长春创意广告图文制作有限责任公司
开　　本　787mm×1092mm　1/16
字　　数　520千字
印　　张　34
印　　数　1—1000册
版　　次　2017年9月第1版
印　　次　2018年3月第1版第2次印刷

出　　版　吉林科学技术出版社
发　　行　吉林科学技术出版社
地　　址　长春市人民大街4646号
邮　　编　130021
发行部电话/传真　0431-85635177　85651759　85651628
　　　　　　　　　85652585　85635176
储运部电话　0431-86059116
编辑部电话　0431-86037565
网　　址　www.jlstp.net
印　　刷　永清县晔盛亚胶印有限公司

书　　号　ISBN 978-7-5578-3301-5
定　　价　136.00元（全二册）

如有印装质量问题　可寄出版社调换
因本书作者较多，联系未果，如作者看到此声明，请尽快来电或来函与编辑部联系，以便商洽相应稿酬支付事宜。

编 委 会

主　编：付玉凤　丁　望　帕提玛·阿布力米提

　　　　张立军　朱艳华　罗玲娟

副主编：孙永强　王尚飞　吕晓旭

　　　　李　莉　彭小菊　薛均来

　　　　张琴悦　韩　磊　王浩飚

编　委：（按照姓氏笔画）

丁　望	中国人民解放军第 89 医院
王尚飞	中国人民解放军第 266 医院
王浩飚	黑龙江中医药大学附属第一医院
石　鹏	中国人民解放军第 451 医院
付玉凤	赤峰学院附属医院
吕晓旭	新疆维吾尔自治区第一济困医院
朱艳华	新疆医科大学附属中医医院
孙永强	新疆医科大学附属肿瘤医院
李　莉	新疆维吾尔自治区中医医院
张立军	呼伦贝尔市人民医院
张琴悦	乌鲁木齐市友谊医院沙区分院
罗玲娟	新疆医科大学附属中医医院
罗婷婷	牡丹江医学院附属红旗医院
帕提玛·阿布力米提	新疆医科大学附属中医医院
梁冬梅	肥城市中医医院
彭小菊	青岛大学附属医院
韩　磊	中国人民解放军第 153 中心医院
薛均来	吉林大学中日联谊医院

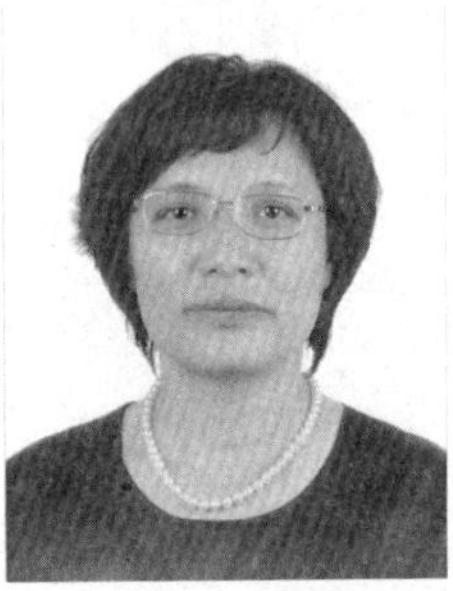

付玉凤，女，1988年毕业于内蒙古医学院，学士学位，中共党员，赤峰学院附属医院中西医结合脑病/老年病科主任，主任医师，赤峰著名中医师，老年脑血管病专家。现任中国中西医结合学会神经内科专业委员会委员、中国老年保健协会脑病专业委员会委员、中国民族医药学会脑病专业委员会理事、内蒙古医学会老年病分会常委、赤峰医药卫生学会神经内科专业委员会副主任委员、赤峰市医药卫生学会医疗事故鉴定专家库专家、赤峰市第四届著名中医师，曾多次在首都医科大学附属友谊医院神经内科、宣武医院神经内科、中国中医科学院西苑医院、北京中医药大学东方医院脑病科进修学习和学术交流，并多次参加中国医师学会主办的神经内科（脑血管病）高研班学习。参加国家级中医方面大规模研究课题3项，发表论文20余篇。从事中西医结合神经内科工作近30年，主要临床专业方向为脑血管病的综合诊断治疗预防与康复。

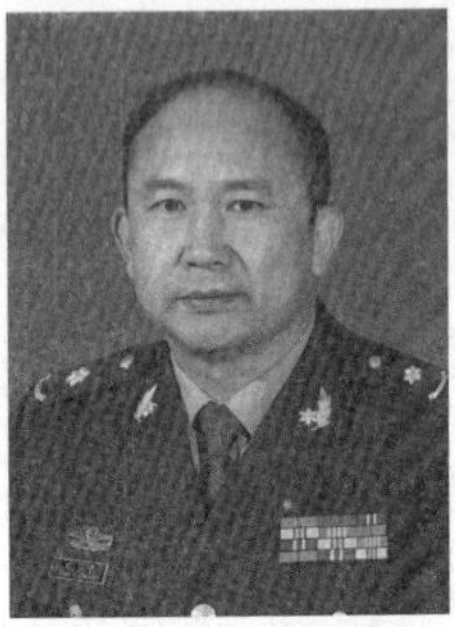

丁望，第89医院康复科主任，副主任医师，山东中西医结合学会康复医学专业委员会副主任委员，解放军医学科学技术委员会康复与保健委员会委员。从事中西医结合康复多年，在内外妇儿等领域多有涉猎。致力于中医药文化的发掘与学习，积前人之治验，论疾病之经纬，研古人之病案，识古今疾异同。将环境致疾与情志致疾以融贯，发古人之幽微。首提“一疾病（不通）一治法（通）”之学术见解。在骨创伤，顽固性皮肤溃疡等领域积累了丰富治验。在养生保健抗衰老领域，倡“情志与气血”论，于临床收益颇多。

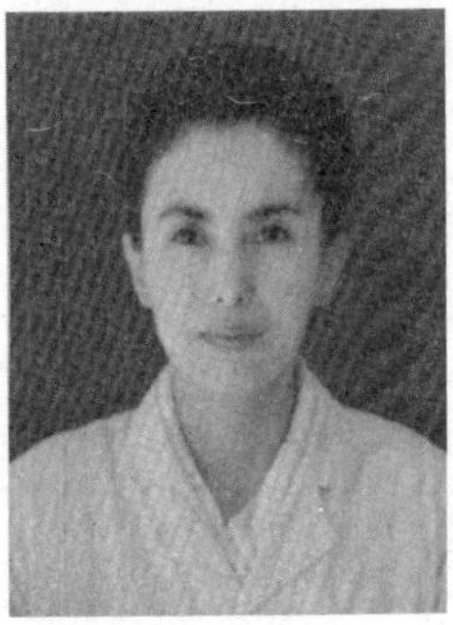

帕提玛·阿布力米提，1977年出生，主治医师，2000年毕业于新疆医科大学临床医学专业，从事临床工作15年，现就职于新疆医科大学附属中医医院肿瘤二科，专业组长，参与自治区自然基金，市级及院内课题的设计及临床观察研究，发表SCI论文两篇，其它核心期刊10余篇，多次参加国内学术交流，临床上擅长肺癌，淋巴瘤，消化道肿瘤等多种恶性肿瘤及癌前期病变的中西医结合治疗。

前　言

中医学有着悠久的历史，几千年来在认识人体生命现象，探索疾病的发生、发展、转归与预后、治疗、康复等诸方面，进行了大量的实践积累和深入研究。在深厚的中国文化底蕴的影响下，对人体的生命现象，中医学提出了结合自然界、社会及人体、心理于一体的理论框架。中医学将中国古代哲学的诸多范畴与当时认知的简单的解剖学知识巧妙地加以融通，将古代哲学的精、气、神、阴阳、五行、道、变化、物、中庸等思想概念，与肝、心、脾、肺、肾、大小肠、膀胱、脑、脉、血、女子胞、肉、骨、髓等人体形体的组织、器官巧妙地进行组合，加以理论表述，并融入了喜、怒、悲、忧、恐等人体的心理活动，寒、热、暑、湿、燥等自然界的环境变化，形成了独特的中医理论体系。这种理论的表述，有着十分合理的科学内涵。随着西医学的发展，对人体生命现象的认知，已经从生物医学模式向着社会一心理一环境一生物医学模式转化，将其与中医学的理论框架相比较，会发现有着惊人的相似，更可以印证中医理论框架从其形成之时，就与人体生命健康及疾病发生、发展等规律相符合。本书主要探讨现代中医理论的临床应用情况，主要以疾病为纲，讲述中医的辩证施治。

本书集中反映了各科医生丰富的诊疗经验。突出中医诊疗特点，强调实用性、系统性。本书共计 11 章，包括循环系统病证及疾病、消化系统病证及疾病、神经系统病证及疾病、呼吸系统疾病、肾脏疾病、内分泌疾病、肿瘤中医治疗、高热、中药临床应用、骨伤科疾病推拿和中医康复技术及常见病康复等内容。本书对各病采用概述、病因病机，辨证论治等项，力求中医学术的系统性及其效应得以充分体现，尤其是辨证论治项中，在西医病名之下，有的按疾病阶段或疾病初、中、晚期划分，但其分证、证侯，证型仍为核心内容，以示中医诊疗的关键在于辨证。

由于编写时间仓促，编委会水平有限，并且本书涉及多专业合作，各环节之间难免有些疏漏和错误之处，希望读者和同行给予批评指正。

《现代中医理论与临床应用》编委会

2017 年 8 月

目　　录

第一章　循环系统病证及疾病

第一节　心悸

心悸是患者自觉心中悸动，惊惕不安，不能自主或脉象参差不齐的一种病证，临床一般多呈阵发性，其中有惊悸和怔忡两种类型，且常伴有失眠、眩晕、健忘、水肿、耳鸣等症状。

汉张仲景在《伤寒杂病论》中，正式提出了悸与惊悸的病名，并对其发病原因作了扼要的叙述，认为主要原因是由惊扰、水饮、虚劳及汗后受邪等因素引发的。《金匮要略・惊悸吐衄下血胸满瘀血病》还对惊悸的发病原因以及审证求因的方法，作了专门论述，指出："寸口脉动而弱，动则为惊，弱则为悸。"《济生方》不仅对惊悸有所载述，还提出了怔忡的病名，"夫怔忡者，此心血不足也"。《济生方・怔忡论治》怔忡发病的原因，在于"真血虚耗，心常失辅，渐成怔忡"；另外"冒风寒暑湿，闭塞诸经"，"五饮停蓄，湮塞中脘"，亦往往令人怔忡，《丹溪心法》提出了"责之虚与痰"的见解，认为血虚与痰火是怔忡致病的根本原因。《医林改错・心慌》则认为瘀血内阻亦能导致心悸怔忡。

惊悸与怔忡的病因和病情程度都有区别。怔忡每由内因引起，并无外惊，自觉心中惕惕，稍劳即发，病来虽渐，但全身情况较差，病情较为深重；惊悸则相反，常由外因而成，偶受外来刺激，或因惊恐，或因恼怒，均可发病，发则心悸，时作时止，病来虽速，但全身情况较好，病势浅而短暂。故《红炉点雪・惊悸怔忡健忘》指出："惊者心卒动而不宁也；悸者，心跳动而怕惊也；怔忡者，心中躁动不安，惕惕然如人将捕之也。"惊悸与怔忡也有一定的联系，惊悸日久可以发展为怔忡，怔忡患者，又易受外惊所扰，而使动悸加重。

心悸包括西医多种疾病，如心动过速、心动过缓、过早搏动、心房颤动扑动、房室传导阻滞、束支传导阻滞、病态窦房结综合征、预激综合征等多种病因引起的心律失常、心力衰竭、高血压、心肌炎、心包炎、"肺心病"、"风心病"、"甲亢"、神经官能症等多种疾病，在这些疾病的某一阶段，可表现出心悸的症状，可参考心悸的理论和方药进行辨证论治。

由于心悸一证所包括的病种甚多，病情轻重比较悬殊，故其辨证不易，诊治甚难，有些证型治疗颇难，故多数属疑难病范畴。

一、病因病机

心悸的病因十分复杂，历代论述和今人认识内容十分丰富，概括起来主要有：

(一)心阴心血不足，心失所养

心阴心血因久病失养，或劳欲过度，伤脾损肾，或各种原因的出血未复，或先天不足、禀赋衰弱等原因，久而久之，心阴心血乏源或亏虚，导致心之气血两亏，不能奉养于心，致心失所养而发生心悸。正如《丹溪心法》所说："人之所主者心，心之所养者血，心血一虚，神气不守，此惊悸之所肇端。"

(二)肝肾阴虚，虚火扰主

因年老体衰、久病失养、房劳过度等原因导致肝阴不足或肾阴亏虚，一则肝阴不足，肝火内炽；一则肾阴亏虚，水亏火旺，均可因虚火扰动而成心悸。如《石室秘录》说："怔忡之证，躁扰不宁，心神恍惚，惊悸不宁，此肝肾之虚而心气之弱也。”

（三）心血瘀阻，气滞络阻

因心气不足，心阳不振，不能鼓动血液运行，致心血瘀阻，或寒邪入侵心脉，血寒而凝滞不通；或因痹证日久，致心脉痹阻；或年老气血日衰，痰湿痹阻脉络；或外邪内侵于心，气滞络阻等原因，使心失主血脉功能而悸动不安。如姜春华所说：“临床上，某些器质性心脏病，如冠心病、风湿性心脏病、病态窦房结综合征等引起的心律失常，症见心悸、心痛、舌紫、脉迟涩或结代，不论寒热虚实，必有心血鼓动不畅，血脉运行障碍或瘀血搏击脉络的病理，此时为主要矛盾，治宜活血化瘀，舒心通脉。”

（四）痰饮凌心，痰火扰心

由于脾失健运，湿聚成痰，或肺失宣降，津凝成痰，或脾肾阳虚，气化失司，水气内停等，均可致痰饮内停，日久凌心射肺，致心悸不安。或痰郁化热，或夹肝火，则痰热内盛，上扰心神，亦可致心悸之证。如《血证论》中说：“心中有痰者，痰入心中，阻其心气，是以心跳不安。”凡痰饮内生者，病多日久，虚实夹杂，不仅心病，还涉及到肺、脾、肝、肾等脏，故证情错综复杂，辨证甚难。

（五）心阳不振，阳虚作悸

由于心阳虚弱，缺乏锻炼，或久病失养，或年老阳虚，或阴损及阳，或阴湿伤阳，或误服寒凉伤阳，久而久之，则可导致心阳虚弱，振奋无力，或心失温养，则可见心悸、胸闷、汗出、肢凉等症。正如刘渡舟所说：“凡是由于各种原因，而伤及心之阳气，诸如治疗上发汗过多，或者过服苦寒之品，而内伐阳气，或因年老阳虚以及禀赋素弱等，皆可发生心阳虚的悸证。”

（六）气阴两虚，心虚胆怯

若素体心阳不足，复感湿热邪毒，日久最易耗气伤阴而成气阴两伤，心气虚无以贯心脉而周行全身，心阳虚心失所养致成心悸、心慌、胸闷等症。也有因心胆气虚而心失所主，胆气虚怯，而决断失常，则遇事易惊恐不安而致心悸。如突受惊吓，突遇巨响，突见异物，或登高涉险，心惊神摇，不能自主，并逐渐加剧，而时时心悸不已。如《济生方》所说：“惊悸者，心虚胆怯之所致也。”

二、辨疑思路

心悸一病，病虽在心，五脏皆可波及，心虚失养虽为本病，痰饮瘀血常可扰及；中医虽为一个病证，而实则涉及到许多西医疾病，虚实兼夹颇多，轻重缓急差异很大，故辨证颇难。

尤其是虚实并见，痰瘀相兼，气血阴阳皆不足，主次难分之证，辨证更难。据我们体会，可以从以下几个方面去辨析：

（一）辨虚实

心悸一病，虚证常有心气虚、心阳虚、心阴虚、气阴两虚、心血虚及肝肾阴虚等。实证有痰饮、瘀血、火扰、水气等。临床辨证虽可分为以上各种虚证、实证，但多诸虚并见，而以一两种虚证为主。如心气虚日久，常有心阳不振；又如张仲景的炙甘草汤所治“心动悸，脉结代”以心气、心阳虚为主，同时辅以补心血、养心阴之品，因此辨证时，切勿只顾一点，不计其余。

心悸一病，虚实夹杂尤为多见，虚证因可直接导致心悸，如心气心血不足，但兼痰饮、瘀血者亦不少。临证需要仔细辨别虚实的主次和兼证的多寡。

(二)分惊悸、怔忡

惊悸、怔忡虽是指的同一类疾病,但二者证候轻重、治疗效果及预后有较大差异。惊悸较轻,怔忡较重;惊悸多呈阵发性,多属功能失常,怔忡则有自觉胸中空虚而动,不惊也发,持续时间较长,发作频繁,劳累加剧,继发于器质性改变者多见,治疗亦较棘手。

(三)察缓速

心悸之脉象无定数,临证可以见多种脉象,以缓、涩、数、疾、虚、细沉较为常见。一般脉见缓者多心阳不振,涩者多为瘀滞,数疾者属热,虚则气弱,细则阴亏血少,多数脉兼沉象,此为常规。另有结代脉象较为常见,大多阴阳气血俱虚而脉力不能接续,或兼瘀阻。

临证体会,心悸一证,分辨脉象缓速有一定辨证意义。凡脉缓、迟而细弦,兼舌苔白、胸闷者,多因痰饮上犯,心血瘀阻;若沉细或无力而缓者,多为心气不足;若脉细数或无力,舌质嫩红少苔,或兼有梦多、盗汗、心烦者,多为肝肾阴亏,水不制火,或心阴心血不足,心失所养之证。

(四)审主次

心悸一病虚实夹杂,兼证较多,临证有多种证型、多个脏腑同病。如无心脏本身病变而属其他邪气影响者,一般病情较轻,治疗容易奏效。若兼有肝肾阴虚、肝郁化火、痰火扰心、痰瘀同病等兼证者,病情较重。初病心悸时间短暂,常可自行缓解者病轻,久病、年老体衰、日久不愈者,病情较重。

由于心悸为一症状,而导致心悸的原因众多,常伴有不少其他症状,故辨证时,必须认真分辨其主次夹杂。以心悸为主症者,从心悸论治,若心悸仅为他病一兼症时,当从他病考虑。

三、辨证治疗

心悸的治疗原则,在于辨清证候虚实的前提下,一般可按虚证实证两大类分别论治。虚者如心之气血阴阳诸虚,实者如痰饮凌心、瘀血阻滞。但临床属疑难证候者,多诸虚同见,或虚实夹杂。如心气虚与心阳不振同见,心阴虚与心血虚同见,或气阴两虚,或气血阴阳俱虚而以一种虚证为主,既有各种虚证见症,又兼痰饮、瘀血、火扰等。但总的治法不外补虚、祛痰、化瘀、宁心或数法同用。

(一)心气不足,心阳不振

证候:心悸,气短,动则加剧,头晕,疲乏无力,自汗,苔薄白,舌质淡红,脉细弱。若心阳不振者,除上症外,常兼胸闷,甚者喘促难卧,怯寒肢冷,且面色苍白,舌质胖而淡紫,脉沉细无力或沉迟。

治法:心气不足为主者,补益心气;心阳不振者,温阳益气。由于心气虚者,心血也常不足,心阳不振者,心阴常兼不足,且心气虚、心阳不振者,又多心神不安,故常须配伍养血养阴安神之品。

方药:心气虚者可用张景岳的五味汤加减;心阳不振者可用保元汤或桂枝甘草龙骨牡蛎汤加减,甚者可加参附汤;心气心血虚兼心阴心阳不足者可用炙甘草汤加减。其基本方药为红人参 10g,炙黄芪 15g,麦冬 15g,五味子 10g,炒枣仁 15g,桂枝 8g,炙甘草 10g,龙骨 15g。

五味汤用人参、黄芪、甘草补益心气,麦冬、五味子养阴敛阳。心神不安者可酌加炒枣仁、柏子仁、夜交藤等。

保元汤用人参、黄芪、甘草甘温益心气,肉桂温阳振奋心阳。

桂枝甘草龙骨牡蛎汤用桂枝振奋心阳，甘草益心气，龙、牡镇心神，若加参、附则益心气补心阳之力更强。

炙甘草汤用炙甘草、人参、大枣补心气，生地、麦冬、阿胶、麻仁益心阴养心血，桂枝、酒、生姜温心脉。此方气血阴阳皆补，比较常用，但要注意方中药物的剂量，一般甘草、生地用量要大一些，炙甘草可用6～9g，生地可用15～20g。且须加酒以贯通心脉。

（二）心阴虚

证候：心阴虚常见心悸不安，心烦失眠，口干，低热，头晕，目眩，面赤，舌红少津，脉细数。若属气阴两虚者常见自汗，乏力，神倦，脉虚或数大。

治法：心阴虚者补养心阴，兼以降火安神；气阴两虚者，气阴双补。

方药：心阴虚不甚，心火较旺者，用朱砂安神丸；气阴两虚者，用生脉散加减或四参安心汤。

朱砂安神丸用生地、当归滋养心之阴血，黄连、朱砂清心火镇心神，甘草调和药性。

生脉散用人参（或西洋参）益气，麦冬、五味子敛阳养阴。

（三）肝肾阴虚

证候：心悸，眩晕，失眠多梦，腰膝酸软，耳鸣遗精，兼阴虚火旺者可见五心烦热、急躁易怒，舌红少津，盗汗，脉细数。

治法：滋养肝肾，养血安神。

方药：阴虚偏火旺热扰者，可用酸枣仁汤加减；偏心肾阴亏有热者，可用天王补心丹加减。

基本方为：炒枣仁30g，川芎6g，知母10g，茯苓15g，生地15g，玄参10g，麦冬15g，龙骨15g，甘草3g。

酸枣仁汤重用炒酸枣仁养肝血安心神，少佐川芎与酸枣仁相配，补散结合，补而不滞。知母轻清虚火，茯苓宁心安神。若肾阴不足明显者，可加生地、玄参等滋阴补肾，五心烦热者可加地骨皮、白薇清透虚热，心肝火旺者可加栀子清心肝之火，心悸重者可加磁石，龙骨潜镇。方中炒酸枣仁一般要重用30g左右。

天王补心丹是一个滋补心肾之阴，兼养心安神的良方，现代研究证实其有营养心肌，调节心肌血流供应，提高缺血心肌对乏氧的耐受性等作用。临床应用后体会到，此方对属阴虚有热者的心肌炎、慢性心肌病及神经衰弱等引起的心悸有较好的作用。但此方偏于阴柔，脾胃薄弱者须虑其碍胃，若作汤剂可酌加麦芽、陈皮，若用丸剂久服，用陈皮泡水冲服可以避免。

（四）心脾两虚

证候：心悸，甚则怔忡，健忘不眠，盗汗发热，食少体倦，面色萎黄，舌质淡，舌苔薄白，脉细缓。妇女可见崩漏或月经提前，量多色淡，或淋漓不止或带下等。

治法：益气补血，健脾养心。

方药：归脾汤加减。人参10g，白术10g，炙黄芪15g，当归10g，茯神10g，远志6g，炒枣仁20g，桂圆肉10g，木香6g，甘草3g。

归脾汤是补益心脾的良方。方用人参、黄芪、白术、甘草补养心脾之气，以化生气血；当归、桂圆肉、酸枣仁补养心阴心血，远志、茯神宁心安神，木香理气使补而不滞，姜、枣开胃健脾，调和营卫。临床凡辨证属心脾两虚者，如西医学之神经衰弱、贫血、失血、风心病等，用之均可治愈或改善症状。

此方与补心丹相比，药性偏温，若用丸剂久服可用麦冬泡水冲服，以避免此弊。

(五)心脉瘀阻

证候:心悸,胸闷或胸痛,面部及舌质颜色多紫黯,舌上或有瘀斑瘀点,舌下静脉粗张或曲张,脉涩或结代等。

治法:活血化瘀,行气通络。

方药:血府逐瘀汤加减。生地 15g,桃仁 10g,红花 6g,柴胡 6g,枳壳 6g,川牛膝 15g,川芎 10g,丹参 15g,琥珀 3g,甘草 3g。

血府逐瘀汤用桃红四物汤与四逆散合方加减而成,前者养血活血化瘀止痛,后者行气宽胸,对确属于心脉瘀阻之心悸,有较好效果。若瘀阻较重,可加丹参、三七;心悸明显者,可加琥珀、绛香;兼有痰浊者,可加瓜蒌、薤白、半夏;心悸兼心神不安明显者,加远志、菖蒲、夜交藤等品。本方偏重于血瘀气滞实证,然亦有血虚的一面,有的还可兼气虚、阳虚。故必要时可去柴胡、枳壳、桔梗之耗气、升散之品,加补气的党参、黄芪,或温肾通阳的桂枝、细辛、鹿衔草等。

(六)痰浊阻蔽

证候:心悸,眩晕,心胸痞满胀闷,短气而咳,痰多,或不眠,或恶心,苔白腻或滑腻,脉弦滑等。

治法:理气健脾,化痰宁心。

方药:偏寒饮凌心所致者,用苓桂术甘汤:茯苓 20g,桂枝 10g,白术 15g,甘草 3g,细辛 3g,丹参 15g,益母草 20g。

痰热内扰者,用温胆汤加减:清半夏 10g,茯苓 15g,陈皮 10g,枳实 10g,竹茹 15g,黄连 5g,琥珀 3g。

苓桂术甘汤用桂枝配甘草辛甘助心阳,桂枝配茯苓利水通阳化气,茯苓配白术利水消饮,茯苓配甘草健脾宁心。此方药味虽少,但对饮邪凌心之心悸,效果明显。具有温阳补虚、化饮祛邪的作用,必要时可加附子、当归、丹参等品。

若气郁化火为热,素体有痰,痰热上犯,阻扰心脏,则心悸而兼见口苦、呕吐、烦躁、失眠等。温胆汤中竹茹、枳实清胆下气消痰,二陈汤燥湿化痰,行气利水宁心,故对痰热所致胆胃不和之心悸失眠有良效。若痰火较重可加黄连、栀子、瓜蒌、大黄等以泻火涤痰,亦可加入牡蛎、龙齿、珍珠母、朱砂等一二味,以镇心安神。

(七)心虚胆怯

证候:心悸,遇惊恐加剧,坐卧不宁,多梦易醒,食少纳呆,舌淡红少苔,脉细略数或弦细。

治法:益气养心,镇惊安神。

方药:平补镇心丹加减。人参 10g,茯苓 15g,山药 15g,五味子 10g,天冬 10g,生地 15g,肉桂 3g,远志 6g,酸枣仁 5g,龙齿 15g,车前子 10g。

此方用人参、茯苓、山药、五味子补益心脾之虚,天冬、生熟地滋补心阴心血,肉桂温补气血,远志、茯神、酸枣仁安神,龙齿、朱砂镇心安神,车前子利湿使补而不留湿邪。

(彭小菊)

第二节　心痛

心痛是以左胸部憋闷,甚则刺痛为主症的一种病证。《黄帝内经》中有“心痛”、“卒心痛”、“真心痛”、“厥心痛”之名,并对其产生机理及主要表现有较详论述。《灵枢·五邪》曾经指出:

“邪在心，则病心痛。”《素问·藏气法时论》亦说：“心痛者，胸中痛，胁支满，胁下痛，肩背肩胛间痛，两臂内痛。”《灵枢·厥论》还说：“真心痛，手足青至节，心痛甚，旦发夕死。”根据临床表现“心痛”、“卒心痛”、“真心痛”、“厥心痛”均属心痛，只不过轻重程度不同而已，但其病因病机基本相似。张仲景《金匮要略》首载“胸痹”之名，然其症候实包括心痛在内。心痛与胸痹含义略有不同，胸痹含义较广，心痛则突出心前区疼痛之主症。心痛轻者以胸闷为主，重者闷痛兼作，甚或心痛彻背，背痛彻心。但古今著作中，以胸痹为名者多，其症包括心痛在内。由于心痛之名早于胸痹，且其病古今认识比较一致，故以“心痛”命名。

由于本病发病率高，起病急骤，“真心痛”、“厥心痛”之发作如救治不当，有猝死的可能，故对其辨证治疗均有相当难度，许多医家及著作视之为疑难病或难治病。

心痛与西医的冠状动脉粥样硬化性心脏病之心绞痛、心肌梗死等相似。胸痹则有时包括一部分心肌病、肺气肿、慢性支气管炎及某些神经症有胸痹之症状者。冠心病多发生于40岁以后，男性多于女性，脑力劳动者较多。在我国，本病引起的死亡人数约占心脏病死亡人数的10%～20%，近年有增多的趋势。

一、病因病机

心痛之发作虽较突然，但其形成却有一个较长的过程。前人对其病因病机的认识，实有寒凝、气滞、血瘀、痰阻之论，虚有心、脾、肝、肾亏虚之说，验之临床，均有一定道理，但最多见的却是虚实夹杂之证，最难辨治的也是它。其虚实夹杂或者因阳虚寒生痰阻，或肾亏体弱气滞血瘀等等，往往几种病因和病机并存或互相交错，给辨证和治疗带来一定的困难。

（一）寒凝心脉，痹阻胸阳

由于素体阳虚，或脾阳亏虚，或老年肾阳虚衰，致胸阳不足，加之阴寒之邪入侵，寒凝气滞，寒生蔽阳，使胸阳痹阻而成本病。

（二）饮食不当，痰浊痹阻

由于长期过食肥甘、恣食生冷、嗜酒过量或缺乏锻炼而过度肥胖等因素，致使脾胃受损，运化失健，聚湿成痰，痰浊痹阻，胸阳失展，终致痰阻气滞血瘀于胸而成本病。

（三）情志失调，气滞血瘀

郁怒伤肝，肝失疏泄之职，或郁而化火，灼津成痰；或忧思脾伤，或劳心过度，伏案少动等，使气结津凝痰阻，致使气滞血瘀，心脉不利或不通，不通则胸闷心痛发作。

（四）肾亏体虚，虚实夹杂

本病虽可偶见于中青年，但绝大多数见于中老年人。由于年老肾气渐衰，波及心脏，出现肾阳不能鼓动心阳，可出现心阳不振，或心气亦虚；或肾阴亏虚，不能滋养心阴，从而出现虚实夹杂之痰阻、气滞、血瘀等证候。如李斯炽说：“心痛多为久病阴阳两损之证。”

二、辨疑思路

心痛的基本症状，以憋闷、疼痛为主。其发作有久暂，程度有轻重，预后有吉凶，故对其辨证，要抓住疼痛发作时间与频度、疼痛性质和病情顺逆这3个要点。

（一）辨心痛发作时间与频率

因情绪刺激、气候变化、饮食不节及过劳、吸烟饮酒过度等诱发，以闷痛为主，或向肩背臂部放射，发作时间短暂，发作次数较少，可不用药而自行缓解，或服用冠心苏合丸、复方丹参片、三七粉等能迅速缓解或减轻，缓解后无明显不适，脉象多沉弦无结代及涩滞者，则病情较轻，有人称之为“劳力型心绞痛”（稳定性心绞痛）。

（二）辨心痛性质

心痛最常见的有胸闷、隐痛、闷痛、痛如针刺、绞痛、痛而有热灼感等，须认真辨别。

1. 胸闷、隐痛、闷痛

临床最为常见，以左胸部憋闷不适为主，闷重而痛轻，或为隐隐作痛，即为前人所论之“胸痹”之常见症状。闷为主，体丰苔腻怕冷者，多属痰浊闭阻胸阳；闷痛兼胁胀、太息、脉弦，闷重而痛轻，部位不定或有情志激动病史者，多兼肝郁气滞；闷痛兼乏力、心慌、气短、自汗、脉弱者，多兼心气不足

2. 刺痛

以前胸部刺痛，其痛短暂部位固定，兼舌黯或瘀斑疲点、舌下静脉曲张，脉弦涩或沉涩，多为气滞血瘀、心脉不通，临床常有轻重之别或范围广窄之分。

3. 痛有灼热感

心痛胸中兼灼热感，有虚实之分。实者多兼肝火或心火亢盛，伴烦躁、气粗、便结、舌红、舌苔黄、脉数等；虚者多因心阴肾阴不足，心火偏亢，常伴心悸怔忡、心慌头昏、舌红津少脉细数等。也有个别属心火而兼痰热者。

4. 绞痛或痛而兼寒

心痛难忍，遇寒加重，若伴有畏寒肢冷，舌淡苔白，脉沉紧或沉迟，可为冠心苏和丸所缓解，多为寒邪侵袭，寒凝心脉之证。

（三）辨心痛顺逆

发作时间短暂，发作次数较少，痛位多不固定者，多属顺证，治疗较易奏效，预后良好。若痛而脉乱，痛兼汗出，痛兼四肢渐冰凉，痛兼神萎烦躁，剧痛不缓解等，均属心痛重症，逆证者多。若救治得法、及时，或可挽救，严重时则阴阳离绝，一痛而亡。

近年有些年纪不太大，平素无心痛发作病史，而突然发作心痛，以至于不救者，屡有报道。由于猝不及防，预后凶险。

三、治疗

古今治疗心痛的方药甚多，若辨证准确，用药恰当，剂量适宜，无偏颇之弊，一般常见的病程较短，症状较轻者，临床还是较易获效的，尤在改善患者胸闷、心痛等症状方面，收效比较理想。但对病情较重，病机复杂者，治疗往往颇费时日，心电图的改善尤其较难。因此在心痛的治疗中，首先要对常见常用的证候方药，要辨证精细，用药娴熟，掌握治疗基本规律，然后再对病情复杂者加以深入研究，力求掌握其特点和规律，以求提高治疗效果，获取理想疗效。

（一）辨证论治

1. 痰浊壅阻，胸阳不展

证候：胸闷如窒为主，闷重而痛轻，或痛引肩背，短气喘促，多见于肥胖之人，肢体沉重，或痰多，苔浊腻或厚腻，脉滑实有力。

治法：通阳散结，宽胸活血。

方药：宽胸通痹汤为主加减。瓜蒌15g，薤白10g，降香10g，丹参15g，三七3g（冲服），麦冬10g，桂枝6g，生山楂15g，炒枣仁15g，鹿衔草15g，川芎10g，赤芍10g。

方中瓜蒌、薤白、桂枝通阳散结，降香、川芎行血中之气，合丹参、三七、山楂、赤芍化胸中之瘀血，麦冬、炒枣仁养心阴益心血，使宽胸活血而不伤阴血，鹿衔草强心降血压。瓜蒌的剂量可用15g，逐渐加大到30g。瘀血轻者可不用三七、川芎，寒甚者可加附子、干姜。

2.心脉瘀阻，气滞血振

证候：此型也是临床常见的心痛证型。其症状以胸痛为主，多呈刺痛，部位固定，夜间多发，或兼心悸，或兼胁胀、短气，舌质黯红或紫黯有瘀点、瘀斑，舌下静脉色紫而曲张明显，脉弦涩，或有结代。

治法：活血化瘀，通络行气。

方药：①血府逐瘀汤化裁，药用：当归15g，生地10g，桃仁12g，红花10g，枳壳6g，赤芍10g，柴胡10g，甘草3g，桔梗16g，川芎10g，牛膝10g。②冠心Ⅱ号（丹参15g，川芎10g，红花10g，赤芍15g，降香6g）加减。

上述两方均为治疗瘀血为主的心痛的常用方，若确属瘀血所致者，用之均有一定的效果。血府逐瘀汤，活血之力较强，兼可行气，有一定的效果，然需久服并逐渐加大活血药剂量。痛甚者，还可加降香、乳香、元胡等止痛之品。冠心Ⅱ号方，活血化瘀之力较强，但较单纯，必要时可加入养血之当归、白芍等，防止伤血、耗血。临床体会，丹参一药，活血兼可养血，活血不甚伤血，故可久用，用时也可稍大一些，一般用15～20g，重证也可用到30g左右。生山楂酸甘化阴，活血之力甚平稳，既可降血脂，又可扩张冠状动脉，并可防止他药腻胃，久用不会化燥伤阴，故也可作为常用药，但必须用生者，胃酸过多者不宜。另外，瘀血心痛也常兼痰浊、阳虚，用药时不可忽视。在疼痛比较明显时，不论属于何种原因，均可用三七粉3g冲服，并可配用针灸。

3.阳气虚衰，阴寒凝滞

证候：此证多属虚实夹杂型。临床有以阳气虚衰为主者，常表现为胸闷、气短，甚至胸痛彻背，心悸，汗出，畏寒，肢冷，腰酸乏力，面色苍白，唇甲淡白或青紫，舌淡白或紫黯，脉沉细或沉微欲绝。若兼阴寒凝滞者，常有猝然心痛彻背、遇寒加重、胸闷气短、手足不温等症状。许多医家将以上分别论述，但实际上两方面病机常同时存在，不过偏重不同而已。

治法：阳气虚衰为主者，治宜益气温阳，兼散寒通络；阴寒凝滞为主者，治宜辛温通阳，宣痹散寒。

方药：偏于阳气虚衰者，可用人参汤、参附汤加减，建议方为：人参15g，制附子10g（先煎），白术15g，干姜6g，甘草5g，兼有虚脱者，用参附龙牡汤加减。偏于阴寒凝滞者，轻者用瓜蒌薤白白酒汤加桂枝、附子、檀香、枳实等温阳行气药。

寒凝重而心痛彻背，背痛彻心，疼痛无休止者，可用乌头赤石脂丸与苏合香丸合用，平时可服用冠心苏和丸。

此型患者的特点有二，一是疼痛较剧，遇寒加重；二是有阳虚恶寒、肢冷、脉微的表现。上述方剂可酌情合用，或以一方为主，稍事加减。由于虚实夹杂交混在一起，给辨证用药带来一定的困难，临床要仔细分辨，用药也要仔细斟酌，务求贴切入微。还有个别患者表现为肾阳虚水泛之证，症见心悸、下肢水肿、喘促不能平卧等症者，可用真武汤加减，温阳化气利水。

4.气阴两虚，血行不畅

证候：胸闷隐痛，心悸，气短，时发时止，倦怠乏力，面色少华，或头晕目眩，舌质红，或舌边有齿痕，脉细弱无力或结代，或有失眠多梦、精神疲惫等。此型有偏于气虚者，有侧重于阴虚者，但更多的则是气阴两虚。临床特点是闷、痛不重，或尚可忍耐，但大多兼乏力、不耐劳累、精神不佳、少气懒言、体质较弱等。

治法：益气养阴，养血活血。

方药：生脉散或炙甘草汤加减，参考方为：西洋参 10g，麦冬 15g，五味子 10g，丹参 15g，生地 15g，三七粉 3g(冲)，炙甘草 6g，桂枝 10g。生脉散益气养阴，常加丹参、山楂、三七，以加强活血之力。炙甘草汤益气养血，滋阴复脉，方甚平稳，不求速效，久服有功。心神不安者可加酸枣仁、五味子、远志，心气虚甚者可加黄芪或太子参，心阴虚突出者可用补心丹或酸枣仁汤化裁。

心痛的临床表现很杂，分型过细反倒使人不得要领，不好掌握。临床若按以上 4 型辨证论治，再仔细辨别其虚实的偏盛偏衰，辅以相应的加减，一般是会取得较好疗效的。至于还有一些比较少见的如兼心火、肝火亢盛者，或兼痰火的，兼肝气郁结、肝阳上亢的，只要仔细辨别，其治不难。另外，心痛兼有中风者，也不少见。遇见此类患者，须认真辨别，谨慎用药，方能防止顾此失彼。再者对于古人“心本于肾”的理论，辨证时也不可忽视。用药上除上述辨证处方外，我们还常在不同情况下分别选用丹参、麦冬、三七、鹿衔草等，久用效显。

（二）单方验方

1. 加味四妙勇安汤

组成：当归 30g，玄参 30g，金银花 30g，丹参 30g，甘草 30g。

功能：活血化瘀，解痉止痛。

加减：兼气虚者，加黄芪、生脉散补益心气；若心血瘀阻甚者，加冠心Ⅱ号以活血化瘀。

本方系《验方新编》四妙勇安汤加丹参而成。四妙勇安汤为治脱疽验方，系因气滞血瘀，经络阻塞，不通则痛。而冠心病因寒冷诱发，使血管痉挛，致供血不足，发生疼痛，其病理亦属不通则痛，按“异病同治”的思路，用于冠心病治疗，屡获显效。（郑惠伯方，录自《首批国家级名老中医效验秘方精选》）

2. 加减补阳还五汤

组成：黄芪 30g，当归尾 10g，赤芍 10g，地龙 10g，川芎 10g，桃仁 10g，红花 10g，丹参 15g，生山楂 10g，鹿衔草 20g。功能：补气，活血，通络。

本方证系因由正气亏虚，瘀血阻络所称，原主治中风后遗症之半身不遂、口眼歪斜等。因冠心病属气虚血瘀者甚多，气虚无以助血运行，瘀血阻滞心脉，不通则痛，我们用该方治疗气虚血瘀型冠心病，取得了较理想的疗效。（笔者验方）

3. 双和散

组成：人参(或党参)90g，茯神 30g，远志 15g，九节菖蒲 60g，丹参 30g，香附 60g，没药 15g(或郁金 30g 代)，血竭或红花 30g，琥珀 15g(另研)，鸡血藤 30g。

功能：益气和血，顺气活血。

主治：冠心病心绞痛。

上方远志用甘草水浸一宿炒，九节菖蒲用糖甘水浸炒，丹参用甜酒浸炒，香附用童便浸炒，没药用麸炒。方中药物共研细末和匀，每日 3 次，每次 3g，空腹温开水送服。

本方运用益气和血，顺气活血，抑强扶弱之功效，从而避免了破气破血而伤元气。

（彭小菊）

第三节　血脂异常和动脉粥样硬化

血脂是血浆中的中性脂肪(三酰甘油和胆固醇)和类脂(磷脂、糖脂、固醇、类固醇)的总称。血脂异常指血浆中脂质量和质的异常,由于脂质不溶或微溶于水,在血浆中必须与蛋白质结合以脂蛋白的形式存在,因此,血脂异常实际上表现为脂蛋白异常血症。

动脉硬化是指动脉的一种非炎症性、退行性和增生性疾病,导致管壁增厚变硬、弹性消失和管腔变小。动脉粥样硬化是动脉硬化中常见的最重要的类型,其特点是受累动脉的病变从内膜开始,先后有多种病变合并存在,包括局部有脂质和复合糖类积聚、纤维组织增生和钙质沉着形成斑块;并有动脉中层的逐渐退变,继发性病变尚有斑块内出血、斑块破裂及局部血栓形成。由于在动脉内膜积聚的脂质外观呈黄色粥样,故称为动脉粥样硬化。病变常累及大、中型动脉,多呈偏心性分布,如发展到足以阻塞动脉腔,则此动脉所供应的组织或器官将缺血或坏死。

血脂异常与动脉粥样硬化的关系已十分明确,血脂异常特别是血清胆固醇和低密度脂蛋白胆固醇的增高、高密度脂蛋白胆固醇的降低是动脉粥样硬化发病的主要危险因素,也是冠心病患者冠状动脉事件增加的危险因素。动脉粥样硬化的主要病理变化是动脉壁出现粥样斑块,而胆固醇和胆固醇酯则是构成粥样斑块的主要成分。血脂异常是动脉粥样硬化易患因素,脂质浸润是动脉粥样硬化的基础。正因为血脂异常与动脉粥样硬化密切相关,因而本文将二者一起介绍。

我国学者对血脂的研究是从 20 世纪 50 年代开始的,而据 2002 年中国居民营养与健康调查显示,我国 18 岁以上人群血脂异常(TC≥5.72mmol/L,TG≥1.70mmol/L,HDL－C<1.04mmol/L 至少一项)的患病率为 18.6%,估算患患者群达到 2.0 亿。胆固醇升高(TC≥5.72mmol/L)患病率 2.9%,胆固醇边缘升高(TC5.20～5.71mmol/L)患病率 3.9%,三酰甘油升高(TG>1.70mmol/U 患病率 11.9%,高密度脂蛋白胆固醇降低(HDL－C<1.04mmol/L)患病率 7.4%。目前我国有关动脉粥样硬化流行病学研究较少,动脉粥样硬化的患病率不详。根据有关文献推测中国人群的动脉粥样硬化正呈上升趋势,可能高于美国、加拿大、法国、瑞士、日本等国,发病率呈年轻化趋势,一项针对北京人群的流行病学调查显示经颈动脉粥样硬化斑块检出率达到男 47.2%,女 31.3%。由动脉粥样硬化引起的心脑血管疾病已跃居于人口死亡的主要原因之列。

中医学虽无血脂异常的病名,但在历代医籍中,有一些类似本病的记载。根据血脂异常主要表现为肢体困重、头昏目眩等症状特点,现代医家将其归属“痰证”、“湿阻”、“胸痹”、“眩晕”等范畴论治。在中医古典文献中,亦无动脉粥样硬化之用语,但据其病机分析,可将本病归属于中医“瘀证”、“痰证”、“脉痹”等证的范畴。病至后期,涉及五脏,出现相应器官病变时,则可属于中医“眩晕”、“中风”、“痴呆”、“胸痹”、“真心痛”、“水肿”、“坏疽”等证范畴。

一、病因病机

(一)中医

高脂血症和动脉粥样硬化的中医病因主要是摄食过多或转输、利用、排泄异常,皆可使血中脂膏堆积,过多的脂膏浊化而成为湿浊、痰浊,浸淫脉道,使气血运行障碍,脏腑功能失调,致成本病。清代名医张志聪认为:“中焦之气,蒸津液化其精微……溢于外则皮肉膏肥,余于内则膏肓丰满。”说明脂膏源于水谷,经胃的受纳、脾的运化,变成精微物质,精微物质经肺的敷布,转输血脉变成营血,部分变成脂膏。正常脂膏随血的运行营养五脏六腑、四肢百骸以及脑髓,过多脂膏则停留于体内形成致病物质。

1.病因

(1)禀赋不足,脾虚不运:先天禀赋不足,肾虚不能温煦脾胃,以致脾虚不运,聚湿生痰;或者生性好逸恶劳、贪睡恣食,或终日伏案、多坐少动,致使膏脂来源增多、利用减少,积于体内,而变生本病。

(2)饮食不节,脾胃损伤:饮食不节损伤脾胃,运化失司,“精微”浊化而成脂浊痰湿;或因恣食肥甘、醇酒乳酪,以致膏脂过多,转输、利用、排泄不及,而成脂浊之变,发为本病。

(3)情志内伤,肝胆失利:除忧思伤脾,脾失健运致使膏脂转输、利用、排泄障碍,浊变为痰湿之外,尚可因郁怒伤肝,而致肝胆失利,或肝郁脾虚,或肝郁脾困,最终亦导致膏脂聚集,变生痰湿,还可因肝郁化火,灼津为痰,阻滞脉道,变生此病。

(4)年老体衰,肾气不足:年老体虚肾气不足,不能温煦脾胃,脂质运化失常,滞留血中;肾阴不足则水不涵木,疏泄失职,气滞痰凝,而成本病。

2.病机

本病属本虚标实之证,本虚主要是指脏腑虚损,功能失调,标实主要是指痰浊、血瘀、脉道不通。脑脉瘀阻则头痛、眩晕,甚而中风痴呆;心脉瘀阻则为胸痹、心痛;肝脉瘀阻则为胁痛、痞积;肾脉瘀阻则为阳虚、湿浊、瘀血;四肢脉道瘀阻则瘫软无力、麻木不仁。

(二)西医

在临床上,通常根据引起高脂蛋白血症的原因将其分为原发性和继发性两类。相当一部分原发性血脂异常患者存在一个或多个遗传基因缺陷,多具有家族聚集性,有明显的遗传倾向,称为家族性脂蛋白异常血症,原因不明的称为散发性或多基因性脂蛋白异常血症。继发性血脂异常则是继发于全身系统性疾病如糖尿病、甲状腺功能减退症、肾病综合征等,或者由某些药物如噻嗪类利尿药、糖皮质激素等引起。

目前认为动脉粥样硬化是多种因素作用于不同环节所引起的,这些因素称为易患因素或危险因素主要有:

1.年龄

多见于40岁以上的中老年人。49岁以后进展较快,但青壮年亦可有早期病变。

2.性别

男性多见,女性发病率较低,但在绝经期后发病率增加。

3.血脂异常

脂质代谢异常是动脉粥样硬化最重要的危险因素,临床实践中,以胆固醇和低密度脂蛋白增高最受关注。

4.高血压

冠状动脉粥样硬化患者60%～70%有高血压,高血压患者患冠状动脉粥样硬化者较血压正常者高4倍,且无论收缩压抑制或舒张压增高都重要。

5.吸烟

吸烟增加冠状动脉粥样硬化的发病率和病死率达2～6倍,且与每日吸烟支数呈正比。

6.糖尿病和糖耐量异常

糖尿病患者动脉粥样硬化的发病率较无糖尿病者高出数倍，冠状动脉粥样硬化患者中糖耐量减退者颇常见。

7.新近发现的危险因素

①血中同型半胱氨酸增高；②胰岛素抵抗增强；③血中纤维蛋白原及一些凝血因子增高；④病毒、衣原体感染等。

动脉粥样硬化的发病机制至今尚未完全明了，主要包括脂质浸润学说、血栓形成学说、平滑肌细胞克隆学说等。近年多数学者支持“内皮损伤反应学说”，认为本病各种主要危险因素最终都损伤动脉内膜，而粥样硬化病变的形成是动脉对内膜损伤做出的炎症一纤维增生性反应的结果。

二、临床表现

（一）症状

1.血脂异常

血脂异常病情隐匿，多无明显临床症状。原发性者往往在童年甚至婴儿期即发病。继发性血脂异常则伴有其原发疾病的表现。

2.动脉粥样硬化

动脉粥样硬化的表现与受累器官有关。早期多无明显症状，有时可见脑力与体力衰退，或见头眩、心悸、失眠、胸闷等症状。本病的临床类型，按受累动脉部位的不同而异。

(1)主动脉粥样硬化：大多数无特异性症状。如形成主动脉瘤、胸主动脉瘤者可发生胸痛、气急、吞咽困难、咯血、声带因喉返神经受压而麻痹引起声音嘶哑。

(2)冠状动脉粥样硬化：指冠状动脉壁形成粥样斑块，导致其管腔增厚、变硬及狭窄等变化，致心肌缺血缺氧，表现为胸闷、胸痛，甚至伴有呕吐、恶心、大汗、心动过缓、心律失常或休克等。

(3)颅脑动脉粥样硬化：粥样斑块造成血管狭窄、脑供血不足或局部血栓形成或斑块破裂，碎片脱落造成缺血性脑卒中或动脉破裂引起出血性脑卒中；长期慢性脑缺血造成脑萎缩时，可发展为血管性痴呆。

(4)肾动脉粥样硬化：肾动脉粥样硬化，血管管腔增厚、狭窄使肾血流减少，可引起肾功能逐渐降低，以致形成慢性肾功能不全；亦可引起顽固性高血压；如有肾动脉血栓形成，可引起肾区疼痛、尿闭和发热等。

(5)肠系膜动脉粥样硬化：可能引起消化不良、肠道张力减低、便秘与腹痛等。血栓形成时，有剧烈腹痛、腹胀和发热。肠壁坏死时，可引起便血、麻痹性肠梗阻以及休克等症状。

(6)四肢动脉粥样硬化：以下肢较为多见，由于血供障碍而引起下肢发凉、麻木和间歇性跛行，严重者可有持续性疼痛，下肢动脉尤其是足背动脉搏动减弱或消失。动脉管腔如完全闭塞时可发生坏疽。

（二）体征

1.血脂异常

可能见到黄色瘤、肥胖、老年环以及高脂血症眼底改变等。

2.动脉粥样硬化

主动脉硬化者可于叩诊时发现胸骨柄后主动脉浊音区增宽；主动脉瓣区第二心音亢进而

带金属音调，并有收缩期杂音。收缩期血压升高，脉压增宽，眼底动脉亦见改变。胸主动脉瘤者可见气管移位或阻塞、上腔静脉或肺动脉受压等表现。腹主动脉瘤多在体检时查见腹部有搏动性肿块，腹壁上相应部位可听到杂音，股动脉搏动可减弱。

（三）常见并发症

1. 血脂异常

根据不同的临床类型，可见阵发腹痛、糖尿病、胰腺炎，血脂增高显著者可出现高黏血症表现，病久者出现动脉粥样硬化表现。

2. 动脉粥样硬化

心、脑、肾的动脉病变可致脑血管意外、心肌梗死、肾衰竭等并发症。

三、实验室和其他辅助检查

（一）血脂异常

血脂异常是通过实验室检查而发现、诊断及分型的。

1. 生化检查

测定空腹状态下（禁食12～14小时）血浆或血清TC、TG、LDL－C和HDL－C是最常用的实验室检查方法。

2. 超速离心技术

是脂蛋白异常血症分型的金标准，但所要求的仪器设备昂贵，技术操作复杂，一般临床实验室难以做到。

3. 脂蛋白的电泳方法

可分为乳糜微粒、前β、β和d四条脂蛋白区带。

（二）动脉粥样硬化

本病目前尚缺乏敏感而有特异性的早期实验室诊断方法。

1. 血液检查

患者多有脂质代谢异常，主要表现为血清总胆固醇、LDL胆固醇、三酰甘油增高，HDL胆固醇降低，ApoA降低，ApoB和LP(a)增高。

2. X线

主动脉硬化者X线检查可见主动脉结向左上方凸出，有时可见片状或弧状钙质沉着阴影，主动脉瘤者可见主动脉的相应部位增大。选择性动脉造影可以显示其硬化所造成的管腔狭窄性病变，以及病变的部位、范围和限度。

3. 多普勒超声

能判断四肢动脉、主动脉和肾动脉的血流情况以及狭窄限度，血管内超声和血管镜检查则是辅助血管内介入治疗的新的检查方法。

4. 心电图及其负荷运动试验

所示的特征性变化有助于诊断冠状动脉粥样硬化。放射性核素检查有助于了解脑、心、肾组织的血供情况。

5. 其他

血管造影是诊断动脉粥样硬化最直接的方法，脑电图、CT、磁共振显像有助于判断脑动脉的功能情况和脑组织的病变情况。

四、诊断要点

(一)血脂异常

1. 诊断标准根据《中国成人血脂异常防治指南(2007年)》,中国人血清TC的合适范围为<5.18mmol/L,5.18~6.19mmol/L为边缘升高,≥6.22mmol/L为升高;TG合适范围为<1.7mmol/L,1.70~2.25mmol/L为边缘升高,≥2.26mmol/L为升高;血清LDL-C合适范围为<3.37mmol/L,3.37~4.12mmol/L为边缘升高,≥4.14mmol/L为升高;HDL-C合适范围为≥1.04mmol/L,<1.04mmol/L为降低。

2. 分类诊断

目前国际通用世界卫生组织制定的分类系统,根据各种脂蛋白升高的限度将脂蛋白血症分为5,型,其中第Ⅱ型又分为2个亚型,共6型。本分类法不涉及病因,称为表型分类。临床上也可简单将血脂异常分为高胆固醇血症、高三酰甘油血症、混合性高脂血症和低高密度胆固醇血症。并鉴别原发性血脂异常和继发性血脂异常。对原发性家族性脂蛋白异常血症可进行基因诊断。

(二)动脉粥样硬化

早期诊断很不容易,当靶器官出现病变时则表现为相应器官供血不足的特点。年长患者如检查发现血脂增高,X线、超声及动脉造影发现血管狭窄性或扩张性病变,应首先考虑诊断本病。

五、鉴别诊断

(一)主动脉粥样硬化须与梅毒性主动脉炎致主动脉瘤以及纵隔肿瘤相鉴别

(1)动脉粥样硬化与梅毒性主动脉炎都可能引起主动脉瘤,最常见于升主动脉,也可发生于主动脉弓部与降主动脉的上端,呈局限性边缘清晰的梭状或囊状致密阴影。主动脉粥样硬化性主动脉瘤的边缘部有时可见弧形钙斑,透视下见扩张性搏动。而梅毒性主动脉瘤除梅毒血清反应阳性外,即使是局限性主动脉瘤,亦多伴主动脉其他部位的扩张。

(2)主动脉瘤有时须与纵隔肿瘤相鉴别。患者应做后前位、斜位及侧位多体位的透视和摄片,区别扩张性搏动还是传导性搏动,同时明确肿物与主动脉的关系,鉴别困难时利用CT、DSA和MR以及心血管造影检查可确诊。

(二)冠状动脉粥样硬化引起的心绞痛和心肌梗死,须与其他冠状动脉病变所引起者相鉴别

(三)脑动脉粥样硬化须与下列疾病鉴别

1. 血管性头痛

本病呈周期性发作,常见于青春期起病,女性多见,至中年以后逐渐减少。发作时为搏动性钻痛、钝痛或刺痛,可伴畏光闭目,头痛持续数小时或1~2天。

2. 神经衰弱

神经衰弱的基本特点是常感脑力和体力不足,容易疲劳,工作效率低下,常有睡眠障碍,并诉多种躯体不适,但无器质性病变存在。

此外,肾动脉粥样硬化所引起的高血压,须与其他原因的高血压相鉴别;四肢动脉粥样硬化所产生的症状,须与其他病因的动脉病变所引起者相鉴别。

六、治疗

对于血脂异常、动脉粥样硬化应积极防治。首要的办法是调整饮食结构，控制饮食，降低已经升高的血脂，维持营养的合理要求，并坚持一定的体育锻炼，维持大体标准的体重。对于已经发生动脉粥样硬化者，应防治其并发症，并争取逆转。对于已经发生并发症者应及时治疗，防止其恶化，保持较好的生活质量，延长寿命。

(一)辨证治疗

“血脂异常”、“动脉粥样硬化”从中医证候角度看，属本虚标实的病证。本为脾、胃、心、肝之虚损，标为痰浊、瘀血。治疗本证，应根据具体患者的不同证候特点，加以分型治疗。

1 湿热内蕴

证候特点：头重身倦，心胸烦闷，头昏目朦，腹胀纳呆，口干口苦，便溏秽臭，小便黄浊，肌肤、眼睑常有痰核，色橙黄，舌质偏红，苔黄浊腻，脉象滑数。

治法：清热化湿，行气消滞。

推荐方剂：茵陈蒿汤加减。

基本处方：茵陈蒿 15g，大黄 3g，栀子 10g，虎杖 10g，荷叶 10g，山楂 15g，泽泻 15g，藿香 10g，甘草 6g。每日 1 剂，水煎服。

加减法：若大便秘结者，大黄、虎杖可适当加量，并加枳实 10g、决明子 15g 以加强通便之力；寐差者，加黄连 10g、淡竹叶 10g 以清心泄热；症见胁痛，目赤，口干，脉弦数者，加龙胆草 15g、柴胡 10g、夏枯草 15g 以清泄肝胆之火；心下痞，加黄连 10g、法半夏 15g、瓜蒌皮 15g 以宽胸消痞。

2. 脾虚湿盛

证候特点：头重体倦，腹胀纳呆，乏力懒言，口淡不渴，大便溏薄，小便清长，健忘，面色欠华，或有下肢肿，眼睑虚浮，或肢体麻木，舌体淡胖，边有齿痕，苔白浊腻，脉缓无力。

治法：益气健脾，和胃渗湿。

推荐方剂：参苓白术散加减。

基本处方：党参 20g，茯苓 15g，白术 15g，山药 15g，炙甘草 5g，薏苡仁 20g，桔梗 10g，砂仁(后下)8g，泽泻 15g，猪苓 10g，荷叶 10g。每日 1 剂，水煎服。

加减法：健忘、失眠者，加益智仁 15g、石菖蒲 10g 安神益智；肢肿面浮者，加黄芪 20g、防己 15g 加强益气利水消肿之力；兼食滞者，加山楂 15g、莱菔子 15g 消食导滞；肢体麻木者，加桂枝 10g、赤芍 15g 以温通活血。

3. 痰浊阻滞

证候特点：眩晕头重，心胸翳闷，恶心欲呕，纳呆腹胀，或有咳嗽咳痰，形体肥胖，反应迟钝，肢体沉重，或有胁下痞块，舌苔浊腻厚，脉象弦滑。

治法：行气除痰，健脾和胃。

推荐方剂：涤痰汤加减。

基本处方：陈皮 10g，法半夏 15g，胆南星 10g，枳实 10g，石菖蒲 10g，党参 20g，白术 15g，茯苓 15g，炙甘草 5g，生姜 3 片，大枣 4 枚。每日 1 剂，水煎服。

加减法：若痰浊化热者，加大黄 5g、荷叶 10g 以清热泄浊；若心胸闷痛明显者，加瓜蒌皮 15g、薤白 15g 豁痰宽胸；若眩晕头痛者，加天麻 15g、川芎 10g 息风通络；胁下有痞块者，去党参、白术，加香附15g、延胡索15g、丹参15g、鳖甲20g(先煎)以行气活血、软坚散结。

4.气滞血瘀

证候特点：胸翳心痛，痛处固定，入夜为甚，或头晕头痛，或项强肢麻，舌质黯红，或有瘀斑瘀点，舌下络脉迂曲，脉弦或涩。

治法：疏肝理气，活血通脉。

推荐方剂：血府逐瘀汤加减。

基本处方：桃仁10g，红花10g，当归10g，生地黄15g，赤芍15g，川芎10g，牛膝10g，桔梗10g，柴胡10g，枳壳10g，甘草5g。每日1剂，水煎服。

加减法：若胁痛明显者，加香附15g、延胡索15g疏肝理气；眩晕明显者加天麻15g、法半夏15g息风除痰；乏力，短气懒言者，加人参10g、黄芪20g益气扶正；手足麻木者，加桂枝10g、姜黄15g祛风通络。

5.肾精亏虚

证候特点：眩晕头痛，失眠健忘，发脱齿摇，耳鸣耳聋，行动迟缓，动作笨拙，精神呆钝或有肢肿，舌质淡黯，舌苔薄白，脉象沉弱，尺部为甚。

治法：补益肾精，充填脑髓。

推荐方剂：右归饮加减。

基本处方：熟地黄15g，山药15g，山茱萸15g，枸杞子15g，龟甲胶(烊化)10g，鹿角胶(烊化)10g，菟丝子15g，杜仲15g，何首乌15g，女贞子15g，益智仁10g。每日1剂，水煎服。

加减法：若兼气短乏力，声低语微者，加人参10g、黄芪15g补气；精神呆钝者，加石菖蒲10g、远志10g、人参10g益气安神；若兼阳气不足，畏寒肢冷，腰膝酸软，夜尿频频者，加肉桂5g(焗服)、熟附子10g温肾助阳；若腹胀、便溏者，去熟地黄、何首乌，加砂仁10g行气消滞；若肢肿者，加茯苓皮15g、泽泻15g利水消肿。

6.阴虚阳亢

证候特点：眩晕头痛，烦躁易怒，失眠多梦，腰膝酸软，耳鸣目涩，五心烦热，夜间盗汗，肢体麻木，舌红少苔乏津或无苔，脉弦细数。

治法：滋阴补肾，平肝潜阳。

推荐方剂：天麻钩藤饮加减。

基本处方：天麻15g，钩藤20g(后下)，杜仲20g，牛膝15g，白芍15g，茯苓15g，桑寄生15g，栀子10g，石决明30g(先煎)，夜交藤15g，女贞子15g，决明子15g，甘草5g。每日1剂，水煎服。

加减法：若烦躁失眠者，去桑寄生、牛膝，加酸枣仁15g、合欢皮15g安神除烦；五心烦热者，去桑寄生、茯苓、牛膝，加牡丹皮15g、知母10g、黄柏10g滋阴清热；多汗者，加锻龙骨20g固涩敛汗；肢体麻木者，去石决明、栀子，加毛冬青15g、丹参15g活血通络；头项强痛者，加葛根15g解肌止痛。

(二)其他治疗

1.中成药

(1)脂必妥片：功能健脾消食，除湿祛痰，活血化瘀。主治血脂异常及动脉粥样硬化证属脾虚湿滞、痰阻血瘀者，每片0.35g，每次3片，每日2次。4周为1疗程。

(2)血脂康胶囊：功能除湿祛痰，活血化瘀，健脾消食。主治脾虚痰瘀阻滞症。每粒装0.

3g，每次2粒，每日2次，4周为1疗程。

(3)绞股蓝总苷片：功能养心健脾、益气和血、除痰化瘀。主治血脂异常属心脾气虚、痰阻血瘀者，每次3片，每天3次。4周为1疗程。

(4)丹田降脂丸：功能活血化瘀、健脾补肾。主治血脂异常属脾肾气虚、瘀血内阻者。每次1～2g，每天2次。4周为1疗程。

(5)降脂灵片：功能补益肝肾、养血明目。主治血脂异常属肾精亏虚者。每次5片，一日3次。4周为1疗程。

(6)松龄血脉康胶囊：功能平肝潜阳、镇心安神。主治血脂异常属阴虚阳亢者。每次3粒，每日3次。4周为1疗程。

(7)天保宁片：功能活血化瘀通络。主治血脂异常、动脉粥样硬化属瘀血阻滞者。每次3片，每日3次。4周为1疗程。

(8)复方丹参滴丸：功能活血化瘀、理气止痛。主治动脉粥样硬化属气滞血瘀者。每次10粒，每日3次。4周为1疗程。

2. 针灸

(1)体针

1)血脂异常：取穴：内关、郄门、间使、神门、通里、合谷、曲池、乳根、足三里、丰隆、阳陵泉、肺俞、厥阴俞、心俞、督俞、三阴交、太白、公孙、太冲、曲泉、中脘、鸠尾、膻中。操作：每次辨证选取3～5穴，每日针1次，留针20～30分钟，10次为1疗程，休息2～5天后可行第2疗程，共1～4个疗程。

2)动脉粥样硬化属心血瘀阻者：取穴：心俞、巨阙、膻中、血海、膈俞。操作：针刺用泻法，得气后留针20分钟，每日针1次，10次为1疗程，休息2～5天后可行第2疗程，共1～4个疗程。

3)动脉粥样硬化属痰浊阻滞者：取穴：足三里、丰隆、脾俞、肺俞。操作：针刺用挥法或平补平泻法，留针10分钟。每日针1次，10次为1疗程，休息2～5天后可行第2疗程，共1～4个疗程。

4)动脉粥样硬化属阴虚阳亢者：取穴：风池、肝俞、曲池、太冲、太溪。操作：针刺用泻法或平补平泻法，留针20分钟。每日针1次，10次为1疗程，休息2～5天后可行第2疗程，共1～4个疗程。

(2)耳针

适应证：血脂异常。

取穴：饥点、口、肺、脾、内分泌、肾、直肠下段等穴，或取敏感点。

操作：用短毫针刺或用王不留行籽或白芥子压穴。2天换药1次，休息2天为1周期，7个周期为1疗程。

3. 穴位注射

适应证：血脂异常。

方法：采用丹参注射液穴位注射内关、足三里、三阴交、丰隆、太冲穴等，每次选两个穴位，每穴注射丹参注射液1ml，每日1次，交替选用其他穴位，30天为1疗程。

4. 推拿

(1)血脂异常：可用自我推拿法：揉内关，先左后右；揉屋翳、渊腋、辄筋各穴，重点揉左侧，每穴揉30次;摩肾堂,运膏肓各50次;肾虚者加揉三阴交、涌泉穴;失眠便秘者仰卧做顺时针方向摩腹;气血两虚者摩中脘、天枢、气海穴,按脾俞、胃俞、足三里;痰浊甚者揉天突、膻中穴。每日2～3次。

(2)动脉粥样硬化

1)心阳虚:取左灵墟、天池、心俞、屋翳等穴,采用掌擦法,复合震颤法,每分钟200圈左右。

2)心气虚:推拿心前区及内关、膻中、三阴交、足三里等穴,每穴3～4分钟,早晚各1次。

3)心血瘀阻:揉擦涌泉,按摩内关、合谷、膻中、足三里等,每日早晚各1次;再按心前区、天池、灵墟等12分钟,再按背部心俞4分钟,每日2次。

4)痰浊内阻:取腹部中脘、天枢穴,用一指禅推法及摩法治疗6～8分钟,再按揉脾俞、胃俞、足三里、内关、丰隆;然后在左侧背部横擦,以透热为度。

5)肝阳上亢:先推桥弓,自上而下,每侧各20余次,交替进行,再用扫散法在头侧胆经循行部自前向上方后下方操作,两侧交替进行各数十次,配合按角孙穴,然后按揉太冲、行间穴,以酸胀为度,最后擦两足涌泉,以透热为度。

(彭小菊)

第四节　心力衰竭

心力衰竭是指在正常静脉回流的情况下,由不同病因引起的心脏舒缩功能障碍,使心排血量在循环血量与血管舒缩功能正常时不足以维持组织代谢需要,从而导致机体血流动力学异常和神经激素系统被激活,临床上以心排出量不足、组织血流量减少、肺循环和(或)体循环静脉淤血为特征的临床病理生理综合征。各种心血管疾病由于心脏长时间负荷过重、心肌损伤及收缩力减弱,都可以导致心功能不全。临床主要表现为心悸、喘促、水肿、瘀血见症。病情较重,预后较差。本病属于中医学的“心水”、“心悸”等范畴。

一、诊断依据

(一)临床表现

充血性心力衰竭临床上习惯分为左心衰竭、右心衰竭和全心衰竭。心力衰竭开始发生在左侧心脏和以肺充血为主的称为左心衰竭;开始发生在右侧心脏并以肝、肾等器官和周围静脉淤血为主的,称为右心衰竭。两者同时存在的称全心衰竭。以左心衰竭开始的情况较多见,大多经过一定时期发展为肺动脉高压而引起右心衰竭。单独的右心衰竭较少见。

1.左心衰竭

症状:表现为劳力性呼吸困难,阵发性夜间呼吸困难,倦怠乏力,活动后加重,咳嗽咳痰,水肿,小便量少,严重者呈端坐呼吸,咳嗽及咳粉红色泡沫样痰,呼吸频率增快,鼻翼扇动,大汗淋漓,面色苍白或晦暗。

体征:原有心脏病的体征,左心室增大,心脏搏动向左下移位,心率增快,心尖区有舒张期奔马律,肺动脉瓣区第二心音亢进,其中舒张期奔马律最有诊断价值,在患者心率增快或左侧卧位并做深呼气时更容易听到。左室扩大还可形成相对性二尖瓣关闭不全,产生心尖区收缩期杂音。交替脉,两肺底部有中小水泡音,急性肺水肿时可有粗大湿啰音,满布两肺,并可伴有哮鸣音。胸水可局限于肺叶间，也可呈单侧或双侧胸腔积液。

2. 右心衰竭

症状：主要有食欲缺乏，恶心呕吐，上腹饱胀，甚至剧烈腹痛，黄疸，尿量减少、夜尿增多等。

体征：原有心脏病的体征，以右心室增大为主者可伴有心前区抬举性搏动。心率增快，部分患者可在胸骨左缘相当于右心室表面处听到舒张早期奔马律。右心室明显扩大可形成功能性三尖瓣关闭不全，产生三尖瓣区收缩期杂音，吸气时杂音增强。颈静脉充盈，肝肿大和压痛，肝颈静脉反流现象阳性。水肿最早出现在身体的下垂部位，起床活动者以脚、踝内侧和胫前较明显，仰卧者骶部水肿。右心衰竭时，可有双侧或单侧胸水，甚至腹水。心包积液，呼吸急促，不能平卧，发绀。晚期患者可有明显营养不良、消瘦甚至恶病质。

3. 全心衰竭

左、右心衰竭同时存在，但患者或以左心衰竭的临床表现为主，或以右心衰竭的临床表现为主。左心衰竭的临床表现可因右心衰竭的发生而减轻。

（二）理化检查

1. 心电图（ECG）检查

窦性心动过速；可见二尖瓣 P 波、V_1 导联 P 波终末电势增大和左室肥大劳损等反映左心房、室肥大，以及与所患心脏病相应的变化；可有急性、陈旧性心肌梗死或心肌缺血，以及多种心律失常等表现。

2. 胸部 X 线检查

心影增大，右心房、室增大，心胸比例增大；可见上腔静脉增宽及搏动，肺门血管影增粗、模糊不清，肺血管分支增粗，或肺叶间淋巴管扩张；可见密度增高的云雾状阴影，有时还可见到局限性肺叶间、单侧或双侧胸水。

3. 二维超声心动图及彩色多普勒超声检查

可见左或右心房、室扩大或全心扩大，或有室壁瘤存在；心脏收缩及舒张功能降低；并可见原发基础心脏病的表现。

4. 6 分钟步行试验

在特定的情况下，测量在规定的时间内步行的距离，不仅是评价心力衰竭患者运动耐力的客观指标，而且是判断患者预后的良好指标之一。

5. 运动试验

左室功能衰竭时，运动时左室舒张末压增加，超过 1.60kPa（12cmH_2O），而射血量不变或下降，心排血量的增加与氧耗量的增加不成正常比例。总的心肺系统的功能还可用平板运动时最大氧耗量（Vm－axO_2）表示。

6. 心导管检查术

静脉压增高，血流动力学监测示中心静脉压、右房压增高，肺源性心脏病患者肺动脉压增高，合并左心衰竭时，肺毛细血管楔压多正常。静脉压增高，肘静脉压超过 1.4kPa（14cmH_2O）或重压肝脏 0.5～1 分钟后上升 0.1～0.2kPa（1～2cmH_2O）以上的，提示有右心衰竭。

7. 核素心室造影及核素心肌灌注显像

可准确测定心室容量、左室射血分数及室壁运动。

8. 血常规及生化检查

患者血常规可见白细胞升高，中性粒细胞比例增加；生化正常或出现电解质紊乱、肝肾功能异常。

9. 血气分析检查

血气分析可见低氧血症、二氧化碳潴留或伴发酸碱代谢紊乱。

10. 血脑钠素（BNP）水平

可反映心衰的限度。

（三）诊断要点

左心衰竭的诊断依据为原有心脏病的体征和肺循环充血的表现。右心衰竭的诊断依据为原有心脏病的体征和体循环淤血的表现，且患者大多有左心衰竭的病史。

1. 慢性充血性心力衰竭

临床慢性充血性心力衰竭的诊断多采用 Fram－ingham 诊断要点。

主要标准：夜间阵发性呼吸困难或端坐呼吸；颈静脉怒张；肺部啰音；胸片显示心脏增大；急性肺水肿；第三心音奔马律；静脉压增高＞16mmHg；循环时间延长≥25 秒；肝颈回流征阳性。

次要标准：双侧踝部水肿；夜间咳嗽；日常劳动时发生呼吸困难；肝脏增大；胸腔积液；肺活量较既往最大测值降低 1/3；心动过速（120 次/分）。主要或次要标准：治疗 5 日以上时间，体重减轻≥4.5kg。

同时存在以上 2 项主要指标或 1 项主要指标加 2 项次要指标；次要指标只有在不能用其他疾病解释时才可作为心衰的诊断要点。

2. 急性左心衰竭

症状：突发重度呼吸困难，端坐呼吸，吸气时肋间隙和锁骨上窝内陷，呼吸频率增快，烦躁不安，大汗淋漓，皮肤湿冷，面色灰白，发绀，阵发性咳嗽伴哮鸣音，常咳大量白色或粉红色泡沫痰。

体征：呼吸频率增快，口唇发绀，颈静脉怒张，双肺满布湿啰音及哮鸣音，P_2 亢进，心率增快，心尖部可听到舒张期奔马律，心音低钝，心律不齐。开始血压升高，随病情进展，血压常下降，严重者可有心源性休克及阿－斯综合征。

辅助检查：心电图可见心率快或慢，或伴有心律失常，如有心肌缺血或心肌梗死，同时可见相应改变。X 线片可见上肺静脉充盈，肺门增宽呈蝶翼状或大片云雾样阴影，肺纹理增粗和肺小叶间隔增厚。心脏超声可见心脏增大，收缩或舒张功能不全，同时伴见心脏原发病的表现。肺毛细血管楔压＞36mmHg（4.8kPa）提示即将出现急性肺水肿。

结合患者的病史、典型症状、体征及实验室检查，即可明确诊断。

3. 心力衰竭的分级

（1）慢性充血性心力衰竭分级：采用纽约心脏病协会 NYHA 心功能分级及客观评价。

（2）急性左心衰竭分级

1）Killip 分级：Ⅰ级：无心力衰竭，体检肺部无啰音，无 S_3 及心功能不全症状。Ⅱ级：有轻度至中度的心力衰竭，体检肺部啰音占肺野 50％以下，有 S_3。Ⅲ级：有严重的心力衰竭、肺水肿，湿性啰音占肺野 50％以上。Ⅳ级：心源性休克。用于心肌梗死急性期的心功能分级。

2）Forrester 分型：Ⅰ级：无肺淤血又无周围灌注不足，心功能处于代偿状态；无泵衰竭的临床症状及体征，心脏指数(CI)＞2.2L/(min·m^2)，肺毛细血管楔压(PCWP)≤18mmHg(2.4kPa)；心力衰竭，体检肺部无啰音，无 S_3 及心功能不全症状。Ⅱ级：有肺淤血，没有周围灌注不足症状，为常见的临床类型。此型早期也可无明显的临床表现；CI＞2.2L/(min·m^2)，PCWP＞18mmHg(2.4kPa)。Ⅲ级：无肺淤血，有周围灌注不足症状；该型多见于右室梗死，亦可见于血容量不足患者；此型早期也可无明显的临床表现；CI≤2.2L/(min·m^2)，PCWP＞18mmHg(2.4kPa)。Ⅳ级：此型兼有肺淤血与周围灌注不足症状，为严重类型；见于大面积急性心肌梗死；CI≤2.2L/(min·m^2)，PCWP＞18mmHg(2.4kPa)。

4.心力衰竭的分类

根据心力衰竭进展的快慢分为急性心力衰竭和慢性心力衰竭；根据心力衰竭发生的解剖部位分为左心衰竭、右心衰竭和全心衰竭；根据心力衰竭时心排血量的高低分为高排血量心衰和低排血量心衰；根据心力衰竭时收缩功能和舒张功能的改变分为收缩功能障碍性心力衰竭和舒张功能障碍性心力衰竭；根据心力衰竭时血流动力学变化特征分为后向性心力衰竭和前向性心力衰竭；根据临床症状的有无分为无症状性心力衰竭和显性心力衰竭。

二、辨证论治

心力衰竭的基本病理改变是心、肺、肾阳气不足，血脉流行无力，血行缓慢而瘀滞，水湿不化，聚生痰饮，卫外不固，淫邪内侵。病位在心，涉及肺、脾、肾三脏。属本虚标实，虚实交错之证。其阳气虚衰为本，痰、水、瘀为标。

(一)心肺气虚证

证候：以气短喘促、心悸咳嗽为主症，可兼见胸闷乏力、动则加剧、面色灰青等症，舌淡，苔薄白，脉沉弱。

治法：补益心肺。

方药：保元汤和补肺汤加减，或养心汤加减。

党参10g，熟地黄12g，紫菀12g，桑白皮12g，肉桂3g，炙甘草6g，五味子10g，茯苓15g，黄芪30g，酸枣仁10g。

加减：动则咳嗽，喘息甚，加黄精12g，山药15g以补肺止咳；汗出不止，心悸怔忡者，加煅龙骨(先煎)30g，煅牡蛎(先煎)30g，山茱萸12g，山药15g以益气止汗。

中成药：①补心气口服液，口服，1次10～20ml，1日3次；②人参保肺丸，口服，1次1丸(6g)，1日3次。

(二)气阴两虚证

证候：以心悸气短、五心烦热为主症，可兼见失眠多梦、目眩乏力、口干舌燥等症，舌红，苔少或无苔，脉细数。

治法：益气养阴。

方药：五味子汤加减。

党参15g，麦冬15g，五味子10g，桂枝10g，白芍12g，生地黄12g，阿胶(烊化)10g，炙甘草6g，炙黄芪30g。

加减：失眠明显，加炒酸枣仁10g，合欢皮10g，柏子仁12g以养心安神；盗汗明显，加浮小麦15g，胡黄连10g，山茱萸12g以敛阴止汗；瘀血阻滞，胸痛重，加丹参15g，红花12g，鸡血藤15g以活血通脉止痛。

中成药：生脉饮，口服，1次10～20ml，1日3次。

（三）气虚血瘀证

证候：以心悸怔忡、胸胁做痛、状若针刺、水肿尿少为主症，可兼见腹胀痞满、口唇发绀等症，舌质紫暗或有瘀点、瘀斑，脉涩或结代。

治法：益气活血利水。

方药：补阳还五汤合五苓散加减。

黄芪30g，当归12g，赤芍15g，地龙10g，川芎10g，红花10g，桃仁12g，泽泻12g，白术12g，猪苓15g，茯苓30g，桂枝10g。

加减：气虚明显，动则气喘，加党参12g，山药15g以补气；水肿甚，加车前子包煎30g，泽兰12g，五加皮6g以利水消肿；阳虚明显，畏寒肢冷者，加附子先煎10g，干姜6g以温阳散寒。

中成药：①心通口服液，口服，1次10～20ml，1日3次；②通心络胶囊，口服，1次3～4粒，1日3次。

（四）阳虚水停证

证候：以怔忡喘促、尿少水肿为主症，可兼见恶寒肢冷，或夜尿频数、神志恍惚、面色苍白等症，舌淡，苔薄白滑，脉沉细。

治法：温阳利水。

方药：真武汤加减。

附子先煎10g，干姜10g，牛膝12g，川芎10g，赤芍15g，泽泻12g，白术12g，猪苓15g，茯苓30g。

加减：气短懒言，加党参15g，黄芪30g，山药15g以补气；水肿重，加五加皮6g，益母草15g以利水消肿；水饮射肺，咳吐痰涎，加桑白皮12g，葶苈子包煎15g以泻肺平喘。

中成药：①补肾康乐胶囊，口服，1次3粒(0.25g)，1日3次；②心宝丸，口服，1次120～360mg(每丸60mg)，1日3次。

（五）热痰壅肺证

证候：以心悸咳喘、发热口渴、咳痰黏稠为主症，或兼神昏谵语，舌红，苔黄，脉滑数

治法：清肺化痰，泻肺利水。

方药：清金化痰汤加减。

黄芩10g，栀子10g，桑白皮12g，瓜蒌12g，麦冬12g，川贝粉冲服2g，桔梗10g，甘草6g，薏苡仁12g，冬瓜仁30g，茯苓30g，鱼腥草30g。

加减：兼瘀血，胸痛，加桃仁12g，红花10g，牡丹皮10g以活血止痛；热甚，舌红，加蒲公英30g，野菊花12g以清肺热；水肿明显，加泽泻12g，车前子包煎30g以清热利水；痰蒙清窍，神昏谵语，合用安宫牛黄丸以清热化痰，开窍醒神。

中成药：①清肺化痰丸，口服，1次1丸(9g)，1日3次；②鲜竹沥水，口服，1次10ml，1日3次。

（六）寒痰阻肺证

证候：以心悸咳喘、尿少水肿、痰多质稀或泡沫样痰为主症，舌淡暗，苔白滑，脉弦滑。

治法：温肺化痰。

方药：小青龙汤合葶苈大枣泻肺汤。

麻黄5g，法半夏9g，赤芍12g，干姜10g，桂枝10g，五味子10g，细辛3g，葶苈子包煎15g。

加减：动则气短咳甚，加党参 12g，山药 15g，黄芪 30g 以补肺益气；畏寒肢冷，加附子[先煎]10g 以温阳散寒；痰湿偏重，咳吐痰涎，加桑白皮 12g，杏仁 9g 以宣肺化痰止咳。

中成药：①复方蛤青片，口服，1 次 3 片，1 日 3 次；②咳喘胶囊，口服，1 次 2～4 粒，1 日 2 次。

（七）阴竭阳脱证

证候：以呼吸喘促、呼多吸少、烦躁不安、张口抬肩、汗出如油为主症，可兼见四肢厥逆或昏厥谵语等症，舌质紫暗，苔少或无苔，脉微细欲绝。

治法：固阴回阳救逆。

方药：参附龙牡汤加减。

生晒参[单煎]50g，附子[先煎]10g，干姜 10g，麦冬 15g，五味子 10g，龙骨[先煎]30g，牡蛎[先煎]30g。

加减：兼水肿，加五加皮 5g，泽兰 12g 以利水消肿；大汗不止，加山茱萸 12g，白芍 15g 以滋阴敛汗。

中成药：①固肾定喘丸，口服，1 次 1.5～2g，1 日 3 次；②人参固本丸，口服，1 次 1 片，1 日 2 次。

三、其他治法

（一）单方验方

1. 葶苈子

1 日用量 6～10g，入煎剂；若用粉剂，1 次 1～2g，水冲服，1 日 3 次。

2. 福寿草

粉碎过筛，1 次用量 25mg，水冲服，1 日 1～3 次。

（二）针刺

1. 体针

主穴内关、间使、通里、少府、心俞、神门、足三里。水肿者，加水分、水道、阳陵泉、中枢透曲骨；或三阴交、水泉、飞扬、复溜、肾俞。两组穴位可交替使用。咳嗽痰多者，加尺泽、丰隆；嗳气腹胀者，加中脘；心悸不眠者，加曲池；喘不能卧者，加肺俞、合谷、膻中、天突。

2. 耳针

取穴心、肺、肾、神门、交感、定喘、内分泌，每次选取 3～4 穴，埋针或用王不留行贴压。

（三）灸法

取穴心俞、百会、神阙、关元、人中、内关、足三里。喘憋者，加肺俞、肾俞；水肿者，加水道、三焦俞、阴陵泉。每次选用 3～5 穴，艾条灸 15～20 分钟，灸至皮肤潮红为度，每日 1 次。

（彭小菊）

第五节　室性期前收缩

室性期前收缩，又称室性期前收缩，是由房室结以下异位起搏点提前产生的心室激动，是一种最常见的心律失常。正常人与各种心脏病患者均可发生，正常人发生室性期前收缩的机会随年龄的增长而增加。室性期前收缩最常见于冠心病、心肌病、风湿性心脏病、心肌炎与二尖瓣脱垂患者。缺血、缺氧、麻醉、手术和左室假腱索等均可使心肌受到机械、电、化学性刺激而发生室性期前收缩。洋地黄、奎尼丁、三环抗抑郁药中毒发生严重心律失常之前常先有室性期前收缩出现。患者以自感胸闷、心悸、心跳间歇为主诉，脉结或代为临床特征。本病属于中医学的“心悸”“怔忡”范畴。

一、诊断依据

（一）临床表现

1. 症状

最常见的症状是心悸不适，部分患者还可以出现头晕、乏力、胸闷，甚至昏厥；较轻的室性期前收缩常无症状。

2. 体征

心脏听诊有心搏提前，其后有较长的间歇；室早的第二心音减弱或消失，仅能听到第一心音；桡动脉搏动减弱或消失。

（二）理化检查

1. 心电图特征

提前出现的宽大畸形的 QRS 波群，时限＞0.12 秒，其前无 P 波，其后有完全性代偿间期，T 波方向与 QRS 波群主波方向相反。

2. 室性期前收缩的类型

室性期前收缩可孤立或规律出现。每个窦性 P 波后跟随一个室性期前收缩，称为二联律；每 2 个窦性 P 波后出现一个室性期前收缩，称为三联律；连续发生 2 个室性期前收缩，称成对室早；连续 3 个或 3 个以上室性期前收缩称室速；位于 2 个正常窦性心律之间的室性期前收缩称为间位性室早。若室性期前收缩的形态与窦性 QRS 波的耦联间期均固定，称为单形性室早；同一患者出现 2 种或 2 种以上形态的室性期前收缩，且与窦性 QRS 波的耦联间期存在差异，称为多源性室早。

（三）诊断要点

（1）可见于正常人及各种心脏病患者；药物中毒，电解质紊乱，应急状态，精神因素，过量烟、酒、咖啡易诱发。

（2）患者有心悸不适，部分患者可无自觉症状。

（3）听诊有心搏提前，其后有较长的间歇；桡动脉搏动减弱或消失。

（4）心电图可见提前出现的宽大畸形的 QRS 波群，时限＞0.12 秒，其前无 P 波，其后有完全性代偿间期，T 波方向与 QRS 波群主波方向相反。

（5）Lown 分级：多用于急性心肌梗死患者室性期前收缩危险限度的分级。

0 级无室性期前收缩。

1 级偶发，单一形态室性期前收缩＜30 次/分。

2 级频发，单一形态室性期前收缩≥30 次/分。

3 级频发，多形室性期前收缩。

4A 级连续的成对室性期前收缩。

4B 级连续的≥3 次的室性期前收缩。

5 级 R－on－T 现象。

二、辨证论治

本病病机既有先天禀赋不足、饮食劳倦或情志所伤，亦有因感受外邪或药物中毒所致。证候多为虚实相兼，虚者为脏腑气血阴阳亏虚，心神失养；实者多为痰饮、瘀血阻滞心脉和火邪上扰心神致心脉不畅，心神不宁。病位在心，发病与脾、肾、肺、肝功能失调有关，病性总属本虚标实，临床表现多为虚实夹杂。

（一）气阴两虚证

证候：以心悸怔忡、五心烦热、气短乏力主症，兼见头晕口干、失眠多梦等症，舌红，少苔，脉细数兼结代。

治法：益气养阴，宁心安神。

方药：生脉散加味。

党参 10g，麦冬 10g，五味子 10g，黄芪 30g，炙甘草 6g，生地黄 10g，当归 12g，石菖蒲 12g，苦参 10g。

加减：兼见胸痛舌暗，加郁金、丹参各 12g 以活血通脉；兼见心虚胆怯、少寐多眠，加酸枣仁 10g，珍珠母[先煎]30g 以镇惊宁心安神；兼见胸闷，加紫苏梗、郁金各 12g 以宽胸理气。

中成药：①稳心颗粒，冲服，1 次 9g，1 日 3 次；②生脉胶囊，口服，1 次 3 粒，1 日 3 次。

（二）心阳不振证

证候：以心悸怔忡、形寒肢冷为主症，兼见胸闷气短、面色？白、畏寒喜温，或伴心痛等症，舌淡，苔白，脉沉迟或结代。

治法：温补心阳。

方药：桂枝甘草龙骨牡蛎汤加减。

桂枝 10g，炙甘草 10g，龙骨[先煎]20g，牡蛎[先煎]20g，附子[先煎]12g，党参 12g，丹参 12g，木瓜 10g。

加减：瘀血明显，加当归、赤芍各 12g，三七粉[冲服]3g 以活血通脉；心阳虚甚，上凌于心，加茯苓 30g，白术、泽泻各 12g 以健脾利水。

中成药：复心宁胶囊，口服，1 次 4 粒，1 日 3 次。

（三）心脉瘀阻证

证候：以心悸怔忡、心前区刺痛、入夜尤甚为主症，兼见面色紫暗、唇甲青紫等症，舌质紫暗或有瘀斑，脉涩或结代。

治法：活血化瘀通脉。

方药：桃仁红花煎加减。

桃仁 10g，红花 10g，丹参 12g，赤芍 12g，川芎 10g，延胡索 12g，香附 12g，青皮 12g，生地黄 12g，当归 12g，龙骨[先煎]30g，牡蛎[先煎]3g，三七粉[冲服]3g。

加减：兼气虚，去青皮、香附，加人参[单煎]、黄芪、黄精各 12g 以补气益气；兼阳虚，加淫羊藿 12g，附子 12g，肉桂 6g 以温经通阳；心悸不宁，失眠多梦，加炒酸枣仁 10g，远志 15g 以养心安神。

中成药：①血府逐瘀口服液，口服，1 次 10ml，1 日 3 次；②稳心颗粒，冲服，1 次 9g，1 日 3 次。

（四）肝气郁结证

证候：以心悸怔忡、胸闷胁胀、情绪变化可诱发或加重为主症，兼见嗳气叹息、心烦失眠、大便不畅等症，舌质暗红，苔薄黄，脉弦或结代。

治法：疏肝解郁，调畅气机。

方药：柴胡疏肝散加减。

柴胡10g，枳壳10g，白芍12g，当归10g，郁金10g，川芎10g，香附10g，炙甘草8g，玫瑰花6g。

加减：兼见气郁化火，加黄芩、栀子、牡丹皮各10g以清热泻火；兼见气滞血瘀，加丹参、赤芍、延胡索各12g以活血通脉；兼见肝气犯胃，加代赭石先煎20g，陈皮12g，姜半夏6g以和胃降逆；兼见肝脾不和，加白术、茯苓、党参各12g以健脾扶土。

中成药：舒肝止痛丸，口服，1次4.5g，1日3次。

(五)痰湿阻滞证

证候：以心悸怔忡、胸脘胀满为主症，兼见口黏纳呆、大便黏而不爽等症，舌质暗红，苔白厚腻或黄腻，脉滑。

治法：燥湿健脾，化痰通络。

方药：瓜蒌薤白半夏汤合温胆汤加减。

瓜蒌30g，薤白10g，法半夏10g，陈皮10g，枳实10g，竹茹10g，茯苓10g，白术10g，党参10g。加减：兼湿郁化热，口苦，苔黄腻，加苦参、黄芩各12g以清热燥湿；兼眩晕头重如裹，加佩兰、广藿香各10g以芳香化浊；瘀血明显，舌质紫暗，加丹参、赤芍各12g以活血通脉。

中成药：温胆宁心颗粒，口服，1次6g，1日2次。

三、其他治法

(一)针刺

1.体针

主穴内关、神门、心俞、厥阴俞、巨阙、膻中。气阴两虚者，加百会、太溪；心阳不振者，加关元、足三里；心脉瘀阻者，加曲泽、膈俞；肝气郁结者，加行间、太冲；痰湿阻滞者，加丰隆。实证针用泻法，虚证针用补法。

2.耳针

取穴心、交感、神门、枕。发作期采用毫针轻刺激，每日1次，两耳交替；症状缓解后可用王不留行贴压，每2～3日1次，两耳交替。

(二)推拿

选穴：内关、神门、足三里、心俞、肝俞、厥阴俞、肾俞。患者取坐位或仰卧位，术者用拇指抵住穴位，用力揉捻各1分钟。

(张立军)

第六节　原发性心肌病

按照世界卫生组织(WHO)的定义，原发性心肌病指原因未明的心肌疾病。因其他疾病而致的“继发性”心肌疾病，称为“特异性心肌疾病”。

本病的发生目前认为可能与病毒感染、自身免疫反应、遗传、代谢异常等因素有关。其基本的病理改变为心肌肥厚、心腔扩大和心肌纤维化。1995年，世界卫生组织和国际心脏病学会工作组根据病理解剖和病理生理的特征性改变，将原发性心肌病分为五型：①扩张型心肌病(DCM)：病变以心肌变性、萎缩和纤维化为主。左室、右室或双侧心室明显扩大并伴肥厚，左心室扩大尤其明显。②肥厚型心肌病(HCM)：病变以心室及室间隔心肌不均匀性肥厚为主，且室间隔心肌肥厚重于左室游离壁，常有左室腔缩小及收缩期压力阶差。临床又分为2型：肥厚非梗阻型心肌病和肥厚梗阻型心肌病，前者肥厚发生在室间隔或心室游离壁，心室流出道无梗阻及无压力差；后者肥厚以室间隔为主，向心腔内突出，心室腔缩小，心室流出道发生梗阻及压力差。③限制型心肌病(RCM)：包括心内膜心肌纤维化，可伴有或不伴有心室腔闭锁，心内膜心肌瘢痕形成，以心室舒张充盈受限制为特征，也称为心内膜及心内膜下心肌纤维化。④致心律失常性右室型心肌病(ARVCM)：WHO于1995年正式命名并将其归类于原发性心肌病，病理学特点为心室肌被脂肪纤维组织代替，右室心肌多受累。⑤未分类性心肌病(UCM)：指不适合上述类型的原发性心肌病，如弹力纤维增生症、左室致密化不全等。

根据临床不同表现，本病可归属于中医学“心悸”、“怔忡”、“水肿”、“喘证”、“胸痹”等范畴。

一、病因病机

(一)中医

1.病因病机

心肌病的病因病机比较复杂。中医学认为本病的发生与先天禀赋不足、病外邪侵袭、过度劳倦、饮食失调等因素有关。

(1)先天禀赋不足：先天肾之气血阴阳亏虚，五脏相关，则致心之阴阳失衡，若心临气不足，帅血无力，气滞血瘀，水道不利，痰湿阻滞，痰瘀互结而致心悸、心痛、唇甲发绀、胁下痞块做痛等；若阴不敛阳，阳气虚脱，则见面色青灰，大汗淋漓，四肢厥冷等症。

(2)外感风热毒邪：袭肺侵心，由气及血，伤及血脉，日久不去，内舍于心，痹阻脉络，心脉瘀阻而致心悸怔忡、心痛、咳嗽、喘促、肢节疼痛等症。

(3)劳倦过度：伤及脾胃，脾失健运，则气血化生乏源，日久必气血亏虚，心失所养，而致胸闷、心痛、心悸、气短、脉结代等症。

(4)饮食失调：脾胃运化失司，水湿内停，饮邪上犯，凌心射肺致心悸怔忡；或心病及肺，肺治节失常，痰饮阻肺，肺气不降，血随气逆，致心悸喘憋，不得平卧等症。

2.病症演变

六淫邪毒内蕴于心，导致心脉瘀阻，心失所养，发为心悸，胸痹，脉律不整等；病邪恋心，留而不去，日久伤及气血，损及阴阳。

心气不足，心阳虚衰，血脉鼓动乏力，出现气短乏力，心悸脉弱；又心阳虚衰，气化失司，水液停聚，外溢肌肤而为肿，上凌心肺而为咳喘心悸；心阴不足，心血虚少，心失所养，血脉不能环周不息，亦可表现为心悸、脉律不整；心气心阳需赖心阴心血之供养，心阴不足，心血虚少，必使心之气阳进一步虚弱，甚至猝然出现阴阳离决、暴脱而亡。

总之，本病病位在心，与肺、脾、肾三脏关系密切。以正虚为本，毒邪、痰浊、血瘀为标，属本虚标实、虚实夹杂的病证。病情发展取决于正气盛衰及感邪轻重，本病多为疑难病证，病情严重者可发展为心阳暴脱，甚至阴阳离决而猝死。

（二）西医

原发性心肌病的共同点是“病因不明的心肌病”，并以此与“继发性心肌病”进行鉴别。不论哪一类型的原发性心肌病，病因未能明确，但研究发现一些因素可能与其发病有关。

1.扩张型心肌病

DCM的病因迄今未明，一般认为系多种因素综合作用的结果。除了特发性、家族遗传性外，研究发现病毒持续感染、基因突变、自身免疫反应等多种因素均可导致DCM。在众多的病因中，持续病毒感染被认为是最重要的原因。研究发现DCM可由多种病毒感染致病，而并非单一的几种病毒，常见的有肠病毒、柯萨奇病毒、巨细胞病毒、疱疹病毒、EB病毒、丙型肝炎病毒等。持续病毒感染对心肌组织的损伤、自身免疫因素介导尤其是一些抗心肌成分的自身抗体如抗心肌肌球蛋白抗体、抗心肌肌动蛋白抗体、抗心肌纤维膜抗体以及抗心肌线粒体抗体等，可对心肌形成免疫损伤，从而诱发或导致心室扩大。

DCM的病理改变在光镜下心肌呈非特异性改变，病变以心肌纤维化为主，偶有小块坏死心肌，心肌细胞有不同限度肥大及萎缩，肌细胞间纤维组织增多。在电镜下，表现为心肌细胞肥大及退行性变，肌原纤维含量减少，线粒体增大、增多，嵴断裂或消失，肌浆网扩张，糖原增多，核增大，核膜折叠，变形。在临床上肉眼可见主要以心腔扩大为主，其中又以心室扩张为主，左心室更为显著；心室扩大的同时室壁变薄，纤维瘢痕形成，部分心腔显著扩大的病例可发现有附壁血栓形成。

2.肥厚型心肌病

与DCM一样，HCM的致病因素不明，但与DCM不同，HCM的家族遗传倾向更为明显。DCM的遗传规律有：①常染色体显性遗传；②肥厚型心肌病梗阻型和非梗阻型可发生在一个家系，而充血性心肌病和肥厚型心肌病不会发生在一个家系；③一个家系中肥厚型心肌病的发生率为20%左右。

HCM主要的病理生理变化为：心室肥厚、心肌收缩力增强、左室流出道压力阶差、舒张期弛缓和顺应性异常、二尖瓣反流、心肌缺血和心律失常。左室腔与流出道之间出现收缩期压力差，是本病的特征。在收缩期，肥厚室间隔凸入室腔使左室流出道狭窄，在收缩中期出现二尖瓣前叶异常向前移，贴近室间隔，形成左室流出道梗阻及相对性二尖瓣关闭不全。左室流出道梗阻有继发的病理学意义：可使动脉压下降，冠状动脉灌注不足，更重要的是使射血时间延长，心室做功增加，使心室腔在收缩末期近乎“闭塞”，从而导致心室壁进一步增厚，原已减弱的舒张功能进一步减退，心肌耗氧量增加，加之心肌内小血管疾病及相对减少的心肌内毛细血管分布，而产生缺血性心损伤、心肌坏死，最后心室扩张，收缩力亦减退，发生充血性心力衰竭。本病对心功能的影响，主要是舒张功能不良，其原因包括心室僵硬度增加和心脏弛缓功能下降。在本病，心肌缺血是临床的重要特征之一，可出现心绞痛。

3.限制型心肌病

RCM是一种少见的心肌病，其病因未明，可能与多种因素有关，如病毒、寄生虫感染，营养不良及自身免疫等。目前研究认为嗜酸性粒细胞增多与本病关系密切。在疾病初始期，表现为急性心肌炎，可持续5～6周。然后在心内膜下有厚层血栓伴有嗜酸性粒细胞浸润，形成附壁血栓，称为附壁血栓期，此期约10个月。进一步发展，心内膜上覆盖胶原纤维，纤维蛋白沉积，肉芽组织及炎性细胞浸润，小血管扩张明显。心肌纤维化并在肌细胞间形成纤维隔，此时，在心内膜下可有新的血栓形成。此期称为血栓机化期，约为2年。在本病晚期，增厚的心内膜上有显著的透明纤维组织层，心肌纤维化改变更明显，纤维隔可由心内膜延伸到心内膜下，并可有附壁血栓形成。病变进展至晚期，心腔呈轻度到中度扩大，病变可局限于一侧心室，亦可双侧心室先后受累。心内膜增厚大多分布在左右心室的流入道及心尖部，还可累及乳头肌、腱索及瓣膜。晚期增厚的心内膜常达4～5mm，心腔狭小，使心室舒张功能严重受累，充盈受限，患者有重度静脉阻塞性水肿、肝大、呼吸困难，并常有胸水、腹水，临床酷似缩窄性心包炎。本病有时呈家族性发病，可伴有骨骼肌疾病和房室传导阻滞。

4. 致心律失常性右室型心肌病

ARVCM病因不明。临床病例多呈散发；少数呈家族聚集倾向，提示可能存在遗传因素的影响。与RCM的病变在心内膜不同，本病的病理改变主要在心外膜与心室肌，而心内膜极少累及。病变主要累及右室，少数患者的左心室也可受累。右室病变多集中在右室漏斗部、心尖、膈面和下壁，通常称为“发育不良三角”。如病变广泛，则可形成右室明显扩大。本病主要异常是右室心肌在不同限度上由脂肪和纤维组织所替代。脂肪组织或纤维组织无正常心肌一样的传导功能，夹在这些脂肪或纤维组织中的“孤立”的心肌纤维发生传导延迟，从而与邻近正常心肌间产生折返现象，从而导致右室起源的室性心动过速反复发作。其另一个病理改变是，因心肌纤维化，右室心肌变薄，右心室形态和机械收缩功能异常，出现右心衰。

5. 未分类性心肌病

弹力纤维增生症、左室致密化不全等属于未分类性心肌病。

二、临床表现

原发性心肌病原因未明，部分患者来自于遗传因素，故可在儿童时期发病，部分患者成年后才发病。不同类型的原发性心肌病其临床表现各有特点。

（一）症状

1. 扩张型心肌病

各年龄段均可见到DCM，但以中年为多。起病多缓慢，一般在体检时发现心脏扩大，此时因心功能可代偿而可无任何自觉不适。当病情发展到一定阶段，症状开始出现，这一病程进展可达10年甚至更长时间。症状以充血性心力衰竭为主，可表现为疲乏无力，活动后心悸、气促，劳动能力下降。逐渐发展出现夜间阵发性呼吸困难，端坐呼吸，甚至肺水肿。左心功能不全的严重限度和病程、左心室扩张限度呈正比。病情进一步发展，由单纯的左心衰进展到右心功能不全，此时病程进入晚期，出现肝脏增大、触痛、肝区胀痛，下肢水肿及多浆膜腔积液等。部分患者有心悸等心律失常的症状，可出现各种类型的心律失常：房性或室性期前收缩、房颤以及阵发性心动过速等。20%～50%的患者有胸部不适的主诉，10%～20%的患者有典型心绞痛，约15%的患者可发生栓塞，多出现于疾的后期，脑、心、肾、肺均可栓塞。栓塞和心律失常是本病发生猝死的主要原因。故本病以无明显原因的充血性心力衰竭、心律失常、动脉栓塞、猝死为主要临床特征。

2. 肥厚型心肌病

本病发病年龄相对较轻，少数病例在童年时期即发病，症状一般在30岁之前出现，男女患病概率无明显差别，约1/3的病例有家族史。本病在早期可无任何不适。

随病情进展，可出现以下症状：

（1）呼吸困难：一般在劳累后出现，为舒张性心衰的表现；

(2)心前区疼痛:多为非典型心绞痛,常因劳累诱发,持续时间长,对硝酸甘油反应不佳,与冠状动脉血供相对不足有关;

(3)头晕或昏厥:多在活动时或情绪激动时发生,此时交感神经兴奋,肥厚的心肌收缩增强,加重了左室流出道的梗阻,心排血量急骤减少,脑供血减少故出现头晕,甚至昏厥;

(4)心悸:为常见的伴随症状,查心电图一般有心律失常;

(5)猝死:极少数的病例以猝死为首发症状,多见于青壮年患者。病变晚期出现心力衰竭的症状,如气喘、不能平卧、肝大、下肢水肿等。

3.限制型心肌病

此型主要发病于热带或亚热带地区的人群,我国只在南方偶有发病。起病缓慢,部分患者早期可见发热,继而出现乏力、头晕、气急、水肿。根据心室纤维化的部位可分为右心室型、左心室型和混合型,其中以左心室型最为多见。左心室型表现为左心衰竭和肺动脉高压的症状,如气急、劳力性呼吸困难、咳嗽、咯血。右心室型及混合型常以右心衰竭症状为主,有心悸、乏力、心前区不适或疼痛、水肿或腹胀等,水肿以下肢水肿为主,腹胀由腹水所引起。

4.致心律失常性右室型心肌病

发病率相对更低。部分患者有家族史,无性别差异。主要症状是突发心悸,头晕,甚至昏厥,少数患者表现为猝死。

(二)体征

1.扩张型心肌病病

变早期很少有心脏异常体征,可见心率加快,心脏搏动向左下移位,可有抬举性搏动。最重要的早期体征为出现明显的第三心音和第四心音。病情进展到一定阶段,表现为充血性心力衰竭的体征。心脏扩大,心尖向左下移位,搏动弥散或呈抬举性,心率增快,可闻及第四心音奔马律,心尖部第一心音低钝,心尖区可有相对性二尖瓣或三尖瓣关闭不全所致的收缩期吹风样杂音,肺动脉高压者肺动脉瓣区第二心音亢进。血压多数正常,在心力衰竭时增高,以舒张压增高为主,脉压小,晚期患者血压低。

2.肥厚型心肌病

本病的体征与病理解剖及血流动力学变化密切相关。部分患者早期可无特异性体征。随着病情进展,心浊音界向左扩大,心脏搏动向左下移位,有抬举性搏动,或有心尖双搏动。触诊周围动脉搏动冲击波较大,消失波小,类似水冲脉和重复脉。胸骨左缘中、下段或心尖内侧可听到收缩中期或晚期喷射性杂音,与第一心音有明显的间歇,可传导至颈部,可伴有收缩期震颤。心尖部可有二尖瓣关闭不全引起的收缩期吹风样杂音,常有第四心音,肺动脉瓣第二心音分裂。有流出道梗阻的患者,增加流出道与左室间压差,如给洋地黄制剂、吸入亚硝酸异戊酯、做 Valsalva 动作,使左心室后负荷下降,流出道狭窄加重,杂音可增强。相反,给β受体阻滞剂,或出现心衰时杂音减弱或消失。

3.限制型心肌病

体检示颈静脉怒张,静脉压升高;心脏搏动常减弱,心浊音界轻度增大;心音低,心率快,可有舒张期奔马律和心律失常,二尖瓣或三尖瓣区可有收缩期杂音,肺动脉瓣区第二心音亢进,肺底部啰音,脉压小。偶有心包积液,常有栓塞现象,尤其是并发心房颤动时更常见。腹胀,有移动性浊音。肝大,且质较硬。下肢可有凹陷性水肿。

4.致心律失常性右室型心肌病

右心室扩大时触诊心浊音界可向左下扩大。心律失常发作时可见心动过速或心律不齐。后期出现右心衰时颈静脉怒张，肝脾大，肝颈静脉回流征阳性，腹水，下肢水肿等。

三、实验室和其他辅助检查

（一）血液检查

在有病毒感染的急性期时可见白细胞减少，呼吸道病毒感染时鼻咽拭子等标本可分离出病毒，血清病毒抗体常可呈阳性反应，炎症指标如C－反应蛋白等会升高，血沉增快。累及心肌时常见肌钙蛋白或血清心肌酶升高。心衰时BNP或NT－proBNP升高，右心衰伴肝淤血时可有清蛋白降低、球蛋白及胆红素升高。限制型心肌病可见嗜酸性粒细胞增多。

（二）心电图检查

（1）扩张型心肌病的心电图表现以多样性、复杂性而又缺乏特异性为特征。可见左室、右室或双侧心室肥大，左房、右房或双侧心房肥大及心肌损害，广泛ST段压低，T波平坦、双向或倒置，可见异常Q波。心律失常多见，如心动过速、心房纤颤、束支传导阻滞、房性期前收缩、室性期前收缩，严重者可出现室性心动过速、心室纤颤。

（2）肥厚型心肌病最常见的异常为ST－T改变，倒置的深T波，类似冠状T波，可见左心室肥厚的心电图改变。由于心室间隔肥厚及心肌纤维化和排列紊乱，30％～50％的患者可在Ⅱ、Ⅲ、aVF及V_4～V_6导联出现异常Q波，其发生率仅次于心肌梗死。可有各种心律失常，常见有束支传导阻滞、房室传导阻滞、室性期前收缩、心房颤动等。

（3）限制型心肌病心电图改变无特异性，P波增宽、高尖及切迹，QRS波群低电压，V_1，V_2导联上可见异常Q波，T波低平或倒置，房室传导阻滞及束支传导阻滞，心房颤动，不同限度的左右心房、左右心室增大等。

（4）致心律失常性右室型心肌病可见反复发作的起源于右室的室性心律失常。心电图特点包括V_1～V_3导联T波倒置，ST段自发性抬高；S波上升支时限延长≥55ms；Epsilin波和QRS波群时限延长。伴有右胸导联T波倒置的无明显心脏疾病的中青年人群，若出现左束支传导阻滞则应考虑ARVCM的可能。

（三）X线检查

（1）扩张型心肌病病程早期的X线可无变化，随着病情的进展，有不同限度的心房、心室扩张，胸透时心脏搏动减弱，肺淤血，并可伴有胸腔积液。后期心脏普遍扩大，外形呈球形，搏动显著减弱，心胸比例多在0.6以上。

（2）肥厚型心肌病由于解剖变化及病程不同，X线检查的表现各不相同。约有50％的患者心影增大。主动脉较小。有心力衰竭时心影扩大明显，可有肺淤血。X线平片对本病的诊断意义不大，敏感性与特异性均较低。

（3）限制型心肌病70％的患者心影轻度至中度增大，以双心房增大或以右心室和右心房增大为主，少数患者有心室内膜钙化影，可有心包积液或胸腔积液。

（4）致心律失常性右室型心肌病的X线检查可无异常，后期可见右心室增大。

（四）超声心动图检查

（1）扩张型心肌病时，超声心动图对诊断有重要意义，其基本特征：①左右心室明显扩大，以左心室扩大为主，左室舒张末内径在60mm以上，最大可达80mm，左室舒张末容积≥

$80ml/m^2$，全心总舒张末容积≥$200ml/m^2$；②心脏室壁运动普遍减弱，部分患者可出现节段性室壁运动异常。收缩功能明显减低，射血分数<50%，甚至在30%以下；③左室形态发生改变，呈球形；④二尖瓣开放受限，舒张期开放幅度减低；⑤心腔内可见血栓。

(2)肥厚型心肌病时，超声心动图是无创诊断本病的最佳方法。其主要表现：①室间隔肥厚及运动异常，室间隔厚度>15mm，与左室后壁厚度之比>1.5；②心肌回声增强，不均匀，纹理不清，呈毛玻璃状或斑点颗粒状；③左室流出道宽度狭窄，一般小于20mm；④二尖瓣前叶收缩期前向运动，形成SAM征；⑤主动脉瓣下肥厚时，主动脉瓣运动异常，收缩期很快开放，左室射血后提前关闭；⑥梗阻型，左室腔内存在较显著的压力阶差；⑦左室舒张功能异常，E峰减低，A峰增大。

(3)限制型心肌病时，超声心动图的特征性改变为左室心尖部心内膜回声增强，心肌厚薄不均、僵硬，室壁收缩活动减弱；左心室舒张末期内径及容积减少；左心室后壁和室间隔明显增厚，多为对称性，室间隔与左心室后壁比例正常；室壁活动度明显降低，收缩期增厚率<30%；左心房和(或)右心房扩张，心室缩小，有时可见心尖部心腔闭塞；当病变累及房室瓣时，可见二尖瓣和三尖瓣反流。

(4)致心律失常性右室心肌病时，二维超声显示右室壁无运动或局部运动减弱或室壁瘤形成伴以下之一：胸骨旁长轴≥32mm或胸骨旁短轴≥36mm或面积变化分数≤33%。

(五)放射性核素检查

(1)扩张型心肌病心血池动态显影可见心腔明显扩大，尤以左室腔扩大为著，心腔容量增加，心腔扩大呈舒张状态，形成球形或椭圆形，室壁运动普遍减弱，左室射血分数明显减低，最初1/3射血分数、高峰射血率(PER)、高峰充盈率(PFR)、1/3充盈分数均降低，高峰射血时间(TPER)及高峰充盈时间(TPFR)明显延长；心肌断层显像出现放射性稀疏或缺损。

(2)肥厚型心肌病非梗阻性心室内腔明显变形狭小；心脏灌注显像时，可见心脏不对称性增厚，室间隔明显，偶见局限性心尖肥厚，部分患者见多处放射活性缺损区及减低区。

(3)限制型心肌病心血池造影可见心室腔缩小或不扩大，心室舒张及收缩功能减退。

(六)CT及磁共振成像(MRI)检查

(1)扩张型心肌病可见心室腔显著扩大，无心室间隔及游离壁的增厚，有时可见心室内附壁血栓。MRI可对心肌病患者的心脏结构提出可靠的、可重复的定量信息，可确定左右心室心肌变厚的严重限度、心肌厚度在心室收缩时的变化、心室容量和心动周期容量的变化、有关心肌异常性质的信息等。

(2)肥厚型心肌病室间隔和(或)室壁肌肉局限性或普遍性肥厚、僵硬，使心室腔变形、缩小和(或)流出道狭窄。

(3)限制型心肌病目前认为此二项检查是鉴别限制型心肌病与缩窄性心包炎最为精确的无创性方法，本病心包不增厚。

(4)致心律失常性右室心肌病时，磁共振成像(MRI)显示右室心肌扩张、室壁运动减弱，右心室舒张末期容积/(RVEDV/BSA)≥$100ml/m^2$(男)，(RVEDV/BSA)≥$90ml/m^2$(女)，或RVEF≤45%。MRI是诊断ARVCM的影像学金标准。

(七)心导管检查

(1)扩张型心肌病在无心衰时，血流动力学无变化。心衰时可见左心室舒张末压、左房压和肺毛细血管楔嵌压增高，心排指数降低。左室造影可见左心室腔弥散性增大，普遍性室壁运动低下，可有轻中度二尖瓣反流和左房增大，偶可见腔内血栓。

(2)肥厚型心肌病左室腔变形缩小，主动脉瓣下呈S形狭窄，心室壁增厚，室间隔不规则增厚突入心腔。主动脉瓣下梗阻型主动脉压力呈尖顶圆锥形态；心室梗阻型心尖部形成封闭的高压区，其压力高于左心室流入道和流出道；心尖肥厚型属非梗阻型肥厚型心肌病，心室收缩时左心室心尖部闭塞或消失；跨主动脉瓣压力阶差形成。

(3)限制型心肌病约50%的患者心室压力波形可出现典型的"平方根"形，右心室型者右心室舒张末期压力增高，呈舒张早期下陷，舒张期高原波。左心室型者可见肺动脉压增高。右心室造影可见右心房大、心室腔小、血流缓慢、三尖瓣反流、心室收缩力降低。

(4)致心律失常性右室心肌病的右室造影可见右心室局部无运动或运动减弱或室壁瘤形成。

(八)心内膜下心肌活检

(1)扩张型心肌病光镜下可见心肌细胞呈不同限度肥大、变性，肌原纤维减少，出现核周空泡，较重者肌原纤维溶解，心肌细胞空化，心肌间质不同限度增生，心肌细胞排列紊乱。电镜下心肌细胞膜发生明显的指状突起伸入细胞间质，隆起之肌膜下含肥大的线粒体或呈空泡状，细胞核大而畸形，线粒体的嵴排列紊乱或髓样变，肌质网扩张，横管扩张，肌纤维结构模糊，Z线增宽，M带消失。

(2)肥厚型心肌病荧光免疫法测定发现，肥厚心肌内儿茶酚胺含量增高，组织学发现心肌细胞畸形肥厚，心肌排列紊乱。

(3)限制型心肌病可见心内膜炎性改变，坏死，心内膜增厚，肉芽肿形成，纤维化改变；心肌细胞损伤、坏死、间质纤维化。

(4)致心律失常性右室心肌病的主要病理特点是正常的心肌组织被纤维脂肪组织取代，轻者可见纤维脂肪占30%～55%，重者超过55%。

四、诊断要点

(一)扩张型心肌病

缺乏特异性诊断指标，以下临床表现、辅助检查等可帮助诊断，同时需除外其他原因所致的继发性心肌病(特异性心肌病)方可诊断。

1. 临床表现

心脏扩大，心室收缩功能减低伴或不伴有充血性心力衰竭，常有心律失常，可发生栓塞和猝死等并发症。

2. 辅助检查

(1)X线检查：心胸比例>0.5。

(2)超声心动图：全心扩大，尤以左心室扩大明显，左室舒张末期容积≥$80ml/m^2$，心脏可呈球形，室壁运动呈弥散性减弱，射血分数小于正常值。

3. 血清监测

抗心肌肽类抗体如抗心肌线粒体ADP/ATP载体抗体、抗肌球蛋白抗体、抗β_1受体抗体、抗M_2胆碱能受体抗体，作为本病的辅助诊断依据。检测患者及其家属成员HLA表型和基因型，有助于预测易感人群。

4.心内膜心肌活检

对本病诊断无特异性，但有助于与继发性心肌病和急性心肌炎进行鉴别。

（二）肥厚型心肌病

根据临床症状、体征，结合心电图、超声心动图、心导管检查，一般即可进行诊断。以上检查仍不能确定时，可做心肌核素扫描、磁共振成像等检查以明确诊断，并区分临床类型。按血流动力学分型，分为梗阻性肥厚型心肌病和非梗阻性肥厚型心肌病。

1.非梗阻性肥厚型心肌病

（1）症状：心悸、呼吸困难、胸部压迫感、胸痛、倦怠等。

（2）听诊：第四心音、非特异性收缩期杂音。

（3）心电图：ST－T改变、左室电压增高、异常Q波、QRS时限延长。

（4）超声心动图：室间隔肥厚，舒张期室间隔厚度与左室壁厚度之比≥1.5，左室流出道无明显狭窄，无压力阶差。

（5）心肌活检：可见形态奇特、肥大的心肌细胞，细胞排列紊乱。

2.梗阻性肥厚型心肌病

（1）症状：眩晕或昏厥。

（2）听诊：第二心音反常分裂。收缩期杂音在给予升压药、受体阻滞剂时可减弱，给予降压药、受体激动药时增强。

（3）超声心动图：可见收缩期二尖瓣前叶异常前移（SAM征）及室间隔非对称性肥厚，左室流出道有明显狭窄，压力阶差增大。

（4）心导管：左心室流入道与流出道之间收缩期压力阶差＞20mmHg或＜20mmHg用药物负荷后压力阶差增强。

（三）限制型心肌病

早期诊断比较困难。当患者出现疲乏、呼吸困难、腹水、周围水肿等类似心脏压塞表现，心脏正常或轻度增大，听诊有第三心音或第四心音，或心尖区有轻度收缩期杂音，应考虑本病。如先有嗜酸性粒细胞增多症病史有助于RCM的诊断。结合实验室检查，如心电图显示心室肥厚、束支传导阻滞，超声心动图示心内膜增厚和心尖部闭塞，诊断即可成立，心内膜活检更有助于本病的确诊。在热带地区原因不明的心力衰竭患者，均应疑及本病。

（四）致心律失常性右室心肌病

根据反复发作的来源于右室的室性心律失常、右心室扩大、心脏MRI检查提示右心室心肌组织变薄即可诊断。

五、鉴别诊断

（一）扩张型心肌病

HCM需与下列疾病进行鉴别，也需要排除下列疾病后方可诊断。

1.风湿性心脏病

扩张型心肌病有二尖瓣、三尖瓣环扩大者，出现二尖瓣、三尖瓣关闭不全的杂音及左心房扩大，需与风湿性心脏病鉴别。风湿性心脏病继发于风湿热，有乙型溶血性链球菌感染的相关证据，一般伴关节疼痛或有环形红斑、皮下结节等。DCM多在病毒感染之后发生。扩张型心肌病的杂音在心力衰竭加重时增强，很少有震颤。风湿性心瓣膜病的杂音则在心力衰竭时由于心肌收缩力减弱、反流减少而杂音减弱，心力衰竭控制后杂音增强，且可伴有震颤。X线检查示风湿性二尖瓣关闭不全时左心室增大，左心房显著增大，可见二尖瓣钙化。超声心动图检查示二尖瓣叶增厚、粘连甚至钙化。扩张型心肌病X线检查常有各房室显著增大，右心房往往比左心房增大明显，超声心动图可见二尖瓣环扩大而瓣叶本身并不增厚或粘连，更无钙化。如心力衰竭控制后心界显著缩小，提示扩张型心肌病的可能性大。

2. 高血压性心脏病

扩张型心肌病患者血压多正常，但在发生心力衰竭时，因水钠潴留、组织缺氧而导致循环血量增加和周围动脉痉挛，可有血压增高，故需与高血压性心脏病相鉴别。扩张型心肌病的舒张压一般不超过100mmHg，且多在心力衰竭好转后血压下降，无高血压的眼底和肾脏损害，X线检查示左、右心室扩大而无主动脉扩张。高血压病的血压多持续增高，常有眼底及肾脏改变。X线检查常有主动脉弓扩大、扭曲、延长，或只有左心室肥大，且两者的病程亦完全不同。高血压心脏病时心脏彩超提示左室心肌肥厚，扩张型心肌病时左室心肌变薄。

3. 冠心病

扩张型心肌病伴有多种心血管疾病危险因素的男性患者需与冠心病进行鉴别。扩张型心肌病一般中年多见，随着冠心病的发病年龄年轻化，年龄不再是两者鉴别的要点之一。两者鉴别可从病史、X线、心电图、超声心动图、心肌核素、冠脉CT、心脏磁共振成像、冠脉造影等进行鉴别。冠心病时常有心绞痛病史；X线的心影呈主动脉型，心脏搏动呈节段性减弱；超声心动图可见节段性室壁运动异常，少数患者可见退行性瓣膜病变，出现二尖瓣和(或)三尖瓣反流，限度较轻；心肌核素检查显示心肌呈节段性放射性核素分布稀疏；冠脉CT可见冠脉钙化及冠脉狭窄；心脏磁共振成像可见心肌缺血；冠脉造影可见冠脉单支或多支病变。扩张型心肌病多有心肌炎病史，很少有心绞痛病史；X线检查心脏呈普大型，以左心为主，心脏搏动弥散性减弱，主动脉常无明显变化；超声心动图示心脏四腔均扩大，室壁变薄，二尖瓣和(或)三尖瓣反流较重，左室流出道增宽；心肌放射性核素分布大致均匀，冠脉造影正常。临床上也可见少数老年发病的扩张型心肌病患者经冠状动脉造影证实并发冠心病。

4. 继发性心肌病

继发性心肌病多属扩张型，临床表现与本病相似，如注意到全身性其他基础疾病的表现，鉴别一般不困难，心内膜心肌活检对鉴别有帮助。

其他尚需与心包积液、心肌炎、先天性心脏病进行鉴别。

(二)肥厚型心肌病

肥厚型心肌病临床表现为气短、心绞痛、心肌肥厚等，需与下列疾病进行鉴别。

1. 冠心病

冠心病和肥厚型心肌病均可出现心绞痛及心电图ST－T改变和异常Q波，肥厚型心肌病患者因此常被误诊为冠心病心绞痛或心肌梗死。冠心病常发生于有多种心血管疾病危险因素的中老年人，除非发生二尖瓣乳头肌功能不全或室间隔穿孔，冠心病一般无心脏杂音。急性心肌梗死时，X线见心脏明显扩大，心电图有异常Q波及ST－T改变，并呈规律演变。冠心病心绞痛发作时间短，含服硝酸甘油可缓解，而肥厚型心肌病心绞痛不典型，持续时间较长，含服硝酸甘油效果不好，且梗阻性肥厚型心肌病发生心绞痛时，硝酸甘油可使症状加重。心肌梗死时超声心动图示节段性室壁运动异常，梗阻性肥厚型心肌病则表现为心室间隔肥厚并超过左心室游离壁，其比例达1.3以上。左室造影、冠脉CT、心脏磁共振成像及冠状动脉造影可助鉴别。

2. 主动脉瓣狭窄

主动脉瓣狭窄和肥厚型心肌病均有类似临床表现，均为左室排血功能障碍。主动脉瓣狭窄杂音位置以胸骨右缘第2肋间为主，向颈部传导，杂音为喷射性，全收缩期、低频、粗糙，Valsalva动作使之减弱；梗阻性肥厚型心肌病的收缩期杂音在胸骨左缘中、下段并可伴有震颤，不向颈部传导，约50%的患者在心尖部也可听到收缩期杂音，杂音为喷射性，中频，在收缩中、晚期出现，Valsalva动作使之增强。X线检查前者主动脉扩张，主动脉可有钙化阴影，心导管检查示左心室与流出道之间无压力阶差，而与主动脉之间则有压力差，左心室造影示瓣膜狭窄。而梗阻性肥厚型心肌病心导管检查左心室与流出道之间有压力阶差，左心室造影可见非对称性室间隔肥厚，心腔变小，二尖瓣前叶前移。磁共振成像可清楚地显示肥厚型心肌病的心肌异常肥厚部位、分布范围和限度，以及房室腔的大小、形态、左心室流出道狭窄的限度等。

3. 室间隔缺损

室间隔缺损时胸骨左缘可闻及收缩期杂音及震颤，心脏杂音的位置及性质与本病非常相似。心室间隔缺损患者杂音传播范围较广，心尖区无双重搏动，无水冲脉，X线显示肺充血。严重者出现肺动脉高压，心电图无异常Q波，超声心动图、心导管造影可鉴别。

4. 高血压性心脏病

高血压性心脏病是常见病，可出现左室肥厚，需与肥厚型心肌病鉴别。一般从年龄、病史、实验室检查可进行鉴别。高血压性心脏病多在中年以上，有高血压病史，无家族性猝死病史，心肌肥厚类型多为左心室对称性肥厚，左心室腔正常或轻度缩小，无SAM征，可见左室舒张功能减退。肥厚型心肌病以中青年为多见，无高血压病史，但可有家族性猝死病史，心肌肥厚多为非对称性，左心室腔可缩小呈新月形，多有SAM征，左室收缩功能可增强，呈高动力型，左室舒张功能明显减退。

本病尚需与二尖瓣关闭不全、心室假腱索等进行鉴别。

（三）限制型心肌病

RCM主要影响心室的舒张功能，需与下列疾病鉴别。

1. 缩窄性心包炎

缩窄性心包炎和限制型心肌病临床表现类似，病理生理上均为心室舒张充盈功能障碍。缩窄性心包炎多有急性心包炎史，X线示心影不增大，可有心包钙化，心电图示低电压及ST－T改变。而限制型心肌病X线示心影增大，有时可呈球形，心内膜可有线状钙化影，心包薄而无粘连，心电图示心房或心室肥大，以右心室为主，右束支传导阻滞，有异常Q波。超声心动图及心血管造影可鉴别。

2. 心脏淀粉样变性

其特点为蛋白－多糖复合物沉积，其弥散型者，淀粉样纤维化广泛存积于心室肌纤维周围，引起心室壁僵化，类似橡皮，收缩及舒张功能均受限制。超声心动图对心脏淀粉样变性的诊断有重要价值，典型者室壁厚度增加，心室腔缩小，心房扩大，可有心包积液征象，但无心脏压塞征象。经组织学活检证实淀粉样物质沉积可准确鉴别。

3. 血色素沉着症

此病是铁储存疾病，其特点是过多的铁沉积在体内，引起组织损害和器官功能紊乱。铁沉积在心肌中形成色素沉着症心肌病，表现为心功能不全或限制型心肌病。对有糖耐量异常或糖尿病、皮肤色素沉着、肝大和肝功能受损以及性腺功能减退者应首先考虑血色素沉着症。血清铁含量和血清总铁结合量的检查有助于确诊。

(四)致心律失常性左室心肌病

ARVCM 的临床特点是反复发作的室性心律失常。需与特发性室性心动过速及其他原因(如急性心肌缺血、低钾血症、低镁血症、尖端扭转型室性心动过速)所致进行鉴别，鉴别关键点是通过超声、心脏磁共振成像或见 ARVCM 时右心室扩张能够与其他原因的室性心律失常鉴别。

六、治疗

由于本病病因未明，目前尚无特殊治疗方法。中医治疗原则是扶正祛邪，扶正以心为主，兼顾肺、脾、肾等脏，祛邪以活血化瘀、除痰利水为主，兼除外感表邪。西医学对本病的治疗主要是对症处理和支持疗法，对轻度心衰、轻度心律失常患者可采用中医辨证治疗。严重心力衰竭、心律失常患者则应中西医结合抢救治疗。

(一)辨证治疗

中医治疗，依据患者不同的证候特点，主要分为 6 种基本证型进行治疗，在改善临床症状、提高生活质量、延长寿命方面显示有一定优势。

1. 心气虚弱

证候特点：心悸气短，动则甚，乏力自汗，容易感冒，心神不安，舌淡苔白，脉沉弱或沉细稍数。

治法：益气养心。

推荐方剂：五味子散加减。

基本处方：黄芪 30g，党参 20g，麦门冬 15g，炙甘草 10g，白术 10g，防风 10g，炒枣仁 15g，五味子 10g。

加减法：若畏寒肢冷，加桂枝 10g 温阳通络；兼口干口渴、大便偏干，加生地黄 20g 以滋阴；咳嗽气喘者，加杏仁 10g，葶苈子 15g 止咳平喘；尿少水肿者，加车前子(包)20g，茯苓皮 30g 利水消肿。

2. 心肾阳虚

证候特点：心悸气喘，动则尤甚，尿少水肿，畏寒肢冷，腰膝酸软，面色苍白，舌淡胖有齿痕，苔白滑，脉迟缓或数疾无力，或促，或结代。

治法：温阳利水。

推荐方剂：真武汤加减。

基本处方：白芍 15g，茯苓 20g，白术 15g，桂枝 10g，猪苓 20g，泽泻 30g，炮附子(先煎)15g，炙甘草 10g。

加减法：若兼脾阳虚而腹满纳呆，不思饮食，加党参 20g，砂仁(后下)10g 益气健脾；大便稀溏者加金樱子 30g，丁香 5g 行气涩肠止泻；恶心呕吐者加法半夏 15g，藿香 12g 芳香化浊，降逆止呕；咳逆倚息不得卧者，加葶苈子 15g，大枣 7 枚补肺降逆止咳嗽；乏力倦怠者，加黄苗 30g 加强补气。

3. 阳气虚脱

证候特点：气促不能平卧，烦躁不安，大汗淋漓，四肢厥冷，尿少水肿，舌淡苔白，脉微欲绝，或促，或结代，或怪乱无常。

治法：回阳固脱。

推荐方剂：参附龙牡汤加减。

基本处方：人参（另炖）15g，炮附子（先煎）15g，煅龙骨（先煎）30g，锻牡蛎（先煎）30g，五味子10g。

加减法：阳气虚脱是一急重病证，以参芪注射液20～40ml静脉注射益气回阳，继而用40～60ml加入5%葡萄糖液250ml中静脉滴注维持。待方药煎成之后再服汤药。

4.心脉不整

证候特点：心悸心悸，气短，乏力或有心翳胸闷，心烦失眠，舌红少津，脉促或结代。

治法：益气固心，养阴复脉。

推荐方剂：炙甘草汤。

基本处方：炙甘草30g，麦门冬15g，人参（另炖）10g，生地黄20g，桂枝10g，阿胶（后溶）15g，火麻仁10g。

加减法：方中人参通常采用红参，若阴虚气弱明显者改用西洋参，若无人参可用党参25g替代以益气；阴虚有热者去桂枝加莲子心5g、苦参12g以补益心肾，除虚热；血虚明显者加当归15g补血；兼血瘀者加丹参20g、三七末（冲服）3g以活血祛瘀。兼气阴两虚用生脉散补气滋阴；心脾两虚用归脾汤以补益心脾。

5.痰浊痹阻

证候特点：心悸气短，咳嗽喘息，痰多色白，胸闷纳呆，泛恶欲吐，舌淡，苔腻，脉滑，或弦。

治法：益气健脾，豁痰开胸。

推荐方剂：瓜蒌薤白半夏汤合苓桂术甘汤加减。

基本处方：瓜蒌15g，薤白15g，党参20g，白术15g，法半夏10g，茯苓15g，陈皮10g，桂枝10g，枳实15g。

加减法：若痰多色黄，舌苔黄腻，脉象滑数者，加黄芩15g、鱼腥草25g清肺化痰；水肿者，加泽泻20g、猪苓20g利水消肿，若兼血瘀胸痛者加丹参20g、三七末（冲服）3g活血止痛。

6.心血瘀阻

证候特点：胸闷胸痛，心悸气短，胸胁胀闷不舒，或痛如针刺，疼痛部位固定不移，入夜痛甚，口唇青紫，舌质紫黯或有瘀点瘀斑，苔薄白，脉弦、涩或结代。

治法：活血化瘀。

推荐方剂：血府逐瘀汤加减。

基本处方：桃仁10g，红花10g，川芎10g，赤芍15g，当归15g，丹参15g，牛膝20g，延胡索15g，桔梗10g，柴胡10g，枳壳10g，甘草10g。

加减法：心悸失眠者加炒枣仁20g交通心肾安神；气短乏力者加黄芪、党参各30g以补气；尿少水肿者加猪苓、泽泻各20g以利尿消肿；畏寒肢冷者加桂枝、炮附子（先煎）各10g以温阳通络。

（二）其他治疗

1.中成药

（1）参芎片：具有益气活血之功，适用于有胸闷痛的气虚血瘀者；每次4片，每日3次。

（2）生脉胶囊：具有益气养阴之功，适用于有心衰症状的气阴两虚者；每次3粒，每日

3次。

(3)活心丸:具有益气活血、温经通络之功,适用于气虚血瘀伴有心痛者;每次2丸,每日3次。

(4)宁心宝胶囊:具有抑制异位期前收缩功能,适用于快速心律失常;每次2粒,每日3次。

(5)心宝丸:具有温补肾阳,活血通脉之功,适用于心动过缓、病窦综合征、房室传导阻滞、心衰属心肾阳虚者;每次2～3丸,每日2～3次。

(6)莲子心胶囊(莲子心):具有清心安神之功,适用于虚热内扰心悸、脉结代者;每次2粒,每日3次。

(7)参松养心胶囊:具有益气养心之功,适用于心肌病伴有气短、心律失常者;每次4粒,每日3次。

(8)稳心颗粒:具有益气养阴复脉之功,适用于心肌病属气阴两虚或有心律失常者。

2.静脉中成药

(1)黄芪注射液:可补益心气,适用于气虚血瘀伴有心功能不全者;20～40ml加入5%～10%葡萄糖液250ml中静脉滴注,每日1次,14天为1个疗程。

(2)生脉注射液:可养阴益气,适用于气阴两虚者;40～60ml,加入5%～10%葡萄糖液250ml中静脉滴注,每日1次,14天为1个疗程。

(3)参麦注射液:可益气养心,适用于气阴两虚者;20～60ml加入5%～10%葡萄糖液250ml中静脉滴注,每日1次,14天为1个疗程。

(4)参附注射液:可益气回阳,适用于心功能不全、缓慢性心律失常者;20～40ml加入5%～10%葡萄糖液250ml中静脉滴注,每日1次,7天为1个疗程。

(5)丹参注射液:可活血化瘀,适用于血瘀伴有心痛者;10～20ml加入5%～10%葡萄糖液250ml中静脉滴注,每日1次,14天为1个疗程。

(6)灯盏花注射液:可活血化瘀,适用于血瘀伴有心痛者。10～20ml加入5%～10%葡萄糖液250ml中静脉滴注,每日1次,14天为1个疗程。

3.针灸

(1)体针

1)心气虚弱,心脉瘀阻

取穴:取内关、间使、通里、少府、心俞、神门、足三里。

操作:每次取4～5穴,每日1次,用平补平泻手法,7天为1个疗程。

2)心动悸,脉结代

取穴:内关、神门、心俞穴。

操作:每次留针30分钟,每日或隔日治疗。用平补平泻手法,7天为1个疗程。

(2)耳针

取穴:交感、心、肾、内分泌、肺、神门。

操作:一般用埋皮内针或用王不留行籽穴位按压法。每次取2～3穴。

功效:主要用于改善心肌病所引起的心律失常及各种症状。

(张立军)

第二章 消化系统病证及疾病

第一节 呕吐

呕吐是指胃失和降，气逆于上，迫使胃中的食物和水液等经口吐出，或仅有干呕恶心的一种病证。前人以有声有物谓之呕，有物无声谓之吐，无物有声谓之干呕。但呕与吐往往并见，故一般合称呕吐。本病的发生常与外邪犯胃、饮食不节、情志失调和脾胃虚弱有关。基本病机为胃失和降，胃气上逆。病位在胃，但与肝脾有密切的关系。病性分虚实，实者由外邪、食滞、痰饮、肝气犯胃等，致胃气痞塞，上逆做呕，其中有偏寒、偏热之分；虚者为脾胃气阴亏虚，无力行使和降之职，其中又有阳虚、阴虚之别。初病暴病多实，病久损伤脾胃，可由实转虚；亦有脾胃素虚，复因饮食、情志所伤，而呈现虚实夹杂之证。常见于西医的急性胃炎、心源性呕吐、肝炎、肠梗阻、尿毒症等多种疾病。

一、诊断与鉴别诊断

(一)诊断要点

(1)食物、痰涎等从胃中上涌，经口而出。

(2)胃脘胀闷，不思饮食，嗳气有腐臭味。

(二)鉴别诊断

1.反胃

呕吐与反胃，均为胃部病变；病机都为胃失和降，气逆于上。反胃往往表现为朝食暮吐，暮食朝吐，吐出物多为未消化之宿食，吐后即感到舒适。呕吐往往吐无定时，或轻或重，吐出物为食物或痰涎清水，呕吐量或多或少。

2.噎膈

噎膈之吐大多于进食时发生，伴梗阻不畅，呈进行性加剧，初期哽噎不畅，但尚能进食，继而勉进半流质或流质饮食，甚则汤水不进，食入即吐，病情深重，病程较长，预后不良。呕吐之证，大多病情较轻，病程较短，若无严重疾病，预后较好。

二、辨证论治

本病的基本治则是和胃降逆。应分虚实进行辨证论治，实证重在祛邪，分别施以解表、消食、化痰、理气之法，辅以和胃降逆之品；虚证重在扶正，分别施以益气、温阳、养阴之法，辅以降逆止呕之药；虚实夹杂者宜攻补兼施。

(一)外邪犯胃证

证候：突发呕吐，脘腹满闷，如感受风寒，可兼有发热恶寒，头痛，周身酸楚或酸痛，舌苔薄白，脉浮紧；如感受风热，可兼有恶风，头痛身疼，汗出，舌尖红，苔薄白或薄黄，脉浮数；如感受暑湿，可兼有胸脘痞闷，身热心烦，口渴，舌质红，苔黄腻，脉濡数。

病机：外邪犯胃，胃失和降。

治法：解表疏邪，和胃降逆。

方药：外感风寒，藿香正气散加减。

广藿香9g，紫苏9g，白芷9g，姜半夏9g，陈皮6g，生姜3g，厚朴9g，白术9g，茯苓12g。

外感风热，银翘散加减。

金银花12g，连翘9g，竹叶6g，薄荷[后下]6g，荆芥9g，芦根15g，姜竹茹9g，陈皮6g，半夏9g。

外感暑湿，黄连香薷饮加减。

香薷9g，厚朴9g，白扁豆花6g，荷叶9g，黄连4.5g，陈皮6g，半夏9g。

加减：若兼食滞、脘闷腹胀、嗳腐吞酸者，加神曲9g，鸡内金9g，莱菔子15g以消食化滞。

（二）饮食停滞证

证候：呕吐酸腐，脘腹满闷，吐后得舒，嗳气厌食，大便臭秽，或溏薄或秘结，舌苔垢腻，脉滑实。

病机：饮食不节，胃气壅滞。

治法：消食导滞，和胃降逆。

方药：保和丸加减。

山楂9g，神曲9g，莱菔子15g，陈皮6g，姜半夏9g，茯苓12g，连翘9g，生姜3g。

加减：腹满便秘，加枳实9g，大黄[后下]6g以导滞通腑；胃寒，去连翘，加干姜6g，桂枝9g以温胃散寒；胃热，加知母9g，蒲公英15g以清泄胃热。

（三）肝气犯胃证

证候：呕吐吞酸，嗳气频频，胃脘不适，胸胁胀痛，每遇情志刺激而病情加剧，苔薄白，脉弦。

病机：肝气郁结，横逆犯胃。治法：疏肝和胃，降逆止呕。

方药：四逆散合半夏厚朴汤加减。

柴胡9g，枳壳9g，白芍12g，姜半夏9g，厚朴9g，紫苏9g，郁金9g，茯苓12g，甘草6g。

加减：气郁化火，心烦、口苦、咽干，合左金丸以辛开苦降；兼腑气不通，大便秘结者，加大黄[后下]6g，枳实9g等以清热通腑；气滞血瘀，胁肋刺痛，可加三七粉[冲服]3g，赤芍9g等以活血化瘀。

（四）痰饮内阻证

证候：呕吐痰涎清水，脘闷不适，不思饮食，头晕心悸，舌苔白腻，脉滑。病机：痰饮内阻，胃气上逆。

治法：温化痰饮，和胃降逆。

方药：小半夏汤合苓桂术甘汤加减。

姜半夏9g，生姜3g，白术9g，茯苓12g，桂枝9g，陈皮6g，甘草6g。加减：痰饮内阻，郁久化热，可去苓桂术甘汤，加黄连温胆汤以清热化痰。

（五）脾胃虚弱证

证候：饮食稍多即易呕吐，时做时止，面色少华，倦怠乏力，四肢不温，大便溏薄，舌质淡，苔薄白，脉细弱。

病机：脾虚不运，胃气上逆。

治法：温中健脾，和胃降逆。

方药：香砂六君子汤加减。

党参12g，白术9g，干姜6g，砂仁[后下]6g，陈皮6g，半夏9g，甘草6g。加减：呕吐清水痰涎，加桂枝9g，吴茱萸3g以振奋脾阳；脘冷肢凉，加附子先煎9g，肉桂6g以温补脾肾。

（六）胃阴不足证

证候：呕吐量少，反复发作，或时做干呕，口干咽燥，饥不欲食，舌红少苔，脉细数。

病机：胃阴不足，不得润降。

治法：滋养胃阴，降逆止呕。

方药：麦冬汤加减。

麦冬9g，太子参9g，大率6g，姜半夏6g，竹茹9g，甘草3g。

加减：大便干结，加火麻仁12g，白蜜9g，瓜蒌仁9g以润肠通便；呕吐较甚，可加枇杷叶6g，旋覆花包煎6g以和胃降逆。

三、其他治法

（一）单方验方

（1）生姜嚼服。适用于干呕，吐逆不止。

（2）豆蔻15g研末，用生姜汁1匙为丸，每服1～3g，开水送服。适用于胃寒呕吐。

（二）针刺

主穴：内关、中脘、胃俞、足三里。外邪犯胃者，加外关、大椎；饮食停滞者，加梁门、天枢；肝气犯胃者，加太冲、期门；痰饮内阻者，加丰隆、公孙；脾胃虚弱者，加脾俞、公孙；胃阴不足者，加脾俞、三阴交。实证针用泻法，虚证针用补法或平补平泻法。

（三）灸法

脾胃虚寒者，宜灸隐白、脾俞。

（四）推拿

指压内关穴。

四、调摄与预防

（1）应根据病情和患者的情况适当休息，饮食宜易消化、富有营养，少食多餐。服用止吐药时应少量多次服。频繁呕吐应查明病因并补充体液，防止其电解质失衡。

（2）应注意防止外邪侵袭，饮食起居要有规律，勿暴饮暴食，勿恣食生冷、肥甘，勿饮酒过度，注意调畅情志，适量参加文体活动。

（王尚飞）

第二节　胃脘痛

胃脘痛又称胃痛，是指以胃脘近心窝处疼痛为主症的病证。多由忧思郁怒、饮食不节、劳倦过度、感受外邪等导致胃之气机阻滞，不通则痛；亦有因脾胃虚弱，络脉失养，不荣则痛。病位在胃，但与肝脾关系最为密切。一般来说邪气犯胃所致胃脘痛多属急症、实证；脏腑失调，胃痛反复发作，时轻时重者，以虚证或虚实夹杂为主。常见于西医的急慢性胃炎、胃痉挛、消化性溃疡等多种疾病。

一、诊断与鉴别诊断

（一）诊断要点

（1）主症：胃脘部疼痛，包括胀痛、隐痛、灼痛、刺痛、剧痛等。次症脘腹胀满、食欲缺乏、恶心呕吐、嘈杂吞酸、嗳气呃逆、大便不调等脾胃症状，倦怠乏力、四肢酸懒、心悸气短、消瘦失眠等一般症状，部分病情严重者可伴有呕血、便血等出血变证。

（2）多有反复发作病史，常常突然发病。男女老幼均可患病，但以中青年居多；一年四季皆可发病，但以冬春季为高。

（3）发病前多有明显的诱因，如情志不畅、起居失常、劳累过度、暴饮暴食、饥饿、饮食生冷干硬、辛辣烟酒及药物等。

（二）鉴别诊断

1. 真心痛

真心痛部位常在左侧胸膺，痛彻胸背或向左臂内侧放射，疼痛如绞，或如割如刺，突然发病，其痛剧烈难忍，常伴胸憋汗出、心悸气短，甚则出现面色苍白、四肢厥冷、唇甲手足青紫、大汗淋漓、脉细或结代等危急病证；多见于老年人，一般病情较重，预后较差。胃脘痛始终在上腹胃脘部，疼痛不如真心痛之剧烈，同时伴有胃胀、食欲缺乏、嘈杂、嗳气、呃逆、泛酸或呕吐清涎等脾胃证候，多见于中青年，一般病情较缓，预后良好。部分真心痛患者，以胃脘痛为主诉而到医院就诊，对中老年的剧烈胃脘痛患者应做心电图、肌钙蛋白（TNT）及心肌酶谱检测以排除心痛证。

2. 胁痛

胁痛是指一侧或两侧胁部发生疼痛为主的病证。有时也可出现和胃脘痛相似的症状，但两胁是足厥阴肝经和足少阳胆经循经所过，故胁痛多与肝胆胰腺疾患有关。一般疼痛较剧，多因油腻饮食诱发或加重，临床常伴有寒热往来、口苦心烦、胸闷纳呆、目黄肤黄等症。胃脘痛病变在胃，虽肝气胃痛可痛连两胁，但仍以胃脘部疼痛为主。

3. 腹痛

胃脘痛的病位在上腹胃脘近心窝处，疼痛部位较局限，病变在胃，常伴有嗳气、泛酸、食欲缺乏、呕吐等症状。腹痛的病位则在胃脘以下、耻骨毛际以上，整个腹部发生疼痛，疼痛范围较广，可见于多种疾病，除腹部疼痛外，可伴有腹部痞硬胀满等。由于胃腑位于腹中，与肠相连，故胃脘痛可影响及腹，腹痛也可牵连于胃，有些病例也可胃脘痛和腹痛并称，临证之时，要详问病史、细心检查，以辨析病情。

二、辨证论治

胃脘痛病因虽有寒凝、食积、痰饮、湿热、瘀血阻胃，或肝气犯胃，或阴虚、阳虚，胃失所养等不同，但终致胃之气机壅滞，胃失和降，不通则痛则是共同的病机。理气和胃止痛是治疗胃脘痛的根本大法。要结合具体病机，采用相应的治法。主要有疏肝和胃、散寒温胃、泻热清胃、消导泻胃、补虚暖胃、滋阴养胃、化瘀通胃、清化醒胃、芳化胃浊、疏通胃气、升降调胃、补中益胃、止血护胃、化痰顺胃、驱蛔安胃等，临床可灵活运用。

（一）寒邪客胃证

证候：胃痛暴做，遇冷痛重，得温痛减，纳呆口淡，或兼寒热表证，泛吐清水，大便稀溏，小便清长，舌淡苔白，脉弦紧。

病机：寒邪凝胃，气机阻滞。

治法：温胃散寒，理气止痛。

方药：良附丸合香苏饮加减。

高良姜6g，香附9g，紫苏12g，荆芥穗9g，荜茇6g，厚朴12g，生姜6g。加减：兼风寒表证者，加防风12g，羌活12g以疏风散寒解表；若寒热错杂者，加黄连6g，吴茱萸3g，法半夏9g以辛散郁热，苦降蕴火，温化寒邪，调和阴阳；若寒夹食滞者，宜加枳实12g，大黄后下6g，焦三仙各9g以消食导滞。

（二）肝气犯胃证

证候：胃脘胀痛，痛窜两胁，嗳气频做，气怒痛甚，胸脘痞闷，嘈杂吞酸，喜太息，舌边红，苔薄白，脉沉弦。

病机：肝气郁滞，胃失和降。

治法：疏肝理气，和胃止痛。

方药：四逆散合金铃子散加减。

醋柴胡12g，炒白芍15g，枳壳12g，延胡索12g，炒川楝子3g，炙甘草6g。

加减：肝郁化热，嘈杂反酸明显者加吴茱萸3g，黄连6g以清泻肝胃之郁热；兼脾虚者，脘胁胀满，腹痛便溏者，加太子参12g，陈皮9g，炒白术15g以健脾疏肝；呃逆者加旋覆花包煎12g，代赭石先煎15g以顺气降逆；吞酸甚者，加海螵蛸15g，锻瓦楞子先煎15g或锻牡蛎先煎15g以和胃制酸。

（三）痰饮停胃证

证候：胃脘痞痛，胸腹堵闷，呕吐痰涎，口黏不爽，肢体沉重，口淡不饥，舌白厚腻，脉弦滑。

病机：痰饮中阻，胃失和降。

治法：温化痰饮，理气和胃。

方药：苓桂术甘汤合二陈汤加减。

茯苓15g，桂枝9g，白术12g，法半夏9g，陈皮12g，枳实12g，荜茇9g，甘草3g。

加减：痰饮化热，加黄芩12g，黄连6g以清热泻火；湿重口黏较甚，加薏苡仁30g，佩兰12g芳香化湿；兼肝郁脾虚，脘胁胀满，加太子参15g，厚朴12g以健脾疏肝。

（四）饮食伤胃证

证候：胃脘疼痛，脘腹饱胀，厌食拒按，嗳腐酸臭，恶心呕吐，吐后症轻，大便不爽，矢气酸臭，舌苔厚腻，脉弦滑。

病机：饮食积滞，阻碍气机。

治法：消食导滞，理气和胃。

方药：枳实导滞丸或保和丸加减。

枳实12g，莱菔子15g，大黄76g，焦三仙各9g，鸡内金6g，厚朴12g，半夏曲9g。

加减：停食感寒兼恶寒发热表证，加紫苏叶12g，荆芥穗15g以疏解表邪；兼胃气上逆，呕恶呃逆明显，加橘皮12g，姜半夏9g以降逆止呕；食积郁热，加连翘15g，黄连6g等以清泻郁热。

（五）湿热蕴胃证

证候：胃脘热痛，胸脘痞满，口渴口黏不欲饮，身重纳呆，烦闷嘈杂，肛门灼热，大便不爽，小便短赤，舌苔黄腻，脉滑数。

病机：湿热内蕴，阻滞中焦。治法：清化湿热，理气和胃。

方药：连朴饮合六一散加减。

黄连 6g，厚朴 12g，栀子 9g，法半夏 9g，吴茱萸 3g，广藿香 12g，六一散包煎 15g。

加减：偏热甚者，加黄芩 12g，大黄[后下] 6g 以加强清热泻火之力；偏湿甚者，加薏苡仁 30g，佩兰 9g 以增强祛湿之力；肝胃郁热，迫血妄行，加水牛角[先煎] 15g，生地黄 15g，牡丹皮 9g，大黄[后下] 6g 苦寒清热，凉血止血，火降气顺，则血自止。

（六）瘀血阻胃证

证候：胃痛如割，痛久拒按，痛处不移，入夜痛甚，痛彻胸背，食后痛重，或见呕血、黑便，舌质紫暗或舌质暗红，或有瘀斑，脉弦涩。

病机：瘀血阻络，气机壅滞 3 治法：活血化瘀，理气和胃。

方药：丹参饮合失笑散加减。

丹参 15g，蒲黄[包煎] 12g，五灵脂[包煎] 9g，檀香 5g，枳壳 9g，三七粉[冲服] 3g。加减：肝胃郁热迫血妄行，加黄芩 12g，牡丹皮 9g 以清热泻火，凉血止血；面色萎黄，四肢不温，舌淡脉弱，属脾胃虚寒，脾不统血，加党参 9g，黄芪 15g 以益气健脾；出血量多，加阿胶[烊化] 15g，白及 9g，地榆炭 9g，或十灰散以加强止血之功。

（七）胃阴亏虚证

证候：胃脘灼热隐痛，口干舌燥，烦渴思饮，食少干呕，似饥不食，空腹症重，或有大便干结，舌红少津，或有裂纹无苔，脉细数。

病机：胃阴不足，络脉失养。

治法：养阴生津，益胃止痛。

方药：益胃汤合芍药甘草汤加减。

北沙参 12g，麦冬 12g，生地黄 15g，玉竹 12g，白芍 12g，淡竹叶 12g，天冬 12g，陈皮 6g，甘草 6g。

加减：胃脘灼痛，嘈杂反酸，加黄连 6g，少佐吴茱萸 3g 以疏泻肝胃郁热；肝火伤阴，加牡丹皮 12g，栀子 9g 以清泻肝热而养阴；肝胃火盛，灼烁肾阴，加黄柏 9g，知母 9g，熟地黄 15g 以泻火滋阴；胃火盛者，加石膏[先煎] 15g 大黄[后下] 以清胃泻火。

（八）脾胃虚寒证

证候：胃凉隐痛，喜按喜温，遇冷痛重，得食痛减，纳少便溏，畏寒肢冷，口淡流涎，舌淡有齿痕，舌苔薄白，脉沉细迟。

病机：脾阳亏虚，寒自内生。

治法：益气健脾，温胃止痛。

方药：黄芪建中汤合理中汤加减。

黄芪 15g，党参 12g，桂枝 9g，白芍 12g，干姜 6g，延胡索 12g，甘草 6g。

加减：泛吐痰涎者，加陈皮 12g，姜半夏 9g，白术 15g 以健脾化痰；嘈杂反酸者，加海螵蛸 15g，锻瓦楞子[先煎] 15g，吴茱萸 3g 以暖肝制酸；内寒盛者，加附子[先煎] 6g，蜀椒 1g，改桂枝为肉桂 6g 以温中散寒。

三、其他治法

（一）单方验方

（1）海螵蛸、川贝母等份研细末，口服，1 次服 3g，适用于胃脘痛泛酸明显者。

(2)香附6g,高良姜3g,水煎服,适用于胃脘痛寒凝证和气滞证。

(3)三七粉3g,白及粉4.5g,大黄粉1.5g,混合均匀,每服3g,适用于胃脘痛瘀血证而见呕血、黑便者。

(二)针刺

主穴:中脘、内关、足三里、公孙。寒邪客胃者,加神阙、梁丘;肝气犯胃者,加期门、太冲;痰饮停胃者,加脾俞、丰隆;饮食伤胃者,加梁门、建里;湿热蕴胃者,加内庭;瘀血阻胃者,加膈俞、血海;胃阴亏虚者,加胃俞、太溪、三阴交;脾胃虚寒者,加神阙、气海、脾俞、胃俞。实证针用泻法,虚证针用补法或平补平泻。

(三)灸法

寒邪客胃和脾胃虚寒者,中脘、气海、神阙、足三里、脾俞、胃俞施行艾条灸法或隔姜灸(中脘、气海、足三里还可施行温针灸)。

(四)刮痧

在上脘、中脘、下脘部和前胸胸骨柄及脊椎两旁,用纱布擦干汗后以75%乙醇消毒,然后用乙醇擦过的钱币或汤匙蘸油或酒由上往下刮动,反复20～30次,用力均匀,轻重适当,以皮肤出现紫红色皮下出血点为准,适用于热证、实证之胃脘痛;虚证、寒证体质,十分虚弱者不宜选用此法。

四、调摄与预防

(1)胃脘痛发作多与情志不遂、饮食不节和寒温不适、劳累过度有关,因此需要重视精神与饮食方面的调摄护理。

(2)患者须保持精神愉快,注意劳逸结合;少食多餐,饮食清淡易消化;居室要整洁通风,光线柔和,环境安静;保证睡眠时间;适当锻炼身体以增强体质,提高机体免疫力。

(薛均来)

第三节　泄泻

泄泻是以排便次数增多,粪便稀溏,甚至泻出如水样为主症的病证。多由脾胃失健,湿邪内盛而致清浊不分,并走大肠而成。脾虚湿盛是导致泄泻的基本病机。急性暴泻以湿盛为主,病属实证。慢性久泻以脾虚为主。其他如肝气乘脾或肾阳虚衰所引起的泄泻,病属虚实夹杂证或虚证。而湿盛与脾虚又往往互相影响,互为因果,故暴泻迁延日久,每可从实转虚;久泻复因外感、饮食所伤,亦可引起急性发作,表现虚中夹实的证候。本病与西医的腹泻含义相同,可见于多种消化系统病变。

一、诊断与鉴别诊断

(一)诊断要点

(1)以粪质清稀为诊断的主要依据。或大便次数增多,粪质清稀,甚则如水样;或次数不多,粪质清稀;或泻下完谷不化。常先有腹胀、腹痛,旋即泄泻。

(2)暴泻起病急,泻下急迫而量多;久泻起病缓,泻下势缓而量少,且有反复发作病史。

（二）鉴别诊断

1.痢疾

二者均表现为便次增多，但泄泻以排便次数增多、粪便稀溏，甚至泻出如水样为主症；痢疾以腹痛，里急后重，便下赤内黏液为主症。泄泻亦可有腹痛，但多与肠鸣腹胀同时出现，其痛便后即减；而痢疾之腹痛与里急后重同时出现，其痛便后不减。

2.霍乱

二者均有大便稀薄。但霍乱是一种呕吐与泄泻同时并做的病证，其发病特点是起病急，变化快，病情凶险；起病时突然腹痛，继则吐泻交做，亦有少数病例不见腹痛而专为吐泻者；所泻之物多为夹有大便的黄色粪水，或如米泔而不甚臭秽，常伴恶寒、发热，部分患者在吐泻之后，津液耗伤，筋失濡养而发生转筋、腹中绞痛；若吐泻剧烈，则见面色苍白、目眶凹陷、指螺皱瘪、汗出肢冷等阴竭阳亡之危象。而泄泻仅以排便异常为主要表现，粪质稀溏，便次频多，其发生有急有缓，且不伴有呕吐。

二、辨证论治

泄泻的基本病机为脾虚湿盛，故其治疗原则为运脾化湿。急性暴泻以湿盛为主，应着重化湿，参以淡渗利湿；同时根据寒湿、湿热不同，分别采用温化寒湿、清化湿热之法，结合健运脾胃。慢性久泻以脾虚为主，当以健运脾气为要，佐以化湿利湿；若夹有肝郁者，宜配合抑肝扶脾；肾阳虚衰者，宜补火暖土。

（一）寒湿困阻证

证候：泻下清稀，甚至如水样；伴腹痛肠鸣，脘闷食少；或见恶寒发热，鼻塞头痛，肢体酸痛；舌苔薄白或白腻，脉濡缓。

病机：寒湿侵袭，脾失健运，清浊不分，肠腑传导失司。

治法：芳香化湿，疏表散寒。

方药：藿香正气散加减。

广藿香 9g，白术 9g，茯苓 15g，陈皮 9g，法半夏 9g，厚朴 9g，大腹皮 9g，紫苏 9g，白芷 9g，炮姜炭 6g。

加减：表邪较重，周身困重而骨节酸楚，加荆芥 9g，防风 9g 以增疏风散寒之力；湿邪偏重，胸闷腹胀尿少，肢体困重，苔白腻，可用胃苓汤以健脾燥湿，淡渗分利。

（二）湿热蕴肠证

证候：泻下急迫，泻如水注，或泻而不爽，大便色黄而臭；伴腹痛，烦热口渴，小便短赤，肛门灼热；舌质红，苔黄腻，脉濡数或滑数。

病机治法方药

葛根 15g，黄芩 9g，黄连 9g，车前子 9g，陈皮 9g，木香 6g，金银花 20g，茯苓 15g，通草 6g，甘草 3g。

加减：湿重于热，胸腹满闷，口不渴，或渴不欲饮，舌苔微黄厚腻，脉濡缓者，可合平胃散燥湿宽中；夏季盛暑之时，腹痛泄泻，泻下如水，暴急量多，粪色黄褐，舌苔黄厚而腻，脉濡数者，可用黄连香薷饮加减以清暑化湿。

（三）饮食停滞证

证候：泻下粪便臭如败卵，夹有不消化之物，腹痛肠鸣，泻后痛减；伴脘腹痞满，嗳腐酸臭，不思饮食;舌苔垢浊或厚腻,脉滑。

病机:饮食不节,宿食内停,阻滞肠胃,传化失常。

治法:消食导滞。

方药:保和丸加减。

山楂9g,神曲9g,莱菔子9g,陈皮6g,法半夏6g,茯苓15g,连翘15g。加减:食滞较重,脘腹胀满,泻下不爽,加大黄[后下]6g,枳实6g,槟榔6g,或用枳实导滞丸以消导积滞,清利湿热;积滞化热,加黄连9g,栀子9g以清胃肠之热;呕吐甚,加生姜6g,竹茹6g以和胃降逆止呕。

(四)肝气乘脾证

证候:泄泻腹痛,每因抑郁恼怒或情绪紧张而诱发,腹痛欲泻,泻后痛减;平素多伴胸胁胀闷,嗳气食少,矢气频做;舌苔薄白或薄腻,脉细弦。病机:情志不畅,肝失条达,横逆乘脾,脾运无权。

治法:抑肝扶脾。

方药:痛泻要方加减。

白芍15g,防风9g,白术15g,陈皮6g。

加减:肝血不足者,加当归15g,枸杞子15g以柔肝;肝气郁结明显者,加柴胡6g,青皮9g以疏肝;脾虚明显者,加茯苓20g,炒白扁豆15g,山药20g以健脾益气;胃失和降者,加姜半夏6g,木香6g以和胃降逆;泄泻日久,久病入络,瘀血阻滞,泄泻缠绵难愈者,可选用血府逐瘀汤以活血化瘀治久泻;反复发作不已,可加乌梅6g,木瓜15g,诃子6g以酸敛收涩。

(五)脾胃虚弱证

证候:大便时溏时泻,反复发作,饮食稍有不慎,大便次数增多,可见完谷不化;伴饮食减少,脘腹胀闷不舒,面色少华,肢倦乏力;舌质淡,苔白,脉细弱。病机:脾胃虚弱,运化无权,水谷不化,清浊不分。

治法:健脾益气。

方药:参苓白术散加减。

党参15g,炒白术15g,茯苓15g,炙甘草6g,炒白扁豆9g,炒薏苡仁15g,山药15g,莲子6g,砂仁[后下]6g,桔梗6g,陈皮6g。

加减:脾阳虚衰,阴寒内盛,腹中冷痛,手足不温,宜用附子理中丸加吴茱萸6g,肉桂6g以温中健脾;久泻不止,中气下陷,滑脱不禁,甚或脱肛,可用补中益气汤以益气升提;泄泻日久,脾虚夹湿,可用升阳益胃汤加减以健脾化湿;湿热未尽,泄泻日久,气阴两伤,可用益胃汤加乌梅6g,五倍子9g,焦山楂9g,黄柏9g以养阴清热化湿,标本兼治。

(六)肾阳虚衰证

证候:泄泻多在黎明之前,脐腹做痛,继则肠鸣而泻,完谷不化,泻后则安;伴形寒肢冷,腹部喜暖,腰膝酸软;舌质淡,苔白,脉沉细。

病机:肾阳虚衰,火不暖土,脾阳不振,脾运失健。

治法:温肾健脾,固涩止泻。

方药:四神丸加减。

补骨脂15g,肉豆蔻9g,吴茱萸3g,五味子6g。

加减:肾阳虚衰明显者,加附子[先煎]9g,肉桂6g以温补肾阳;脾阳不足明显者,加干姜6g,莲子9g,芡实9g以暖脾止泻;阳虚内寒腹痛者,可加蜀椒1g,小茴香6g以温里散寒止痛;滑脱不禁，合桃花汤或真人养脏汤以固涩止泻；如五更泻反见心烦嘈杂者，为寒热错杂之证，可改用乌梅丸加减寒热两调，和中补虚。

三、其他治法

（一）单方验方

（1）车前子包煎15g（或车前草30～60g），广藿香9g，生姜6g。水煎服，适用于寒湿泄泻。

（2）槟榔适量，烧炭存性为末，口服，1次5g，1日1～2次，开水冲服3适用于湿热兼有积滞者。

（二）食疗

芡实、百合各60g，煮粥共食，治脾虚泄泻。

（三）针灸

主穴：天枢、神阙、大肠俞、上巨虚、三阴交。寒湿困阻者，加脾俞、阴陵泉；湿热蕴肠者，加合谷、下巨虚；饮食停滞者，加中脘、建里；肝气乘脾者，加期门、太冲；脾胃虚弱者，加脾俞、足三里；肾阳虚衰者，加肾俞、命门、关元。实证针用泻法，虚证针用补法。寒湿困阻、脾胃虚弱者，可隔姜灸、温和灸或温针灸，肾阳亏虚者可隔附子饼灸。

四、调摄与预防

饮食宜清淡、富营养、易消化及少渣饮食，忌食生冷、辛辣、油腻、肥甘和刺激性食物。调适寒温，避免劳累。精神上乐观豁达，保持健康向上的心态。适当体育锻炼有利于本病的康复及防止复发。

（王尚飞）

第四节　胃炎

一、急性胃炎

（一）概述

急性胃炎是指由多种病因引起急性胃，黏膜炎症和损伤。常见病因有理化因素（进食粗糙或过冷过热的食物、大量饮酒、非甾体抗炎药、糖皮质激素、抗生素、十二指肠液反流等）、微生物感染（沙门菌属、幽门螺杆菌等）、细菌毒素（金黄色葡萄球菌毒素等）、应激（大面积烧伤、颅内病变、大手术后、创伤、休克等）。中医可将其归属为“胃脘痛”、“呕吐”、“痞满”、“嘈杂”范畴。

（二）诊断要点

1.临床表现

本病大多症状轻微或无症状，部分患者表现为急性起病，上腹部或剑突下疼痛，可呈阵发性加重或持续性隐痛甚至剧痛等症状；由饮食不洁引起的急性胃炎多伴有肠炎，出现脐周疼痛、恶心、呕吐、腹泻、食欲减退等，严重呕吐或腹泻者可出现水及电解质紊乱、酸中毒甚至休克等；由药物或应激状态所致的胃炎，如服用非甾体抗炎药（NSAID）、大面积烧伤、严重创伤、感染等，则以呕血或黑粪为特点，出血量大时可导致失血性休克；急性腐蚀性胃炎有吞服强酸、强碱或其他腐蚀剂史，口腔或咽部有腐蚀性损伤，胸骨后及上腹部剧痛，频繁呕吐、寒战或发热，重症者有呕血、脱水及休克。

常见体征：轻者可无明显体征，部分患者可出现上腹部或剑突下轻压痛，脐周压痛，肠鸣音亢进，严重者可出现急腹症甚至休克。

2.诊断标准

(1)询问相关病史，近期有无不洁饮食、服用NSAID药物、严重疾病状态、误服腐蚀剂或大量饮酒等。

(2)临床表现：起病急，上腹部疼痛、恶心、呕吐，食欲缺乏，或伴有腹泻、发热等全身不适的症状。呕吐、腹泻严重者，可有脱水、酸中毒甚至休克等。

(3)体征：轻者可无明显体征，部分患者可出现上腹部或剑突下轻压痛，脐周压痛，肠鸣音亢进，严重者可出现急腹症甚至休克。

(4)辅助检查：血常规提示白细胞总数、中性粒细胞百分比升高；胃镜见局部或弥漫性充血水肿，散在点状或片状糜烂，表面有炎性渗出物。

3.急性胃炎的分型

(1)急性单纯性胃炎：多由外源性刺激因子所引起，如各种理化刺激，微生物感染或细菌毒素污染食物等。患者出现腹痛、恶心、呕吐、食欲缺乏，或伴有腹泻，严重者可有发热、失水、酸中毒甚至休克，少数患者出现呕血或黑粪。

上腹部及脐周轻度压痛，肠鸣音亢进。病程短，数天内可好转。

(2)急性腐蚀性胃炎：本病由吞服或误服强酸、强碱或其他腐蚀剂引起急性胃黏膜糜烂所致。患者出现口腔、咽喉、胸骨后及中上腹部剧痛，常伴有吞咽困难、恶心、呕吐、发热，严重者可致呕血、急性食管或胃穿孔和急性腹膜炎，甚至虚脱或休克。急性期后，可逐渐形成食管、贲门或幽门的瘢痕性狭窄和萎缩性胃炎。

(3)急性糜烂出血性胃炎：患者发病前常有服用NSAID、激素等药物，大量饮酒或严重感染、损伤等应激状态的病史。以呕血或黑粪为首发症状，但出血量一般不大，出血呈间歇性发作，伴上腹灼痛、恶心、呕吐，严重者可出现休克。

(4)急性化脓性胃炎：由于抗生素的使用，目前本病已少见。临床上以全身败血症和急性腹膜炎为主要临床表现。

4.辅助检查和实验室检查

考虑感染因素引起者，可做血常规检查，了解是否有白细胞计数、中性粒细胞比例增高；伴肠炎者，予行大便常规、大便培养检查，了解大便常规是否见有黏液及红细胞、白细胞，大便培养可检出病原菌。

怀疑有出血者，应做大便潜血或呕吐物潜血试验，以及血常规了解红细胞、血红蛋白、血细胞比容等情况。

胃镜检查可见局部或弥漫性充血、水肿、散在点状或片状糜烂(可伴有浅表溃疡)，甚至出血等一过性病变。病理组织学可见胃黏膜固有层以中性粒细胞为主的炎症细胞浸润。

X线钡剂检查无诊断价值。

(三)鉴别诊断

1.急性阑尾炎

本病以转移性右下腹疼痛为特点，多伴有发热、呕吐等，麦氏点压痛、反跳痛，血常规提示白细胞、中性粒细胞百分比增高，腹部CT或阑尾B超可协助诊断。

2.急性胆囊炎

本病表现为反复发作的右上腹疼痛，呈持续性剧痛或绞痛，疼可放射到右肩部、背部，注意巩膜、皮肤是否有黄染，墨菲征阳性，或可触到肿大的胆囊。腹部B超、CT或MRI等影像学检查可协助诊断。

3.急性胰腺炎

本病常因胆石症或暴饮暴食引起，出现上腹痛，疼痛沿腰背部呈带状放射痛，弯腰和蜷曲体位时好转，进食后加剧，伴恶心、呕吐、发热等。严重者可出现低血压、呼吸困难、休克等。中上腹压痛，严重者常可出现肠麻痹、腹膜刺激征等体征。血、尿淀粉酶增高，腹部B超、CT检查有助于诊断及鉴别诊断。

（四）治疗方法

1.西医治疗

（1）一般治疗：针对病因，去除损害因子，积极治疗原发病，清淡或半流质饮食，必要时禁食。

（2）药物治疗：急性胃炎常规治疗包括抑酸药、胃黏膜保护药、抗生素及对症治疗等

1）抑酸药：主要包括 H_2 受体拮抗药（H_2RA）和质子泵抑制剂（PPI）。H_2RA有抑制作用及刺激胃酸分泌，但以抑制作用为主，常见药物包括西咪替丁、雷尼替丁、法莫替丁等，其中西咪替丁可以通过血脑屏障，明显抑制基础和夜间胃酸分泌，也能抑制由组胺、分肽胃泌素、胰岛素和食物等刺激引起的胃酸分泌，偶有精神异常等不良反应，与雄激素受体结合而影响性功能，经肝细胞色素P450代谢而延长华法林、苯妥英钠、茶碱等药物的肝内代谢。雷尼替丁、法莫替丁和尼扎替丁上述不良反应较少。

PPI作用于壁细胞胃酸分泌终末步骤中的关键酶 H^+-K^+-ATP酶，使 H^+ 和 K^+ 不能交换，H^+ 不能排出，胃酸不能合成，因此抑酸作用比H2RA更强且作用持久。常见药物包括奥美拉唑、兰索拉唑、雷贝拉唑、泮托拉唑、埃索美拉唑。奥美拉唑能特异性地作用于胃黏膜细胞，使 H^+-K^+-ATP不可逆转失活，对组胺，五肽促胃泌素、刺激迷走神经或由二丁基环腺甙酸引起的胃酸分泌有强大而持久的抑制作用，能迅速缓解疼痛，减少胃液的总量和胃蛋白酶的分泌量，增强胃血流量，常见不良反应有头晕、头痛、恶心、腹胀、口干等，长期服用可持续抑制胃酸分泌，使胃内细菌过度增长；兰索拉唑的不良反应有头痛、腹泻、便秘、恶心、呕吐等，泮托拉唑不良反应较少见；以上药物长期服用可持续抑制胃酸分泌，使胃内细菌过度增长，偶见胃黏膜细胞增生和萎缩性胃炎。

奥美拉唑或雷贝拉唑钠肠溶片20mg口服1次/日或2次/日或注射用泮托拉唑钠40mg静滴2次/日或西咪替丁注射液0.4g静滴每8h1次。

2）胃黏膜保护药：胃黏膜保护药能增强胃黏膜的屏障功能，常用的药物有前列腺素衍生物、前列腺素E、前列环素均能抑制胃酸分泌，如前列腺素衍生物米索前列醇，使基础分泌和夜间分泌减少，刺激胃黏膜的分泌，使黏液层增厚和十二指肠碱性肠液的分泌增加，增加黏膜血流等作用；其不良反应较轻，常表现为消化道反应，如腹泻，使用该药时应注意因该药会引起子宫收缩，故孕妇禁用，有脑血管或冠状动脉疾病者慎用。铝碳酸镁是氢氧化铝、氢氧化镁、碳酸盐和水的化合物，口服后迅速释放铝碳酸镁，形成多层网状晶体结构，沉积到黏膜表面，形成保护层，起机械保护作用，阻挡各种损害因子对胃黏膜的伤害，中和胃酸，调节胃内

pH,上调胃黏膜防御修复系统的各种防御修复因子。吸附组胺和胆汁酸,预防胆汁酸的致癌作用。大剂量服用可导致稀烂便和大便次数增多,偶见便秘、口干和食欲缺乏。长期服用可导致血清电解质变化。

枸橼酸铋钾能在胃内迅速溶解,在胃酸作用下在溃疡灶表面形成不溶性含铋沉淀保护性薄膜,隔绝胃酸、胃蛋白酶与胃表面黏膜的接触,抑制其侵蚀作用,同时还能刺激内源性前列腺素的释放,从而促进胃黏液分泌,隔离胃酸与胃黏膜表面,起到保护作用,但该药长期使用会过量蓄积而引起神经毒性,故不能长期使用。

铝碳酸镁片 1.0g 口服 3 次/日或米索前列醇片 0.8mg 口服 3 次/日或枸橼酸铋钾片0.3g 口服 3 次/日(餐前半小时)。

3)抗生素考虑由于细菌感染引起,可选用喹诺酮类、氨基糖甙类、头孢菌素类抗生素。常用药物如左氧氟沙星胶囊,具有广谱抗菌作用,尤其对需氧革兰阴性杆菌活性高,该药不良反应较轻,常见胃肠道反应,如食欲缺乏、腹泻、恶心或呕吐,对本品及喹诺酮类药过敏的患者禁用。

左氧氟沙星分散片 0.2g 口服 2 次/日或环丙沙星胶囊 0.2～0.4g 口服 3 次/日。

4)对症支持治疗呕吐、腹泻较轻者,可口服葡萄糖及电解质液以维持水、电解质平衡,严重时需静脉补充葡萄糖盐水及其他相关电解质,注意补充胶体渗透压及监测血钾情况。如腹痛可局部热敷或用解痉药(如阿托品、复方颠茄片、山莨菪碱等),呕吐可用多潘立酮(吗丁啉)或甲氧氯普胺等。有酸中毒时,应酌情补充碱性液。急性糜烂性胃炎可予制酸药和(或)H_2受体拮抗药及胃黏膜保护药物如硫糖铝等。上消化道出血时采用止血措施等。

2.中医治疗

(1)中药辨证论治

1)饮食内停

主症:胃脘胀满疼痛,或呕吐不消化食物,嗳气厌食,大便不爽,舌厚腻,脉滑。

治法:消食导滞。

处方:保和丸加减。

茯苓 15g,陈皮 6g,半夏 12g,焦山楂 12g,神曲 10g,麦芽 15g,连翘 10g,枳实 10g,苍术 10g,白术 10g。水煎服,日一剂。

2)风寒犯胃

主症:突然呕吐,胸脘满闷,恶寒发热,头身疼痛,苔白腻,脉濡缓。

治法:解表化湿和中。

处方:藿香正气散加减。

藿香 10g,佩兰 10g,紫苏 10g,白芷 10g,半夏 10g,陈皮 6g,生姜 10g,厚朴 10g,苍术 10g,茯苓 15g,大腹皮 10g,鸡内金 15g。水煎服,日一剂。

3)湿热中阻

主症:胃脘疼痛灼热,痛势急迫,泛泛欲吐,纳呆,口干口苦,渴不欲饮,舌红,苔黄腻,脉滑数。

治法:清热化湿和中。

处方:黄连温胆汤加减。

川黄连 9g,竹茹 12g,枳实 10g,法半夏 10g,橘红 15g,甘草 6g,生姜 10g,茯苓 15g。水煎

服，日一剂。

4)寒邪袭胃

主症：胃中虚寒，或胃脘隐痛，泛泛欲呕，胸膈满闷，吞酸嘈杂，舌质淡红，苔白滑，脉细。

治法：温中降逆和胃。

处方：吴茱萸汤加减。

吴茱萸3g，党参15g，砂仁10g，厚朴15g，陈皮10g，法半夏10g，生姜18g，红枣4枚。水煎服，日一剂。

5)脾胃阳虚

主症：素体脾胃虚弱，摄入冰冷食物即吐泻，面色无华，乏力倦怠，大便溏薄，舌淡，脉弱。

治法：温中健脾和胃。

处方：理中丸加减。

干姜6g，党参10g，白术15g，炙甘草6g，吴茱萸3g，茯苓15g，煅瓦楞子20g(先煎)。水煎服，日一剂。

(2)中成药：保和丸8粒口服3次/日或保济丸0.5～1袋口服3次/日或藿香正气口服液5～10ml口服2次/日。

保和丸由山楂、神曲、莱菔子、半夏、陈皮、茯苓、连翘等组成，其功效有消食导滞，该方可提高胃蛋白酶活性，增加胰液分泌量，提高胰蛋白酶的浓度和分泌量。保济丸由钩藤、菊花、厚朴、苍术、广藿香、茯苓、橘红、白芷、薏苡仁等组成，功效有解表祛湿和中，主要有促进胃肠运动、增加胃肠电幅度、抑菌等作用。藿香正气口服液由苍术、陈皮、厚朴、白芷、茯苓、大腹皮、半夏、甘草、广藿香等中药组成，具有解表化湿、理气和中的功效，有解痉、镇痛、增强细胞免疫功能、抑菌等作用。

(3)针灸治疗

主穴：中脘，内关，足三里。

手法：足三里用平补平泻法，内关、中脘用泻法，留针10～15min。

寒邪犯胃加胃俞、神阙，可用灸法；饮食内停加天枢、梁门；肝气犯胃加胃俞、太冲；脾胃虚弱加神阙、气海、脾俞，可用灸法。

二、慢性胃炎

(一)概述

慢性胃炎是由各种病因引起的胃黏膜慢性炎症或萎缩性病变。包括非萎缩性、萎缩性和特殊类型三大类。生物因素如幽门螺杆菌(HP)感染、免疫因素、物理因素、化学因素等均可导致慢性胃炎，临床上十分常见，约占接受胃镜检查患者的80%～90%，随年龄增长萎缩性病变的发生率逐渐增高。中医可将其归属为“胃脘痛”、“痞满”、“吞酸”、“嘈杂”、“纳呆”范畴。

(二)诊断要点

1.临床表现

由幽门螺杆菌引起的慢性胃炎多数患者无症状；有症状者表现为上腹痛或不适、上腹胀、早饱、嗳气、恶心等消化不良症状。有无这些症状及其严重程度与慢性胃炎的内镜所见和组织病理学改变并无肯定的相关性。严重萎缩性胃炎可有贫血、消瘦、舌炎、腹泻。

慢性胃炎常见体征有：多数患者有黄，白色厚腻舌苔，单纯溃疡患者无舌苔或有薄白苔，是两种胃病的不同点，上腹部可有压痛，少数患者消瘦、贫血，此外无特殊体征。

2. 诊断标准

慢性胃炎无特异性临床表现，体征很少，X线检查一般只有助于排除其他胃部疾病，故确诊要依赖胃镜检查及胃黏膜活组织检查。HP检测有助于病因诊断。

3. 辅助检查和实验检查

(1)胃镜和活组织检查是诊断慢性胃炎的主要方法。非萎缩性胃炎常以胃窦部最为明显，表现为黏膜充血和水肿混杂出现；镜下呈红白相间以红为主，表面附着有灰白色或黄白色分泌物，可见局限性出血点和糜烂。萎缩性胃炎的黏膜多呈苍白或灰白色，亦可呈红白相间，白区凹陷；皱襞变细或平坦，由于黏膜变薄可透见呈紫蓝色黏膜下血管；病变可弥漫或主要在胃窦部，如伴有增生性改变者，黏膜表面颗粒状或结节状上皮增生。活检有助于慢性胃炎诊断、鉴别诊断和病理分型。

(2)HP检测 HP检测有助于慢性胃炎病因诊断和选择治疗措施。检测方法有黏膜组织染色、尿素酶快速试验、血清HP抗体测定、尿素呼吸试验、组织细菌培养。

(3)胃肠X线钡餐检查用气钡双重造影显示胃黏膜细微结构时，萎缩性胃炎可出现胃黏膜皱襞相对平坦、减少。胃窦胃炎X线征表现为胃窦黏膜呈钝锯齿状及胃窦部痉挛，或幽门前段持续性向心性狭窄，黏膜粗乱等。疣状胃炎X线钡餐特征改变为胃窦部有结节状粗大皱襞，某些皱襞结节的中央有钡斑。

(4)自身免疫性胃炎的相关检查怀疑为自身免疫性胃炎者应检测血PCA和IFA，如为该病患者，PCA多呈阳性，伴恶性贫血时IFA多呈阳性，血清维生素B_{12}浓度测定及维生素B_{12}吸收试验有助于恶性贫血的诊断。

(三)鉴别诊断

1. 胃癌

慢性胃炎之症状如食欲缺乏、上腹不适、贫血等少数胃窦胃炎的X线征与胃癌颇相似，需特别注意鉴别。绝大多数患者纤维胃镜检查及活检有助于鉴别。

2. 消化性溃疡

两者均有慢性上腹痛，但消化性溃疡以上腹部节律性、周期性疼痛为主，而慢性胃炎疼痛很少有节律性并以消化不良为主。鉴别依靠X线钡餐透视及胃镜检查。

3. 慢性胆道疾病

如慢性胆囊炎、胆石症常有慢性右上腹、腹胀、嗳气等消化不良的症状，易误诊为慢性胃炎。但该病胃肠检查无异常发现，胆囊造影及B超异常可最后确诊。

(四)治疗方法

1. 西医治疗

(1)一般治疗：避免引起急性胃炎的因素，如戒除烟酒；避免服用对胃有刺激性的食物及药物，如NSAID等；避免生冷及刺激性食物，如浓茶、咖啡，更重要的是根据患者的饮食习惯，总结出一套适合自己的食谱。

(2)药物治疗：慢性胃炎常规治疗包括抗HP、抗酸或抑酸、保护胃黏膜、促进胃动力等：

1)抗HP药物：2006年中国慢性胃炎共识意见，建议根除幽门螺杆菌特别适用于下列HP相关性慢性胃炎患者：①有明显异常(指有胃黏膜糜烂、萎缩及肠化生、异型增生者)；②常规治疗疗效差者；③有胃癌家族史者；④伴糜烂性十二指肠炎者。根條的治疗方案建议使用三联根治方案，对根治失败的可选用含铋剂的四联方案（具体用药需在医生指导下服用）。

三联：克拉霉素胶囊 0.5mg＋雷贝拉唑纳肠溶片 20mg＋阿莫西林胶囊 1.0mg。

如治疗失败，可采用四联：加胶体果胶铋胶囊 1 粒。

单药和双药合治的治愈率既比预期为低，而治疗失败还会发生对抗生素的耐药性，最佳治疗方案是铋或质子泵抑制剂与两种抗生素的联合治疗。上述三联疗法中，以 PPI 类或铋剂抑制胃酸的分泌，提高口服抗生素的抗菌活性从而提高幽门螺杆菌的根除率，PPI 类可选用泮托拉唑片静滴或雷贝拉唑钠肠溶片。抗生素可选用克拉霉素、阿莫西林、奥硝唑、左氧氟沙星中任两种。

2）抗酸药或抑酸药：适用于有胃黏膜糜烂或以上腹饥饿痛、胃灼热感、反酸、嗳气、恶心等消化不良症状。根据病情或症状严重程度选用抗酸药或抑酸药。①抑酸药：雷贝拉唑纳肠溶片 20mg 或奥美拉唑肠溶片 20mg。②抗酸药：铝碳酸镁 1～2 片或氢氧化铝凝胶 5ml。

PPI 类能明显减少任何通路引起的胃酸分泌。目前奥美拉唑是应用最广泛的 PPI 类。泮托拉唑在酸性条件下较奥美拉唑稳定性好，生物利用度高，副作用少。雷贝拉唑药物解离能力强，对质子泵的抑制速度和强度优于奥美拉唑。抗酸药能中和胃酸，降低胃蛋白酶活性，缓解患者疼痛。

3）胃黏膜保护药：适用于有胃黏膜糜烂、出血或症状明显者，包括有杀 HP 作用的果胶铋、兼有抗酸作用和胆盐吸附作用的铝碳酸制剂以及有单纯黏膜保护作用的硫糖铝。

果胶铋：胶体果胶铋胶囊 1 粒 4poTid 或铝碳酸制剂；铝碳酸镁 1～2 片或硫糖铝；硫糖铝片 1.0g（餐前）。

胶体铋促进胃上皮细胞分泌黏液，抑制胃蛋白酶活性，促进前列腺素分泌，对胃黏膜起保护作用。硫糖铝阻止胃蛋白酶侵袭糜烂黏膜，有利于黏膜上皮细胞的再生和阻止氢离子向黏膜内逆弥散，促进黏膜修复。

4）促动力药适用于以上腹饱胀、早饱等症状为主者。

多潘立酮片 1 片（餐前）或枸橼酸莫沙必利片 1 片（餐前）。

促动力药能促进胃排空。多潘立酮对上胃肠道动力障碍的治疗作用优于莫沙必利，能阻断多巴胺对胃肠肌层神经丛突触后胆碱能神经元的抑制作用，加强胃肠蠕动，促进胃的排空与协调胃肠运动，发挥胃肠促动药的作用。莫沙必利对上胃肠道的效应较强，能激动胃肠道胆碱能中间神经元及肌间神经丛的 $5-HT_4$ 受体，促进乙酰胆碱的释放，促使胃肠道平滑肌的蠕动收缩，从而产生胃肠道的促动作用。

2. 中医治疗

（1）中药辨证论治

1）湿热中阻

主症：胃脘疼痛灼热，院腹胀闷，泛恶，口干，渴不欲饮，口苦口臭，夜寐欠佳，尿黄，肠鸣噜噜，便溏或便秘。舌质红，边尖深红，苔黄腻，脉滑数。

治法：清利湿热。

处方：温胆汤加减。

法半夏 15g，陈皮 10g，竹茹 10g，白芍 15g，黄连 6g，枳实 10g，甘草 6g，生姜 10g，茯苓 15g。水煎服，日一剂。

2)饮食停胃

主症:脘腹胀痛不适,呕吐酸腐,嗳气泛酸或口臭龈肿,大便不爽,厌食,舌苔厚腻,脉濡滑。

治法:消食导滞。

处方:保和丸加减。

山楂15g,莱菔子10g,神曲10g,法半夏15g,陈皮6g,连翘10g,白术6g,砂仁10g,茯苓15g。水煎服,日一剂。

3)肝郁脾虚

主症:胃脘疼痛,连及胁肋,胀闷不适,食后尤甚,嗳气嘈杂,呕恶泛酸。舌质淡红,苔薄白,脉弦。

治法:疏肝理气。

处方:柴胡疏肝散加减。

积壳15g,柴胡10g,香附10g,白芍15g,法半夏10g,陈皮10g,炙甘草6g,黄连6g,吴茱萸3g。水煎服,日一剂。

4)寒热错杂

主症:胃脘嘈杂不适或灼热,畏寒肢冷,反酸口苦,心烦燥热,肠鸣便溏,遇冷症重。舌质淡,苔薄黄,脉沉细数。治法:辛开苦降。

处方:半夏泻心汤加减。

法半夏10g,黄芩10g,黄连6g,吴茱萸3g,干姜10g,党参15g,茯苓15g,红枣9g,陈皮10g,神曲10g,甘草6g。水煎服,日一剂。

5)脾胃虚寒

主症:胃痛隐隐,喜暖喜按,空腹痛甚,得食则缓,呕吐清涎,纳食减少,腹泻便溏,四肢酸软,畏寒喜暖,面色不华。舌质淡红,苔薄白,脉细弱或沉细。

治法:温中散寒。

处方:附子理中汤加减。

制附子10g(先煎),干姜10g,党参15g,白术15g,茯苓15g,砂仁10g,木香9g,陈皮10g,神曲10g。水煎服,日一剂。

6)胃阴亏损

主症:胃脘疼痛隐隐,似饥而不欲食,食后饱胀,干呕嗳气,口干舌燥,渴喜冷饮,便干。舌红少津有裂纹,脉细数。治法:益胃养阴。

处方:一贯煎合芍药甘草汤加减。

沙参10g,麦冬10g,生地黄15g,知母10g,枸杞子15g,芍药15g,甘草10g,火麻仁9g,当归10g,神曲10g,木蝴蝶10g。水煎服,日一剂。

(2)中成药:逍遥丸8丸或左金丸3g或桂附理中丸1丸或益胃膏12g。

逍遥丸由柴胡、白芍、当归、茯苓、白术等组成,其功能有疏肝健脾、养血调经,常用于治疗肝胃郁热型慢性胃炎。保和丸由山楂、莱菔子、神曲等组成,其功效有消食导滞、化湿和胃,常用于治疗食滞停胃慢性胃炎。桂附理中丸由肉桂、附子、干姜、白术等组成,其功效有温中健脾,常用于治疗脾胃虚寒慢性胃炎。益胃膏由白芍、甘草、木香、乌药等组成,其功能有和胃缓急、理气止痛,常用于治疗胃阴不足慢性胃炎。

(3)针灸治疗

主穴:中脘,内关,足三里。

手法:毫针常规刺,平补平泻。

脾胃虚寒者加灸脾俞、神阙、气海;气滞血瘀者加膻中、膈俞等;胃阴亏虚者加胃俞、三阴交、太溪等。

(王尚飞)

第五节　消化性溃疡

一、概述

消化性溃疡(PU)是指发生在胃和十二指肠的慢性溃疡,因溃疡的形成与胃酸/胃蛋白酶的消化作用有关,故得名。消化性溃疡是消化系统常见疾病,包括胃溃疡(GU)及十二指肠溃疡(DU)。消化性溃疡的发生是由于损害胃、十二指肠黏膜的侵袭因素及黏膜自身防御、修复因素之间失去平衡的结果。其中侵袭因素包括幽门螺杆菌感染、胃酸分泌增多、胃蛋白酶激活、非甾体抗炎药损害等,其他的影响因素有遗传因素、胃十二指肠的运动异常、应激和心理因素、饮食、吸烟、病毒感染等。流行病学调查表明人口中约有10%在其一生中患过本病。消化性溃疡可发生于任何年龄,以45～55岁最多见。DU>GU,DU比率3∶1;GU(2～5.6)∶1。男女比例GU(3.6～4.7)∶1,DU(4.4～6.8)∶1。男性稍占优势,这可能与男性嗜好吸烟、饮酒及社会压力大等有关。DU好发于青壮年,GU以中老年人多见,近年老年人发病比率升高,症状不典型。中医可将其归属为"胃痛"、"反胃"、"吐酸"等范畴。

二、诊断要点

(一)临床表现

本病临床表现不一,少数患者可无症状,常以出血或穿孔等并发症作为首发症状。多数消化性溃疡以慢性、周期性、节律性上腹疼痛为特点。典型的消化性溃疡具有以下临床表现。

1.慢性(长期性)

胃溃疡除少数发病后就医较早的患者外,多数病程已长达几年、十几年或更长时间。

2.周期性

胃溃疡大多数(约85%)反复发作,常发作期与缓解期互相交替,反映了溃疡急性活动期、逐渐愈合、形成瘢痕的反复过程。发作期可达数周甚至数月,缓解期可长至数月或几年。发作可能与季节变化(秋末冬初或冬天发作最多,其次是春季)、精神紧张、情绪波动、饮食不调或服用与发病有关的药物等有关。

3.节律性

胃溃疡疼痛多在餐后半小时出现,称为餐后痛,持续1～2h,逐渐消失,直至下次进餐后重复上述规律。十二指肠溃疡疼痛多在餐后2～3h出现,持续至下次进餐,进食或服用抗酸药后完全缓解,疼痛一般在午餐或晚餐前及晚间睡前或半夜出现,空腹痛、夜间痛。胃溃疡位于幽门管处或同时并存十二指肠溃疡时,其疼痛节律可与十二指肠溃疡相同。当疼痛节律性发生变化时,应考虑病情发展加剧或出现并发症。

4.疼痛的部位

胃溃疡疼多位于剑突下正中或偏左，十二指肠溃疡位于上腹正中或偏右。疼痛范围一般较局限，如手掌大小，局部有压痛，一般不放射。若溃疡深达浆膜层或为穿透性溃疡时，疼痛因穿透部出位不同可分别放散至胸部、左上腹、右上腹或背部。球后溃疡可出现于右上腹疼痛，胃或球部后壁溃疡以后背疼痛为主。

5.疼痛的性质与程度

溃疡疼痛的程度不一，其性质视患者的痛阈和个体差异而定。可有饥饿样不适感、钝痛、嗳气、压迫感、灼痛或剧痛和刺痛等。

（二）并发症

消化性溃疡常见有出血、穿孔、幽门梗阻、癌变并发症。

1.出血

胃溃疡是上消化道出血的常见原因之一。出血是由于血管受到溃疡的侵蚀、破裂所致。毛细血管受损时，仅在大便检查时发现潜血；较大血管受损时出现黑粪、呕血。一般出血前症状加重，出血后上腹部疼痛减轻或消失。

2.穿孔

溃疡深达浆膜层时可发生急性胃穿孔，内容物溢入腹腔，导致急性弥漫性腹膜炎，表现为突然上腹部剧痛、恶心、呕吐、腹部呈板样，有明显压痛及反跳痛，腹部透视见膈下游离气体，部分患者呈休克状态。

3.幽门梗阻

幽门梗阻为溃疡病最常见的并发症，多见于十二指肠溃疡，偶可见于幽门管或幽门前区溃疡。据统计在十二指肠溃疡中发生幽门梗阻者约占8%，而在胃溃疡中仅占2%左右。常见原因如下：

（1）痉挛性梗阻：幽门附近溃疡，刺激幽门括约肌反射性痉挛所致。

（2）炎症水肿性梗阻：幽门区溃疡本身炎症水肿。

（3）瘢痕性梗阻：溃疡形成硬结，溃疡愈后瘢痕挛缩。

（4）粘连性梗阻：溃疡炎症或穿孔后引起粘连或牵拉。一般幽门溃疡可致幽门括约肌痉挛，溃疡周围组织充血水肿，造成暂时幽门梗阻。在溃疡愈合后，因瘢痕形成或周围组织粘连引起持久性的幽门狭窄。表现为胃排空时间延长，上腹疼痛，胀满不适，餐后加重；体征可见胃蠕动波（扩大的胃型轮廓，蠕动起自左肋弓下，行向右腹，甚至向相反方向蠕动）及振水音。往往大量呕吐，吐后上述症状减轻或缓解，呕吐物常为隔宿食物，味酸臭，不含胆汁。呕吐后感觉腹部舒服，因此患者常自己诱发呕吐，以缓解症状。后期可出现尿少、便秘、脱水、消瘦，严重时呈现恶病质。

4.癌变

一般而言，胃溃疡癌变的发生率为2%～3%，但十二指肠球部溃疡并不引起癌变。

（三）诊断标准

1.主要条件

（1）电子胃镜或纤维胃镜显示溃疡。

（2）上消化道气钡双重造影显示龛影。

（3）以慢性、周期性、节律性上腹痛为主要症状。

(4)发作期上腹部可有局限性压痛，程度一般不重。

2. 次要条件

(1)伴有食欲缺乏、恶心呕吐、嗳气吞酸、反胃、胸骨后烧灼感、泛酸水等。

(2)解黑色或柏油样大便，频繁呕吐宿食，体重减轻、贫血、便秘等。

(3)发病常与饮食不节、劳累、精神紧张、使用非甾体抗炎药或激素、有大创伤和手术史、感染幽门螺杆菌等有关。

3. 判断标准

具有(1)或(2)主要条件即可确诊；或具有(1)、(2)两项主要条件；具有(1)或(2)+(3)主要条件，同时具有一项次要条件可诊断。

(四)内镜分期

根据病程的不同，将溃疡分为三期，即活动期(A期)、愈合期(H期)、瘢痕期(S期)，各期再分为两个亚期，即A1、A2、H1、H2、S1、S2。

1. 活动期(A期)

发病的初起阶段，溃疡底有厚苔，边缘充血水肿明显，此期良恶性特征鉴别较困难。

(1)A1期：溃疡底污秽厚苔，苔上可有出血点或血块附着，周边充血、水肿、糜烂，呈堤状，呈明显的炎症表现。

(2)A2期：溃疡底苔洁净，边缘清楚，开始出现红色的再生上皮，及皱襞集中表现。此期炎症消退明显。

2. 愈合期(H期)

溃疡底的苔变薄，溃疡面缩小，再生上皮及皱襞集中表现明显。

(1)H1期：溃疡缩小，变浅，苔白，边界光滑，再生上皮明显，周边水肿消失。

(2)H2期：溃疡明显缩小，但尚存在，苔变薄，再生上皮范围加宽。

3. 瘢痕期(S期)

溃疡完全修复，再生上皮覆盖。

(1)S1期：溃疡完全为再生上皮覆盖，呈红色栅状，呈放射状排列，有小颗粒样瘢痕，称红色瘢痕期。此期仍要维持治疗，否则容易复发。

(2)S2期：再生上皮增厚，红色完全消退，与周围黏膜大体相同，遗留较淡色的轻微凹陷，称白色瘢痕期。

(五)辅助检查和实验室检查

(1)电子胃镜一般可以判断病变性质，胃黏膜活检病理检查对诊断具有决定意义。

(2)钡餐造影，胃内器质性病变的性质可作出初步判断。

(3)幽门螺杆菌(HP)检测有助于病因诊断。

(4)胃液分析、胃电图等检查，也有助于诊断。

(5)必要时血常规、心电图、心肌酶、肌钙蛋白、腹部透视摄片、胆红素、转氨酶、淀粉酶、B超、CT等有助于鉴别诊断。

三、鉴别诊断

(一)心肌梗死

临床多见于中老年人，少数急性心肌梗死患者疼痛可以位于上腹部，伴频繁的恶心、呕吐、上腹胀痛，冷汗、恐惧或濒死感，常伴发生严重的心律失常、休克、心力衰竭，根据临床表现、心肌酶学（血清肌酸磷酸激酶及同工酶升高）、肌钙蛋白定性和特征性的心电图（坏死性Q波、损伤性ST段抬高呈弓背向上型、缺血性T波倒置出现；心内膜下心肌梗死可无坏死性Q波，有普遍性ST段下移，但aVR导联ST段抬高）可以鉴别。

（二）急性胰腺炎

急性胰腺炎疼痛的部位与性质和消化性溃疡有相似之处。一般而言，急性胰腺炎疼痛更加剧烈，呈刀割样痛、位于上腹部、中腹部或左上腹，疼痛向腰背部放射。B超或CT发现胰腺弥漫性或局限性增大，胰腺内部回声减弱，结合血清淀粉酶、脂肪酶可鉴别。

（三）慢性胆囊炎和胆石症

疼痛的部位多在右上腹，并放射至背部，伴发热、黄疸甚者休克，常与进食油腻有关。血常规、B超可鉴别。对不典型的患者，腹部CT或内镜下逆行胆管造影有助于鉴别。

（四）功能性消化不良

患者疼痛可以位于上腹部，伴恶心、呕吐、反酸、嗳气、上腹饱胀、胃灼热、纳差等，电子胃镜检查正常或轻度异常。

（五）急性阑尾炎

特别是位于肝或胆囊下方的高位阑尾炎，易与消化性溃疡混淆。高位阑尾炎时，患者发热不高，恶心呕吐也轻，胆囊区无压痛和叩击痛；B超检查可见胆囊无肿大，胆囊壁无增厚，胆囊内胆汁回声正常。正常位置阑尾炎时，B超可见胆囊肿大。若腹平片显示异位盲肠积气影，则有助于高位阑尾炎诊断。

（六）恶性溃疡

临床多见于中年人，病史较短，进行性持续性发展，消瘦，内科治疗效果不佳。实验室大便潜血持续阳性，胃液检查缺酸或低酸。早期的恶性溃疡不易与良性溃疡区分，有时经治疗亦可暂时愈合，胃镜、X线钡餐及病理组织学检查是主要的鉴别手段。

（七）胃泌素瘤（卓一艾综合征）

为异常增高的胃泌素血症，分泌大量胃酸，在不典型的部位如空肠有多发的难治性的溃疡存在，易并发出血及穿孔。B超及CT检查如在胰腺组织或腹腔其他部位发现瘤体有重要诊断意义，胃酸分泌量和血清胃泌素检测有助于鉴别。

（八）急性肠梗阻

疼痛的部位多位于脐周，呈阵发性加剧。肠鸣音亢进呈气过水声或金属音调。麻痹性肠梗阻时，则肠鸣音减弱或消失。腹平片检查发现肠腔有阶梯状、宽度不等的气液平面，梗阻上方肠腔显著性扩张。

（九）带状疱疹

疱疹未出现时，可出现上腹部疼痛，时伴发热、白细胞升高，疼痛的部位常与疱疹部位一致，疱疹沿相关的神经通路分布。当疱疹出现后即可确诊。

（十）钩虫病

与十二指肠溃疡症状类似，有上腹痛、消化不良、贫血症状，大便查虫卵阳性，内镜检查在十二指肠降部可见钩虫虫体和出血点，驱虫治疗症状可缓解。

四、治疗方法

(一)西医治疗

消化性溃疡治疗原则在于缓解症状,促进溃疡愈合,预防并发症的发生及防止复发。约95%消化性溃疡经内科治疗可以愈合。

1. 一般治疗

生活要有节律,不能饥饱失常,工作劳逸结合,要避免精神紧张和过度劳累,饮食清淡,避免辛辣刺激之品及浓茶、咖啡等。豆制品和奶制品刺激胃酸分泌,不宜多食。戒烟酒。避免胃黏膜损伤的药物。

2. 药物治疗

(1)根除 HP 见相关章节。

(2)抗酸治疗

1)碱性抗酸药物:抗酸药与胃内盐酸作用形成盐和水,使胃酸降低。有碳酸氢钠、碳酸钙、氧化镁、氢氧化铝、三硅酸镁等。但是这类药物副作用较大,现在临床较少使用。

2)组胺 H_2 受体拮抗药:通过拮抗壁细胞膜上的 H_2 受体结合,从而减少壁细胞分泌胃酸,促进溃疡愈合。对本药过敏者、严重的肾功能不全者禁用。肝肾功能不全者慎用。雷尼替丁、西咪替丁副作用主要表现为:男子乳房发育和阳痿,精子数量减少和垂体一睾丸功能紊乱;血清转氨酶增高;中毒性神经错乱等。法莫替丁不良反应有便秘、腹泻、口干、恶心、呕吐、腹胀和腹部不适等消化道症状,轻度转氨酶升高,皮疹,头晕,幻觉精神症状,月经不调等。罗沙替丁良反应有便秘、腹泻、口干、恶心、呕吐、腹胀和腹部不适等消化道症状,头晕,头痛,眩晕,失眠,感觉障碍,阳痿,性欲减退,皮疹,血小板减少等。

雷尼替丁 150mg bid 或 300mg 西咪替丁 200mg bid 法莫替丁 20mg bid 罗沙替丁 75mg bid4～6 周为一个疗程。

3)质子泵抑制剂:H^+-K^+-ATP 酶抑制剂,使壁细胞内的 H^+ 不能转移至胃腔中,可抑制 24h 胃酸分泌≥90%。可迅速控制症状和使溃疡愈合。溃疡愈合率 93%～96%,不良反应轻微,包括不适感、腹泻、恶心、皮疹和头昏等。

第一代:奥美拉唑肠溶片或胶囊

以洛赛克肠溶片或胶囊为代表 20mg Qd。

第二代:兰索拉唑肠溶片或胶囊以达克普隆片为代表 30mg Qd。

第三代:泮托拉唑肠溶片或胶囊 40mg Qd 雷贝拉唑肠溶片或胶囊 10mg Qd 埃索美拉唑肠溶片 20mg Qd 疗程为 6～8 周。

4)胃黏膜保护药:增强黏膜的防御、修复作用。主要用于胃溃疡的治疗。①硫糖铝:在酸性胃液中,凝聚成糊状黏稠物,可黏附覆盖溃疡表面,促进前列腺素合成及表皮生长因子分泌。不良反应较轻微且少见,包括便秘、口干、皮疹和眩晕、嗜睡等。②胶态次枸橼酸铋:有类似硫糖铝的作用,还有较强的抗 HP 作用。不良反应为黑粪,长期服用体内蓄积。严重肾功能不全禁用。③康复新液:美国大蠊干燥虫的提取物。具有通利血脉、养阴生肌作用。④米索前列醇:具有抑制胃酸分泌、增加胃十二指肠黏膜黏液、碳酸氢盐分泌及增加黏膜血流的作用。不良反应为腹泻、子宫收缩,故孕妇忌服。⑤其他还有胶态铋、得乐、胃达喜、施维舒、思密达、生长抑素、表皮生长因子等。

硫糖铝 1g，4～6 周为一个疗程。

康复新液 10ml，4～6 周为一个疗程。

胶态次枸橼酸秘 300mg，28 天一个疗程。

米索前列醇 25mg，4～6 周为一个疗程。

3. 并发症的治疗

(1)出血见相关章节。

(2)穿孔见相关章节。

(3)幽门梗阻

1)非手术疗法：由幽门痉挛或炎症水肿所致梗阻，应以非手术治疗。方法是：应卧床休息，完全梗阻时应禁食，以维持水、电解质和酸碱平衡。插胃管胃肠减压，可输液保持水、电解质平衡及全身支持治疗。矫正失水与电解质紊乱是治疗幽门梗阻的首要问题，因为丢失胃酸多，存在不同程度的碱中毒，因此入院后可以先输入生理盐水 2000ml，待尿量增加须加入氯化钾溶液 40～60mmol(1g 氯化钾含钾 13.3mmol)，即 15%氯化钾溶液 20～30ml，低钾性碱中毒严重者每天应补充 6～8g 的氯化钾。水分的补充则用 5%～10%葡萄糖溶液，按每天基础需要量 2500ml 计算，外加每天从胃管吸出的量和失水量的一部分。因此，每天输入液体量除按血化学测定结果输入适量的电解质溶液外，不足水分以葡萄糖液补充。其次，是使扩张的胃经持续减压得到复原。炎症水肿消失，胃壁肌层的张力得以恢复。如梗阻为幽门痉挛或黏膜水肿所致，则于梗阻消除后按溃疡病调节饮食和相应的药物。

2)手术疗法：瘢痕所致幽门梗阻和非手术治疗无效的幽门梗阻应视为手术适应证。手术的目的是解除梗阻，使食物和胃液能进入小肠，从而改善全身状况。

3)饮食治疗：开始吃饭时，应给少量的米汤、藕粉等清淡流质食物，每次限 30～60ml。如无不适，可逐渐加至 150ml。凡有渣及牛奶等易产气的流质均不宜食用。病情稳定后，按溃疡病急性期饮食分阶段供给，但应限制脂肪，因梗阻患者多不能耐受脂肪。如需外科手术处理，术后饮食需视患者的具体情况而定。一般术后禁食 24～48h，3～4 天后肠道功能可恢复。肛门排气后可开始进食少量清流质食物，有条件的也可服用要素膳，5～6 天后可进食少渣半流，1 周后可进食少渣软饭。

(二)中医治疗

1. 消化性溃疡的中药辨证论治

(1)寒邪客胃证

主症：胃痛暴作，恶寒喜暖，得温痛减，遇寒加重，口淡不渴，或喜热饮，舌淡苔薄白，脉紧。

治法：温胃散寒，行气止痛。

代表方：香苏散合良附丸加减。常用药：高良姜、吴茱萸温胃散寒；香附、乌药、陈皮、木香行气止痛。

高良姜 10g，吴茱萸 10g，香附 10g，乌药 10g，陈皮 10g，木香 10g，甘草 10g。水煎服，日一剂。

(2)饮食伤胃证

主症：胃脘疼痛，胀满拒按，嗳腐吞酸，或呕吐不消化食物，其味腐臭，吐后痛减，不思饮食，大便不爽，得矢气及便后稍舒，舌苔厚腻，脉滑。

治法：消食导滞，和胃止痛。

代表方:保和丸加减。

神曲 10g,山楂 10g,莱菔子 10g,茯苓 10g,半夏 10g,陈皮 10g,连翘 10g,枳实 10g,砂仁 6g。水煎服,日一剂。

(3)肝胃不和证

主症:胃脘部疼痛较剧较急,胃脘胀满,攻撑作痛,脘痛连胁,胸闷嗳气,喜长叹息,大便不畅,得嗳气、矢气则舒,遇烦恼郁怒则痛作或痛甚,伴泛酸,口苦口干或胃脘嘈杂,烧灼感,痛引胸胁和背心,纳差,大便干结或滞下,舌质深红苔黄腻,脉弦滑。

治法:疏肝解郁,理气止痛。

代表方:丹栀逍遥散或化肝煎加减。

柴胡 10g,海螵蛸 10g,浙贝母 10g,白芍 10g,党参 10g,白术 10g,茯苓 10g,甘草 10g,木香 10g,陈皮 10g,牡丹皮 10g,郁金 10g,法半夏 10g,紫花地丁 10g,蒲公英 10g,神曲 10g,薄荷 10g。水煎服,日一剂。

(4)肝郁脾虚证

主症:胃脘时痛,或痛连胁背,吐酸嘈杂,口淡纳呆,大便时溏,舌质淡,边有齿印,苔白润,脉弦重按无力。

治法:健脾疏肝,理气止痛。

代表方:柴芍六君汤加味。

柴胡 10g,枳壳 10g,白芍 10g,党参 10g,白术 10g,茯苓 10g,炙甘草 10g,佛手 10g,郁金 10g,香橼 10g,浙贝母 10g,海螵蛸 10g。水煎服,日一剂。

(5)湿热中阻证

主症:胃脘灼热疼痛,嘈杂泛酸,口干口苦,渴不欲饮,口甜黏浊,食甜食则冒酸水,纳呆恶心,身重肢倦,小便色黄,大便不畅,舌苔黄腻,脉象滑数。

治法:清化湿热,理气和胃。

代表方:五味清胆方和香砂六君方加减。

蒲公英 10g,紫花地丁 10g,川黄连 10g,枳壳 10g,竹茹 10g,白及 10g,木香 10g,砂仁 10g,太子参 10g,淮山药 10g,茯苓 10g,甘草 10g,柴胡 6g,海螵蛸 10g,浙贝母 10g,佛手 10g,法半夏 10g,郁金 10g,川厚朴 10g。水煎服,日一剂。

(6)瘀血停胃证

主症:胃脘疼痛,如针刺,似刀割,痛有定处,按之痛甚,痛时持久,食后加剧,入夜尤甚,或见吐血、黑粪,舌质紫暗或有瘀斑,脉涩。

治法:化瘀通络,理气和胃。

代表方:失笑散合丹参饮加减。

蒲黄 10g,五灵脂 10g,丹参 10g,檀香 10g,砂仁 10g,延胡索 10g,木香 10g,郁金 10g,枳壳 10g,石斛 10g,麦冬 10g,生地黄 10g。水煎服,日一剂。

(7)胃阴亏耗证

主症:胃脘隐隐灼痛,似饥而不欲食,口燥咽干,五心烦热,消瘦乏力,口渴思饮,大便干,舌红少津,脉细数。

治法:养阴益胃,和中止痛。

代表方:一贯煎合芍药甘草汤加减。

沙参 10g,麦冬 10g,生地黄 10g,枸杞子 10g,当归 10g,川楝子 10g,芍药 10g,牡蛎 10g,海螵蛸 10g,陈皮 10g,甘草 10g。水煎服,日一剂。

(8)脾胃虚寒证

主症:胃痛隐隐,绵绵不休,冷痛不适,喜温喜按,空腹痛甚,得食则缓,劳累或食冷或受凉后疼痛发作或加重,泛吐清水,食少,神疲乏力,手足不温,大便溏薄,舌淡苔白,脉虚弱。

治法:温中健脾,和胃止痛。

处方:逍遥方合黄芪建中汤加减。

代表方:黄芪建中汤加减。

黄芪 30g,桂枝 10g,生姜 10g,芍药 10g,炙甘草 10g,大枣 10g,柴胡 10g,海螵蛸 10g,浙贝母 10g,陈皮 10g,法半夏 10g,茯苓 10g,郁金 10g,白及 10g。水煎服,日一剂。

2. 中成药

(1)胃力康颗粒剂 10g,6 周为 1 疗程。疏肝和胃、清热化瘀。适用于肝气犯胃、湿热中阻、瘀血停胃证胃脘痛。

(2)元胡止痛滴丸 20~30 丸,6 周为 1 疗程。疏肝和胃、理气止痛。适用于各种证型的胃脘痛。

(3)陈香露白露片 5 片,6 周为 1 疗程。健胃和中、理气止痛。适用于肝胃不和证胃脘痛。

(4)复方田七胃痛胶囊 3~4 片,6 周为 1 疗程。制酸止痛、理气化瘀、温中健脾、收敛止血。适用于脾胃虚寒证胃脘痛。

(5)香砂养胃丸 8 丸,6 周为 1 疗程。温中和胃。适用于脾胃虚寒证胃脘痛。

(6)健胃愈疡片 4~5 片,6~8 周为 1 疗程。疏肝健脾、解痉正痛、止血生肌。适用于肝胃不和证、肝郁脾虚证胃脘痛。

(7)胃苏颗粒 1 袋,6 周为 1 疗程。理气消胀、和胃止痛。适用于肝胃不和证胃脘痛。

(8)金胃泰胶囊 3 粒,6 周为 1 疗程。行气活血、和胃止痛。适用于肝胃不和证、湿热中阻证胃脘痛。

(9)金莲胃舒片 3~4 片 poTid,6 周为 1 疗程。疏肝和胃。适用于肝胃不和证、湿热中阻证胃脘痛。

(10)荆花胃康胶丸 2 粒,6 周为 1 疗程。理气散寒、清热化瘀。适用于气滞血瘀证胃脘痛。

(11)附子理中丸 8 丸,6 周为 1 疗程。温中健脾。适用于脾胃虚寒证胃脘痛。

(12)养胃舒胶囊 3 粒,6 周为 1 疗程。理气散寒、清热化瘀。益气养阴,健脾和胃。适用于气阴两虚证胃脘痛。

3. 幽门梗阻的中药辨证论治

在中国医学中幽门梗阻属"反胃"、"停饮"的范畴。曾有记载:"反胃者,饮食倍常,尽入于胃矣,但朝食暮吐,暮食朝吐,或一两时而吐,或积至一日一夜,腹中胀闷不可忍而复吐,原物酸臭不化,此已入胃而反出,故日反胃。"中医在治疗因幽门括约肌痉挛或幽门附近炎症水肿所引起的幽门梗阻有较好的办法。往往采用中西医结合的办法,经过禁食、补液、胃减压,同时配以中药治疗,可促进幽门水肿的消退和解除幽门痉挛,还能促进胃的排空,调整脾胃功能。中医认为幽门梗阻证候属中焦虚寒,停饮反胃。

治疗:温中散寒,化瘀通里。

处方：化瘀通幽汤加减。

黄芪 20g，枳壳 15g，煅瓦楞子 30g，丹参 10g，桃仁 10g，桂枝 15g，炒莱菔子 15g，白芍 25g，大黄 10g。水煎服，日一剂。

用法是通过胃管抽尽胃内潴留液，然后注入化瘀通幽汤煎剂 150ml，夹住胃管 2～3h，每日灌注两次(1 剂)。

重者可用 1 剂半或 2 剂，每日灌注 3～4 次。如果幽门梗阻减轻，胃排空逐渐恢复，则可根据溃疡的特点以及全身情况辨证施治。对于瘢痕性完全性幽门梗阻则考虑手术治疗。

4. 中医外治

(1)针刺疗法

主穴：中脘、内关、足三里。

配穴：下脘、内庭、阳陵泉、太冲、公孙、三阴交、脾俞、胃俞等。

实证用泻法，虚证用补法。每日 1 次，每次 20～30min，10～15 日一疗程。

适用于各型胃脘痛。

随症加减：寒邪犯胃加公孙、脾俞、胃俞；肝气犯胃加阳陵泉、太冲；饮食停滞加梁门、下脘；气滞血瘀加肝俞、三阴交；脾胃虚寒如脾俞、胃俞、公孙。

(2)按摩疗法

取仰卧位，一手掌面贴于胃脘部，另一手掌面贴于该手背上，双手重叠，做轻快的揉摩法 10min，随后用拇指指面分别按揉左、右内关、足三里穴，每侧每穴 2min；接着改为坐位，用双手掌根紧按脾俞、胃俞，用力上下擦动，至发热为止。适用于各型胃脘痛患者。

(3)穴位敷贴疗法

药物分为：1 号温经通络方；2 号清热祛湿方；3 号行气活血方。

主穴：中脘、足三里、胃俞、脾俞。

配穴：肝俞、涌泉、三阴交、关元。

每日 6～8 穴，每次贴敷 4～6h，10～15 天为 1 疗程。

用法：将药物加热后取适量的药物放在敷贴上，再将膏药贴于患者的穴位上。

适应证：适用于各型胃脘痛患者，若局部皮肤破损患者在应用过程中出现皮肤过敏、瘙痒潮红、丘疹、水疱等，应立即停用。

(4)中药恒温烫熨疗法

采用我院传统制剂十一方药酒(十一方药酒为我院的秘方，具有活血化瘀止痛的功效)的药渣作为烫疗的中药，场效应仪为维持恒温的治疗仪器。烫疗部位以胃脘部为主。首先将适量的药渣置入布袋内，密封后放入微波炉高火加热 2～3min 至药物温度达 60～70℃。患者取仰卧位，暴露烫熨部位，将场效应仪器接通电源，时间调到 20～30min。戴手套，用双层包布包裹药物，先在手背上试温。将药包置于患处或相应穴位处，询问患者温度是否适宜，用力均匀，来回推熨或回旋运转，开始时速度稍快，随着药袋温度的降低，速度减慢，直至患者能耐受时即可将药包敷在相应部位，将治疗巾放在药包的上面再将场效应的效应袋盖在上面。烫熨时间 20～30min，每天 1 次，10～15 天为 1 疗程。适用于各型胃脘痛。以寒邪客胃证、肝气犯胃证、瘀血停胃证、脾胃虚寒证为佳。禁忌证：对药物过敏及局部皮肤有感染或皮损者。

(5)雷火灸疗法(专利技术－恒温灸具，专利号：ZL2009. 2014. 1292. 5)

主穴：主穴取中脘、关元、神厥、足三里、脾俞、胃俞。

配穴：若肝气犯胃型者配三阴交、阳陵泉穴；脾胃虚寒型者配内关穴、关元穴。

每天1次，每次15～60min，10～15天为1疗程。1个疗程欠佳者再继续1个疗程。

用法：第一步，在任脉及督脉相应的病变部位摆2～3个灸盒；第二步，在四肢及其他相应的部位病变部位摆2个盒子；第三步，盒子的四周用一条大浴巾围好避免漏风，盒子上面盖上大浴巾；第四步，温灸20～60min；第五步，取下盒子及大浴巾；第六步，手法治疗；第七步，根据疾病的不同及辩证采用盒子横摆（补法）及竖摆（泻法）。依据患者虚实病征施以补法或泻法。

点燃雷火条置于雷火盒内，根据患者的主体感觉调节好雷火条高度，以能够耐受的最高温度为准。

盖好灸盒盖子，四肢部位用松紧带固定灸盒。盒子上覆盖上大浴巾，温灸20～30min后取下盒子及大浴巾。

雷火灸补泻法操作的得气与灸感程度、施灸时间、用药量与距离体表的距离、肌体呈现的红晕来区分。

补法：雷火灸药条距离皮肤5.5～6cm，施灸时间20～30min。药量较小，渗透较小，就会起到补法的作用。

补法得气：皮肤始终感觉能承受的温热度，热度皮肤渗透，皮肤慢慢地呈现淡红色红晕或肌肉软组织呈现柔软，皮肤温度增加，此为补法得气。

泻法：雷火灸药条距离皮肤4～5cm，施灸时间31～60min。药量增大，渗透加深，就会起到瑪法的作用，尤其是超过40min。

泻法得气：皮肤始终感觉能承受的温热度，热度又逐渐向深部组织渗透，皮肤明显红晕，肌肉软组织明显柔软及皮肤温度明显增加，此为泻法得气。补法施灸时间超过了30min，药量增大，渗透加深，就会起到泻法的作用，尤其是超过了60min以后的温灸法就会变成泻法。

平补平泻：艾条距离皮肤、施灸时间、药量、渗透及皮肤红晕情况等方面介于补泻法之间。

(6)药物拔罐疗法（竹罐拔罐法或玻璃罐拔罐法）：准备药物及玻璃罐或竹罐。竹罐需放在不锈钢锅用电磁炉煮沸10min后放治疗车上。先用干净毛巾蘸热水将拔罐部位擦洗干净。

玻璃罐拔罐法：用镊子镊紧棉球稍蘸酒精，火柴燃着，用门火法，往玻璃火罐里一闪，迅速将罐子扣住在皮肤上。留罐10～15min。

竹罐拔罐法：把一条大浴巾铺在操作者的近侧，将竹罐取出，用大浴巾吸干竹罐口的水，将竹罐在拔罐的部位约15cm的范围滚动3～6个来回后再拔罐，根据患者的主体感觉调节竹罐的温度，以患者能够耐受的最高温度为准。温度合适时将竹罐固定在穴位上，稍加用力按压竹罐，待其吸附后松手。拔好罐后盖上大浴巾，留罐20～30min后取下竹罐及大浴巾。

取罐：一手握住罐底，一手拇指按压罐口皮肤。罐放在塑料桶里。起罐：左手轻按罐子，向左倾斜，右手食、中二指按准倾斜对方罐口的肌肉处，轻轻下按，使罐口漏出空隙，透入空气，吸力消失，罐子自然脱落。不可硬拉或旋动，以免损伤皮肤。若罐大而吸附力强时，可适当缩短留罐的时间，以免起疱。

主穴：肝俞、脾俞、胃俞、膈俞、章门。隔日一次，1～2次为一疗程。

适应证：胃脘痛，以湿热中阻证为佳。

禁忌证：局部皮肤破损及者在应用过程中出现皮肤过敏、瘙痒潮红、丘瘵、水疮等，应立即停用。

（王尚飞）

第六节　消化道出血

一、概述

消化道出血根据出血的部位可分为上消化道出血和下消化道出血。上消化道出血是指Treitz韧带以上的消化道，包括食管、胃、十二指肠或胰胆等病变引起的出血，胃空肠吻合术后的空肠病变出血亦属此范围。Treitz韧带以下的出血归为下消化道出血。常表现为呕血或黑粪，伴有急性周围循环衰竭。根据临床表现，可属于“呕血”、“黑粪”、“便血”范畴，随时可出现亡阴、亡阳之“脱证”，危及生命。

二、诊断要点

（一）临床表现

消化道出血的临床表现主要取决于出血量和出血速度。

（1）呕血与黑粪：出血部位在幽门以上者常伴有呕血。出血量较少、速度慢亦可无呕血。反之，幽门以下出血如出血量大、速度快，可因血反流入胃腔引起恶心、呕吐而表现为呕血。呕血多为棕褐色呈咖啡渣样。黑粪呈柏油样，黏稠而发亮。

（2）失血性周围循环衰竭：急性大量失血由于循环血容量迅速减少而导致周围循环衰竭。一般表现为头晕、心悸、乏力，突然起立发生晕厥、肢体冷感、心率加快、血压偏低等。严重者呈休克状态。

（3）贫血。

（4）发热：多数患者在24h内出现低热，持续3～5天后降至正常。

（5）氮质血症。消化道出血常见体征有：患者可出现急性痛苦面容，大量出血患者可出现呼吸浅快，脉搏加快，血压下降，意识模糊，少数患者可出现低热。视诊：腹部稍膨胀，腹式呼吸减弱。触诊：可有腹部压痛，偶可触及腹部包块。直肠指检：下消化道出血时偶可触及肿物。

出血程度的分级如下。

1）轻度：失血量＜500ml，即占全身总血量的10%～15%。

2）中度：失血量在800～1000ml，即占全身总血量的20%左右。

3）重度：失血量＞1500ml，即占全身总血量的30%以上。

出血程度的判断如下。

1）＞5～10ml为大便潜血（＋）。

2）＞60～100ml为黑粪。

3）＞250～300ml为呕血。

4）＜400ml为可代偿无症状。

5）700～800ml为全身乏力、口渴、头晕、心悸、血压下降。

6）＞1000ml为出血性休克、烦躁不安、意识不清、面色苍白、四肢湿冷、口渴冷汗、血压下降[收缩压＜10.7kPa（80mmHg）]，脉压＜4kPa（30mmHg），脉搏细数（＞120次/分）。

（二）诊断标准

主要条件：目前消化道出血的诊断十分容易，根据呕血、黑粪和失血性周围循环衰竭的临床表现,呕吐物或黑粪潜血试验呈强阳性,血红蛋白浓度、红细胞计数及血细胞比容下降的实验室证据亦可诊断。最主要使用消化道内镜诊断,此为诊断病因的首选。

但在出血部位尤其是小肠出血的诊断有一定难度,X线钡剂、胃镜、结肠镜是过去常用的检查方法,而小肠镜、选择性血管造影是近年才开展的检查方法,其中胶囊内镜及双气囊电子小肠镜开展的时间更短。

上、下消化道出血的鉴别见表2—1。

表2—1　上、下消化道出血的鉴别

鉴别要点	上消化道出血	下消化道出血
既往史	多曾有溃疡病, 肝、胆疾病病史 或有呕血史	多曾有下腹部疼痛、 包块及排便异常 病史或便血史
出血先兆	上腹部闷胀,疼 痛或绞痛,恶心,反胃	中下腹不适或 下坠,欲排大便
出血方式	呕血伴柏油样便	便血,无呕血
便血特点	柏油样便,稠或 成形,无血块	暗红或鲜红,稀 多不成形,大量出血时可有血块

3.辅助检查和实验室检查

(1)血常规、尿常规、粪常规、生化、凝血功能等了解失血多少情况。

(2)消化内镜检查为病因诊断的首选,一般主张在出血后24～48h内检查,检查前应先纠正休克、补充血容量等,使生命征相对稳定。90%以上的消化道出血可以通过胃镜、肠镜检查明确诊断,由于诊断技术局限,约不足10%的消化道出血由于出血部位在小肠,难以通过以上检查方法明确诊断,因此通常称之为不明原因的消化道出血。虽然文献报道传统检查方法包括X线小肠检查、各种小肠镜、血管造影及核素扫描等对+明原因消化道出血的检出率高达60%,因此胶囊内镜可以作为小肠出血的首选方法。

(3)选择性血管造影、核素扫描、胶囊内镜主要适用于病因不明的小肠出血及不适宜胃镜的大出血。

(4)X线钡餐造影多用于胃镜检查禁忌证或者不愿意行胃镜检查者。

三、鉴别诊断

(1)与来自呼吸道的出血相鉴别咯血出血前多有喉部痒感、胸闷、咳嗽等,血中混有痰、泡沫,咯血的颜色多为红色,常有血痰数日。

(2)与口鼻、咽喉部出血相鉴别通过病史询问及局部检查可明确。

(3)与药物、食物引起的黑粪相鉴别询问患者是否服用动物血、炭粉、铁剂、铋剂等药物服用病史可鉴别。

四、治疗方法

(一)西医治疗

多数患者出血可自然停止,当出血没有快速解决时需要有效的止血措施,当患者具有再出血的高危因素时,优先保证血流动力学稳定,防止并发症例如肺误吸。出血的速度快时要求紧急处理。消化道出血病情急、变化快,严重者可危及生命,应采取积极措施进行抢救。抗休克、迅速补充血容量应放在一切医疗措施的首位。在此前提下,根据不同类型的消化道出血再选择采取以下的止血措施。

1. 一般治疗

卧床休息、保持呼吸道通畅,避免呕血时血液吸入,必要时吸氧,活动性期间禁食。禁食患者应补充电解质、能量等。

复方氨基酸 18AA－V 注射液 8.06givQd。

注射液脂溶性维生素Ⅱ1 支 ivQd。

氯化钾注射液 15mlivQd。

严密监测患者生命体征,如心率、血压、呼吸、尿量及神志变化,观察呕血、便血情况,定期复查血常规,生化检查,必要时行中心静脉压测定,建立深静脉置管,对老年患者根据情况进行心电监护。

2. 药物治疗

(1)急救治疗

积极补充血容量、抗休克(容量复苏)。

1)备血、建立静脉通路、补充血容量。

2)液体的种类和输液量:首选羟乙基淀粉、等渗葡萄糖液、生理盐水、平衡液、血浆、全血或其他血浆代用品。如使用羟乙基淀粉注射液时对于心功能不全和严重肾脏功能不全的患者,应及时调整剂量以及液体滴速。

羟乙基淀粉 130/0.4 氯化钠注射液 500ml iv 或 706 代血浆 500ml iv 或右旋糖肝 40500ml iv。

3)输血指征:①收缩压＜90mmHg,或较基础收缩压降低幅度＞30mmHg;②血红蛋白＜50～70g/L;③心率增快(＞120 次/分)。一般输注浓缩红细胞,严重活动性出血亦可考虑输全血红细胞。

4)下述征象提示血容量已补足:意识恢复;四肢末端由湿冷、青紫转为温暖、红润,肛温与皮温减小(1℃);脉搏由快弱转正常有力,收缩压接近正常,脉压大于 30mmHg;尿量多于 30ml/h;中心静脉压恢复正常。

5)血管活性药物:在补足液体的前提下,如血压仍不稳定,可以适当地选用血管活性药物(如多巴胺)以改善重要脏器的血液灌注。

(2)严密监测血常规、肝功能、凝血功能的化验检查。

(3)药物治疗

1)凝血酶:凝血酶含有类凝血酶和类凝血激酶,可刺激血小板的凝集,小剂量时可促凝,适用于出血急症时。

注射用白眉蛇毒血凝酶 0.5～1U/min。

2)抑酸药:包括泮托拉唑钠、埃索美拉唑钠、法莫替丁等,可抑制胃酸分泌,于消化性溃疡及急性胃黏膜损害引起的出血,应常规应用。

注射用奥美拉唑首剂 40mg iv bid,然后以 8mg/h 的滴速连续泵入 72h。

注射用埃索美拉唑钠 80mg iv 或泵入。

3)垂体后叶素:多应用于食管－胃底静脉曲张破裂出血。出血停止 12～24h 可药量减半,再稳定12～24h再减半,至停药。注意不能骤停。对高血压、心力衰竭、肺心病、孕妇禁用或慎用。滴注垂体后叶素后可出现肠绞痛,大便次数增多,不一定是消化道再出血,应注意鉴别。

垂体后叶素30～60ml iv或0.2～0.4U/min维管q12h。

4)生长抑素:是一种消化道抑制剂。有奥曲肽(人工合成八肽制剂)和施他宁(天然14肽制剂)。

注射用奥曲肽100μg iv,后25～50μg/h维持。

5)在稳定期,对于静脉曲张性出血,应用普萘洛尔是当前最佳的预防出血的方法。普萘洛尔治疗的目的是减低肝静脉压力阶差至<12mmHg。普萘洛尔用量个体差异很大,每次用量可从40～200mg不等。使用时注意心率,心率<60次/分时停用。急性心力衰竭、支气管哮喘、病态窦房结综合征、房室传导阻滞和外周血管病患者禁用。

硝酸甘油缓释片10mg。

盐酸普萘洛尔片10mg。

3.气囊压迫止血

应用三腔二囊管是一种有效方法,控制急性出血率达90%。50%患者在气囊放气后再出血。然而,多达15%～20%患者伴有严重并发症如食管溃疡和吸入性肺炎。尽管如此,在难以控制曲张静脉大量出血危及患者生命而在等待其他治疗时,它可能是一种挽救生命的治疗。

4.内镜治疗

消化性溃疡出血约80%不经特殊处理可自行止血,其余患者则会持续出血或再出血。内镜如见到有活动性出血或暴露血管的溃疡应进行内镜止血。内镜治疗有激光、热治疗、注射治疗及止血夹等方法。其中热治疗、注射治疗及止血夹应用较多,效果颇好。

(1)注射治疗:使用一次性注射针注射1∶10000肾上腺素溶液,于出血点周围的四个象限进行注射,然后注入出血血管,总共注射4～16ml。这一方法可在95%患者中达到初次止血,虽然再出血率为15%～20%。

(2)热治疗:使用热探头和多极电凝(BICAP)以达到止血。热探头为20～30J,重复使用直至达到止血和形成黑色区域。联合加压(填塞)和热处理以达到止血。

(3)止血夹:止血夹可用于出血点,在临床试验中的效果颇好。止血夹对于大血管活动性出血尤其有效,但难以用于部位不易到达的溃疡。

(4)硬化疗法:内镜下硬化剂治疗通过继发性血栓形成而达到止血目的。在活动性出血期,由于硬化剂的类型、操作者的经验、在血管或血管外注射和随后护理的不同而其结果有很大差异。比较硬化治疗和气囊压迫,硬化治疗控制出血显著比气囊压迫为优。

(5)内镜下食管静脉曲张套扎术:主要用于食管静脉曲张破裂。与硬化治疗比较,可明显减少并发症和提高生存率。

5.介入治疗

(1)选择性动脉内药物灌注止血应用Seldinger插管技术,根据腹腔内脏动脉分布特点,上消化道出血将导管留置在腹腔动脉干。插管成功后,注射对比剂,一旦确定出血部位,即可采用缩血管药灌注。缩血管药可使胃肠小动脉收缩,平滑肌轻度痉挛,胃肠血流量明显减少而起止血作用。

(2)选择性动脉栓塞经导管动脉栓塞是指将某种固体或液体物质通过导管选择性地注入某一血管并使其阻塞,以达到治疗目的的一项技术。栓塞材料主要有明胶海绵、弹簧圈、PVA颗粒。

6.手术治疗

手术指征:

(1)大量出血并穿扣,幽门梗阻或疑有癌变者。

(2)年龄在50岁以上有心肾疾病,经治疗24h后仍出血不止者。

(3)短时间内出血量很大,很快出现临床休克征象者。

(4)急性大出血,经积极应用各种止血方法后仍不止血且血压难以维持正常者。

(5)近期反复出血,其溃疡长期不愈合。

(6)门静脉高压反复大出血或持续出血不止者。处理难以控制的曲张静脉出血,经颈静脉肝内门体静脉分流术、经皮经肝胃冠状静脉栓塞术、外科分流和断流可使出血得到控制,但手术风险大。

(二)中医治疗

1.中药辨证论治

(1)脾虚不摄证

主症:吐血暗淡,绵绵不断,时轻时重,体倦神疲,形色憔悴,心悸,头晕,大便色黑,舌苔薄白,脉沉细无力。治法:益气健脾,养血止血。

处方:归脾汤加减。

党参12g,黄芪12g,白术9g,茯苓9g,当归12g,白芍9g,山药12g,熟地黄12g,白及9g,仙鹤草12g。水煎服,日一剂。

(2)胃中积热证

主症:胃脘热作痛,恶心泛呕,吐血量多,色泽鲜红或紫暗,或夹有食物残渣,口臭,便秘而色黑,舌红,苔黄,脉滑数。

治法:清胃泻火,凉血止血。

处方:泻心汤加味。

大黄19g,黄连6g,黄芪9g,生地黄15g,茜根炭15g,白及12g,大小蓟各12g。水煎服,日一剂。

(3)肝火犯胃证

主症:吐血鲜红,口苦胁痛,心烦善怒,寐少梦多,烦躁不安,舌质红绛,脉弦数。

治法:清肝泻火,和胃止血。

处方:丹栀逍遥散加减。

牡丹皮9g,栀子9g,当归9g,白芍9g,柴胡6g,茯苓9g,白术9g,生地黄15g,龙胆9g,白芍9g。水煎服,日一剂。

(4)肠道湿热证

主症:下血鲜红,肛门疼痛,先血后便,大便不畅,苔黄腻,脉滑数。

治法:清热除湿,凉血止血。

处方:槐花散合地榆散加减。

槐花24g,侧柏叶12g,荷叶9g,黄连6g,当归9g,栀子9g。水煎服,日一剂。

(5)气血衰脱证

主症：吐血或便血，盈碗倾盆，面色唇甲苍白，心悸眩晕，烦躁口干，冷汗淋漓，四肢厥逆，尿少色黄，神恍或昏迷，舌质淡红，脉细数无力，或微细欲厥。

治法：益气摄血，固脱回阳。

处方：独参汤，参附汤，生脉饮加减。

野山参 6～9g，浓煎，频频灌服或鼻饲。野山参 6～9g 或西洋参 9～12g，炮附子 6～9 克，各取 3g 浓煎，频频灌服或鼻饲。人参 6～9g，麦冬 15g，甘草 10g，浓煎，频频灌服或鼻饲。

2. 中成药

云南白药 1g 舌下含服或参麦注射液 40～100ml iv Qd 或参附注射液 60～100ml iv Qd 或黄芪注射液 30ml iv Qd。

云南白药功效：化瘀止血，活血止痛。

参麦注射液功效：益气养阴。

参附注射液功效：益气回阳固脱。

黄芪注射液功效：益气扶正。

3. 针灸治疗

(1)呕血：主穴为足三里、内关、行间、公孙。

(2)便血：主穴为足三里、气海、三阴交。手法：毫针，强刺激，泻法。

（王尚飞）

第七节　功能性消化不良

一、概述

功能性消化不良(FD)是指在排除器质性疾病的基础上，由胃、十二指肠功能紊乱引起的以上腹痛或胀、上腹部灼热感、早饱或餐后饱胀等为主要症状的一种临床疾病。该病的发生多与饮食不规律、疲劳、心情、年龄及非甾体抗炎药的应用等因素有关。其中女性发病率高于男性，老年人的发病率高于年轻人。流行病学调查显示，在欧美国家 FD 在普通人群的发病率为 19%～41%，在国内为 18%～42%：中医可将其归属为“胃痛”、“肩痞”、“痞满”、“嘈杂”、“纳呆”等范畴。

二、诊断要点

(一)临床表现

FD 的主要症状有上腹痛或胀、上腹部灼热感、早饱或餐后饱胀。患者可同时出现其中一个或几个症状，部分患者可伴有紧张、失眠、焦虑、抑郁等精神方面的症状。该病起病缓慢，病程较长，常呈反复发作。

罗马Ⅲ标准根据临床症状特点和发病机制将本病分为上腹痛综合征(EPS)和餐后不适综合征(PDS)2 个亚型。其中上腹痛综合征(EPS)包括上腹痛和上腹部灼热感；餐后不适综合征(PDS)包括餐后饱胀和早饱。

(二)诊断及诊断流程

1.诊断标准

(1)首要诊断标准

1)有上腹痛或胀、上腹部灼热感、早饱或餐后饱胀等症状中的一项或几项,并且症状反复发作6个月以上,近3个月来持续发作。

2)排除消化系统的器质性疾病(包括食管、胃、十二指肠等病,主要依靠胃镜检查)。

3)排除其他功能性疾病的可能(比如肠易激综合征的腹痛症状在排便后减轻)。

4)排除其他脏器或系统疾病引起的上腹部不适症状(包括肝胆胰脾慢性疾病、糖尿病、慢性肾病综合征和结缔组织病等)。

(2)亚型诊断标准:根据功能性胃肠病——罗马Ⅲ当中的相关规定,在确诊为功能性消化不良后还可以进一步诊断2个亚型

1)上腹痛综合征(EPS):①具有上腹痛或上腹部灼热感中的一项或两项,每周至少发作1次。②疼痛呈间歇性,与进食有关。③疼痛部位固定于上腹部,无放射性疼痛。④腹痛的缓解与排便无关。⑤排除肝、胆等疾病引起的上腹部不适。

2)餐后不适综合征(PDS):①正常量进食后出现饱胀感,每周至少1次。②可伴有餐后恶心或过度嗳气。③可伴有EPS。

2.诊断流程

功能性消化不良症状复杂多变,且没有明确的医技和实验室诊断,目前对此病主要靠经验性、排除性诊断。询问病史时应注意:

(1)有无功能性消化不良的四大主要症状,各个症状的性质及发作的频次,有无缓解或好转的现象。

(2)有无其他消化道的症状,如反酸嗳气、大便状况、脐周疼痛等。

(3)有无体重下降或营养不良状况。

(4)有无提示器质性病变的"报警症状及体征"如消瘦、贫血、呕吐、黑粪、吞咽困难、腹部肿块、消化不良症状进行性加重、年龄>45岁。对年龄<45岁且无明显"报警症状和体征"的患者,可选择性进行常规检查或胃镜检查;另可根据临床经验给予试验性治疗2～4周,若疗效不明显者建议其行进一步检查(如胃镜检查、全腹MRI等)。

3.辅助检查

本病没有特殊的检查方法,所应用的检查方法一般用于排除其他疾病的诊断。

(1)胃镜检查,是排除胃、十二指肠器质性疾病的主要方法。

(2)^{14}C呼气试验,可排除幽门螺杆菌感染所致的慢性胃炎所引起的胃脘部不适症状。

(3)上腹部的MRI检查,可排除肝、胆或胰腺等慢性疾病所致的消化道不适症状。

(4)其他系统疾病的相关检查,比如糖尿病、慢性肾功能不全、充血性心力衰竭和结缔组织病等疾病的相关检查。

三、鉴别诊断

(1)首先与消化道的器质性疾病进行鉴别,包括食管、胃、十二指肠的各种器质性疾病如消化性溃疡、胃癌等,各种肝、胆、胰疾病。其中食管、胃、十二指肠的器质性疾病等可予胃镜检查相鉴别;肝、胆、胰的疾病可予上腹部MRI检查及生化指标相鉴别。

(2)其他功能性胃肠病和动力障碍性疾病如肠易激综合征、胃管反流病、单纯性胃酸增多症。此类病与功能性消化不良的症状有重叠,在鉴别诊断时应详细询向患者的临床症状及特点。其中肠易激综合征与饮食的关系密切,常在进食后出现腹泻症状;胃食管反流病虽然也有灼热感,但以胸部明显,并伴有严重的反酸、嗳气;单纯性胃酸增多症可有口酸症状,临床诊断时可予碱性药物如碳酸氢钠进行诊断性治疗。

(3)药物引起的上消化道不适,尤其是有服用非甾体抗炎药史的患者,此类患者应进行详细的病史询问。

(4)全身性或其他系统疾病引起的上消化道不适症状,如糖尿病、肾脏病、结缔组织病及精神病等。可通过询问病史以鉴别,必要时可进行相应的生化及影像学检查。

四、治疗方法

(一)西医治疗

本病无特殊治疗方案,目前临床治疗主要以改善患者的临床症状和生活质量为目标。

1. 一般治疗

首先,帮助患者正确认识和理解病情。帮助患者改善不良生活习惯,如避免烟酒、熬夜、不规律的饮食等。尽量减少非甾体抗炎药的使用。保持乐观的情绪。对有其他基础病的患者应积极控制病情。对有精神症状的患者,要进行必要的心理治疗。若焦虑、失眠等症状严重者可给予一定量的镇静安眠药。

2. 药物治疗

由于 FD 患者的症状多样化,目前临床还没有特效药,临床治疗以经验性为主。

(1)抑酸药目前已广泛运用,主要应用于 EPS 的患者。临床常用于 FD 的抑酸药主要有 H2 受体拮抗药(HZRA)和质子泵抑制剂(PPI)。

奥美拉唑 20mg Qd 或兰索拉唑 30mg Qd 或泮托拉唑 40mg Qd 或雷贝拉唑 20mg Qd 或埃索美拉唑 20mg。

质子泵抑制剂(PPI)主要作用于胃壁细胞胃酸分泌终末端的关键酶 H^+-K^+-ATP 酶,使其不可逆失活,因此抑酸作用比 H_2RA 更持久。PPI 类药物虽然在抑酸方面的作用强于 H_2RA,但在不良反应方面与 H_2RA 相似,可引起腹泻、蛋白尿、血肌酐升高、横纹肌溶解等症状。此外 PPI 类药物还可进入血液影响血细胞的数量,造成溶血性贫血现象。最近研究表明,长期服用 PPI 类药物 1 年以上,会增加患癌症、心脏病等疾病的风险。英国医学家 Jonathan Mackay 博士采用每周使用最低剂量的质子泵抑制剂 2~3 天并配合使用 H_2 受体拮抗药的方案,来降低长期使用 PPI 类药物的风险。

西咪替丁 400mg bid 或雷尼替丁 150mg bid 或法莫替丁 20mg bid 或尼扎替丁 150mg bid 或罗沙替丁 150mg bid。(临床已证明,H_2RA 全每日 2 次分服的疗效相仿。)

H_2 受体拮抗药(H_2RA)主要阻断胃壁上的 H_2 受体,对基础胃酸分泌的抑制作用最强,对夜间胃酸分泌有良好的抑制作用。西咪替丁除了有抑制胃酸分泌外,还有抗雄激素和促催乳素的作用,对性功能有一定的影响。抑制细胞色素 P450 及苯二氮草类、华法林、苯妥英钠、普萘洛尔、茶碱、奎尼丁等药物的代谢。西咪替丁还能通过血脑屏障,可引起一定的精神异常反应。第二、三、四代的雷尼替丁、尼扎替丁等与第一代西咪替丁相比较,不仅疗效增强并且副作用也明显减小。尼扎替丁不抑制肝药酶,不影响药物在肝脏内的代谢作用;无抗雄激素和促催乳素的作用，对性功能的影响较小。

(2)促胃动力药物：主要应用于餐后不适综合征，临床使用药物主要有多巴胺受体阻滞剂和 5－HT_4 受体激动剂。

多潘立酮 10mg Tid 或莫沙必利 5mg Tid 或依托必利 50mg Tid

多潘立酮对上胃肠道动力障碍的治疗作用优于莫沙必利。莫沙必利对上胃肠道的效应较强，但对小肠和结肠基本无作用，故对便秘无效。依托必利的作用特点与莫沙必利类似。

多潘立酮又名吗丁啉，属外周性多巴胺受体阻滞剂，能阻断多巴胺对胃肠肌层神经丛突触后胆碱能神经元的抑制作用，加强胃肠蠕动，促进胃的排空与协调胃肠运动，发挥胃肠促动药的作用。

莫沙必利为强效选择性 5－HT_4 受体激动剂，能激动胃肠道胆碱能中间神经元及肌间神经丛的 5－HT_4 受体，促进乙酰胆碱的释放，促使胃肠道平滑肌的蠕动收缩。莫沙必利对小肠和结肠基本无作用，故对便秘无效。

依托必利为一种新型的消化道促动力药，其作用的双重机制，一方面表现在拮抗多巴胺 D_2 受体，刺激内源性乙酰胆碱的释放；另一方面通过拮抗胆碱酯酶抑制乙酰胆碱的水解，使释放的乙酰胆碱聚集在胆碱能受体部位，增强了胃的内源性乙酰胆碱，但对循环系统却无明显影响。这种双重作用机制使本品不仅能显著增强胃和十二指肠的运动，而且还具有中度的镇吐作用。特别适用于多巴胺受体激动剂(如左旋多巴、溴隐亭等)治疗帕金森病所引起的恶心和呕吐。

上述药物都适用于功能性消化不良引起的食欲缺乏、胃灼热、嗳气、恶心、呕吐、早饱、上腹胀(痛)等不适症状。在治疗过程中可出现口干口苦、腹泻、腹痛、头晕失眠、皮疹等不适症状。其中多潘立酮和莫沙比利有轻微的肝损和肾损作用，对肝肾功能不全者应慎用。依托必利可引起白细胞减少。

(3)助消化药：消化酶和微生态制剂可作为治疗消化不良的辅助用药，改善与进餐相关的腹胀、食欲缺乏等症状。由于本类制剂多以酶类为主，故服用后无明显不良反应。

复方阿嗪米特肠溶片 1～2 片/次 Tid 餐后口服或多酶片 2～3 片/次 Tid 餐前口服或胰酶片每次 0.3～1g Tid 餐前口服一或乳酶生 2～6 片/次 Tid 餐前口服。

1)复方阿嗪米特肠溶片：是一种由助消化酶制品胰酶和纤维素酶促进胆汁分泌药阿嗪米特及消胀药二甲基硅油组成的制剂，适用于胆汁分泌不足或消化酶缺乏而引起的消化不良伴有胃胀的患者。肝功能不全或胆汁排泄不畅的患者禁用本药，如肝功能障碍患者、因胆石症引起胆绞痛的患者、胆管阻塞患者、急性肝炎患者等。

2)多酶片：含有胃蛋白酶与胰蛋白酶、胰淀粉酶、胰脂肪酶等成分，适用于治疗消化不良、病后胃功能减退及饮食过饱、异常发酵，尤其是老年人胃肠胀气等症。应于饭前服，但不能嚼碎，也不宜与抑酸药等合用，不宜同食猪肝，否则会降低或失去疗效。胰酶片与多酶片功能相似，可参考多酶片服用。

3)乳酶生：是乳酸杆菌的干燥制剂，在肠道能使糖发酵生成乳酸，使肠道酸性增高，抑制腐败菌的繁殖和防止肠内蛋白质的发酵，减少肠内充气。常用于治疗消化不良合并肠胀气明显的患者。由于本品是菌类制剂，故不能与抗生素类药物合用。

(4)抗幽门螺杆菌治疗对少部分有幽门螺杆菌感染的 FD 患者，在应用抑酸药、促动力药治疗无效后，可试用。具体用药方案见总论。

(5)抗抑郁治疗对有精神症状的患者应进行心理治疗，若效果不明显者可适量给予抗抑郁药治疗。

西米替林每次25mg Tid或帕罗西丁每次20mg Qd。

1)西米替林：是三环类抗抑郁药，其作用是阻断去甲肾上腺素、5－羟色胺在神经末梢的再摄取，从而使突触间隙的递质浓度增高，促使突触传递功能而发挥抗抑郁作用。

临床用法：开始一次25mg，每日2～4次，然后根据病情和耐受情况逐渐增至每日150～300mg。治疗初期可能出现抗胆碱能反应，如多汗、口干、视物模糊、排尿困难、便秘等。中枢神经系统不良反应可出现嗜睡、震颤、眩晕。可发生直立性低血压。该药不能长期服用。抑郁症时间较长或病情较为严重的患者，可结合中药制剂进行治疗，会有较为持久的疗效，在服药期间应忌食寒凉油腻和辛辣刺激性食物。

2)帕罗西汀：是一种选择性5－HT再摄取抑制剂，通过阻止5－HT的再吸收而提高神经突触间隙内5－HT的浓度，从而产生抗抑郁作用。

临床用法：每日20mg，早晨一次服用，2～3周后根据病情调整剂量，可以10mg递增，每日最高剂量为50mg。长期应用需逐渐减量，不宜骤停。常见的不良反应有胆固醇水平升高、食欲减退、体重增加、嗜睡、失眠或兴奋、眩晕、震颤、头痛、情绪不稳定、视物模糊、高血压、心动过速、恶心、便秘、腹泻、呕吐、口干、出汗、瘙痒、性功能障碍、关节痛、耳鸣等症状。但减药或停药后，上述症状会好转或消失。

(二)中医治疗

功能性消化不良是一种常见的临床慢性病，属于祖国医学中的“胃痛”、“胃痞”、“痞满”、“嘈杂”、“纳呆”等范畴。现在医学对功能性消化不良的临床治疗常用PPI类药物和促动力药物，长期服用此类药物会导致脾胃阳气不足，腐熟功能失常，则易出现隐痛、早饱等症状。治疗方面应从温、从虚论治。

1.中药辨证论治

(1)痰食阻滞本证多由饮食不节、损伤脾胃所致。主症：脘腹部饱胀疼痛，疼痛拒按，厌食呕恶，反酸嗳气，气味酸臭，苔腻或苔黄腻，脉滑或滑实。

治法：消食导滞，健脾和胃。

处方：保和丸加减。

神曲15g，山楂10g，炒麦芽30g，茯苓15g，陈皮15g，法半夏10g，连翘10g，莱菔子15g，炙甘草10g。日一剂，水煎200ml，分早、晚2次服。

(2)湿热中阻本证多由湿热蕴结中焦、阻滞气机所致。

主症：胃脘部隐痛，餐后饱胀，易疲倦，身体困重，苔厚或黄腻，脉滑。

治法：祛湿化痰，健脾益气。

处方：温胆汤加减。

陈皮15g，法半夏10g，茯苓15g，枳实10g，竹茹10g，藿香15g，佩兰15g，生姜10g，大冬10g，炙甘草10g。日一剂，水煎200：1，分早、晚2次服。

(3)寒热错杂本证多由脾胃虚弱、寒热错杂于中所致。

主症：胃脘部痞满或胀痛不适，胃有凉感，嘈杂，嗳气反酸，恶心呕吐，肠鸣腹胀，不思饮食，倦怠乏力，舌淡苔腻或微黄，脉弦或细。

治法：平调寒热。

处方:半夏泻心汤加减。

法半夏 10g,黄连 6g,黄芩 10g,干姜 15g,党参 15g,白芍 15g,木香 10g,炙甘草 10g,大参 10g。日一剂,水煎 200ml,分早、晚 2 次服。

(4)肝郁脾虚本证由肝气郁结、肝木克土所致。

主症:胃脘部胀痛,甚则累及两肋,可因情志不遂而加重,食欲差,喜叹气,夜寐差,多梦,苔薄白,脉弦滑。治法:疏肝理气,和胃止痛。

处方:柴胡疏肝散加减。

柴胡 15g,枳实 15g,白芍 10g,当归 15g,川芎 10g,香附 15g,陈皮 10g,青皮 10g,炒白术 20g,神曲 10g,茯神 15g,炙甘草 10g。日一剂,水煎 200ml,分早、晚 2 次服。

(5)脾胃虚弱本证主要由脾胃虚弱、气化失常所致。

主症:胃脘部隐痛或嘈杂不适,时轻时重,口淡无味,餐后饱胀,易疲倦,大便溏烂或先硬后烂,舌淡,苔薄白,脉沉细或细弱。

治法:健脾益气。

处方:六君子汤加减。

党参 20g,黄芪 20g,炒白术 20g,茯苓 15g,陈皮 15g,法半夏 10g,神曲 15g,大黄 5g,炙甘草 10g。日一剂,水煎 200ml,分早、晚 2 次服。

(6)脾阳不振本证多由脾阳虚弱、内生虚寒所致。

主症:上腹部隐痛,纳差,嗳气,餐后胀闷,舌淡,苔薄白,脉细或细弦。

治法:温阳化气、宣通二窍。

处方:桂枝汤合苓桂术甘汤加减。

桂枝 15g,山楂 15g,苍术 15g,炒白术 20g,石菖蒲 15g,陈皮 15g,法半夏 10g,神曲 15g,生姜 10g,炙甘草 10g。日一剂,水煎 200ml,分早、晚 2 次服。

(7)脾肾阳虚本证由脾肾阳虚、不能腐熟食物所致。

主症:胃脘痞闷,时轻时重,喜温喜按,食少不饥,困倦乏力,怕冷,大便溏薄,小便清长,舌质淡,苔薄白,脉弦细沉。

治法:健脾温肾。

处方:附子理中汤加减。

附子 15g,肉桂 3g,党参 15g,干姜 20g,茯苓 15g,陈皮 15g,法半夏 10g,神曲 15g,生姜 10g,炙甘草 10g。日一剂,水煎 200ml,分早、晚 2 次服。

2. 临症加减

如《伤寒论》所言:“观其脉证,知犯何逆,随证治之”,在临床治疗过程中,要根据患者的病情,对方证进行灵活的加减运用,如:疼痛明显者可加川楝子、延胡索、木香、白芍等理气止嗳气或呃逆明显者可加紫苏梗、吴茱萸、赭石、丁香等降逆止呕;反酸明显者可加神曲、黄连、吴茱萸等止酸;便溏明显者可加姜炭、槐花炭或蒲黄炭等收摄止泻;排便困难者可加大黄、枳实等通便;热象明显者可加蒲公英、黄连、木蝴蝶以清热;口干口苦明显者可加知母或柴胡、黄芩;肝郁征象明显者加柴胡、黄芩、香附、川楝子等。

3. 中成药治疗

主要应用于治疗后期的巩固治疗。

附子理中丸 8 粒 Tid 或六君子丸 8 粒 Tid 或保和丸 8 粒 Tid 或香砂养胃丸 8 粒 Tid 或藿

香正气液 10ml bid。

附子理中丸温中健脾，用于中焦虚寒的患者。参附注射液的功效与附子理中丸相似，可以参照附子理中丸的证型进行用药。六君子丸可健脾益气，用于四君子汤证的后期巩固治疗。保和丸主要运用于饮食不洁或不节后导致的上腹部不适。

4. 针灸治疗

主穴：足三里、中脘、内关。

手法：平补平泄，留针 30min。

肝胃不和型加太冲、阳陵泉；肝郁化热型加太冲、阳陵泉、外关、期门；脾胃虚寒型用补法，并加灸，取穴足三里、内关、中脘、三阴交、章门、脾俞、胃俞。

（吕晓旭）

第八节 胃下垂

胃下垂是指站立时胃的下缘达盆腔，胃小弯角切迹低于髂嵴连线的病症。多发生在瘦长体形、久病体弱、长期卧床少动者，常伴有其他脏器下垂。凡能造成膈肌下降的因素如膈肌活动力降低，腹腔压力降低，腹肌收缩力减弱，与胃连接的韧带过于松弛等均可导致胃下垂。本病一般预后较好，个别患者因体质、慢性疾病影响及治疗不及时可发生胃扩张、胃扭转等。本病属于中医学的“痞满”“胃脘痛”“胃缓”等病证范畴。

一、诊断依据

（一）临床表现

1. 症状

轻度胃下垂患者多无明显症状。中度以上胃下垂患者则表现为不同限度的上腹部饱胀感，食后尤甚，并可见嗳气、厌食、便秘、腹痛等症状。腹胀可于餐后、站立过久和劳累后加重，平卧时减轻。此外，患者常有消瘦、乏力、低血压、心悸和眩晕等表现。

2. 体征

肋下角常小于 90°。站立时由于胃下垂，上腹部常可触及较明显的腹主动脉搏动。部分患者可有上腹轻压痛，压痛点不固定。冲击触诊或快速变换体位可听到脐下振水声。有些瘦长体型患者可触及下垂的肝、脾、肾等脏器。

（二）理化检查

X 线钡餐造影检查：立位时可见胃体明显下降、向左移位，严重者几乎完全位于脊柱中线的左侧。胃小弯角切迹低于髂嵴连线水平。无张力型胃的胃体呈垂直方向，体部较底部宽大，窦部低于幽门水平以下，胃蠕动减弱或见有不规则的微弱蠕动收缩波，餐后 6 小时仍有 1/4～1/3 的钡剂残留。十二指肠球部受牵拉，其上角尖锐，向左移位。

根据站立位胃角切迹与两侧髂嵴连线的位置，将胃下垂分为三度：轻度：角切迹的位置低于髂嵴连线下 1.0－5.0cm；中度：角切迹的位置位于髂嵴连线下 5.1～10.0cm；重度：角切迹的位置低于髂嵴连线下 10.1cm 以上。

（三）诊断要点

（1）多发生于瘦长体形，经产妇及消耗性疾病进行性消瘦等。

(2)不同限度的上腹部饱胀感,食后尤甚,嗳气,厌食,便秘,腹痛。腹胀可于餐后、站立过久和劳累后加重,平卧时减轻。

(3)肋下角常小于 90°。站立时触及较明显的腹主动脉搏动;振水声;以双手托扶下腹部,往上则上腹坠胀减轻;可触及下垂的肝、脾、肾等脏器。

(4)X 线钡餐造影检查可见胃小弯角切迹、胃幽门管低于髂嵴连线水平;胃呈长钩形或无张力型,上窄下宽,胃体与胃窦靠近,胃角变锐。胃的位置及张力均低,整个胃几乎位于腹腔左侧。

二、辨证论治

胃下垂主要因为饮食不节、过度劳倦、情志所伤和禀赋不足等原因导致身体羸瘦而成。病位主要在脾胃。其病证表现以虚证为多,或虚实夹杂。其病为本虚标实,在本为脾胃虚弱、中气下陷;在标为食滞、饮停、气滞和血瘀。

(一)脾虚气陷证

证候:脘腹坠胀,食后、站立或劳累后加重,不思饮食,面色萎黄,精神倦怠,舌淡有齿痕,苔薄内,脉细或濡。

治法:补气升陷,健脾和胃。

方药:补中益气汤加减。

党参 15g,炙黄芪 18g,白术 9g,当归 9g,升麻 6g,柴胡 6g,陈皮 6g,枳壳 9g,炙甘草 6g。

加减:脘腹胀满,加木香 6g,佛手 9g,香橼 6g 以行气消胀;大便溏薄,加山药 12g,白扁豆 9g,莲子 9g 以益气健脾;恶心呕吐,加旋覆代赭汤以降逆止呕;有寒象者,加附子先煎 6g,肉桂 3g 以温中散寒。

中成药:补中益气丸,口服,1 次 1 丸,1 日 3 次。

(二)脾虚饮停证

证候:脘腹胀满不舒,胃内振水声或水在肠间辘辘有声,呕吐清水痰涎,或伴头晕目眩,心悸气短,舌质淡胖有齿痕,苔白滑,脉弦滑或弦细。

治法:健脾和胃,温阳化饮。

方药:苓桂术甘汤合小半夏汤加减。

茯苓 12g,桂枝 9g,白术 9g,姜半夏 10g,生姜 3g,甘草 6g 等。

加减:脾虚甚,加党参 12g,山药 12g 以健脾;血虚,加当归 9g,熟地黄 12g 以补血。

中成药:胃苓丸,口服,1 次 6g,1 日 2 次。

(三)胃阴不足证

证候:胃脘痞满,隐隐做坠疼痛,饥不欲食,口燥咽干,烦渴喜饮,纳呆消瘦,大便干结,舌质红或有裂纹,少津少苔,脉细数。

治法:滋养胃阴,和胃降逆。

方药:益胃汤加减。

北沙参 12g,麦冬 12g,生地黄 12g,玉竹 9g,石斛 12g,陈皮 6g,甘草 6g 等。

加减:兼气滞,加枳壳 12g 以行气;气虚,加党参 12g,黄芪 12g 以补气;兼血瘀,加桃仁 9g,红花 6g 以活血;兼肠燥便秘,加郁李仁 9g,火麻仁 9g 以润肠。

中成药:阴虚胃痛冲剂,冲服,1 次 5g,1 日 3 次。

（四）肝胃不和证

证候：胃脘痞胀，甚则胀及胸胁，嗳气频频，食后尤甚，舌苔薄白，脉细弦。

治法：疏肝和胃，升降气机。方药：四逆散加减。

柴胡9g，白芍15g，枳壳9g，香附9g，延胡索9g，炙甘草6g。

加减：便秘，以枳实易枳壳，加槟榔9g，大黄后下6g以通便；腹胀痛，加白芍15g，川楝子9g以和中；气滞而排便不畅，加大腹皮12g，厚朴9g以行气。

中成药：①胃苏冲剂，冲服，1次1袋，1日3次；②气滞胃痛冲剂，冲服，1次5g，1日3次。

（五）胃络瘀阻证

证候：脘腹坠胀疼痛，固定不移，形体消瘦，面色晦暗，食后或入夜痛甚，呕血或黑便，舌质紫暗或有瘀斑，苔薄，脉涩。

治法：活血化瘀。

方药：失笑散合丹参饮加减。

五灵脂包煎9g，蒲黄丹参12g，砂仁后下6g，檀香3g，莪术9g。

加减：体倦，食欲缺乏，加党参9g，白术9g，茯苓12g以益气健脾。

三、其他治法

（一）单方验方

枳术黄芪汤：枳壳15g，白术9g，黄芪30g，水煎服。

（二）灸法

取穴梁门、中脘、关元、气海、足三里。胃脘胀痛者，加太白、公孙。每日施灸2次，1次5～10壮。

（三）推拿

推拿分为腹部推拿和背部推拿。取中脘、气海、鸠尾、关元、脾俞、胃俞、关元俞、肝俞等。可采用一指禅推法、摩法、揉法、托法、振法等手法。

（吕晓旭）

第九节　肠易激综合征

肠易激综合征（IBS）是一种以反复出现的腹痛或腹部不适伴有排便习惯和（或）大便性状异常为特征的功能性胃肠病，该病缺乏可解释症状的形态学改变和生化异常。过去称本病为过敏性结肠炎、痉挛性结肠炎、黏液性结肠炎、结肠易激综合征等，因患者胃肠道功能紊乱不限于结肠，在病理、解剖学方面未发现器质性病理改变，故已废弃上述曾用病名。

流行病学调查发现，本病在全世界范围内的发病率为10%～15%，其中西方国家IBS患病率为5%～24%，大洋洲国家患病率为11%～17%，非洲国家患病率约为10%，亚洲国家患病率为5%～10%。我国学者对IBS在我国几个地区的患病率展开流行病学调查，北京地区本病的成人患病率约为7.26%，广东地区患病率为5.67%，香港地区老年人患病率为13.1%。据统计，我国IBS患者在消化专科门诊中就诊的比例高达20%～50%。在性别分布上，多数结果显示女性发病率高于男性，年龄分布上，本病可发生任何年龄段，但以青壮年为多，尤其以脑力劳动者多见。

本病特征是肠的易激性，症状出现或加重常与精神因素或应激状态有关，患者常伴有疲乏、背痛、心悸、尿频尿急、呼吸不畅、性功能障碍等胃肠外表现。

肠易激综合征归属于中医学的“肠郁”、“腹痛”、“便秘”、“泄泻”等范畴。

一、病因病机

（一）中医

1. 病因

中医学认为本病病因主要有情志失调、外邪内侵、劳逸失调、禀赋不足、饮食不节等几个方面，其中情志失调尤为受到重视。

（1）情志失调：忧郁恼怒，精神紧张，易致肝气郁结，木郁不达，横逆犯脾；忧思伤脾，土虚木乘，均可使脾失健运，气机升降失调，遂致本病。《景岳全书・泄泻》曰：“凡遇怒气便做泄泻者，必先以怒时夹食，致伤脾胃。”

（2）感受外邪：外邪从表入里，使脾胃升降失司，亦能夹寒、湿邪等为患，直接损伤脾胃功能，导致气机失调，运化失常。《素问・举痛论》曰：“寒气客于小肠，小肠不得成聚，故后泻腹痛矣”，说明风、寒等外邪是肠易激综合征的病因之一。

（3）饮食所伤：进食不节或不洁，均能化生寒、湿、热、食滞之邪，使脾运失职，升降失调，导致本病的发生。《素问・太阴阳明论》指出：“食饮不节，起居不时者，阴受之……阴受之则人五脏……入五脏则满闭塞，下为飧泄。”

（4）禀赋不足：由于先天不足，禀赋虚弱或素体脾胃虚弱，不能受纳运化某些食物或中虚脏寒，脾阳不能温养，可导致本病的发生。

2. 病机

本病的发生与情志失调、思虑劳倦最为密切，精神抑郁或紧张为重要诱因，饮食不调为发病的重要环节。肝主疏泄，郁怒忧愁过度或精神高度紧张，可致肝失条达，气机不畅，甚则气滞血瘀，脉络不通而腹痛；肝气郁结，横逆乘脾犯胃，脾胃运化失常可见泄泻；湿邪蕴结肠道，故见黏液便，湿邪为主可见白色黏液便，湿郁化热或湿热互结则见黄白色黏液便；气机阻滞，不能宣达，肠道通降失常，传导失职故见大便秘结。脾主运化，思虑劳倦最易伤脾，脾胃受损，运化无力，水谷不能化为精微而反为“湿”与“滞”，于是清浊不分，混杂而下，泄泻乃做；又或脾虚血少，不能下润大肠而便秘；如嗜食肥腻辛辣之物，胃肠积热，伤津化燥，肠失濡润亦可出现便秘。肝脾不调，升降失常，大肠传导失司，故腹泻与便秘交替。本病病初在脾与肝，病久则脾虚及肾，脾肾阳虚，导致脏腑失于温养，以致病情迁延，缠绵难愈。

总之，本病病位在肝、脾、大肠，以肝郁脾虚，大肠传导失司为主要病机。

（二）西医

目前IBS的病因尚未完全明了，其涉及的因素较多。病因学的研究主要涉及饮食因素、精神心理因素、遗传因素、感染因素、免疫因素等。目前对精神心理因素和感染因素的研究较多。临床上不少IBS患者有心理障碍或精神症状，精神因素是IBS发病和加重的重要原因。许多研究结果表明，急性肠道感染也是发生IBS的危险因素之一，肠道感染可对肠黏膜上皮的屏障作用和肠道黏膜的免疫系统产生影响，导致肠功能紊乱，从而诱发IBS。

在发病机制的研究方面，从最早的肠道平滑肌功能障碍学说，逐渐发展到内脏痛觉过敏学说，然后发展到脑一肠轴学说，最近肠道菌群失调学说亦不断被重视。过去曾简单地认为

IBS 是一种肠动力异常性疾病。研究表明该病患者结肠的收缩频率、收缩幅度和峰电位特别是在餐后或刺激后，都比健康人明显增强。但肠动力异常并不具有病征学和诊断意义，也不能说明其病因。进一步的研究表明，IBS 患者的结肠对刺激的敏感性增高，微弱的刺激在健康人不能引起明显的反应，却可使 IBS 患者的肠管剧烈收缩而引起腹痛和排便异常，引发 IBS 内脏高敏感性的机制包括有中枢作用机制及外周作用机制，但具体的作用机制尚未未完全明了，仍需进一步的研究。目前对神经－免疫机制和脑－肠轴的研究较多，一些学者认为肠道感染或食物过敏刺激肠道通过神经免疫机制引起结肠致敏，导致肠管的易激状态。推测这些改变可能被脑－肠轴的神经－内分泌受体识别，在中枢神经引起异常反应，进一步发生持续的肠功能障碍。肠黏膜肥大细胞可能是神经－免疫轴和脑－肠轴联系的桥梁。最近不少研究发现 IBS－D 患者中的肠道菌群中双歧杆菌、乳酸杆菌数量明显减少，而肠杆菌数量显著增多，双歧杆菌是体内的益生菌，能快速酵解乳糖，产生乳酸和短链脂肪酸，辅助消化吸收，并通过菌膜屏障及产生双歧杆菌素等，直接抑制多种病原菌，双歧杆菌、乳酸杆菌有增强免疫、抵抗肿瘤感染的能力，消化、吸收大量营养物质，生成多种维生素，消除内毒素；而肠杆菌能产生 NH_3、H_2S 等物质，是内毒素的主要来源，内毒素能短暂阻碍空肠对水、电解质、葡萄糖以及氨基酸的吸收，并可引起肠道转运加速，出现腹泻等表现，提示肠道菌群紊乱可能是导致 IBS 的重要因素。本病起病缓慢，症状呈间歇性发作，病程长达数年至数十年，有缓解期。症状出现与精神因素、心理应激有关。

二、临床表现

（一）症状

1. 腹痛或腹部不适

为主要症状，多诉中腹或下腹疼痛，常伴排便异常、腹胀。腹痛易在进食后出现，热敷、排便、排气或灌肠后缓解，不会在睡眠中发作。疼痛的特点是在某一具体患者疼痛限度常是固定不变的，不会进行性加重，腹痛部位可发生改变。

2. 腹泻

一般每日 3～5 次左右，少数严重发作可达十数次。粪量少，呈糊状，含较多黏液，可有经常或间歇性腹泻，可因进食而诱发，无夜间腹泻；可有腹泻和便秘交替现象。

3. 便秘

大便如羊粪，质地坚硬，可带较多黏液，排便费力，排便未尽感明显，可为间歇性或持续性便秘，或间中与短期腹泻交替。

4. 其他

时常伴有上腹不适、嗳气、恶心等消化不良症状；有的还有心悸、胸闷、多汗、面红、多尿、尿频、尿急、痛经、性功能障碍等胃肠外表现；相当部分患者可有抑郁、失眠、焦虑、头昏、头痛等精神症状。

（二）体征

可触及乙状结肠并有压痛，或结肠广泛压痛，或肛门指诊感觉括约肌张力增高，痛感明显；某些患者可有心动过速、血压高等征象。

（三）常见并发症

本病并发症较少，腹泻甚者可出现水、电解质平衡紊乱，病程长者可引起焦虑症。

三、实验室和其他辅助检查

（一）血液检查

血常规、血沉、血钙、血糖、肝肾功能、甲功等无异常。

（二）大便检查

粪便镜检大致正常，可含大量黏液或呈黏液管型；粪隐血、虫卵、细菌培养均呈阴性。

（三）胰腺功能检查

疑有胰腺疾病时应做淀粉酶检测，还要做粪便脂肪定量，排除慢性胰腺炎。

（四）X线检查

胃肠X线钡餐检查示胃肠运动加速，结肠袋减少，袋形加深，张力增强，结肠痉挛显著时，降结肠以下呈线样阴影。

（五）内镜检查

结肠镜下见结肠黏膜正常。镜检时易出现肠痉挛等激惹现象。疑有肠黏膜器质性病变时应做肠黏膜活检。本病患者肠黏膜活检无异常。

（六）结肠动力学检查

结肠腔内动力学及平滑肌电活动检查示结肠腔内压力波形及肠平滑肌电波异常。

四、诊断要点

目前国际最新的IBS诊断标准与分型是2006年制定的功能性胃肠病罗马Ⅲ标准。

（一）诊断标准

反复发作的腹痛或腹部不适，最近3个月内每个月至少有3天出现症状，合并下列症状中的2个或2个以上：

(1)排便后症状缓解；

(2)发作时伴有排便频率改变；

(3)发作时伴有大便性状（外观）改变。

注：诊断前症状出现至少6个月，近3个月符合以上标准；腹部不适意味着感觉不舒服而非疼痛。

（二）亚型分类标准

罗马Ⅲ分型标准将IBS分为四个临床亚型，其分型标准主要是依据大便的性状特点而言，粪便性状可参考Bristol粪便性状量表，重新定义的IBS分型标准由于提供了明确的分型依据，使IBS分型更加准确，易于在临床实践中掌握和应用。具体分型如下：

腹泻型IBS(IBS－D)：稀便（糊状便）或水样便占大便量≥25%，硬便或块状便占大便量＜25%；

便秘型IBS(IB－C)：硬便或块状便占大便量≥25%，稀便（糊状便）或水样便占大便量＜25%；

混合型IBS(IBS－M)：稀便（糊状便）或水样便占大便量≥25%，硬便或块状便占大便量≥25%；

不确定型IBS(IBJ)：粪便的性状不符合上述IBS－C、D、M之中的任一标准。

其中硬便或块状便为Bristol分级1～2级，稀便（糊状便）或水样便为Bristol分级6～

7级。

粪便性状量表Bnstol分级：1级：分散的硬块，似坚果，很难排出；2级：腊肠状，但成块；3级：腊肠状，但表面有裂缝；4级：似腊肠或蛇状，光滑柔软；5级：柔软团块，边缘清楚；6级：绒状物，边缘不清，糊状便；7级：水样便，无固体成分，完全是液体。

（三）注意事项

诊断IBS时，应强调排除诊断，同时应进行随访观察，以防漏诊。特别是当发现报警征象，如发热、体重明显下降、贫血、腹部包块、便血或黑便以及合并肠梗阻者，应考虑器质性疾病的可能。对于新近出现症状的患者或症状逐步加重、近期症状与以往发作形式不同、有大肠癌家族史、年龄≥40岁者均建议常规行结肠镜检查。

五、鉴别诊断

首先必须排除肠道器质性疾病，如细菌性痢疾、炎症性肠病、结肠癌、结肠息肉病、结肠憩室、小肠吸收不良综合征。其次必须排除全身性疾病所致的肠道表现，如胃及十二指肠溃疡、胆道及胰腺疾病、妇科病（尤其是盆腔炎）以及慢性铅中毒等。

（一）慢性细菌性痢疾

二者均有不同限度的腹痛及黏液便等肠道症状。但慢性细菌性痢疾往往有急性细菌性痢疾病史，从粪便、直肠拭子或内镜检查时所取标本进行培养可分离出痢疾杆菌，必要时可进行诱发试验. 即对有痢疾病史或类似症状者，口服泻剂导泻，然后检查大便常规及粪培养，阳性者为痢疾，肠易激综合征粪便常规检查及培养均正常。

（二）溃疡性结肠炎

二者均具反复发作的腹痛、腹泻、黏液便症状。肠易激综合征虽反复发作，但一般不会影响全身情况；而溃疡性结肠炎往往伴有不同限度的消瘦、贫血等全身症状。结肠内镜检查，溃疡性结肠炎镜下可见结肠黏膜粗糙，接触易出血，有黏液血性分泌物附着，多发性糜烂、溃疡，或弥散性黏膜充血、水肿，甚至形成息肉病。组织活检以黏膜炎性反应为主，同时有糜烂、隐窝脓肿及腺体排列异常和上皮的变化。X线钡剂灌肠显示有肠管变窄、缩短、黏膜粗乱、肠袋消失和假性息肉等改变。而肠易激综合征镜下仅有轻度水肿，但无出血糜烂及溃疡等改变，黏膜活检正常。X线钡剂灌肠无阳性发现，或结肠有激惹征象。

（三）结肠癌

腹痛或腹泻是结肠癌的主要症状，直肠癌除腹痛、腹泻外，常伴有里急后重或排便不畅等症状，这些症状与肠易激综合征很相似。但结肠癌常伴有便血，后期恶性消耗症状明显。肛指检查及内镜检查有助诊断。

（四）慢性胆道疾患

慢性胆囊炎及胆石病可使胆道运动功能障碍，引起发作性、痉挛性右上腹痛，与肠易激综合征结肠痉挛疼痛相似，但慢性胆道疾患疼痛多发生在饱餐之后（尤其是脂肪餐后更明显）。B型超声波、X线胆道造影检查可明确诊断。

肠易激综合征的治疗目的主要是缓解腹痛或腹部不适和调整大便习惯。本病病位虽在肠道，但与肝、脾、肾等脏腑功能失调密切相关，故治疗本病多从肝、脾、肾、肠道着手进行辨证论治。除了中西药物和针灸等治疗外，饮食调节和心理治疗也很重要。

(一)血液检查

六、治疗

（一）辨证治疗

本病病机主要在于肝脾不调，运化失常，大肠传导失司，日久及肾，形成肝、脾、肾、肠胃诸脏腑功能失常。早期多属肝郁脾虚；若夹寒、夹热、夹痰可形成肝脾不调，寒热夹杂；后期累及肾脏，可表现为脾肾阳虚；波及血分则可致气滞血瘀等证候。故临床辨证需辨明虚实、寒热、气滞、兼夹的主次及相互关系，治疗以调理肝脾气机为主，兼以健脾温肾。

1. 肝郁气滞

证候特点：大便秘结，欲便不能，腹胀或腹胀痛，苔薄白，脉弦。

治法：疏肝理气。推荐方剂：六磨汤加味。

常用药物：调肝顺气可用乌药、木香、沉香、郁金、素馨花、柴胡、白芍；理气导滞选枳实、槟榔、大黄、虎杖、川厚朴等。

基本处方：沉香 9g（后下），木香 12g（后下），槟榔 12g，乌药 12g，枳实 20g，大黄 6g，郁金 12g，厚朴 9g，茯苓 12g。

加减法：腹痛明显，可加延胡索 12g、青皮 9g、白芍 15～30g 行气止痛；肝郁化热，见口苦咽干，可加黄芩 12g、菊花 15g、山栀子 12g 以清肝热。

2. 肝郁脾虚

证候特点：腹痛、腹泻常发生于抑郁、恼怒、情绪紧张之时，泻后痛减，痛区多在少腹部，胸胁痞闷，胁痛肠鸣，嗳气，矢气频做，善太息，易怒，纳食欠佳，苔薄白，脉弦。

治法：抑肝扶脾。

推荐方剂：痛泻要方加味。

常用药物：补脾理气可用白术、怀山药、陈皮、党参、木香、枳壳；柔肝可选用白芍、防风、郁金、佛手、柴胡、素馨花等。

基本处方：白术 15g，白芍 15g，党参 15g，佛手 12g，防风 12g，陈皮 9g，郁金 10g，甘草 6g，柴胡 12g，煨木香 9g（后下），煨葛根 18g，枳壳 12g。

加减法：烦躁易怒者加龙胆草 12g、山栀子 12g、牡丹皮 15g 清泄肝火；夜寐不安者加炒枣仁 15g、夜交藤 15g、磁石 20g（先煎）安神定志。

3. 脾胃虚弱

证候特点：饮食稍有不慎（如进食生冷、粗糙、油腻或虾蟹等物）即易发生大便次数增多，便质溏薄甚或完谷不化，并常夹有白色黏液，脘闷不舒，或有腹部隐痛，面色萎黄，神疲倦怠，舌淡苔白，脉细弱。

治法：健脾养胃，化湿消滞。

推荐方剂：参苓白术散加减。

常用药物：益气健脾可用党参、白术、怀山药、茯苓、莲子肉、炙甘草；理气化湿可选陈皮、砂仁、桔梗、佛手、台乌、藿香、佩兰、布渣叶等。

基本处方：党参 20g，黄芪 15g，白术 15g，茯苓 15g，砂仁 6g（后下），陈皮 6g，桔梗 9g，扁豆 20g，莲子肉 15g，薏苡仁 30g，甘草 6g，藿香 12g。

加减法：若腹痛明显者，可加台乌药 12g、白芍 30g、延胡索 12g 理气止痛；泄泻而腹部畏寒者，加炮姜 9g、煨木香 9g（后下）、熟附子 9g 温补脾阳。

4.大肠燥热

证候特点:腹部胀满疼痛,大便秘结,或者粪便如羊屎状,日数次却排出不畅,部分患者可在左下腹触及条索状包块,面红潮热,汗多,心烦,口干欲饮,舌红苔黄或黄燥,脉滑数。

治法:泻热清肠,行气通便。

推荐方剂:麻子仁丸加减。

常用药物:理气止痛选枳实、厚朴、广木香、台乌、白芍、大腹皮等;清热润肠通便可用火麻仁、郁李仁、柏子仁、瓜蒌仁、玄参、生地黄、大黄、虎杖、杏仁等。

基本处方:大黄6～阼,虎杖20g,火麻仁30g(打),杏仁15g,白芍、枳实各20g,厚朴12g,白蜜30g,生地30g。

加减法:如燥热内结日久,耗伤阴液,表现为口干唇燥,舌红少苔者,可加玄参30g、麦冬15g养阴扶正祛邪;便秘腹泻交替者,宜加党参20g,茯苓15g,白术30g,郁金12g等健脾益气理气。

5.脾肾阳虚

证候特点:晨起腹泻,完谷不化,腹部冷痛,形寒肢冷,腰膝酸软。舌淡胖苔白滑,脉沉细。

治法:温肾健脾,固涩止泻。

推荐方剂:四神丸合理中丸加减。

常用药物:温补肾阳可用补骨脂、熟附子、肉桂;暖脾逐寒选用肉豆蔻、吴茱萸、干姜、高良姜;收敛止泻用五味子、焦山楂、石榴皮、赤石脂、诃子等。

基本处方:乌梅9g,黄连9g,花椒4g,熟附子8g,炮姜8g,党参15g,白术15g,茯苓12g,当归6g,白芍15g,甘草6g。

加减法:少腹冷痛,去黄连加小茴香9g散寒止痛,理气和中;大便黏腻不爽,里急后重,加槟榔9g、厚朴9g化湿导滞。

(二)其他治疗

1中成药

(1)补脾益肠丸:每次6～9g,每天3次,具有补中益气,健脾和胃,涩肠止泻之功,适用于脾肾两虚所致的慢性泄泻。

(2)麻仁丸:每次6～9g,每天2次,具有润肠通便之功,适用于肠胃燥热,脾约便秘之实证。

(3)四神丸:每次9g,每天1～2次,具有温肾健脾,固肠止泻之功,适用于脾肾虚寒之久泻、五更泄泻。

(4)便秘通:每次1支,每天2次,具有健脾益气,润肠通便之功,适用于虚人便秘。

(5)人参健脾丸:每次6g,每天2次,具有健脾益气,消食和胃之功,适用于脾虚湿阻泄泻。

(6)四磨汤:每次10ml,每天3次,具有顺气降逆,消积止痛之功,适用于肝郁气滞之便秘。

(7)木香顺气丸:每次6～9g,每天2～3次,具有行气化湿,健脾和胃之功,适用于气郁便秘。

(8)参苓白术颗粒:每次6～9g,每天2次,具有健脾渗湿之功,适用于脾胃虚弱之泄泻。

(9)乌梅丸:每次2丸,每天2～3次,具有平调寒热之功,适用于寒热夹杂,腹泻便秘交替型。

2.针灸

泄泻取足三里、天枢、三阴交,实证用泻法,虚证用补法。脾胃虚弱加脾俞、章门;脾肾阳虚加肾俞、命门、关元，也可用灸法；脘痞加公孙；肝郁加肝俞、行间。便秘取背俞穴和腹部募穴及下合穴为主，一般取大肠俞、天枢、支沟、丰隆，实证宜泻，虚证宜补，寒证加灸。热秘加合谷、曲池；气滞加中脘、行间，用泻法；阳虚加灸神阙。

3. 耳针疗法

取交感、神门、皮质下、小肠、大肠。每次选用2～3穴，刺激强度以患者能耐受为宜，留针20分钟，每日或隔日1次。

4. 拔火罐

便秘者取大肠俞、小肠俞、足三里及阳性反应部位。方法：左腹、臀部、大腿后侧阳性反应部位拔火罐10～15分钟。腹泻者用口径6cm中型火罐，于肚脐窝处（相当于神阙穴，包括天枢穴处）拔一罐，隔1～2天1次，3次为1疗程。

5. 外敷法

（1）蛇床子、吴茱萸，研末敷脐，24小时更换1次，治疗久泻。

（2）食盐60g炒热，装在布袋内熨肚脐周围，治虚寒腹痛、腹泻。

（3）胡椒粉填满肚脐，纱布敷盖，隔日更换1次，治疗虚寒泄泻。

（4）大黄末10g，芒硝40g，以适量黄酒调敷肚脐，纱布覆盖，胶布固定，再用热水袋热敷10分钟左右，可使大便排出，主治实热便秘。

6. 灌肠

一般情况，IBS不宜灌肠治疗，但对便秘严重者，可临时灌肠以助通便，一般用生理盐水、温热的自来水或肥皂水灌肠。

7. 理疗

腹部安放热水袋，可减轻肠痉挛引起的腹痛；腹部按摩、温水淋浴或盆浴、泡温泉、日光浴等对本病的症状缓解均有帮助。

（吕晓旭）

第十节　慢性便秘

慢性便秘是指排便次数减少、粪便量减少、粪便干结、排便费力，病程至少6个月以上。慢性便秘可由多种原因引起，包括胃肠道疾病、累及胃肠道的系统性疾病等，不少药物也可引起便秘。在慢性便秘中，功能性疾病占57.1%。罗马Ⅲ标准中功能性胃肠疾病（FGID）和慢性便秘有关病症包括功能性便秘、功能性排便障碍及便秘型肠易激综合征（IBS～C）。其中，功能性便秘需除外器质性病因以及药物因素；而功能性排便障碍除符合功能性便秘的诊断标准外，需具备排便障碍的客观依据。便秘型IBS的便秘和腹痛或腹部不适明显相关。和胃肠动力障碍相关的便秘还有Ogilvie综合征（巨结肠病）、先天性巨结肠、慢传输型便秘（M/N病变）、肛门括约肌失弛缓症等。本章主要论述功能性便秘。功能性便秘的临床特点为大便排出困难或排便间隔时间延长，粪质干燥坚硬，很少有腹痛发生。

流行病学调查显示：美国、英国和加拿大有10%～15%的健康人群受到便秘的困扰。随着饮食结构的改变和精神心理、社会因素的影响，我国慢性便秘患者患病率逐渐上升。北京地区对18～70岁人群进行的随机、分层调查表明，慢性便秘患病率为6.07%，60岁以上人群患病率为7.3%～20.39%，随着年龄的增长患病率明显增加。女性患病率明显高于男性，农村患病率高于城市。便秘的发生与紧张、疲劳、情绪和精神状态等有关，高质饮食、女性吸烟、低体重指数、文化限度低者更易发生便秘。本病既可见于多种疾病的过程中，又可独立出现，也是体力劳动减少或长期卧床患者的常见并发症。

慢性便秘属中医学“便秘”范畴，便秘古今名称很多，有“大便难”、“后不利”、“脾约”“阳结”、“阴结”、“肠结”、“风秘”、“热秘”、“风燥”、“热燥”、“虚秘”等，现统称“便秘”。

一、病因病机

（一）中医

1. 病因

（1）饮食不节：饮食辛辣肥甘厚味，导致肠胃积热，大便干结；或恣食生冷，致阴寒凝滞，胃肠传导失司，造成便秘。

（2）情志失调：忧愁思虑过度，或久坐少动，每致气机郁滞，不能宣达，于是通降失常，传导失司，糟粕内停，不得下行，而致大便秘结。

（3）年老体虚：素体虚弱，或病后、产后及年老体虚之人，气血两亏，气虚则大肠传送无力，血虚则津枯肠道失润，甚则致阴阳俱虚，阴亏则肠道失荣，导致大便干结，便下困难，阳虚则肠道失于温煦，阴寒内结，导致便下无力，大便艰涩。

2. 病机

本病病位在大肠，基本病机属大肠传导失常，发病与肺、肝、脾、肾、胃等有关。如胃热过盛，津伤液耗，则肠道失润；肺脾气虚，则气虚推动无力，大肠传送失常；肝气郁结，气机不畅则腑失通利；肾阴不足则肠道失于濡润；肾阳不足，则阴寒凝滞，津液不通，影响大肠的传导而发为此病。

（二）西医

1. 慢性便秘多由不良习惯引起，亦可因多种疾病而起。慢性便秘常见病因有

（1）功能性疾病：包括功能性便秘、功能性排便障碍、便秘型肠易激综合征。

（2）动力障碍性疾病：包括肠道神经/肌肉病变、先天性巨结肠。

（3）器质性疾病：肠道肿瘤、炎症性肠病、各种原因引起的肠腔狭窄、梗阻等。

（4）系统性疾病：内分泌疾病，如甲状腺功能减退症、糖尿病等；结缔组织病；淀粉样变性；脊髓损伤；帕金森病。

（5）药物因素：阿片制剂、精神类药、抗惊厥药、钙通道拮抗药、抗胆碱能药等。

2. 西医认为排便过程中需外周神经兴奋，将冲动传至肠神经丛、脊髓、大脑皮质，引起一系列生理反射和与排便有关的肌肉协调收缩而完成。任何一个环节出现障碍都可导致便秘。西医学认为慢性便秘发病机制有以下几方面

（1）胃肠道动力异常：结直肠传输时间延长，可致患者排便时间间隔延长，排便次数减少；直肠、排便压升高，粪便通过肛管的阻力增加，可导致患者排便费力；小肠消化间期移行性复合（MMC）周期延长、速度降低，引起患者排便时间间隔延长，次数减少，从而导致便秘。

（2）直肠肛管运动不协调：当粪便到达直肠时，通过直肠收缩，从而反射性引起内外括约肌松弛，粪便得以排出，排便是一个复杂且需要协调运动的过程，若相关肌肉运动不协调即可引起排便障碍。

（3）肠道分泌功能异常：实验发现，慢性便秘动物模型肠道分泌碳酸氢离子能力下降，引

起结肠蠕动及传输功能降低，排便次数减少。另有国外研究显示，应用促进肠道分泌的药物鲁比前列酮，可明显改善患者的便秘症状。

(4)直肠感觉异常：研究发现便秘患者直肠感觉阈值显著升高，这表明直肠感觉异常参与了便秘发生，直肠壁对容积扩张的低敏感、高耐受可能是引起便秘的原因之一。

(5)胃肠激素异常：胃肠激素分为兴奋型和抑制型，兴奋型胃肠激素包括胃动素、胃泌素、胆囊收缩素、P物质、5一羟色胺等，抑制型胃肠激素由血管活性肠肽、生长抑素、神经降压肽、神经肽Y和酪酪肽等组成。多项研究结果显示兴奋型胃肠激素降低，导致胃肠道蠕动减少，从而引起便秘发生。

二、临床表现

(一)症状

临床上慢性便秘常表现为便意少、便次减少(粪便不一定干硬)；排便艰难费力(突出表现为粪便排出异常艰难)；排便不畅(有肛门直肠内阻塞感，虽频有便意，便次不少，但即使费力也无济于事，难有通畅的排便)；便秘常伴有腹痛或腹部不适，并常于排便后症状缓解。

(二)体征

本病无特异性体征，下腹部偶可扪及条索状粪便块，直肠指检或可触及粪便。

(三)常见并发症

(1)肛周疾病，长期便秘者可诱发肛裂、痔疮，致肛门疼痛及便血。

(2)结肠炎症性息肉。

(3)结肠憩室。

(4)结肠黑色病变。因长期腹泻药而引起。

三、实验室和其他辅助检查

(一)实验室检查

大便常规及潜血试验，观察粪便形状、大小、坚度、有无脓血和黏液等，以及潜血试验排除器质性病变。

(二)其他辅助检查

(1)肠镜：可直接观察肠黏膜病变，排除结肠癌、息肉等器质性病变。

(2)X线检查：X线标志物测结肠通过时间、钡剂灌肠、直肠排粪造影等。排粪造影能动态观察肛门直肠的解剖和功能变化。

(3)肛门括约肌：肌电图应用会阴神经潜伏期或肌电图检查，能分辨便秘是肌源性还是神经源性。

(4)胃肠传输试验：服用不透X线标志物20个后48小时拍摄腹片1张(正常时多数标志物已经抵达直肠或已经排出)，必要时72小时再摄腹片1张，观察标志物的分布对判断有无慢传输型便秘很有帮助。

(5)肛门直肠测压：能检查肛门直肠功能有无障碍，如用力排便时肛门外括约肌的矛盾性收缩，直肠气囊注气后缺乏肛门直肠抑制反射以及直肠壁的感觉阈值异常等。气囊排出试验反映了肛门直肠对排出气囊的能力，不过排出气囊与硬粪的意义尚不完全一致。一些难治性便秘，如24小时结肠压力监测缺乏特异的推进性收缩波，结肠对睡醒和进餐缺乏反应，则有助于结肠无力的诊断。此外,肛门测压结合超声内镜检查能显示肛门括约肌有无生物力学的缺陷和解剖异常,均可为手术定位提供线索。

(6)动态磁共振排便造影:磁共振检查能动态观察排便过程中整个盆底包括泌尿、生殖、消化系统的情况,不仅可以动态观察排便过程中肛直角的变化,并能直接测量耻骨直肠肌的厚度,评价盆底和肛周肌群在排便时的活动是否协调,同时能显示盲肠周围器官的情况,易于发现盆底功能障碍以及伴发的器官下垂。

四、诊断要点

(一)慢性便秘诊断标准

慢性便秘的诊断标准参照中华医学会消化病学分会胃肠动力学组和外科学分会结直便肠肛门外科学组修订的中国慢性便秘的诊治指南(2007,扬州),其借鉴的是罗马Ⅲ标准:

(1)排便费力,想排而排不出大便,干球状便或硬便,排便不尽感,病程至少 6 个月。

(2)排便次数<3 次/周,排便量<35g/d 或 25%以上时间有排便费力。

(3)全胃肠道或结肠传输时间延长。

详细询问病史和进行体格检查可为慢性便秘的进一步诊断提供重要信息。病史可提供重要的信息,如便秘特点(便次、便意、排便困难或不畅以及粪便性状等)、伴随的消化道症状、基础疾病及药物因素等,可有助于指导治疗。应注意报警征象如便血、腹块等以及有无肿瘤家族史及社会心理因素。对怀疑有肛门直肠疾病的便秘患者,应进行肛门直肠指检,可帮助了解有无直肠肿块、存粪以及括约肌的功能。粪检和隐血试验应列为常规检查。必要时进行有关生化检查。结肠镜或影像学检查有助于确定有无器质性病因。确定便秘类型的简易方法是胃肠传输试验。肛门直肠测压能检查肛门直肠功能有无障碍。此外,排粪造影能动态观察肛门直肠的解剖和功能变化。肛门测压结合超声内镜检查能显示肛门括约肌有无生物力学的缺陷和解剖异常,均为手术定位提供线索。应用会阴神经潜伏期或肌电图检查,能分辨便秘是肌源性还是神经源性。对伴有明显焦虑和抑郁的患者,应做有关的调查,并判断和便秘的因果关系。

(二)功能性便秘诊断标准

在排除器质性疾病导致的便秘后,可根据罗马 ID 标准诊断功能性便秘:

(1)必须包括以下 2 项或 2 项以上:

1)至少 25%的排便感到费力。

2)至少 25%的排便为干球状便或硬便。

3)至少 25%的排便有不尽感。

4)至少 25%的排便有肛门直肠梗阻感或阻塞感。

5)至少 25%的排便需要手法帮助(如用手指帮忙排便,盆底支持)。

6)排便次数<3 次/周。

(2)在不使用泻药时很少出现稀便。

(3)没有足够的证据诊断 IBS。

诊断前症状出现至少 6 个月,近 3 个月满足以上标准。

根据引起便秘的肠道动力和肛门直肠功能改变的特点可将功能性便秘分为 3 型:慢传输型便秘(STC)、出口梗阻型便秘(OOC)和混合型便秘(MIX)。STC 主要是结肠动力低下、结肠传输时间延长所致；OOC 患者临床上表现为排便费力、需要手法帮助排便、排便不尽感等。罗马Ⅲ标准又将 OOC 称为功能性排便障碍，功能性排便障碍的诊断必须符合功能性便秘的诊断标准，同时有排便时盆底肌肉不协调收缩、肛门括约肌松弛不够或排便时推进力不足的客观证据。便秘的严重限度可分为轻、中、重三度。轻度指症状较轻，不影响生活，经一般处理能好转，无须用药或少用药。重度是指便秘症状持续，患者异常痛苦，严重影响生活，不能停药或治疗无效。中度则位于两者之间。所谓的难治性便秘常是重度便秘，可见于出口梗阻型便秘、结肠无力以及重度便秘型 IBS 等。

五、鉴别诊断

（一）结肠、直肠、肛门的器质性病变所致便秘

如这些部位的良性及恶性肿瘤，炎症性和肉芽肿性病变，肠系膜血管梗死，硬皮病，先天性巨结肠，先天性无肛门和直肠闭锁，痔疮、肛裂，以及肠外肿块压迫，肠粘连，疝嵌顿等，行肠镜、X 线等检查，可鉴别。

（二）全身性疾病引起的便秘

麻痹性腹膜炎、甲状腺功能亢进或减退、铅中毒等，应有相应的生化指标及物理诊断指标等。

（三）腰、尾段脊髓占位病变所致便秘

行下腹部 CT、脊髓造影等检查可鉴别。

六、治疗

治疗目的是缓解症状，恢复正常肠动力和排便生理功能。因此，总的原则是个体化的综合治疗，包括调整患者的精神心理状态，推荐合理的膳食结构，建立正确的排便习惯；对有明确病因者进行病因治疗；需长期应用通便药维持治疗者，应避免滥用泻剂；外科手术应严格掌握适应证，并对手术疗效做出客观预测。目前西医药物治疗有一定的不良反应，甚至会造成依赖性，而近年来开展的中医辨证治疗为主体的临床研究，深化了中医对本病的认识，在提高临床疗效、减低化学合成药物的不良反应、延长患者的药物有效治疗时间方面，充分显示了中医药治疗本病的潜力和优越性。中西医结合治疗可起到良好的协同作用，充分发挥两方面的优势，可以明显提高疗效，减轻西药不良反应。

（一）辨证治疗

便秘辨证分为虚实两端，实秘当辨热秘及气秘，而虚秘当辨气、血、阴、阳之虚损；治疗以实则泻之、虚则补之为原则，实秘者以清热行气通下为大法，虚秘者以益气、养血、滋阴、温润通便为治法。

1. 实秘

（1）肠道实热

证候：大便干结，口干燥渴，腹胀痛，小便短赤，舌红，苔黄燥，脉滑数。

治法：清热润肠，泻下通便。

方药：麻子仁丸加减。

厚朴 15g，枳实 15g，大黄后下 10g，麻子仁 30g，杏仁 12g，白芍 15g，生地黄 40g。

加减：大便粪块坚硬者，可合用元明粉 10g（冲服）以软坚通便；舌红苔干，便结不通，可合

用增液汤以增水行舟；兼痔疮便血，加用槐花 15g、地榆炭 15g 以清肠止血；兼郁怒伤肝，目赤头昏，可合用更衣丸或当归龙荟丸以清肝泻火。

(2)肠道气滞

证候：大便艰涩难下，胁肋胀痛，嗳气、呃逆，食欲缺乏，腹胀欲便，排便不畅，后重窘迫，舌苔薄白，脉弦。

治法：顺气导滞，降逆通便。

方药：六磨汤加减。

槟榔 15g，木香^后下 12g，枳实 15g，乌药 12g，柴胡 12g，沉香^后下 9g，青皮 9g，白芍 30g。

加减：大便干结者，加用火麻仁 30g、郁李仁 15g 以润肠通便；腹痛攻痛者，加厚朴 15g、莱菔子 15g 以理气止痛；虫积阻滞者，加使君子 15g、苦楝皮 12g 以驱虫理气；因外伤所致者，可加用桃仁 10g、红花 6g、莪术 15g 以活血祛瘀。

2. 虚秘

(1)肺脾气虚

证候：神疲乏力，少气懒言，虽有便意但挣努难下，甚则汗出，大便不干结，舌胖或有齿印，脉虚无力。

治法：益气通便。

方药：黄芪汤加减。

黄芪 18g，党参 15g，白术 60g，陈皮 10g，麻子仁 20g，白蜜 15g，枳实 15g。

加减：大便燥结难下者，加郁李仁 15g、杏仁 15g、瓜蒌仁 15g 以滑润通便；若排便困难，腹部坠胀者，可合用补中益气汤升提阳气；若脘腹痞满，懒言少动者，可加用白扁豆、生薏苡仁健脾祛湿；若脘胀纳少者，可加麦芽、砂仁以和胃消导。

(2)脾肾阳虚

证候：大便不畅，但粪不坚干，腰酸背冷，小便清长，手足不温，或腹中冷痛，舌淡，苔白，脉沉迟。

治法：温润通便。

方药：济川煎加减。

当归 15g，牛膝 15g，肉苁蓉 30g，泽泻 12g，升麻 10g，枳壳 12g，熟附子 12g，干姜 12g，熟地黄 30g，党参 15g。

加减：若寒凝较甚，可予半硫丸口服以温阳散寒通便；胃气不和，恶心呕吐，可加半夏、砂仁以和胃降逆。

(3)津亏血少

证候：大便干结，面色无华，头晕耳鸣，心烦少眠，两颧红赤，口干少津，舌红少苔或舌淡苔白，脉细。

治法：养血润燥。

方药：润肠丸加减。

火麻仁 30g，当归 15g，桃仁 12g，羌活 12g，肉苁蓉 30g，生地黄 30g，何首乌 30g。

加减：腹胀脘痞明显者，加厚朴 15g 以增强行气之功；伴心烦口干，舌红少津明显者可加知母 12g、石斛 15g 以清热养阴；大便干结如球，可合用五仁丸以润肠通便。

（二）其他治疗

1. 中成药

（1）便秘通口服液：功能益气温阳通便，适用于老年性便秘；口服，每次1～2支，每日3次。

（2）麻仁润肠丸：功能润肠通便，适用于肠燥便秘者；口服，每次1～2丸，每日2次。

（3）通幽润肠丸：功能润肠通便，适用于实热便秘者；口服，宜空腹服，每次4丸，每日3次。

（4）槟榔四消丸：功能消食导滞，行气泻水，适用于食积痰饮，消化不良，脘腹胀满，嗳气吞酸，大便秘结者。口服，每次6g，每日2次。

（5）更衣丸：功能泻火通便，主治肠胃实结，心肝火热的大便不通，心烦易怒，夜寐不安，口苦目赤等，湿热所致的便秘不畅亦可用之，适用于习惯性便秘、神经衰弱等疾病；口服，成人每次3g，每日1～2次，小儿酌情服1～1.5g。

（6）半硫丸：功能温肾通便，适用于老年阳虚便秘；口服，每次3～6g，每日2次。

（7）枳实导滞丸：功能消积导滞，清利湿热，适用于湿滞食积、肠道气滞之便秘者；口服，每次6～9g，每日2次。

（8）四磨汤口服液：功能顺气降逆，消积止痛，适用于婴幼儿乳食内滞证、食积证，症见腹胀、腹痛、啼哭不安、厌食食欲缺乏、腹泻或便秘；中老年气滞、食积证、症见脘腹胀满、腹痛、便秘；以及腹部手术后促进肠胃功能的恢复；口服，成人每次20ml，每日3次；新生儿每次3～5ml，每日3次；幼儿每次10mh每日3次。

2. 针灸

（1）体针

1）肠道实热

取穴：大肠俞、天枢、支沟、丰隆、内庭、合谷、曲池。

操作：大肠俞、天枢、支沟、丰隆用泻法，内庭、合谷、曲池平补平泻，留针时间：30分钟，疗程：7～10天为一疗程。

2）肠道气滞

取穴：大肠俞、天枢、支沟、水道、行间、中脘。

操作：用泻法，留针时间：30分钟，疗程：7～10天为一疗程。

3）肺脾气虚

取穴：大肠俞、天枢、支沟、丰隆、脾俞、胃俞、气海。

操作：大肠俞、天枢、支沟、丰隆平补平泻，脾俞、胃俞、气海用补法，留针时间：30分钟，疗程：7～10天为一疗程。

4）津亏血少

取穴：大肠俞、天枢、支沟、水道、足三里、三阴交。

操作：大肠俞、天枢、支沟、水道平补平泻，足三里、三阴交用补法，留针时间：30分钟，疗程：7～10天为一疗程。

5）脾肾阳虚

取穴：大肠俞、天枢、支沟、水道、神阙、关元。

操作：大肠俞、天枢、支沟、水道平补平泻，神阙、关元灸补法，留针时间：30分钟，灸10～

15分钟,疗程:7～10天为一疗程。

(2)耳针

耳针疗法常用胃、大肠、小肠、交感、直肠、皮质下、三焦等穴位,一次取3～4个穴位,中等刺激,每日1次,两耳交替进行,每天按压10次,每次3分钟。

3.穴位敷贴

穴位敷贴是指将药物研末,用一定的溶媒调成膏状或者糊状,或将药物煎煮取汁浓缩后,加入赋形剂,制成糊状药膏,敷贴固定于选定穴位或者脐部,通过皮肤吸收,作用于肠道,从而达到通便目的。实证取大黄末10g、芒硝40g,以适量黄酒调敷肚脐,纱布覆盖,胶布固定,再用热水袋热敷10分钟左右,可使大便排出;虚寒证用附子10g、丁香10g,以适量姜汁调敷肚脐,纱布覆盖,胶布固定,另用热水袋热敷10分钟。

4.推拿按摩

适应证:适用于轻、中度便秘患者,且排除器质性疾病引起便秘者。

(1)按摩腹部从右下腹沿结肠方向,向上、向左、向下循环按摩,反复多次,直至排便时停止。

(2)轻压会阴部。会阴系诸阴之会,司二阴,助排便,或轻叩尾骶部,亦可促使排便。

5.灌肠疗法

适应证:腹痛、腹胀等便秘急症,有粪便嵌塞肠道,数日不下患者。

(1)中药保留灌肠:大黄20g(后下),芒硝15g(冲),枳实20g,厚朴15g,用水煎至200ml,保留灌肠。方法:患者取左侧卧位,暴露臀部,将肛管插入肠道10～15cm后缓慢注入药液,保留20分钟,如无效,间隔3～4小时重复灌肠。

(2)猪胆导法:猪胆1枚取汁,加醋少许,从肛门灌入,适用于津亏热结者。

6.拔罐疗法

取大肠俞、小肠俞、足三里及阳性反应部位。方法:顺时针摩腹3分钟左右,然后在左腹、臀部、大腿后侧阳性反应部位涂抹上万花油或按摩油,用较小的吸附力把火罐吸附在腹部,做顺时针走罐3分钟,以热量深透腹部为度,并留罐10～15分钟。

(吕晓旭)

第十一节　慢性病毒性肝炎

慢性病毒性肝炎(CVH)是指由不同肝炎病毒引起、病程超过半年、肝脏组织病理学呈现慢性炎症的一组疾病。临床上可有相应的症状体征和实验室检查异常,但亦可无明显临床症状。我国以慢性乙型肝炎最为常见。慢性乙型肝炎的发病机制主要是由于机体对乙肝病毒的免疫应答而导致肝细胞损害,慢性丙型肝炎则主要由于丙肝病毒对肝细胞的直接损害,并与细胞免疫有关。慢性病毒性肝炎常伴肝纤维化,进一步可发展至肝硬化,部分发生肝细胞癌。本病属于中医学的“黄疸”“胁痛”“癥积”“虚劳”等范畴。

一、诊断依据

(一)临床表现

1.症状

部分患者无明显症状,或症状轻微、无特异性,容易被忽视,仅在体检时发现肝大或肝功能异常。典型的慢性病毒性肝炎一般最常见症状为体倦乏力与不适、间断性发作、劳累后加重、食欲减退、恶心、右侧胁部疼痛或不适、腹胀痛、失眠、低热、肌肉或关节酸痛等。

2.体征

可无明显异常体征。典型患者体检可见面部颜色晦暗、巩膜黄染、蜘蛛痣及肝掌；肝脏肿大、质地中等或充实感，有压痛及叩痛，或伴有脾脏肿大。病情严重者可有黄疸加深、腹水、下肢水肿、出血倾向或意识改变。少数患者有肝外表现，如皮疹、关节炎、原发性混合性冷球蛋白血症、再生障碍性贫血、胸膜炎、肾小球肾炎、结肠直肠炎、血管炎等，可出现月经改变、男性乳房发育、睾丸萎缩等内分泌紊乱。

(二)理化检查

1.病原学检查

慢性乙型肝炎：血清 HBsAg 和(或)HBV－DNA 阳性。

慢性丙型肝炎：血清 HCV－RNA 和或抗－HCV 阳性，有条件的应用 Simmonds 等 1～6 型分型法进行基因分型，有助于治疗的个体化和预测疗效。

慢性丁型肝炎：血清抗 HD－IgG 持续高滴度，HDV－RNA 持续阳性。

2.生化学检查

(1)血清转氨酶(ALT 和 AST)：其水平一般可反映肝细胞损伤限度，最为常用，但与病情的严重限度不一定平行。慢性乙型肝炎患者血清 ALT 持续或反复升高，约 30%慢性丙型肝炎患者的血清 ALT 正常。

(2)血清总胆红素：通常与肝细胞坏死限度有关，但需与肝内外胆汁淤积所引起的胆红素升高鉴别。肝衰竭患者血清胆红素常较高，且呈进行性升高，重症者可出现胆红素与 ALT 和 AST 分离现象。

(3)凝血酶原时间(PT)及凝血酶原活动度(PTA)或国际标准化比值(INR)：PT 是反映肝脏合成凝血因子功能的重要指标，PTA 和 INR 是 PT 测定值的常用表示方法，对判断疾病进展及预后有较大价值。

(4)血清清蛋白和前清蛋白：反映肝脏合成功能，慢性乙型肝炎和肝衰竭患者的血清清蛋白和前清蛋白下降或球蛋内升高，表现为血清清蛋白与球蛋白比值降低。

(5)胆碱酯酶(ChE)：可反映肝脏合成功能，对评价病情轻重和监测肝病发展有参考价值。

(6)甲胎蛋白(AFP)：明显升高往往提示肝细胞癌(HCC)，轻度 AFP 升高常提示大量肝细胞坏死后的肝细胞再生，可能有助于判断预后，也可监测 HCC 的发生，但应结合患者的临床表现和 B 超等影像学检查结果进行综合分析。

3.肝脏组织病理学检查

肝穿刺组织病理学检查在肝脏疾病的诊断及预后判定上占有重要地位，是明确诊断，了解肝脏炎症、纤维化限度，以及评价药物疗效的金标准。

4.影像学检查

(1)B 超检查：①轻度：B 超检查肝脾无明显异常改变。②中度：B 超可见肝内回声增粗，肝脏和(或)脾脏轻度肿大，肝内管道(主要指肝静脉)走行多清晰，门静脉和脾静脉内径无增宽。③重度：B 超检查可见肝内回声明显增强，分布不均匀；肝表面欠光滑，边缘变钝，肝内管道走行欠清晰或轻度狭窄、扭曲；门静脉和脾静脉内径增宽；脾脏肿大；胆囊壁有时可见双层征。

(2)CT 检查：慢性病毒性肝炎患者可见肝脾大，肝内可见弥散性 CT 值增高等。

(三)诊断要点

1. 病史

急性肝炎病程超过半年；或原有乙型、丙型、丁型肝炎或 HBsAg 携带史，本次又因同一病原再次出现肝炎症状、体征及肝功能异常；或发病日期虽不明确或虽无肝炎病史，但肝组织病理学检查符合慢性肝炎特征；或根据症状、体征、化验及 B 超检查等综合分析，符合慢性肝炎的特点，均可作为相应诊断依据。

2. 实验室检查

(1)慢性乙型肝炎：血清 HBsAg 和(或)HBV－DNA 阳性，血清 ALT 持续或反复升高，或肝组织学检查有肝炎病变；根据血清 HBeAg 情况分为 HBeAg 阳性(抗 HBe 阴性)慢性乙型肝炎与 HBeAg 阴性(抗 HBe 阳性或阴性)慢性乙型肝炎。

(2)慢性丙型肝炎：血清 ALT 正常或轻至中度升高，血清 HCV－RNA 和(或)抗 HCV 阳性。

(3)慢性丁型肝炎：血清 ALT 轻度或中度升高，血清抗 HD－IgG 持续高滴度，HDV－RNA 持续阳性。

3. 根据生化试验及其他临床和辅助检查结果，慢性病毒性肝炎可进一步分为轻度、中度和重度。具体如下：

(1)轻度：临床症状、体征轻微或阙如，肝功能指标仅 1 或 2 项轻度异常。

(2)中度：症状、体征、实验室检查结果居于轻度和重度之间。

(3)重度：有明显或持续的肝炎症状，如乏力、食欲缺乏、腹胀、尿黄、便溏等，伴有肝病面容、肝掌、蜘蛛痣、脾大并排除其他原因，且无门静脉高压症者。实验室检查血清 ALT 和(或)AST 反复或持续升高，清蛋白降低或 A/G 比值异常、γ－球蛋白明显升高。除前述条件外，凡清蛋白≤32g/L、胆红素大于正常值上限的 5 倍、凝血酶原活动度＜40%、胆碱酯酶＜2500U/L 这四项检测中有 1 项符合者即可诊断为重度慢性肝炎。

轻度慢性肝炎的病理表现为汇管区炎症，有中度淋巴细胞和浆细胞浸润，肝小叶完整，小叶内可有轻度肝细胞变性或点状坏死。中度慢性肝炎的病理表现为汇管区扩大，有大量淋巴细胞和浆细胞浸润，炎症细胞浸润至肝门静脉周围，使肝界板破坏，侵入肝小叶，肝细胞可有嗜酸性变、气球样变、嗜酸性小体形成等改变，小叶受累的范围和限度不均匀，常呈灶性分布；结缔组织增生，一般无明显的再生结节。重度慢性肝炎的病理表现为肝细胞坏死可融合成带，出现桥接坏死。

4. 隐匿性慢性乙型肝炎

指血清 HBsAg 阴性，但血清和(或)肝组织中 HBVDNA 阳性，并有慢性乙型肝炎临床表现者。患者可伴有血清抗－HBs、抗－HBe 和(或)抗－HBc 阳性，部分患者除 HBV－DNA 阳性外，其余 HBV 血清学标志均为阴性。确诊需排除其他病毒及非病毒因素引起的肝损伤。

二、辨证论治

慢性肝炎病机在于湿热疫毒隐伏血分，肝阴不足，或脾肾两亏等。其中疫毒内侵为首要因素，正气虚弱是内在条件，饮食、情志与起居为诱发因素。证候病机为湿热蕴结、肝郁气滞、

肝郁脾虚、肝肾阴虚、脾肾阳虚、瘀血阻络等几个主要方面。临床多表现为虚实夹杂之候。其病位主要在肝，涉及脾、肾两脏及胃、胆、三焦等腑。基本治法为清热利湿解毒，益气养阴补肾。治疗上宜注意辨别邪气在气与在血、病性的正虚与邪实，而选用补虚泻实、益气、行气、活血、健脾、补肾等治法。

（一）湿热蕴结证

证候：右胁胀痛，脘腹满闷，恶心厌油，身目黄或无黄，小便黄赤，大便黏滞臭秽，舌苔黄腻，脉弦滑数。

治法：清热利湿解毒。

方药：茵陈汤合甘露消毒丹加减。

茵陈后下 15g，栀子 9g，制大黄 9g，滑石 15g，黄芩 9g，石菖蒲 9g，浙贝母 6g，广藿香 9g，射干 9g，连翘 15g。

加减：口苦而黏，小便黄赤，加车前草 15g，金钱草 15g，泽泻 9g；发热，口干，口臭，舌苔黄厚，加黄连 3g，草河车 15g，白花蛇舌草 15g；口中黏腻，腹满，便溏，加炒薏苡仁 30g，茯苓 15g，炒白术 12g；齿龈红肿渗血或鼻出血，加牡丹皮 12g，青黛 3g，小蓟 9g。

中成药：①当飞利肝宁胶囊，口服，1 次 4 粒，1 日 3 次；②垂盆草冲剂，冲服，1 次 10g，1 日 3 次；③肝炎灵注射液，肌内注射，1 次 4ml，1 日 1 次。

（二）肝郁气滞证

证候：两胁胀痛，甚则连及胸肩背，且情志激惹则痛甚，胸闷，食欲缺乏，善太息，得嗳气稍舒，大便不调，小便黄，舌质红，舌苔薄白，脉弦。

治法：疏肝解郁，理气和中。

方药：柴胡疏肝散加减。

柴胡 9g，香附 9g，枳壳 9g，陈皮 9g，白芍 15g，川芎 9g，甘草 6g。

加减：胁胀痛较甚，加青皮 9g，川楝子 9g，郁金 9g；烦躁，口干口苦，尿黄便干，加栀子 9g，黄芩 12g，龙胆草 6g；肠鸣腹泻，加白术 12g，茯苓 15g，薏苡仁 30g；恶心呕吐，加广藿香 9g，生姜 6g。

中成药：①慢肝解郁胶囊，口服，1 次 4 粒，1 日 3 次；②疏肝片，口服，1 次 4 片，1 日 2 次。

（三）肝郁脾虚证

证候：胁肋胀满，精神抑郁或性情急躁，面色萎黄，大便溏薄，纳食减少，口淡乏味，脘腹痞胀，舌质淡红，苔白，脉沉弦。

治法：疏肝解郁，健脾和中。

方药：逍遥散加减。

柴胡 9g，当归 12g，白芍 15g，白术 12g，茯苓 15g，薄荷 6g，甘草 6g。加减：胁痛明显，或妇女月经愆期，加香附 9g，川芎 9g，延胡索 9g；疲乏无力，肢倦嗜卧，食入不化，苔白舌淡，边有齿痕者，加炒党参 30g，山药 15g，黄芪 15g，莲子 9g。

中成药：①逍遥丸，口服，1 次 9g，1 日 3 次；②乙肝益气解郁冲剂，冲服，1 次 20g，1 日 3 次，儿童酌减。

（四）肝肾阴虚证

证候：头晕耳鸣，两目干涩，咽干，失眠多梦，五心烦热，腰膝酸软，女子经少或经闭，舌红体瘦、少津或有裂纹，脉细数无力。

治法:养血柔肝,滋阴补肾。

方药:一贯煎加减。

北沙参 9g,麦冬 12g,生地黄 15g,枸杞子 15g,川楝子 9g。

加减:眩晕耳鸣较甚,加天麻 9g,钩藤 12g,磁石腰膝酸软较甚,加桑寄生 15g,牛膝 9g,杜仲 9g,续断 15g;面黄无华,全身乏力,气促,心悸,加黄芪 30g,党参 15g,山药 15g,白术 12g。

中成药:①乙肝养阴活血冲剂,冲服,1 次 20g,1 日 3 次;②麦味地黄丸,口服,1 次 6～9g,1 日 2 次。

(五)脾肾阳虚证

证候:畏寒喜暖,少腹、腰膝冷痛,食少便溏,完谷不化,下肢水肿,舌质淡胖,脉沉细或迟。

治法:温补脾肾。

方药:附子理中汤合金匮肾气丸加减。

党参 15g,白术 12g,茯苓 15g,甘草 6g,干姜 6g,附子先煎 6g,桂枝 6g,山药 15g,生地黄 15g,山茱萸 9g,枸杞子 12g,菟丝子 12g,肉苁蓉 9g。

加减:兼有畏寒,四肢不温,或男子阳痿,女子经少或经闭,加巴戟天 9g,仙茅 9g,淫羊藿 9g;伴体倦乏力,自汗明显,加黄芪 30g,黄精 15g。

中成药:①金匮肾气丸,口服,1 次 6g,1 日 2 次;②右归丸,口服,1 次 6g,1 日 3 次。

(六)瘀血阻络证

证候:胁肋刺痛,痛处固定而拒按,入夜更甚,或面色晦暗,舌质紫暗,脉沉弦或涩。

治法:活血化瘀,通络散结。

方药:膈下逐瘀汤加减。

当归 12g,桃仁 6g,红花 6g,川芎 9g,牡丹皮 12g,赤芍 12g,延胡索 9g,枳壳 9g,丹参 15g,鳖甲先煎 24g,炙甘草 6g。

加减:口干咽燥,舌红少苔,加生地黄 15g,女贞子 15g,北沙参 9g,麦冬 12g;齿衄、鼻出血明显,加青黛 3g,炒黄芩 12g,旱莲草 15g,茜草 9g;女子痛经,经水色暗有块,加鸡血藤 15g,五灵脂包煎 9g,蒲黄包煎 9g,乌药 6g。

中成药:①人参鳖甲煎丸,口服,1 次 3g,1 日 3 次;②大黄蛰虫丸,口服,1 次 4.5g,1 日 2 次。

三、其他治法

(一)针刺

取穴合谷、外关、足三里、阳陵泉、阴陵泉、中封等,每次选取 3～4 穴,用提插补泻法,先泻后补,留针 30 分钟,隔 10 分钟提插捻转 1 次,1 日 1 次,可提高机体免疫状态,改善肝功能。

(二)外敷

补肝膏:鳖甲 10g,党参、生地黄、熟地黄、枸杞子、五味子、当归、山茱萸各 64g,黄芪、白术、白芍、川芎、醋香附、山药、酸枣仁、五灵脂各 32g,柴胡、牡丹皮、栀子、龙胆草、瓜蒌、黄芩、茯苓、川木通、羌活、防风、泽泻、甘草各 22g,连翘、续断、吴茱萸、陈皮、法半夏、红花各 12g,薄荷、肉桂各 6g,乌梅 5 个。用麻油熬,黄丹收,加牛胶搅。膏贴痛处,对慢性肝炎胁肋隐痛有一定作用。

(三)气功

静功和内养功,以及太极拳等运动有助于慢性肝病的恢复,或肝病痊愈后的保健。

(孙永强)

第十二节　肝硬化

肝硬化(LC)是对由不同病因引起的广泛性肝细胞变性坏死、肝脏弥散性纤维化、结节性再生伴肝小叶结构破坏和假小叶形成,导致肝脏表面结节性改变,质地变硬的病理形态的概括性描述。肝硬化的临床表现差异甚大,从无症状到肝衰竭,决定于内在肝病的性质和轻重,还与纤维增生的限度有关,晚期则以肝功能减退和(或)门静脉高压征象为主,常出现腹水或多种并发症。全球范围内的年发病率为100(25～400)/10万,发病高峰年龄在35～50岁,中年男性多见,已成为我国常见疾病和重要死亡原因之一。

肝纤维化(LF)是一个可逆的创伤修复反应,其特征是细胞外基质的积累,也就是"瘢痕组织形成",它在慢性、非自限性肝脏疾病之后发生。不管纤维化的潜在原因是什么,纤维化肝组织内的细胞外基质的成分都是相似的。

肝纤维化强调的是慢性肝病的一个共同的病理进程,表现为纤维组织沉积逐渐增多或减少的动态病理过程;而肝硬化则强调的是慢性肝病这个进程中的一个晚期结果,是一个特定的病理状态,有其明确的特征性表现:纤维组织大量聚积,肝小叶结构改建、假小叶及结节形成;由于在肝硬化的治疗上抗纤维化是一个基础性的治疗,因而常出现将二者混为一谈的情况。

根据肝硬化的临床表现和病变特点,代偿期多属于中医"积聚"范畴,失代偿期出现腹水则归属于"鼓胀"范畴,此外,尚涉及"黄疸"、"胁痛"、"水肿"、"血证"等病证。

一、病因病机

(一)中医

1.病因

肝硬化分属中医学的"积聚"、"鼓胀"等,主要病因为疫毒时邪,酒食不节,情志所伤,劳欲过度,虫积水毒及他病日久失治转归所致。积聚与鼓胀之名,首见于《内经》。《灵枢·五变》云:"人之善病肠中积聚者……皮肤薄而不泽,肉不坚而淖泽。如此,则肠胃弱,恶则邪气留止,积聚乃伤",《灵枢·水胀》云:"鼓胀何如?岐伯曰:腹胀身皆大,大与肤胀等也,色苍黄,腹筋起,此其候也"。

(1)疫毒时邪:机体感受湿热疫毒之邪,郁久不去,导致受病脏腑失和,气血运行不畅,痰浊内生,气滞血瘀痰凝,日久形成积聚。正如《诸病源候论·积聚病诸候》云:"诸脏受邪,初未能成积聚,留滞不去,乃成积聚。"

(2)酒食内伤:嗜酒过度或饮食不节,嗜食肥甘厚味,滋生湿热,损伤脾胃,湿浊内停,凝结成痰,阻滞气机,痰血瘀阻,气、血、痰互相搏结,而致积聚,积之既久,体气渐衰,气血郁滞则瘀阻不行,水湿滞留、气血交阻而成鼓胀。《景岳全书·肿胀》云:"少年纵酒无节,多成水鼓。盖酒为水谷之液,血亦水谷之液,酒入中焦,必求同类,故直走血分。第年当少壮,则旋耗旋生,固无所觉,及乎血气渐衰,则所生不偿所耗,而且积伤并至,病斯见矣"。

(3)情志所伤:情志致病,首先病及气分,气逆伤肝,使肝气不舒,脾气郁结,导致肝脾气机阻滞,继则由气及血,使血行不畅,经隧不利,脉络瘀阻;横逆犯脾,运化失职,水液运化发生障碍,以致水、湿停留与血瘀蕴结,日久不化,痞塞中焦,便成鼓胀。《济生方·积聚论治》云:"忧、思、喜、怒之气,人之所不能无者,过则伤乎五脏……留结而为五积"。《杂病源流犀烛·肿胀源流》云:"鼓胀……或由怒气伤肝,渐蚀其脾,脾虚之极,故阴阳不交,清浊相混,隧道不通,郁而为热,热留为湿,湿热相生,故其腹胀大"。

(4)劳欲过度:肾为先天之本,脾为后天之源,互为根本,劳欲过度,导致脾肾亏虚,脾伤则不能运化水谷,以资化源,因而气血不足,水湿内生;肾伤则气化不行,不能温化水液,因而湿聚水生、气血凝滞而成鼓胀。《风劳鼓膈四大证治》云:"劳倦所伤,脾胃不能运化而胀"。

(5)虫毒侵袭:感染血吸虫,虫阻脉道,内伤肝脾,肝伤则气滞,脾伤则湿聚为水,虫阻脉络则血瘀,升降失常,清浊相混,终致气血不畅,脉络瘀阻,水停腹中,积渐而成鼓胀。正如《诸病源候论·水蛊候》云:"此由水毒气结聚于内,令腹渐大,动摇有声,常欲饮水,皮肤粗黑,如似肿状,名水蛊也"。

(6)他病转归:黄疸病后,经久不退,湿邪留恋,阻滞气血;或久疟不愈,湿痰凝滞,脉络痹阻,日久不愈,均可转归演变。

2.病机

积聚主要涉及肝、脾两脏,鼓胀涉及肝、脾、肾三脏,病机主要为气滞、血瘀、痰结、水停及正气亏虚。肝脾损伤日久,致肝郁脾虚,脾虚则运化失职,清阳不升,浊阴不降,清浊相混,水湿停聚;脾虚日久及肾则膀胱气化无权,水不得泄而内停,反复持续终致肝脾肾俱损,水痰聚停腹中,渐成鼓胀。总之,病位在肝、脾、肾,病理特点为虚实夹杂、本虚标实。

(二)西医

肝硬化的病因很多,不同地区有所差别,欧美国家以慢性乙醇中毒较多,我国以病毒性肝炎为主,近年来乙醇性肝硬化发病率亦有上升趋势。此外,还包括非乙醇性脂肪性肝炎、胆汁淤积、自身免疫性肝病等因素。

1.病毒性肝炎

主要为乙型、丙型和丁型肝炎病毒感染,占60%~80%,通常经过慢性肝炎阶段演变而来,急性或亚急性肝炎亦可以直接演变为肝硬化,病毒重叠感染可加速发展至肝硬化。

2.慢性乙醇中毒

在我国约占15%,近年来有上升趋势。长期大量饮酒(一般为每日摄入乙醇80g达10年以上),可由乙醇性肝炎发展为肝硬化;合并HBV感染可能会促进肝损伤,更易导致肝硬化。

3.非乙醇性脂肪性肝炎

新近国外研究表明,大约20%的非乙醇性脂肪性肝炎(NASH)可发展为肝硬化。据统计70%不明原因肝硬化可能由NASH引起,目前我国尚缺乏相关研究资料。

4.胆汁淤积

持续肝内淤胆或肝外胆管阻塞时,高浓度胆酸和胆红素可损伤肝细胞,引起原发或继发性胆汁性肝硬化。

5.肝静脉回流受阻

慢性充血性心力衰竭、缩窄性心包炎、肝静脉阻塞综合征(Budd-Chiari综合征)、肝小静脉闭塞病等引起肝脏长期瘀血缺氧。

6. 遗传代谢性疾病

先天性酶缺陷疾病致使某些物质不能被正常代谢而沉积在肝脏，如肝豆状核变性（铜沉积）、血色病（铁沉积）、α1－抗胰蛋白酶缺乏症等。

7. 工业毒物或药物

长期接触四氯化碳、磷、砷等毒物或服用双醋酚汀、甲基多巴、异烟肼等有肝损伤的药物可导致肝硬化。

8. 自身免疫性肝病

病因和发病机制不十分明确，临床女性多见，近年来随着认识及诊断水平的提高，其患病率逐年升高，成为肝硬化的重要病因之一。

9. 血吸虫病

虫卵沉积于汇管区，引起肝脏汇管区纤维结缔组织增生，导致肝纤维化和窦前性门静脉高压，随着血吸虫病的有效防治，其所致肝硬化的比例逐渐下降。

10. 隐源性肝硬化

病因仍不明者占5％～10％。

门静脉高压是肝硬化病理生理的特征性表现，它是由于肝脏微循环障碍引起门静脉回肝血流阻力增高所致，临床除可见肝静脉血流压力升高（如门静脉内径增宽，流速下降或反流等）外，晚期更可见诸多侧支循环形成的表现，如食管胃底静脉曲张，腹壁静脉曲张，痔静脉扩张等。

肝脏微循环障碍的主要机制和病理基础是肝窦毛细血管化、窦状隙缩小及肝内血管交通支的形成，这其中主要的是肝窦毛细血管化的逐渐形成。大量研究表明在肝硬化的早期，即有肝脏微循环的改变，随着肝硬化的发展，微循环障碍逐渐明显（即：肝窦内皮窗孔数逐渐减少或消失，内皮下基膜逐渐形成，形似连续毛细血管，这一过程称为肝窦毛细血管化），其主要特征是：肝窦内皮细胞（SEC）持续失窗孔和基膜（BM）的形成，它好似形成一层膜，在肝细胞与血液之间竖起一道屏障，使肝窦通透性大为下降，严重阻碍了肝细胞的血液供应。肝脏在这种缺氧状态下，又会进一步受到损伤，导致病理改变不断加重。肝硬化的病理形态学表现可以从三个层面观察：①大体形态学：目前，国外学者认为肝脏表面结节形成这一表现是诊断肝硬化的“金标准”，形态学的典型改变可分为三类：a. 小结节型；b. 大结节型；c. 大小结节混合型。②组织学（光镜）观察：a. 结缔组织增生，假小叶形成；b. 肝窦腔内红细胞聚集、微血栓形成；c. 肝窦明显狭窄；d. 部分出现中央静脉内、门小静脉内微血栓形成。③组织学（超微结构电镜）下观察：a. SEC胞体肿胀，胞质丰富，突向肝窦腔，并可出现WP小体；b. SEC窗孔数有不同限度的减少；c. SEC下形成断续或连续的基膜，狄氏腔内胶原纤维增生。

二、临床表现

多数起病隐匿，进展缓慢，可隐匿数年或数十年之久，因肝脏代偿功能较强，疾病早期可无明显临床症状或症状轻微，许多患者是在体格检查或手术时才被发现，也有出现腹水或并发症时才被确诊。目前普遍将其按临床表现分为代偿期肝硬化和失代偿期肝硬化，此种分期对临床分析病情有较大帮助。

（一）肝功能代偿期

症状较轻，常缺乏特异性。可有乏力、食欲减退、恶心、右上腹胀痛等消化道不适症状可因劳累或其他疾病诱发加重，经适当治疗、休息后可缓解；体征不明显，肝脏轻度肿大，质偏硬,部分患者伴脾大,并可出现蜘蛛痣和肝掌。肝功能检查多在正常范围内或仅有轻度异常。

(二)肝功能失代偿期

以肝功能减退和(或)门脉高压征象为主,同时可伴有全身多系统症状。

1. 症状

(1)疲倦乏力:胃肠道长期淤血,使消化吸收功能下降,糖、蛋白质、脂类等代谢障碍;电解质代谢紊乱,如低钠、低钾血症等的发生;体内毒素的排泄障碍等都是引起乏力的重要因素。

(2)食欲减退:可伴有恶心、呕吐,多由于胃肠道慢性充血,分泌与吸收功能紊乱所致。

(3)腹泻:与肠壁淤血水肿,胆盐、胰酶分泌减少导致吸收不良(以脂肪为主)及肠道菌群失调或感染相关。

(4)腹胀:可能由低钾血症、胃肠胀气、腹水和肝脾大所致。

(5)不规则发热:低热为主,可能与肝细胞炎性坏死,蛋白质及其代谢产物吸收产热所致有关;另外,肠源性内毒素清除减少,刺激机体产生过多的内源性致热原可引起发热;合并肿瘤的患者可出现癌性发热。

(6)出血倾向:常出现牙龈、鼻腔出血或皮肤和黏膜紫斑或出血点,主要是由于凝血因子的合成减少,脾功能亢进引起血小板破坏增多。

(7)内分泌紊乱:男性可有性功能减退,女性可出现闭经、不孕,醛固酮和抗利尿激素增多可导致水钠潴留。

(8)门静脉高压症状:食管胃底静脉曲张破裂出血时可出现呕血、黑便;脾亢导致贫血,可有睑结膜、甲床苍白。

2. 体征

(1)面容:晦黯、黝黑无光泽,可能由于雌激素灭活减少,使体内硫氨基对氨酸酶的抑制作用减弱,酪氨酸转化成黑色素增多所致。

(2)黄疸:提示肝细胞损害较重,肝脏储备功能已明显减退,如黄疸持续不退或进行性加深则预后较差。

(3)腹壁静脉曲张:门静脉高压和侧支循环建立与开放所致。

(4)腹水:提示肝功能失代偿,主要由门静脉压力升高,肝功能减退导致低蛋白血症及有效循环血容量不足引起。

(5)胸腔积液:以右侧多见,可能与下列因素有关。①腹水通过膈淋巴管或膈肌裂孔进入胸腔;②低清蛋白血症;③侧支循环建立以后,奇静脉及半奇静脉回流血量增加。

(6)肝脾大:早期肝脏肿大,质韧或稍硬;晚期缩小、坚硬,表面呈结节状。脾脏一般为中、重度肿大,有时可为巨脾。

(7)内分泌紊乱征象:男性乳房发育,睾丸萎缩,毛发脱落;雌激素灭活减少,可使前胸,肩背部,上肢周围毛细血管扩张而产生蜘蛛痣与肝掌。

(三)常见并发症

1. 上消化道出血

常有呕血、粪便潜血阳性、疲乏无力、精神萎靡、头昏、心悸、黑矇、口干、皮肤灰白湿冷、甲床苍白等表现,出血量大并发休克者可有意识模糊、烦躁不安等。

2. 自发性腹膜炎

多有发热、腹部压痛,少数病例无腹痛或发热,表现为低血压或休克、顽固性腹水或进行性肝衰竭。致病菌多为革兰氏阴性杆菌(大肠埃希菌),血常规、腹水相关检查可辅助诊断。

3.肝性脑病

以慢性反复发作的性格、行为改变,甚至木僵、昏迷为特征,常伴有肌张力增高、腱反射亢进、扑翼征、踝阵挛阳性或巴宾斯基征阳性等神经系统异常。根据患者意识障碍限度、神经系统表现临床可分为四期,发病机制迄今尚未完全阐明,高血氨是公认的最关键因素之一。

4.电解质和酸碱平衡紊乱

常见低钾低氯血症、低钠血症、呼吸性碱中毒及代谢性酸中毒;最近研究表明,顽固性低钠血症可作为评估预后的独立性预测因子。

5.肝肾综合征

终末期肝病患者,由有效循环血容量不足及肾内血液重新分布引起,以肾功能不全、内源性血管活性物质异常和动脉循环血流动力学改变为特征的一组临床综合征。又称为功能性肾衰竭,表现为少尿、无尿、氮质血症,临床分为 1 型和 2 型。1 型:快速进行性肾功能减退,2 周内血肌酐较基线升高 1 倍以上并＞2.5mg/dL,或 2 周内从初始血清肌酐清除率下降 50% 至 20ml/min。2 型:稳定或非进行性肾功能损害,血清肌酐＞1.5mg/dL,或 24 小时肌酐清除率＜40ml/min。

6.原发性肝癌

早期并没有明显的特异性症状,晚期可出现肝区疼痛,肝大及消瘦乏力,发热,黄疸,腹水等全身和消化道症状。甲胎蛋白(AFP)测定对诊断原发性肝癌有重要意义,同时 B 超、CT、MRI 等影像学检查有重要诊断价值。

7.肝肺综合征

是在严重肝病或门脉高压的基础上出现肺内血管异常扩张,气体交换障碍,动脉血氧合作用异常导致的低氧血症及一系列病理生理变化,主要表现为呼吸困难、发绀、低氧血症。

8.门静脉血栓形成

与门静脉梗阻时门脉内血流缓慢、门静脉硬化等因素有关,如突然产生完全性梗阻,可出现剧烈腹痛、腹胀、便血、休克、脾脏迅速增大和腹水增加等。

三、实验室和其他辅助检查

(一)血常规检查

代偿期多在正常范围内,后期可出现血白细胞及血小板、红细胞降低,其中血小板降低尤为明显;合并感染时,白细胞常升高或较基础值升高。

(二)尿常规

一般正常,有黄疸时可出现胆红素,并有尿胆原增加。

(三)大便常规

消化道出血时可见肉眼黑便或柏油便,门脉高压性胃病引起的慢性出血,大便隐血试验阳性。

(四)肝损伤、肝功能指标

1.血清酶学

肝硬化患者的血清转氨酶水平一般升高不显著,AST/ALT 比值有一定意义;GGT 为诊断乙醇性肝损害的较好指标;肝硬化伴胆汁淤积、胆道梗阻时 ALP 升高明显。

2.胆红素代谢

肝功能代偿期,无明显黄疸或轻微;在失代偿期,约半数以上患者出现黄疸,血清结合胆红素与总胆红素含量均有升高。

3.蛋白质代谢

肝功能失代偿期明显降低,清蛋白合成减少,球蛋白增高,白球比降低或倒置。血氨作为体内蛋白质代谢的产物,在重度肝功能障碍时常升高,可导致肝性脑病。

4.糖类代谢

葡萄糖耐量常降低,可合并肝源性糖尿病,病情较重者易出现反复低血糖,对评估病情、指导预后有意义。

5.脂类代谢

肝硬化代偿期,血中总胆固醇正常或稍偏低,失代偿期多明显降低,且与肝细胞坏死的严重限度有关。

6.凝血酶原时间

失代偿期时常不同限度延长,对判断肝脏疾患的严重限度和评估预后有重要价值,是一项独立性预测因子。

7.肝纤维化标志物

透明质酸(HA)、层粘连蛋白(LN)等肝纤四项指标易受肝内炎症、纤维化活动度等影响,且无特异性,可联合其他生化检查指标辅助诊断。

(五)肿瘤标志物

1.甲胎蛋白(AFP)

目前诊断肝细胞癌特异性最强的肿瘤标志物,对于甲胎蛋白≥40μg/L 超过 1 个月,或≥200μg/L 持续 2 个月,排除妊娠、生殖腺胚胎癌、活动性肝病,应该高度怀疑肝癌。

2.α-L-岩藻糖苷酶(AFU)与 AFP 联合检测可提高原发性肝癌诊断阳性率。

(六)病原学、免疫学检查

1.病毒性肝炎血清学标志物

乙、丙、丁病毒性肝炎血清标志物阳性,HBV-DNA、HCV-RNA 定量检测有助于明确肝硬化病因。

2.自身免疫性肝病相关抗体

抗线粒体抗体 M2 亚型(AMA-M2)、抗核抗体(ANA)、抗平滑肌抗体(SMA)等相关自身抗体阳性对 PBC、AIH 等胆汁淤积性肝病的诊断有重要价值。

3.T 淋巴细胞亚群

CD3、CD4、CD4/CD8 均较正常偏低,提示肝硬化患者存在免疫功能紊乱。

4.体液免疫指标

免疫球蛋白升高,以 IgG 增高显著,蛋白电泳示球蛋白升高;补体 C3、C4 可出现明显的降低,提示肝脏合成补体功能障碍,免疫功能低下。

(七)腹水检查

1.腹水常规

镜下腹水中性粒细胞(PMN)计数>2.5×10^8/L,应考虑自发性腹膜炎。

2. 腹水生化

血清一腹水清蛋白梯度(SAAG)＞11g/L 时，提示门脉高压明显，腹水为漏出液可能性大。

3. 腹水细菌培养

腹水培养常为阴性，但在指导抗生素治疗方面有重要意义，所有怀疑自发性腹膜炎的患者在抗生素治疗之前都应进行血培养。

(八)其他检查

1. 腹部 B 超检查

可提示肝脏变形，边缘变钝、表面凹凸不平、呈结节状或细齿状、肝实质回声增强、脾大、门静脉增宽等声像，能检出少量腹水，且能为肝内占位提供重要的筛查手段。

2. MRI 和 CT

早期体积常增大，后期变小，左右肝叶比例失调，右叶常萎缩，左叶及尾叶常代偿性增大，肝表面不规整，凹凸不平，并发腹水时可见低密度影。

3. 胃镜检查

胃黏膜糜烂水肿，可见充血性红斑、“马赛克征”、“蛇皮征”，门脉高压显著者有食管胃底静脉曲张，为诊断门静脉高压提供可靠指标，同时可评估出血风险。

4. X 线检查

食管胃底钡剂造影，可见静脉出现虫蚀样或蚯蚓样静脉曲张变化，诊断价值不及胃镜，但有简便易操作、无痛苦等优点。

5. 肝穿刺活组织检查

适用于代偿期肝硬化的早期诊断、肝硬化结节与小肝癌鉴别诊断。

6. 腹腔镜检查

腹腔镜下的肝脏大体形态学检查是目前诊断肝硬化的“金标准”，可在病理形态学上提高早期肝硬化的诊断，其特征性表现有：肝脏质地变硬，表面形成结节样改变(小结节型，大结节型，大小结节混合型)。

7. 肝脏瞬时弹性成像

利用超声技术通过肝脏组织对低频超声震动波反射而来的弹性数值，来评估肝脏的硬度，单位以千帕(kPa)来表示。弹性数值测量范围是 2.4～75.4kPa，弹性数值越大，表示肝组织质地越硬，纤维化限度越严重。肝纤维化限度按弹性数值分为 F0、F1、F2、F3 和 F4 共 5 个等级：F0 为无肝纤维化，≥F1 为轻度肝纤维化，≥F2 为中度肝纤维化，≥F3 为重度肝纤维化，F4 为肝硬化。初步研究显示诊断慢性乙型肝炎显著肝纤维化(METAVIR 分期≥F2)和肝硬化(F4)的诊断界值分别为 7.9kPa 和 13.8kPa，且弹性测定值在 13kPa 以上多提示结节样改变的肝硬化状态。

四、诊断要点

(一)诊断依据

1. 主要指征

(1)内镜或食管吞钡 X 线检查可见食管胃底静脉曲张。

(2)B 超提示肝回声明显增强、不均、光点粗大；或肝表面欠光滑，凹凸不平或呈锯齿状；

或门静脉直径≥1.4cm;或脾脏增大,脾静脉直径≥1.0cm。

(3)腹水,伴腹壁静脉曲张。

(4)CT显示肝外缘结节状隆起,肝裂扩大,尾叶/右叶比例>0.05,脾大。

(5)肝组织病理学:KnodellHAI评分纤维化分期积分为4分,Ishak评分纤维化分期积分为6分或参照2000年《病毒性肝炎防治方案》中慢性肝炎组织病理学分级、分期标准,纤维化限度达到S4期可诊断为肝硬化。

(6)光镜下观察:①结缔组织增生,假小叶形成;②肝窦腔内红细胞聚集、微血栓形成;③肝窦明显狭窄;④部分出现中央静脉内、门小静脉内微血栓形成。

(7)腹腔镜下肝脏大体形态学:①小结节型;②大结节型;③大小结节混合型。

具备第(5)、(7)项者可确诊或其他任何一项结合部分次要指征亦可确诊。

2.次要指征

(1)体征:肝病面容(脸色晦黯无华),可见蜘蛛痣、肝掌、黄疸、下肢水肿、肝脏质地偏硬、脾大、男性乳房发育。

(2)化验:一般肝功能异常(血清清蛋白含量下降,A/G倒置,血清胆红素升高,凝血酶原时间延长)。

(二)病因诊断依据

(1)肝炎后肝硬化有明确的慢性病毒性肝炎史和(或)血清病毒标志物阳性。

(2)乙醇性肝硬化需有长期大量饮酒史(一般为每日摄入乙醇80g达10年以上)。

(3)血吸虫肝硬化有明确的血吸虫感染史或疫水接触史。

(4)其他病因引起的肝硬化需有相应的病史及诊断,如长期右心衰竭或下腔静脉阻塞,长期使用肝损伤药物,自身免疫性疾病,代谢障碍性疾病等。

(三)分级、分期判断依据

1.分级

按Child-Pugh评分分级。

2.分期

分临床前代偿期、临床代偿期和失代偿期。符合肝硬化形态学诊断标准,但未达到临床诊断标准可定为临床前代偿期;符合肝硬化代偿期诊断标准,除外临床前代偿期者可定为临床代偿期;凡具有较明显的肝功能损害(血浆清蛋白低,直接胆红素升高,凝血酶原时间延长等)及门脉高压表现(脾大,脾功能亢进,腹水等)者,可定为失代偿期。

五、鉴别诊断

(一)慢性肝炎

早期肝硬化与慢性肝炎临床表现十分相似,鉴别较困难。常需依据病理学检查明确诊断。

(二)与引起腹水的疾病鉴别

引起腹水的疾病有:结核性腹膜炎、腹腔肿瘤如间皮细胞瘤、原发性腹膜癌和卵巢肿瘤等。实验室检查对于鉴别腹水的病因十分重要。此外,肝功能、B超、CT及MRI检查也有助于鉴别。

(三)原发性肝癌

原发性肝癌多数在肝硬化基础上产生。早期原发性肝癌与肝硬化鉴别主要依赖血清学与影像学检查。甲胎蛋白是原发性肝癌的特异性血清学标记。B超、CT及MRI检查可见明确肝实质占位性病变。

(四)与其他门脉高压症鉴别

如Budd-Chian综合征、缩窄性心包炎、门静脉血栓形成和慢性胰腺炎等。

(五)特发性门静脉高压症

特发性门静脉高压症是一种原因不明且多不伴有肝硬化的门脉高压性疾病,主要表现为反复上消化道出血和脾功能亢进。彩色多普勒检查对诊断该病具有重要意义。

六、治疗

肝硬化的治疗目标在于抑制肝纤维化进展和争取早期肝硬化的逆转,从而改善患者的肝脏功能与结构,延缓肝硬化及其失代偿期的发生,减少肝细胞癌等并发症的出现,改善生活质量,延长患者生存期。肝硬化的治疗仍以药物为主,尽管对肝纤维化进行了长期、大量的研究,但到目前为止,仍无有肯定疗效的抗纤维化西药,为防止致病因素进一步使病情恶化,治疗原发病可能在一定限度上防止肝硬化进展。近年来,随着基础与临床研究的不断深入,中医药在促进早期肝硬化的逆转上具有较好综合疗效,其作用已得到初步证实。

肝硬化代偿期,病邪尚浅,正气未大伤,多表现为邪实为主,兼有正虚,病位主要在肝、脾,治疗应在辨别虚实的基础上,虚中求实,攻补兼施,根据不同个体的证候表现及邪正盛衰的具体情况,治以疏肝理气、清热利湿、活血化瘀或健脾温肾、滋肾养肝、温中健脾,并在基础辨证之上加强疏肝健脾,活血软坚;肝硬化失代偿期,病程日久,体质虚弱,肝脾肾俱损,临证所见,往往本虚标实,以虚为主,且后期可出现诸多严重并发症,治疗原则以扶正为主,兼顾祛邪。对于气滞血瘀、水湿内停之水肿,宜治以行气,利水,祛瘀,化痰;阳热亢盛,痰湿蒙窍出现神昏者,则宜清热解毒,凉营开窍或芳香化浊,豁痰开窍等。

(一)辨证治疗

本病初期多肝脾失调,以气滞血瘀、湿热蕴结为主,后期兼有水湿内停。应谨守病机,分清气滞、血瘀、湿热和水湿的偏盛;病程迁延日久不愈,可出现脾肾阳虚或肝肾阴虚。本病的病理为本虚标实,虚实交错,故治疗应注意攻补兼施,补虚不碍实,攻实不忘虚。

1.肝气郁结(含肝郁脾虚)

证候特点:胁肋胀痛或窜痛,急躁易怒,喜太息,口干口苦,或咽部有异物感,食欲缺乏或食后胃脘胀满,便溏,腹胀,嗳气,乳房胀痛或结块,舌苔薄白,或有齿痕,脉弦。

治法:疏肝理气,健脾行水。

推荐方剂:柴胡疏肝散或柴芍六君汤,水湿内停时合苍牛防己黄芪汤或胃苓汤加减。

基本处方:柴胡10g,枳实10g,白芍10g,香附10g,白术10g,茯苓10g,陈皮10g,苍术6g,厚朴10g,猪茯苓15g,泽泻15g,桂枝10g,甘草5g。每日1剂,水煎服。

加减法:尿少者加车前子15g以利小便;泛吐清水者加法半夏12g、干姜6g和胃降逆散寒;腹胀甚者加木香12g、槟榔15g以行气消胀;若单腹胀大,面色晦滞,尿黄而少,此属气滞夹热,宜用排气饮加白茅根10g、车前子15g以理气消胀,清热利水;胁下刺痛不移,面青舌紫,脉弦涩,属气滞血瘀,加延胡索12g、莪术10g、丹参15g;舌苔黄腻,口苦口干而不欲饮食,小便短少,脉弦滑而数,属湿阻化热,加栀子15g、茵陈蒿30g;精神困倦,大便溏薄,舌质淡胖,苔白腻,脉缓,属寒湿偏重,加干姜6g、砂仁6g。

2.脾虚水停(含脾虚湿盛)

证候特点:腹大胀满,按之如囊裹水,甚则颜面微浮,下肢水肿,脘腹痞胀,得热稍舒,精神困倦,怯寒懒动,食少便溏,尿少,舌苔白腻或白滑,脉缓。

治法:温中健脾,行气利水。

推荐方剂:实脾饮或参苓白术散加减。

基本处方:白术 15g,熟附子 10g(先煎),干姜 10g,木瓜 10g,大腹皮 15g,茯苓 15g,厚朴 10g,木香 10g,草果 6g,大枣 15g,生姜 10g,炒薏苡仁 15g,车前子 15g(布包),甘草 6g。每日 1 剂,水煎服。

加减法:水湿过甚者,加桂枝 10g、猪等 15g、泽泻 15g 以助膀胱之气化而利小便;气虚息短,加黄芪 30g、党参 15g 以补脾肺之气;胁腹痛胀,加郁金 15g、青皮 6g、砂仁 6g 等以理气宽中。

3.湿热蕴结(含湿热内阻)

证候特点:腹大坚满,拒按,脘腹绷急,外坚内痛,烦热口苦,或见面目皮肤色黄,小便赤涩,大便秘结,舌边尖红,苔黄腻或兼灰黑,脉弦数。

治法:清热利湿,攻下逐水。

推荐方剂:茵陈蒿汤合中满分消丸加减。

基本处方:黄芩 10g,黄连 6g,知母 10g,厚朴 10g,枳实 10g,陈皮 10g,茯苓 12g,猪苓 15g,泽泻 15g,白术 10g,茵陈蒿 30g,栀子 12g,大黄 10g(后下),牵牛子 3g(研末冲服),甘草 6g。每日 1 剂,水煎服。

加减法:热毒炽盛,黄疸鲜明,加龙胆草 10g、半边莲 15g;腹胀甚,大便秘结,加商陆 6g;小便赤涩不利,加陈葫芦 30g、马鞭草 15g;热迫血溢,吐血、便血,去厚朴,加水牛角 30g(先煎)、生地黄 30g、牡丹皮 10g、生地榆 15g。

4.瘀血阻络(含肝脾血瘀)

证候特点:腹大坚满,按之不陷而硬,青筋怒张,胁腹攻痛,面色黑,头颈胸部红点赤缕,唇色紫褐,大便色黑,舌紫黯或瘀斑,脉细涩。

治法:活血软坚,行气利水。

推荐方剂:膈下逐瘀汤或调营饮加减。

基本处方:当归 10g,川芎 10g,赤芍 10g,莪术 10g,延胡索 15g,大黄 10g(后下),瞿麦 10g,槟榔 15g,大腹皮 15g,茯苓 10g,陈皮 10g,肉桂 5g,甘草 6g。每日 1 剂,水煎服。

加减法:水胀满过甚,脉弦数有力,体质尚好,可暂用舟车丸、十枣汤以攻逐水气;瘀结明显,加炮山甲 10g、地鳖虫 10g、水蛭 6g;有出血倾向者,破瘀之药要慎用,总之,攻伐祛瘀之药宜缓缓图效,不能急于求成,且消其大半即止,若胸胁痞胀,舌苔浊腻,痰瘀互结,加郁金 15g、白芥子 6g、法半夏 10g 以化瘀祛痰。

5.脾肾阳虚

证候特点:腹部胀满,入暮较甚,脘闷纳呆,神疲怯寒,肢冷水肿,小便短少,面色萎黄或白,舌质淡胖嫩有齿痕,脉沉细或弦大、重按无力。

治法:健脾温肾,化气行水。

推荐方剂:附子理中汤或济生肾气丸加减,水湿内停时合五苓散加减。

基本处方:熟附子 6g(先煎),干姜 6g,党参 15g,白术 10g,猪苓 15g,茯苓 15g,泽泻 15g,

桂枝 10g，甘草 6g。每日 1 剂，水煎服。

加减法：偏于脾阳虚者，用附子理中汤合五苓散，以温中扶阳，化气行水；偏于肾阳虚者，用济生肾气丸以温肾化气行水，或与附子理中丸交替服用。腹部胀满，食后较甚，以脾阳虚为主者，可予附子理中汤合五苓散方中，加木香 10g(后下)、砂仁 6g(后下)、厚朴 15g 理气消胀；面色晦黯，怯寒畏冷，神疲倦怠，脉细无力，肾阳偏虚者，可于肾气丸中酌加胡芦巴 12g、巴戟天 12g、仙灵脾 12g 以增强温肾之力。四肢面目俱肿，水邪泛滥者，可与实脾饮同用。腹壁青筋显露等血瘀兼证，加赤芍 15g、桃仁 10g、莪术 10g。

6. 肝肾阴虚

证候特点：腹大坚满，甚则青筋暴露，形体消瘦，面色黧黑，唇紫口燥，心烦掌心热，齿鼻有时衄血，小便短赤，舌质红绛少津，脉弦细数。

治法：滋养肝肾，凉血化瘀利水。

推荐方剂：一贯煎合膈下逐瘀汤加减，水湿内停时合猪苓汤加减。

基本处方：生地黄 12g，沙参 12g，麦冬 12g，当归 10g，白芍 12g，枸杞子 12g，牡丹皮 10g，川楝子 10g，桃仁 12g，红花 6g，赤芍 12g，延胡索 12g，香附 12g，枳壳 10g，知母 12g。每日 1 剂，水煎服。

加减法：腹胀甚，加莱菔子 10g、大腹皮 15g 以行气消胀；潮热，烦躁，失眠，加银柴胡 12g、地骨皮 12g、炒栀子 10g、夜交藤 15g 以清泄虚热；小便少，加猪苓 15g、通草 10g、白茅根 30g 以淡渗利尿；齿鼻出血血，加仙鹤草 30g、白茅根 15g 以凉血止血；阴亏阳亢，症见耳鸣、面赤颧红，加龟甲 30g、鳖甲 30g、牡蛎 30g 以滋阴潜阳；小便短赤涩少，湿热留恋不清者，加知母 12g、黄柏 10g、马鞭草 10g、金钱草 15g、茵陈蒿 20g 以清利湿热。

附：鼓胀神昏者按以下证型论治：

1. 热毒炽热、内陷心包

证候特点：高热口渴，烦躁谵语，身目发黄，腹胀便秘，小便黄赤，甚则神志昏乱，舌质红或绛，苔黄燥，脉洪而数。

治法：清热解毒，凉营开窍。

推荐方剂：凉营开窍汤。

基本处方：水牛角 30g(先煎)，生地黄 40g，金银花 30g，石膏 30g，栀子 10g，连翘 15g，茵陈蒿 30g，大黄 12g(后下)。每日 1 剂，水煎服。

加减法：脑水肿者加葶苈子 6g、金钱草 10g、车前子 10g、牵牛子 10g、大戟 6g 等以豁痰导水；有抽搐者加羚羊角 6g、钩藤 10g、石决明 15g、地龙 6g，或加用止痉散(全蝎 6 只、蜈蚣 3 条研末，每次 1.5g，每日 1～2 次)。昏迷者，选用安宫牛黄丸、至宝丹或神犀丹。

2. 痰火内盛、上蒙清窍

证候特点：发热面赤，黄疸，鼓胀，躁扰不安，喉有痰声，谵语烦躁，渐致神昏，大便秘结，小便短赤，舌红，苔黄，脉滑数。

治法：清热化痰，开闭通窍。

推荐方剂：涤痰开窍汤。

基本处方：锻礞石 12g，竹沥 30ml(兑服)，郁金 12g，石菖蒲 12g，牛黄 0.5g(冲服)，栀子 10g，黄连 12g，大黄 12g(后下)，虎杖 30g。每日 1 剂，水煎服。

加减法：痰多可加礞石滚痰丸或安宫牛黄丸。

3.湿热熏蒸、上扰神明

证候特点：身目发黄，恶心呕吐，发热烦渴，头重身困或脘腹胀闷，谵语烦扰，或时醒时昏，大便秘结或黏滞不爽，小便黄短，苔黄腻，脉滑数或弦数。

治法：清利湿热，醒脑开窍。

推荐方剂：化湿开窍汤。

基本处方：水牛角30g(先煎)，黄芩15g，栀子10g，黄柏15g，茵陈蒿30g，鸡骨草30g，田基黄30g，滑石30g，厚朴15g。每日1剂，水煎服。

加减法：恶心呕吐甚，可加竹茹10g、枇杷叶15g、橘皮10g；腹胀满加枳实10g、槟榔10g、大黄6g；小便短少加金钱草12g、白茅根10g、车前草15g。

4.暴毒内攻、神明受困

证候特点：身目呈深黄色，高热，大渴引饮，烦躁不安，神昏谵语，可见鼻出血、齿衄、呕血、便血、身发斑疹，舌红绛，苔黄褐，脉洪数。

治法：清热解毒，凉血开窍。

推荐方剂：涤火开窍汤。

基本处方：水牛角30g(先煎)，羚羊角3g(或锉末冲服、或镑片另炖取汁服)，石膏30g，知母15g，黄芩15g，黄连12g，栀子10g，生地黄40g，侧柏叶15g，茅根30g。每日1剂，水煎服。

加减法：疫毒内攻一型，中医称为疫毒发黄，系毒邪深入血分，见于急性暴发型肝炎，急性重型肝炎者。以上数型均可随证选用安宫牛黄丸(镇静作用较强)、至宝丹(苏醒作用较好)、紫雪丹(镇痉作用较佳)其中一种，每次1～2丸，每日2～3次。昏迷者鼻饲，或加服神犀丹，每次3g，每日3～4次。

5.湿浊蒙蔽、清窍不利

证候特点：黄疸，面色晦滞，食少纳呆，脘闷腹胀，四肢困重，神情淡漠，嗜睡懒言，言语不清，或语无伦次，或如癫如狂，渐渐神志模糊，或时明时暗，甚则昏不知人，口气秽浊。舌红，苔浊腻，脉弦滑。

治法：化湿泄浊，芳香开窍。

推荐方剂：化浊开窍汤。

基本处方：白蔻仁5g，茵陈蒿30g，法半夏12g，胆南星12g，竹茹12g，枳实15g，郁金12g，石菖蒲10g，厚朴15g。每日1剂，水煎服。

加减法：如合用苏合香丸则效果更佳。

6.气阴两竭、时时欲脱

证候特点：神志昏迷，两手抖动，渐见气息低微，汗出肢冷，舌淡，脉微弱。

治法：益气生津，救阴固脱。

推荐方剂：益气固脱汤。

基本处方：黄芪30g，人参30g(另炖)，龙骨30g，牡蛎30g，山茱萸30g，黄精15g，五味子8g，阿胶12g(烊化)，白芍20g，炙甘草12g。每日1剂，水煎服。

加减法：此证为肝性脑病后期，气阴俱竭的表现。若见目合口开，手撒遗尿，面色苍白甚或青紫，脉微欲绝，则为元阳衰微，行将脱绝。治宜回阳救逆，急用参附汤(人参30g，熟附子15g)救治。

（二）其他治疗

1.中成药

（1）扶正化瘀胶囊：活血祛瘀，益精养肝。适于乙型肝炎肝纤维化属“瘀血阻络，肝肾不足证”。口服，每次1.5g，每日3次，6个月为1疗程。

（2）复方鳖甲软肝片：软坚散结，化瘀解毒，益气养血。适于慢性肝炎肝纤维化，以及早期肝硬化属“瘀血阻络，气血亏虚，兼热毒未尽证”。口服，每次4片，每日3次，6个月为1疗程。

（3）安络化纤丸：健脾养肝，凉血活血，软坚散结。适于慢性乙型肝炎、乙肝后早、中期肝硬化属“肝脾两虚、瘀热互结证”。口服，每次6g，每日2～3次，3个月为1个疗程。

（4）大黄蛰虫丸：活血破瘀，通经消癥瘕。适于瘀血内停所致的癥瘕、闭经、盆腔包块。口服，每次1～2丸，每日1～2次。

2.针灸

（1）期门、内关、太冲、阳陵泉、水分、气海。针刺，平补平泻，每日1次，适用于鼓胀证属气滞湿阻者。

（2）阳陵泉、阴陵泉、内庭、太冲、足三里、气海。针刺，平补平泻，每日1次，适用于鼓胀证属湿热蕴结者。

（3）脾俞、中脘、足三里、阴陵泉。针刺，平补平泻，每日1次，适用于鼓胀证属寒湿困脾者。

（4）脾俞、肾俞、阴陵泉、水分、足三里、气海。针刺，平补平泻，每日1次，适用于鼓胀证属脾肾阳虚者。

（5）肝俞、肾俞、阴陵泉、三阴交、足三里。针刺，平补平泻，每日1次，适用于鼓胀证属肝肾阴虚者。

3.中药灌肠

（1）大黄乌梅合剂：大黄30g，乌梅30g。每日1次，适用于毒瘀互结者。

（2）解毒灌肠液：大黄15g，赤芍30g，金银花15g，枳实10g，虎杖15g。每日1次，适用于热毒炽盛者。

（3）通腑泻热合剂：生大黄30g，蒲公英15g，厚朴10g，乌梅15g。每日1次，适用于腑热内结者。

（4）复方大承气汤：大黄15g，芒硝10g，厚朴12g，枳实10g，桃仁10g，炒莱菔子15g，赤芍15g。每日1次，适用于瘀热腑实者。

4.结肠水疗功效：化浊解毒。

适应证：肝硬化血氨偏高或者大便秘结者。

操作方法：由采用结肠透析仪进行透析治疗，连续透析3～7次。透析时每次灌注量500～600ml，患者感觉腹胀、需排便时酌情减少灌注量，排出粪便及液体，如此反复，直至排出液清晰无粪便为止，总透析量约20000ml。

5.穴位注射

（1）丹参注射液：肝俞、足三里、三阴交、太冲，两侧交替注射，每穴1ml，隔日1次，3个月为1疗程，适用于瘀血阻络者。

（2）黄芪注射液：双侧足三里，每穴2ml，隔日1次，3个月为1疗程，适用于气虚瘀阻者。

（3）华蟾素注射液：两侧足三里交替注射，每穴2～4ml，每日2次，2～3个月为1个疗程，适用于毒瘀互结者。

6.中药敷脐治疗

(1)脐饼Ⅰ号方:熟附子、肉桂、白术、大腹皮、莱菔子、木香、陈皮、桔梗等,研末,每次取9g,以姜汁调糊,敷贴脐部,并以TDP灯照射脐部,每次45分钟,1次/日,1周为1疗程,适用于脾肾阳虚者。

(2)遂黄散:甘遂、桂枝、沉香、蝼蛄各5g、大黄、牵牛子各10g,研细末,用米醋调糊加葱白2根,捣碎混匀,外敷神阙穴,上盖湿纱布,热水袋加温,每次热敷60~120分钟,1~2次/日,7天为1个疗程,适用于水瘀互结者。

(3)麝黄膏:田螺1枚,麝香1g,人工牛黄1g,葱白2根,外敷神阙穴,24小时换药1次,7天为1疗程,适用于脾虚湿盛者。

7.耳穴

耳穴取:肝、胆、脾、胰、三焦、胃、食道、贲门,将王不留行籽分"点、线"贴压于诸穴,每天用食拇指按压3~5次,使耳部有胀感,手法不宜过重,每周换贴2次,5次为1个疗程,左右耳交替取穴。

8.推拿

(1)摩腹:搓热双手,右手按在左手背上,用左掌心在脐的周围顺时针方向转摩36次。适用于鼓胀证属寒湿困脾者。

(2)擦涌泉:单掌横置于涌泉穴,来回擦动50次。适用于鼓胀证属肝肾阴虚者。

(3)穴位按摩法:两手掌擦至发热,用手心劳宫穴对准命门、神阙、关元、足三里、涌泉等穴位按摩,每次按摩64次。适用于鼓胀证属元气亏虚者。

9.气功

(1)强肝脾法,具体内容如下:

1)起式:站式身法,三嘘吸,三开合。

2)下功:第一步先出右脚,同时鼻吸气两次;第二步,迈右脚,鼻吸气两次;第三步,迈左脚,同时鼻吸气两次;第四步,右脚向前迈半步,脚尖大拇趾点地,落地点与左脚内踝照海穴平行,两脚间隔约10cm,双手大拇指轻点四指根(胆经),同时鼻吸气1次。如此,四步为一组,循环往复,行走20分钟,每分钟行走速度40~50步。

3)收式:三开合,三嘘吸。

本功法适用于肝郁脾虚者。

(2)腹水疏导功:开脚站立,站式及要求同上,两眼平远视,两臂侧平上起45°,意念想拇指示指分开,以中指为轴,拇指示指向右翻转至最大限度,然后放松,两掌自然返回,连续翻转20分钟。

本功法适用于肝郁气滞湿阻者。

(孙永强)

第三章　神经系统病证及疾病

第一节　病因学

一、病因学概念

病因就是导致人体相对平衡状态紊乱或破坏从而发生疾病的原因，又称为致病因素，它包括六淫、疠气、七情、饮食、劳逸、外伤、寄生虫、药邪、医过以及先天因素等。中医的病因学说就是研究各种致病因素的特点、致病规律及其相互关系，以指导疾病治疗和预防的科学，它是中医基本理论的重要组成部分。病因学主要研究病因的性质及其致病特点的学说。

中医对病因的认识，是医者把患者发病时的临床表现与发病前的生活状况和生活环境的某种变化结合起来思考所作出的结论。它是对患者发病前的生活状况和生活环境同其发病之间的内在联系的一种认定，属于回顾性考察的推论。

二、外感因素

（一）六淫致病

风、寒、暑、湿、燥、火是自然界气候的变化，在正常情况下，并不会导致疾病的发生，称之为六气。但在太过或不及或者是未有其时而有其气的情况下，则可导致人体不适而发病，称之为六淫。

1. 风邪犯脑

风为阳邪，其性开泄，易袭阳位，头为诸阳之会，易受风邪侵袭。如《素问・太阳阳明论》："伤于风者，上先受之。"

风性善行而数变，起病急，致病后变化多端，且易引起各种变证。如中风，起病突然，在短时间内即致病情危急，且病后极易伴发各种变证。

若化为火热，纵火内燔，可发为狂证，即《内经》所谓"重阳者狂"，《诸病源候论》中"狂病者，由风邪入并于阳所为也"，进一步说明了风阳之邪，客于阳位，扰乱神明而发为狂证。

风邪为百病之长，易与它邪合而犯脑。如风寒、风火、风痰、风热等，所致疾病表现为头痛、头晕、半身不遂、高热抽搐等。

风邪致病，多出现感觉、温度觉、肢体觉等方面的异常，如头痛、头晕、体痛、半身不遂、多汗身热、面赤恶风、昏迷、高热、抽搐、身重、骨节酸痛等。风府为督脉穴，自风府而上，是脑风产生的途径。可见，头风，头面中风，目痛或痒，偏风，首风等，都与风邪犯脑有关，只是在风府、在脑户、入脑的差异。

2. 寒中于脑

足太阳为巨阳，而巨阳通于脑，故寒入太阳，亦易入脑。另一方面，寒与肾均属水，寒喜中肾，肾由督脉而通于脑，终至伤脑。头为诸阳之会，阳虚之人寒邪易中于脑。

寒为阴邪，易伤阳气，阳气郁遏，脑之真气不得敷和布达，可见头痛、骨节痛等病症。

寒性收引、凝滞。阳虚之人，阴寒之邪客于阴脉，阴寒内盛，可见"重阴者癫"。

肾阳亏虚之人，触犯大寒，大寒入骨，髓冷脑逆，头齿俱痛。《河间六书》曰："肾虚犯大寒，头痛齿亦痛，痛至数不已者是也。"此则真头痛。《素问·奇病论》论厥头痛，有"当有所犯大寒，内至骨髓，髓者以脑为主，脑逆故令头痛。"

3.暑扰神明

暑邪致病有明显的季节性，多见于盛夏炎热季节或高温作业之人，暑扰脑神，可发为脑病。暑邪致脑病有如下特点：

暑为阳邪，其性炎热，热盛蒸脑，脑之正常生理功能受到干扰，就会出现头痛、烦躁、神昏谵语等症。

暑性升散，易伤津耗气，复致气阴大亏，不能上承于脑，而出现嗜寐怠惰，甚至暑厥等证；筋脉失养可出现颈项强直、口噤不语、抽搐等。

4.湿蒙清窍

久居湿地或冒雨涉水，易感受外来之湿邪。湿为阴邪，易阻气机。"因于湿，首如裹"，湿邪阻遏脑之真气宣发敷布，临床上表现为神情呆滞，喃喃独语，重者可见身形似偶的木僵状态。

湿邪易与热邪胶结，以至湿热不解、湿热蒙蔽脑之清阳，可见癫病痴呆，独语神昏等。湿热上蒙清窍可见耳聋、目瞑；湿阻廉泉则令人不语；湿热阻遏脑之真气使之不能敷布于经络，可致肢体不遂或拘挛痿躄。《素问·生气通天论》有："湿热不攘，大筋软短，小筋弛长。软短为拘，弛长为痿"；《素问·痿论》曰："有渐于湿，以水为事，若有所留，居处相湿，肌肉濡渍，痹而不仁，发为肉痿。"

此外，脾阳不振之人每至湿从内生，湿性重浊粘滞，久留于阴，可致脑神不振而出现困倦多寐。

5.燥邪伤神

燥盛则干，易耗津伤液。津液相成，神乃自生。津液亏耗，则阴血衰少，血不养神，脑神失养，则神识昏乱，可见神志失常之症。此外，燥易伤肺，致肺津不能四布，脑神失养，则可见四肢痿厥不用，《素问·痿论》有："肺热叶焦，发为痿躄，"肺主气，一身之气贯于耳，故能听声"，肺为燥袭亦可致耳鸣、耳聋等。

6.火扰神昏

热极为火，火性炎上，最易伤津，致阴血亏少，脑神失养，而出现神志失常的现象。火邪又极易与其他五邪相合，兼夹为病。如风火相煽，可见两目直视，四肢抽搐，角弓反张等。

《素问·至真要大论》中论述病机，"诸热瞀瘛"、"诸禁鼓慄，如丧神守"、"诸逆上冲"、"诸躁狂越"、"诸病跗肿，疼酸惊骇"、"诸转反戾"等均属火热，充分体现了火热致病的广泛性。

火热灼津伤液，神失所养，可见唇焦舌燥、神昏谵语；火扰心神脑窍，脑神不和，出现烦躁、不寐，甚则狂越妄动，神昏谵语；伤寒后期，寒邪化火，可见舌绛心烦，咽痛不寐。风火相煽可出现两目直视、四肢抽搐、角弓反张等。

情志过极易化火伤神。大怒气逆，上而化火，可出现眩晕、耳鸣、急躁、失眠、多梦等。房事不节，相火妄动，上扰于脑，可见头晕、耳鸣、梦遗等。饮食失节，胃腑化热，上干于脑，则表现为不寐，亦即"胃不和则卧不安"。脑主五志，情志过极化火，在伤及相关脏腑的同时，也上扰于脑，临床上常见的手足心热，心悸虚烦，骨蒸劳热，两颊潮红等，为相伴之症。

（二）疫疠之气致病

疠气是一类具有强烈传染性的致病因素，在中医文献中有"瘟疫"、"疫毒"、"戾气"、"异气”、“毒气”、“乖戾之气”等名称。其性质和致病特点与六淫虽有相似之处，但终有区别。《温疫论》云：“温疫之为病，非风非寒，非暑非湿，乃天地间别有一种疠气所感”。

其特点是发病急骤，病证重笃，症状相似，传染性强，极易流行，故《素问·刺法论》有“五疫之至，皆相染易，无问大小，病状相似”。疠气之为病，从口鼻而入，传变入里，扰及神明；或上扰于肺，上犯脑窍，蒙蔽脑神，导致脑窍闭塞，经络营卫闭阻，气血逆乱出现神昏、谵语、厥逆、闭证等。临床疠气伤人，尽管其感染途径或传变方式不一，但最终必致伤及脑神。多表现为头面肿痛，神昏谵语，不省人事，或发狂谵妄。若治疗得当则预后良好，否则留下神情呆滞、肢体瘫废等后遗症，或发生死亡。

关于温热疫毒导致脑病的发生，《重订广温热论》有清楚的记载：“温热伏邪，内陷神昏，蒙蔽厥脱等危症，……虽由于心包络及胃肝脾肾任冲督等之结邪，为如不关于脑与脑系。盖脑为元神之府，心为藏神之脏，心之神明，所得于脑而虚灵不昧，并智识而省人事，具众理而应万机。但为邪热所蒸……血毒所致，则心灵有时而昏，甚至昏狂、昏颠、昏蒙、昏闭、昏痉、昏厥，而会不省人事矣。”说明了温热疫毒犯脑髓为病。

疫气虽与六淫有不同之处，但均为外来的邪气，均可导致脑病。其致脑病发生的机制：①六淫疫气为害，伤之则病，未有不伤气血者，也未有不伤神者，正所谓“神者，气血所生，生之本也”。而脑为元神之府，“血气一脉并上属于脑”(《诸病源候论》)，故无论伤气或伤神，都会伤及脑而为脑病。②气是构成人体的基本物质，并维持人体的生命功能。而“脑为髓之海，真气之所聚”，疫毒或六淫邪气易导致气之升降运动失常，引起清阳不升，浊阴不降，元神受损，脑病即可发生。

（三）中毒和外伤

在脑病的发生和发展中，中毒或外伤占有一定的比例，中毒所致脑病者临床软为多见。中毒是指有毒物质进入机体对人体的生理功能和组织产生破坏作用。由于中毒方式、类别、性质以及损害程度的不同，因而有多种中毒病名，如常见的药物中毒、食物中毒、酒精中毒、虫兽毒、煤气中毒以及慢性重金属接触性中毒等。临床上无论何种中毒，其病理结局均会对脑神产生必然的损害。如果误食有毒物或某些药物的运用超过其安全剂量，导致毒淫脑脏，则出现神识昏乱、昏迷不醒、语无伦次、烦躁不安、抽搐、瞳仁散大等，重者致人于死。因此，药毒、饮食毒、虫兽毒等都是脑病的重要致病因素。

如食物中毒，轻则厌食，竭绝营养来源，可见反常的精神状态；药物中毒，毒淫脏腑，则神识昏乱，或语无伦次，循衣摸床，口吐白沫，毒犯筋脉则全身抽搐；慢性接触性中毒，由于毒物在体内逐渐蓄积，到一定贮量时则毒气上扰于脑，出现手足震颤，甚则谵妄、昏迷等；急性酒精中毒，酒毒犯脑，扰乱神明，可见狂言乱语，行为暴烈；煤气中毒，毒气黛脑，则见心胸憋闷，口唇紫绀，呼吸微弱，甚则谵语、昏迷等，若抢救及时则病可愈，否则脑神废用，留下终生后遗症，或发生死亡。

外伤导致的脑病，称为外伤性脑病。既可因打击损伤于脑而发病，也可因损伤他脏而病及于脑。外伤包括坠落、撞击、跌打损伤，枪弹、金刃伤，持重努伤，烧烫伤，冻伤以及虫兽伤等等。从临床上看，意外车祸、高空坠落及斗殴是造成颅脑外伤的首要因素，轻则脑髓震荡，表现为头晕头痛，失眠，记忆力减退；重则破脑出血，昏迷不醒，另如狂犬咬伤，病发则烦躁，惊恐不安，恐水，恐风，牙关紧闭，四肢抽搐。金疮破伤，创口不洁，风毒入侵脑髓者，可致破伤风，发则神昏，面容苦笑，牙关紧闭，四肢抽搐、角弓反张等，此类多属邪毒内盛，毒害脑神，病多难治，预后不良。或因脑部受伤（如产伤、跌仆等），血络受损，血溢脉外导致成瘀血阻滞脑部而发病。

三、内伤因素

（一）七情致病

七情是人体对外界客观事物变化的不同情志反映，通常协调的情志活动不会引发疾病，乐观的情绪，舒畅的心境，可以缓和紧张的情绪，使人体气血和平，脏腑功能协调。一旦情志活动不及或太过，超越了人体正常的生理活动范围，使人体气机紊乱，气血失调，即可导致疾病的发生。

七情动神伤脑的机制主要有：①七情易伤害五脏之神，而五神在脑神的统帅下行使其功能，所以五脏之神受伤，脑神亦受损。②七情之为病首先影响气血，而气血在体内的循环，由脑之真气所统帅，故而气血受伤易致脑病。《素问・调经论》云："血之与气并走于上，则为大厥"，这里所说"血之与气，并走于上"，即点明病位在脑。③七情为病无一定的传变次第，也就是说七情致脑病不一定按一般规律传变。从以上论述可见，七情在伤及相关脏腑之神时必将伤及脑神而致脑病，因而，在脑病的病因上有极其重要的意义。

1. 喜

喜为心志，是心情愉快、意气和畅的表现。在正常情况下，喜能缓和精神紧张，使营卫气血通利，心情舒畅，则心功能健全，气机畅达，神明气清。若喜无节制，暴喜过度则使心气涣散而不收，脑神失主，神无所藏而游离。临床上可出现神志恍惚，心悸、不寐、心烦、多梦等症。若喜乐太过，纵生火邪，则可见失神狂乱，狂妄无知，行为异常，不能顾及他人之症。

2. 怒

怒为肝之志，是情志不展、郁气外泄的象征。生理上的发怒可以助肝疏泄，使肝气调达不郁。若过于愤怒，则气郁不畅，脑郁不舒而善疑多虑，神志恍惚，临床上可见头晕、耳鸣、失眠、多梦；或过于愤怒，肝气横逆上冲，血随气逆，并走于上，扰乱脑神，蒙闭清窍，则见头晕目眩，面红目赤，甚至昏厥卒仆，偏身不遂口眼㖞斜。《素问・生气通天论》说："大怒则行气绝而血菀于上，使人薄厥。"

3. 忧（悲）

忧为肺志，是内心郁闷，思愁不解，焦虑担心的外在征兆。以情绪低落焦躁为特点，悲是表情不展、内心痛苦的表现。悲与忧皆内合于肺，过度悲忧，则使肺气抑郁而耗伤。临床多表现为少气懒言，言语低微，面色不华，行动迟缓，意志消沉，记忆力减退等失神之症。忧悲虽为肺所主，但为脑神所统帅，故忧（悲）必影响到脑神。则伤肺扰脑，气机闭塞就会出现胸闷心悸、精神萎靡、意志消沉等症，此即所谓"悲则气消"也。

4. 思

思为脾志，是为适应事物或事态变化，集中精神，为目标的实现而进行反复的思考谋虑。思考问题全靠脑神支持，需通过脑髓而发挥作用。如果思虑太过，神志活动就会受到影响。脑主神，而神以气血为本，久思伤神过度，不仅耗伤阴血，而且暗耗脑髓，扰及神明，易出现失眠、多梦、健忘等症，并且加快脑的衰老。思虑过度，气结损脾，脾伤则气血化生乏源，气血更虚致神失其养，髓海空虚，脑失所用，失其调畅而出现烦躁、不寐等症。临床多见头晕，耳鸣，失眠多梦，健忘，心悸怔忡，腹胀便溏等一系列脑心脾综合病证。

5.恐(惊)

恐为肾志。恐是惧怕的意思,是精神极度紧张所引起的胆怯的表现。肾气通于脑,脑需肾精的不断转化、充满,才能发挥其正常功能,若恐致肾伤,终可致脑之功能失常。再者,若精血不足,而情志神伤则惊恐更易乘之。恐则气下,故恐伤人可致机体气机逆乱,升降失常,脑之功能受到影响,形神失调而致脑病发生。

惊与恐相类似,惊则心无所倚,神无所归,虑无所定,惊慌失措,每发癫、狂、痫证。

(二)饮食劳逸

饮食、劳动、安逸与休息,是人类赖以生存和保持健康的物质基础和生活方式。它提供给人以能量和各种营养物质,维持并促进胎儿、婴幼儿及青少年的生长发育。人体所需气、血、津液、精等,都是从饮食中摄取而来,而这些物质又是神气产生的基础。另一方面,五脏之所欲与五味之所合是在保证生理需求时保持相互协调,一旦有偏差,易损伤相关脏气,因此,维持人体新陈代谢和正常的生命活动就必须要"饮食有节,起居有常,不妄作劳",否则就会导致疾病的发生。

1.饮食不节

饮食不节包括饥饱失常,饮食不洁和饮食偏嗜三个方面。

(1)饥饱失常:过饥则摄食不足,气血之源乏匮乏,气血不足则脑失所养,髓海失充,可发多种脑病,如脑发育不良症、脑髓消、健忘等。反之,过饱超过胃的承受能力,中焦阻滞,气机升降失常,则可致"胃不和则卧不安";聚湿则可上蒙清窍而出现不寐、痴呆等;暴食多饮,蕴结日久,而酿痰生热,痰热上扰脑神失主,故易发狂乱或昏仆。另外,暴饮多食,营养过剩,形体肥胖,终至仆厥。

(2)饮食不洁:进食不洁而引发脑病,临床并非少见。如疫毒痢,毒气犯脑,故症见高热神昏,甚则四肢抽搐等脑神失主之象。若误食腐败之物,常出现剧烈腹痛,吐泻交作,甚则昏迷不醒,肢厥不复。另如误食有绦虫卵污染之品,易使猪囊尾蚴寄生于脑而发为脑囊虫病。

(3)饮食偏嗜:人体精神气血均由五味所滋生,如果长期偏食某种食物,就会使机体某部分功能偏盛或偏衰,久则损伤精神气血而发生多种病变。过食生冷,多见寒湿伤阳,倦怠嗜卧,少气乏力,精神萎靡;过食辛辣,灼津炼痰,痰火扰神,可病发妄言谵语,骂詈叫号,狂笑暴怒,伤人毁物之狂证,故《素问·生气通天论》有"味过于辛,筋脉沮驰,精神乃央"之谓;过食肥甘厚味,则生痰积热,乃见邪蒙清窍,身热不扬,默默欲寐,起卧不安,甚则中风昏仆;味过于咸则伤肾,肾生髓通于脑,血脉凝泣,易发脑老化之证,如《素问·五脏生成》曰:"多食咸,则脉凝泣而变色。"

2.劳逸过度

正常的劳动和体育锻炼有助于气血流通,增强体质。必要的休息及安逸,可利于消除疲劳,恢复体力和脑力。如果长时间的过度劳累,或过于安逸,长期不劳动、不运动,同样是疾病之源。

过劳,包括劳力过度、劳神过度和房劳过度三个方面。过度劳累,挫伤机体正气,正气伤可见少气无力、四肢困倦、少气懒言、精神疲惫、喘息汗出、欲卧嗜寐等症;劳神过度易致阴血暗耗,脑神失养出现神志不安、失眠多梦、头晕健忘、魂不守舍等症;房劳过度,易伤肾精,真气受损,脑失其养,致脑髓空虚而出现头晕耳鸣、精神萎靡、健忘、耳妄闻、头痛、失眠等。

过逸也会伤气血而为脑病。长期不参加适当的劳动和体育锻炼,会使气血运行不畅,人体正气虚弱，可见精神不振、倦怠嗜卧、肢体软弱乏力、心悸。同时，对于人来说，过逸还表现在大脑久而不用，心脑消遣，思不再省，出现记忆无存，伎巧不出，神气昏庸，意识思维均显迟钝。

(三)先天及素质因素

先天因素导致脑病是临床不容忽视的病因之一，它包括先天禀赋不足、母病及胎以及遗传因素等。如父母体质欠佳，精弱精病，则子代易患五迟、五软、解颅等疾病。母病及胎，胎孕调理失宜，故胎儿在母体中即疾病在身，如药物致畸胎，惊恐所致痫证等。而遗传因素致病，多因父母体内某些遗传物质缺乏或异常，引起子代发生病变，如现代医学所谓的智能低下性呆小症、遗传性共济失调症、肝豆状核变性等。或父母任一方患有脑病致其脏腑不平，影响小儿先天禀赋等。

素质是性格特征与体质类型的总合体，是机体在先天及后天的生长、发育、衰老过程中形成的在功能、结构、思维等方面的特殊性。这种特殊性往往决定其对某些致病因素的易感性，并在一定程度上决定疾病病理过程中产生病机变化的倾向性和病证的类型，以及影响病程和转归，其在脑病的发病中占有重要地位。

大体来说，属阳性体质者，阳盛于阴，在性格气质特征上多呈现自信、兴奋、多喜、无忧无虑、多怒、外向性等；属阴性体质者，阴盛于阳，在性格气质特征上多呈现抑郁、悲忧、沉静、内向性等。由于个体性格和气质等的差异，在同一外界事物的刺激下，有的人可保持平和的情绪状态；有的人则易患情志内伤的脑病。

我国医家曾归纳出 5 种素质类型，太阳之人、少阳之人、太阴之人、少阴之人、阴阳平和之人，日常所见，以阴阳平和的人占绝大多数。其他 4 种类型的人，只是少数，但这少数人的素质，便是形成精神疾病的内在因素。

(四)痰饮、瘀血

痰饮和瘀血既是脑病的病理产物，又是引起脑病的一个原因。一方面，脑病发生后，易产生痰饮瘀血而为病理产物，另一方面痰饮瘀血交阻脑络而发生脑病，互为因果常使病情恶化或加剧。

痰饮是痰浊和水饮的统称，痰浊较稠厚，水饮多清稀，它们均是水液代谢障碍或气血津液运行受阻的病理产物，在体内形成后又成为新的致病因素。痰饮的生成虽然涉及到水液代谢过程中的许多脏腑，尤其是肺脾关系更为密切，但由于水液代谢在机体内无处不到，凝而为痰，停滞于脑窍，可见眩晕、癫狂、神昏等。

痰浊所致脑病，多因其阻滞脑络所为。若痰浊上蒙清窍，则脑神失司，常发眩晕、癫狂、昏仆之证，临床症见：神识痴呆，精神抑郁，神志昏蒙，举止失度，喃喃自语，或昏仆倒地，喉中痰鸣，口吐白沫；痰火扰神则性情急躁，两目怒视，狂乱无知，毁物伤人；痰阻脑络则中风失语，口眼㖞斜，偏身不遂。总之，由于气机升降出入不利，致津液为痰为饮停聚于脑，则脑神失用，脑病随之发生。临床多种脑病，诸如中风、眩晕、头痛、癫狂、痫证、老年性痴呆等等，从痰论治，多有效验。

水饮在《伤寒论》中称为饮邪，其所致脑病，临床常与瘀血合而为患，并以颅脑水瘀证多见，“血积既久，其水乃成。”《金匮要略》也有“血不利则为水”的论述。气血流通不畅，以致脑络受阻，或络破血溢，终成瘀血内留，水饮外渗。水瘀互结，阻于脑络，脑髓受压，神机失用，而诸症丛生。临床多表现为：头痛剧烈，呕吐频繁，目睛外突，瞳仁缩小，重则神昏，瞳仁大小不等，二便自遗。如病发小儿，症见头颅膨大，囟张不合，双目下视，神情呆滞，头面青筋暴露等症。此类病证可见于中风、解颅、老年性痴呆、脑瘤、脑外伤综合征等多种脑病过程之中，属于现代医学所谓脑水肿及脑积水范畴。

瘀血是指瘀积不行，污秽不洁和已经脱离经脉而又凝结不散的血液，同时又指某种病症影响到脉络时所出现的病变。瘀血和痰饮一样既是脑病的病理产物，又是引起脑病的原因。由于气滞、气虚、外伤、热结等多种原因导致血液瘀积不行，凝结不散，阻于脑络，致清窍闭塞而发为脑病。

瘀血可导致诸如头痛、眩晕、昏迷、癫狂、不寐；中风、癫狂、痴呆、颤证等多种病证，而治疗从瘀血入手，均能取得一定的临床疗效。王清任曾就从瘀血论治脑病，并创造了诸如癫狂梦醒汤、通窍活血汤、补阳还五汤等多个治疗脑病卓有成效的方剂，为后世医家研治中医脑病提供了新的思路。

（五）其他因素

其他可致脑病的因素有狂犬的咬伤，寄生虫的感染，产后大失血，以及一些无明显诱因而出现的脑病，常表现为精神失常或显露一些奇怪的症状，如语言错乱、意志不安、神思不宁、或发狂等，此外，由于地域因素，如缺碘等，亦可致智力低下，发为脑病。

（付玉凤）

第二节　发病学

一、发病学概念

发病是指病因作用于机体而产生疾病的途径与方式，以及致病因子与抗病能力之间的相互关系发病是疾病过程的起始阶段，标志着人体已经从健康状态进入到病理状态。发病学是研究疾病受邪途径，发生的原理以及表现形式等内容。以正邪斗争观作为立论的指导思想。

中医学认为，疾病是在一定病因的作用下，机体内正邪相搏而导致其内部或外部环境之间的相对平衡以及协调关系受到破坏，从而出现的一系列证候的动态过程。因此，机体是否发病，主要取决于正邪的力量对比状况。一般来说，如果外侵或内生的病邪力量较弱，而人体正气强盛足以将其祛除，或正气尚未强大到可以把病邪迅速祛除，而病邪亦不足以同正气相抗衡，只能留伏于体内，这两种情况都不能破坏人体内部或其内外环境之间的相对平衡协调关系，因而不会引起病理变化及临床表现即不发病。只有当病邪的力量超过正气的力量，即正不胜邪，或病邪的力量足以同正气相抗衡的时候，才引起明显的病理反应，这两种情况均意味着人体内部或其内外环境之间的相对平衡协调关系被破坏，随之而出现病理状态而发病。可见，发病与否，以有无病理状态出现为依据，其是否出现，则取决于正邪力量的对比以及斗争状况能否导致人体内部或其内外环境之间的相对平衡协调关系遭到破坏。

二、发病条件

（一）病邪存在是发病的条件

病邪既是致病的产物，也代表着同正气相对立的势力，因此，对于正不胜邪或正邪抗争而引起的发病来说，病邪的存在是不容忽视的条件。病邪在发病中的作用，除了体现在病邪对人体精、气、神的不断耗伤以改变正邪力量对比而导致发病外，还通过以下方式参与发病：

1.病邪的种类和性质决定着发病的特点

外感病邪和急性中毒多发病急而病程短，内生病邪和慢性中毒则相对发病较缓而病程较长。寒邪致病，表现为寒证；热邪致病表现为热证，湿邪致病多表现为湿证；燥邪致病多表现为燥证；不同的毒物中毒和不同的虫邪致病也都各有其临床特点。感受阳邪，多为阳盛阴虚而发病；感受阴邪，多为阴盛阳虚而发病。发病特点在很大程度上取决于病邪的种类和性质。

2.受邪的微盛和部位影响着发病的轻重

发病时病情的轻重，除正气的强弱外，在一定程度上也与受邪的微盛和部位有着直接的关系。一般来说，感受病邪轻微者病发亦轻，感受病邪重者，病发亦重。中风即有中经络、中脏腑之别。

3.不同的病邪在发病中发挥着不同的作用

疫病流行时疫邪常在发病过程中起着主导性的作用，不论正气强弱，均可发病。虫邪和其他的病邪不同，本身可在体内生长繁殖和主动移位，因此，不仅发病的形式多样，可反复发作，如不积极治疗，病情还会进行性加重，这些都是由于病邪的特点所决定的。

(二)正气相对不足是发病的根本原因

正气不足是个相对的概念，其相对性表现为比较的对象不同，正气不足的含义也有差别。它可以是患者发病前后自身的比较，也可以是与健康人的比较，或者是健康人同过于亢盛的致病邪气相比较。同时，正气不足不仅意味着人体精、气、神的衰退、减少，也包括其功能的失调、紊乱在内。

中医学特别强调正气对于发病的重要性，认为正气相对不足是疾病发生的根本原因，具体体现在：

1.正气旺盛者，虽有病邪存在，因正气能胜邪而不发病；或虽病邪亢盛，正邪交争而发病；但发病较轻浅，病程短，预后好。

2.正气衰弱者，容易受邪而发病，即使病邪轻微，亦发病深重，而且病程长，预后差。

(三)正气和邪气在发病中的辨证关系

正气和病邪是疾病过程中的一对基本矛盾。矛盾双方的力量往往是不平衡的，其中一方处于支配的地位，起着主导的作用，这就是主要矛盾方面，事物的性质一般是由主要矛盾方面决定的。然而，主要矛盾方面和非主要矛盾方面的区别是相对的、有条件的，由于矛盾双方处在不停的相互作用、相互斗争中，矛盾双方的地位可以在一定条件下相互转化。在一般或多数情况下，正气不足是矛盾的主要方面，在发病中起主导作用；而在特定或少数情况下，病邪存在也可以是矛盾的主要方面，从而在发病中起主导作用。

鉴于正气与邪气之间存在着既对立又统一的辨证关系，即使任何一方在发病中起到主导作用时，另一方的作用也不能忽视。当正气不足是发病的决定性因素时，病邪对于发病的时机、形式、缓急、临床表现等仍发挥着重要的影响；同样，当病邪的侵犯在发病中起主导作用时，正气的强弱对于发病的早晚、轻重、临床表现及发展等方面也都具有重要的影响。

三、发病机制

(一)体质与发病

中医诊治疾病，非常重视体质因素。所谓体质，根据近 20 多年来学者们的研究，比较倾向性的认识是:人类体质是人群及人群中的个体在遗传的基础上,在环境的影响下,在其生长、发育和衰老的过程中形成的功能、结构与代谢上相对稳定的特殊状态。这种特殊状态往往决定着机体对某些致病因素的易感性及其所产生的病变类型的倾向性。中医的这种体质学思想是西医学的理论中所没有的,也正是中医学的精华所在。早在《黄帝内经》里就有关于“阴阳二十五人”的体质分类思想,历代医家的医籍里也广涉体质学的内容,在发病、辨证、治疗诸方面均非常重视体质因素。关于体质与发病的关系,主要体现在以下方面:

1.体质的特异性

往往导致对某些致病因子的易感性及某些疾病的易发性。大量的临床事实已经证明,肥胖体质的人多痰湿,年长时多发中风,在妇女则多病带症、不孕等症;瘦人多阴虚火旺,易得痨咳。

2.体质的差异性

往往决定发病后病证变化的倾向性。不同体质的差异使得感受同样外邪所发的病证往往不同,对此,古代医家早有认识。疾病的发生过程就是一个致病的邪气与人体的正气、体质相互作用的过程,由于个体体质的差异性,可以导致所发病证的多样性。这是中医发病学的重要学术内容。

(二)内外环境与发病

外环境是指人的生活、工作环境。人居处的地域不同,自然条件有别,因而在不同的地区有不同的常见病和多发病。例如某些地区因水土中缺乏某些微景元素,可导致某些地方病的发生。

工作环境与发病也有密切关系,若由于工作性质长期接触某种有毒物质,若不加以有效的防护,则可导致某种物质的急性或慢性中毒。如有机磷中毒是较常见的中毒,而一旦中毒,常常损害神经系统而出现相应的神经精神症状。

内环境主要是指精神状态,中医学非常重视情志因素与发病的关系,认为精神愉快,情志舒畅,则气机通畅,气血调和,脏腑功能处于理想状态,抗病力强盛;反之,如果长期的精神抑郁,或喜怒无常,则可致气机逆乱,阴阳失调,气血失常,脏腑功能紊乱,抗病力减弱,疾病易于发生。因此,调摄精神,使之处于平静状态,冷静、理智地处理不愉快的事情,是预防和减少疾病发生的重要措施,这在防治现代疾病方面显得尤为重要。

(付玉凤)

第三节　病机学

一、病机学概念

病机是对疾病发生、发展和结局的基本规律的研究,是对患病机体所呈现的病理状态和病理变化的高度概括,是从中医学角度对疾病的本质所作出的结论。中医病机学,是运用中医学基础理论,研究疾病的发生、发展和演变的基本规律的基础学科,是具有中医学特色的病理学。

脑病的演变规律与患病机体的体质强弱、致病邪气的性质、受邪方式等因素密切相关,其病机可从邪正盛衰、阴阳失调、气血逆乱、脏腑功能失调等方面阐述。

二、脑病病证基本病机

(一)邪正盛衰

邪正盛衰,是指在疾病过程中,机体的抗病能力与致病邪气之间相互斗争中彼此力量消长的对比,若正气增长而旺盛,则促使邪气消退;反之,邪气增长而亢盛,则正气必然耗损而衰减。这种邪正双方的交争直接关系到脑病的发生、发展与转归,决定着疾病的缓急、虚实及预后。

1.正盛邪实

正盛邪实是指人体正气未衰而邪气亦亢盛,是以邪气亢盛为矛盾主要方面的病理反应。在临床表现为实证。这里的邪气以风邪、暑邪、火邪、疫疠之气等为常见,同时也包括内生之风火痰瘀毒邪。

在脑病的发病过程中,正盛与邪实的程度关系到疾病的发生、病损的程度及转归。如果人体正气充沛足以祛邪,则不发生脑病或发病也轻浅易愈;如果正气虽不虚,但邪气强悍,则外邪自体表而入,循经络上犯巅顶,或从口鼻而入,损伤络脉,耗伤脑髓,蒙蔽清窍,则发为脑病。正邪交争剧烈,临床表现典型,机体损伤明显。这种情况下,若通过交争正气渐衰而邪势不退,则病进;反之正气抗邪有力,邪气渐衰,则病情向愈,或邪正俱衰,病情缠绵转为慢性。

正盛邪实临床上多表现为精神亢奋、烦躁不宁、二便不通等实证;如外感湿热疫毒之邪,热毒炽盛,传变入里,扰及神明,就会出现高热、烦躁、谵语、抽搐、甚至昏迷等。此外,食积、水饮、痰浊、瘀血等亦可导致正盛邪实的证候。总之,正盛邪实,主要是邪气或外闭于经络,或内结于脏腑,或气血壅而不行,或血流凝滞等,治疗上以攻邪为主。

另外,脑组织一旦损伤不易恢复,甚至永久性功能丧失。故疾病早期,虽正盛抗邪有力,也应采取积极措施祛邪以扶正,治疗当以攻邪为主,直折其势,缩短病情,减轻对脑的损伤。

2.正虚邪实

正虚邪实是以正气不足为矛盾主要方面的病理反应。这种病理变化包括两方面:①正气虚损,祛邪无力,致邪气侵犯脑髓而发病,是由正气虚损而直接导致脑病的发生;②正气虚损,不足以奉养脑髓而发病,是在正虚的基础上导致某些致病邪气的产生,但正虚是根本。其证以虚证为主,但虚损日久,必致内生风、火、痰、瘀、毒邪而成正虚邪实之候。

正虚发生的原因不外先天与后天两种。先天之虚源于禀赋不足,如孕妇失于调养,胎儿发育不全等;后天之虚则由于调摄不当或久病耗损,更有因邪气的损伤与破坏,引起人体气化功能衰减,气血津液等精微物质化生不足,或由于气化功能亢进,而致阴液暗耗,髓海失养。

虚的病理变化,表现为正气对邪气的斗争无力,并易感受外来邪气,或产生致病物质。如癫痫的发作与先天禀赋不足密切相关;又如年迈肾精亏耗,或房劳过度,阴精过耗,或遗精频频,肾气不足,或劳役过度,伤骨损髓,可致髓海失养,表现为眩晕、头痛等症。总之,虚的病理变化复杂,如正气不固,脏腑功能低下,气血生化不足,气化无力,气机升降不及等皆为虚的病理。由于人体正气亏耗,机体特别易感受外来邪气,或产生致病因素,因此在治疗上采取“虚则补之”的原则,补充人体气血阴阳的不足。脑病以正虚为主者,其必病程日久,多沉疴难医;虽正虚为矛盾的主要方面,亦不能忽视邪实的治疗,若实邪不去,则虚难受补,甚至助长病邪。

3.虚实夹杂

邪正盛衰的病机变化,除了正盛邪实,正虚邪实所导致的实证或虚证的病理变化外,尚因为邪正力量的消长盛衰的病理变化，表现出虚实夹杂的病理阶段。脑病病理因素复杂，在许多疾病的慢性发展阶段，表现为虚实夹杂，它们表现为或以邪实为主，或以正虚为主。如中风恢复期，邪势已衰，病理因素以痰、瘀、热为主，同时虚象渐渐明显。脉象由急性期之滑数大而有力，转为沉弱或沉缓力弱，此时即为虚实夹杂阶段。治疗上当扶正祛邪并重，以补肾益髓、活血通络为主。

邪正盛衰在脑病的发生、发展、转归过程中表现得尤为突出。许多疾病急性期，邪势急暴，正气或盛或衰，疾病传变迅速。病势危笃，病情凶险，常危及生命。此时邪气占据矛盾的主要方面，治疗首当祛邪；急性期过后正气大损，邪气留恋而成虚实夹杂之象，病情缠绵不愈，故病程多较长。

虚实夹杂的病理有邪正谁为矛盾的主要方面的问题。因此在脑病的治疗中，应辨证准确，正确识别虚实变化，从而确定相应的治疗原则，或以扶正为主，兼以祛邪；或以祛邪为主，兼以扶正。当邪实或正虚任何一方急则危及生命时，则应急则治其标，可先用祛邪或扶正之法，使危险解除，再兼顾之。

（二）阴阳失调

阴阳失调，即是阴阳失于消长平衡协调的简称，是指由于致病因素的干扰破坏，或疾病中病理变化的影响，体内阴精与阳气的相对平衡与稳定关系发生紊乱，失却调和的状态，从而形成阴阳偏盛偏衰，或阴不制阳、阳不制阴的病理状态。阴阳失调是对人体内在功能失调的概括，它包括了人体脏腑、经络、气血等功能与物质相互关系失调。由于六淫、七情、饮食、劳逸等各种致病因素作用于人体，必须通过机体的阴阳失调才能形成疾病，而疾病的各个阶段又都因阴阳失调而表现为水、火、寒、热的偏颇，它是疾病发生、发展的总纲领。

脑为真气所汇之处，藏元神，源于先天父母之精，又赖后天肾精所养，由于肾气根源于命门肾间动力，而命门之气又本于父母先天脑髓所至真气，因而脑病产生的根本矛盾是阴精与阳气失调。脑之髓为阴，真气为阳，脑中真气以髓为基，化生神明，统摄机体，因而脑之阴阳气血失调则病。由于脑为元神之府，具有主宰人的精神活动的功能，因而脑病可以影响五脏阴阳，可导致他脏阴阳失调。

1. 阴阳偏盛

阴或阳的偏盛，主要是指“邪气盛则实”的实证，是指阴或阳单方面的量相对超过正常限度，从而引起寒或热偏盛的反应。邪气侵入人体，必从其类。即阳邪侵入人体，可形成阳偏盛；阴邪侵入人体，形成阴偏盛。

阳偏盛，是指在疾病过程中，呈现功能亢奋，热量过剩的病理状态。脑病形成阳偏盛的主要原因，多由于感受温热之邪，或其他外邪从阳化热，也可由于七情内伤，引起气机郁滞化火，或瘀血、食积等郁而化热所致。病理特点表现为阳热盛而阴液未虚的实热病变。临床上可表现为烦躁、头痛、头晕、神昏，甚或抽搐、惊厥、恶心呕吐等症状。另外，亢盛之火最易耗伤人体的阴液。

阴偏盛，是指在疾病过程中，出现阴寒偏重，功能障碍。脑病形成阴偏盛的主要原因，多发生在阳虚的基础上，感受阴寒、湿邪，也可因于病理性代谢产物，引起水湿停聚所致，如水饮、痰浊、瘀血等，均能导致脑病的发生。

2. 阴阳偏衰

阴或阳的偏衰，是指“精气夺则虚”的虚证。“精气夺”实质上是包括了机体的精、气、血、津液等基本物质的不足及其生理功能的减退，同时也包括了脏腑、经络等生理功能的减退和失调。通常凡是精、血、津液等物质，表现为质或量的不足，则属于阴精亏耗；而脏腑经络等组织功能不足，及其气化作用减弱者，则属于阳气虚衰。阴阳相互制约，相互依存维持机体的相对平衡，如果一方面不足，必然不能制约对方，而引起另一方相对亢盛。

脑病形成阴偏衰的主要原因，多由于先天禀赋不足、阳邪伤阴、五志过极化火伤阴或久病耗伤阴液所致，临床上表现出智能减退、口燥咽干等症。

脑病形成阳偏衰的主要原因，多由于先天禀赋不足，或后天饮食失养，劳倦内伤或久病损伤阳气所致。阳气不足多以脾肾阳虚为主，由于阳气虚少，温养和气化功能减退，以致精血、津液的运行迟缓，水液随之不化而潴留，成为痰饮，或精微物质化生不足，导致清阳蒙蔽或脑神失养。临床上可见畏寒怕冷、表情淡漠、沉默寡言、反应迟钝乏力嗜睡、精神萎靡等症状。

在脑病的进展过程中，尤应注意阴阳的互生互化问题，由于阴阳的互根互用的关系，阴阳双方互相削弱，使二者均低于正常水平，如阴虚而致的阳虚，在某些慢性脑病中，如呆病等常常表现为阴阳俱损。另外，在脑病的垂危阶段，阴精或阳气的消亡，是阴阳亡失的表现，实际上是生命物质基础耗竭，人体功能活动的解体。

（三）升降失常

气机的升降出入是人体的气化功能活动的基本形式，也是脏腑经络、气血津液矛盾运动的基本过程，人体就是通过气机的升降运动进行体内物质的“同化”与“异化”作用，并伴随着气血阴阳的互相转化和与外界进行物质交换的自我更新。气化是生命活动的物质基础，故人体的生命活动也可以说是气机升降运动的体现。营卫的运行，经络的贯通，精微的输布，津液的布行，气血的运行，清浊的泌别，无不依赖于脏腑的气机升降运动。气的运动受阻时，由于脑和神经系统所具有的特有功能和结构，对气机的升降失常的变化尤为敏感。临床上气机升降失常的表现形式大致可归纳为：升降不及、升降太过和升降反常三类。

1.升降不及

脏腑功能虚弱，运行无力，或气机阻滞运行不畅，均可导致气机的升降失常，如厥证多由于气机逆乱，升降失常，阴阳之气不相顺接所致，特别是气虚厥证，由于一时气机不相顺接，中气下陷，清阳不升，髓海失养，而发为眩晕昏倒，面色苍白，气息低微。

2.升降太过

脏腑气机的升降运动虽与其主导趋向一致，但其程度已超出其正常生理范围的病理现象，称为升降太过。如肝气本主升发，太过则肝气上逆，肝阳上亢，肝火上炎，而为有余之证。中风病证就是阴亏于下，肝阳暴胀，内风旋动，气血逆乱，夹痰夹火，横窜经脉，蒙蔽心窍，上干于脑而发病。

3.升降反常

脏腑的气机升降运动与其正常的趋势相反，则为升降反常。即当升不升，而反下陷；当降不降，而反上逆。如正常人体心肾相交，水火相济，即心火下降于肾，而肾水上交于心，则心神安宁；一旦气机升降失常，则水火不交，导致心神不宁，而出现怔忡、失眠等症。又如肝肾阴虚，肝阳上亢，肾水不足以涵木，导致木的升发太过，遂成中风阴虚火旺之证。

三、气血津液经络的主要病机

(一)气血失调

人体的气和血流行周身,是脏腑、经络等一切组织器官进行生理活动的物质蕴础。如果气血失常,必然影响到机体的各种生理功能,而导致疾病的发生,所以《素问》有:“血气不和,百病乃变化而生。”故气血失调与邪正盛衰、阴阳失调一样,也是脑病发病的病机之一。

1. 气虚

气是构成和维持人体生命活动的基本物质,具有温煦、推动、固摄、防御、气化等作用,气虚是指元气耗损、功能失调、脑髓功能衰退的病理状态。形成的原因主要是先天禀赋不足,或后天失养,或肺脾肾的功能失调而致气生成不足;也可因劳倦内伤,久病不复等而致。元气亏损,不能上荣于脑,则其正常功能不能发挥,可导致多种脑病的发生。如小儿心气不足,可致心神失养而见惊惕不安、夜啼声怯等;若心胆气虚,则心神失守,胆失决断而引起自卑愧疚、惊恐胆怯、神情疑虑、精神惶惑、不能自主等神志症状;脾气虚,上气不足,浊阴踞空,可致头痛、失眠、健忘、反应迟钝,站立不稳、行走摇摆等。

2. 气机失调

气机失调可概括为气滞、气逆、气陷、气脱、气闭等几方面,气机失调是脑病的重要病机之一。如肝气郁滞,郁而化火,扰及心神而见心情抑郁、情绪不宁、易怒善哭、咽中异物感,失眠,或者出现妄想、意识恍惚、躁动不安等。气逆于上,扰乱神明,可见头痛、神昏、不醒人事而发为狂证等。若气虚下陷,清阳不升,可致突然昏厥、意识丧失等,而发为厥证。气不外达,郁闭于内,可出现突然闭厥的病理状态。气虚至极,气不内守而外脱则为气脱,是全身性功能衰竭的病理状态。

3. 血虚

血液是构成和维持机体生命活动的基本物质,不仅可以濡养全身脏腑组织,也是机体神志活动的主要物质基础。血脉充盈则气和志达,人的精神充沛,神志清晰,感觉灵敏,活动自如。血虚是指血液不足或血的濡养功能减退的病理状态。不论何种原因所致的血虚,均可出现脑病的症状。脑有赖于血的濡养,营血亏虚后,不能上荣于脑,或濡养经脉不足,就会引起头痛、头晕、失眠、肢体不用等。血不养心,心神失养,可见心悸、怔忡、失眠、惊悸等;肝失所养,则精神抑郁、郁郁寡欢、眩晕、耳鸣、幻听、手足震颤等;肢体关节失于濡养,则导致肢体麻木、关节屈伸不利等。

4. 血热病机

血热是指火热内炽,犯及血分,迫血妄行的病理状态。心主血,火气通心,故血热最易扰及神明,出现心胸烦热、失眠,甚则狂躁谵语等,而为脑病的病机之一。

5. 气血俱虚

气属于阳,血属于阴。气血相伴对脏腑组织起着温煦、濡养作用。气为血之帅,血为气之母,气血之间存在着相互依存、相互制约和相互为用的生理关系。气能行血,气虚推动无力可致血瘀,瘀滞于脑可见头痛、半身不遂等症。若气血俱虚,脑髓失养,则可见失眠、多梦、肢体麻木、运动不便等症。

6. 气血逆乱

气血逆乱对脑的损害是比较突出的。中风病即为气血变乱于下,逆乱于上,上冲犯脑,扰及神明，损伤脑髓神机而致。气血逆乱于上则发为惊狂，气血逆乱与情志异常亦有密切关系，情志因素对脑髓功能的影响是通过气血失调发生的。温病热邪也是通过气血逆乱而扰及脑髓，而出现神昏、谵语、心烦不寐等症。

（二）津液失常病机

津液是人体内正常水液的总称，其生成、输布与排泄和五脏六腑的协调气化密切相关，凡脏腑功能异常，均可引起津液的生成、输布以及排泄的障碍。津液失常可引起津液不足及水湿停聚。因于伤津、脱液的津液不足，可导致脏腑经脉、肌肤官窍失却濡养滋润，脑窍失湍而发生脑病；水湿停聚酿生水饮、痰湿等，痰饮阻窍而发为脑病。

气血津液同为人体生命活动的物质基础，同时也均由人体生命活动过程所化生。气血津液之间不仅在生理上相互影响，而且在病理上也相互累及，故而也会出现气血同病、气津同病、津血同病等变化，而发为脑病。

（三）经络病机

经络是运行全身气血，联络脏腑肢节，沟通上下内外，调节体内各部分的通道。在疾病中，经络生理功能的失常，包括了运行气血、联络沟通、调节等功能的失常，但其病机重点是气血运行的失常。

1.经络气血偏盛偏衰

经络中气血偏盛或偏衰，都会影响到经络所联系的脏腑、形体、九窍，使其气血阴阳失去平衡协调，生理功能异常而发生病变。经络气血偏盛者，由于气盛有余，温煦过度，推动异常，常表现出热盛与病理性功能亢奋的现象；经络气血偏衰者，气虚不足，温煦推动无力，表现出一派虚寒现象。

2.经络气血阻滞

经络气血阻滞，是指由于外邪侵袭，或情志内伤，或痰浊阻络，或外伤等，引起经络中气血流行不畅，而成气滞血瘀的病理变化。经络中气血阻滞，运行不畅，常累及其所络属的脏腑与其所循行部位的形体与诸窍。如痰浊闭阻经络，可见经络循行部分肢体的不用，患者表现为肢体的麻木、发凉、萎废不用及异常感觉的出现。

经络中气血运行不畅，往往是气滞在先，而血瘀在后。盖因气为血帅，气行则血行，气滞则血瘀，但亦有瘀血先成，阻碍气机者，不可执一。

3.经络气血逆乱

经络气血逆乱，是指经络中气血不循正常规律运行，当升不升，当降不降，运行的方向、速度都发生紊乱，从而引起的一系列病理变化。

足太阳膀胱经起于目内眦，上额交巅入于脑，出项后，下行经背、腰、臀、股后、腘、腓、至足小趾外侧端。正常时其气血由上而下，从目内眦直到小趾，运行不休。若太阳经气逆乱，气血运行不循常规，循经上涌，则气血壅滞于头部，而下部气血空虚，形成上盛下虚之证，故患者头部肿胀沉重，两足无力，不能行走，甚则眩晕跌扑。

足太阴脾经起于足大趾内侧端，经下肢内侧上行，入腹属脾络胃，上膈，夹食道上行，终于舌下。由于足太阴经属脾络胃，所以该经气血逆乱，必然引起脾胃的功能紊乱。脾失运化，升降失常，酿生痰浊，上干于脑，则发为脑病。

4.经络气血衰竭

经络中运行着全身的气血，因而经络气血的衰竭必然导致全身气血的衰竭。气血衰竭总是从某一经开始，然后累及十二经脉，最后引起全身衰竭。

如手足太阳经气血衰竭时，经脉所过之处皆失于滋养，以致头颈部、腰背、腿后与上肢外侧之筋脉均挛急，引起两目上视、角弓反张、四肢抽搐。待到太阳经气血衰竭发展到全身气血衰竭时，血竭则色白，气竭则绝汗大出而死。

又如手太阴肺经属肺络大肠。肺主一身之气而司呼吸，外合皮毛。大肠为传导之腑，发挥着降浊气，排糟粕下出的作用，若手太阴经气血衰竭，则肺与大肠功能障碍，而见呼吸不利，大便不通和皮毛憔悴等症状。足太阴脾经属脾络胃。脾升清，胃降浊，起气机升降出入枢纽的作用。若足太阴脾经气血衰竭，则脾胃功能障碍，脾不升清，胃不降浊，清浊混处，胃失通降，故气上逆。当其气上逆时面色尚红者，气血尚未绝。待太阴经气血衰竭发展到全身气血衰竭时，肺气绝于上，则呼吸不通；脾胃之气绝于中，则升降息止；大肠之气绝于下，则下窍闭塞，上下不通，气机停止而死矣。由此可见，某一经气血衰竭，会导致十二经气血衰竭，最后发展到全身气血衰竭而死亡。

四、脏腑病机

脑与五脏在生理上相互依存，病理上相互影响。脑的功能失调，则五脏失于统摄，诸证丛生；五脏功能失调，则气机升降失序，气血生化失常，亦影响脑髓。

（一）五脏病机

1.心

心的主要生理功能是主血脉。全身血液在脉中运行、依赖于心脏的搏动而输送到全身。心主血脉功能正常，搏动有力，可保证脑髓充足的血液供应，神明的功能才能发挥正常，则入头清目明，反应灵敏，全身功能协调。反之，心主血脉的功能失调，致脑供血不足，则会出现头晕、头痛、反应迟钝，甚至发生中风、痴呆等症。精能生髓，精血同源，精血互生亦赖于心主血脉的功能，使血液循环不休，推陈布新，化源充足。

2.肝

肝为刚脏，主升主动。其主要生理功能是主疏泄、主藏血。其主疏泄的功能包括调畅气机，促进脾胃运化功能及调畅情志三个方面。气机调畅则全身气机升降出入有序，气化功能正常。清阳上升故气血水谷精微奉养脑髓，浊阴下降则各种代谢后的毒物随之排出体外。借其调畅之力，脑主神明功能得以正常发挥，则五脏六腑受其令而行，人体阴阳和合。肝主疏泄，助脾胃运化则有利于水谷精微的转化吸收。调畅情志，

则喜怒悲惊不失其度，脑神不受其扰。反之肝疏泄功能失常，既可影响气血生化而殃及脑髓，又可致气机升降出入异常，气血逆乱上犯于脑，脑不能司统帅之职。肝主藏血是指肝有贮藏血液和调节血量的生理功能。正常情况下大脑血流保持恒定水平，即有赖肝藏血功能的调节。病理情况下，气血逆乱，肝风内动，不能有效调节血量，则易发生急性脑病。

3.脾

脾主运化而升清，主统血，为气血生化之源，与胃共为后天之本。脾的病理变化主要表现在气血的生化、水液输布及统摄血液方面。正常情况下，气血生化正常，则脑髓、真气来源充足；水液输布有条不紊，没有过剩水湿滞于体内；统血之力强则血循其道。反之，脾主运化功能不及，气血生化不足，则脑髓、真气补给不足而出现头晕、脑鸣、呆傻等髓海不足表现；水谷不化精微停而为饮，聚而成痰成湿，随气机无处不到，上蒙脑窍，则神明不彰；阻塞经络，则传

导失职而致疼痛、麻木等症。统血无力，血不循常道而外溢，或溢于脑海、髓道则发生脑出血及脊髓出血等。脾主升清是指水谷精微等物质的吸收和上输于心、肺、头目，通过心肺的作用化生气血，以营养全身，故有“脾以升为健”。脑中清阳之气必借脾之升清以补给，清气升则浊气降，保证脑海清而不浊。反之清气不能上奉，浊气不能下降则表现出头目眩晕、思维迟钝、健忘等症。

4.肺

肺的主要生理功能是主气司呼吸，主宣发肃降，通调水道。肺主气包括主一身之气和呼吸之气。肺纳入清气，呼出浊气，其清气与水谷之气和合而生宗气以助心行血脉，助肺司呼吸。其吸入之清气上举于脑成为脑中清阳之气的组成之一。肺的呼吸运动即是气的升降出入运动，脑髓赖此气机以发挥作用。如果肺的呼清吸浊功能受损，清浊升降失司，百脉失养，浊气留积，甚至随血行而瘀滞于脑，轻则表现为注意力不集中，定向能力减退，神态恍惚，淡漠重则出现精神意识障碍。

5.肾

肾的主要生理功能是贮藏精气，生髓，主水，主纳气。肾内藏先天之精，为脏腑阴阳之本，生命之源，故称肾为“先天之本”。肾藏精生髓，髓由脊上达于脑，故脑为髓之海，脑中真阴即脑髓，脑中真气以此为基础而化生，故有“肾生脑”之谓。肾精充足，脑神健则能统领五脏六腑、经络、肌腠、皮肤、肢节等活动正常，使精力充沛，智力敏捷，即所谓“肾者；作强之官，伎巧出焉”。若肾精不足，则可出现生长发育、智力等方面的障碍，临床表现为眩晕耳鸣、耳目失聪、健忘、精神呆钝、动作迟缓。肾病不能主水，开阖失职，水浊留于体内，上泛于脑，神明被扰则可出现头痛、眩晕、失眠、烦躁，甚至昏迷抽风等症。若肾不纳气，肺吸入之清气不能下达于肾，致呼多吸少，体内清气不足，浊气有余，直接影响脑中清阳之气而发为脑病。

（二）腑病病机

1.胆腑病机

胆为中正之官，主决断，参与精神情志活动，又能储藏和排泄胆汁。故胆腑病机有：胆失疏泄，可见失眠、惊悸、多梦、耳鸣等情志障碍；胆汁排泄异常则可见口苦、呕吐胆汁、黄疸等症状。临证可见痰热扰胆及胆气不足之证。

2.胃腑病机

胃为水谷之海，五脏六腑之大源。主受纳、腐熟水谷，以通畅下降为其主要特点。受纳腐熟水谷障碍可见纳食减少、食欲减退、食后腹胀，或消谷善饥，或饥不欲食等。胃气上逆，失于和降则表现为脘腹胀痛、呕吐、恶心、嗳气等。临证可见胃气虚、胃阳虚、胃阴虚、胃寒、胃火、食滞胃脘、血瘀胃脘、饮停胃脘诸证。

3.小肠病机

小肠为受盛之官，化物出焉。主受盛与化物，能将胃腑下传之腐熟后的水谷进行清与浊的分化。泌别清浊失常，清气不能上输于脾，布于全身，致小肠吸收不良，导致全身气血不足，营养缺乏。清浊相杂，运于大肠而成泻泄。临证可见脾胃阳虚或脾肾阳虚之证。

4.大肠病机

大肠者，传道之官，变化出焉。大肠水分吸收过多，糟粕干燥难出，而致大肠传导失常，主要症状表现为便秘；不能充分吸收水液，使糟粕含水量过多，而致排出的粪便质稀或水样，则表现为便次增多。大肠阳虚，既不能充分吸收水分，又使大肠失于收摄而使大便失禁。临证可见大肠液亏、大肠湿热和肠虚滑脱。

5.膀胱病机

膀胱者，州都之官，津液藏焉，气化则能出矣，主贮尿与排尿。膀胱气化失常，因热、湿、痰、瘀血、结石等邪气侵犯，致使膀胱气化不利而致小便癃闭、尿急、尿频、涩痛等；或久病体虚，膀胱阳气不足，或肾阳亏虚，而致膀胱气化无力，亦可见排尿不畅、癃闭等。年迈肾虚或久病体虚，致使膀胱之气不足，不能约束，表现为小便失禁。临证多见膀胱湿热等。

人是一个有机的统一体，脏腑间生理方面相互配合，在病理状态下，则往往会互相影响。

五、脑病传变机制

(一)易虚易实

脑髓受头颅、脊骨卫护，至清至静之地，受浊邪则病，病理上表现出易虚易实的特点。易虚者是因为脑神耗损能量较多，真精阳气易耗难补，不易代偿。易实者，非疫疠六淫之邪，即痰、瘀、水、毒为病，且部位深在，难以速去。即使以虚证为主者，因脑病多病势较长，病久入络可产生瘀滞而见虚实兼夹证，因此，在脑病的辨证过程中，必须注意邪正盛衰的变化，区别虚实的多少。

(二)病变多端

脑为元神之府，统摄一身功能。脑髓为人体中枢，损伤后临床表现复杂，病变多端。如中风病，因病因病灶的不同而表现多样，或以失语为主症，或以肢体不遂为主症，或感觉障碍比较突出，或昏迷不醒。

(三)痰瘀易结，毒邪为患

脑为至清之脏，邪不能犯，犯之则病。而脑病又易虚易实。实证中痰浊、瘀血导致的脑病占有相当大的比例。因其位居要地，痰瘀不易祛除。脑络瘀阻见头痛、肢软不用、失语、痴呆等症；痰凝脑窍，滞于经络，则可表现为精神抑郁，神识昏迷，哭笑无常，或癫痫发作，或肢体麻木不仁，或半身不遂等。痰瘀蕴积则酿生毒邪，毒损脑髓使其不用而导致脑病的发生。

总之，脑病的变化颇为复杂，但可从病变的性质、部位、趋势等方面加以概括。其病位之本在脑，病位之标在脏腑、气血、经络。病变性质则首辨阴阳，再辨虚实寒热；病变趋势则从邪正盛衰而推之。

(付玉凤)

第四节　脑病的诊法

脑病是指由于情志所伤、禀赋不足、年老体虚、久病失养等，引起脑的阴阳气血失调和功能失常的一类病证。证是指在疾病发展过程中，某一阶段的病理概括。它包括疾病的病因、病位、病性和邪正关系，反映了疾病发展过程中，某一阶段病理变化的本质。辨证，就是将四诊所收集的资料、症状和体征，通过分析、综合，辨清疾病的原因、性质、部位和邪正之间的关系，概括、判断为某种证，从而为治疗提供正确的依据。证是在具体的人和具体的时空内疾病本质的反映，具有个体化的特点，所以中医对于脑病的认识和治疗，重视对证的辨别、认识和判断，也就是说，辨证在脑病中具有非常重要的地位。

人体是一个有机统一的整体，局部的病变可以影响全身，内在脏腑及各个组织器官的病理变化，可以通过视听闻嗅，举止言行，颜面色泽和喜怒哀乐等的外在表现反应出来。通过望、闻、问、切等诊察手段，即可得知疾病显现在各个方面的症状和体征，了解疾病发生的原因，掌握疾病的性质和归属，分析其内在的联系，从而为临床辨证论治提供可靠的依据。

一、望诊

望诊是医生运用视觉观察患者的神色形态，局部表现，舌象，分泌物和排泄物色质的变化来诊察病情的方法。望诊的内容包括全身望诊（望神、色、形体、姿态），局部望诊（望头面、五官、躯体、四肢、二阴、皮肤），舌诊（望舌体、舌苔），望排出物（望痰涎、呕吐物、大便、小便等），望小儿指纹五个部分。其中望神、望体态、望头、望面、望目、望舌等方面，对脑病的诊察有其特殊意义。

（一）望神

神是指机体脏腑组织功能活动和精神意识状态的综合。望神是通过观察人体生命活动的整体表现来判断病情的方法。神的表现，通过对患者精神意识、思维活动、面色眼神、形体动态、语言呼吸及对外界的反应等各个方面的观察，了解患者的精神活动、肢体运动及知觉等方面正常与否，以此来判断脑病的性质和程度。按照神的旺、衰和脑病的轻、重可划分为得神、少神、失神、假神和神乱等。

1. 得神

即有神，主要表现为神志清楚，双目灵活，炯炯有神，面色荣润，表情丰富自然，呼吸平稳，反应灵敏，记忆力强，语言清晰，动作自如等。是精充气足神旺的表现，或虽病而正气未伤，精气未衰，属脑病轻病。

2. 少神

即神气不足，其临床表现为精神不振，两目乏神，面色少华，肌肉松软，倦怠乏力，少气懒言，动作迟缓等。是正气不足，精气轻度损伤，机体功能较弱的表现。多见于脑病轻病或恢复期患者。

3. 失神

即无神，是脑病精亏神衰或邪盛神乱的重病表现。因精亏神衰而失神者，其临床表现为精神萎靡，面色无华，动作迟缓，反应迟钝，视物不清，或目光晦黯呆板，息微语弱，甚则神志昏迷，或言语失常，循衣摸床，撮空理线，呼吸异常，大肉已脱等。多见于脑病慢性久病患者，属病重。因邪盛神乱而致失神者，其临床表现为壮热烦躁，神昏谵语，四肢抽搐，或猝然神昏，两手握固，牙关紧闭等。提示邪气亢盛，热扰神明，或肝风夹痰蒙蔽清窍。多见于脑病急性患者，属于病重。

4. 假神

假神是脑病危重患者出现的精神暂时好转的虚假表现。其临床表现为久病重病本已失神，突然神志清醒，目光转亮而浮光外露，言语不休，欲进饮食，想见亲人，两颧泛红如妆等。其局部症状的好转与整体病情的恶化不相符合，提示患者脏腑精气极度衰竭，正气将脱，阴不敛阳，虚阳外越；是阴阳即将离决之象，是脑病重病患者临终前的表现，古人比作“回光返照”。

5. 神乱

即神志失常。神志失常包括兴奋、抑郁状态、紧张状态、情感障碍等方面的失常表现。如癫证表现为精神呆痴，淡漠寡言，闷闷不乐，喃喃自语，哭笑无常等。多由脑神虚乏，或痰瘀交阻所致。狂证多呈兴奋状态，其临床表现为狂呼乱叫，气力倍常，登高而歌，弃衣而走，骂詈不避亲疏，打人毁物等，多由痰火扰心，脑神受挫所致。痫证多表现为突然昏倒，不省人事，四肢抽搐，口吐白沫，醒后如常等。多由脏气失调，肝风夹痰上逆，闭阻清窍所致。卑惵证临床表现为惕怵不安，惊恐害怕，如人将捕，独居一所，喜卧暗室，或倚于门后等，多由心神、脑神不足、肝胆失调所致。其他如百合病如寒无寒、如热无热，脏躁喜悲伤欲哭，数欠伸等都有神志失常的表现。

上述望神是指对神的综合性诊察，临床要结合患者病情发生发展，务求精细入微的诊察。

(二)望体态

望体态包括望患者的形体和动态，通过望体态，可以诊察脏腑的虚实，气血的盛衰，抗病能力的强弱，以及某些疾病易感性和好发性，是诊察脑病的重要方面。

1. 望形体

体质强壮，表现为骨骼粗大，肌肉充实，皮肤润泽等。说明内脏坚实，气血旺盛，抗病力强，脑病易治，预后较好。体质衰弱，表现为骨骼细小，肌肉瘦削，皮肤枯槁等。说明内脏脆弱，气血不足，抗病力弱，脑病难治，预后较差。体胖能食，肌肉坚实，神旺有力者，多属形气有余，为精充气足，身体健康之征。体胖食少，肉松皮缓，神疲乏力者，多为形盛气虚，乃阳气不足，多痰多湿之故，易患痰饮、中风等。

2. 望动态

患者的动静姿态与机体的阴阳盛衰、病性的寒热虚实关系密切。阳证、热证、实证多表现为躁动不安，阴证、寒证、虚证多表现为喜静懒动。肢体的异常动作常与一定的疾病有关，如唇、睑、指颤动见于外感热病，多为风动先兆，见于内伤虚证，多为气血不足，筋脉失养；颈项强直，两目上视，四肢抽搐，角弓反张者，多属肝风内动，常见于热极生风或小儿惊风；卒然跌倒，不省人事，口角㖞斜，半身不遂者，属中风病；若逾垣上屋，躁扰不宁，登高而歌，弃衣而走者，多属阳火亢盛的狂证；若见突然昏仆，全身震颤，四肢抽搐者，多为肝风内动的痫证；突然瘫软，不能步履，为肝血虚，血不荣筋，癔病性运动障碍，尤为多见；老年或有外伤史患者，行走呈前趋步态，多属肾虚髓海不足；肢体软弱，行动不便多为痿证。关节拘挛，屈伸不利，多属痹证；小儿手足伸屈扭转，挤眉眨眼，努嘴伸舌，状似舞蹈，不能自制，多为气血不足，风湿内浸所致。

(三)望头

头居人体最高位，为五体之尊，百骸之长。头为诸阳之会，又为元神之府，望头对脑病的诊断非常重要。望头主要包括望头之外形和望头之动态。

1. 望头之外形

小儿头颅均匀增大，颅缝开裂，面部较小，智力低下者，多属先天不足，肾精亏损，水液停聚于脑所致。小儿前额左右突出，头顶平坦，颅呈方形者，多由肾精不足或脾胃虚弱，颅骨发育不良，可见于佝偻病。小儿囟门下陷，称为“囟陷”，多见于吐泻伤津或久病缠绵，津亏或先天发育不良，脑髓不足。小儿囟门高突，称为“囟填”，多为实热，火毒上攻。囟门迟闭，骨缝不合，称为“解颅”，多属肾气不足或发育不良，多见于佝偻病患儿，常兼有“五软”(头软、项软、手足软、肌肉软、口软)，“五迟”(立迟、行迟、发迟、齿迟、语迟)等。囟门早闭，头顶尖小，前额窄，智力迟钝，多为先天发育不良。

2. 望头之动态

头摇不能自主，多为肝风内动之兆，或为老年气虚血弱，脑神失养所致。头部低垂，无力抬举,多因中气不足或髓海空虚所致。中气不足者,多伴有神疲气弱,面色萎黄,纳呆便溏等症;髓海空虚者,多伴有耳鸣耳聋,腰膝酸软,遗精滑精等症。小儿急惊风患者可见仰头不下、目睛上吊之症。

(四)望面

望面包括望面色和望面部形态。

1.望面色

面色分为常色和病色两类。常色即正常的、无病的面色,常色的特点是明润、含蓄。病色是因病而发生异常改变的面色,病色的特点是晦暗、暴露。望面色对诊察脑病也是很有意义的。如面色青白,伴精神抑郁,手指麻痛,小腿转筋,多属虚风内动之证;面目青黑,突然不能说话,四肢软弱甚至不能站立者,多属肝虚寒,肝阳不升,疏泄无权的脑病。小儿高热,眉间、鼻柱、唇周发青者,多为惊风之证,多因邪热亢盛,燔灼筋脉,筋脉拘急,致使面部脉络血行瘀滞所致;急病中突然面色苍白,伴冷汗淋漓,多为阳气暴脱;面黑干焦,属火热内伤,肾精久耗;狂证患者,多面色红赤;癫证患者,多面色青白。

2.望面部形态

口眼㖞斜,一侧口眼㖞斜而无半身瘫痪,患侧面肌迟缓,口角下垂,为风邪中络;若口眼㖞斜兼见半身不遂者,为中风病,多因肝阳上亢,风痰闭阻经络所致;惊恐貌,多见于小儿惊风等;苦笑面容多见于新生儿脐风、破伤风等患者;"面具脸"多为帕金森病等。

(五)望目

五脏六腑之精气,皆上注于目。其目系内连于脑,故脑之精明必外应于目,所以望目对脑病的诊断极有帮助。脑病诊察中望目的重点在于观察两目的眼神,瞳仁,以及眼睑、眼珠的形态和运动的异常改变。

1.望眼神

眼睛黑白分明,精采内含,视物清晰,是谓有神,若白睛混浊,黑眼色滞,目无光彩,视物模糊,是谓无神。若目视无光,昏暗眩晕,多为水亏血少,髓海不足,或肝肾亏乏。除眼科病变所致眼神失神外,在脑病学范围所见视力障碍者,多因脏腑内损,真气耗伤,不能上奉于目,真气不足而元神失用所致,如脑占位性病变,脱髓鞘病所致暴盲,都属于这一类型。

2.望瞳仁

脑病患者的瞳仁形态变化对于诊断很有帮助。瞳仁缩小,是指瞳仁紧缩,甚则细如针孔,失却展缩功能,多为风热之邪,或肝胆实火上犯于目,侵及于脑所致,亦可见于中毒患者。瞳仁不圆,边缘如锯齿或虫蚀,或状如梅花者,多是肝肾阴亏,虚火上炎所致。瞳仁开大,不能敛聚,可见于热毒壅盛,火扰神明或元气耗散,见于重症昏迷患者。瞳仁极度扩大,常见于外伤瘀血阻于脑络。瞳仁㖞斜,常见于肝肾阴精消灼所致的脑病。

3.望眼睑、眼珠的形态及运动

脑病过程中常出现眼睑、眼珠形态与运动的病变,如重症肌无力出现上眼睑下垂,不能随意抬举;帕金森病常有眼睑肌肤不自主的抽搐目闰动;小儿眼睑频频眨动,多见于小儿多动症。风邪入脑或风痰阻络,可出现黑珠突然偏斜,转动受限,伴有视一为二;黑珠斜翻于一侧,欲转而不能运,轻者可见黑珠,称之"神珠将反",重则黑珠不见,仅露白睛,称之"瞳神反背"。乃因风热攻脑,筋络被其牵缩拘急所致。若两侧目珠不自主地向左右或上下不停地有节奏地颤动或旋转,多由腠理不固,外为风邪所袭,或肝经积热,兼受风邪,风邪热毒,攻冲于脑,筋脉拘急，牵引目珠所致。若眼珠骤然突出，或包于睑内，或突出眶外，多系火热冗盛，上行空窍，或暴怒气悖，气血并于上所致。若目珠大小正常，向眼眶内缩陷，多为外伤及脑，或五脏虚极，精膏损涸所致。

（六）望舌

望舌主要分为望舌体和望舌苔。望舌体包括望舌的颜色、形质和动态，望舌苔包括诊察苔质和苔色。脑病中望舌体重点在察脏腑虚实，气血盛衰，察舌苔在于分析病邪的深浅，邪正的消长。

1.舌体

望舌体主要包括观察舌色、舌形、舌态等。

（1）望舌色：

1）红舌：舌色较正常舌色红，甚至呈鲜红色者，称为红舌。红舌主热证。舌尖红为心火炽盛，舌中红为热蕴脾胃，若兼见粗糙、干燥，为内热燔炽，常见于兴奋躁动，狂言怒骂，不识亲疏，伤人毁物的狂证患者。

2）绛舌：舌色比红舌颜色更深或略带暗红色者为绛舌。外感热病中绛舌多为热伤营血或逆传心包，上扰脑神所致；内伤脑病中绛舌多为津液已伤或极虚之候。

3）青紫舌：全舌呈均匀青色或紫色，或在舌色中泛现青紫色者，均为青紫舌。其成因主要是气血运行不畅之故。舌色淡紫或紫暗而湿润，多为阳虚阴盛，气血运行不畅所致；舌色紫暗或舌上有斑点，多为瘀血内阻；舌紫红或绛红，舌苔少而干，多为营血热盛所致。从青紫的深浅干润可以判断脑病的轻重和吉凶，脑外伤，中风等病中尤为多见。

（2）望舌形：舌形是指舌体的形状，包括胖瘦，老嫩，大小及一些特殊病态形状等。老和嫩是疾病虚实的标志之一，舌质坚敛苍老，多见于实证，舌质浮胖娇嫩多见于虚证。痫证患者多见舌胖嫩，边有齿痕；舌体瘦薄，多为阴血不足，常见于脏躁、百合病等脑病。

（3）望舌态：舌态是指舌体的动态，包括软硬、㖞斜、震颤、短缩等异常变化。中风患者，肝肾阴亏风动之瘖痱，多见舌体强硬，运动失灵；风邪中络或风痰阻络之中风，可见舌体偏向一侧；舌体短缩甚至难以伸出口外，多与热痰阻络，内夹肝风有关；弄舌多见于动风先兆或小儿脑发育不全；舌体颤抖，不能自主，多为热极动风，上冲于脑，或疫毒攻心之兆，或为肝血亏虚。

2.舌苔

望舌苔包括望苔色和望苔质两个方面，苔质即舌苔的质地、形态，主要观察舌苔的厚薄、润燥、腻松、腐霉、剥脱等方面的改变。苔色的变化主要有白苔、黄苔、灰黑苔。辨舌苔厚薄可测邪气的深浅，脑病初起，病情轻浅，多见到薄苔，舌苔厚，多提示胃肠内有宿食，或痰浊停滞，病位在里，病情较重。舌苔润燥主要反映体内津液盈亏和输布情况，润苔多提示脑病津液未伤，滑苔为水湿之邪内聚的表现，主寒、主湿。腻苔，多与痰浊、湿热扰乱脑神有关。痫证初期多见舌苔薄白而腻或白厚而腻；烦躁多见舌苔黄腻；狂证患者则多见舌苔厚黄腻而干；阴痫证之木僵状态常见舌苔灰黑而润；痫证日久化火伤津，或狂证日久邪热伤阴，则出现舌苔黑而起芒刺。

二、闻诊

闻诊是通过听声音和嗅气味来诊断疾病的方法。通过医生的听觉去察知脑病患者声音的轻重、高低、强弱、语言的多少、或哭笑的状态，以及患者口气、分泌物、排泄物的异常气味，以测知患者的感知、记忆、思维、智能等损伤程度以判断脑病的轻重和预后转归，从而为脑病的辨证论治提供依据。

（一）听声音

听声音是指听辨患者言语气息的高低、强弱、清浊、缓急变化以及咳嗽、呕吐等反映脏腑病理变化的异常声响，来判断疾病寒热虚实性质的诊病方法。声音的发出，是肺、喉、舌、齿、唇、鼻等器官的协调活动，共同发挥作用的结果。声音的异常变化与肺肾密切相关，与其他脏腑也有一定的联系。由此，听声音不仅可以诊察与发音有关的器官的病变，对脑病的诊断也有帮助。

1. 听声音的强弱有无

如语音高亢，声调洪亮，狂喊恶叫，多言善语，高谈阔论，口若悬河，兼有躁动不安者，多属实证、热证、阳证，多见于狂证患者；语言低微，沉默寡言，对一般简单的询问反应迟钝，再三追问才能回答，或喃喃独语而又伴见孤独离群，倦怠欲寐，多为虚证、寒证、阴证，多见于癫证患者；若患者突然呼喊一声即止，音似畜类，且伴抽搐昏仆等症，则为虚实夹杂的痫证；如患者言语简短，词汇贫乏，平时不主动讲话，提问时反应迟钝，欲讲话时常以手拍头，多见于中风后遗证或髓海不足的痴呆患者；若患者口张无语，对任何询问概不回答，目视不瞬，触而不动者，多为气虚痰郁，常见于癔病、精神分裂或脑部广泛病变的患者；强制性哭笑，不为外界环境变化引起而无故哭或笑，多见于癔病、老年性痴呆等患者；对病前发生的一切往事不能回忆，均不能作出回答，常见于颅脑损伤后的患者，多为髓海不足，或脑络受损。

2. 听语言的流畅与条理

语言謇涩，多为风痰蒙蔽清窍，或风痰阻络所致，为中风先兆或中风后遗症；神志不清，语无伦次，声高有力为谵语，多属热扰心神之实证；神志不清，语言重复，时断时续，声音低弱，为郑声，属心气大伤，精神散乱之虚证；自言自语，喋喋不休，见人则止，首尾不续，称为独语，多因心气不足，神失所养或气郁痰结，闭阻心窍所致；语言错乱，说后自知，称作错语，其证有虚实之分，虚证多因心气不足，神失所养，实证多为痰湿、瘀血阻碍心窍所致；言语低微，气短不续，欲言不能复言者，是为夺气，是中气大虚之征；神志昏迷，不知言语者，多属中风。

（二）嗅气味

嗅气味，是指嗅辨与疾病有关的气味，包括病室、病体、分泌物、排出物，如口气、汗、痰、涕、二便、经、带、恶露、呕吐物等的异常气味。如中风腑实患者大便干结，小便黄赤，气味臭臊腥秽；虚寒之阴癫，大便稀薄，小便清长，少有气味，重症肌无力患者亦然。癫证、痴呆患者多痰浊清稀，与寒邪客肺有关，阳明发狂，口气臭秽，带下秽臭，多为胃有积热。

总之，闻声音以诊断脑病，可以帮助我们辨清脑病的阴阳寒热虚实的不同性质，从而有利于提高疗效。

三、问诊

问诊是临床诊察脑病的内容，在四诊中占有重要地位。脑病的很多情况如患者的病史、个人生活情况、自觉症状、既往健康状况和家族史等只有通过问诊才能获得。了解上述方面的情况可为医生分析病情，判定病位，掌握病性，辨证治疗提供可靠的依据，特别是对于那些只有自觉症状而缺乏客观体征的疾病和因情志因素所致的疾病问诊就显得更为重要。同时，询问患者的主要病状，又可为医生有目的、有重点地检查病情提供线索。

（一）问一般情况

包括患者的姓名、年龄、性别、籍贯、民族、职业、婚姻等。

1. 性别

男女之间在生理特性与心理素质方面有着较大的差异，所以在脑病中有些证型和症状表现有所不同。女性常因气郁情伤而致脏躁、梅核气、奔豚气等，男性则易出现狂躁和外伤引起的精神障碍。有些脑病则只见于男性或女性，如热入血室发狂、子痫、月经周期性精神病等为女性独有，而遗精、阳痿所诱发的痴呆、癫证为男性特有。

2. 年龄

老幼年龄有异，病证也常不同。五迟、五软、解颅、急惊风、慢惊风见于小儿；而更年期综合征、中风、痴呆，则多见于中老年患者。

3. 职业

从事职业不同，脑病的表现也有所不同。长期接触毒气、毒液及化学物质者，多出现中毒性精神病；长期从事水中作业者，易患寒湿痹证；脑力劳动和体力劳动的差异，导致其脑病具有虚实不同，脑力劳动者所患脑病多虚；体力劳动者所患脑病多实。

4. 病前性格

通过询问患者平素个性，可以了解患者的思想状况，有利于分析病情的转归。如患病前的性格是孤独离群，沉默寡言，心胸狭窄，多愁善感，则多为气机郁滞或阴血耗损；性格倔强，喜于社交，好谈喜笑，或稍不如意即发脾气者，则易致阳亢。《内经》按阴阳五行分类，把人的性格与体质联系划分为阴阳二十五人及阴阳五态人，是很有意义的。

（二）问家族史

某些脑病与遗传因素有一定的关系，通过询问患者直系亲属的健康情况，可以了解所患脑病是否与遗传有关，从而推测其预后情况。如幼年患者，精神发育不全者，或痫证患者，应特别了解父母健康状况和母亲妊娠期间的情况，以及婴儿出生前后的生长发育情况，这对诊断极有价值。

（三）问既往病史

通过了解患者的既往健康情况和曾患过的疾病，有无精神病史和其他传染病史，了解是原发还是继发，曾经采用过何种治疗，从而可以为制定切合病情的治疗方案提供依据。如患有癫狂病者，常因受到精神刺激而复发。

（四）问起病

问起病，即问此次疾病发生、发展、治疗等全过程。这对诊察疾病具有重要意义。问发病原因可以了解疾病的性质，详细询问患者起病时有无明显诱因，包括精神因素，人际关系，有无特殊遭遇等。长期精神抑郁，气血失调，则多患精神情感疾病。问病程长短可以了解脑病的虚实。问治疗经过和治疗效果，可以作为脑病辨证用药的参考。所以，只有问清疾病的全部经过，才能对脑病的诊断与治疗作出正确的判断。

（五）问现在症状

问患者的现在症状，是辨证论治的重要依据。明代医学家张景岳在总结前人问诊要点的基础上写成《十问歌》，其内容言简意赅，可作为问诊的参考。但在脑病实际问诊中，还必须根据患者的具体病情灵活而重点的询问，不能千篇一律的机械套用。

1.问寒热

通过询问患者有无寒热的感觉以及寒热的不同表现，从而为确定脑病的表里寒热虚实提供依据。如暑温引起的脑病，往往出现高热神昏，热极生风的痉挛，震颤等；脾肾阳虚所致的脑病，则多见体寒畏冷，嗜卧倦怠，自语神呆等。

2.问汗

汗是津液的组成部分，由阳气蒸化津液从玄府出于体表者谓之汗。正常的出汗，有调和营卫、滋润皮肤的作用。询问了解患者汗出异常的情况，对于诊察病邪的性质以及人体阴阳盛衰有着重要的意义。询问时，应注意了解患者有汗无汗，出汗的时间，多少，部位以及主要兼症。如患者仅半侧身体有汗，而另一侧无汗，属患侧(无汗一侧)经络阻闭，气血运行不畅所致，多见于中风、痿证患者。

3.问头身

问头身包括问头部和问周身。

(1)问头部：头为诸阳之会，精明之府，脑为髓海，因此脑病多出现头部症状，如头痛、头晕、头胀、脑鸣等。根据头痛部位的不同，可分辨脑病在何经。前额部连眉棱骨痛，属阳明经头痛；头侧部疼痛，属少阳经头痛；后头部连项痛，属太阳经头痛；巅顶部痛，属厥阴经头痛。根据头痛、头晕的性质，可辨别脑病的寒热虚实。头痛绵绵，过劳则甚者，属气虚头痛；头痛隐隐，面色苍白，属血虚头痛；头中空痛，腰膝酸软，属肾虚头痛，偏侧头痛，疼痛剧烈，属肝胆郁热所致。头晕眼花，过劳则甚，兼见面色苍白，心悸失眠，属气血亏虚；若因痰湿内阻、清阳不升所致，则头晕昏沉，兼见胸闷呕恶；头晕胀痛，兼见面赤耳鸣，口苦咽干，为肝阳上亢所致肾精亏虚之头晕，常兼见耳鸣，腰膝酸软，健忘遗精等。头部发热，在脑病中多为虚火上炎所致。自觉头部发胀如裂，称为头胀，多起于恼怒，如见昏沉闷热，头筋突起，口干口苦，多为肝火上炎所致；头胀沉重，如物裹头，腹胀泛呕，身体困重，为湿阻清阳。以头重而言，头部沉重，悠悠忽忽，面色不华，神疲乏力，纳呆便溏，为中气不足。自觉头部有声音鸣响，谓之脑鸣，主要是髓海空虚，头脑失充，常伴见腰酸腿软，遗精，耳鸣等症。

(2)问周身：外感风、寒、湿邪导致经络气血阻滞，或内伤脾肾亏虚，四肢、肌肉失养，都可引起四肢、肌肉等周身发生病变。所以询问周身方面的异常表现，亦可有助于诊察脑病的不同属性。如患者肌肤感觉减退，甚至消失，称为麻木，多因气血亏虚，或肝风内动，或痰湿瘀血阻络所致，多见于中风等证，肢体关节疼痛，多为气血不通，经络痹阻所致，多见于痹证；肢体筋脉迟缓，软弱无力，甚至肌肉萎缩，多见于痿证。

4.问耳目

耳为宗脉之所聚，肝开窍于目，五脏六腑之精气皆上注于目，故询问耳目情况有助于脑病的诊断。耳部常见病变有耳鸣、耳聋、重听等。脾湿过盛，清阳不升，清窍失养，可致耳鸣；肾虚精亏，髓海不充，也可出现耳鸣，以手按耳则鸣声减弱。以耳聋而言，暴病多实，如邪热蒙蔽清窍，阴精不能上达者；以重听而言，听声音不清而产生错觉，伴腰膝酸软者为肾虚；伴头晕目眩，脑胀痛，耳闻重音，浮肿酸麻者，多为湿阻清阳不升所致。

眼部常见症状有目痛、目眩、目昏、视歧、偏盲等。若感目痛如锥，头痛如劈，甚至眼前昏黑，是谓雷头风，多因痰火内盛，上乘清窍，或风邪外客，循目系入脑所致。眉棱骨和眼眶骨部疼痛，昼静夜剧，伴目珠胀涌，谓之眉棱骨痛，多由风热之邪，上扰清窍，脉道受阻所致。目眩兼见头晕头胀，面赤耳鸣，腰膝酸软者，为肾阴亏虚，肝阳上亢所致；目眩兼见头晕胸闷，体倦肢麻，恶心苔腻者，多为痰湿内蕴，清阳不升所致。

5. 问饮食口味

问饮食多少，可知脾胃的盛衰；问口味好恶，可察脏腑的虚实。癫证患者精神萎靡，食少纳呆，甚至数日不进饮食；狂证患者多见食欲亢进，多食易饥，或嗜食异物，或暴饮暴食。口渴不欲饮水，多为湿热；饮水则吐则为停饮；饮水作呛，中风偏瘫患者多见。

6. 问二便

询问二便的情况，不仅可以直接了解消化功能和水液代谢正常与否，对脑病诊断也有一定的意义。各种急性脑病、癫痫大发作，可见小便失禁并有神志昏迷；脾胃虚寒之中风后遗症、自主神经功能紊乱患者多大便稀溏不成形；神志昏迷患者可出现大、小便失禁。

7. 问睡眠

睡眠情况与人体卫气的循行和阴阳的盛衰密切相关，还与气血的盈亏相关。阴阳失调，阳不入阴则产生不寐，阳不出表则产生嗜睡。所以机体阴阳的转输和阴阳的盛衰变化是产生睡眠失常的病理机制。温病邪入心包的患者常见神疲困倦，睡意浓浓，经常不自主入睡，甚者昏睡谵语。情志郁结，化火生痰，痰热内扰者，则睡中时时惊醒，兼见眩晕胸闷，胆怯心烦，口苦恶心，闭目倦卧，不能入睡，时时怔忡，为心气不足；卧后思虑多想，不能入睡，为心脾两虚；夜间烦躁，不能安卧，时时起床行走，为心肝火盛，欲睡突然清醒，再无睡意，为心肾不交；将入睡突然瘛疭而醒，为肝血虚不能养筋；睡后多梦惊醒，为肝不舍魂；眠后遗精而醒，为肾阴不足，精关不固的梦遗。

8. 问月经

在脑病诊断中，问月经有一定的参考价值。如青春期精神病多在月经期发病；热入血室发狂，多处在月经期；更年期精神病多伴有月经紊乱。

9. 问出生与发育情况

通过询问患者属顺产、难产、早产，有无手术、绕脐窒息、受惊等情况，有助于脑病的诊断。如出生时难产，可致脑部受伤，气血瘀阻，络脉不和，发为痫证。

综上所述，可见问诊对脑病的诊断非常重要，但在问诊中要注意以下问题：①脑病患者常有神志异常的病理特征，临诊时问诊有时常不合作，或答非所问，必要时可向家属亲人详细了解；②要善于抓住主要症状，不要被次要的症状所掩盖；③围绕主要症状以及比较重要的症状进行询问，全面了解疾病发生、发展演变的全过程，以利于提高脑病辨证论治的水平。

四、切诊

切诊，包括脉诊和按诊两部分。脉诊是按脉搏，按诊是对患者的肌肤、手足、胸腹及其他部位的触摸按压。

（一）脉诊

脉象是脉动应指的征象。脉象的产生有赖于心脏的搏动，心气的盛衰，脉道的通利和气血的盈亏。人体的血脉贯通全身，内联脏腑，外达肌表，运行气血，周流不休，所以，脉象成为反映全身脏腑功能、气血、阴阳的综合信息。切脉以寸口脉为主，分寸、关、尺三部，成人的正常平脉，是一息脉来四至，和缓有力，从容有节，不快不慢，不大不小，不浮不沉。反之，则为病脉。脑病常见的病脉有：

1.浮脉

轻取即得，重按反减，举之有余，按之不足。浮脉一般主表证。浮而有力为表实，多表现于感染性脑病初期；浮而无力为表虚，常见于气虚发狂的患者。

2.沉脉

轻取不应，重按始得，举之不足，按之有余。沉脉为里证的主脉。沉而有力，兼见狂躁心烦，多见于狂证；沉而无力，兼见精神恍惚，多见于失志、卑惵等；沉弦为肝气郁滞，常见于梅核气、气郁发狂等；沉弦而滑，多见于中风后遗症；沉滑则：多为痰涎壅盛，多见于癫证、痫证等。

3.迟脉

脉来迟缓，一息不足四至。迟脉为寒证的主脉，亦可见于邪热结聚的里实证。迟而有力为冷积寒滞，多见于奔豚；迟而无力为阳气虚弱，多见于癫证和痉病患者的木僵状态，血虚寒凝之脑疝亦常见之。

4.数脉

脉来急促，一息五至以上。数脉是热证的主脉。数而有力为实热，阳明发狂及狂病，脉数而有力；数而无力为虚热，脏躁、百合病多脉数而无力。

5.虚脉

举之无力，按之空豁，应指松软。虚脉主虚证，多见于气血两虚。各种脑病后期均可见虚脉。

6.实脉

脉来充盛有力，其势来盛去亦盛，举按皆然。实脉主实证。瘀血、痰饮、火热、毒气以及外邪入里所致的各种脑病在急性发作期均可见实脉。

7.滑脉

往来流利，如珠走盘，应指圆滑。滑脉主痰饮、食滞、实热等症。沉滑有力，为痰涎壅盛，狂、癫、痫及中风病均可见到；弦滑脉，多为痰气交阻，痰迷清窍所致，多见于意识障碍，气郁痰结者。

8.涩脉

往来艰涩不畅，应指如轻刀刮竹。涩脉主伤精、血少、痰食内停、气滞血瘀等证。中风后遗症半身不遂的患者多脉涩而无力；脑外伤患者多脉涩而有力。

9.弦脉

端直以长，如按琴弦。弦脉主肝胆病、痰饮、痛证。脉弦数多见于肝阳上亢，肝风内动，肝郁不舒所致的各种脑病。

10.洪脉

脉形宽大，来盛去衰，应指浮大有力，状如波涛汹涌。洪脉主热甚。气盛发狂者，脉多洪滑有力；脉洪而无力，多为虚阳上越所致。

（二）按诊

按诊的手法大致分为触、摸、按3类。按诊应用的范围较广，在脑病的诊断中，以按头颅、按肌肤、按手足、按腹等最为常用。

1.按头颅

包括检查头颅有无缺损、肿块、压痛等，必要时测量头颅大小。按小儿囟门骨缝不合，即可诊断为解颅；头痛剧烈，眼珠按压，坚硬如石，多为雷头风；攒竹穴疼痛明显，按之痛甚，为眉棱骨疼痛。

2.按肌肤

按肌肤是为了了解全身肌表的寒热、润燥以及肿胀等情况。如肌肤不热，红肿不明显者，多为阴证；皮肤灼热而红肿疼痛者，多为阳证；瘀血阻窍脑病，多见肌肤甲错，晦暗无光；阴邪内结的厥证多见肌肤发冷。

3.按手足

按手足主要是为了探明寒热。如脏躁、百合病，多见手足心热；脑病后期、阴痫，多见手足发冷，着衣欲卧；外邪侵袭所致的脑病多出现手足俱热且伴有躁热。诊手足的寒温还可测知阳气的存亡，这对于确定脑病中某些阳衰病证预后相当重要。阳虚之证，四肢犹温，是阳气尚存，尚可治疗，若四肢厥冷，则其病多凶，预后不良。

4.按腹

按腹部主要是通过了解腹部的温度、胀满、压痛等情况，以协助脑病的辨证论治。根据腹部温度以判断虚实，腹部按之灼热为热证、实证；按之不温为寒证、虚证；危重患者少腹冰冷者，为阳气欲绝，愈后不良；治疗后脐下转温，为阳气回复。其他如腹部的软硬、胀满、压痛，积块的有无等，对诊断都有一定的参考价值。

总之，望、闻、问、切四诊是诊察疾病的4种方法，各有特点与局限，因此，在临床运用上，必须将它们有机地结合起来，做到四诊合参，才能全面而系统地了解病情，作出正确的诊断。西医学关于神经系统的各种检查如神经反射，病理反射，自主神经检查以及头颅，眼底，脑神经检查，脑脊液，脑电图，脑CT，核磁共振等，都应该酌情使用。这样不仅有利于辨病，还可以帮助判断临床疗效。

（付玉凤）

第五节 脑病的常用治法

治法是在辨清证候审明病因、病机之后，有针对性地采取的治疗方法。早在《内经》中已记载许多治法的理论和具体方法。至汉末，张仲景在“勤求古训，博采众方”的基础上，总结出较为系统的中医辨证论治体系，在治法的理论和方法方面进一步作了充实和发展，丰富和提高了治法的内容。其后，历代医家在临床实践中制定了许多新的治法。

一、清热法

清热法是通过寒凉泄热的药物和措施，清除火热之邪的一种治法，又称清法。适用于里热证的治疗。《素问·至真要大论》：“热者寒之”、“温者清之”、“治热以寒”是清法的理论依据之一。由于里热证有热在气分、营分、血分、热甚成毒及热留于某一脏腑之分，因此清热法又有清气分热、清营凉血、气血两清、清热解毒和清脏腑热的不同。

在脑病学中清热法的运用范围较广。凡发热性疾病除辨证用药外常可配合清热药。

(一)清气分热

适用于邪入气分，里热渐盛，阳明经证。

常用方剂：白虎汤、竹叶石膏汤。

常用中药：石膏、竹叶、知母。

(二)清营凉血

适用于邪入营分,神昏谵语,或热入血分,见舌红绛,脉数,及吐血、衄血、发斑等。脑病中若出现高热神昏谵语,发斑发疹证时均可采用本法治疗。

常用方剂:清营汤、清宫汤、犀角地黄汤。

常用中药:水牛角、生地、玄参、丹皮、芍药等。

(三)清热解毒

适用于热毒诸证。

常用方剂:清瘟败毒饮、黄连解毒汤。

常用中药:黄芩、黄连、黄柏、连翘、玄参、麦冬等。

(四)清脏腑热

适用于邪热偏盛于某一脏腑,或某一脏腑的功能偏亢而发生各种不同的脏腑里热证。临床上的三叉神经痛、头痛等均可按照经脉的循行,清解相应脏腑之热。

常用方剂:肝经实火所致的眩晕头痛可用当归龙荟丸;肝火胃可用左金丸;肺有伏火郁热可用泻白散。

常用中药:黄芩、黄连、栀子、柴胡等。

注意事项:

1.注意寒热真假,阴盛格阳的真寒假热证和命门火衰的虚阳上浮证均不可用清热法。

2.由于热必伤阴,进而耗气,因此要注意清热和滋阴夕益气等法配合使用,通常苦寒清热药多性燥,易伤阴液,不宜久服。

3.如热邪炽盛,服清热药入口即吐者,可于清热剂中少佐辛温的姜汁,或凉药热服。

二、攻下法

攻下法是通过荡涤肠胃,泻出肠中积滞,使停留于胃肠的宿食、燥屎、冷积、瘀血、结痰、停水等从下窍而出,以祛邪除病的一种方法又称下法。《素问·至真要大论》中:"其下者,引而竭之","中满者,泻之于内"即为下法的理论依据。

攻下法适用于里实证,凡邪在肠胃,燥屎内结,或热结旁流,以及停痰留饮、瘀血积水等邪正俱实之证均可使用。

常用方剂:阳明腑实证见谵语狂言、狂躁妄动者可予大承气汤;水饮停蓄可辨证选用五皮饮、五苓散等。

常用中药:大黄、芒硝、瓜蒌、莱菔子、枳实、厚朴等。

注意事项:

1.凡邪在表或那在半表半里一般不可下;阳明病腑未实者不可下;年高津亏便秘或素体虚弱阳气衰微而大便艰难者不宜用峻下法。妇女妊娠、产后及月经期皆应慎用下法。

2.下法以邪去为度,得效即止,不宜过量,以防正气受伤。大便已通或痰瘀水邪已去,则停服下剂,故《素问·六元正纪大论》有:"大积大聚,其可犯也,衰其大半而止"之戒。

3.药后宜糜粥调养,勿骤进油腻。

三、补益法

补益法是滋养补益人体的气血阴阳之不足,或补益某一脏之虚损的治法。《素问·三部九候论》:“虚则补之”;《素问·至真要大论》:“损者益之”;《素问·阴阳应象大论》:“形不足者,温之以气,精不足者,补之以味”都指此而言。补益法重点在于,通过药物的补益,使人体脏腑或气血阴阳之间的失调重归于平衡,同时,在正气虚弱不能祛邪时,也可用补法辅助正气,或配合其他治法达到扶正祛邪的目的。

补益法在脑系疾病中应用广泛,如眩晕、痴呆、五迟、五软、解颅等。常用的补益法又可分为如下几种:

(一)补肾填精

适用于肾精亏虚所致的眩晕、痴呆、肢体痿弱等病证。

常用方剂:肾精亏虚所致耳目失聪,须发早脱,腰膝酸软可用河车大造丸;健忘痴呆可用补肾益髓汤;两足痿软可用鹿角胶丸。

常用中药:人参、鹿角胶、紫河车、龟甲胶、枸杞子、益智仁、何首乌等。

(二)健脾益气

适用于脾失健运,精微不布所致的痿软、瘫痪、眩晕等病证。

常用方剂:中气不足,脾胃亏虚,精微不运所致痿证可用补中益气汤;中气不足,清阳不升的眩晕可用归脾汤。

常用中药:人参、茯苓、白术、山药、黄芪等。

(三)滋补元阴

适用于肝肾不足,筋骨失养所致的肢体痿弱、瘫痪、拘挛麻木以及髓海失养引起的眩晕、耳鸣耳聋、脑鸣等病证。

常用方剂:偏于肝肾不足筋骨失养的可以用虎潜丸肝肾精血亏损者可用左归丸;肝肾阴虚者可用杞菊地黄丸。

常用中药:熟地黄、桑椹、女贞子、旱莲草、首乌、龟板、鳖甲等。

(四)壮补元阳

适用于肾阳不足,肢体失于温煦所致的肢体拘挛,痿弱不用,以及嗜睡、精神恍惚等病证。

常用方剂:金匮肾气丸、右归丸。

常用中药:鹿茸、杜仲、寄生、补骨脂、益智仁、菟丝子、肉苁蓉、淫羊藿等。

(五)益气养血

适用于气血两亏所致的多种病证。

常用方剂:十全大补汤、归脾汤。

常用中药:黄芪、当归、白芍、熟地、何首乌、人参、白术等。

注意事项:

1. 辨清虚实真假,凡实证而表现虚证假象者,禁补。

2. 把握好邪正关系的消长变化,外邪未尽时不宜过早进补,以免闭门留寇。

3. 阳虚多寒者,补以甘温,清润之品非其所宜;阴虚多热者,补以甘凉,辛燥之类,不可妄用。

4. 补益药如需久服,应防滋腻碍胃,佐以理气和胃之品。

四、消导法(化痰法)

通过消导和散结的作用,对气、血、痰、食、水、虫等积聚而成的有形之结,使之渐消缓散的治法。

痰之为病，无处不在，胸膈胃肠心脑，经络四肢皆可有之。化痰法就是通过消除痰饮而治疗由痰引起的各类病证。由于痰饮停留的部位不同，兼夹的邪气也不尽相同，在治法上又有差别，可分为燥湿化痰、清热化痰、息风化痰、行气化痰等四种。

(一)燥湿化痰

适用于脾失健运，痰湿内阻的胸脘痞闷、呕恶眩晕、肢体困倦等症。可见于痴呆、眩晕、癫痫等病证。

常用方剂：痰涎壅盛，胸膈痞塞，头痛眩晕，呕不能食可用导痰汤；中风痰迷心窍，舌强不能语可用涤痰汤；胆胃不和，痰热内扰而见虚烦不眠、呕吐呃逆，惊悸不宁、癫痫等证可用温胆汤。

常用中药：半夏、陈皮、南星、茯苓、菖蒲、竹茹等。

(二)清热化痰

适用于痰热互结或痰郁化热上扰清窍所致的头晕、抽搐、躁动、失眠等症。常见于脑血管病、癫痫等病证。

常用方剂：痰热内结可用清气化痰丸；痰热上扰清窍发为癫狂惊悸，怔忡昏迷，胸脘痞闷或口眼蠕动，或梦寐奇怪之状可用礞石滚痰丸。

常用中药：半夏、陈皮、茯苓、竹茹、竹沥、天竺黄、黄芩、大黄、礞石等。

(三)息风化痰

适用于风痰证。以内风夹痰为主，素有痰浊，肝风内动，夹痰上扰，证见眩晕头痛、癫痫甚则昏厥。

常用方剂：风痰上扰可用半夏白术天麻汤；痰风内结，肝风夹痰上逆，壅闭经络，阻塞清窍可用定痫丸。

常用中药：半夏、白术、南星、竹浙、天麻、菖蒲、僵蚕、全蝎等。

(四)行气化痰

适用于气机郁结、湿痰阻络所致的眩晕、脘痞、梅核气等。

常用方剂：半夏厚朴汤，旋覆花汤。

常用中药：半夏、厚朴、枳壳、白芥子、木香、新绛等。

注意事项：

1.阴虚火旺见咳嗽、咯血，不宜用温燥药，以免耗伤津液。

2.本虚标实者应注意调护肺脾肾三脏，标本兼治。

五、行气法

行气法是调理气机的一种治法，适用于气机失调的病证，主要针对肝气郁结引起的气滞病证。

适用于气机郁滞，尤其是肝气郁滞证所致的头痛，或情绪抑郁、哭笑无常。常见于头痛、百合病、脏躁、郁证等精神疾患。

常用方剂：肝气郁结、胁肋疼痛、寒热往来可用柴胡疏肝散；肝郁血虚而致头痛目眩，口燥咽干，神疲食少可用逍遥散；肝气上逆出现胸膈痞塞不通，甚至闭厥可用五磨饮子。

常用中药：柴胡、郁金、枳壳、陈皮、木香、川楝子等。

注意事项：

1.使用行气法应辨清虚实，如补气而误用行气则其气更虚；当行气而误用补气则其郁滞更甚。

2.行气药多为香燥苦温之品，多有伤阴之弊，宜中病即止，气滞而兼阴液亏损者、孕产、血虚者当慎用本法。

3.本法应须配合身心精神调护。

六、理血法

理血法是通过调理血分治疗瘀血内阻和各种出血证的一种治法。该法在脑病中运用广泛，如脑梗死，而对于脑出血、蛛网膜下腔出血则应酌情使用。其他疾病，如血管性痴呆、帕金森病、阿尔茨海默病、流行性脑脊髓膜炎均有一定疗效。理血法又分为活血化瘀、益气活血和止血法。

（一）活血化瘀

该法在临证时又有不同的具体方法，并且有其适应的范围。

1.理气活血

适用于气滞血瘀证，或因瘀血而致气滞的血瘀证。

常用方剂：血府逐瘀汤。

常用中药：川芎、丹参、延胡索、桃仁、红花、枳壳、木香等。

2.破血逐瘀

适用于外邪侵犯太阳血分，上犯神明，瘀结在脑证。

常用方剂：轻者用桃核承气汤，重者用抵挡汤。

常用中药：水蛭、虻虫、三棱、莪术、穿山甲等。

3.活血通窍

适用于振血阻窍证。

常用方剂：通窍活血汤。

常用中药：川芎、郁金、丹参、延胡索。

4.活血软坚

适用于气滞血撥所致的颅内肿瘤。

常用方剂：宣明三棱汤。

常用中药：三棱、莪术、泽兰、海藻、鳖甲等。

（二）益气活血

适用于气虚无力运行血脉，而致血行瘀滞的气虚血瘀证。可见中风、痴呆、头痛等病证。

常用方剂：补阳还五汤。

常用中药：黄芪、丹参、川芎、地龙等。

（三）止血

适用于各种出血病证，如脑出血。

常用中药：三七、柏叶、艾叶等。

注意事项：

1.血得温则行，遇寒则凝，活血化瘀法可配伍温经散寒法同用，以加强温经行血的力量。

2.妇女妊娠期、月经期应慎用活血化瘀法。

3.活血化瘀之品多有耗伤正气阴血之弊,故纯虚而无瘀不可妄用本法,虽有虚而兼瘀者,以选用活血化瘀轻品,但不宜长期使用。

4.止血时尚须防止瘀血留阻,除突然大量出血以止血为当务之急外,一般运用止血法的同时可适当配合活血化瘀的药物,使血止而不留瘀。

七、安神法

安神法是通过重镇安神或滋养安神治疗神志不安疾患的方法,达到调整阴阳平衡、协调脏腑关系的作用。按照神志不安的虚实之别,又分为重镇安神和滋养安神两种方法。

(一)重镇安神

重镇安神法多针对神志不安的实证,按照"惊者平之"的原则,平调心肝偏盛之证,常与清热药配伍,达到镇心安神、清热除烦的目的。

适用于外受惊恐、肝郁化火、内扰心神所致的癫狂、躁扰不宁等症。

常用方剂:心火偏亢、阴血不足引起的心神烦乱、怔忡、失眠、胸中烦热可用朱砂安神丸;水不济火、心阳偏亢而致心神不交的失眠、耳鸣耳聋及癫痫等可用磁朱丸。

常用中药:朱砂、磁石、龙骨、牡蛎、珍珠母等。

(二)滋养安神

滋养安神法是养血滋阴、宁心安神相配合,针对忧思太过,心肝阴血不足,心神失养或心阴不足之证,以补为主,达到血能养心;阴承火降的目的。

适用于心肝血虚或心火偏亢引起心神失养所致的心悸失眠、烦躁不安等症。常见于脏躁、百合病、郁证等精神疾患。

常用方剂:百合病可用百合地黄汤;肝气抑郁或心血虚少而致的脏躁可用甘麦大枣汤;思虑过度、劳伤心脾可用归脾汤;心肾不交,阴虚火旺所致的心烦不得眠可用黄连阿胶汤。

常用中药:酸枣仁、远志、茯神、柏子仁、合欢皮、夜交藤、龙眼肉等。

注意事项:

1.临床运用本法是按虚实分类,但二者又常是互为因果,症状上夹杂出现,遣方用药时需标本兼顾,重镇与滋养同时使用。

2.重镇安神药多属金石类,不宜久服,以免有碍脾胃运化,素体脾胃虚弱者尤应慎用,必要时结合补脾和胃药并投。部分药物具有毒性,当慎用。

八、开窍法

开窍法是开闭通窍以苏醒神志为主的一种治法。主要治疗神经系统疾病的神昏窍闭证。具体运用时又分为凉开与温开两种。

(一)清热开窍

清热开窍法又称凉开法,通治热闭诸症,热入心包或痰热壅闭心窍。

适用于温邪热毒内陷心包或痰热痹阻心窍所致的高热、神昏、惊厥谵语等症。可见于全身感染引起的脑病、急性脑血管病、中毒性脑病。

常用方剂:热邪内陷心包,痰热痹阻心窍证可用安宫牛黄丸;神昏窍阻而见痉厥者可用紫雪丹;秽浊之毒尤甚又见痰盛气粗者可用至宝丹。

常用中药：麝香、冰片、石菖蒲、远志、郁金等。

（二）温通开窍

温通开窍法又称温开法，是温通气机，开窍、辟秽、化痰的治法。主要适用于中风阴闭、痰厥、气厥等所致的突然昏倒，牙关紧闭、神昏、苔白脉迟等症。

常用方剂：寒痰阻窍，蒙蔽尤甚可用苏合香丸；秽恶痰浊壅闭太甚可用玉枢丹；突然昏厥、不省人事，牙关紧闭、痰涎壅闭可用通关散吹鼻取嚏以通关开窍。

常用中药：麝香、苏合香、檀香、细辛等。

注意事项：

1. 开窍法多适用于邪实神昏的闭证，但临证还应结合病情适当选用清热、通便、凉肝、息风、化痰、辟秽等法。

2. 开窍剂剂型多为丸散剂成药，以便急救时立即应用，亦有制成注射液（如醒脑静），发挥作用更快，药物众多含芳香挥发药，应吞服、鼻饲或注射，不宜加热煎服。

3. 本法为急救治标之法，且易耗伤正气，中病即止，不可久服。

九、镇痉法

通过平肝息风、祛风通络以解除四肢抽搐、眩晕、震颤、口眼㖞斜等病证的治法，又称息风法。息风有外风内风之别。

（一）疏散外风

适用于治疗风邪所致的诸病，主要指风邪外袭，侵入肌表、经络、筋骨、关节，引起头痛、眩晕、手足挛痛、麻木不遂、屈伸不利、口眼㖞斜等。

1. 疏风止痛

适用于外感风邪所致的头痛。可用于血管性头痛、三叉神经痛等。

常用方剂：风寒上犯头痛可用川芎茶调散；风热上犯头痛用芎芷石膏汤。

常用中药：荆芥、防风、川芎、白芷、藁本、细辛、菊花、葛根、升麻、苍耳子、辛夷、桑叶。

2. 祛风解痉

适用于风痰阻络、筋脉痉挛所致的抽搐、口眼㖞斜等病证。见于面神经炎、面肌痉挛、三叉神经痛等。

常用方剂：风痰上犯见口眼㖞斜者可用牵正散；惊厥四肢抽搐可用止痉散或玉真散；太阳病见角弓反张、口噤不开，或仅项背强急者，柔痉用瓜蒌桂枝汤，刚痉用葛根汤。

常用中药：羌活、防风、蝉蜕、僵蚕、天麻、川乌、草乌、白芍、白附子、瓜蒌、胆南星。

3. 搜风通络

适用于风寒湿邪留滞经脉所致的肢体筋脉挛痛、屈伸不利或疼痛游走不定等，可见于痹症、周围神经病变等。

常用方剂：风寒湿痹用小活络丹。

常用中药：地龙、羌活、独活、秦艽、海风藤、桑枝、川芎、全蝎。

（二）平息内风

适用于脏腑病变所致的内风病，如高热昏迷、四肢抽搐、头目眩晕，甚至昏仆、口舌㖞斜、半身不遂、舌强不语等。

1.镇肝息风

适用于肝阳上亢、肝风内动而见头晕目眩，肢体抽搐，震颤，甚至猝然昏倒，口眼㖞斜，半身不遂等病证。可见于中风、前庭神经病变所致的眩晕及帕金森病等。

常用方剂:肝阳上亢的阴虚阳亢、上盛下虚证，症见眩晕耳鸣、面红目赤、头重脚轻、急躁易怒、失眠多梦、腰膝酸软，可用天麻钩藤饮，肝风内动见眩晕欲仆、头痛头摇、项强、肢麻震颤、步履不正、语言謇涩，甚或突发口舌㖞斜、半身不遂可用镇肝息风汤。

常用中药:龟甲、代赭石、龙骨、牡蛎、茵陈蒿、川楝子、寄生、牛膝、石决明、栀子、黄芩、玄参、白芍等。

2.清热息风

适用于热盛风动而见高热神昏、躁扰如狂、四肢抽搐、项强等症。常用方剂:羚角钩藤汤。

常用中药:羚羊角、石膏、竹茹、桑叶、菊花、钩藤、栀子等。

3.养血息风

适用于邪热伤阴，血虚不能濡养筋脉，虚阳不能潜藏，虚风内动，而见手指蠕动、筋脉拘挛的病证。

常用方剂:血虚生风而见肢麻、筋脉拘急、抽搐可用阿胶鸡子黄汤合四物汤加减;阴虚生风，虚风内动，筋脉拘挛、乎足蠕动，伴两目干涩、五心烦热等可用大定风珠;下元虚衰，虚阳上浮痰浊上犯发为瘖痱证见舌强不能言，足废不能用，口干不欲饮，可用地黄饮子。

常用中药:生地黄、熟地黄、白芍、阿胶、石斛、山茱萸、肉苁蓉、钩藤、石决明、络石藤、牡蛎、龟甲、鳖甲、石菖蒲等。

注意事项:

1.风有内外之分，外风宜散，内风宜息，但外风可以引动内风，内风又可兼夹外风，临证时又当兼顾治疗。

2.祛风药性多温燥，对津液不足、阴虚内热或阳亢者慎用。

（付玉凤）

第六节　中风论治

中风也叫脑卒中，是以猝然昏仆，不省人事，口舌㖞斜，半身不遂，语言謇涩，或不经昏仆而仅以口眼㖞斜为主症的一种疾病，因其起病急骤，见证多端，变化迅疾，与风性善行数变的特征相似，故以中风名之。临床一般分为两种类型:缺血性脑卒中和出血性脑卒中。由于本病发病率高、死亡率高、致残率高、复发率高以及并发症多的特点，所以医学界把它同冠心病、癌症并列为威胁人类健康的三大疾病之一。

一、对病因病机的认识

中医有关中风病名的记载始见于《黄帝内经》(《内经》),《内经》对卒中、昏迷有仆击、大厥、薄厥等描述，对半身不遂有偏枯、偏风、痱风等名称。病因方面，《内经》也多有论述。在病机方面，在唐宋以前，多以“内虚邪中”立论。唐宋以后，特别是金元时代，主要以“内风”立论。随着病因学的发展，中风发病期与后遗症的治疗方法也日趋完善，唐宋以前主要以疏风散邪、扶正为法。金元以后治火、治痰、治虚、滋阴、息火、开窍、固脱各有所长。现代医家总结前人经验，并结合现代医学知识，进一步探讨发病机制，认为本病的发生主要在于肝阳化风，气血逆乱，直冲犯脑，或痰瘀互阻，脑脉闭塞。病位在脑，病情较重。

(一)脾肾气虚是中风发病的基础

早在《内经》中就已认识到肾虚与中风发病具有密切的关系，真元亏虚是外风侵袭的内在基础。《素问·脉解》指出："内夺而厥，则为扉，此肾虚也"。《灵枢·刺节真邪》亦说："虚邪偏客于身半，其入深，内居营卫，营卫稍衰，则真气去，邪气独留，发为偏枯"。以上两段经文明确指出"厥证瘖痱"的发生是由于肾元亏虚，精气内夺而引起；"偏枯"的形成乃由于元气不足，卫外不固，感受风邪，由表及里，内居营卫，影响气血运行，筋脉失养所致。隋·巢元方承《内经》之旨，在《诸病源候论》中指出："偏风者，风邪偏客于身一边也，人体有偏虚者，风邪乘虚而伤之更进一步强调元气亏虚在中风发病中的作用。

金元以后，随着"内风"学说的兴起，"肾虚"在中风发病中的作用愈来愈受到广大医家的重视。刘河间力主"心火暴甚"，李东垣强调"正气自虚"，朱丹溪认为"湿痰生热"，沈金鳌则一语破的，在《杂病源流犀烛》中明确指出："曰火曰痰，总由于虚，虚为中风之根也，惟中风病由于虚"。《医彻》亦云："河间谓五志过极，言其因也；东垣谓本气自病，言其本也；丹溪谓湿痰生热，言其标也；而究其根，则在于肾元不足所致，盖肾元既亏，五志过极，即显五志之证，元气不足，即显虚损之证，湿热生痰，即显痰热之证"。明·张景岳倡导"非风"之说，强调"内伤积损"是导致本病的根本原因、《景岳全书·非风》中指出："凡病此者，多以素不能慎，或七情内伤，或酒色过度，先伤五脏之真阴……阴亏于前而阳损于后，阴陷于下而阳乏于上，以致阴阳相失，精气不交，所以忽尔昏聩，卒然仆倒"，强调肾中阴阳两虚在中风病发病中的作用。清代医家王清任专以气虚立论，认为"亏损元气，是其本源"，他在《医林改错》中明确指出："或曰元气既亏之后，未得半身不遂以前，有虚证可查乎……偶尔一阵头晕者，有头无故一阵发沉者，有耳内无故一阵风响者，皆是元气渐亏之症"。更进一步强调元气亏虚在中风先兆发病中的作用。综观历代医家关于中风本于肾虚气弱的论述，说明肾虚气弱与中风发病的内在相关性。

中风多发于中老年人，《素问·阴阳应象大论》曰："年四十而阴气自半"，《医经溯洄集·中风辨》云："中风者，非外来风邪，乃本气自病也。凡人年逾四旬，气衰之际，多有此疾。"现代资料亦表明，50 岁以后中风发病者可占总数的 79.5%～86.1%。脑为精、气、神首会之所，《灵枢·经脉》云："人始生，先成精，精成而脑髓生"，说明脑髓的生成源于先天肾精。肾藏精，主骨生髓充脑，脑为髓之府，为髓之大会，其气与肾相通，精足髓充，脑络畅行，神旺血足，统帅着五脏六腑，协调各自的生理功能。

或先天禀赋不足，或将息失宜，饮食不节，日久伤肾，或久病及肾。肾气不足，脏腑失和，气化无权，失其温煦推动之职，一则血流滞缓而为瘀，一则津液凝聚而成痰。正如《医林改错》所说："元气既虚，必不能达于血管，血管无气，必停留为瘀"。赵献可《医贯》云："要之痰从何来？痰者水也，其源发于肾"。张景岳亦说："凡经络之痰，唯是元阳亏损，神机耗败，则水中无气，而津凝血败，皆化为痰耳。"另外，肾精又能化生气血，"肾为精血之海"。若肾精不足，精不化血则血少，血脉不充，血行迟缓亦为瘀。正如张景岳所说："凡人之气血，犹源泉也，盛则流畅，少则瘀滞，故气血不虚则不滞，虚则无有不滞者"。痰瘀内伏，遇感引触，痹阻脑脉，或血溢脑外，脑髓神机失用，发为中风。中风在临床上除半身不遂、肢体麻木、语言謇涩、口舌歪斜等表现外，常常伴有肢体酸困无力、头晕耳鸣、健忘、面色苍白、自汗、舌质暗红，脉细弱等肾虚气弱的表现。

现代医学研究表明,随着人体进入衰老期,机体在衰老的过程中发生了一系列极其复杂的生物化学改变,机体各器官都发生退行性改变及功能降低,免疫功能和内分泌功能低下,神经一免疫一内分泌网络功能紊乱,组织和器官中实质性细胞总数减少。这些改变大都以肾虚为基本病理改变。随着年龄的增长,体内自由基清除系统功能下降,自由基增多而引起脂质过氧化反应加强,细胞脂质氧化,细胞功能下降,而致机体衰老。许多研究表明,自由基损伤既是肾虚的基础,又是痰浊、瘀血产生的共同缘由之一。大凡痰浊壅盛者,西医多可检出高血脂、血管内膜斑块形成等。沈自尹也从多年的研究中揭示了人体衰老的实质是肾虚,指出老年人普遍存在着生理性肾虚,肾阳虚证患者具有下丘脑一垂体一肾上腺皮质轴不同环节、不同程度的功能紊乱,是神经内分泌系统中的一种隐潜性变化。

(二)痰瘀互阻是中风发病的基本病理环节

《明医杂著》中载朱丹溪论云:“古人论中风、偏枯、麻木酸痛不举诸证,以死血、痰饮而言”,《本草新编》说:“中风未有不成瘀痰者也。”这些论述无不强调了痰浊和瘀血在中风发病中的地位。从中风的病变全过程中来看,致病因素有虚、火、风、痰、气、血六端,其中,风说明中风发病的过程是发病急骤、瞬息万变的一种现象,虚是中风发病的基础,而痰瘀互阻是中风发病的基本病理环节。形成痰瘀互阻的因素很多。一则先天禀赋不足,肾元失充,气化失职,津液不归正化,凝而为痰,推动乏力,血行迟缓;一则饮食不节,脾胃受伤,运化失职,津聚为痰,痰滞脉中,血运不畅,最后形成痰瘀互阻;一则好逸恶劳,久坐伤气,气虚血瘀,津液不归正化,聚而为痰;一则情志内伤,气机不畅,久则气滞血瘀,津聚为痰,或气郁化火,灼伤肝肾之阴,炼液为痰,血液运行不畅,最后形成痰瘀互阻。

痰瘀互阻贯穿中风发生发展的全过程。在中风先兆期,痰浊瘀血已经形成,还处于量变阶段。脑动脉硬化是中风发病的主要原因,目前的研究表明,高脂血症、高黏血症是痰瘀互阻的基础。痰瘀与脑局部缺血缺氧、血液流变学异常、血液的浓黏凝聚状态、脑动脉硬化直接相关。因此,痰瘀互阻是中风病理基础中的重要环节。在中风急性期,痰瘀互阻是中风的主要病机关键。痰瘀互结,痹阻脑脉或血溢脑脉之外是痰瘀互阻由量变到质变的形成过程。在中风恢复期,痰瘀互阻、络脉不通是其基本病机。

(三)中风的发生是多因素长期作用于人体的结果

中风历来被列为中医四大顽症之首,说明了它的复杂性和顽固性。前人对中风的认识经历了由外风到内风的转变过程,在内风中又有虚、痰、风、火、气、血等不同的认识,同时,中风是中老年人的常见病、多发病,所有这些都说明中风的发生是多因素长期作用于人体的结果。现代研究认为,高血压、糖尿病、高脂血症、高黏血症、吸烟酗酒等是中风发病的危险因素,但是,这些危险因素最终形成中风是一个缓慢的过程,是这些危险因素长期作用于人体的结果。因此,从现在做起,从自我做起是预防中风发生的关键所在。

现代医学中的短暂性脑缺血发作、脑出血、脑血栓形成、脑栓塞、蛛网膜下隙出血、脑血管痉挛、慢性脑供血不足等多种脑血管疾病均属于中风范畴。

二、证治经验

(一)补肾益气法是中风的基本治疗大法

《素问·阴阳应象大论》云:“治病必求于本”。肾虚气弱是中风发病的病理基础。有鉴于此,本着“损有余而益不足”的原则,拟定补肾益气为基本治疗大法,旨在通过补肾益气来纠正患者气虚阳衰的表现，促进患者功能康复。补肾方药可使脑髓得充，气旺血生，一则可扶正温阳，振奋阳气，促进肺、脾、肾三脏功能恢复，气化复常，痰饮自消；一则可促进血液流通，瘀去新生，血络通畅，使脑部的局部循环得到改善；再则可促进气血的生成，血盛则畅，脑健得养，神机渐复，以达病愈体健之目的。现代药理学研究证明，一些补肾方药有提高超氧化物歧化酶活性，清除自由基、抗氧化作用，还有降脂、抗血栓形成作用。益气药可抗血小板聚集，改善血液的流动性，增加大脑的灌注，且有扩张血管及抗自由基损伤的作用。因此，补肾益气法能从多环节、多层次改善中风后的病理状态，促进神经功能恢复。中风的形成和发展是一个长期和渐进的过程，根据其病机特点和临床表现一般将其分为中风先兆期、急性期和恢复期三个阶段。尽管这三期的病机特点不尽相同，但肾虚气弱是贯穿中风三期始终的病理基础，因此，补肾益气是中风三期治疗的一条基本治法。

中风先兆期，肾虚导致痰瘀内伏是其发病基础，因此在治疗时要以补肾益气为先。现代医学认为，短暂性脑缺血发作的最常见原因是脑动脉硬化，而脑动脉硬化与高脂血症和自由基损伤导致脂质过氧化密切相关。因此在此期治疗时要以补肾益气为主以治本，佐以化痰活血以治标。只有肾气充足，气化有权，痰瘀才能渐开，中风之危险因素才能消除。

急性期，痰瘀互结，痹阻脑脉，脑髓神机失用是其病机核心。治疗时，在化痰利水的同时不要忘记"补肾益气"这一基本法则。因为痰饮和水皆为阴邪，得温则化，易伤阳气，又为肺、脾、肾三脏气化失调的病理产物，因此在治疗时要适当应用一些温阳益气之品，遵张仲景"病痰饮者，当以温药和之"之旨，促使肺、脾、肾三脏尤其是肾脏的气化功能恢复正常。只有这样，痰饮、瘀血才能渐消缓散，神机才能逐渐恢复。

恢复期，中风发病超过 2 周或 1 个月即进入恢复期，元气亏损，血瘀脑脉日久，久病入络，神机失用为其突出病机。因此，在此期应以大补元气为主，佐以活血通络，以促进神经功能的恢复，预防复中，只有元气充足，推动温煦作用正常，脏腑功能和调，气血流畅、四肢经络之顽痰死血才能逐步消解，痿废之肢体才有望恢复功能。

(二)分期治疗

中风的形成和发展是一个长期和渐进的过程，根据其病机特点和临床表现一般将其分为中风先兆期、急性期和恢复期三个阶段。仅仅抓住补肾化痰活血这一主线还不够，应根据各期的具体病机特点灵活运用。

1. 中风先兆期

补肾益气为先，佐以化痰活血。肾虚为本，肾虚导致痰瘀内伏是中风先兆的发病基础。因此，在此期治疗时要以补肾益气为主以治本，佐以化痰活血以治标。只有肾气肾精充足，痰瘀才能渐开，中风之危险因素才能消除。临床常用补肾化痰汤加减：淫羊藿(仙灵脾)30g，何首乌 20g，石菖蒲 15g，泽泻 15g，丹参 15g，水蛭 10g。

2. 急性期

化痰利水为急先，佐以活血补肾。痰瘀互结、痹阻脑脉、脑髓神机失用是中风病急性期的病机核心。脑脉痹阻，气机郁滞不畅，阻碍津液敷布，聚而为饮，凝而为痰，此即"血不利则为水"。痰饮聚集脑窍，反过来又加重脑局部气血瘀滞，进而使病情加重。故而此期应以化痰利水为先，辅以活血补肾。候痰化饮去，脑脉痹阻才能缓解，神机方可能渐渐恢复。临床常用化痰通络饮加减：石菖蒲 20g，泽泻 30g，大黄 10g，水蛭 10g，丹参 20g，淫羊藿(仙灵脾)15g。

3.恢复期

活血通络为主,佐以补肾化痰。中风发病超过2周或1个月即进入恢复期。血瘀脑脉日久,神机失用为中风恢复期的突出病机。久病入络,肾虚为中风发生之本原,痰滞脉道为复中的危险因素。因此在此期应以活血化瘀通络为主,佐以补肾化痰,以促进神经功能的恢复,预防复中。临床常用通络益元煎加减:水蛭10g,地龙15g,小白花蛇1条(研末冲服),淫羊藿(仙灵脾)30g,黄芪15g,石菖蒲15g。

(三)分型辨证施治

虽然肾虚、血瘀、痰阻为中风的基本病机,但是,由于患者的体质不同,体内阴阳气血的偏盛偏衰不一,临床表现也不尽相同。因此,在治疗中风的时候,不仅要抓住补肾化痰活血这一基本治法,同时还要根据不同患者的具体病情进行辨证施治。只有这样才能切中病情,取得较为满意的疗效。杨老师在临床中认为以下几种证型较为常见。

1.肝阳上亢型

素体阳亢之人,除具备中风四大主症(半身不遂、舌强语謇或不语、口舌歪斜、偏身麻木之外,尚具有头痛眩晕、面红目赤、口苦咽干、心烦易怒、舌质红或红绛、舌苔薄黄、脉弦有力等临床特点。在治疗时,须在补肾化痰活血的基础上加用一些平肝潜阳之品。如天麻、钩藤、石决明等,或合用天麻钩藤饮化裁。

2.痰热腑实型

素体内热痰盛之人,除具备中风四大主症之外,尚具有头晕目眩、腹胀便秘、痰多口臭、舌质暗红、苔黄腻、脉弦滑等临床特点。治疗时,在补肾化痰活血的基础上加用一些化痰通腑之品,如全瓜蒌、大黄、芒硝、半夏、胆南星、白芥子等,或合用星蒌承气汤加减。

3.气虚血瘀型

素体肥胖气虚之人,除具备中风四大主症之外,尚具有面色晄白、气短乏力、口角流涎、自汗、心悸、便溏、手足肿胀、舌质暗淡、舌苔薄白或白腻、脉沉细、细缓或细弦等临床特点。治疗时,在补肾化痰活血的基础上加用一些益气活血之品,如黄芪、党参、当归、桃仁等,或合用补阳还五汤化裁。

4.肝肾阴虚型

素体阴虚之人,除具备中风四大主症之外,尚具有烦躁失眠、眩晕耳鸣、手足心热、舌质红绛或暗红、少苔或无苔、脉弦细等临床特点。治疗时,应在补肾化痰活血的基础上加用一些滋补肝肾之品,如龟甲、黄精、天冬、女贞子等,或合用镇肝熄风汤加减。

(付玉凤)

第七节　头痛论治

头痛是临床上常见的临床症状,可由多种疾病引起。凡外感六淫,内伤七情,引起以头痛为主症的病证,均可称为头痛。头痛剧烈,反复发作,经久不愈者称为“头风”。《内经》对本病有“首风”“脑风”之称。

一、对病因病机的认识

关于病因,《内经》明确指出了外邪入侵与脏腑功能失调均能导致头痛。《难经》进一步提出“厥头痛”和“真头痛”。《伤寒论》把头痛按六经命名，在条文中明确提出头痛的有太阳病、阳明病、少阳病、厥阴病。《东垣十书》则明确地把头痛分为外感与内伤，又根据发病及临床表现分为伤寒头痛、湿热头痛、偏头痛、真头痛、气虚头痛、血虚头痛、气血俱虚头痛、厥逆头痛等，并补充了太阴头痛及少阴头痛，还根据头痛异同而分经遣药。清·陈士铎提出了“非风”之论，认为肾虚可致头痛，不可使用风药。王清任开后世治头痛用化瘀之先河，提出瘀血头痛之说，使内伤头痛的辨证治疗趋于完善。

杨教授认为引起头痛的原因很多，大概有以下几方面的情况。

(一)感受外邪

多因起居不慎，感受风寒湿热等外邪上犯于头，清窍被扰，气血不畅，络脉绌急而发为头痛。外邪中以风邪为主，因风为阳邪，“伤于风者，上先受之”“巅顶之上，唯风可到”。但风为百病之长、六淫之首，常夹寒、湿、热邪上袭。

(二)情志内伤

情志不舒，肝气郁结，络脉拘急；或平素性情暴逆，恼怒太过，肝郁化火，上扰清窍；或引动肝风，风阳上扰而引起头痛。

(三)饮食不节

素嗜肥甘厚味，暴饮暴食，或劳伤脾胃，以致脾阳不振，脾不能运化转输水津，聚而痰湿内生，以致清阳不升，浊阴下降，清窍为痰湿所蒙；或痰阻脑脉，痰瘀痹阻，气血不畅，均可致脑失清阳、精血之充，脉络失养而痛。如丹溪所言“头痛多主于痰”。

(四)劳逸失度

过逸恶劳，久坐伤气，气化失职，痰浊、瘀血内生，引动肝阳，上扰清窍，导致头痛。

(五)内伤不足

先天禀赋不足，或劳欲伤肾，阴精耗损，或年老气血衰败，或久病不愈，产后、失血之后，营血亏损，气血不能上营于脑，髓海不充则可致头痛。此外，外伤跌仆，或久病入络，血瘀气滞，脉络失养而致头痛。

总之，头痛以内伤和外感为纲，临床以内伤为多。在内伤头痛中，风、痰、虚、瘀是常见的病理因素。

现代医学的偏头痛、丛集性头痛、肌肉紧张性头痛、混合性头痛、心因性头痛、神经痛、鼻窦炎等可按头痛辨证论治。

二、证治经验

(一)治疗原则

(1)辨病与辨证相结合：传统医学源远流长，现代医学精益求精，中西医结合成为必然，中西医结合不局限于中西药的联合，更体现在诊疗上相互补充与完善。头痛涉及多系统，病位包括颅内颅外，除进行辨证治疗外，尚结合现代检测手段，对病因明确诊断。如根据器质性及功能性的不同，针对性积极治疗。

(2)遵循同病异治的原则，注重辨证求因，审因论治：头痛病因复杂，涉及不同的脏腑、经络，根据引起头痛原因的不同，进行辨证治疗。如上述副鼻窦炎所致头痛。

(3)标本兼治：治疗的目的在于迅速解除患者痛苦，提高生活质量。一些头痛类型在急性发作期疼痛剧烈难忍，在辨证治疗中加用止痛药物以急则治其标。如丛集性头痛及三叉神经痛发作期间，加用小剂量洋金花以止痛。

（二）用药特点

（1）擅用葛根：《本草正义》认为葛根“最能升华脾胃清阳之气”，畅气机，利血脉，有改善脑供血作用。除处方中加用葛根外，在头痛的急性期也曾用葛根素静脉滴注。

（2）擅用血分药：头痛往往涉及血虚阳亢，相火妄动等因素，治疗时适当加用当归、赤芍等。当归补血活血，通窍益智，现代研究认为其有降血脂、抗动脉硬化作用。赤芍具有镇静、镇痛和抗惊厥作用。

（3）擅用虫类药：虫类药具有“搜剔”之能，善解血脉痉挛而止痛，故每加用全蝎、僵蚕、水蛭等。

（4）擅用开窍药：如细辛、白芷、藁本等。白芷、藁本性味辛温，气芳香，性上升而通窍，与麝香有类似功效。《本草正义》云：“细辛，芳香最烈，故善开结气，宣泄郁滞，而能上达巅顶，通利耳目，旁达百骸，无微不至，内之宣络脉而疏百节，外之行孔窍而直透肌肤。”具有较好的止痛作用。

（5）擅用补肾药：凡年老人及年轻人头痛不剧，脉沉细弱者，皆可适当加用沙苑子、菟丝子、淫羊藿（仙灵脾）等扶正固本。

（6）擅用安神药：头痛每多伴有失眠，或与头痛形成恶性循环，故多加用合欢皮、首乌藤（夜交藤）、煅龙牡等。

（7）擅用化痰药：“百病皆由痰作祟”，顽固性头痛往往风痰上扰或痰瘀互阻较常见，因此，多加半夏、胆南星、瓜蒌等。

（三）病症结合

1.紧张性头痛

该类型头痛多有抑郁、焦虑或不良姿势病史，多见于年轻人，女性较多，表现为头胀痛、压迫痛或束紧感，持续存在，精神紧张或劳累时加重，疼痛多位于额部、颞部或枕部，甚或连及颈项、肩部，伴有头晕、心烦易怒、神疲抑郁、失眠、舌质暗、脉沉弦。病程常延至数年或数十年。杨老师认为本病涉及肝脾，肝喜条达而恶抑郁，思为脾志，思则气结，气率血行，肝气郁滞，气机不畅，血运迟缓，清窍失养，故为头痛；且肝郁日久克犯脾土，多伴有脾虚症状，因其病程长，舌质多暗，脉沉弦。治疗以舒肝健脾，活血通络为主，主要药物为黄芪、白术、赤芍、葛根、佛手、香附、红花、当归、全蝎、僵蚕、薄荷等。痰浊壅滞者加用半夏、石菖蒲、天竺黄。

2.脑动脉硬化性头痛

该类型头痛患者年龄一般偏大，多见于老年人。有脑动脉硬化病史或中风病史，临床表现为头痛隐隐，或头空痛，昏沉不清，波及全头，烦躁、紧张、咳嗽时加重，伴有头晕、耳鸣、乏力神疲、失眠健忘，或多疑抑郁，舌质暗红，苔腻，脉多沉细无力。TCD多提示有供血不足。杨师认为其病机为肾精亏损，痰瘀阻窍，涉及脾肾两脏。《素问·阴阳应象大论》云：“年四十，而阴气自半也。”《素问·五脏生成》云：“头痛巅疾，下虚上实，过在足少阴、巨阳，甚则入肾。”随着年岁增长，肾气渐衰，脑髓渐空，如不加爱惜，或久病伤肾，精气亏损更甚，脑为髓海，肾主骨生髓，肾亏脑失所养，发为头痛；且阳气亏虚，推率津血无力，留而为痰为瘀，壅塞脑窍，亦发为头痛。肾虚为本，痰瘀为标。治以补肾益气，活血化痰，开窍止痛为则，主要药物有黄芪、赤芍、当归、川芎、沙苑子、女贞子、菟丝子、黄精、淫羊藿（仙灵脾）、川牛膝、泽泻、全蝎、石菖蒲等。

（四）辨证论治

1.气虚头痛

主证：头痛隐隐，时轻时重，恶风汗出，易感冒，反复发作，面色晄白，舌质淡，苔薄白或腻，脉沉细无力。

治法：益气祛风，通络止痛。

方药：黄芪、党参、白术、茯苓、防风、细辛、苍耳子、僵蚕、当归、川芎。

2.风痰头痛

主证：头痛头晕，头重如裹，恶心欲吐，体胖痰多，舌质暗红，苔薄腻，脉弦滑。

治法：化痰息风，通络止痛。

方药：半夏、白术、天麻、茯苓、川芎、僵蚕、全蝎、蔓荆子。

3.血瘀头痛

主证：头痛日久，固定不移，如锥如刺，头痛剧烈，面色晦暗，舌质紫，有斑点，苔薄白，脉细或细涩。

治法：活血化瘀，通络止痛。

方药：桃仁、红花、赤芍、川芎、当归、生地黄、生姜、麝香。

4.肝风头痛

主证：头痛头晕，急躁易怒，面红目赤，心烦失眠，头重脚轻，口干口苦，舌质红，苔薄黄，脉弦滑数。

治法：平肝息风，通络止痛。

方药：天麻、钩藤、石决明、桑寄生、川牛膝、夜交藤、合欢花、僵蚕、川芎、珍珠母。

（付玉凤）

第八节　眩晕论治

眩晕是患者的一种自觉症状。眩是眼花，或眼前发黑，视物模糊；晕是头晕，即感觉自身或外界景物旋转，站立不稳。二者常同时出现，故统称为眩晕。轻者闭目即止，重者如坐车船，旋转不定，不能站立，或伴恶心、汗出，甚至昏倒等症状。

一、对病因病机的认识

在古代医书中，眩晕有多种名称，如头眩、掉眩、眩冒、目眩、癫眩等。历代医书对本病论述很多，如《素问·五脏生成》说："徇蒙招尤，目瞑、耳聋，下实上虚，过在足少阳、厥阴，甚则入肝。"《灵枢·口问》说："上气不足，脑为之不满，耳为之苦鸣，头为之苦倾，目为之眩。"《素问·至真要大论》记载："诸风掉眩，皆属于肝"，指出眩晕多属肝的疾病。《内经》关于眩晕的论述为后世医家辨证用药提供了理论依据。汉代张仲景虽未立眩晕专篇，但有多处对眩晕证治进行了阐述，如《伤寒论》中有："少阳之为病，口苦、咽干、目眩也"；《金匮要略》中有"卒呕吐，心下痞，膈间有水，眩悸者……"等。后世医家在此基础上不断有所补充与发挥，《千金要方》中专立"风眩"门，《全生指迷方》中述及眩晕有"发则欲呕，心下温温""目瞑不能开"等症，《严氏济生方》则谓"所谓眩晕者，眼花屋转，起则眩倒是也""目眩运转，如在舟车之上"。《河间六书》中观点认为本病是因风火为患，有"风火皆阳，阳多兼化，阳主平动，两阳相搏，则为之旋转”的论述;《丹溪心法》提出“无痰不作眩”,主张以“治痰为先”;《景岳全书》强调“无虚不作眩”,当以治虚为主。这些理论从不同的角度阐明了眩晕的病因病机。

杨教授以风(肝风)、火(心火、肝火)、痰、瘀、气(气逆、气郁)、虚(阴虚、气虚)六字概括眩晕病因,他认为六者可在眩晕病症中单独为害,亦可兼夹为患,形成风火、风痰、痰火、痰瘀、痰湿等,使浊阴不降,清窍壅滞,气血不通,如肝阳夹痰浊壅滞,瘀血兼痰浊闭阻。这些病理因素之间有因果主次关系,若正气亏虚,清阳不升,可见虚实夹杂、上实下虚的复杂病机,常见气虚血瘀,气血双虚兼痰火上攻,血虚兼肝火上炎,肝肾阴虚兼肝阳上亢等。如老年眩晕根本在于肾虚,在肾虚的基础上产生痰浊、瘀血、阳亢、化风等病理机制,正如《内经·海论》曰:“髓海不足,则脑转耳鸣,胫酸眩冒。”各病理因素之间在不同的个体,可相互影响和转化,如肝气郁结,郁而化火,火盛伤阴,转而向肝阳亢盛、肝风内动变化,使眩晕加重,或转为中风,或可能突发中风。眩晕虽表现为头晕目眩,究其根本则在心、肝、脾、肾四脏,其不外虚实两端,以虚为主,本虚标实。虚则正气亏虚,或心脾气血不足,脑失滋养;或肝肾精血亏虚,虚阳上亢;脾肾阳虚,清气失升,清窍失养。实则邪实为患,或心君之火夹厥阴相火炎亢于上;或湿痰夹肝风上扰清阳,使窍络阻塞,头目不清,眩晕跌仆。

西医以眩晕为主症的疾病很多,梅尼埃病、椎一基底动脉供血不足、前庭神经元炎、脑动脉硬化、颈椎病等均可出现不同程度的眩晕,均可按照眩晕病辨证论治。

二、证治经验

(一)辨病辨证相结合

眩晕常见于梅尼埃病、内耳性眩晕、颈椎病、椎一基底动脉系统血管病、高血压、低血压、贫血、脑动脉硬化症、颈动脉斑块形成、神经官能症等疾病。不同疾病辨证各有特点,杨老师强调辨病辨证结合,现代医学对眩晕的鉴别、分类和相关检查不仅可作为中医审查眩晕病因的手段,更为微观辨证提供依据,临床积累了许多异病同治和同病异治的宝贵经验。如梅尼埃病引起的耳源性眩晕,辨证为痰湿停滞者,用白术泽泻汤合葶苈大枣泻肺汤加川芎、菖蒲治疗;颈椎病、心脏病引起的颈性或心源性眩晕,证为清阳不升者,用补中益气汤合生脉饮,重加葛根、白芍治之;脑动脉硬化、高脂血症等引起的脑供血不足之眩晕,辨证属痰瘀壅滞者,用当归芍芍散加味,属肾虚痰浊者用自拟补肾化痰汤(淫羊藿、菟丝子、沙苑子、半夏、九节菖蒲、泽泻、葛根);高血压病眩晕证属肝肾阴虚,肝阳上亢者,用镇肝熄风汤治疗;贫血引起的眩晕辨证属气血亏虚者,用归脾汤治疗等。

(二)辨证用药

杨老师根据发病原因和临床表现,强调审因和辨证结合的同时,分虚实标本,审主次兼夹,分如下六型论治。

1.风阳(火)上郁

症见头晕脑涨,面红目赤,耳鸣,口渴欲饮,便秘溲黄,舌红,脉弦数。方用升降散合川芎茶调散加减,药用蝉蜕、僵蚕、郁金、大黄、川芎、菊花、石膏、甘草、夏枯草、白芍;若兼痰加半夏、茯苓、佩兰;兼阴虚加生地黄、麦冬;若失眠溲赤加琥珀、竹叶。

2.气滞血瘀

症见头晕反复发作,或伴头痛,头部有外伤史,胸闷叹息,烦躁易怒,舌瘀暗,或有斑点,脉弦细或涩。用血府逐瘀汤加味,药用柴胡、当归、地黄、赤芍、川芎、桃仁、红花、桔梗、枳壳、牛膝、醋香附；兼气虚加黄芪；兼项强加葛根；兼手足麻木加天麻、地龙。

3.气血两亏

症见眩晕耳鸣，劳累即发或加剧，神疲乏力，纳少便溏，面色淡白，唇甲不华，心悸少寐，舌淡苔白，脉细弱。方选归脾汤合补中益气汤化裁，药用党参、黄芪、白术、茯苓、陈皮、当归、川芎、丹参、五味子、升麻；兼心气虚加桂枝、炙甘草；血虚加阿胶、熟地黄；失眠加枣仁、刺五加。

4.阴虚阳亢

眩晕头涨、耳鸣，郁怒烦劳加重，口苦咽干，少寐多梦，舌红苔黄，脉弦或滑。方用天麻钩藤饮，药用天麻、钩藤、石决明、黄芩、栀子、牛膝、杜仲、桑寄生；若肝血虚加二至丸和四物汤；兼便秘加大黄；兼失眠加琥珀；若肝肾阴虚，腰膝酸软，齿坠发脱，视力减退，舌红无苔，脉弦细数，加牡蛎、鳖甲、龟甲。

5.痰浊阻滞

症见眩晕，头重如裹，胸腹胀闷，恶心呕吐，纳呆多寐，苔白腻，脉濡滑或濡缓。方用温胆汤合半夏白术天麻汤化裁，药用半夏、茯苓、炒白术、泽泻、陈皮、天麻、枳实；若中气虚加黄芪、党参；痰浊上逆加桂枝、吴茱萸；若耳鸣重听加菖蒲、郁金；若痰郁化火加黄芩、瓜蒌、焦栀子；若痰郁血滞加川芎、鸡血藤。

6.肾虚痰浊

证见眩晕昏蒙，腰膝酸软，健忘耳鸣，神疲乏力，脉沉细无力，方用杨老师经验方补肾化痰汤，药用淫羊藿、菟丝子、沙苑子、半夏、九节菖蒲、泽泻、葛根、生蒲黄、僵蚕；若脾虚湿盛加炒白术、茯苓；若肾阴虚加山茱萸、山药、熟地黄、枸杞子；若肾阳虚加补骨脂、益智仁。

（三）善用开窍法

杨教授在多年的临床实践中体会到，眩晕的发生归根到底是清窍功能失调所致，因此，治疗眩晕时，在辨证论治的基础上巧妙应用开窍法取得了较好的临床疗效。具体有以下几种开窍法。

(1)化痰开窍：元代著名医家朱丹溪曾说过“无痰不作眩”，痰浊在眩晕病的发病过程中具有重要的作用。饮食不节、情志失调、劳逸适度等，损伤脾胃，健运失职，水液不归正化，聚而成痰，痰浊上泛，上蒙清窍，导致眩晕。因此，在治疗时，以化痰开窍为法，常用药物有陈皮、半夏、茯苓、九节菖蒲、藿香、葛根、僵蚕、川芎、泽泻等。

(2)化瘀开窍：眩晕的产生与血瘀关系密切，情志失调，气机不畅，血行迟缓，留而为瘀；或痰浊内阻，血流不畅，久而成瘀。瘀血既久，清窍失养，发为眩晕。在治疗时应以化瘀开窍为法，常用药物有丹参、赤芍、红花、葛根、川芎、生蒲黄等。

(3)息风开窍：平素阳亢，或忧思恼怒，肝失疏泄，气郁化火，阳亢火升，扰动清窍，发为眩晕。治疗当息风开窍，常用药物有天麻、钩藤、珍珠母、石决明、川牛膝、川芎、全蝎、葛根、僵蚕等。

(4)升清开窍：劳累过度，脾肾气虚，清气不升，清窍失养，发为眩晕。治疗当升清开窍，常用药物有黄芪、白术、川芎、党参、蔓荆子、葛根、当归、升麻、菊花等。

（付玉凤）

第九节　痿证论治

痿证，是指肢体筋脉弛缓，手足痿软无力的一种病证，以下肢不能随意运动及行走者较为多见，故有“痿躄”之称。根据其发病原因、部位及临床表现不同，又有皮痿、肌痿、筋痿、肉痿、骨痿“五痿”之称。

一、对病因病机的认识

有关痿证的记载，首见于《内经》。《素问·痿论》是讨论痿证的专篇。治疗上提出了“治痿独取阳明”等重要法则。《灵枢·大惑论》指出：“……邪中其精，其精所中不相比也，则精散，精散则视歧，视歧则见两物。”这里的视歧即为重症肌无力中眼肌型中主要症状之一“复视”的最早记载。汉代张仲景《伤寒论》与《金匮要略》均提及了痿证。隋·巢元方《诸病源候论·目病诸候·睢目候》云：“目是脏腑之精华，肝气之外候，然则五脏六腑之血气皆上荣于目也，若血气虚则肤腠开而受风，风客于睑肤之间，所以其皮缓纵垂复于目，则不能开，世呼为睢目，亦名侵风”，这也是重症肌无力中眼睑下垂的描述。巢氏明确从外感内伤两方面分析病因，《诸病源候论·风病诸候上·风身体手足不随候》即论述其主因是外受风邪，内由脾胃亏虚，并运用脏腑经络理论，对其病理作了阐发。《丹溪心法》有专篇论述痿躄证治，分有湿热、湿痰、气虚、血虚、瘀血五个证候，并按不同证候提出了相关治法及具体方药，还创制了治痿名方虎潜丸。明清以来，在本病病因病机认识及治法方面有了较大进展，提出了火热、湿热、湿痰、气血亏损、瘀血、情志失调等在发病中的重要作用。王肯堂《证治准绳》中认为“谓一物而目视为二，即《内经》所谓视歧也，乃精华衰乱……病在肾胆……而阳光失其主倚，故视一为二”。指出了复视的病因病机是肾胆元精亏虚不能上承于目以滋神光，阳光失其主倚，精气散乱，约束无权所致。《景岳全书·杂证论·痿证》痿证“元气败伤，则精虚不能灌溉，血虚不能营养者，亦不少矣。若概从火论，则恐真阳亏败，及土衰水涸者，有不能堪，故当酌寒热之浅深，审虚实之缓急，以施治疗，庶得治痿之全。”治疗中以鹿角胶、鹿角霜为主，这种观点对后世产生了重要影响。徐用诚所著《玉机微义》中在用药治疗痿证的同时，应注重痿证的饮食调治和生活调理，这对今天痿证的辅助治疗和护理具有现实的指导意义。不少医家从各自的临床实践出发，提出了滋阴清火、清肺润燥、补益脾胃、调补肝肾、活血化瘀等方法，使治疗痿证的方法日趋丰富。

杨教授认为，形成痿证的病因病机主要有以下几个方面。

（一）肾元不足

肾藏精，主骨生髓而通于脑，“脑为髓海”“肾不生则髓不能满”。肾精充盈髓海得养，神机运行正常；肾虚则髓不得生，脑失所养，神机失常。先天不足，肾阳不充，或房劳伤肾，或久病伤及肾气，致肾精亏耗，不能生髓，脑失所养，神机失用，骨骼失充，肢体无力，临床多见健忘、下肢疾软无力、便秘、遗尿、尺脉沉细等。且本病迁延日久必伤肾气，故肾元不足为本病的主要病机。

（二）热毒浸淫

本病多热多虚，“湿热不攘……弛长为痿”。外感湿热之邪，上犯于脑，蔽阻清阳，熏蒸脑髓，脑髓受伤，神机不用。湿热浸淫经脉，营卫气血运行不畅，筋脉肌肉失却濡养而纵弛不收，乃为痿病。临床症见头昏沉、口渴不欲饮，脘腹胀闷，身体困重，肢体疲软，舌质红体胖大、苔黄厚腻，脉濡数。重者外感热毒，伏而不去，内着于脑，耗灼脑汁，损伤脑髓，久则毒瘀胶结，痹阻脑络，脑髓失养，神机失常。临床多有感染、发热病史，表现为发热不退，突然出现肢体无力、便秘、尿频、尿赤、舌质红、脉滑数等症状，多表现在疾病的急性期。

(三)痰瘀互阻

外感湿热，伤肺、滞脾；或情志内伤，嗜酒肥甘，肝脾失调，致津停气阻，血行凝滞；或久病入络，痰瘀内生，痹阻脑络，脑髓失养，神机受伤；阻滞经脉，肢体失养。临床症见语言謇涩、肢体麻木不利、痰多、肌肤甲错，舌质暗紫、苔腻，脉涩等。

痿证多是慢性疾病，病源多端，病机复杂，虽涉及五脏，但与脾肾关系最为密切。痿证可因先天禀赋不足所致，肾为先天之本，主藏精，肾之精气亏虚，则五脏之精血无以化生，精枯血虚，经脉筋骨失于濡养，形成痿证；亦可因后天失养所致，脾为后天之本，脾主运化，主四肢肌肉，脾胃健运则水谷精微可转输于肺，濡养宗筋及四肢肌肉，脾胃受损则气血生化乏源，水谷精微无以散精而敷布周身，致筋骨经脉萎废不用，发为痿证。另外，痿证病程冗长，既有正虚的一面，又有邪实的一面。脾虚无以运化水液，聚而成湿，停而为痰，又痰每夹瘀，故实者由痰瘀犯人，气血凝滞，络脉壅塞，故四肢痿软。总之，痿证病机为脾肾亏虚，瘀痰互阻；证属本虚标实，以虚为主。

重症肌无力、多发性硬化、进行性肌营养不良、运动神经元病、多发性神经根炎、脊髓炎、延髓空洞症、多发性肌炎、皮肌炎、周期性麻痹等可参考本病辨证论治。

二、证治经验

(一)吉兰一巴雷综合征

1.急性期

本期常见以下2个类型。

(1)湿热浸淫，气血不行：症见四肢酸沉无力，进而瘫软痿废，手足麻木，口苦，口渴不欲饮水，纳呆，小便短赤，舌质红，苔黄腻，脉弦滑数。治宜清热利湿，化瘀通络。予二妙散加减。

药用：苍术20g，黄柏10g，川牛膝15g，生薏苡仁30g，忍冬藤30g，刘寄奴15g。纳呆加藿香15g，佩兰15g；小便短赤加淡竹叶15g，茅根15g。

(2)脾肾两亏，寒湿下注：症状为先开始双下肢软瘫，继而上肢不用，伴四肢麻木，手足发凉。或伴胸部束带感，呼吸困难，痰涎滞留，唇甲青紫，舌质黯，苔白腻，脉沉迟。治宜温化寒湿，益气通络。予麻黄附子细辛汤合胃苓汤加减。

药用：麻黄6g，炮附子(先煎)15g，细辛3g，苍术15g，厚朴10g，茯苓10g，陈皮15g，炒白术15g，黄芪15g，桂枝10g。

2.恢复期

本期常见以下2个类型。

(1)脾胃虚弱：症见四肢萎弱不用，尤以下肢为重，筋脉弛缓，肌肉萎缩，伴食少腹胀，大便溏薄，舌质淡，苔薄白，脉细无力。治宜益气健脾。予四君子汤加减。

药用：党参15g，茯苓12g，炒白术15g，山药12g，陈皮10gt桂枝10g，怀牛膝15g，川木瓜15g，黄芪15g，炙甘草6g。

(2)气虚血瘀：症见肢体萎弱不用，肌肉瘦削，肢端发凉，色泽紫黯，吞咽不利，舌质黯，有瘀斑，脉沉涩。治宜益气活血通络。予补阳还五汤加减。

药用：炙黄芪 30g，地龙 15g，当归 15g，白芍 15g，桃仁 15g，红花 15g，鸡血藤 15g，威灵仙 15g，桂枝 10g，炙甘草 6g。

（二）多发性硬化

杨老认为多发性硬化可分为 3 期：急性发作期，亚急性恢复期，缓解期。急性发作期以邪实为主，应重在祛邪；亚急性恢复期病情由实转虚或虚实夹杂，应重在扶正或扶正祛邪；缓解期以正虚为主，治当以扶正为主，防止复发。

1. 急性发作期

中医治疗应标本同治并配合激素治疗。杨老认为多发性硬化以脾肾俱虚为本，同时夹有热毒、血瘀、痰湿、内风、脉络痹阻。因此用药方面以黄芪、党参、白术等补脾益气；淫羊藿、巴戟天等温补肾阳；菟丝子、沙苑子等补肾阳，滋肾阴；白花蛇舌草、蒲公英清热解毒；赤芍、川芎、红花等活血化瘀；半夏、胆南星、泽泻等化痰祛湿；全蝎、僵蚕、水蛭、钩藤等祛风通络止痛。在用中药治疗的同时以大剂量的肾上腺皮质激素短程冲击治疗，首选药物为泼尼松龙。

2. 慢性进展期

本期的特点是虚实夹杂，正邪相争。痰瘀互阻，湿邪困脾，而致脾气虚弱。脾胃虚损，气血生化乏源，先天肾精失充，精不生血，精气血亏虚，五脏六腑濡养不足，功能低下。李东垣《脾胃论·脾胃虚实传变论》说："脾胃之气即伤，而元气亦不能充，而诸病之所由生也。"脾胃虚弱，升降枢机不利，则语言不清，吞咽困难；脾虚不能运化水湿，聚湿成痰，痰湿化热，湿热蒙闭清窍，清阳不升，浊阴不降，发为眩晕；脾主肌肉，脾胃虚弱，四肢沉重无力，故痿软不能随用；肾者藏精，主骨生髓，脑为髓之海，先天肾精虚亏，髓海不足，则脑转耳鸣；肾精不足，精不生血，则肝血不足，肝开窍于目，血不养目，则发为视瞻昏渺；肝主筋，筋脉失养，肢体痉挛，抽搐疼痛。故而杨教授提出本期当以健脾益气、化痰活血为治则，常选白术、山药、砂仁、党参、鸡血藤、川芎、益母草、莪术、泽兰、牛膝、桂枝、红花、半夏等。并常加少许虫类之品以搜逐血络中之瘀滞凝痰，如全蝎、僵蚕等。

3. 缓解期

多发性硬化病情呈反复缓解与复发，杨老认为缓解期治疗的目的即是防止复发。西医治疗多发性硬化多用大剂量激素冲击，短期内控制症状，但副作用较大。而黄芪、莪术、巴戟天、山茱萸、杜仲等多种中药都具有调节免疫的作用，中药副作用小，可替代西药免疫抑制药长期服用。在此期的辨证治疗上杨老强调以扶正为主，调整机体阴阳平衡。因而治疗以补益脾肾为主，常选用巴戟天、淫羊藿等温补肾阳；肉苁蓉、沙苑子、山茱萸等以阳中求阴，阴中求阳，共起益精填髓、扶助肾气之作用。加用黄芪、党参、白术健脾理气，酌加何首乌、黄精、山药等药以加强益气养阴生血之功。

（付玉凤）

第十节　痫证论治

痫症是一种以发作时精神恍惚，甚则突然仆倒、昏不知人、口吐涎沫、两目上视、四肢抽搐或口中作五畜叫声为特点的发作性神志异常的疾病，又名"癫痫""癫疾"或"羊癫疯"。

一、对病因病机的认识

一般认为和情志刺激、先天因素、外伤、感染风毒等有关，目前治疗仍无特效根治的办法，大部分需要长期服药。《素问·奇病论》曰："人生而有病巅疾者，病名曰何？何所得之？岐伯曰：病名为胎病，此得之在母腹中时，其母有所大惊，气上而不下，精气并居，故令子发为巅疾也。"这是关于痫症的最早论述。后世医家不断发挥完善，逐渐形成了以风痰闭窍为主要病机的理论观点。杨老在前人经验的基础上，结合多年的临床实践，形成了肾虚为本、痰闭脑窍的基本认识。

（一）肾虚为痫证发病之本

形成痫证的原因很多，一般认为与胎儿在母腹期间，母受惊吓，饮食失调，脾气素虚则痰浊内聚，外感六淫、跌仆、产伤伤及脑部等有关系，但是形成痫证的根本原因为先天肾气、肾精不足。《素问·举痛论》"……惊则气乱，恐则气下……"，胎儿在母腹期间，母亲受惊吓，惊则气乱，胎气便随之而逆乱，致小儿脏气不能平衡协调，肾虚而生痰，肝气旺而生风。若母亲怀孕受惊，恐则精却而肾亏，母体肾亏则小儿出生后易患痫证。若父母患痫证则因其脏气不平，影响小儿先天禀赋而易患痫证。正如沈金鳌《杂病源流犀烛·诸痫源流》所说："观《内经》之言，则诸痫为患，可识其皆由于肾矣……总而论之，诸痫之源，虽根于肾，而诸痫之发，实应五脏。"身为先天之本，肾阴、肾阳为人体元阴、元阳，为人身阴阳之根。先天肾气肾阳不足，可导致气化、推动、温煦乏力，津液不归正化而为痰饮；先天肾精、肾阴不足，脑髓失充，阴虚阳亢，内风旋动，形成癫痫。

（二）痰浊闭阻脑窍是痫证发病的主要病机

痰的形成有肾气不足、饮食不节、肝失条达、脾失健运等几种情况。肾气不足则气化失权，津液不归正化而为痰为饮；饮食不节，损伤脾胃，脾失健运，痰浊内生；暴受惊恐，情志不舒，肝失条达，横逆克土，脾失健运，痰浊内生。正如元《丹溪心法·痫》中所说："痫证有五……无非痰涎壅塞，迷闷孔窍。"《医学入门·痫证》所指出"痫有阴阳只是痰。内伤最多，外感极少。盖伤饮食，积为痰火，上迷心窍，惊恐忧怒，则火盛神不守舍，舍空痰塞。"因此，痰浊是形成痫证的主要病理因素。

痫证属于癫痫病范畴，根据发病原因分为原发性癫痫、继发性癫痫两大类；继发性癫痫包括脑血管病后的血管性癫痫、外伤后癫痫、颅内感染后癫痫等。根据临床特点又分为与部位有关的（局灶性、局部性、部分性）癫痫和综合征、全身性癫痫和癫痫综合征、不能确定为局灶性或全身性的癫痫和综合征、特殊综合征等几类。

二、证治经验

（一）重化痰浊

根据本病病机特点，以定痫息风、平肝泻火、祛痰开窍、活血化瘀为基本治疗方法。杨老临证认为，痰邪作祟尤为重要，痰邪贯穿癫痫发生发展全过程，"痫为痰蓄，无痰不作痫"，正如《医学纲目·癫痫》中说："癫痫者，痰邪逆上也。"痰浊聚散无常，以致病发无定时，症状多端。故治疗过程中应重视化痰邪，息风豁痰、开窍豁痰、镇惊豁痰等。常用药物有半夏、胆南星、石菖蒲、白芥子、皂角、礞石等。

（二）善用硼砂

硼砂甘咸，凉，入肺、胃经。《日华子本草》载具有消痰止嗽，破症结喉痹的作用。杨老在搜集民间验方“青黛散”（青黛、硼砂、山药）的基础上结合自己的临床实践，在痫证的治疗中巧用硼砂取得了较好的临床疗效。硼砂治疗痫证的原理目前尚不清楚，杨老师认为硼砂具有很好的消痰散结作用，这与痫证痰浊闭窍的病机相吻合，正如《本草经疏》所言：“硼砂，色白而体轻，能解上焦胸膈肺分之痰热。辛能散，苦能泄，咸能软，故主消痰……”。在应用时，将硼砂和其他药（颗粒剂）混匀冲服，每日 3 次，本法对颞叶性癫痫无效。

（三）分型论治

1. 风痰闭阻

发作前常有眩晕，胸闷，乏力等症，发作时突然倒地，神志不清，抽搐吐涎，伴有尖叫与二便失禁。或只有短暂神志不清或精神恍惚，无抽搐。舌淡苔白腻，脉弦滑。

治法：涤痰息风，开窍定痫。

常用方药：竹茹 15g，石菖蒲 15g，胆南星 12g，半夏 10g，天麻 9g，全蝎粉 1.5g（冲）僵蚕 10g，生铁落 6g（先煎），茯神 12g，远志 6g，琥珀粉（冲）3g。

2. 痰火内盛

平日情绪急躁，心烦失眠，口苦而干，咳痰不爽，便秘，发作时昏仆抽搐吐涎，或发出尖叫，舌红苔黄腻，脉弦滑数。

治法：清肝泻火，化痰息风。

方药：龙胆草 20g，木通 9g，生地黄 15g，柴胡 12g，黄芩 15g，栀子 12g，当归 20g，泽泻 30g，半夏 9g，胆南星 12g，枳实 12g，石菖蒲 15g，地龙 10g，远志 9g。

3. 痰瘀互结

有脑部外伤，或中风史，或与月经周期有关，反复发作昏仆，喉间痰鸣，兼有头痛，头晕，面色黧黑，肢体麻木，舌紫暗或有瘀斑，脉涩。

治法：活血化瘀，祛痰定痫。

方药：黄芪 20g，党参 15g，赤芍 25g，石菖蒲 15g，郁金 15g，远志 6g，丹参 15g，桃仁 9g，红花 10g，川芎 15g，胆南星 12g。

4. 心肾亏虚

癫痫发作日久，心悸，健忘，头晕目眩，神疲乏力，腰膝酸软，舌淡苔薄腻，脉细弱。

治法：补益心肾，健脾化痰。

方药：熟地黄 30g，山茱萸 15g，山药 30g，枸杞子 12g，党参 12g，当归 15g，杜仲 30g，白术 15g，石菖蒲 15g，郁金 12g，远志 9g，甘草 9g。

（付玉凤）

第十一节　不寐论治

不寐是指经常不能获得正常睡眠的一类病证，睡眠时经常入睡困难，或睡眠短浅易醒，甚至整夜不能入眠。是目前困扰人类健康的常见症状之一。

一、对病因病机的认识

本病病名首见于《难经·第四十六难》:“老人卧而不寐,少壮寐而不寤者,何也?然。经言:少壮者,血气盛,肌肉滑,气道通,荣卫之行,不失于常,故昼日精,夜不寤。老人血气衰,气肉不滑,荣卫之道涩,故昼日不能精,夜不得寐也。故知老人不得寐也。”《素问·逆调论》说:“胃不和则卧不安。”《金匮要略》载有主治“虚劳虚烦不得眠”的酸枣仁汤。明代医家张景岳将不寐概括为有邪和无邪,提纲挈领地总结了不寐的病机。后世医家不断发挥完善,将不寐的病因病机概括为饮食不节、情志失调、劳逸过度、病后体虚等几个方面。杨老教授在临床实践中体会到阴阳失调是不寐的总病机,引起阴阳失调的原因大概有以下几个方面。

(一)虚

指气血不足、肾精不足、元气不足以及病后体虚等几个方面,《景岳全书·不寐》:“无邪而不寐者,必营气之不足也,营主血,血虚则无以养心,心虚则神不守舍。”明·戴元礼《证治要诀·虚损门》提出“年高人阳衰不寐”之论,《冯氏锦囊·卷十二》曰:“壮年人肾阴强盛,则睡沉熟而长,老年人阳气衰弱,则睡轻微易知”。气虚则阳不入阴,血虚则心神失养,最终导致阴阳失调而不寐。

(二)郁

指情志失调、气血瘀滞、气滞痰阻等,总之,阴阳营卫气血、表里内外上下处于一种不和谐的状态,正如《灵枢·大惑论》所言:“卫气不得入于阴,常留于阳。留于阳则阳气满,阳气满则阳跷盛;不得人于阴则阴气虚,故目不得瞑。”

(三)痰

指脾虚失运、气化失职导致痰浊内生,痰蕴化而为热;或热邪侵袭入里,灼津烁液,烁结为痰,痰热扰动心神所致。其不寐特点亦为睡卧不宁,多梦易醒,烦躁不安,但必兼痰热之症(胸闷多痰,恶心欲呕,脉滑而数)。

(四)火

指心火上炎、肝经热盛等扰乱心神、坐卧不安之证。多有心烦易怒、口苦咽干、便秘尿赤、舌红苔黄脉数等症。

现代医学认为,引起失眠的原因可有躯体因素,如疼痛、瘙痒、咳嗽、喘息、夜尿、吐泻等;环境因素,如生活习惯的改变,更换住所,声音嘈杂和光线刺激等;生物药剂因素,如咖啡、浓茶、中枢兴奋药物如利他林、戒断反应等。也可由其他神经精神疾病所引起。但最常见的原因是精神紧张、焦虑恐惧、担心失眠等所致。有称为原发性失眠症。此外,如白天生活的影响,个性人格特征,自幼不良睡眠习惯以及遗传因素等都可成为引起持续失眠的原因。现代医学的抑郁症、神经症、更年期综合征、动脉粥样硬化、消化不良等都可以按照不寐辨证论证。

二、证治经验

(一)调和阴阳

杨老师认为调和阴阳是治疗不寐的总纲,调和气血、调和寒热、交通上下、交通内外等都是调和阴阳的具体体现。调和气血适用于气血不和所致的不寐,临床表现为情绪低落,入睡困难、善太息、舌质暗红苔薄白、脉弦,常用柴胡舒肝散加减;调和寒热适用于寒热错杂所致的不寐,临床表现为多梦易醒、头昏沉、口苦口干、胃脘痞满不适、大便稀溏等,常用半夏泻心汤;

交通上下适用于心肾不交所致的不寐，临床表现为心悸不安，入夜多梦，耳鸣健忘，五心烦热，咽干口燥，腰膝酸软，男子遗精阳痿，女子月经不调，舌尖红，苔少，脉细数等，常用交泰丸（黄连、肉桂）；交通内外适用于营卫不合所致的不寐，临床表现为失眠多梦，食欲不振，伴有自汗，盗汗，恶风，有时失眠与嗜睡交替出现，失眠的时候可以连续几天，但是精神却还好，常用桂枝加龙牡汤。

（二）因证施药

1.血虚不寐

老年之人，气虚血少，劳心过度，伤心耗血，或女子崩漏，失血过多等，均可导致气血不足。气血不足则无以奉养心神而致虚烦，失眠，多梦，醒后不易入睡，心悸，怔忡等。正如《景岳全书·不寐》所说："无邪而不寐者，必营血之不足也，营主血，血虚则无以养心"。心虚则神不守舍，心血亏虚，不能上荣于面，故见面色少华而痿黄，舌淡，脉细弱等血少气亏之征。虚烦者，热而不实，心中扰乱，郁而不宁，津液去多，五内荣血不足、阴盛阳微所致，其病机由肝阴不足、心血亏虚所致，治以养血安神、清热除烦为主，方选《金匮要略·血痹虚劳病脉证并治》酸枣仁汤加减。

药用：酸枣仁 30g，知母 12g，茯苓 30g，川芎 20g，甘草 6g。

方中酸枣仁甘酸而平，先煎，甘平养血宁心，酸平敛阴柔肝；知母甘寒，清热润燥除烦，茯苓甘平，健脾和中，宁心安神；川芎辛散，行气活血，又酸枣仁酸收辛散，以调肝理血安神，诸药配伍，共奏养血安神、清热除烦之效。烦躁加牡丹皮 20g，栀子 15g，珍珠母 30g；心悸加生龙骨、生牡蛎各 30g；便秘加柏子仁 30g。

2.阴虚不寐　先天不足，房劳过度易致肾阴亏损，肾水不足，不能上济于心阴，心阳失潜，独亢于上，扰乱心神，夜不安睡。徐东皋云："有因肾水不足，真阴不升，而心火独亢，不得眠者。"或心阴亏虚，不能制阳，心火不能下交于肾，亦可导致失眠心烦。阴液不足，肾府失养。故见腰膝酸软；阴虚津液不能内守，则见盗汗咽干，舌红，脉细，均为阴精不足之象。当以培补真阴、清心安神为治疗大法，方选黄连阿胶汤加减。

药用：阿胶 15g，芍药 20g，鸡子黄 1 枚，黄芩 10g，黄连 6g。

方中阿胶、芍药、鸡子黄补阴液敛阴气，内护真阴；黄芩从黄连，直泻心火而内坚真阴，诸药配伍，心肾交会，水升火降，共奏滋阴和阳之功。心火盛加淡竹叶 30g，天竺黄 12g；烦躁加牡丹皮、栀子各 10g；体亏明显加麦冬 12g，制首乌 15g，生地黄 10g。

3.气虚不寐　大吐，大泻，大下，饮食不节，劳倦过度等伤及脾胃，久则致脾虚不运，胃气不和，食少纳呆，气血生化来源不足，无以上奉于心，致使心神不安，而生失眠，多梦，心悸。脾气亏虚则神疲气短，饮食无味，胃失和降则腹痛隐隐，舌淡，脉弦细，均为气虚之症。治以益气健中，养心安神为旨。方以《金匮要略·血痹虚劳病脉证并治》之黄芪建中汤加减。

药用：黄芪 60g，桂枝 12g，白芍、饴糖各 20g，大枣 10 枚，生姜 3 片。

黄芪建中汤即小建中汤加黄芪而成，主治虚劳里急，诸不足。小建中汤温中补虚，黄芪为补气要药，得饴糖甘温益气，配桂枝温阳以化气，伍白芍又有益气和营之效，诸药相配，共奏补虚益气、养心安神之功。气虚明显者用黄芪 60～100g；血虚加当归 12g，桑寄生、鸡血藤各 30g。

4.阳虚不寐　中老年之人，年过半百，肾阳渐衰，不能蒸腾肾阴上济于心，心阳独亢，以致失眠多梦，夜寐早醒，心神不安，《证治要寥·虚损门》曰："年高人阳衰不寐"，肾阳虚衰，下元不固，小便淋沥，气化无权，则见溺不得出。腰为肾府，肾主骨，肾之精气亏虚，故腰脊酸软无力。阳虚不能温养形体，故兼形寒肢冷，精冷，阳痿早泄，舌质淡，脉沉细等一派阳气虚弱之症。治以补肾温阳为治法，方予金匮肾气丸。

药用：附子10g，桂枝12g，地黄20g，山茱萸5g，山药、茯苓各30g，泽泻、牡丹皮各15g。

金匮肾气丸虽然阴阳并补，但侧重补阳。方中以附子、桂枝为君，温补肾阳；配地黄、山茱萸、山药为臣，补益肾阴以摄阳，并防附桂之辛燥伤阴；以茯苓、泽泻、牡丹皮利湿泻火，以泻肾浊。诸药相配，阴阳相济，共奏温补肾气之效。肾阳虚明显酌加淫羊藿30g，仙茅15g；肾精亏虚明显加鹿角胶30g，龟甲胶15g。

5. 食积不寐　饮食不节，宿食停滞，或肠中燥屎累累，导致胃气不和，升降失常，以致睡卧不安。《素问》有"胃不和则卧不安"之说。胃失和降，故恶心呕吐嗳腐吞酸，燥结大肠，大便秘结，腑气不通则腹中胀痛，舌苔多腻，脉多滑，为胃肠积滞之象。以和胃化滞、通腑泻浊为治疗方法。方予调胃承气汤。

药用：大黄15g，芒硝、甘草各6g。

（付玉凤）

第十二节　多发性硬化

多发性硬化（MS）是以中枢神经系统白质脱髓鞘病变为特点的自身免疫性疾病，症状和体征的空间多发性和病程的时间多发性是本病的主要临床特征。病变可累及大脑白质、脊髓、脑干、小脑和视神经等，病理特征为中枢神经系统白质内有多个散在的脱髓鞘斑块，伴反应性胶质细胞增生，也可有轴突损伤。本病病因及发病机制迄今不明，目前大多数学者认为与遗传、环境、感染及免疫反应异常有关。本病临床进程区别很大，有些患者在数月内病情发展迅速而致死亡，有些患者可以在几十年内多次复发，而症状始终保持相对稳定。根据不同的临床表现，本病可归属于不同的中医学范畴，如"痿病""眩晕""喑痱"等。

一、诊断依据

（一）临床表现

1. 症状

首发症状：包括肢体力弱、肢体刺痛或麻木，单眼突发视力丧失或视物模糊、复视，平衡障碍和膀胱功能障碍等。

肢体瘫痪：最多见，根据侵犯部位不同而表现各异，可以表现为偏瘫、截瘫或单瘫、四肢瘫。急性视神经炎：在我国MS患者中多见。多从一侧开始，逐渐侵犯至另一侧，或同时双侧受累。发病急，数周后开始恢复，但常常复发，主要表现为视力下降、眼肌麻痹、复视等。部分患者可出现眼球震颤，以水平性眼球震颤最为多见。若同时出现眼球震颤和核间性眼肌麻痹提示为脑干病灶，高度提示MS。

感觉障碍：可表现为不同的类型，包括感觉过敏、疼痛、感觉异常以及感觉减退或缺失，肢体多见。通常深感觉障碍较为常见。

共济失调：可由于小脑病灶而导致手部动作笨拙及步态不稳，晚期可出现躯干或肢体的共济失调。

其他症状：包括直肠和膀胱功能障碍、认知障碍、疲乏和情感障碍如抑郁等，部分患者有阳痿与性欲减退。虽然这些症状在临床诊断 MS 时缺乏特异性，但多数患者都具有，并严重影响患者的生活质量。极少引起失语、锥体外系运动障碍、严重肌萎缩或其他大脑功能障碍。

2. 体征

体征多于症状是重要的临床特征。其中 Lhermitte 征是非特异体征，在过度前屈颈部时出现异常的针刺样疼痛，自颈部沿脊髓向下放射。核间性眼肌麻痹也是常见的体征之一。

（二）理化检查

脑脊液检查、诱发电位和磁共振成像检查对于 MS 的诊断具有重要的意义。

1. 磁共振成像（MRI）

这是目前 MS 诊断中最敏感和特异的辅助检查，临床确诊 MS 患者中，只有 5%MRI 正常。

2. 脑脊液（CSF）

脑脊液能为 MS 的临床诊断提供证据，尤其当患者 MRI 检查结果阴性而临床表现不典型时，CSF 检查具有重要的价值。以往诊断要点中十分强调 CSF 阳性结果，近年来研究结果表明，CSF 正常不能完全排除 MS 的诊断。

3. 诱发电位

诱发电位包括视觉诱发电位（VEP）、脑干诱发电位（BAEP）和体感诱发电位（SEP）等，其中视觉诱发电位在 MS 诊断中应用较广。当临床病灶不影响视觉通路时，视觉诱发电位可以描述孤立的脑干或脊髓的第二个病灶，从而为诊断提供客观证据，但是正常的 VEP 并不能完全排除早期的视神经炎发作。

（三）诊断要点

1. 疾病诊断

MS 的诊断必须以患者的病史、症状和体征为基础；当临床证据尚不足以做出诊断时，应寻找其他亚临床的证据，如 MRI、诱发电位[主要是视觉诱发电位（VEP）]、脑脊液的 IgG 指数和 IgG 寡克隆区带等。CT 检查不能支持诊断。

由于 MS 临床表现复杂，临床诊断较难，诊断要点一直在不断发展。目前国内外应用 2005 年改版的 McDonald 诊断要点，将 MS 诊断定义划分为 2 个等级：肯定 MS：完全符合标准，其他疾病不能更好解释的临床表现。可能 MS：不完全符合标准，临床表现怀疑 MS。非 MS：在随访和评估过程中发现其他能更好解释临床表现的疾病诊断。

McDonald 标准中还对如下的概念进行了定义，如：

临床发作：指炎症和脱髓鞘性的责任病灶所致的神经系统功能紊乱至少持续 24 小时。MRI 显示的空间多发：指以下 4 项中具备 3 项：1 个普通钆（Gd）增强的病灶或 9 个 T_2WI 高信号病灶；至少 1 个天幕下病灶；至少 1 个近皮质病灶；至少 3 个脑室周围病灶。要求病灶在横断面上的直径应该在 3mm 以上，脊髓病灶与天幕下病灶有同等价值：1 个脊髓增强病灶等同于 1 个脑增强病灶，1 个脊髓 T_2WI 病灶可代替 1 个脑内病灶。

MRI 显示的时间多发：指临床发作后至少 3 个月 MRI 出现新的 Gd 增强病灶，或者临床发作后至少 30 日，与参考扫描相比出现 T_2WI 新病灶强病灶。阳性的脑脊液表现：指标准方法发现脑脊液中出现与血清中不一致的寡克隆区带或 IgG 指数增加。

阳性的 VEP 表现：指 VEP 的潜伏期延长。

2. 临床分型

(1)复发-缓解型 MS(RR-MS):反复发作,而两次复发间期病情稳定,可以完全康复也可能留有后遗症或残留部分功能障碍。

(2)继发进展型 MS(SP-MS):最初为复发、进展的疾病病程,但之后进行性加重而不再缓解,伴或不伴急性复发。

(3)原发进展型 MS(PP-MS):疾病从发病就持续进展,偶尔加重或暂时的轻微改善。

(4)进展复发型 MS(PR-MS):发病后病情逐渐进展,有明确的急性复发,伴或不伴完全的康复,2 次发作的间期病情持续进展。

(5)恶化型 MS:病情持续迅速进展,短时间内导致神经系统的多处严重的功能障碍,或发病后很短的时间内就死亡。

二、辨证论治

本虚标实是本病的基本病机,病位主要在肝、肾、脾三脏。本虚主要为气血阴阳不足、脏腑功能失调,标实主要表现为湿热、湿浊、瘀血等。本病初期多为邪盛,反复发作后邪去正伤,逐渐演变为肝肾亏虚、脾肾阳虚之象。发作期多表现为邪实为主,可以兼有本虚之证;缓解期则以本虚为主。发作期的治疗主要减轻症状,或有助于激素的顺利减撤,重在祛邪,以清热利湿、健脾化湿、活血通络等治法为主;缓解期的治疗以温肾助阳、育阴通络等治法为主。

(一)急性期

1. 湿热浸淫证

证候:肢体痿软,身体困重,或有发热,口苦咽干,大便秘结,小便短赤不利,虚烦不眠,咳痰黄稠,舌苔黄腻,脉濡数或弦数有力。多见于急性发作期。

治法:清热利湿,活血通络。

方药:四妙散加减。

苍术 15g,黄柏 9g,川牛膝 12g,薏苡仁 30g,海风藤 12g,络石藤 12g,鸡血藤 30g,伸筋草 9g,豨莶草 15g,萆薢 9g,六一散 M9g,川芎 9g,全蝎 6g。

加减:肢体麻木,关节运动不利,舌质紫暗,脉细涩,加赤芍 15g,牡丹皮 9g,红花 9g 以活血通脉;发热便干,喉中有痰,色黄不易咳出,口苦咽干,舌苔黄厚腻,加黄芩 9g,栀子 6g,胆南星 6g,瓜蒌 30g 以清热化痰。

中成药:①二妙丸,口服,1 次 6～9g,1 日 2 次;②清开灵注射液 20～40ml 加入 0.9%生理盐水或 5%葡萄糖注射液 250ml 中,静脉滴注,1 日 1 次。

2. 湿浊内蕴证

证候:下肢困重,僵硬无力,步履失调,言语不利,头重如裹,胸闷腹胀,舌苔腻,脉滑或濡。

治法:化湿行气。

方药:五苓散合三仁汤加减。

杏仁 9g,薏苡仁 30g,豆蔻后下 9g,茯苓 12g,猪苓 9g,通草 6g,法半夏 9g,白术 9g,陈皮 15g,泽泻 15g,砂仁后下 6g。

加减:肢体痹痛僵硬,筋脉拘挛,加威灵仙 9g,木瓜 12g 以祛湿通络,缓急解痉;脘腹胀满,头重如裹,便溏乏力,合用平胃散以燥湿健脾;长夏季节,外感暑湿,发热头痛,胸脘满闷,加广藿香 9g,佩兰 9g,白芷 9g,萆薢 9g,蚕沙包煎 15g 以醒脾化湿,芳香化浊。

中成药:①五苓散,口服,1次6～9g,1日2次;②平胃丸,口服,餐前服用,1次6～9g,1日2次。

(二)缓解期

1.脾肾阳虚证

证候:小便频数或失禁,肢麻筋紧,步态不稳,下肢无力,甚至瘫痪,视物昏花或复视,畏寒肢冷,头晕耳鸣,大便稀溏,记忆力下降,言语不利,神倦乏力,舌质淡,舌体胖大,苔薄白或白腻,脉沉细。

治法:温补脾肾。

方药:金匮肾气丸或地黄饮子加减。

肉桂3g,附子先煎6g,仙灵脾15g,生地黄15g,熟地黄15g,山茱萸9g,山药9g,泽泻9g,茯苓9g,丹参15g。

加减:纳呆食少,气短乏力,大便溏薄,可合用四君子汤加减以补脾益肾;小便失禁,加桑螵蛸9g,益智仁9g,覆盆子9g以益肾缩尿;形体消瘦,腰膝酸软,双目昏花,遗精阳痿,加当归补血汤及阿胶烊化9g鹿角胶烊化9g,鹿角霜先煎5g以填精补血。

中成药:①八味肾气丸,口服,1次1丸,1日2次;②无比山药丸,口服,1次9g,1日2次。

2.肝肾亏虚证

证候:四肢麻木或挛急,腰膝酸软,步态不稳,头晕耳鸣,视物不清,两目干涩,五心烦热,少寐健忘,咽干舌燥,舌红,苔少或薄黄,脉细数或细弦。

治法:滋补肝肾。

方药:左归丸或六味地黄丸加减。

熟地黄15g,山茱萸15g,山药9g,泽泻9g,茯苓9g,女贞子9g,旱莲草9g,菟丝子9g,枸杞子15g,鹿角胶烊化9g。

加减:胸胁苦满,善太息,舌质淡红,舌尖红,苔薄白,脉弦,合用柴胡疏肝散以疏肝理气;面红目赤,胁痛口苦,加龙胆草6g,菊花9g,黄芩9g以清泻肝火;腰膝酸软,加杜仲15g,牛膝15g,桑寄生15g以补肾强膝;失眠多梦,加炒酸枣仁15g,夜交藤30g以养心安神;头晕头痛,心悸失眠,目眩耳鸣,偶有肢体颤动,舌质红,苔薄白,脉弦数,属于阴虚阳亢、虚风内动证,可选用镇肝息风汤合芍药甘草汤以平肝息风,养血柔肝。

中成药:①知柏地黄丸,口服,1次1丸,1日2次;②大补阴丸,口服,1次6g,1日2～3次。

3.气虚血瘀证

证候:肢体麻木、束带感或痉挛疼痛,步态不稳,气短乏力,心悸,便溏,头晕眼花,面色萎黄,舌质紫暗或有瘀点、瘀斑,苔白,脉细涩。

治法:益气活血。

方药:补阳还五汤或黄芪桂枝五物汤加减。

黄芪30g,当归9g,川芎9g,桃仁9g,红花9g,赤芍15g,海风藤30g,络石藤30g。

加减:肢体痉挛疼痛,加僵蚕9g,全蝎6g,蜈蚣5g以息风止痉;纳呆食少,倦怠嗜卧,加炒莱菔子15g,砂仁后下6g,白术9g以健脾消食;卫外不固,平素易患感冒,感冒后病情加重,合用玉屏风散以益气固表。

中成药:①人参养荣丸,口服,1次1丸,1日1～2次;②玉屏风颗粒,口服,1次6g,1日2

～3次。

三、其他治法

(一)针刺

多用于缓解期患者。以阳明经穴和督脉穴为主,取穴肩髃、曲池、合谷足三里、解溪、肝俞、肾俞、阳陵泉。肌张力不高者,可结合火针治疗。

(二)脐疗

紫金丹或玉枢丹捣烂,1次0.6～1.5g,敷脐,用伤湿止痛膏贴之。

(付玉凤)

第十三节 脑梗死

脑梗死(CI)是缺血性卒中的总称,包括脑血栓形成、腔隙性梗死和脑栓塞等,指脑部血液供应障碍,缺血、缺氧引起局限性脑组织坏死或软化而出现相应的神经系统症状。该病在脑血管疾病中最为常见,占全部脑卒中的60%～80%。血管壁病变、血液成分和血流动力学改变是引起本病的主要原因。脑梗死发病率为95～110/10万人口。急性期病死率较高,达到5%～15%,死亡原因多数缘于脑部病变本身和较为严重的并发症。存活的患者中,70%左右残留较严重的后遗症,半年之内复发率最高,尤其是脑栓塞患者。本病属于中医学的“中风病”范畴。

一、诊断依据

(一)临床表现

1.发病形式

大部分患者静态下急性起病,动态起病者以心源性脑梗死多见,部分病例在发病前可有TIA发作,如短暂的肢体麻木、无力等。病情一般在数小时或数日内达到高峰,也可能症状进行性加重或病情波动。

2.症状体征

取决于梗死病灶的部位和大小,主要表现为局灶性神经功能缺损的症状和体征,如偏瘫、偏身感觉障碍、认知功能障碍、颅神经麻痹、共济失调等,部分可出现全脑症状和体征,如头痛、恶心呕吐、昏迷和生命体征异常等。

(二)理化检查

1.血液检查

血小板、凝血功能、血糖等。有条件的医院可以进行血浆同型半胱氨酸等检查。

2.影像学检查

(1)头颅CT:头颅CT检查应常规进行,对于脑梗死和脑出血的鉴别有重要价值。但是对于超早期(发病6小时以内)缺血性病变和皮质或皮质下小的梗死灶不敏感,不能显示脑干和小脑较小梗死灶。多数病例在发病24小时后逐渐显影,大面积脑梗死可以较早显示病灶。主要表现为低密度灶,大面积梗死可以伴有脑水肿和占位效应,出血性梗死呈现混杂密度。超早期阶段可以有微小改变,如大脑中动脉高密度征、皮质边缘(尤其岛叶)及豆状核区灰白质分界不清、脑沟消失等。

(2)头颅 MRI:可以清晰地显示早期缺血性梗死灶,对脑干和小脑梗死显示清楚,主要表现为 T_1 低信号、T_2 高信号病灶,出血性梗死显示其中混杂 T_1 高信号。对于超早期脑梗死和脑出血则难以鉴别。弥散加权成像(DWI)在发病 2 小时即可显示病变,对早期梗死敏感,为早期治疗提供重要信息。灌注加权成像(PW1)显示的病灶区域较弥散加权范围大,目前认为弥散一灌注不匹配区域为半暗带,为溶栓治疗提供信息。

(3)经颅彩色多普勒超声(TCD):有利于判断颅内外血管狭窄、闭塞和侧支循环建立限度。

(4)血管造影:磁共振血管成像(MRA)、CT 血管成像(CTA)等属于无创检查,可以了解血管情况及疗效等。数字减影血管造影(DSA)在进行血管内介入治疗、动脉溶栓时有意义,但有一定的风险。

(5)其他:正电子发射断层扫描(PET)、单光子发射计算机断层扫描(SPECT)等在有条件的单位用于临床研究。

(三)诊断要点

1.诊断依据

参考 1995 年中华医学会第四次全国脑血管病学术会议修订的《各类脑血管疾病诊断要点》。

(1)动脉粥样硬化性血栓性脑梗死:常于安静状态下发病。

1)大多数发病时无明显头痛和呕吐。

2)发病较缓慢,多逐渐进展,或呈阶段性进行,多与脑动脉粥样硬化有关,也可见于动脉炎、血液病等。

3)一般发病后 1～2 日内意识清楚或轻度障碍。

4)有颈内动脉系统和(或)椎一基底动脉系统症状和体征。

5)应做 CT 或 MRI 检查。

6)腰穿脑脊液一般不应含血。

(2)脑栓塞

1)多为急骤发病。

2)多数无前驱症状。

3)一般意识清楚或有短暂性意识障碍。

4)有颈内动脉系统和(或)椎一基底动脉系统症状和体征。

5)腰穿脑脊液一般不含血,若有红细胞可考虑出血性脑梗死。

6)栓子的来源可为心源性或非心源性,也可同时伴有其他脏器、皮肤、黏膜等栓塞症状。

(3)腔隙性梗死

1)发病多由于高血压动脉硬化引起,呈急性或亚急性起病。

2)多无意识障碍。

3)应进行 CT 或 MRI 检查,以明确诊断。

4)临床表现多不严重,较常见的为纯感觉性卒中、纯运动性轻偏瘫、共济失调性轻偏瘫,构音不全一手笨拙综合征或感觉运动性卒中等。

5)腰穿脑脊液无红细胞。

(4)无症状性脑梗死：为无任何脑及视网膜症状的血管疾病，仅为影像学所证实，可视具体情况决定是否作为临床诊断。

2.病程诊断

(1)急性期：发病1～2周。

(2)恢复期：发病2周～6个月。

(3)后遗症期：发病6个月以后。

3.临床分型

牛津郡社区卒中研究分型(OCSP)不依赖于影像学结果，主要根据临床表现对急性期脑梗死迅速分型，提示闭塞血管和梗死灶的大小和部位，有利于指导治疗和评估预后。OCSP临床分型标准：

(1)全身循环梗死(TACI)：表现为三联征，即完全大脑中动脉(MCA)综合征的表现：大脑较高级神经活动障碍；同向偏盲；偏身运动和(或)感觉障碍。多为MCA近段主干，少数为颈内动脉虹吸段闭塞引起的大片脑梗死。

(2)部分前循环梗死(PACI)：有以上三联征中的两个，或只有高级神经活动障碍，或感觉运动缺损较TACI局限。提示MCA远段主干、各级分支或大脑前动脉(ACA)及分支闭塞引起的中、小梗死。

(3)后循环梗死(POCI)：表现为各种限度的椎—基底动脉综合征，为椎—基底动脉及分支闭塞引起的大小不等的脑干、小脑梗死。

(4)腔隙性梗死(LACI)：表现为腔隙综合征。大多是基底节或脑桥小穿通支病变引起的小腔隙灶。

二、辨证论治

中医学认为，本病是在气血内虚的基础上，因劳倦内伤、忧思恼怒、饮食不节等诱因，引起脏腑阴阳失调，气血逆乱，直冲犯脑，导致脑脉痹阻而发病。病位在脑髓血脉，与肝、心、脾、肾有关。病性属本虚标实，肝肾不足、气血亏虚为本，风、火、痰、瘀等为标。急性期常以风、火、痰、瘀等标实为主，可兼见正气不足；恢复期和后遗症期则多为虚实夹杂。大多数脑梗死患者以半身不遂、口舌㖞斜、言语謇涩或语不达意或不语为主症而无神志障碍，病位较浅，属于中医"中经络"范畴，经治疗可逐渐恢复。少数起病即见神志障碍，病位深，属于中医"中脏腑"范畴，病情重，预后差。

(一)风痰阻络证

证候：半身不遂，口舌㖞斜，言语謇涩或不语，偏身麻木，头晕目眩，痰多而黏，舌质暗淡，舌苔薄白或白腻，脉弦滑。多见于急性期。

治法：息风化痰，活血通络。

方药：化痰通络汤加减。

法半夏9g，白术9g，天麻12g，丹参15g，香附9g，胆南星6g，酒大黄6g，三七粉^冲服^3g。

加减：此方大黄用量宜轻，以涤除痰热积滞为目的，不可过量。痰多色黄，加瓜蒌30g，浙贝母9g，天竺黄6g以清化痰热；舌质紫暗或有瘀斑，加桃仁9g，红花9g，赤芍15g以活血通络；舌苔黄腻，加黄芩9g，栀子9g以清热解毒；头晕、头痛，加菊花9g，夏枯草9g以清利头目。

中成药：①全天麻胶囊，口服，1次2～6粒，1日3次；②中风回春丸，口服，1次1.2～

1.8g,1 日 3 次。

(二)痰热腑实证

证候:半身不遂,口舌㖞斜,言语謇涩或不语,偏身麻木,腹胀,便干便秘,头痛目眩,咳痰或痰多,舌质暗红,苔黄腻,脉弦滑或偏瘫侧脉弦滑而大。急性期多见。

治法:化痰通腑。

方药:星蒌承气汤加减。

瓜蒌 30g,胆南星 6g,大黄[后下] 9g,芒硝[冲服] 9g,丹参 15g。

加减:大黄、芒硝的用量需根据患者的体质而定,以大便通泻为度,不宜过量,腑气通后改用清热化痰等法治疗;用药后大便已通,但舌苔剥脱,舌质红或红绛,改用清热养阴法;采用星蒌承气汤治疗而仍腑气不通时,可改用大柴胡汤,或加入行气之品;口苦咽干,心烦易怒,加黄连 6g,栀子 9g 以清心除烦。

中成药:①新清宁片,口服,1 次 3 粒,1 日 3 次;②牛黄清心丸,口服,1 次 1 丸,1 日 1 次;③清开灵注射液 20～40ml 加入生理盐水或 5%葡萄糖注射液 250ml 中,静脉滴注,1 日 1 次,连续使用 7～10 日。

(三)气虚血瘀证

证候:半身不遂,口舌㖞斜,言语謇涩或不语,偏身麻木,面色㿠白,气短乏力,口角流涎,自汗出,心悸便溏,手足肿胀,舌质暗淡,有齿痕,舌苔白腻,脉沉细。多见于恢复期和后遗症期,急性期亦可出现。

治法:益气活血。

方药:补阳还五汤加减。

黄芪 30g,当归 9g,桃仁 9g,红花 9g,赤芍 15g,川芎 9g,地龙 9g。

加减:心悸胸闷,脉沉缓或结,可合用生脉散,加党参 15g,麦冬 9g,五味子 9g 以补益心气;动则气短,乏力便溏,肢体松懈瘫软,加党参 15g,白术 9g 以益气健脾;肢体痉挛,加木瓜 15g,伸筋草 9g 以柔肝缓急;舌有瘀斑、瘀点,舌下脉络青紫,加莪术 9g,水蛭 3g,鸡血藤 30g 以破血通络;腰膝无力,加枸杞子 9g,牛膝 15g 以补肾强腰。

中成药:①脑心通胶囊,口服,1 次 2 粒,1 日 3 次;②脑安胶囊,口服,1 次 2 粒,1 日 2 次;③消栓通络片,口服,1 次 25g,1 日 3 次;④生脉注射液 20～60ml 加入 5%葡萄糖注射液 250～500ml 中,静脉滴注,1 日 1 次,连续使用 7～10 日。

(四)阴虚风动证

证候:半身不遂,口舌㖞斜,语言謇涩或不语,偏身麻木,眩晕耳鸣,手足心热,咽干口燥,舌质红而体瘦,少苔或无苔,脉弦细数。多见于恢复期和后遗症期,急性期亦可出现。

治法:育阴息风,活血通络。

方药:育阴通络汤加减。

生地黄 15g,山茱萸 9g,钩藤[后下] 15g,天麻 9g,丹参 15g,白芍 15g。

加减:口干,加石斛 9g,麦冬 9g 以滋阴润燥;大便干燥,加肉苁蓉 30g,火麻仁 15g 以润肠通便;心烦失眠,加黄连 6g,栀子 9g,夜交藤 30g,珍珠母[先煎] 30g 以清心除烦;头痛重,加石决明[先煎] 15g,夏枯草 15g 以镇肝息风。

中成药:①大补阴丸,口服,1 次 6g,1 日 2～3 次;②天麻钩藤颗粒,开水冲服,1 次 10g,1 日 3 次。

（五）痰蒙清窍证

证候：神志昏蒙，半身不遂，口舌㖞斜，痰鸣辘辘，面白唇暗，肢体松懈，瘫软不温，静卧不烦，二便自遗，周身湿冷，舌质紫暗，苔白腻，脉沉滑缓。多见于急性期或由中经络演化而来。

治法：温阳化痰，醒神开窍。

方药：涤痰汤加减，配合灌服或鼻饲苏合香丸。

法半夏 9g，陈皮 9g，枳实 9g，胆南星 6g，茯苓 15g，石菖蒲 9g，竹茹 6g，远志 9g，丹参 15g，甘草 9g。

加减：肢体抽搐，加天麻 9g，钩藤后下 15g 以平肝息风；痰声辘辘，舌苔厚腻，加紫苏子 9g，瓜蒌 15g 以化痰降浊。

中成药：①苏合香丸，口服，1 次 1 丸，1 日 2～3 次；②醒脑静脉注射射液 20～40ml 加入 5%葡萄糖注射液或生理盐水 250～500ml 中，静脉滴注，1 日 1 次，连续使用 7～10 日。

（六）痰热内闭证

证候：神志昏蒙，半身不遂，口舌㖞斜，鼻鼾痰鸣，肢体强痉拘急，项强身热，气粗口臭，躁扰不宁，甚则手足厥冷，频繁抽搐，偶见呕血，舌质红绛，舌苔褐黄干腻，脉弦滑数。多见于急性期，重症患者发病即可出现，亦可由痰热腑实证演化而来。

治法：清热化痰，醒神开窍。

方药：清心宣窍汤加减，配合灌服或鼻饲安宫牛黄丸。

黄连 9g，栀子 9g，丹参 15g，天麻 9g，钩藤后下 15g，石菖蒲 9g，牡丹皮 9g，羚羊角粉冲服 0.6g。

加减：痰多，加天竺黄 9g，胆南星 6g，竹茹 3g 以清热化痰；如大便数日未行，可合用星蒌承气汤或大承气汤以通腑泻热，也可选用羚羊角汤加减。

中成药：①安宫牛黄丸，口服，1 次 1 丸，1 日 2～3 次；②牛黄清心丸，口服，1 次 1 丸，1 日 1～2 次；③紫雪散，口服，1 次 1.5～3g，1 日 2 次；④清开灵注射液 20～40ml 加入 0.9%生理盐水或 5%葡萄糖注射液 250ml 中，静脉滴注，1 日 1 次，连续使用 7～10 日。

（七）元气败脱证

证候：多见于病情危笃临终之时，属中风危候，多难救治。昏愦不知，目合口开，四肢松懈瘫软，肢冷汗多，二便自遗，舌痿，舌质紫暗，苔白腻，脉微欲绝。

治法：益气回阳固脱。方药：参附汤加减。

人参单煎 15g，附子先煎 9g。

加减：汗出不止，加山茱萸 15g，黄芪 15g，煅龙骨先煎 15g，煅牡蛎先煎 15g 以敛汗固脱；出现戴阳证，两颧潮红，明堂白或晦暗，鼻鼾气粗，下肢清冷，脉来虚大而尺脉尤弱，可在参附汤中，加入熟地黄 15g，山茱萸 15g 以滋阴敛阳；汗冷肢厥，合用四逆汤以回阳救逆；发绀息微，心率加快，脉细欲绝，合用生脉散加减以益气养阴复脉。

中成药：①参附注射液 20～100ml 加入 5%～10%葡萄糖注射液 250～500ml 中，静脉滴注，1 日 1 次；②参麦注射液 10～60ml 加入 5%葡萄糖注射液 250～500ml 中，静脉滴注，1 日 1 次。

三、其他治法

患者神志转清或病情稳定后，应尽早进行针灸、推拿及肢体、语言康复训练等，以循序渐进为原则。

(一)针灸

中经络者取穴以手足阳明经穴为主,辅以太阳、少阳经穴;中脏腑脱证者,选用任脉穴为主,用大艾炷灸治疗;闭证者取水沟、十二井穴为主。

中经络者,上肢取穴肩髃、臂臑、曲池、外关、合谷、内关等;下肢取穴环跳、承扶、风市、足三里、血海、委中、阳陵泉、太冲等。吞咽障碍者,加风池、完骨、天柱、天容;语言不利者,加廉泉、金津、玉液、哑门;手指握固者,加八邪、后溪;足内翻者,加丘墟、照海。

中脏腑者,脱证取穴关元、足三里,施大艾炷隔姜灸,神阙隔盐灸;闭证取穴水沟、十二井、太冲、丰隆、劳宫等。

(二)推拿

(1)半身不遂者,常用穴为天宗、肝俞、胆俞、膈俞、肾俞、环跳、阳陵泉、委中、承山、膝眼、解溪、尺泽、曲池、手三里、合谷等。手法采用按、揉、搓、擦等。

(2)肩手综合征者,取穴为合谷、曲池、缺盆、肩髃、肩贞、肩井、天宗。手法采用一指禅推、点、按、拿、扳、拔伸、摇、抖、搓。

(三)熏洗

在恢复期或后遗症期,瘫侧手部或同时见到瘫侧手、足部肿胀,按之无凹陷,故实胀而非肿。可予复元通络液局部熏洗患肢,1日1次或隔日1次。药用川乌9g,草乌9g,当归15g,川芎I5g,红花9g,桑枝30g,用水煎汤熏洗或泡洗肿胀的肢体。

(付玉凤)

第十四节　蛛网膜下隙出血

蛛网膜下隙出血(SAH)是各种原因的颅内出血,导致血液流入蛛网膜下隙的统称。临床上可分自发性与外伤性两类,自发性又分为原发性与继发性两种。由各种原因引起软脑膜血管破裂,血液流入蛛网膜下隙者,称为原发性蛛网膜下隙出血;因脑实质内出血,血液流入蛛网膜下隙者,称继发性蛛网膜下隙出血。临床上一般指的是原发性蛛网膜下隙出血,约占急性脑血管病的15%。蛛网膜下隙出血的预后与病因、年龄、动脉瘤部位及瘤体大小、出血量、血压增高及波动、并发症和手术治疗时机等有关。发病时意识模糊或昏迷、高龄、收缩压高、出血量大、大脑前动脉或椎一基底动脉较大动脉瘤预后差,半数存活者遗留有永久性脑损害,常见认知障碍。本病属于中医学的“真头痛”、“中风”等病证范畴。

一、诊断依据

(一)临床表现

1.症状

剧烈头痛是蛛网膜下隙出血最突出的症状,通常表现为突然发生的劈裂样剧烈头痛,伴有颈项强直,头痛的部位比较广泛,分布于前额、后枕或整个头部,并可延及颈、肩、背、腰及两腿等部位。头痛可持续数日或者数周不变,2周后缓慢减轻,头痛再发常提示再出血可能。

发病多有激动、用力或排便等诱因。出血常引起血压急剧上升。短暂意识丧失很常见,后交通动脉瘤压迫动眼神经可产生该神经麻痹,颈内动脉海绵窦段动脉瘤易损伤Ⅲ、Ⅳ、Ⅴ、及Ⅵ颅神经；大脑前动脉瘤常出现精神症状；大脑中动脉瘤可出现偏瘫、偏身感觉障碍和痫性发作；椎－基底动脉瘤出现颅神经瘫痪；动静脉畸形患者常见癫痫发作。急性期偶见欣快、谵妄和幻觉等精神症状，2～3周可自行消失。

60岁以上老年患者临床症状常不典型，起病缓慢，头痛等症状不明显，意识障碍及脑实质损害症状较严重，或以精神症状起病，应引起注意。

2. 体征

脑膜刺激征，即颈强直、Kernig征、Brudzinski征是蛛网膜下隙出血最典型的体征，但并非所有患者均出现，有时后背部较低位置的疼痛比头痛更为突出；大约25%的患者可出现视网膜前或玻璃体下出血，出血多呈片状而且边界光滑，发病1小时内即出现，是急性颅内压增高和眼静脉回流受阻所致，对诊断有一定提示意义。

（二）理化检查

1. 头颅CT检查

CT是诊断蛛网膜下隙出血最首要的检查方法。

2. 脑脊液（CSF）检查

若CT检查不能确定蛛网膜下隙出血诊断，对疑似患者可进行腰椎穿刺和脑脊液检查。

3. 数字减影血管造影（DSA）检查

明确蛛网膜下隙出血诊断后有条件者需进行全脑血管造影。

4. 头颅MRI检查

MRI对蛛网膜下隙出血的敏感性不及CT检查，急性期MRI检查可能诱发再出血。

5. 经颅彩色多普勒（TCD）检查

TCD检查作为非侵入性技术对监测蛛网膜下隙出血后脑血管痉挛状况具有一定价值。

6. 其他检查

心电图可显示T波高尖或明显倒置、P－R间期缩短、出现高U波等异常；血常规、凝血功能和肝功能检查可提示其他方面的出血原因。

（三）诊断要点

参照《中国脑血管病防治指南（2005年试行版）》：多有情绪激动或用力等诱因，突然剧烈头痛持续不缓解或进行性加重，伴有呕吐、颈强直等脑膜刺激征，伴或不伴有意识障碍，少数可有局灶性神经系统体征如轻偏瘫、失语、动眼神经麻痹等，可高度提示蛛网膜下隙出血。如CT证实脑池和蛛网膜下隙高密度出血征象，腰穿压力明显增高和血性脑脊液，眼底检查玻璃体下片块状出血等临床可确诊本病。

临床分级：一般采用Hunt和Hess分级法或世界神经外科联盟（WFNS）分级（根据格拉斯哥昏迷评分和有无运动障碍进行分级。

二、辨证论治

本病发病急骤，多因情绪激动、用力排便、咳嗽等诱发。青壮年平素多性情急躁，五志过极皆可化火，心肝火旺，灼伤肝阴，肝阳偏亢；中老年人肝肾渐亏，水不涵木，肝阳偏亢，复因暴怒，肝阳暴张，风扇火炽，或因用力，气机升降失常，气血逆乱，上冲于脑，脑脉破裂发为本病。本病初起多以实邪阻滞为主要表现，风火痰瘀诸邪胶结互现。其轻者邪阻脉络，不通则痛，表现为剧烈头痛；其重者则邪闭脑窍，神志不清。本病顺证，经调治将息，邪去正衰，后期出现肝肾阴虚、气血不足的表现;逆证,邪气独留,正气衰败,元气败脱,多为不治。总之,本病主要为肝经病变,以实证居多,风、火、痰、瘀为其标,肝肾阴虚、气血亏虚为其本,情志内伤为其最常见的诱发因素,风(肝风)、火(心火、肝火)、痰、瘀乃其重要的病理因素,相兼互化,互为因果;病变部位在脑,病变脏腑涉及肝、心、肾,病性以实证为主。

(一)肝阳暴亢,瘀血阻窍证

证候:多有情绪激动、用力等诱因,突发头痛,疼痛剧烈,痛如刀劈,伴有恶心呕吐、烦躁激动、口干口苦、渴喜冷饮,舌暗红,或有瘀斑,舌下脉络迂曲,苔黄,脉弦。

治法:平肝潜阳,活血止痛。

方药:镇肝熄风汤加减。

龙骨先煎30g,牡蛎先煎30g,代赭石先煎30g,龟甲先煎30g,白芍12g,玄参15g,天冬9g,川牛膝15g,川楝子9g,茵陈后下9g,麦芽9g,川芎9g。

加减:夹有痰热,加天竺黄15g,竹沥10ml以清化痰热;心烦失眠,加黄连9g,栀子9g,夜交藤15g,珍珠母先煎30g以清心除烦,安神定志;头痛重,加石决明先煎15g,夏枯草15g以平肝清热;烦躁,加石菖蒲15g,远志15g以宁神定志;血瘀明显,加红花12g,桃仁12g,牡丹皮15g以活血化瘀。

中成药:①天麻钩藤颗粒,口服,1次10g,1日3次;②安宫牛黄丸,口服,1次1丸(3g),1日1～2次;③羚羊角胶囊,口服,1次0.3～0.6g,1日1次;④清开灵注射液20～40ml加入5%葡萄糖注射液或0.9%氯化钠注射液250～500ml中,静脉滴注,1日1次。

(二)肝风上扰,痰蒙清窍证

证候:突然发病,头痛剧烈,伴有恶心呕吐、嗜睡或神志昏蒙,项背强直,或肢体抽搐,可伴有头晕谵妄,口苦咽干,痰鸣,舌红,苔腻,脉弦滑。

治法:平肝息风,化痰开窍。

方药:羚角钩藤汤合温胆汤加减。

羚羊角粉冲服6g,生地黄30g,钩藤后下15g,菊花9g,茯苓15g,白芍15g,赤芍15g,竹茹9g,川牛膝15g,川芎9g,牡丹皮15g,法半夏9g,陈皮9g,栀子9g。

加减:头痛剧烈,加石决明先煎15g,夏枯草15g以平肝清热;恶心呕吐,加生姜6g以和中止呕;谵妄,加石菖蒲15g,郁金15g以豁痰宁神;口苦咽干,加黄芩9g以清热利咽;痰多,加天竺黄15g,川贝粉冲服2g以清热化痰。

中成药:①至宝丹,口服或鼻饲,1次1丸(3g),1日1～2次;②安宫牛黄丸,口服或鼻饲,1次1丸(3g),1日1～2次;③清开灵注射液20～40ml加入0.9%氯化钠注射液或5%葡萄糖注射液250～500ml中,静脉滴注,1日1次;④痰热清注射液20～40ml加入0.9%氯化钠注射液或5%葡萄糖注射液250～500ml中,静脉滴注,1日1次。

(三)瘀血阻络,痰火扰心证

证候:头痛剧烈,恶心呕吐,躁扰不宁或谵妄,呼吸急促,痰鸣口臭,发热,可有偏瘫,偏身麻木,口眼㖞斜,大便干,小便短赤,舌红,苔黄腻,脉洪大数。

治法:活血化瘀,清化痰热。

方药:通窍活血汤合涤痰汤加减。

川芎9g,桃仁12g,红花9g,赤芍15g,牡丹皮15g,胆南星6g,法半夏9g,橘红9g,竹茹9g,石菖蒲12g,枳实9g,茯苓15g。

加减：热重，加栀子 15g，黄芩 15g 以清热解毒；大便干，加大黄 9g，瓜蒌 30g 以泻下通便；痰多，加天竺黄 15g，竹沥 10ml 以清热化痰；急性期去川芎，加三七粉冲服 3g 以活血止血。

中成药：①牛黄宁宫片，口服，1 次 3～6 片，1 日 3 次；②安脑丸，口服，1 次 1～2 丸，1 日 2 次；③清开灵注射液 20～40ml 加入 5%葡萄糖注射液或 0.9%氯化钠注射液 250～500ml 中，静脉滴注，1 日 1 次。

(四)心神散乱，元气败脱证

证候：神昏或昏聩，肢体瘫软，呼吸微弱或不规则呼吸，目合口开，汗出肢冷，二便自遗，脉沉弱或沉微。

治法：益气固脱，回阳救逆。

方药：独参汤或参附汤加减。红参单煎 30g，附子先煎 9g。

加减：汗出淋漓，加锻龙骨先煎 30g，煅牡蛎先煎 30g，五味子 12g 以敛汗固脱。

中成药：①生脉注射液或参附注射液 20～60ml 加入 5%葡萄糖注射液或 0.9%氯化钠注射液 250～500ml 中，静脉滴注，1 日 1～2 次；②生脉饮口服液，1 次 10～20ml，1 日 3 次。

其他治法

针刺：取双侧内关穴，采用捻转提插相结合，用泻法施术 1 分钟；接着刺人中，用雀啄方法，至患者流泪；最后配以昆仑、太冲、列缺、阿是穴、率谷、风池等穴，针用泻法，留针 3～5 分钟。

(付玉凤)

第十五节　老年期痴呆

一、概述

老年期痴呆是指老年人慢性进行性智能全面衰退性疾病。以呆傻愚笨，智能低下，善忘等为主要临床表现。其轻者可见神情淡漠，寡言少语，反应迟钝，善忘；重则表现为终日不语，或闭门独居，或口中喃喃，言辞颠倒，行为失常，忽笑忽哭，或不欲食，数日不知饥饿等。

在西医学中对本病的分类较多，但是主要包括两大类型：阿尔茨海默病和血管性痴呆。阿尔茨海默病，又名老年性痴呆，是一种以脑的退行性病变，脑细胞萎缩为其病理基础的痴呆症候群。在临床上，以隐匿起病，记忆力、智力呈慢性、进行性减退，乃至部分或全部丧失，并影响到日常生活和社交活动能力为主要特征，可伴有精神、行为异常的表现。血管性痴呆是由于缺血或出血性脑血管病导致脑损害所引起的获得性智力障碍的一种临床综合征。

老年期痴呆是西医学的病名，在中医学中尚无相同病名，但在中医文献中早在先秦时期，即有类似的记载，如《左传》中曰："不慧，盖世所谓白痴。"《医学正传》谓之"愚痴"；《资生经》谓之"痴证"；《针灸甲乙经》名曰"呆痴"；《辨证录》谓"呆病"；《临证指南医案》曰："神呆"，等。虽然名目繁多，但总以智能低下，愚痴呆傻，不能独立处理日常事务为特征。

关于脑与精神、意识、思维、智力的关系，历代医家亦有认识。《素问・脉要精微论》谓头者，精明之府。头倾视深，精神将夺也。李时珍《本草纲目》明确指出脑为元神之府。王清任说灵机记性在脑……脑气虚，脑缩小……高年无记忆者，脑髓渐空也。另外，中医藏象理论认为"肾主骨，生髓，通于脑脑为髓之海"。《灵枢・经脉篇》曰："人始生，先成精，精成而后脑髓生。”《类经》曰：“精藏于肾，肾通于脑，脑者阴也，髓者骨之充也，诸髓皆属于脑，故精成而脑髓生。说明人的智能活动，是大脑的属性而根于肾。

《景岳全书·杂证谟》有“癫狂痴呆”专篇，指出了本病由郁结，不遂、思虑，惊恐等多种病因积渐而成，临床表现具有“千奇百怪”、“变易不常”的特点，并指出本病病位在心以及肝胆二经，关于预后则认为，本病“有可愈者，有不可愈者，亦在乎胃气元气之强弱”。陈士铎《辨证录》立有“呆病门”，对呆病症状描述甚详，认为本病始于肝郁，终因胃气衰，痰积胸中，使神明不清而成。并主张扶补正气，开郁逐痰，健胃通气，用七福饮、大补元煎、洗心汤、转呆丹等方治之，时至今日，仍用之于临床。从中医古代文献中可以看出，已有医家认识到中风与痴呆之间的内在联系，如《灵枢·调经论》云“血并于下，气并于上，乱而善忘。”《临证指南医案》也云：“中风初起，神呆遗尿，老人厥中显然。”《杂病源流犀烛·中风》也有“中风后善忘”之议。

二、病因病机

脑居高巅，在脏腑气血精华充养下，发挥其内统脏腑，外驭躯体之作用。《素问·本病论》说：“神失守位，即神游上丹田，在帝太乙君泥丸宫下。”张景岳注云人之脑为髓海，是谓：“上丹田，太乙帝君所居，亦曰泥丸宫君，总众神者也。”这就是说脑是诸神的统帅，为神所居的地方。如因年老、或久病脏腑虚衰、或中风之后，阴阳不调，气血精髓之间相互转化失常，气机升降逆乱，痰阻血瘀导致气血不足，肾精亏耗，脑髓失养，脑神功能紊乱而致诸症蜂起，表现各异。

（一）病因

1.年老体虚

老年人病发痴呆，多由肝肾不足，脑髓不充，则灵机记忆衰退，不慧失聪，而成愚呆之证。正如《医林改错》所说年高无记性者，脑髓渐空。

2.久病耗损

中风、眩晕等疾病日久，或失治误治，积损正伤，一是肾、心、肝、脾之阴、阳、精、气、血亏损不足，脑髓失养；二是久患者络，脑脉痹阻，脑气与脏气不得相接。终致神机失用发为痴呆。

3.七情内伤

《辨证录·呆病门》指出：“大约其始也，起于肝气之郁。”长期情志不遂，或郁怒伤肝，肝失疏泄，可致肝气郁结，肝气乘脾，脾失健运，则聚湿生痰，蒙闭清窍，使神明被扰，神机失用而形成痴呆；或日久生热化火，神明被扰，则性情烦乱，忽哭忽笑，变化无常。忧虑过度，耗伤心脾，心阴心血暗耗，脾虚气血生化无源，气血不足，脑失所养，神明失用；或惊恐伤肾，肾虚精亏，髓海失充，脑失所养，皆可导致神明失用，神情失常，发为痴呆。

（二）病机

1.基本病机

病位在脑，与心、肝、脾、肾等脏腑密切相关。本病为虚实夹杂之证。本虚在脾肝肾，以肾为主。标实在痰浊瘀血。因肾虚则髓海不足，脾虚则痰湿壅盛，肝虚则血失条达而瘀滞。痰浊、瘀血皆可蒙蔽清窍。六腑中以三焦、胆与本病关系密切，三焦气化失司，可生痰湿而上扰神明，胆之决断失常亦影响智能。实际上本病是一个全身性疾病，五脏六腑皆亏虚，肝脾肾功能衰退最突出而已。老年期痴呆起病隐匿，记忆力、智力呈慢性进行性减退，社会心理因素（如新近丧偶、单身独居，生活颠沛）可能是本病的诱发因素。其基本病机为髓海不足，神机失用。病机之间可相互转化。一是气滞、痰浊、血瘀之间可以相互转化，或相兼为病，终致痰瘀交结，使病情缠绵难愈。二是气滞、痰浊、血瘀可以化热，而形成肝火、痰热、瘀热，上扰清窍。进一步发展，可耗伤肝肾之阴，肝肾阴虚，水不涵木，阴不制阳，肝阳上亢，化火生风，风阳上扰清窍，而使痴呆加重。三是虚实之间可相互转化。实证的痰浊、瘀血日久，若损及心脾，则气血不足，脑神失养；或伤及肝肾，则阴精不足，脑髓失养，可转化为痴呆的虚证。而虚证病久，气血亏乏，脏腑功能受累，气血运行失畅，或积湿为痰，或留滞为瘀，则可见虚中夹实之证。

2. 证候病机

（1）髓海不足：人至老年，加之体弱多病，或房事不节，耗伤精气所致肾虚精亏不能上奉于脑。髓海空虚则脑神失用，精明失聪，发为痴呆。

（2）脾肾亏虚：本证多因脾肾脏腑功能低下，肾虚精亏气少，阴阳不能互生。脾失健运，生化无源则先天和后天之精匮乏，无以奉上，脑髓空虚，脑络失养，神机失用，以致神志恍惚，谈前忘后，神情呆滞，神思不敏而成痴呆。

（3）气血两虚：外病气血亏损，脑神失养；或因高年之人，脾气不足，水湿运化失司，湿浊内蕴而成痰，蒙蔽清窍，神机不明；或气血不足，血脉不畅，精气不能上荣于脑。以上均可发为痴呆。

（4）痰湿阻窍：《石室秘录》云痰气最盛，呆气最深。长年好思善虑，日久伤及心脾，虚气流滞，气不化津，聚湿成痰；或因肝郁化火，灼津为痰，痰浊内生，痹阻脑络，髓海失聪，而致神思不敏，精神萎靡，善忘善惑，表情呆滞等外现呆笨之象。

（5）血瘀脑窍：元气不足，虚气流滞，气血相失，血运无力而致气虚血瘀；或情志不遂，久郁伤肝，肝失条达，气滞血瘀；或内伤失血，外伤血瘀；或大惊卒恐，气血逆乱等致血瘀痹阻脑络，清窍失灵，元神失聪，出现难忆前事，不慧失聪，反应迟钝，目光晦暗，语言涩滞等痴呆之证。

三、辨证论治

本病症状明显者，诊断并不困难。但易同郁证、癫病和健忘等混淆，应予鉴别。

郁证是由于情志抑郁，气机不畅所引起的病证。表现为精神抑郁不畅，胸闷太息，胸胁或胸背、脘胁胀痛，痛无定处。若肝郁化火，可兼肝火症状。如气郁生痰，痰气郁结，阻于咽部，则做咽部如有炙脔，吐之不出，咽之不下，但不防碍饮咽的“梅核气”，多见于中青年妇女为患。而痴呆证虽亦可由情志因素引起，但其以呆傻愚笨为主，而郁证则无痴呆等智能障碍症状。

癫病是以沉默寡言、情感淡漠、语无伦次、静而多抑为特征的疾病，俗称“文痴”，它可因气、血、痰邪或三者互结为患，以成年人多见。而老年期痴呆则属智能活动障碍，是以神情呆滞、愚笨迟钝为主要临床表现的神志疾病。重症痴呆患者与癫病在临床症候上有许多相似之处，临床难以区分。CT、MRI 检查有助于鉴别。

健忘是指记忆力差，遇事善忘的一种病证。老年期痴呆根本不晓前事，而健忘则晓其事却易忘，且健忘不伴有神志障碍。健忘可以是痴呆的早期临床表现。由于外伤、药物所致健忘，一般经治疗后可以恢复。CT、MRI 检查有助于两者的鉴别。

（一）辨证要点

1. 首辨轻重

本病轻者多见神情淡漠，寡言少语，动作愚笨，反应迟钝，记忆力、理解力、判断力差；重者则见终日不语，或口中喃喃而毫无意义，或言辞颠倒，举动不经，或傻哭傻笑，甚至饥饱不知。此类患者往往丧失日常生活自理的能力，不能抵御外来的伤害。

2.次辨虚实

老年期痴呆病本为虚，标实为痰瘀，属虚实夹杂证。痴呆属虚者，临床主要以神气不足，面色失荣，形体消瘦，言行迟弱为特征，可分为髓海不足、脾肾亏虚、气血两虚等证。痴呆属实者，除见智能减退、表情反应呆钝外，临床还可见因浊实之邪蒙神扰窍而引起情志、性格方面或亢奋或抑制的明显改变，以及痰浊、瘀血、风火等诸实邪引起的相应证候。

(二)治疗要点

本病治疗应着重调理脾肾，补脾以益生化之源，补肾以益精充髓，同时以安神、养血、化瘀、祛湿为大法。本病一般是呈潜隐起病进行性发展或阶梯样下滑，若新病或新近加重，病程较短者，多以实证为主，重在祛痰化瘀，治疗后症状改善较快，疗效较好；久病、病程长者，常以虚证为主，重在补虚，疗效相对较差。年老之体气血阴阳渐虚，补宜缓图，攻切不可呈一时之快。既忌妄补壅补，也忌妄攻峻通。

另外，在药物治疗的同时，移情易性，心理疗法，智力和功能训练亦不可轻视。

(三)辨证治疗

1.髓海不足

症状：年老表情呆板，举动不灵，言语迟钝，记忆力差，齿落嘴瘪，头摇肢颤，二便失禁，傻哭傻笑。腰膝酸软，头晕目眩，听力减退。肾阴不足者，兼见颧红，五心烦热，盗汗，口干欲饮；偏于肾阳或肾气虚者，兼见神疲懒言，乏力自汗，肢冷畏寒。舌尖红无苔或少苔，脉细数或细弱。

证候分析：本证多见于一生多病，未老先衰者，多因久病或房事不节，或劳伤心脾，以致肾之精气衰少，精亏则髓乏。髓海不充，神明不荣而成呆傻愚笨。肾主骨生髓，齿乃骨之余，肾虚则齿落；肾主二便，肾气不固则二便失禁；腰为肾之府，肾虚则腰酸；精气不足，则耳聋目花，气短无力；尺脉细弱或沉细无力，为肾气不足之象。

治法：滋补肝肾，填髓益脑。

方药：益脑填髓汤；偏肾阴虚者加用左归丸；偏肾阳虚者加用右归丸。

加减：若言语不清者，可加石菖蒲、郁金；大便秘结加何首乌、肉苁蓉；尿失禁加益智仁、桑螵蛸涩尿止遗；腰膝酸软明显者，加桑寄生、续断以壮腰膝；若夜寐不安者，加酸枣仁、柏子仁、玉竹、茯苓以养脑安神；如伴见头晕目眩等肝血不足征象者可合四物汤；舌质紫暗可加丹参。

(付玉凤)

第四章　呼吸系统疾病

第一节　急性支气管炎

急性支气管炎是由感染、物理、化学刺激或过敏源引起的支气管黏膜的急性炎症，临床主要症状为咳嗽和咳痰。本病常见于寒冷季节或气温突然变冷时，部分病例可由上呼吸道感染迁延而来。常以咳嗽、咯痰、胸骨后不适或疼痛、喘促和伴有一般感冒症状为主要特征。根据病程长短，可分为急性支气管炎和慢性支气管炎两类：一般以病程不超过一个月，病变局限于黏膜，痊愈后能完全恢复黏膜结构和功能者，称急性支气管炎；凡病程超过二个月，并连续二年及以上发病，或一年发病连续三个月以上，引起黏膜及其周围组织炎症者，称慢性支气管炎。急性者可发生于任何年龄，慢性者以成人为多。发病季节以冬春多见。本病若能及时诊治，预后良好。支气管炎属中医"咳嗽""痰饮"、"喘症"等范畴。

一、病因

冬春季节寒冷或气候突然变化，外邪从口鼻而入或侵袭皮毛，内舍于肺，肺气不宣，肃降失调，引起咳嗽。如迁延不愈，久咳伤肺，肺气上逆，卫外不固，反复发作，脾肾受损，逐渐形成慢性支气管炎。

二、病机

本病可由病毒或细菌直接感染所引起，也可由上呼吸道感染病毒（如腺病毒、流感病毒、呼吸道合胞病毒和副流感病毒等）或细菌（如流感嗜血杆菌、肺炎球菌、链球菌、葡萄球菌等）蔓延引起，近年来因支原体和衣原体引起的急性气管一支气管炎也趋多见。冷空气、刺激性气体或烟雾（如二氧化硫、二氧化氮、氨气、氯气、臭氧等）吸入也可引起气管一支气管黏膜急性炎症，多种变应原如花粉、有机粉尘、真菌孢子等，钩虫、蛔虫的幼虫在肺内移行引起气管和支气管变态反应，也可导致急性支气管炎。

本病病理变化主要为气管、支气管黏膜充血、水肿，淋巴细胞和中性粒细胞浸润，纤毛上皮细胞损伤、脱落，黏液腺体增生、肥大，炎症分泌物增加。合并细菌感染时，分泌物可呈黏液脓性。炎症消退后，气道黏膜结构和功能可恢复正常。

本病多属中医"外感咳嗽"的范畴。外感咳嗽的发生，多因肺的卫外功能虚弱或失调，六淫外邪自口鼻或皮毛内侵于肺而致。风为百病之长，外感咳嗽多以风为先导，兼夹寒、热、燥等病邪。外邪犯肺，首先影响肺气宣发。肺气失宣，一方面影响肺窍的通利，一方面影响肺气的肃降而致肺气上逆，故临床见鼻塞、喷嚏、咳嗽、畏寒发热、头身疼痛等外感表证。随着病情的发展，病邪入里化热、生燥，煎熬津液，阻塞气道，故见咽喉疼痛或声音嘶哑、痰渐变为黄色黏稠。

三、临床表现

(1)多表现为受凉后出现咳嗽、咯痰，开始为干性咳嗽，逐渐出现黏液脓痰，重者可出现痰中带血；

(2)查体两肺散在干、湿啰音，以两下肺明显；

(3)全身症状较轻或缺乏，可有轻度发热；

(4)经治疗一般7～10天痊愈，但2～3周内仍可有轻度咳嗽或咳痰。少数患者迁延不愈可导致慢性支气管炎。

四、诊断标准

(1)发病急，常于上呼吸道感染后出现刺激性干咳，或有少量黏液痰，伴胸骨后不适感或钝痛，有细菌感染时可有黏液脓性痰。支气管痉挛时有气喘，全身症状有轻度畏寒、发热，体温38℃左右。

(2)肺部体征阴性或两肺呼吸音粗糙，或可闻散在的干、湿啰音。

(3)血液白细胞数大多正常，细菌感染时增高。

(4)胸部X线检查正常，或有肺纹理增粗。

(5)病程一般为自限性，全身症状3～5天消退，咳嗽咯痰症状有时可延续2～3周才消失。

(6)应排除百日咳、肺炎、支气管肺炎、支气管肺癌、肺结核等。

五、诊断要点

(一)症状和体征

本病一般先见鼻塞、打喷嚏、咽喉疼痛、声音嘶哑、刺激性咳嗽、痰少等上呼吸道感染症状，全身症状较、轻，仅见轻度畏寒、发热、头痛及全身酸痛等。1～2天后咳嗽加重，痰由白色清稀而转为黄色黏稠。患者往往在晨起、晚睡等体位改变及吸入冷空气或体力活动后有阵发性咳嗽、咳痰，甚者终日咳嗽。伴有支气管痉挛时，可有哮鸣和气急。本病一般为自限性，发热和全身不适症状多在3～5天内消退，但咳嗽有时可迁延数周。由于本病黏液分泌物多在较大支气管，故多可闻及粗性干性啰音，咳嗽后消失。分泌物积留在小支气管时，可在肺底部听到湿性啰音。

(二)辅助检查

多数患者白细胞计数和分类无明显改变，细菌感染严重时白细胞总数和中性粒细胞增多。痰液涂片和培养可发现致病菌，胸部X线检查多表现为肺纹理增粗，部分患者也可无异常表现。

(三)诊断依据

根据病史、咳嗽和咳痰等症状，两肺闻及散在干、湿性啰音，结合外周血常规和胸部X线检查结果，可对本病做出临床诊断。痰液涂片和培养检查有助于病因诊断。

六、辨证论治

(一)治疗原则

主要是对症治疗和控制感染。

(二)临床治疗

本病病机关键在于外邪束肺而致肺气不宣，因肺气不宣而造成肺失肃降而肺气上逆，故治疗关键在于宣肺祛邪。初起时重在解表祛邪，感受风寒者以疏风散寒为主，风热者以疏散风热为主，风燥者以疏风润燥为主。病情发展，外邪入里化热，表里同病，治当解表与清里并举。疾病后期，多表现为痰热蕴肺，热伤肺阴或气阴两伤，治当清泻宣降的同时兼扶正气。总之，本病治疗应以宣降通肺、疏风祛邪为重点。一般治疗适当休息、注意保温、多饮水，避免吸入粉尘和刺激性气体。

1.初期

本期病理变化主要为气管、支气管黏膜充血、水肿，以咳嗽、咳痰伴有外感表证为临床特点。

(1)风寒犯肺

主症：咳嗽声重，吐痰清稀色白，咽痒，鼻塞流清涕，伴有恶寒、无汗、头痛及肢体酸痛，或发热，舌苔薄白，脉浮或浮紧。

治法：疏风散寒，宣肺化痰止咳。

方药：三拗汤加味。麻黄、杏仁、荆芥、防风、白芷、桔梗、陈皮、甘草。

方药评述：方中麻黄配杏仁疏风散寒，宣肺止咳；荆芥、防风、白芷疏风散寒解表，助麻黄疏风散寒和宣降气；陈皮理气健脾化痰，桔梗宣肺化痰，佐杏仁以化痰止咳；甘草调和诸药。诸药共奏疏风散寒、宣肺化痰止咳之功。

加减：痰多者，加半夏、款冬花止咳化痰；外邪入里化热、表证未除，兼见口干咽痛、咳吐黄痰，呼出热气，小便黄，舌尖红，舌苔薄黄者，加生石膏、淡竹叶、芦根外散表寒，内清肺热。

(2)风热犯肺

主症：咳嗽频剧或咳声嘶哑，吐痰白黏或黄稠，口干咽痛，鼻塞流浊涕，伴有微恶风寒、头痛及肢体酸楚，或发热，或汗出，舌苔薄黄，脉浮数。

治法：疏散风热，宣肺化痰止咳。

方药：桑菊饮加减。桑叶、菊花、金银花、连翘、杏仁、桔梗、芦根、牛蒡子、甘草、薄荷。

方药述评：方中桑叶、菊花、牛蒡子、薄荷伍杏仁辛凉解表、疏散风热、宣肺止咳；金银花、连翘清热解毒、宣散肺热；芦根清肺生津；桔梗宣肺化痰止咳；甘草调和诸药。全方共收疏散风热、宣肺化痰止咳之效。

加减：痰多者，加半夏、浙贝母、瓜蒌皮清肺化痰；咳甚者，加炙枇杷叶、百部肃肺止咳；身热重者，加柴胡、生石膏清泄肺热。

(3)风燥犯肺

主症：多发于秋季，干咳无痰或痰少而粘连难咳，甚或痰中带血丝，口干咽痒，咽喉干痛，唇干鼻燥，伴有微恶风寒，鼻塞，或头痛身热，舌干少津，脉浮或浮数。

治法：疏风润燥，宣肺化痰止咳。

方药：桑杏汤加减。桑叶、杏仁、沙参、贝母、桔梗、梨皮、柴胡、薄荷、甘草。

方药述评："治火可用苦寒，治燥必用甘寒；火郁可以发，燥盛必用润；火可以直折，燥必用濡养。"故燥证宜用甘寒柔润之剂桑杏汤治之。方中桑叶、杏仁、沙参、梨皮疏风宣肺，润燥化痰止咳；贝母、桔梗开宣肺气，化痰利咽止咳，以助主药化痰止咳；柴胡、薄荷既可疏散风热，外解表邪，又可疏理肝气而协调肝肺升降；甘草调和诸药。

加减：津伤较甚者，加麦冬、玉竹滋养肺阴；热重者，加石膏、知母清泻肺热；恶风、鼻塞、头身痛较重者，加紫苏、白芷疏风散邪；口渴、咽痛等内热表现较突出者，加芦根、山栀子以清热润燥。

2.后期

本期病理变化主要为充血、水肿的气管、支气管黏膜纤毛上皮细胞损伤脱落，黏液腺体肥大，分泌物增加，并有淋巴细胞和中性粒细胞浸润。以表证消失，咳嗽吐痰加剧，肺热现象较突出为临床特点。

主症：咳嗽频作，痰多而黄稠，咳吐不爽，咽喉疼痛，口干喜饮，乏力，纳差，或有身热，小便黄，大便或干，舌红，苔薄黄或薄黄而腻，脉滑数。

治法：清肺化痰止咳，佐以益气养阴。

方药：竹叶石膏汤加味。淡竹叶、生石膏、半夏、浙贝母、炙枇杷叶、炙百部、杏仁、太子参、麦冬、芦根、甘草。

方药述评：方中淡竹叶、生石膏、芦根清泻肺热；黄芩配半夏辛开苦降，清热燥湿化痰，以制肺气上逆；杏仁配百部宣肺止咳；浙贝母、炙枇杷叶清热化痰止咳；太子参、麦冬益气养阴泄热；甘草调和诸药。

加减：津伤较甚，干咳，咳声嘶哑，痰少难咳或痰中带血，口干咽燥，舌红少苔之阴虚肺燥症状突出者，去温燥之半夏，加沙参、川贝母养阴润肺化痰，并重用麦冬、芦根以增强养阴清肺之力。

（石鹏）

第二节　肺炎

肺炎属“温病”范畴。一般多见于“风温”“冬温”“春温”，也可见于“厥脱”。肺炎是指肺实质的炎症，临床以急性起病、发热、心悸、气喘、咳嗽、胸痛、痰量多为其特征，有肺浸润、炎症体征和某些X线表现，气体交换亦受到不同程度的障碍。如治疗不当或失时，可并发机化性肺炎、胸腔积液、感染性休克等。需要注意的是老年人肺炎临床表现多样，甚至缺乏典型的肺炎症状，仅有低热、畏寒，或伴恶心、呕吐等胃肠症状，应及时全面检查胸片、痰涂片等，早确诊施治。

一、病因病机

中医学认为，本病病因主要是人体正气不足和外邪侵袭两方面。病机为肺卫气虚，痰热壅肺。年幼气血不充，肌肤卫外无力；年老体弱亏虚，卫外不固，外感风热、风温之邪，自口鼻而入，侵及肺脏；或感受风寒之邪，郁久化热，热邪于肺，使肺气郁阻，以致发为本病。病理变化为正气不足，表卫不固，不能御邪于外，邪伤肺卫，风邪束表，卫气郁闭，而见恶寒发热；肺气壅闭，日久生热，肺热熏蒸，煎津为痰，痰阻肺络，壅阻气道，致肺气失于宣达而咳嗽；肺不布津，聚而为痰，伤于寒邪则为稀痰，伤于热邪或寒邪化热则见白黏痰或黄痰。邪气阻滞肺络，可致胸痛；邪热内盛，灼伤肺络，可见咯血。其病位主要在肺，常可累及脾，亦可内窜心肝。肺为娇脏，性喜清肃，外合皮毛，开窍于鼻。“风邪上受，首先犯肺”，一般初起病在肺卫。肺主治节，若邪气过盛，正不胜邪，邪气入里，传变于腑，内传营血，甚则邪热内陷，逆传心包，可致心失所养，心气不足，心阳虚衰，真阴欲竭，阳气虚脱。后期痰热郁蒸，耗气伤阴，肺失润降，则气阴两伤，病来体弱，正虚邪恋常致病情迁延不愈。若影响脾胃升降，浊气停聚，大肠之气不行，可出现腹胀、便秘等腑实证候。

其病理变化，起始阶段邪热尚浅，病在卫分，主要表现为一系列肺卫症状，此时若邪势不甚，且能及时得到清解，则邪从表散，病情转安。如果正虚邪盛或由于失治、误治，肺卫之邪热不解而内传入里，一是顺传于气分，若气分不解则传入营血；一是逆传心包，扰乱心神、蒙蔽清窍。同时，如热毒亢炽，劫阴伤气，还可以发生亡阴厥脱之变，致使病情更趋严重。

二、临床表现

(一)病史

肺炎球菌性肺炎常有受凉、劳累、雨淋等致病因素。金黄色葡萄球菌性肺炎多见于老人与小儿，常继发于流感、麻疹等呼吸道病毒感染或皮肤疮疖等感染。支原体肺炎以儿童及青年人居多。肺炎衣原体肺炎常在聚居场所的人群中流行，如军队、学校、家庭，通常感染所有的家庭成员，但 3 岁以下的儿童患病较少。病毒性肺炎多发生于婴幼儿及老年体弱者，常有病毒感染病史。军团菌肺炎主要发生于细胞免疫功能低下，如糖尿病、恶性肿瘤、器官移植、肝肾衰竭者。传染性非典型肺炎人群普遍易感，呈家庭和医院聚集性发病，多见于青壮年，儿童感染率较低。

(二)症状

主要表现为畏寒、发热、咳嗽、咳痰、胸痛、气急等。中毒性或休克型肺炎患者可出现烦躁、嗜睡、意识模糊、面色苍白、发绀、四肢厥冷、少尿、无尿及脉速而细弱等神经系统症状及周围循环衰竭危象。典型的肺炎球菌性肺炎痰呈铁锈色；金黄色葡萄球菌性肺炎痰呈脓性或脓血性；肺炎克雷伯杆菌性肺炎痰呈脓性或棕红色胶冻状；铜绿假单胞菌性肺炎痰呈绿色脓痰；支原体性肺炎可有少量黏痰或血痰；病毒性肺炎咯少量黏痰；军团杆菌性肺炎则咯少量黏液痰或有时有血丝。

(三)体征

早期肺部体征无明显异常，重症者可有呼吸频率增快，鼻翼扇动，发绀。肺实变时有典型的体征，如叩诊浊音、语颤增强和支气管呼吸音等，也可闻及湿性啰音。并发胸腔积液者，患侧胸部叩诊浊音，语颤减弱，呼吸音减弱。

三、临床诊断

(一)肺炎球菌肺炎

(1)发病急骤、寒战、发热、胸痛、咳嗽、咳铁锈色痰。可有受寒、淋雨、疲劳等诱因；

(2)胸部检查可有实变体征，叩诊呈浊音，语颤增强，支气管呼吸音和湿性啰音；

(3)X 线检查可见按叶或段分布的大片均匀致密的阴影，或呈局限于一肺段的淡薄、均匀阴影；

(4)痰涂片在多形核白细胞中见革兰染色阳性的双球菌，和(或)痰细菌培养分离出肺炎球菌。

凡符合诊断标准(1)、(2)、(3)、(4)者即可确诊。但是肺炎球菌肺炎的发病早期，或老年人临床症状和体征不很典型，应主要依据诊断标准(3)、(4)，参考诊断标准(1)、(2)做出诊断。

(二)葡萄球菌肺炎

(1)急骤发病，有畏寒、发热、胸痛、咳脓性痰；

(2)胸部检查可有实变体征；

(3)白细胞计数增高，中性粒细胞比例增加，核左移，并有毒性颗粒；

(4)X线检查：肺炎呈大叶性、节段性或小叶性，易有空洞形成；

(5)痰涂片及培养找到金黄色葡萄球菌，凝固酶试验阳性。葡萄球菌肺炎病情较严重，化脓坏死的倾向较大，易形成脓肿，或引起脓胸。

如符合诊断标准(1)、(4)、(5)则可明确诊断。

(三)克雷伯菌肺炎

(1)发病急骤，畏寒、发热、咳嗽、胸痛。痰量多，为黏稠黄绿色脓痰，有时呈红棕色胶冻状黏痰。多见于营养不良，全身衰竭，原患慢性支气管一肺病者；

(2)胸部可有实变体征；

(3)X线检查可见肺叶实变，其中有不规则透亮区，叶间隙下坠；

(4)痰培养找到肺炎克雷伯菌。克雷伯菌肺炎因病变渗出液黏稠而重，常使叶间下坠，且易形成空洞，故X线改变有其特征。临床上有时可咳出较典型的红棕色胶冻状痰。

(四)大肠杆菌肺炎

(1)感染途径常从胃肠道或泌尿生殖系统经血行播散而来；

(2)临床常有恶心、呕吐、腹痛症状；

(3)病变好发于肺下叶；

(4)大肠杆菌肺炎多对头孢呋肟(二代头孢菌素)、头孢噻肟(三代)、头孢哌酮(三代)及羧苄西林均敏感。

(五)流感嗜血杆菌肺炎

(1)患慢性阻塞性肺病者易继发本病；

(2)症状有高热、咳脓性痰，常伴有气急；

(3)周围血常规显示白细胞大多在正常范围或者轻度增高；

(4)X线表现为支气管肺炎，也可是大片实变；

(5)取患者下呼吸道分泌物涂片和革兰染色，在显微镜下可初步认出流感嗜血杆菌的存在。

(六)厌氧菌肺炎

(1)常由黑色素类杆菌、脆弱类杆菌、核粒梭形杆菌及胨链球菌等厌氧菌引起；

(2)多见于住院患者、齿龈感染或乙醇中毒者经吸入感染；

(3)起病缓慢，于1～2周内逐渐呈现证状，如消瘦、咳嗽、半数病例咯大量恶臭脓痰；

(4)实验室检查常见贫血、血白细胞计数增多。

(七)军团菌肺炎诊断

(1)发热、寒战、咳嗽、胸痛等呼吸道感染症状；

(2)X线胸片具有炎症性阴影；

(3)呼吸道分泌物、痰、血或胸水在活性炭酵母浸液琼脂培养基(BCYE)或其他特殊培养基培养，军团菌生长；

(4)呼吸道分泌物直接荧光法检查阳性，间接荧光法(IFA)检查前后两次抗体滴度呈4倍或以上，增高达1∶128以上。血试管凝集试验(TAT)检测前后两次抗体滴度4倍以上增高，或达1∶160以上。血微量凝集试验检测前后两次抗体滴度呈4倍以上增高，达1∶64以上。

凡具备(1)、(2)同时又具备(3)～(5)项中任何一项者诊断为军团菌肺炎。

(八)病毒性肺炎

(1)本病临床表现一般较轻,起病缓慢,有头痛、乏力、发热、咳嗽并咳少量黏液痰,体征往往阙如,白细胞计数正常或稍增或偏低;

(2)X线检查肺部炎症呈斑点状、片状或密度均匀的阴影;

(3)本病诊断依靠临床表现和X线检查,排除细菌性和其他病原体所引起的肺炎。确诊有赖于病毒培养。

(九)真菌性肺炎

(1)曲菌性肺炎:本病多继发于免疫功能低下和骨髓抑制患者,症状有恶寒、发热、咳嗽和呼吸困难等,X线检查显示两肺有散在或密集的片状或结节阴影,确诊有赖于病原体检查;

(2)变态反应性支气管肺曲菌病:目前多采用Rosenberg提出的诊断标准:哮喘,外周血嗜酸性粒细胞数增多,曲菌抗原皮试速发型反应(+),特异性沉淀素测定结果(+),血清总IgE抗体滴度增高,近端支气管扩张,一过性固定性肺部浸润灶。多次痰培养或显微镜检查烟色曲菌(+);

(2)白色念珠菌肺炎:痰中多次找到酵母样真菌而且有树枝样结构,X线胸片可看到肺纹理增多紊乱、肺中下野有结节状、小片状浸润,或大片融合性病灶,短期内复查(2～3天内)可出现此起彼伏的明显变化,病程较长时可出现胸膜纤维化影,口腔或痰液中有甜酒样香味,血行播散病例可在血、尿、粪、脑脊液等标本中找到相同的真菌。

(十)肺炎支原体肺炎

(1)一般起病缓慢。多数有上呼吸道感染症状,有时可闻干性或湿性啰音;

(2)X线表现为肺部病变无特征性,为斑点状、片状或均匀模糊阴影,近肺门较浑,下叶较多,有时阴影呈游走性;

(3)发病后2周约半数病例冷凝集试验阳性(滴定效价1∶32以上)。发病后10～14天血清中可检出特异性抗体(补体结合试验阳性)。有条件单位,可取患者痰、鼻咽拭子做支原体培养。

四、辨证要点

肺炎喘嗽病初与感冒相似,均为表证,但肺炎表证时间短暂,很快入里化热,主要特点为咳嗽、气喘。初起应分清风热还是风寒,风寒者多恶寒无汗,痰多清稀,风热者则为发热。重咳痰黏稠。痰阻肺闭时应辨清热重、痰重,热重者高热稽留不退,面红唇赤,烦渴引饮;痰重者喉中痰鸣,痰声辘辘,胸高气急。若高热炽盛,喘憋严重,呼吸困难,为毒热闭;肺重症。若正虚邪盛出现心阳虚衰,热陷厥阴,为病邪猖獗正气不支的危重变症。

五、中医证型

(一)常见分证论治

1. 邪犯肺卫

主症:恶寒,发热,咳嗽,口渴,头痛或头胀,胸痛,倦怠。舌苔薄白或微黄,舌边红,脉浮数。

治法:疏风散热,宣肺化痰。

处方：桑菊饮加减。桑叶9g，菊花9g，甘草6g，薄荷（后下）6g，芦根30g，杏仁9g，浙贝母15g，前胡12g，桔梗9g，瓜蒌皮15g，牛蒡子9g，竹叶9g，防风6g。

阐述肺炎为风温之邪致病，初起邪在肌表，可以本方疏风散热。但若病势较重，服之发热不退，可用银花30g，连翘15g，黄芩12g，鱼腥草30g，金荞麦30g；如反增烦渴、高热，则酌加生石膏30g，知母9g，以阻断邪热进退，防其传里生变。温邪致病，传变最快，往往还来不及治疗，就已出现卫气证候并见，因此临床上决不可拘泥于“到气才可清气”之说，早期就须在疏风解表的同时，酌加清热解毒类药，方能两全。此外，还须注意，凡治风温之证，应以清宣肺气为宜，有咳嗽自不必说，即使没有咳嗽症状，也不能离开清宣肺气之药，因肺气宣通，咯痰易出，治节百脉循行，温热之邪容易外达，此乃避免逆传心包的重要方法之一。所谓未雨绸缪，弥祸于先机。

2.肺胃热盛

主症：高热不退，剧烈咳嗽，汗出烦渴，呼吸气粗，胸痛便结，咳吐黄痰或铁锈色痰，尿黄赤。舌红，苔黄燥，脉滑数或洪大。

治法：清热解毒，泻肺化痰。

处方：麻杏石甘汤合清肺饮加减。生石膏30～45g，知母12g，甘草6g，桑白皮12g，杏仁9g，桔梗9g，鲜芦根30～45g，枇杷叶12g，连翘15g，黄芩12g，川连3～4.5g，山栀9g，竹叶9g，金荞麦30g。

阐述本型临床表现属肺炎进展期阶段，此时往往高热不退，全身中毒症状较为严重，根据温病“热由毒生，毒寓于邪”的观点，若不速除其毒，则热象难退，势必热势愈炽，以致耗伤津液愈甚，尤其是胃津亏耗或肾液劫灼发展到一定程度，则会演变为诸多急候和变证。由此可见，治热治变之要旨在于解毒清热，生津保液。方中石膏、知母、竹叶、甘草为肺胃实热治疗主药。黄连、黄芩、山栀为苦寒泻火、解毒祛邪要药。历来认为温病最易化火伤阴，故在温病尚未化火之前，主张慎用苦寒之品，因苦具燥意，早用有助火劫液之虑。但表现为热毒亢奋者，选用苦寒，同时配合咸寒、甘寒以泻火解毒，实为必要，所谓“有故无殒亦无殒也”，适时用苦寒，有利无弊。如腑有结热，大便秘结者，则可酌加生大黄9～12g、枳实9～12g、瓜蒌仁12～15g等以清里通下，使热毒从下出，从而可收“急下存阴”的效果。此外，由于邪热伤肺，清肃失司，故咳嗽、咯痰、胸痛等肺系症状进一步加重，方中之桑白皮、杏仁、枇杷叶、桔梗、芦根、金荞麦等则具有清肺化痰、生津止咳的功效，特别是金荞麦一药，不仅能菌毒并治，而且可散结化瘀，对改善全身中毒症状及防止其炎症扩展有较好的作用：如果痰中带血，可加藕节15g，仙鹤草30g等止血之品。

3.热毒内陷

主症：高热不退，烦躁不安，咳嗽鼻煽，痰中带血，口渴引饮，神昏谵语，惊厥抽搐，呼吸急促。舌红绛无苔或苔黄黑干燥，脉细数或弦数。

治法：清营开窍，凉血解毒。

处方：清营汤或清瘟败毒饮加减。水牛角30～50g，生地30g，丹皮12g，赤芍12g，银花30g，连翘15～30g，川连5g，竹叶12g，生石膏30～45g，知母12g，广郁金9g，石菖蒲9g，羚羊角片3～5g（另炖冲入），金荞麦30g。

阐述本型证候多见于重症肺炎或并发脑膜炎的患者。凡温毒内陷、逆传心包之时，常出现高热、昏谵、痉厥等中毒症状及神经系统症状，此时的辨治重点除凉血解毒、清热存阴，采用大剂量生地、生石膏、知母、竹叶、黄连、丹皮、金荞麦等药物外，还须注意因“热极生风”及“风痰相煽”而导致扰乱神明的严重局面，如方中之水牛角、羚羊角、广郁金、石菖蒲等尚不足以息风开窍者，则可适当选服安宫牛黄丸、局方至宝丹、紫雪丹等，或用清开灵注射液肌注。同时，应予指出的是，肺炎发展至营血分，往往是“热毒”或“火毒”对人体影响的后果，此时人体阴血津液明显耗伤，脏腑的实质损害和功能障碍进一步加重，由于邪热煎熬，阴液亏损，气机阻滞等原因而导致瘀血内生，甚则动血，如方中之赤芍、丹皮等凉血、活血类药仍不足以消弭瘀血时，可酌加丹参15～30g，桃仁9g，也可用丹参注射液加入葡萄糖注射液进行静脉滴注。

4.正虚欲脱

主症：高热突降，冷汗频作，面色苍白，唇青肢冷，呼吸急促，鼻煽神疲，甚则烦躁昏谵。舌质青紫，脉微细欲绝。

治法：益气固脱，回阳救逆。

处方：参附汤加减。别直参9g，炮附子15g，麦冬12g，五味子6g，龙骨、牡蛎各30g(先煎)，甘草6g。

阐述在急性肺炎的病程中，如出现上述临床症状者，为合并中毒性休克之危症。此时须根据中医“急则治标”的原则，及早选用益气养阴固脱、回阳救逆之参附汤及生脉散等方药投治，或选用已经临床与实验研究证明确有快速、明显抗休克作用的中药注射剂，如参附、参麦、参附等注射液进行静脉滴注。另外，必须强调的是，正虚邪盛往往是肺炎较易发生厥脱变证的重要因素，特别是年老体弱者或原有慢性呼吸系疾病的患者，一旦感受温邪则变化最快。因此，在重视扶正的同时，决不可忽视解毒、祛邪、清热的重要作用。不管有无厥脱、昏谵，均须适当应用鱼腥草、银花、金荞麦等药，予以解毒清热，使之邪去正安。

5.气阴俱伤

主症：咳嗽，低热，自汗，乏力，动则气短，手足心热，食欲欠佳，舌质淡红，苔薄，脉细数或细软。

治法：益气养阴，清热止咳。

处方：竹叶石膏汤合黄芪生脉饮加减。竹叶9g，生石膏30g，炙甘草6g，怀山药15g，麦冬12g，党参15g，杏仁9g，黄芪15～30g，五味子5g，沙参30g，金荞麦30g，虎杖30g，石斛30g，丹参15g。

阐述肺炎恢复阶段，临床表现多属邪去正虚，气阴待复，余热未清状态。此时，应用竹叶石膏汤以清热养阴、益气生津，对促进病情的康复很有裨益。但也不可一味纯补，以致温热之邪死灰复燃，因而宜扶正与祛邪清热兼顾。为此，在竹叶石膏汤的基础上，增加金荞麦、虎杖、杏仁、丹参等药以解毒祛瘀、清宣肺气，加强祛邪作用，有助于提高其治疗效果。

(二)固定方药治疗

1.抗病毒口服液

组成：板蓝根、蜜香、连翘、芦根、生地黄、石菖蒲、石膏、郁金、知母。

功效：清热解毒。

主治：可用于风热犯肺，肺热炽盛，痰热壅肺者。

用法：每次10ml，每天3次，口服。

2.鱼腥草口服液

组成：鲜鱼腥草。

功效:清热解毒。

主治:可用于风热犯肺、肺胃热盛、痰热壅肺者。

用法:每次 2 支,每天 3～4 次,口服。

3.清气化痰丸

组成:半夏、陈皮、胆南星、茯苓、栝楼仁、黄芩、苦杏仁、生姜、枳实。

功效:清肺化痰。

主治:可用于痰热壅肺者。

用法:每次 6 丸,每天 3 次,口服。

4.安宫牛黄丸

组成:冰片、黄连、黄芩、牛黄、人工麝香、水牛角、雄黄、郁金、珍珠、栀子、朱砂。

功效:清热解毒,镇惊开窍。

主治:用于邪陷心包者,高热惊厥,神昏谵语。孕妇慎用。

用法:每次 1 丸,每天 1～2 次,口服。

5.清开灵胶囊

组成:板蓝根、胆酸、黄芩、金银花、水牛角、珍珠母、栀子。

功效:清热解毒。镇静安神。

主治:用于邪陷心包,肺胃热盛,痰热壅肺者。

用法:每次 2～4 粒,每天 2～3 次。

(石鹏)

第三节　支气管哮喘

支气管哮喘是由多种细胞(如嗜酸性粒细胞,肥大细胞,T 淋巴细胞、中性粒细胞、气道上皮细胞等)和细胞组分参与的气道慢性炎症性疾病。这种慢性炎症导致气道高反应性,并引起反复发作性喘息、气急、胸闷或咳嗽等症状,常在夜间和或清晨发作,通常可出现广泛的可逆性气流受限,多数患病可自行缓解或经治疗缓解。但如失治、误治,可危及生命。支气管哮喘是一种常见病、多发病,全球哮喘发病率为 1%～18%,影响全世界 3 亿人的生活。据 WHO 预计,每年有 1500 万人因哮喘失去劳动能力,占全球疾病负担的 1%全球每年因哮喘死亡的人数达 25 万,严重危害人类的健康,给社会造成了巨大的经济负担,是全世界共同面临的主要公共卫生问题之一。本病一般属中医“哮病”范畴。

一、病因病机

中医学认为,哮病的发生为宿痰内伏于肺,每因外感、饮食、情志、劳倦等诱因而引触,以致痰阻气道,肺失肃降,气道挛急所致发作性的痰鸣气喘疾患。

(一)素禀异质

先天不足、素禀异质,易感外邪,肺失布津,伏痰内留,每遇新感而引动伏邪发为哮喘。

(二)外邪侵袭

外感风寒或风热诸邪,从口鼻皮毛而入,失于表散,内舍于肺,阻塞气道,肺失宣降而致哮鸣气急,夏、秋季以风热或燥热之邪为多见,冬、春季则以风寒之邪为多见。或吸入花粉、烟尘、异味气体等，影响肺气宣发，以致津液凝聚，痰浊内蕴。

（三）饮食不当

贪食生冷，寒饮内停，或嗜食海鲜发物、腌、熏、烤制品，以及辛辣、过咸、过甜等刺激性食物，或是某些药物导致伤脾呛肺，痰浊内生，上壅于肺，阻塞气道，痰气相搏而发生哮鸣喘促，故历代中医又有“食哮”“鱼腥哮”“卤哮”“糖哮”“醋哮”“酒哮”等称谓。

（四）情志失调

素有伏痰，遇情志刺激，或悲、或喜、或怒、或思索过度，脏腑气血功能受损，肝气冲逆犯肺，痰气交阻于肺而引发喘鸣。

（五）冲任失调

妇人行经前后，冲任失调，血虚气逆，肺失濡养；或是妊娠之后气机壅塞，升降失常，胎气上逆，均可导致肺气失利。

（六）劳倦过度

身体的过度疲劳或运动过度，可不同程度地影响脏腑的功能，损伤肺气，肺失宣降，气逆上冲，引动伏痰搏击气道。

（七）体虚病后

体质素弱，或病后体虚，致使肺气亏虚，阳虚阴盛，气不化津，痰饮内生；或阴虚火旺，炼液为痰，痰热交阻，肺失宣降。

总之，哮病是一种反复发作、缠绵难愈的疾病。发病的内因痰伏于肺是关键，每因外感、饮食、情志、劳倦而诱发。病理变化是内伏之痰遇诱因触发，以致气因痰阻，痰随气升，气道狭窄而致喘息哮鸣有声。病位主要在肺，而关系到脾、肾、肝、心。部分青少年患者，随着年龄的增长，正气渐充，肾气口盛，再辅以药物治疗，可以终止发作，而中老年及体弱患者，肾气渐衰，发作频繁，则不易根除。或在平时亦有轻度哮鸣气喘，若大发作时持续不已，可出现喘急鼻煽，胸高气促，张口抬肩，汗出肢冷，面色青紫，肢体水肿，烦躁昏昧等喘脱危候。如长期不愈，反复发作，病由肺脏影响脾、肾、心，可导致肺气胀满，不能敛降之肺胀重证。

二、临床表现

（一）症状

哮喘表现为发作性喘息、咳嗽、胸闷及呼吸困难。支气管哮喘症状的特点是可逆性，即经治疗后可在较短时间内缓解，部分自然缓解，当然，少部分不缓解而呈持续状态。发作常有一定的诱发因素，不少患者发作有明显的生物规律，每天凌晨 2～6 时发作或加重，一般好发于春夏交接时或冬天，部分女性（约 20％）在月经前或期间哮喘发作或加重。要注意非典型哮喘患者，有的患者常以发作性咳嗽作为唯一的症状，临床上常易误诊为支气管炎；有的青少年患者则以运动时出现胸闷，气紧为唯一的临床表现。

（1）喘息和呼吸困难：喘息和呼吸困难是支气管哮喘的特征性临床表现，在哮喘的先兆症状之后，出现胸闷、胸紧、气短和呼吸困难，喘息往往发作较为突然。由于支气管哮喘是小气道痉挛，会出现呼气性呼吸困难症状，吸气时间短，呼气时间长，患者感到呼气费力，但有些哮喘患者感到吸气和呼气都费力，在正常人休息时，人们并没有特别地意识到自己正在呼吸。

（2）咳嗽、咳痰：咳嗽是支气管哮喘的常见症状，是由于气道的炎症和支气管痉挛引起的。作为哮喘的前兆症状，一般为干咳，到哮喘发作期咳嗽和咳痰反而减轻，以喘息症状为主。在哮喘发作接近尾声时，支气管痉挛和气道狭窄减轻，大量的呼吸道分泌物需要排出，主要以夜间慢性咳嗽为主。经肺功能检查和吸入激发试验可确诊为支气管哮喘。

(3)胸闷和胸痛：哮喘发作时，患者可有胸闷和胸紧的感觉。如果哮喘发作较重，时间较长，可有胸痛，可能与呼吸肌过度疲劳和拉伤有关。突发的胸痛要考虑到自发性气胸的可能。

(二)体征

体征是呼气哮鸣音，与呼吸困难同时出现和消失，一般来说，哮鸣音越高、细，出现于呼气末期，哮喘症状越严重。发作期可有肺过度充气和体征如桶状胸，叩诊过清音，呼吸音减弱等，呼吸辅助肌和胸锁乳突肌收缩增强，严重时可有发绀，呼气相颈静脉怒张、奇脉等，部分危重患者，气流严重受限，喘鸣音消失，呈现"沉默肺"。哮喘急性发作是指咳嗽、胸闷等症状突然发生，常有呼吸困难，以呼气峰流速降低为其特征，常因接触变应原等刺激物或治疗不当所致，其程度轻重不一，病情加重，可在数小时或数天内出现，偶尔可在数分钟内即危及生命。

三、临床诊断

(一)支气管哮喘诊断标准

根据 2006 年全球哮喘防治会议，诊断标准如下。

(1)反复发作喘息、气急，胸闷或咳嗽，多与接触变应原，冷空气，物理、化学性刺激，病毒性上呼吸道感染，运动等有关。

(2)发作时在双肺可闻及散在或弥漫性以呼气相为主的哮鸣音，呼气相延长。

(3)(1)、(2)症状可经治疗缓解或自行缓解。

(4)排除其他疾病所引起的喘息、气急、胸闷和咳嗽。

(5)临床表现不典型者(如无明显喘息或体征)应至少具备以下 1 项试验阳性：

1)支气管激发试验或运动试验阳性；

2)支气管舒张试验阳性[第一秒用力呼气容积(FEV_1)增加≥12%，且 FEV_1 增加绝对值≥200ml]；

3)最大呼气流量(PEF)日内变异率或昼夜波动率≥20%。

符合(1)～(4)条或(4)、(5)条者，可以诊断为支气管哮喘。

(二)咳嗽变异性哮喘诊断标准

(1)咳嗽是主要症状，持续或反复发作大于 1 个月，常在夜间和/或清晨发作，运动后加重，痰少，临床无感染征象，或经抗生素治疗无效。

(2)支气管扩张剂治疗可使咳嗽发作缓解，特别是晚上服用长效支气管扩张剂能改善症状，可明确诊断。

(3)有个人过敏史或家族过敏史，变应原皮试阳性可作为辅助诊断。

(4)气道呈高反应性特征，支气管激发试验阳性可作为辅助诊断。

(5)痰中嗜酸性粒细胞阳性，肺功能可以正常。

(6)排除其他原因引起的慢性咳嗽。

(三)职业性哮喘诊断标准

职业性哮喘是指正常人或特应性素质患者接触职业性致喘因素后引起的哮喘。职业性致喘因素有花粉、谷尘、木尘、棉尘、蓖麻尘、亚麻尘和面粉等植物性粉尘；蚕蛹、蚕蛾和牛、羊、马、猪、飞禽皮毛与排泄物；花粉、菌类孢子等抗原；甲苯二异氰酸酯等异氰酸化合物；镍、铬、钒等金属盐;邻苯二甲酸酐等型料工业原料;农药、火药等。

诊断依据(按《现代呼吸病学》)如下。

(1)哮喘临床症状。

(2)客观肺功能检查证明有可逆性支气管狭窄和气道高反应性。

(3)有职业性致喘物质接触后哮喘发作病史,脱离环境后哮喘减轻或消失。

(4)职业性抗原皮肤试验阳性,或特异性支气管激发试验阳性。

(5)抗原特异性抗体检查(特异性ⅠgE 或 IgG)和放射变应原吸附试验(RAST)、酶联免疫及荧光分析等有助于病因诊断。皮肤试验和吸入诱发试验具有危险性,必须在严密监护下进行。

四、分期

根据临床表现,支气管哮喘可分为急性发作期、慢性持续期和缓解期。慢性持续期是指在相当长的时间内,每周均不同频度和/(或)不同程度地出现症状(喘息、气急、胸闷、咳嗽等);缓解期系指经过治疗或未经治疗症状、体征消失,肺功能恢复到急性发作前水平,并维持4周以上。

五、病情严重程度分级

哮喘患者的病情严重程度分级应分为3个部分。

(一)治疗前哮喘病情严重程度的分级

包括新发生的哮喘患者和既往已诊断为哮喘而长时间未应用药物治疗的患者(表4—1)。

表4—1 治疗前哮喘严重程度分级

分级	临床特点
间歇状态(第1级)	症状<每周1次
	短暂出现
	夜间哮喘症状≤每月2次
	FEV_1≥80%预计值或PEF≧80%个人最佳值,PEF或FEV_1变异率<20%
轻度持续(第2级)	症状≥每周1次,但每天少于1次
	可能影响活动和睡眠
	夜间哮喘症状>每月2次,但每周少于1次
	FEV_1≥80%预计值或PEF≧80%个人最佳值,PEF或FEV_1变异率20%~30%
中度持续(第3级)	每天有症状
	影响活动和睡眠
	夜间哮喘症状≥每周1次
	$FEV_1$60%~79%预计值或PEF60%~79%个人最佳值,PEF或FEV_1变异率>30%
重度持续(第4级)	每天有症状
	频繁出现
	经常出现夜间哮喘症状体力活动受限
	FEV_1<60%预计值或PEF<60%个人最佳值,PEF或FEV_1变异率>30%

（二）治疗期间哮喘病情严重程度的分级

当患者已经处于规范化分级治疗期间，哮喘病情严重程度分级则应根据临床表现和目前每天治疗方案的级别综合判断（表 4－2）。例如：患者目前的治疗级别是按照轻度持续（第 2 级）的治疗方案，经过治疗后患者目前的症状和肺功能仍为轻度持续（第 2 级），说明目前的治疗级别不足以控制病情，应该升级治疗，因此，病情严重程度的分级应为中度持续（第 3 级）。区分治疗前和规范化分级治疗期间的病情严重程度分级，目的是避免在临床诊治过程中对哮喘病情的低估，并指导正确使用升降级治疗。

表 4－2　治疗期间哮喘病情严重程度的分级

原设定的治疗级别			
目前患者的症状和肺功能	间歇状态（第 1 级）	轻度持续（第 2 级）	中度持续（第 3 级）
间歇状态（第 1 级）	间歇状态	轻度持续	中度持续
轻度持续（第 2 级）	轻度持续	中度持续	重度持续
中度持续（第 3 级）	中度持续	重度持续	重度持续
重度持续（第 4 级）	重度持续	重度持续	重度持续

（三）哮喘急性发作时病情严重程度的分级

哮喘急性发作是指气促、咳嗽、胸闷等症状突然发生，或原有症状急剧加重，常有呼吸困难，以呼气流量降低为其特征，常因接触变应原等刺激物或治疗不当等所致。其程度轻重不一，如病情加重，可在数小时或数天内出现，偶尔可在数分钟内危及生命，故应对病情作出正确评估，以便给予及时有效的紧急治疗。哮喘急性发作时病情严重程度的分级见表 4－3。

表 4－3　哮喘急性发作时病情严重程度的分级

临床特点	轻度	中度	重度	危重
气短	步行、上楼时	稍事活动	休息时	气短
体位	可平卧	喜坐位	端坐呼吸	体位
讲话方式	连续成句	单词	单字	不能讲话
精神状态	可有焦虑，尚安静	时有焦虑或烦躁	或常有焦虑、烦躁	嗜睡或意识模糊
出汗	无	有	大汗淋漓	
呼吸频率	轻度增加	增加	常＞30 次/min	
辅助呼吸肌活动及三凹征	常无	可有	常有	胸腹矛盾运动
哮鸣音	散在，呼吸末期	响亮、弥漫	响亮、弥漫	减弱乃至无
脉率（次/min）	＜100	100～120	＞120	脉率变慢或不规则
奇脉	无，＜10mmHg	可有，＜10～15mmHg	常有，＞25mmHg	无，提示呼吸肌疲劳
使用 β 受体激动剂后 PEF 预计值或个人最佳值＞80％值％	＞80％	60％～80％	＜60％或＜100L/min 或作用时间＜2h	
PaO_2（吸空气，mmHg）	正常	≥60	＜60	
$PaCO_2$（mmHg）	＜45	＜45	＞45	
SaO_2（吸空气，％）	＞95	91～95	≤90	
Ph				降低

六、哮喘控制的水平

传统上，依据症状、气流受限的程度和肺功能的可变性，将哮喘分为不同的严重程度（如间歇性、轻度持续性、中度持续性和重度持续性）。但是，很重要的一点是，应当认识到，哮喘的严重程度包括疾病本身的严重程度和疾病对治疗的反应性。此外，对某一个哮喘患者而言，严重程度并非一成不变，而是每月或每年都在发生改变。因此，为了哮喘管理的目的，根据控制水平对哮喘进行分类更有意义，也更有帮助。GINA 推荐采用哮喘控制水平分级方法取代过去的哮喘病情严重度分级方法，即将哮喘分为控制、部分控制以及未控制 3 个等级。治疗目的是达到并维持哮喘临床控制。哮喘临床控制的定义为：白天没有症状（每周 2 次或更少）；活动没有受到限制，包括锻炼；夜间没有症状或不会因为哮喘夜间惊醒；需要缓解治疗（每周 2 次或更少）；功能检查结果正常或接近正常；有恶化。新的 GINA 对哮喘控制的水平规定见表 4－4。

表 4－4　哮喘控制的水平

临床特征	控制	部分控制 *	未控制
白天症状	无	（或最少）	
活动受限	无	任何 1 次	
夜间症状/憋醒	无	任何 1 次	任何一周，出现超过 3 次
需要急救治疗/缓解药物治疗肺功能	无（或最少）	每周超过 2 次	
肺功能（PEF 或 FEV_1）	正常或接近正常	＜80％预计值或个人最佳值（若已知）	任何一周有一次
急性加重	无	每年超过一次	任何一周有一次

注：* 为 1 周出现以下任何 1 项表现。

七、中医证型

（一）发作期

1. 寒哮

素体寒痰伏肺或病久损伤阳气，感受寒邪，引动伏痰，痰升气阻，肺失宣降所致，可分为以下 3 型。

（1）风寒犯肺：恶寒无汗，头痛鼻塞，多喷嚏，咽痒咳嗽，气促哮鸣，痰白稀量多，舌苔薄白，脉浮紧。

（2）寒痰阻肺：呼吸急促，咳嗽痰鸣，胸闷如塞，痰多清稀，咳吐不爽，面色晦滞，形寒怕冷，天冷受寒则易发，舌淡，苔白腻或白滑，脉弦紧。

（3）阳虚寒痰：哮鸣频繁发作，喉中痰鸣如鼾，声低气短或咳嗽无力，咳痰清稀，面色苍白，腰膝酸软，舌淡红，苔白腻或滑腻，脉濡细。

2. 热哮

外感风热之邪；或素体阳盛、痰从热化；或久病阴虚阳亢者，发病多出现热哮之证。可分为以下 4 型。

（1）风热犯肺：发热微恶风，汗出不畅，头痛恶寒，咽喉红痛，流涕稠浊，咳嗽气急，哮鸣息粗，痰少黏稠，舌尖红，苔薄黄，脉浮数。

(2)痰热壅肺:气粗息涌,喉中痰鸣如吼,胸闷胁胀,痰黏色黄,咳吐不爽,伴发热口苦,汗出,口渴喜饮,舌红苔黄腻,脉滑数。

(3)郁火犯肺:呛咳阵作,干哮少痰,情志抑郁或烦躁易怒,每遇情志不畅或女子经前哮喘发作,痰黏难咳,口苦咽干,胸胁胀痛,面赤心烦,月经不畅,舌红,苔少或薄黄,脉弦或弦数。

(4)阴虚燥热:气急咳呛,哮鸣声嘶,痰少而黏,口干舌燥,烦热颧红,舌红少苔,脉细数。

3. 寒热夹杂

寒热夹杂见于寒邪束表,肺有郁热,或表寒未解,内已化热,或哮喘日久,复感风热之邪。

(1)表寒里热:喘鸣气急,息粗痰稠,形寒身热,烦闷身痛,舌红苔薄白,脉浮数或滑。

(2)表热里热:发热畏风,头痛口渴,咽干汗出,苔薄白,脉浮,或细数。

(3)阳气暴脱:呼吸急促,神志倦怠,唇甲甲紫,汗出涔涔,四肢厥冷,脉微细欲绝,舌色青暗,苔白滑。

(二)缓解期

1. 肺虚

(1)肺气不足:气短声低,喉中常有轻度哮鸣,咳痰清稀色白,面色白,自汗,怕风,易于上呼吸道感染。每因气候变化而诱发,发前打喷嚏,鼻塞流清涕。舌淡,苔薄白,脉细弱。

(2)气阴两亏:在肺气不足的基础上同时伴有咳嗽少痰或无痰,口干咽燥,潮热盗汗,五心烦热,舌质红,苔少或光剥,脉细数。

2. 脾虚

咳嗽痰多,面黄少华,倦怠乏力,食少纳呆,腹胀便溏,多食油腻则易腹泻。舌体胖大边有齿痕,苔白腻,脉细缓。

3. 肾虚

(1)肾阳不足:气短息促,呼多吸少,动则尤甚,畏寒肢冷,腰酸耳鸣,自汗,面色? 白,小便消长,舌淡嫩,苔白润,脉沉细无力。

(2)肾阴亏损:气短息促,头晕耳鸣,五心烦热,痰少黏稠,口干咽燥,尿黄大便干,消瘦,盗汗,舌质红,脉细数。

(3)阴阳两虚:同时具有肾阴虚和肾阳虚的表现,如动则息促,腰酸腿软,畏寒肢冷,头晕耳鸣,盗汗、自汗,夜尿多,手足心热,舌红少苔,脉细数等。

八、辨证要点

(一)辨虚实

新病多实,久病多虚,哮喘是一种反复发作的慢性疾病,故属邪实正虚之证。发作时以邪实为主,缓解时以正虚为主。由于哮喘病久伤正,发作时常常虚实夹杂,所以应根据病程的新久和全身症状来辨别虚实,区分主次。虚证应审其阴阳之偏虚,区别脏腑之所属。

1. 实哮

实哮主要发生在哮喘急性期,表现为哮喘声重,声高气粗,喉中痰鸣,烦躁不安,两唇青紫,脉弦有力等,主要病因为风寒、风热或燥热犯肺,加之痰湿内聚,气逆痰壅所致,较为常见,并可分为寒哮和热哮。

2. 虚哮

虚哮主要发生在哮喘缓解期,表现为易感外邪,胸闷气短,动则气急,倦怠乏力,虽喘而声微，痰薄清稀等，主要与肺、脾、肾三脏俱虚有关。

（二）分寒热

在分清虚实的基础上，实证需分寒痰、热痰以及是否兼有表证的不同。因寒而发哮喘者，秋冬寒冷季节发病较多，因寒冷而病情加重；因热而发哮喘者，春夏温热季节尤易发病，且寒热常常错杂。

1. 寒哮

寒哮主要表现为呼吸急促、喉中痰鸣，胸闷如塞，形寒怕冷、鼻流清涕，口不渴或渴喜热饮，寒冷季节或受寒后易发，面色苍白或晦暗，痰液清稀而带泡沫，舌淡，苔薄白或腻，脉弦细或浮滑。

2. 热哮

热哮主要表现为声高息粗，喉中痰鸣，胸闷胁胀，怕热烦躁，咽喉干痒或疼痛，口渴喜冷饮，面唇较红，痰液黏稠而黄，舌红苔黄腻，脉滑数。

九、常见分型治疗

中医对哮喘的临床治疗分发作期和缓解期，并有内治和外治之分。首先辨明哮喘之虚实，辨证施治应遵循“急则治其标，缓则治其本”的原则，即发作期通常以治实为主，分别寒热，予以温化宣肺或清化肃肺，并予随证加减。缓解期多以治虚为主，但要注意到，由于久病反复发作而导致肺、肾、脾俱虚者，表现为虚实夹杂、本虚标实的特征，故治疗多采用标本兼顾，同时审明阴阳，分别脏器，根据辨证而采用补肺、健脾，益肾等法。故在分辨治的同时，主要分清寒热，抓住祛邪、补虚两个关键环节，即“发时治肺”“缓时治肾”，从而达到通气道、保肺窍、扶正固本以改变患者的肺功能及提高其抗病能力。

（一）发作期

1. 寒哮

(1)风寒犯肺

治法：辛温解表，降气平喘。

方剂：麻黄汤(《伤寒论》)或三拗汤(《太平惠民和剂局方》)。

组成：麻黄汤由麻黄、桂枝、杏仁、甘草组成。三拗汤由麻黄、杏仁、甘草组成，其发汗作用略逊于麻黄汤。

加减：若有咽痒、鼻塞、喷嚏则加蝉衣、苍耳子、辛夷等以祛风通窍，解痉镇咳。

(2)寒痰阻肺

治法：温肺散寒，化痰平喘。

方剂：射干麻黄汤(《金匮要略》)或小青龙汤(《伤寒论》)。

组成：射干麻黄汤由射干、麻黄、生姜、五味子、细辛、紫菀、款冬花、半夏、大枣组成。小青龙汤由麻黄、桂枝、白芍、干姜、细辛、五味子、半夏、炙甘草组成。

加减：在上述两方中，小青龙汤更适用于兼有风寒表证、寒邪较盛的发作期哮喘患者，临床用于治疗哮喘经久不衰。若咳甚痰多者可加杏仁、白前、款冬花、陈皮、桔梗、鹅管石等。

(3)阳虚寒痰

治法：温阳补虚，化痰平喘。

方剂：苏子降气汤(《太平惠民和剂局方》)。

组成:半夏、苏子、肉桂、前胡、陈皮、甘草、厚朴、当归、生姜。

加减:若里寒不甚可去肉桂加沉香;痰涌喘逆加葶苈子;兼有脾气虚可加党参、茯苓,薏苡仁;若兼有血瘀征象可加活血化瘀药物丹参、川芎等。

2.热哮

(1)风热犯肺

治法:疏风清肺,降气定喘。

方剂:银翘散(《温病条辨》)合麻杏石甘汤(《伤寒论》)。

组成:连翘、银花、桔梗、薄荷、竹叶、生甘草、荆芥穗、淡豆豉、牛蒡子、麻黄、杏仁、石膏。

加减:若风热表证明显加大青叶、射干;若热盛伤津酌加芦根、羊乳、石斛等。

(2)痰热壅肺。

治法:清热宣肺,化痰平喘。

方剂:定喘汤(《摄生众妙方》)或桑由皮汤(《景岳全书》)化裁。

组成:定喘汤由麻黄、苏子、杏仁、白果、款冬花、桑白皮、黄芩、半夏、甘草组成。桑白皮汤由桑白皮、半夏、苏子、杏仁、贝母、黄芩、黄连、山栀、生姜组成。

加减:若发热持续不退,可加生石膏;口渴加天花粉、芦根;痰黏不易咳出者加海浮石、海蛤壳;痰多胸闷加葶苈子、老鹳草、川贝母、陈皮、皂角刺、竹沥、半夏;痰黄加鱼腥草、银花、野荞麦根、七叶一枝花等以增强清热化痰之功。

(3)郁火犯肺

治法:疏肝解郁,清肝肃肺。

方剂:四逆散(《伤寒论》)或柴朴汤(《伤寒论》)合桑白皮汤(《景岳全书》)化裁。

组成:四逆散由柴胡、炙甘草、枳实、芍药组成;柴朴汤由柴胡、半夏、黄芪、生姜、大率、人参、甘草、厚朴等组成。

加减:若伴有胸胁苦满,睡眠不佳,酌情配伍具有调节自主神经功能作用的合欢皮、远志、石菖蒲、夜交藤等药以安神定志,从而达到神定气顺、喘息易平的作用。

(4)阴虚燥热

治法:养阴清热、润燥平喘。

方剂:沙参麦冬汤(《温病条辨》)化裁。

组成:沙参、玉竹、生甘草、冬桑叶、麦冬、生扁豆、花粉。

加减:若哮喘发作较重,可加七叶一枝花、羊乳、大青叶、鱼腥草等以加强清肺平喘的效果。

3.寒热夹杂

(1)表寒里热

治法:宣肺泄热。

方剂:麻杏石甘汤(《伤寒论》)加味或小青龙加石膏汤(《伤寒论》)化裁。

组成:小青龙汤由麻黄、桂枝、细辛、芍药、干姜、甘草、半夏、五味子、石膏等组成。

加减:若热象较著,应加用七叶一枝花、野荞麦根、大青叶、白花蛇舌草、鱼腥草等清热解毒类药,使其能达到"喘""菌""热""毒"俱清的目的。

(2)表热里饮

治法:疏风解表,降气平喘。

方剂：桑菊饮(《温病条辨》)合三子养亲汤(《韩氏医通》)化裁。

组成：桑菊饮由桑叶、菊花、杏仁、连翘、薄荷、桔梗、甘草、芦根组成。三子养亲汤由苏子、白芥子、莱菔子组成。

加减：上述方药对于轻、中度哮喘发作者较为有效，哮喘病情较重者可加用七叶一枝花、炙麻黄等。

(3)阳气暴脱

治法：益气平喘，回阳救逆。

方剂：麻黄附子细辛汤(《伤寒论》)合生脉散(《内外伤辨惑论》)加减。

组成：麻黄附子细辛汤由麻黄、附子、细辛组成。生脉散由人参、麦冬、五味子组成。

加减：可加龙骨、牡蛎以防其阳气外越，加党参、黄芪、甘草等增强益气复脉之功。

(二)缓解期

1.肺虚

(1)肺气不足

治法：补肺固表，益气定喘。

方剂：玉屏风散(《丹溪心法》)化裁。

组成：黄芪、白术、防风。

加减：凡因肺气虚而易于感邪诱发的哮喘患者，此时按“损者益之”的法则，以玉屏风散为基础酌加太子参、绞股蓝、灵芝，并适当加用“治标”的药物，如甘草、桑白皮、杏仁、七叶一枝花、虎杖或野荞麦根、银花等祛邪之品，既重视了“治本”，也未忽视“治标”。

(2)气阴两亏

治法：益气固表，养阴生津。

方剂：玉屏风散(《丹溪心法》)合生脉散(《内外伤辨惑论》)化裁。

组成：黄芪、白术、防风、人参、麦冬、五味子。

加减：在固本扶正的基础上，宜酌加一些“治标”的药物如桑内皮、鱼腥草、七叶一枝花、虎杖、野荞麦根等以减少其发作。

2.脾虚

治法：补脾益气，肃肺化痰。

方剂：六君子汤(《校注妇人良方》)化裁。

组成：党参、白术、黄芪、茯苓、半夏、陈皮、生姜、大枣。

加减：可酌加绞股蓝、当归、旋覆花、苏子、降香、川朴等以增强益气活血、调气化痰的作用。若伴有腹胀、便溏、纳谷不馨者，可加藿香、茵陈、砂仁、谷芽、神曲等醒脾利湿、宣畅中气药物。

3.肾虚

(1)肾阳不足

治法：温肾纳气。

方剂：金匮肾气丸(《金匮要略》)或右归丸(《景岳全书》)加减。

组成：金匮肾气丸由附子、桂枝、熟地、山药、茯苓、泽泻、山萸肉、丹皮组成。右归丸由熟地、山萸肉、山药、枸杞、菟丝子、杜仲、当归、肉桂、附子、鹿角胶组成。

加减：肾阳虚甚而致肢浮者，可加白术、猪苓、车前草、地骷髅等利水消肿；喘重而自汗难出者,可加地龙、别直参、蛤蚧、碧桃干、五味子,也可加黑锡丹,但用量宜轻(因毒性较大,易发生铅中毒,应予以注意)。

(2)肾阴亏损

治法:滋阴补肾。

方剂:六味地黄丸(《小儿药证直诀》)或左归丸(《景岳全书》)化裁。

组成:六味地黄丸由熟地、山药、茯苓、泽泻、山萸肉、丹皮、五味子、天冬组成。左归丸由熟地、山药、甘草、杜仲、山萸肉、枸杞子、麦冬、龟板组成。

加减:可在两方的基础上加用知母、黄柏等泻火药物以拮抗激素的副作用。

(3)阴阳两虚

治法:阴阳并补。

方剂:河车大造丸(《扶寿精方》)化裁。

组成:紫河车、熟地黄、杜仲、天冬、麦冬、龟板、黄柏、牛膝。

加减:可酌伍黄芪、党参等益气药,也可用绞股蓝、西洋参、紫河车、冬虫夏草、铁皮枫斗等研末或装入胶囊服用。

哮喘系一沉痼顽疾,临床治疗哮喘时,可在辨证施治的基础上加以选用下列药物:

1)抑制过敏介质释放类药:麻黄、细辛、甘草、桂枝、丹皮、柴胡、蔓荆子、黄芩、防风、徐长卿、地龙、僵蚕、蝉衣、丹参、当归、川芎、地肤子、白鲜皮、干蟾皮、川朴、土茯苓、辛夷、苍耳子、白芷等。

2)调节免疫,改善肺功能类药:党参、黄芪、白术、淮山药、绞股蓝、灵芝、冬虫夏草、西洋参、麦冬、五味子、菟丝子、补骨脂、锁阳、紫河车、熟地、茯苓、生薏苡仁、百合、人参叶等。

3)化痰平喘类药:半夏、陈皮、胆星、桔梗、桑白皮、皂角刺、海浮石、佛耳草、云雾草、白芥子、炙苏子、葶苈子、旋覆花、款冬、紫菀、前胡、麻黄、降香、杏仁、浙贝、川贝、远志、鹅管石、天竺黄、竹沥等。

4)抗感染类药:野荞麦根、七叶一枝花、银花、野菊花、鱼腥草、白花蛇舌草、红藤、白毛夏枯草、虎杖、半支莲、大青叶、板蓝根、三叶青、羊乳、牛蒡子、连翘、败酱草、芙蓉花等。

(张琴悦)

第四节　原发性支气管肺癌

支气管肺癌(简称肺癌),系原发于支气管黏膜和肺泡的恶性肿瘤。传统医学文献中虽无肺癌的名称,但类似肺癌证候的记载不少,2000多年前医学典籍《黄帝内经》中就有记载,后世许多医学论著对其描述更为具体。传统医学对肺癌的治疗有一定的临床经验,除药物疗法外,还有针灸、气功等在改善临床症状、延长生存期方面具有一定的作用。原发性支气管肺癌是起源于气管、支气管基底细胞的恶性肿瘤。中医无肺癌之名。但在中医学文献中,类似肺癌症候的记载较少。有人认为,秦汉时代的《素问・玉机真藏论》所说:“大骨枯槁大肉陷下,胸中气满,喘息不便,肉痛引肩项,身热脱肉,破䐃……肩髓内消,……”乃是描写晚期肺癌所出现的疲倦、乏力、消瘦、贫血、食欲不振等全身症状。而《难经》所说:“肺之积,名曰息贲,在右胁下,覆大如杯。久不已,令人洒淅寒热,喘咳,发肺壅,……”其叶肺中积症,应该指肺癌。在中医咳嗽、胸痛、咯血、肺痿、痞癖等症中,显然也包含了一部分肺癌的症状。因此这些病症的治疗经验可供肺癌的证治借鉴。近数十年来，本病的发病率与死亡率在世界各国都明显上升。据世界卫生组织报道，肺癌在传统医学中称谓不一，在中国传统医学中，属“息贲”“肺痈”“肺痿”“虚损”等范畴。

一、病因病机

目前许多学者对其病因病机有着不同的认识，但无外乎正气虚损和邪毒、痰湿等方面。

(一)正气内虚

“正气存内，邪不可干”，“邪之所凑，其气必虚”。正气内虚，脏腑阴阳失调是肺癌的主要基础。年老体弱，慢性肺部疾患，肺气亏耗而不足；或七情所伤，气滞气逆，升降失调；或劳累过度，肺气、肺阴亏耗，外邪乘虚入内，稽留不去，终致气滞血瘀，结而成块。

(二)烟毒内蕴

烟为辛热之品，易耗气伤津，加之烟毒久熏。阻塞气道，致终痰凝血瘀，结而成块。

(三)邪毒侵肺

肺为娇脏，易受石棉、锡、煤等工业粉尘和工业废气侵袭，致肺失宣降，气滞毒瘀互结，而成肿块。

(四)痰湿聚肺

脾为生痰之源，肺为贮痰之器，脾虚运化失调，或饮食不节，痰浊积聚，可致肺失宣肃，气滞痰凝血瘀，而成肿块。

二、病理和分类

(一)按解剖学部位分类

1. 中央型肺癌

发生在段支气管以上至主支气管的癌肿称为中央型，约占 3/4，以鳞状上皮细胞癌和小细胞未分化癌较多见。

2. 周围型肺癌

发生在段支气管以下的肿瘤称为周围型，约占 1/4，以腺癌较为多见。

(二)按组织学分类

目前国内外对癌组织学分类仍不十分统一，但多数按细胞分化程度和形态特征分为鳞状上皮细胞癌、小细胞未分化癌、大细胞未分化癌和腺癌。

1. 鳞状上皮细胞癌(简称鳞癌)

鳞状上皮细胞癌是最常见的类型，占原发性肺癌的 40%～50%，多见于老年男性，与吸烟关系非常密切。以中央型肺癌多见，并有向管腔内生长的倾向，早期常引起支气管狭窄，导致肺不张或阻塞性肺炎。癌组织易变性、坏死，形成空洞或癌性肺脓肿。鳞癌生长缓慢，转移晚，手术切除的机会相对多，5 年生存率较高，但放射治疗、化学药物治疗不如小细胞未分化癌敏感。由于支气管黏膜柱状上皮细胞受慢性刺激和损伤、纤毛丧失、基底细胞鳞状化生、不典型增生和发育不全，最易突变成癌，呈典型的鳞状上皮样排列。电镜检查可见癌细胞间有大量核粒与张力纤维束相连接。有时偶见鳞癌和腺癌混合存在，称混合型肺癌(鳞腺癌)。

2. 小细胞未分化癌(小细胞癌)

小细胞癌是肺癌中恶性程度最高的一种，约占原发性肺癌的 1/5%。患者年龄较轻，多在

40～50 岁，有吸烟史。多发于肺门附近的大支气管，倾向于黏膜下层生长，常侵犯管外肺实质，易与肺门、纵隔淋巴结融合成闭块。癌细胞生长快，侵袭力强，远处转移争，手术时发现 60%～100%血管受侵犯，尸检证明 80%～100%有淋巴结转移，常转移至脑、肝、骨、肾上腺等脏器。本型对放疗和化疗比较敏感。癌细胞多为类圆形或菱形，胞浆少，类似淋巴细胞和中间型可能起源于神经外胚层的 kulchitiky 细胞或嗜银细胞。核细胞浆内含有神经分泌型颗粒，具有内分泌和化学受体功能，能分泌 5－羟色胺、儿茶酚胺、组胺、激肽等肽类物质，引起副癌综合征。

3. 大细胞未分化癌（大细胞癌）

大细胞未分化癌可发生在肺门附近或肺边缘的支气管，细胞较大，但大小不一，常呈多角形或不规则形，呈实性巢状排列，常见大片出血性坏死；癌细胞核大，核仁明显，核分裂相常见，胞浆丰富，可分为巨细胞型和透明细胞型。巨细胞型癌细胞团周围常有多核巨细胞和炎症细胞浸润。透明细胞型易误认为转移性肾腺癌。大细胞癌转移较小细胞未分化癌晚，手术切除机会较大。

4. 腺癌

女性多见，与吸烟关系不大，多生长在肺边缘小支气管的黏液腺，因此，在周围型肺癌中以腺癌为最常见。腺癌约占原发性肺癌的 25%，腺癌倾向于管外生长，但也可循肺泡壁蔓延，常在肺边缘部形成直径 2～4cm 的肿块。腺癌富含血管，故局部浸润和血行转移较鳞癌容量易转移至肝、脑和骨，更易累及胸膜而引起胸腔积液。典型的腺癌细胞，呈腺体样或乳头状结构，细胞大小比较一致，呈圆形或椭圆形，胞浆丰富，常含有黏液，核大、染色深，常有核仁，核膜比较清楚。

细支气管－肺泡癌（简称肺泡癌）是腺癌的一个亚型，发病年龄较轻，男女发病率近似，占原发性肺癌的 2%～5%，病因尚不明确。有人认为其发生与慢性炎症引起的瘢痕和肺间质纤维化有关，而与吸烟关系不大，其表现有结节型与弥漫型之分。前者为肺内孤立型形灶，后者为弥漫性播散小结节灶或大片炎症样浸润，可能由于癌细胞循肺泡孔或经支气管直接播散引起，亦有认为是多源性发生。它的组织起源多数认为来自支气管末端的上皮细胞。电镜检查发现癌细胞浆内含有似Ⅱ型肺泡细胞内的板层包涵体。典型的本型癌细胞呈高柱状，核大小均匀，无畸形，多位于细胞基底部。胞浆丰富，呈嗜酸染色，癌细胞沿支气管和肺泡壁生长。肺泡结构保持完整，肺泡内常有黏液沉积。单发性结节型肺泡癌的病程较长，转移慢，手术切除机会多，术后 5 年生存率较高。但细胞分化差者，其预后与一般腺癌无异。

三、临床症状

肺癌的表现多样，无特异性，可归为 4 类：原发肿瘤引起的症状和体征，肿瘤局部扩展引起的症状和体征，肿瘤远处引起的症状和体征及肿瘤作用其他系统引起的肺外表现。

（一）原发肿瘤引起的症状和体征

1. 咳嗽

由于肿瘤生长方式、部位和速度不同，各人的咳嗽表现也不同。瘤细胞生长在较大的气道时，为阵发性刺激性呛咳，无痰或少许泡沫痰；肺泡细胞癌可有大量黏液痰；当有继发或感染时，痰被增多呈黏液脓性。对年龄在 40 岁以上出现不明原因的咳嗽者必须引起重视，特别是长期吸烟的高危人群应做进一步检查。

2. 咯血

肿瘤炎症致坏死、毛细血管破损时会有少量出血,往往与痰混合在一起,呈间歇或断续出现。偶有患者可出现大咯血。

3. 发热

肿瘤堵塞或压迫支气管可引起阻塞性肺炎、肺不张,程度不一,轻者仅有低热,重者则有高热,抗生素治疗可暂时好转,但很快又会复发;如由肿瘤坏死引起的发热,称为“癌性热”,抗感染治疗无效。

4. 气急

肿瘤引起支气管狭窄,或压迫大气道,或转移至胸膜,引起大量胸腔积液或转移至心包发生心包积液,或者膈麻痹、上腔静脉阻塞以及肺部广泛侵犯时,均可引起胸闷、气急。

5. 喘鸣

肿瘤引起支气管狭窄,引起部分阻塞,可引起局限性喘鸣音。

6. 其他

厌食、乏力、体重下降等。

(二)肿瘤局部扩展引起的症状和体征

1. 胸痛

肿瘤位于胸膜附近时,可表现为隐痛、钝痛,随呼吸、咳嗽时加重。侵犯肋骨、脊柱时,疼痛持续而明显,且与呼吸、咳嗽无关。胸部或肩背部呈持续性疼痛时,常提示上肺叶内侧近纵隔处有肺癌外侵可能。

2. 压迫

大气道肿瘤压迫大气道时,可出现吸气性压迫大气道。

3. 吞咽困难

肿瘤侵犯或压迫食管所致,如出现支气管一食管萎,可致肺部感染。

4. 声音嘶哑

肿瘤直接压迫,或转移致纵隔淋巴结后压迫喉返神经(多见左侧)使声带麻痹,可致声音嘶哑。

5. 上腔静脉阻塞综合征

肿瘤直接侵犯或纵隔转移致纵隔淋巴结压迫上腔静脉,可使上腔静脉回流受阻,产生胸壁静脉曲张和上肢、颈面部水肿。严重者皮肤呈暗紫色。眼结膜充血,视力模糊,头晕头痛。

6. Homer 综合征

肺上沟瘤是一种肺尖部的肺癌,癌肿侵犯或压迫颈交感神经,引起患侧眼睑下垂,瞳孔缩小,眼球内陷,同侧额部与胸壁无汗或少汗,感觉异常。

7. 臂丛神经压迫征

肿瘤压迫臂从神经可致同侧自腋下向上肢内侧放射性、烧灼样疼痛。

(三)肿瘤远处引起的症状和体征

1. 脑、中枢神经系统转移

常有颅内压增高的征象,如头痛、呕吐等,还可表现出眩晕、共济失调、复视、性格改变、癫痫发作,或一侧肢体无力甚至半身不遂等神经系统症状。出现背痛、下肢无力、膀胱或肠道功能失调时,应高度怀疑脊髓束受压迫。

2.肝转移

肝转移表现为食欲减退,肝区疼痛,肝大、黄疸或腹腔积液等。

3.骨转移

骨转移表现为局部疼痛或压痛,常见骨转移部位多见于肋骨、脊椎骨、骨盆及四肢长骨。

4.其他

皮下可出现转移性结节,多位于躯干或头部。肺癌浅表淋巴结转移以锁骨上窝及胸锁乳突肌附着处的后下方多见,可逐渐增大、增多、融合(患者可以毫无症状),淋巴结大小不一定反映病程的早晚。

(四)肺癌作用其他系统引起的肺外表现

肺癌引起的肺外表现包括异位内分泌综合征和其他肺外表现,异位内分泌综合征是指肿瘤细胞分泌的具有生物活性多肽或胺类激素,如促肾上腺皮质激素、甲状旁腺素、降钙素、5－羟色胺、抗利尿激素等,从而使肺癌患者表现出特殊的内分泌障碍,被称为异位激素综合征,其他肺外表现如多发性周围神经炎、肌无力综合征和肥大性肺性骨关节病等。

1.抗利尿激素分泌综合征(SIADH)

在SCLC患者中的发生率为7%～12%。常表现为低钠血症和低渗透压血症,患者表现为倦睡、易激动、定向障碍、癫痫样发作或昏迷。诊断标准:低钠血症,低渗透压血症,尿钠排出持续增加,水负荷实验显示摄入水量等于排出水量,尿渗透压增高,血中肾素活性正常,肾功能和肾上腺皮质功能正常。

2.异位ATCH综合征

约70%肺癌患者的血浆中ATCH增高,但文献报道有异位ATCH综合征者仅1%～3%,多数为不典型的库欣(Cushing)综合征表现(如色素沉着、水肿、肌萎缩、低钾血症、代谢性碱中毒、高血糖或高血压等),向心性肥胖和紫纹非常罕见。大剂量地塞米松抑制实验阳性。

3.高钙血症

高钙血症常见于鳞癌,肿瘤细胞分泌甲状旁腺(PTH)样激素,其与受体结合后可激活破骨细胞活性和前列腺素,引起高钙血症。轻症患者表现为口渴和多尿;重症者可有恶心、呕吐、便秘、嗜睡和昏迷等症状。治疗方法包括加强水化、口服二磷酸盐肾上腺皮质激素和抗肿瘤治疗。

4.杵状指、肥大性肺性骨关节病

肺性骨关节病和杵状指是潜在肺癌的征象。杵状指(趾)是肺癌最常见的肺外体征,其特点为短期内出现并迅速发展,伴有明显的疼痛。肺性骨关节病是由肺部肿瘤引起的骨膜增生和新骨形成,始于长骨末端。主要症状是骨关节灼热、疼痛,不易为一般解热镇痛药所缓解。关节症状早于确诊肺癌前3～42个月。杵状指与肺性骨关节病的关系尚未明确。有杵状指不一定有肺性骨关节病,但后者常伴有杵状指。多数学者认为杵状指可为肺癌的首发体征,可先于骨关节症状或骨膜改变。故对有杵状指者应常规胸片或随访,以利于肺癌的早期发现。

5.神经－肌肉病变

神经－肌肉病变可表现为肌无力综合征(Eaton－Lamber综合征)、周围神经病、亚急性小脑变性、皮质变性、多发性肌炎,发生于各型肺癌,但多见于小细胞癌。

6. 血液改变

血液改变可表现为贫血、粒细胞增多症、红细胞增多症等。

7. 凝血性疾病

凝血性疾病表现为游走性栓塞性静脉炎、非细菌性栓塞性心内膜炎、弥漫性血管内凝血、毛细血管渗血性贫血、血小板减少性紫癜。肿瘤细胞有促进血栓形成的能力。据报道，肺癌合并血栓病的发生率高达 58%。其中以腺癌最高，尤其是分泌黏蛋白的腺癌，几乎 100%合并不同类型的血栓。尸解所见的血栓并发症远较生前临床诊断率高。血栓大部分是静脉性，极少为动脉性血栓。

8. 皮肤病变

皮肤病变可表现为皮肌炎、黑棘皮症、硬皮症、掌跖皮肤过度角化症等。

9. 癌性肾病

癌性肾病表现为肾病综合征、肾小球肾炎。

四、诊断要点

肺癌的治疗效果和预后取决于肺癌能否早期诊断，其早期诊断取决于两个方面：一是患者对肺癌防治知识的了解，一旦出现与肺癌有关的症状应及时就诊，二是医务人员应提高对肺癌早期征象的警惕性，避免漏诊、误诊，尤其肺癌与某些肺部疾病共存，或其影像与某些疾病类似时，更应注意，其诊断要点如下：

(1)近期发生的呛咳、如同性干咳，持续数周治疗不愈；或反复咯血、痰中带血或不明原因顽固性胸痛、气急、发热，或伴消瘦疲乏；反复同一部位的肺炎，局限性的哮鸣、声嘶，原因不明的肺脓肿。经抗感染治疗效果不佳；原有肺结核病灶已稳定，而其他部位又出现新增大的病灶者；无症状的血性、进行性增多的胸腔积液。

(2)年龄在 40 岁以上，长期重度吸烟者。

(3)X 线摄片、CT、PET－CT 等检查有助于肺癌的早期诊断。

(4)纤支镜检查便于观察病变的部位和范围，活检加尿检有助于明确诊断。

(5)经皮肺穿、纵隔镜或胸腔镜活检，痰、体液细胞学检查可明确病理组织学诊断根据上述肺癌的临床表现和各种检查方法合理使用，绝大多数患者可以明确诊断。

五、肺癌的分期

最常用于描述非小细胞肺癌(NSCLC)生长和扩散的是 TNM 分期系统，也叫作美国癌症联合委员会系统(AJCC)。在 TNM 分期中，结合了有关肿瘤、附近淋巴结和远处器官转移的信息，而分期用来指特定的 TNM 分组。分组分期使用数字 0 和罗马数字Ⅰ到Ⅳ来描述(表 4—5)。

T 代表肿瘤(其大小以及在肺内和临近器官的扩散程度)，N 代表淋巴结扩散，M 表示转移(扩散到远处器官)。

(1)原发肿瘤(T)

T_x：原发肿瘤不能评价，痰、支气管冲洗液中找到瘤细胞，但影像学或支气管镜没有可视肿瘤。

T_0：没有原发肿瘤的证据。

T_{is}:癌症只限于气道通路的内层细胞,没有扩散到其他的肺组织。这期肺癌通常也叫做原位癌。

T_1:肿瘤最大径≤3cm,周围为肺或脏层胸膜所包绕,镜下肿块没有累及叶支气管以上(即没有累及主支气管)。

T_2:肿瘤大小或范围符合以下任何一点:①肿瘤最大径>3cm;②累及主支气管,但距离隆突≥2;③累及脏层胸膜;④扩展到肺门的阻塞性肺炎或肺不张,但不累及全肺。

T_3:任何大小的肿瘤已直接侵犯下述结构之一者:①胸壁、膈肌、纵隔、胸膜、心包;②肿瘤位于距隆突 2cm 的主支气管。但尚未累及隆突;③全肺的阻塞性肺炎或肺不张。

T_4:任何大小的肿瘤已直接侵犯下述结构之一者:①纵隔、心脏、大血管、气管、椎体、隆突;②恶性胸腔积液或恶性心包积液;③原发肿瘤同一个叶内出现单个或多个的卫星结。

(2)区域淋巴结(N)

N_x:区域淋巴结不能评价。

N_0:没有区域淋巴结转移。

N_1:转移至同侧支气管周围淋巴结和/或同侧肺门淋巴结,和原发肿瘤直接侵及肺门淋巴结。

N_2:转移至同侧纵隔和/或隆突下淋巴结。

N_3:转移至对侧纵隔、对侧肺门淋巴结,同侧或对侧斜角肌或锁骨上淋巴结远处转移(M)。

M_x:远处转移不能评价。

M_0:没有远处转移。

M_1:有远处转移,或有颈部淋巴结转移。

表 4—5 肺癌的 TNM 分期标准

隐性癌	T_x	N_0	M_0
0 期	T_{is}(原位癌)		
Ⅰa 期	T_1	N_0	M_0
Ⅰb 期	T_2	N_0	M_0
Ⅱa 期	T_1	N_1	M_0
Ⅱb 期	T_2	N_1	M_0
	T_3	N_2	M_0
Ⅲa 期	T_1	N_2	M_0
	T_2	N_2	M_0
	T_3	N_0	M_0
Ⅲb 期	T_3	N_2	M_0
	任何 T	N_3	M_0
Ⅳ期	T_4	任何 N	M_0
	任何 T	任何 N	M_1

附:国际肺癌研究协会(ASLC)肺癌分期修订建议

ASLC 对肺癌分期提出以下修订建议。

1. T 分期

(1)T_1 分为 T_{1a}(≤2cm)或 T_{1b}(>2cm,≤3cm)。

(2)T_2 分为 T_{2a}(>3cm,≤5cm 或其他因素之 T_2)或 T_{2b}(>5cm,≤7cm)。

(3)肿瘤>7cm 的 T_2 归为 T_3。

(4)原发肿瘤同一肺叶出现卫星结节归为 T_3。

(5)原发肿瘤同侧不同肺叶出现卫星结节归为 T_4。

(6)胸膜播散(恶性胸腔积液、心包积液或胸膜结节)归为 M_1。

2. N 分期

继续使用原 N 分期方法。

3. M 分期

(1)胸部播散(恶性胸腔积液、心包积液或胸膜结节)归为 M_{1a}。

(2)原发肿瘤对侧肺叶出现卫星结节归为 M_{1a}。

(3)远处转移(肺/胸膜外)归为 M_{1b}。

4. TNM 分期

(1)$T_{2b}N_0M_0$ 由 IB 期改为ⅡA 期。

(2)$T_{2a}N_1M_0$ 由ⅡB 期改为ⅡA 期。

(3)$T_4N_{0-1}M_0$ 由ⅢB 期改为ⅢA 期。

六、辨证要点

(一)辨证候虚实

肺癌早期以邪实为主,如痰湿、瘀血;晚期以虚证多见,如气虚、阴虚、气阴两虚及阴阳两虚。但临床上多病情复杂,虚实夹杂。

(二)辨邪正盛衰

辨明邪正盛衰,是把握扶正祛邪治则和合理用方用药的关键。一般来说,肺部癌瘤及症状明显,但患者形体尚丰,生活、体力、活动、饮食等尚未受阻,此时多为邪气盛而正气尚充,正邪交争之时;如肺部广泛侵犯或多处转移,全身情况较差,消瘦、疲乏、衰弱、食少,生活行动困难,症状复杂多变,此时多为邪毒内盛而正气明显不支,正虚邪实之时。

七、中医证型

不同学者对肺癌的辨证分型存在差异,目前大多数学者均赞同气血瘀滞、气虚痰湿、阴虚毒热、气阴两虚和阴阳两虚五类分型,且多认为中晚期肺癌以气阴两虚为主。

1. 气血瘀滞

咳嗽不畅,胸闷气憋、胸痛有定处,如锥如刺,或痰血暗红,口唇紫暗,舌质暗或有瘀斑,苔薄。脉细弦或细涩。

2. 气虚痰湿

咳痰,气憋,痰质黏稠,痰白或黄白相间,胸闷胸痛,纳呆便溏,神疲乏力,舌质暗,苔白黄腻或黄厚腻,脉弦滑。

3. 阴虚毒热

咳嗽无痰或少痰,或痰中带血,甚则咯血不止,胸痛,心烦寐差,低热盗汗,或热势壮盛,久稽不退，口渴，大便干结，舌质红，舌苔薄黄，脉细数或数大。

4.气阴两虚

咳嗽痰少，或痰稀而黏，咳声低弱，气短喘促，神疲乏力，面色白，形瘦恶风，自汗或盗汗，口干少饮，舌质红或淡，脉细弱。阴阳两虚咳嗽气短，动则喘促，咳痰无力，胸闷腹胀，面色黄白，腰膝酸软，身倦乏力，自汗便溏，肢凉畏寒，舌质偏淡，苔白或白腻，脉沉细无力。

八、临床治疗

（一）常见分型治疗

1.脾虚痰湿型

主证：咳嗽痰多，清稀色白，神疲乏力，胸闷纳少，腹胀便溏，肢体浮肿，面色白，动则气促，舌胖，舌边有齿印，舌质淡，苔薄白腻，脉缓或脉滑。

治法：益气健脾，化痰抗癌。

方药：六君子汤（《妇人良方》）加减，黄芪 20g，党参 30g，白术 10g，茯苓 12g，陈皮 10g、法半夏 10g，猪苓 15g，淮山药 20g，薏苡仁 20g，八月札 15g，鱼腥草 30g，铁树叶 30g，白花蛇舌草 30g，甘草 5g。

加减：痰多难咯者加海浮石、瓜蒌；多汗气短加麦冬、五味子，并加重党参用量；胸水难消，浮肿加葶苈子、龙葵、车前子；高热者加生石膏、知母、水牛角。

分析：方中党参、白术、茯苓、猪苓、薏苡仁健脾利湿；陈皮、鱼腥草化痰、散结、清肺；黄芪、党参、白术、茯苓补肺脾之气，脾旺则肺气充沛；加之八月札、白花蛇舌草解毒抗癌；铁树叶活血化瘀解毒。诸药合用，共奏益气健脾、化瘀抗癌之功。

2.阴虚内热证

主证：咳嗽无痰，或痰少难咯，痰中带血丝，或少量咯血，心烦口干，胸痛气急，潮热盗汗，尿短赤，形体消瘦，舌质红少津，苔少或花剥，脉细数。

治法：滋阴清热，润肺生津，佐以抗癌。

方药：百合固金汤（《医方集解》）加减，百合、生地、熟地各 10g，玄参 12g，麦冬 15g，当归 5g，白芍 10g，川贝 10g，杏仁 10g，桑白皮 20g，瓜蒌壳 20g，黄芩 15g，半枝莲、白花蛇舌草各 30g。

加减：气短乏力加黄芪、党参；胸痛加桃仁、红花、蜈蚣；痰中带血加蒲黄炭、藕节炭、仙鹤草、白级或云南白药；低热加银柴胡、地骨皮、青蒿。

分析：肺金不生水，火炎水干，故以二地益肾滋水退热为君药，百合保肺安神，麦冬清热润燥，玄参助二地以生水，贝母散肺郁而除痰，当归、白芍养血兼以平肝，桔梗宣利肺气而止咳化痰，甘草调和诸药，再与半枝莲，蛇舌草等抗癌药合而用之，可使阴液渐充，虚火自清，病情得以控制。

3.气滞血瘀型

主证：咳嗽咯痰不爽，咳嗽带血，胸闷胸痛如刺，痛有定处，大便秘结，唇甲紫暗，甚则肌肤甲错，皮肤浅静脉怒张暴露，舌质暗或瘀斑瘀点，苔薄腻或薄黄腻，脉细涩或弦细。

治法：活血化瘀，理气止痛，佐以抗癌。

方药：血府逐瘀汤（《医林改错》）加减。柴胡 6g，赤芍 12g，枳壳 12g，当归 15g，生地 15g，桃仁 9g，丹参 20g，瓜蒌 12g，红花 3g，生黄芪 15g，青陈皮各 5g，桔梗 3g，白花蛇舌草 30g，干蟾皮 12g，石见穿 15g。

分析：本方专为气机阻滞，瘀血在胸中而设，桃仁、红花、赤芍、当归、丹参活血化瘀而养血，柴胡、青陈皮、枳壳行气宽胸，桔梗开肺气，配合抗癌解毒之干蟾皮、白花蛇舌草、石见穿，全方有机组合，对于气滞血瘀肺癌之患者，颇为合拍。

4. 气阴两虚证

主证：咳嗽痰少，痰中带血丝，或咯血痰，神疲乏力，气短懒言，动则喘促，畏风自汗，胸闷纳呆，舌质淡红或偏红，舌体胖边有齿痕，苔薄白或薄黄，脉沉细或细弱。

治法：益气养阴，解毒抗癌。

方药：生脉散(《内外伤辨惑论》)合补肺汤(《永类钤方》)，人参 9g，麦冬 15g，五味子 9g，黄芪 30g，桑白皮 9g，熟地 15g，川贝 12g，半枝莲 30g，鱼腥草 15g，白花蛇舌草 30g。

加减：咳嗽重加款冬花、紫苑、前胡；痰黄加蛤壳、竹沥、黄芩、桑白皮；发热加金银花、连翘、羚羊角；咯血加白及、仙鹤草、小蓟草、茜草。

分析：生脉散从久咳肺虚伤阴着眼，取人参甘平补肺，大补元气为君药，麦冬甘寒养阴生津为臣，五味子酸收敛津。加之补肺汤中用黄芪补肺气，辅以紫菀、桑白皮止咳化痰，熟地补肾。更添蛇舌草、半枝莲、鱼腥草解毒抗癌，数药合用，取益气，生津敛肺，抗癌三法以求本图治，使气阴两复，肺润津生，癌毒得以控制。

5. 肾阳亏虚证

主证：咳嗽气急，动则喘促，耳鸣目眩，腰膝酸软，面青肢冷，畏寒神瘀，舌质洪红，苔薄白，脉沉细。

治法：补肾温阳，佐以抗癌。

方药：金匮肾气丸(《金匮要略》)加减。制附片 12g，肉桂 6g，熟地 12g，山茱萸 15g，淮山药 20g，泽泻 12g，茯苓 15g，胡桃肉 15g，川牛膝 15g，肉苁蓉 15g，蚤休 20g，白花蛇舌草 30g。

加减：咯血不止者加仙鹤草、藕节炭、蒲黄炭；胸痛加香附、郁金；纳差乏力者加砂仁、炒麦芽；有癌性胸水者加龙葵、葶苈子、大枣；阵发虚脱者加炙黄芪、红参或西洋参。

分析：肾阳虚是肺癌正虚的关键，故取金匮肾气丸温补肾阳为主。方中干地黄滋补肾阴，山茱萸、山药滋补肝脾，并以少量桂枝、附子温补肾中三阳，意在微微生长少火以生肾气，方中丹皮、泽泻、茯苓清泻肝火，制水渗湿，与温补肾阳药相配，意在补中有泻，补而不腻，诚如景岳所曰："善补阳者，必于阴中求阳，则阳得阴助而生化无穷。"针对肺癌阳虚患者的病机而设，故本方能取得一定的疗效。

(二)其他疗法

1. 针灸治疗

针灸对肺癌患者的治疗作用已为临床研究所证实，它可以改善肿瘤患者的临床症状，延长生存期，还能减轻放疗的不良反应，有调整人体经络脏腑的生理功能和提高机体与癌肿斗争的抗病能力作用。

(1)针方 1

主穴：孔最。

配穴：肺经所循行部位和根据虚实补泻配穴，如肺实泻尺泽，肺虚补太渊。

方法：针尖迎着经脉循行的方向，快速强刺激，留针 30～60min。

适应证：肺癌胸痛剧烈者。

(2)针方 2

穴位:足三里,合谷,内关,曲池(均双侧)。

方法:用 26～28 号毫针,得气后以提插捻转补泻为主,配合徐疾,迎随补泻手法,留针 20～30min。每周针刺 6 次,4 周为一疗程。

适应证:肺癌胸痛、发热、痰多者。

(3)针方 3

主穴:肺俞,心俞,尺泽,曲池。

配穴:痰热者加丰隆;喘甚者加天突,定喘。

方法:毫针刺、泻法,不灸,每天一次。

适应性:肺癌发热(实热)者。

(4)针方 4

主穴:尺泽,肺俞,膏肓俞,足三里。

配穴:纳少加脾俞,中脘;潮热加大椎、太溪;盗汗加阴郄、复溜;咯血加鱼际、膈俞。

方法:毫针刺,平补平泻,不灸,每天一次。

适应证:肺癌证属阴虚内热者。

(5)针方 5

穴位:肺俞、膏肓、气海、肾俞、足三里、太渊、太溪。

方法:毫针刺,补法,可酌用灸,每天 1～2 次。

适应证:肺癌晚期肺肾两虚喘哮者。

(6)针方 6

穴位:膈俞、脾俞、内关、足三里。

方法:毫针刺,平补平泻法,每天 1 次,直至呕吐呃逆消失。

适应证:肺癌放疗、化疗后呕吐、呃逆者。

(7)针方 7

穴位:大椎、足三里、血海、关元。

方法:毫针刺,补法,每天 1～2 次。

适应证:肺癌放、化疗后白细胞减少者。

2.气功疗法

练气功能促进肺的血液循环,增强人体的肺卫功能,然后通过肺与全身经络的联系,疏通全身气血经络,有利于全身的血液循环物质代谢。有关医学科研的结果还表明了“外气”的释放对癌细胞有一定的抑制和杀伤作用,它能调动机体的内环境,产生间接的抗肿瘤作用,因此气功在肺癌的防治中是值得重视和探索的治疗方法之一。

(1)喷气功

1)练习方法:①预备式:自然站立,双手下垂,两下肢开立,足踝呈八字形,两足与肩同宽,头稍向前低,使鼻尖对自己的肚脐。②吸气式:两手由双下肢股外侧大腿前,慢慢使掌心向上,上提,指尖向对,移向脐边,舌抵上腭,此时鼻子慢慢吸气,两手慢慢上提至胸前第 12 肋下,然后憋气一下。③呼气式:当憋气 20s 后,舌离上腭放下,嘴成圆形,然后把肺部吸入气体慢慢呼出,两手随呼气时手腕微旋,外推。

2)适应证:此功适用于肺癌体质尚可者。

(2)三元功。

1)修炼方法：由气功师发放外气，初起每天2次，每次发功10～20min。病情缓解后改为每天1次，每次3～5min。

2)功用：排除病气，疏通经络，补助元气。

（张琴悦）

第五节　重症支气管哮喘

重症支气管哮喘是指哮喘重度或危重发作，哮喘患者虽经吸入糖皮质激素（二丙酸倍氯米松>1000μg/d）和应用β受体激动剂或茶碱类药物治疗后，哮喘症状仍持续存在或继续恶化；或哮喘呈暴发性发作，发作后短时间内即进入危重状态，临床上常常难以处理，可能迅速发展至呼吸衰竭并出现一系列的并发症。其中把持续发作超过12h者称为哮喘持续状态，病情重且不稳定，并可危及生命，故需要加强监护治疗。我国的发病率为1%～2%，住院病死率3.35%～5.82%。在世界范围内发病率及死亡率均呈增加趋势。

重症支气管哮喘属于中医“哮证”、“喘证”、“痰饮”等范畴。

一、病因病理

(一)西医病因病理

哮喘易感人群，接触外源性过敏原，如屋尘、粉尘、花粉、真菌、昆虫、纤维、皮毛、食物、化妆品、药物、有机溶剂、各种金属饰物等，在诱发因素如气候、运动、呼吸道感染、精神和心理因素、微量元素缺乏、药物及糖皮质激素使用不当、水和电解质紊乱、酸中毒及出现严重的并发症等作用下，使多种炎性细胞浸润，炎性介质大量分泌和释放，支气管黏膜上皮细胞损伤及微小血管渗漏等引起气道变应性炎症。气道炎症引起气道的高反应性，并通过释放细胞因子而导致支气管痉挛，气流受阻。气流受阻的机制是小支气管平滑肌收缩，小支气管黏膜水肿，以嗜酸粒细胞为主的黏膜下炎性细胞浸润，黏膜腺体分泌功能亢进，造成分泌物阻塞，黏膜结缔组织、腺体及上皮层的增生与肥厚等，引起肺泡通气/血流

(V/Q)比例失调（在某些肺泡区V/Q比值降低）以及氧的弥散距离增大。重症哮喘患者常见中度低氧血症。小气道阻塞可导致肺泡过度充气以及相应区域毛细血管的灌注减低，灌注减低而通气正常会导致无效腔的增大，使有效通气量降低。哮喘持续状态时，也存在血液循环的紊乱，最终导致每搏输出量和收缩压的下降。肺过度充气会加重吸气肌肉的负荷，降低肺的顺应性。

(二)中医病因病机

清代李用粹《证治汇补》说：“哮即痰喘之久而常发者，因内有壅塞之气，外有非时之感，膈有胶固之痰，三者相合，闭拒气道，搏击有声，发为哮病。”扼要地指出了哮证病机为宿痰伏肺，复加外感、饮食、情志、劳倦等因素，以致痰阻气道，肺失肃降，气道挛急。其病位在肺，发病与外邪侵袭及肺、脾、肾三脏功能失调有关。

1.寒痰阻肺

素有痰疾，罹感寒邪，内客于肺，或因中阳不足，寒从内生，聚湿成痰，上干于肺，寒痰阻肺，痰气搏结，上涌气道，故喉中痰鸣而发寒哮。

2. 热痰阻肺

外邪犯肺，郁而化热，热伤肺津，炼液成痰，或素有痰疾，内蕴日久化热，痰与热结，壅阻于肺，肺失清肃，肺气上逆，故发热喘。

3. 阴虚痰热

患者素体阴虚，易生虚火，加之又感痰热之邪，阴虚痰热相夹，犯于肺部则清肃功能失常，肺气上逆，故发哮喘。

4. 阳虚痰盛

肺、脾、肾三脏俱虚，肺不能主气，肾不能纳气，脾虚生痰，故见哮喘持续不解。

5. 阳气暴脱

因肺不能治理调节心血的运行，命门之火不能上济于心，则心阳亦同时受累，发生喘脱危候。

二、临床表现

患者呼吸极度困难，以呼气性呼吸困难为主，端坐呼吸，精神紧张，烦躁不安，大汗淋漓，四肢发凉，脱水及全身衰竭，甚至出现意识障碍，可因呼吸衰竭而死亡。合并肺部感染时可有发热、咳嗽及咳痰。端坐位，情绪极度不安，说话困难，面色苍白，额部以至全身出汗，皮肤黏膜发绀，可有明显的三凹征。呼吸急促，频率常大于30次/分，所有辅助呼吸肌均参与呼吸运动，甚至出现胸腹部呼吸矛盾运动，呼气时颈静脉怒张，胸廓饱满，叩诊呈过清音，肺下界下移，呼吸音减弱，肺泡呼吸音异常，呼气时间明显延长，两肺广泛哮鸣音，气道严重阻塞时呼吸音可减弱甚至消失，即为“静止肺”（寂静的肺），合并感染时可闻及湿啰音。心浊音界缩小，心率加快，常大于120次/分，甚至心律不齐、心率减慢及血压下降，有时可发现“肺性奇脉”。如果患者出现神志改变、意识模糊、嗜睡、表情淡漠等，则为病情危重的征象。

三、实验室检查

（一）肺通气功能

气道阻力增加，使有关呼气流速的全部指标均明显下降。如一秒钟用力呼气容积（FEV_1）占预计值＜60％或呼气峰流速（PEF）＜60％个人最佳值，PEF或FEV_1变异率＞30％，用力肺活量（FVC）、FEV_1/FVC，尤其是最大呼气流速（MEFR）下降更为明显。

（二）血气分析

动脉血氧分压（PaO_2）＜60mmHg；早期由于过度通气，二氧化碳分压（$PaCO_2$）常正常或降低，晚期可逐步升高，高于45mmHg；氧饱和度（SaO_2）＜90％；肺泡气与动脉血氧分压差〔$P_{(A-a)}DO_2$〕增大；血酸碱度（pH）值正常或下降。

（三）血生化与常规

可有电解质紊乱，但无特异性。重症哮喘合并呼吸衰竭患者若血清肌酐水平升高，则需要监护治疗。肌酸磷酸激酶的升高提示呼吸肌肉的高分解，若该酶在哮喘急性发作后2～5h升高，则提示了呼吸肌肉代偿肥大。中性粒细胞和嗜酸性粒细胞数升高也常见。

（四）痰液涂片

哮喘患者的痰液中可见到大量嗜酸性粒细胞、脱落的上皮细胞、Charcot－Leyden晶体（即嗜酸性粒细胞溶血磷脂）、Curshmann螺旋体（细支气管管型）。若怀疑过敏性支气管肺曲菌病，则需查痰液中是否存在菌丝。

（五）胸部X线

肺过度充气，纹理变粗，也可见到气胸、纵隔气肿、肺不张或肺炎等表现。

（六）心电图

窦性心动过速，电轴右偏，偶见肺性P波。

四、诊断与鉴别诊断

（一）诊断要点

2002年11月中华医学会呼吸病学分会哮喘学组修订了《支气管哮喘防治指南》，哮喘急性发作时病情严重程度的分级标准。

（二）鉴别诊断

1. 心源性哮喘

常见于急性左心衰。大多数发生于老年人，特别是原有高血压病、冠心病者，也常见于风湿性心脏病、心肌病的患者，特点为夜间出现阵发性呼吸困难，不能平卧，咳嗽频数，常咳出粉红色泡沫样痰，两肺可闻及广泛的水泡音和哮鸣音，左心界扩大，心率增快，心尖部可闻及奔马律。胸部X线检查可见心脏增大，肺淤血，且对强心、利尿、扩血管药物反应较好。

2. 急性肺栓塞

多有深静脉栓塞、肿瘤、手术后或长期卧床等病史。早期症状多见明显胸痛、胸闷、憋气、呼吸困难，患者坐卧不安，极为难忍。血气分析显示明显的低氧血症，但一般肺部听不到哮鸣音，平喘药无效，进一步确诊须借助核素的肺通气/灌注扫描。

3. 自发性气胸

病程长的哮喘患者，由于肺气肿和肺大泡的形成，偶可在哮喘急性发作时并发气胸，使呼吸困难的症状突然加重，其特征为出现胸部重压感，大多为单侧性，吸气性呼吸困难，患侧叩诊鼓音，呼吸音降低或消失，肋间隙饱满，且平喘药物治疗无效。胸部X线检查即可及时作出诊断。

五、治疗

（一）辨证论治

(1)寒痰阻肺证

证候：呼吸急促，喉中哮鸣有声，胸膈满闷，咳痰稀白，面色晦滞，或有恶寒，发热，身痛，舌质淡，苔白滑，脉浮紧。

治法：宣肺散寒，化痰平喘。

方药：射干麻黄汤（《金匮要略》）加味。方用射干、麻黄、细辛、半夏、生姜、紫菀、款冬花、甘草、五味子、大枣、蝉蜕、地龙。

若外寒内饮，寒象较甚者，可用小青龙汤（《伤寒论》），酌配杏仁、苏子、白前、橘皮等化痰利气，葶苈子泻肺涤痰。若痰稠胶固难出，哮喘持续难平者，加猪牙皂、白芥子豁痰利窍以平喘。

(2)痰热壅肺证

证候：呼吸气促，胸闷息粗，呛咳阵作，张口抬肩，不能平卧，或心烦，口唇发绀，痰黄黏稠难出，口干口苦，大便秘结，小便短赤，舌红苔黄，脉滑数。

治法：清热化痰，宣肺定喘。

方药：定喘汤(《摄生众妙方》)加减。白果、炙麻黄、杏仁、法夏、枳实、苏子、桔梗、冬花、黄芩、桑白皮、全瓜蒌、大黄。

痰黄黏稠难出者，加葶苈子、川贝、冬瓜仁；胸闷息粗甚者，加郁金、地龙；口唇发绀，胸闷痛者，加丹参、延胡索、当归、桃仁、红花、川芎；若见昏迷，咳喘痰稠，大便秘结者，加青礞石、大黄、沉香粉(分次冲服)。

(3)阴虚痰热证

证候：喘息气促持续不解，呛咳痰少，烦热颧红，手足心热，或张口抬肩，不能平卧，唇色暗红，舌质暗红少苔，或苔薄黄滑，脉弦细滑。

治法：养阴清肺，化痰止喘。

方药：麦门冬汤(《金匮要略》)加减。麦冬、沙参、生地、百合、川贝、半夏、竹茹、玉竹、知母、地骨皮、山药、全瓜蒌。

痰黏难出者，加葶苈子、芦根；痰中带血丝者，加旱莲草；夜眠不宁者，加酸枣仁、柏子仁；腰膝酸软者，加山萸肉、淮牛膝、枸杞；唇色暗红，胸闷，加丹参、赤芍、郁金。

(4)阳虚痰盛证

证候：哮喘持续不解，胸闷憋气，痰多色白，形寒肢冷，心悸气短，神疲自汗，腰膝酸软，纳呆腹胀，舌质淡苔白，脉细弱。

治法：温阳化痰平喘。

方药：四君子汤(《太平惠民和剂局方》)合肾气丸(《金匮要略》)加减。人参、白术、黄芪、熟地、山药、茯苓、法夏、款冬花、苏子、郁金、全瓜蒌、肉桂、附片。

心悸气短，神疲自汗者，加麦冬、五味子、煅牡蛎；腹胀纳呆者，加川朴、焦三仙、莱菔子；腰膝酸软甚者，加川断、桑寄生；唇色暗紫，胸闷痛者，加桃仁、丹参、红花。

(5)阳气暴脱证

证候：哮喘持续不解，喘息鼻煽，胸闷气促，张口抬肩，端坐不能平卧，面青唇紫，神疲气怯，汗出如油，四肢厥冷，脉浮大无根，或见歇止，或模糊不清。

治法：回阳救逆固脱。

方药：参附汤(《医方类聚》)加味合黑锡丹(《太平惠民和剂局方》)。人参、熟附子、肉桂、五味子、生姜、大枣，急煎频服，并送服黑锡丹。

面色青紫，胸闷痛者，加桃仁、红花、丹参。

(二)其他疗法

(1)针刺疗法

取肺俞、定喘、膻中、天突、内关、气海、关元等穴，行强刺激手法，留针 20～30 分钟。

(2)耳针疗法

取平喘、肺、气管、内分泌、交感等，强刺激，留针 10 分钟。

六、预防与调护

(一)预防

加强健康教育，避免接触过敏原和化学刺激物，在确定过敏原后，有部分患者通过脱敏治疗可有助减轻过敏性哮喘的症状或减少哮喘发作的频度。增强体质，预防感冒，避免精神刺激。

（二）调护

将患者安置在洁净、通风好的病床，避免花、草、皮毛、烟等物品、气体的刺激。病室和物体表面消毒，应避免用来苏尔等刺激性气味强的消毒液，地面可用 1∶100 的施康消毒液拖擦后再用清水拖净。每一病室中不易多于两个哮喘患者，病室被褥需温暖舒适，病床宜有靠背支撑。

取舒适坐位或半卧位，保持呼吸道通畅，及时清理呼吸道分泌物，注意动脉血气分析监测。严密观察激素、茶碱带来的不良后果。

教会患者正确使用各种定量雾化吸入装置的技术，严格掌握剂量。

根据患者的饮食爱好，配制水分含量较多的高热量、高蛋白、高维生素、易消化食谱，特别强调新鲜水果、蔬菜的摄入。

（张立军）

第六节　慢性阻塞性肺病急性加重期

一、慢性阻塞性肺病的相关概念

慢性阻塞性肺病（COPD）是一种具有气流受限特征的疾病状态，气流受限不完全可逆，通常呈进行性发展并伴有肺部对有害颗粒或气体的异常炎症反应。疾病进行性发展后期由于缺氧、二氧化碳潴留、肺毛细血管床破坏等原因出现继发性红细胞增多、血液黏稠度增加、血容量增加，肺血管痉挛、收缩而致肺血管阻力增加，80％～90％患者可导致肺动脉高压，继而右心室结构或功能改变甚至发生右心衰竭。最终发展成慢性肺源性心脏病（CPHD），简称肺心病。慢性阻塞性肺病急性加重期（AECOPD）大多由急性肺部感染诱发，临床发病类似于肺心病急性加重期的表现，多有呼吸衰竭和心功能不全，并伴有酸碱失衡、电解质紊乱、肺性脑病、营养不良等表现。

中医虽无 COPD 病名，但根据其发病特点及临床表现，在“肺胀”、“痰饮”、“喘证”等病的论述中可查寻到类似本病的记载。如《灵枢・胀论》中有“肺胀者，虚满而喘咳”及《灵枢・经脉》中有“肺手太阴之脉，……是动则病肺胀满，膨膨而喘咳”的认识。《素问・痹论》又云肺痹者，烦满喘而呕”。《素问・大奇论》言肺之壅，喘而两胠满”。《素问・逆调论》言夫不得卧，卧则喘者，是水气之客也”。《金匮要略・肺痿肺痈咳嗽上气病脉证并治》中则把本病描述为“上气喘而躁者，属肺胀，欲作风水，发汗则愈”、“咳而上气，此为肺胀……其人喘，目如脱状”以及“肺胀咳而上气，烦躁而喘，脉浮者，心下有水”，类似于肺心病失代偿期呼吸衰竭和心力衰竭的临床表现。

二、病因病机

中医对慢性阻塞性肺病羲机特点的认识早在《素问・咳论》中就有描述：“皮毛者肺之合也，皮毛先受邪气，邪气以从其合也。其寒饮食入胃，从肺脉上至于肺，则肺寒，肺寒则外内合邪，因而客之，则为肺咳”，指出其产生的病机特点是内外合邪所致。具体归纳如下：

（一）肺气本虚，复感外邪、壅塞不通是导致肺胀的基本病机

《诸病源候论·上气鸣息候》说肺主于气，邪乘于肺则肺胀，胀则肺管不利，不利则气道涩，故气上喘逆，鸣息不通”，指出外邪乘袭，邪气犯肺，肺失宣降而致喘逆；《灵枢·邪气脏腑病形第四》有“形寒寒饮则伤肺”之说，强调了六淫邪气中寒邪尤易伤肺；《灵枢·胀论》曰：“肺胀者，虚满而喘咳”；《诸病源候论·咳逆短气候》强调“肺虚为微寒所伤则咳嗽，嗽则气还于肺间则肺胀，肺胀则气逆。而肺本虚，气为不足，复为邪所乘，壅否不能宣畅，故咳逆短气也”。说明肺气本虚，复感外邪，邪气犯肺、壅塞不通是导致肺胀的基本病机。

（二）痰浊、水饮、瘀血为肺胀急性期的主要病理因素，气虚气滞、气滞塞胸为重要病理环节

《素问·平人气象论》云：“颈脉动，喘疾咳，曰水”。《素何·大奇论》说肺之壅，喘而两胠满。《素问·逆调论》又说夫不得卧，卧则喘者，是水气之客也。《寿世保元·痰喘》言肺胀喘满，胸高气急，两胁煽动，陷下作坑，两鼻窍张，闷乱嗽渴，声嘎不鸣，痰涎潮塞。《金匮要略·痰饮咳嗽病脉证并治》中说咳逆倚息，短气不得卧，其形如肿，谓之支饮。“膈间支饮，其人喘满”。“水在心，心下坚筑，短气，恶水不欲饮”。《金匮要略·水气病脉证并治》又有心水者，其身重而少气；不得卧，烦而躁，其人阴肿，“心下坚，大如盘，边如旋杯，水饮所作”。《丹溪心法·咳嗽》说：“肺胀而嗽，或左或右，不得眠，此痰挟瘀血，碍气而病。《血证论》还说须知痰水之壅，由瘀血使然，但去瘀血，则痰水自消。上述论述说明了痰浊、水饮、瘀血与本病发病密切相关。痰浊、水饮、瘀血互相影响，兼见同病。痰浊的产生，初由肺气郁滞、脾失健运、津液不归正化而成，渐因肺虚不能布津、脾虚不能转输、肾虚不能蒸化，痰浊潴留益甚。痰浊水饮潴留，滞塞气机，阻塞气道，肺不能吸清呼浊，清气不足而浊气有余，肺气胀满不能敛降，故“胸部膨膨胀满，憋闷如塞”。气虚气滞的形成，则因气根于肾，主于肺，本已年老体虚，下元虚惫，加之喘咳日久，积年不愈，必伤肺气，反复发作，由肺及肾，以致肺肾俱虚。肺不主气而气滞，肾不纳气而气逆，气机当升不升，当降不降，肺肾之气不能交相贯通，以致清气难入，浊气难出，滞于胸中，壅塞于肺而成。瘀血的产生，既与气机阻滞有关，也与肺肾气虚、气不行血及痰浊壅阻、血涩不利有关。癖血形成后，又因瘀而气滞，加重痰、气滞塞胸中，成为重要的病理环节。

（三）肺、脾、肾三脏功能失调在肺胀病机中的重要性

《济生方》云：“肾为生痰之本，肺为贮痰之器，脾为生痰之源，肺不伤不咳，脾不伤不久咳，肾不伤不咳不喘”，说明肺、脾、肾三脏功能失调与痰饮形成密不可分。《圣济总录》载有“肺气喘急者，肺肾气虚，因中寒湿，至阴之气所为也。盖肺为五脏之华盖，肾之脉入肺中，故下虚上实、则气道奔迫，肺叶高举，上焦不通，故喘息不得安卧”，提出正虚而邪气乘虚侵袭“下虚上实”的发病观点也与肺、肾有关。《活法机要》言：“咳谓无痰而有声，肺气伤而不清也。嗽谓无声而有痰，脾湿动而为痰也。咳嗽是有痰而有声，盖因伤于肺气而咳，动于脾湿因咳而为嗽也”，强调了肺脾两脏在咳嗽病机中的重要性。

（四）病变在肺，其次影响脾、肾，甚而累及于心

综观历代医家对本病的病因病机认识，大致可概括为六淫乘袭，病变首先在肺，肺病迁延，继则影响脾、肾，后期病及于心。因肺主气，开窍于鼻，外合皮毛，主表卫外，故外邪从口鼻、皮毛入侵，每多首先犯肺，导致肺气宣降不利，上逆而为咳、为喘。若肺病及脾，子盗母气，脾失健运，则可导致肺脾两虚，咳喘痰壅。肺为气之主，肾为气之根，久病肺虚，主气功能失常，肺病及肾，肾气衰惫，摄纳无权，则气短不续，动则益甚。且肾主水，肾阳衰微，则气不化

水，水邪泛溢则肿，上凌心肺则喘咳心悸。肺与心脉相通，肺气辅佐心脏运行血脉，肺虚治节失职，则血行淤滞，循环不利，血瘀肺脉，肺气更加壅塞，造成气虚血滞，血滞气郁，由肺及心的恶性后果。临床可见心悸、发绀、水肿、舌质黯紫等症。心阳根于命门真火，肾阳不振，进一步导致心肾阳衰，可呈现喘脱危候。

总之，本病病性多属标实本虚。标实为痰浊、水饮、瘀血和气滞，痰有寒化与热化之分；本虚为肺、脾、肾气虚，晚期则气虚及阳，或阳虚，或阴阳两虚。如内有停饮，又复感风寒，则可成为外寒内饮证。感受风热或痰郁化热，可表现为痰热证。痰浊壅盛，或痰热内扰，蒙蔽心窍，心神失主，则意识朦胧、甚至昏迷；痰热内闭，夹痰上扰，气逆痰升则发生肢颤，抽搐；痰热迫血妄行，则可出血，亦可因气虚日甚，气不摄血而致出血。病情进一步发展可阴损及阳，阳虚不能化气行水，成为阳虚水泛证；阳虚至极，出现肢冷、汗出、脉微欲绝等元阳欲脱现象。外感六淫以风、寒、湿三种邪气为主，内伤以肺、脾、肾三脏功能失调，导致痰饮、水湿、瘀血等病理产物生成为主。其中肺、脾、肾三脏虚损为本，痰饮、水湿、瘀血互结为标，二者相互作用，使肺心病虚实夹杂，反复发作，迁延不愈。

三、慢性阻塞性肺病急性加重期的诊断及分型研究进展

（一）COPD 的分级，AECOPD 的定义及诊断标准进展

2006 年慢性阻塞性肺疾病全球倡议（GOLD）和我国 COPD 诊治指南（2007 年修订版）均取消了既往指南关于 COPD 病情严重程度分级中的 0 级（危险期），至今尚无充分证据表明 0 级 COPD 患者若表现为慢性咳嗽、咳痰而肺功能正常者必然会进展至Ⅰ级（轻度）COPD。新指南也指出肺功能在诊断 COPD 时起到至关重要的作用，COPD 的诊断应得到肺功能检查的证实。肺功能检查应在吸入足够剂量的支气管舒张剂（如 400μg 沙丁胺醇）后进行，如果第 1 秒用力呼气容积/用力肺活量比值（FEV_1/FVC）＜70％，表明有气流受限存在且不可逆，可诊断为 COPD。

AECOPD 最早标准是加拿大学者 Anthonisen 在 1987 年提出，他认为 COPD 患者出现咳嗽加重、痰量增加或脓性痰以及呼吸困难加重三项症状，表明其疾病有急性加重，并将其分为 3 型。在此基础上，Macee 和 Donaldson（2000 年）提出 CQPD 急性加重是以超出平时稳定状态时的呼吸困难程度为特征的综合征，规则用药或增加常规药物治疗无效。Wedgine（2002 年）提出，将患者出现的症状分为主要症状（包括呼吸困难、痰量增加、脓性痰）和次要症状（包括咳嗽、喘鸣、胸闷、感冒等普通症状），患者如出现其中两个症状，并至少有 1 个主要症状，持续 2d 者，则为急性加重。2004 年美国胸科学会（ATS）和欧洲呼吸病学会（ERS）将 AECOPD 定义为：COPD 患者在稳定状态下出现症状恶化，超出平时的正常变化范围，并需要调整原治疗方案。也有一些作者提出 ACE0PD 的定义为咳嗽、咳痰、喘息、呼吸困难或胸闷症状存在 2 个以上加重，并持续 3d 以上。2006 年 9 月新版慢性阻塞性肺病全球倡议（GOLD）中将 AECOPD 定义为：原有的呼吸困难、咳嗽和咳痰症状超出每日正常的变化范围，呈急性起病并需改变原来的规则用药治疗。

AECOPD 定义目前尚无统一的标准，由欧美共识会议所制定的定义是：与稳定期相比，患者情况持续恶化，超过日间正常的变化，即有 COPD 基础的患者急性起病，并需要对常规用药加以调整。

但目前大多数研究仍采用 Anthonisen 的定义和分型标准：气促加重、痰量增加、痰变脓

性。3项主要症状至少有2项即可诊断。2005年欧洲呼吸学会和欧洲临床微生物与感染病学会对成人下呼吸道感染诊治指南的修订中进一步明确了AECOPD入院指征：具有高危合并症(肺炎、心律失常、充血性心力衰竭、糖尿病、肾功能不全、肝衰竭)、院外治疗无效、呼吸困难加重、低氧血症加重、低碳酸血症加重、神志改变、患者无自理能力、症状严重不能进食和睡眠、诊断不确切以及无条件进行家庭护理者。

(二)肺胀急性期中医辨证分型

1.肺胀急性加重期中医辨证分型

历代医家对于肺胀急性期的认识，大致有以下三个方面：其二是外邪内饮。张仲景在《金匮要略·肺痿肺痈咳嗽上气病脉证治》中多处阐述肺胀一病，如“咳而上气，此为肺胀，其人喘，目如脱状”；“肺胀咳而上气，烦躁而喘，脉浮者，心下有水”。仲景认为肺胀为素有水饮内蓄，因外感而触发。其二是肺虚邪乘。隋·巢元方在《诸病源候论·咳逆短气候》中指出“肺本虚，气为不足，复为邪所乘，壅痞不能宣畅，故咳逆短气也”，并有“肺虚为微寒所伤”，“肺虚为邪热所客”之不同证型。其三是痰疲交阻。元·朱丹溪在《丹溪心法·咳嗽》中明确指出“肺胀而嗽，或左或右，不得眠，此痰夹瘀血碍气而病”。此说多为后世所宗，影响颇大。《金匮要略》将肺胀的证候类型分为六个：一是寒饮郁肺证；二是痰浊壅塞证；三是水饮内结证；四是水饮上迫证；五是饮热互结、热盛于饮证；六是饮热互结、饮盛于热证，为后世辨治肺胀奠定了基础。

近代学者多从痰饮、瘀血、正虚论治。但在辨证分型上尚未形成统一标准，分型混乱复杂，甚至多则分为九个证型。1977年全国的三次肺心病专业会议制定的分型方案将肺心病急性发作期分为五型：①肺肾气虚外感型，又再分为偏寒型和偏热型两种；②心脾肾阳虚水泛型；③痰浊闭窍型；④元阳欲绝型；⑤热瘀伤络型。学者聂廷柱将慢性阻塞性肺病急性加重期分为风燥痰饮、痰热蕴肺、脾肺气虚、肺火壅盛、肝火犯肺、肺肾阴虚六型。学者王永炎将肺胀急性期分为痰浊壅肺和痰热郁肺。周仲瑛将肺胀分为痰浊壅肺、痰热郁肺、痰蒙神窍、阳虚水泛、肺肾气虚五型。学者田正鉴等认为痰振内阻贯穿病程始终。学者罗婷认为本病是由于外感诱发，正虚、痰瘀交阻为此期特点，肾虚是该病关键。学者范发才认为急性加重期病机寒热虚实，错综夹杂，各证型相互兼夹，对其治疗主张从痰、瘀、壅、热着手。学者洪广祥认为肺胀主要是宗气不足、卫气不固；学者晁恩祥认为肺肾两虚是本病的发病基础，肾不纳气、痰浊内阻是其要点。学者陈绍宏执简驭繁的认为痰浊蕴肺、肺气闭郁是肺胀急性发作斯的主要证型，而肺脾两虚、阳虚水泛证型为兼证。其病位在肺，主要涉及脾，后期病及于心、肾。本病虽可兼阳虚水泛，致小便不出，身肿，下肢水肿，但肺气闭郁，肺主通调功能受损才是关键；虽可兼肺脾两虚，但久病脾虚，失于健运，水湿内停，酿湿生痰，上贮于肺，而见痰浊蕴肺，肺气闭郁不得宣发肃降，脾虚不能运化水湿，水湿不化，蕴生痰饮、饮溢肌肤，则为水肿，故脾虚生痰也是关键；日久伤及肾，肾阳不振，甚至心肾阳衰，出现喘脱等危候，故阳虚水泛也是关键。肺心病急性发作期虽有血瘀证候，但其主要是因为肺气闭郁，肺主治节功能受损所致，因此不主张用活血化瘀药物，与其他学者的思路不同。

2.肺胀急性加重期中医证候

现代医家对本病急性加重期的辨证分型不同，诊断各证型的证候群亦不尽相同。由国家中医药管理局医政司组织专家起草、国家技术监督局发布的中华人民共和国国家标准《中医临床诊疗术语》，中华人民共和国中医药行业标准《中医病证诊断疗效标准·中医内科部分》，姚乃礼主编的《中医证候鉴别诊断学》(第2版)，1979年全国慢性气管炎中西医结合标本分型诊断标准等，对规范化本病的证候诊断标准均起到了积极意义。但上述国内中医证候权威标准书籍中均缺乏对CODP及其急性加重期的证候诊断标准。《中医内科学》第六版教材将本病分为六型论治，但未明确急性加重期与稳定期的分期分型论治。王永炎主编的《今日中医内科学》将CODP急性加重期分为外寒内饮、痰热郁肺、肺脾两虚、痰浊内阻四型论治，并参照《临床中医内科学》、《中药新药临床研究指导原则(试行)》、《中医内科学》第六版教材、《中医内科学》教学参考书以及临床实际情况拟定了各证型的诊断标准，对临床辨证施治本病具有指导意义。

四、辨证论治

(一)痰浊壅肺证

主证：咳嗽疲多、色白质黏，或呈泡沫状，气短喘息，多汗恶风，疲倦乏力，纳差，舌质淡，苔白，脉滑。

治法：祛痰降逆。

方药：苏子降气汤。痰多胸中胀满，不能平卧，加白芥子、莱菔子；恶风怕冷者，加细辛。

(二)痰热郁肺证

主证：咳喘气急，胸高气粗，痰黄质黏，难以咯出，烦躁口渴，或身热微恶寒，便干，溲黄，舌质红，苔黄腻，脉滑数。

治法：清肺化痰，降逆平喘。

方药：越婢半夏汤或桑白皮汤。痰热内盛，黏稠咯出不易者，加鱼腥草、瓜蒌皮、海蛤粉、芒硝(风化)以清热化痰利肺；痰鸣喘息，不得平卧，加射干、葶苈子以泄肺平喘；痰热壅结，便秘腹痛者，加大黄泄热通便，以降肺气，但不可过量，以免伤正；痰热伤津，口舌干燥，加天花粉、知母、芦根以生津润燥；阴伤而痰量已少者，酌减苦寒之品，加沙参、麦冬以滋阴养液。

(三)痰湿蕴肺，肺气闭郁

主证：咳嗽阵作或昼夜频咳，痰多易咳或痰黏难以咳出，痰色白稠或黄白相间或脓性痰，胸闷、气喘，口腻，脘腹胀满，舌质淡、苔白腻、脉弦滑。

治法：宣肺平喘，化痰止咳。

方药：协定方1号(麻黄、苦杏仁、全瓜蒌、薤白、法半夏、桔梗、甘草)。

(四)痰湿蕴肺，肺气闭郁，兼有肺脾两虚

主证：气短难续、乏力、语声低微或声音嘶哑、面色萎黄、不思饮食，食入即满，大便稀溏或虚坐努责，舌淡，脉细弱。

治法：化痰止咳、健脾益肺。

方药：协定方2号(协定方1号加广木香、砂仁、陈皮、党参、云苓、炒白术)。

(五)痰湿蕴肺，肺气闭郁，兼有阳虚水泛主证

心慌、心悸、咳而上气，动则喘甚，不能平卧，身肿以下肢为甚，小便短少，颜面晦黯，形寒肢冷，舌淡胖或紫黯，苔白滑，脉沉细或结代。

治法：化痰止咳、温阳利水。

方药：协定方3号(协定方1号加云苓、桂枝、炒白术、泽泻)。

(张立军)

第五章 肾脏疾病

第一节 急性肾小球肾炎

急性肾小球肾炎(AGN)是一种急性起病,以血尿、蛋白尿、高血压、水肿,或伴有暂时性肾小球滤过率降低为临床特征的肾小球疾病。病初伴有血清补体 C_3 下降,病理表现为毛细血管内增生性肾小球肾炎。多见于A组β溶血性链球菌感染后,也可见于其他细菌、病毒和原虫感染。该病多能自发痊愈,但重症患者可出现心力衰竭、脑病、急性肾衰竭等并发症。任何年龄均可发病,但以儿童及青少年多见。根据本病的主要临床表现,属于中医的"水肿"范畴,部分以血尿为主者则属于"尿血"范畴。

一、诊断依据

(一)临床表现

1.症状

常在咽炎、扁桃体炎、脓皮病、丹毒及猩红热等链球菌感染后1～3周出现,起病较急,有以下表现:血尿:肉眼血尿占1/3,镜下血尿见于所有患者。

蛋白尿:轻、中度蛋白尿,约1/4患者的24小时尿蛋白定量＞3.5g/d。水肿:多为晨起眼睑水肿,严重时波及全身,可见凹陷性。

少尿:见于50%患者,无尿罕见。

高血压:见于60%～80%患者,血压轻、中度升高,重度高血压少见。高血容量:严重者可有气急、呼吸困难、心脏扩大及奔马律。

全身症状:包括疲乏、厌食、恶心、呕吐等。

2.体征

水肿:为最常见体征,先见于眼睑,渐及全身,按之凹陷不平。

眼底改变:为高血压引起,可见视网膜小动脉痉挛,偶有火焰状出血及视神经盘水肿。

(二)理化检查

1.尿液检查

血尿几乎见于所有患者,尿红细胞呈多形性,常伴有肾小管上皮细胞、内细胞、透明或颗粒管型,轻、中度蛋白尿,约有1/4患者的24小时尿蛋白定量＞3.5g/d,尿中纤维蛋白降解产物增加。

2.血沉

急性期病变血沉常增快。

3.肾功能测定

多数患者急性期有轻度肾小球滤过率下降,血尿素氮和肌酐浓度在正常上限,肾血流量正常。极少数患者肾小球滤过率严重下降,出现尿毒症、高血钾表现。

4.血清补体及免疫球蛋白测定

一过性血清补体降低是本病重要的诊断依据之一。疾病早期血清总补体浓度(CH5U)、

C_3、C_4 及备解素下降，其后逐渐恢复，6～8 周恢复正常。

5.细菌培养及血清学试验

咽拭子或皮肤培养常见 A 组 β 溶血性链球菌；血清抗链球菌溶血素“O”抗体常在链球菌感染后 2～3 周出现，3～5 周滴度达高峰后逐渐下降；在感染后 4 周可检测到抗链球菌胞壁 M 蛋白抗体。

6.肾脏 B 超检查

双肾大小正常或增大。

7.活检

以下两种情况下应进行肾活检：

少尿 3～7 天或进行性尿量减少，肾小球滤过功能呈进行性损害，疑为急进性肾小球肾炎者。

病程 1～2 个月，临床表现无好转趋势，考虑其他原发或者继发肾小球疾病者。

(三)诊断要点

(1)发病急，起病于前驱感染后 1～3 周。

(2)尿量减少，浮肿，中度血压升高，一般为 150～180/90～100mmHg(20～24/12～13.3kPa)。

(3)实验室检查：镜下血尿伴红细胞管型及轻中度蛋白尿；短暂氮质血症；尿纤维蛋白降解产物(FDP)升高；血清补体 C_3 降低；抗链球菌溶血素“O”滴度增高。

(4)肾活检示毛细血管内增生性肾小球肾炎。

二、辨证论治

急性肾小球肾炎多由于感受外邪引起，首先辨外邪的性质，其次辨属寒属热、属实属虚，再次辨病变部位，在肺、脾、肾三脏，与心、肝两脏及三焦、膀胱有关。治疗原则不外乎扶正与祛邪两大方面，祛邪以疏风解表、宣肺利水、清热解毒、活血化瘀、凉血止血等为法，扶正则以益气养阴、健脾益肾功效。

(一)风水泛滥证

证候：起病急，颜面及四肢或全身浮肿，尿少，恶风寒，脉浮紧或浮数；或发热，咳嗽，苔薄白或薄黄，脉浮数。

治法：疏风清热，宣肺利水。

方药：偏于风寒者，用越婢加术汤加减；偏于风热者，用麻黄连翘赤小豆汤加减。

风寒：麻黄 9g，石膏 30g先煎，白术 9g，甘草 4.5g，生姜 5g，大枣 10g。加减：风寒偏盛，石膏可减量，加紫苏叶 10g，桂枝 6g，防风 6g；尿血，加血余炭 12g，蒲黄 9g包煎；纳呆，苔白腻，加厚朴 10g，法半夏 10g，陈皮 9g。风热：麻黄 9g，杏仁 9g，桑白皮 15g，连翘 15g，赤小豆 30g。

加减：风热偏盛，加金银花 15g，板蓝根，15g，鲜茅根 30g；咳嗽甚，加前胡 9g，桔梗 9g；咽痛甚，加山豆根 9g，射干 9g。

中成药：银黄口服液，口服，1 次 5～10mL，1 日 3 次。

(二)湿毒浸淫证

证候：身发疮痍，皮肤溃烂，面浮肢肿，尿少色赤，舌红苔黄，脉数或滑数。

治法：宣肺解毒，利湿消肿。

方药：麻黄连翘赤小豆汤合五味消毒饮加减。

麻黄9g，杏仁9g，桑白皮15g，连翘15g，赤小豆30g，金银花15g，野菊花30g，蒲公英30g，紫花地丁15g，紫背天葵15g。

加减：湿盛皮肤糜烂，加苦参9g，土茯苓15g；风盛皮肤瘙痒，加白鲜皮9g，地肤子9g；血热肌肤红肿，加牡丹皮9g，赤芍9g；大便不通，加大黄6g，芒硝9g冲服；尿血甚，加血余炭12g，侧柏叶9g，牡丹皮9g，赤芍9g，或琥珀粉2g冲服。

中成药：清开灵注射液，肌内注射，1日2～4mL；重症患者，清开灵注射液20～40mL加入10%葡萄糖注射液200mL或生理盐水注射液100mL中，静脉滴注，1日1～2次。

（三）水湿浸渍证

证候：遍体浮肿，身重困倦，胸闷纳呆，泛恶，舌质淡，体胖大，苔内腻，脉沉缓。

治法：健脾化湿，通阳利水。

方药：五皮饮合胃苓汤加减。

桑内皮15g，陈皮9g，大腹皮15g，茯苓皮30g，生姜皮9g，白术15g，苍术15g，厚朴9g，猪苓15g，泽泻9g，肉桂3g。

加减：肿盛而喘，加麻黄9g，杏仁9g，葶苈子9g包煎。

中成药：

(1)香砂六君子丸，口服，1次6～9g，1日2～3次。

(2)参苓白术丸，口服，1次6g，1日2次。

（四）湿热内壅证

证候：遍体浮肿，尿黄赤，口苦，口黏，腹胀，便秘，舌红苔黄腻，脉滑数。

治法：分利湿热，导水下行。

方药：疏凿饮子加减。

泽泻12g，赤小豆15g，商陆6g，羌活9g，大腹皮12g，椒目3g，秦艽9g，槟榔9g，茯苓皮15g。

加减：尿血，小便灼热，加大蓟、小蓟各15g，白茅根15g；发热咽痛，加牛蒡子15g，蝉蜕9g，山豆根9g；见大便秘结，加己椒苈黄丸。

中成药：

(1)肾炎四味片，口服，1次8片，1日3次。

(2)肾炎康复片，口服，1次5片，1日3次。

（五）下焦湿热证

证候：尿呈洗肉水样，小便频数，心烦，口干，舌红少苔，脉细数。

治法：清热利湿，凉血止血。

方药：小蓟饮子加减。

生地黄15g，小蓟30g，滑石30g包煎，通草9g，炒蒲黄15g包煎，淡竹叶9g，藕节15g，当归12g，炒栀子9g，甘草9g。

加减：尿血甚，可吞服三七粉3g，琥珀粉2g。

中成药：

(1)三金片，口服，小片1次5片，大片1次3片，1日3～4次。

(2)八正合剂，口服，1次15～20mL，1日3次。

（六）阴虚湿热证

证候：腰酸乏力，面热颧红，口干咽燥，舌红，苔薄黄或少苔，脉细数。治法：滋阴益肾，清热利湿。

方药：知柏地黄丸或大补阴丸加减。

生地黄 15g，山药 18g，茯苓 15g，牡丹皮 9g，泽泻 9g，山茱萸 9g，黄柏 9g，知母 9g。

加减：低热，加银柴胡 9g，青蒿 9g后下；地骨皮 15g；咽干而痛，加玄参 9～15g，藏青果 9g。

中成药：

(1)二至丸，口服，1 次 3～9g，1 日 2～3 次。

(2)六味地黄胶囊，口服，1 次 1～3 粒，1 日 3 次。

三、其他治法

（一）单方验方

(1)鱼腥草汤：鱼腥草 15g，倒叩草 30g，半枝莲 15g，益母草 15g，车前草 15g，白茅根 30g，灯心草 10g，具有清热利水、活血解毒作用。用于治疗急性肾小球肾炎浮肿、高血压、蛋白尿、血尿诸症。

(2)鲜茅根 250g，水煎服，1 日 1 剂，适用于急性肾小球肾炎血尿显著者。

(3)玉米须 60g，水煎服，适用于急性肾小球肾炎浮肿者。

（二）针刺

1. 体针

主穴为水穴、水道、三焦俞、委中、阴陵泉。风水泛滥者，加肺俞、列缺、合谷；水湿浸渍者，加脾俞、足三里、三阴交；肾虚为主者，加灸肾俞、关元、足三里。

2. 耳针

取穴肺、脾、肾、膀胱、三焦。毫针中等强度刺激，也可埋针或用王不留行贴压。

（张立军）

第二节　慢性肾小球肾炎

慢性肾小球肾炎（CGN）是由多种原因引起的、由多种病理类型组成的、原发于肾小球的一组疾病。病程长，呈缓慢进展；尿常规检查有不同程度的蛋白尿和血尿；大多数患者出现程度不等的高血压和肾功能损害；后期出现贫血、视网膜病变、固缩肾和尿毒症。本病可有多种病理类型，如系膜增生性肾小球肾炎、局灶节段硬化性肾小球肾炎、膜增殖性肾小球肾炎、膜性肾小球肾炎、增生硬化性肾小球肾炎等。病程中可因呼吸道感染等原因诱发急性发作，出现类似急性肾小球肾炎的表现，部分病例可有自动缓解期。国内有资料表明，在引起终末期肾衰竭的各种病因中，慢性肾小球肾炎占 64.1%，居于首位。本病属于中医学的“风水”“肾风”“水肿”范畴，亦可归属“虚劳”“腰痛”等范畴。

一、诊断依据

（一）临床表现

1. 症状

(1)水肿：在慢性肾小球肾炎的整个疾病过程中，多数患者有不同程度的水肿，轻者仅见于面部、眼睑等组织疏松部位，晨起比较明显，进而发展至足踝、下肢；重者全身水肿，并可有腹(胸)水。

(2)高血压：部分患者以高血压为首发症状，高血压的程度差异较大，轻者仅 140～160/95～100mmHg，重者达到或超过 200/110mmHg。持续高血压容易导致心功能受损、加速肾功能恶化，其程度与预后关系密切，高血压在临床上常表现为头胀、头痛、眩晕、眼花、耳鸣、失眠多梦、记忆力减退等症状。

(3)尿异常改变：尿异常改变是慢性肾小球肾炎的基本标志。水肿期间尿量减少，无水肿者，尿量接近正常；常有夜尿及低比重尿，尿比重(禁水 1～2 小时)不超过 1.020；至尿毒症期即可出现少尿(＜400mL/d)或无尿(＜100mL/d)；有不同程度的尿蛋白，一般在 1～3g/d，也可呈大量蛋白尿(＞3.5g/d)；蛋白尿多呈非选择性；尿沉渣可见颗粒管型和透明管型；不同程度的血尿，在急性发作期可出现镜下血尿甚至肉眼血尿。

(4)贫血：患者呈现中度以上贫血，表明肾单位损坏及肾功能损害已很严重，发展到终末期出现严重贫血。如果患者无明显营养不良，其贫血多属正细胞、正色素型。患者可有头晕、乏力、心悸、面色苍白、唇甲色淡等症状体征。

(5)肾功能不全：主要表现为肾小球滤过率(GFR)下降，内生肌酐清除率(Ccr)降低。轻中度肾功能受损患者可无任何临床症状，当 Or 低于 10mL/min，临床上可见少尿或者无尿、恶心呕吐、纳呆、乏力、嗜睡、皮肤瘙痒等症。

2.体征

患者具有贫血貌，唇甲苍白，眼睑及颜面甚至双下肢浮肿，严重者可有胸水、腹水。

(二)理化检查

1.实验室检查

尿液检查：尿常规检查有尿蛋白、镜下血尿及(或)管型尿；尿比重降低，圆盘电泳为中分子型蛋白尿为主，红细胞形态为变(畸)形红细胞。血常规检查：轻度贫血常见，肾衰竭时出现较严重贫血。

肾功能测定：肾功能不同程度受损，血尿素氮、血清肌酐升高，内生肌酐清除率下降，浓缩稀释功能异常。

2.影像学检查

B超：双肾可缩小，双肾实质病变。

肾活检病理检查：诊断不明确时，可行肾活检确诊。

(三)诊断要点

(1)起病缓慢，病情迁延，时轻时重，肾功能逐步减退，后期出现贫血、电解质紊乱及血尿素氮、血清肌酐升高等。

(2)有不同程度的水肿、蛋白尿、血尿、管型尿、贫血及高血压等表现。

(3)病程中可因呼吸道感染等原因诱发急性发作，出现类似急性肾小球肾炎的表现。

(四)分级标准

病情的轻重主要从尿蛋白、肾功能、水肿、高血压、血瘀证等方面判断。凡具备下列任何一项即可确定。

1.重度

尿蛋白检查持续(＋＋＋)～(＋＋＋＋)，或 24 小时尿蛋白定量在 2.1～3.5g/d 之间，血清内蛋白低于30g/L。肾功能不正常(血清肌酐高),明显浮肿及高血压。

血瘀证表现:

(1)面色黧黑或晦暗。

(2)腰痛固定或呈刺痛,肌肤甲错或肢体麻木。

(3)舌色紫暗或有瘀点、瘀斑。

(4)脉象细涩。

(5)尿纤维蛋白降解产物(FDP)含量增高。

(6)血液流变学检测全血黏度、血浆黏度升高。凡具备上述3项表现者即可确定为有明显血瘀证表现。

2.中度

尿蛋白检查持续(++)～(+++),或24小时尿蛋白定量持续在1～2g/d之间,肾功能正常。

浮肿可轻可重,可有高血压。

有血瘀证的临床表现,凡具备上述2项血瘀证表现者即可确定有血瘀证的临床表现。

3.轻度

尿蛋白检查持续(+)～(++),或24小时尿蛋白定量持续在1g/d以下,肾功能正常。

浮肿不明显或无,血压正常。

有或无血瘀证的临床表现。

二、辨证论治

慢性肾小球肾炎的中医病机特点为本虚标实,虚实相兼。肺、脾、肾虚为本,风寒湿热浊毒侵袭、瘀血交阻为标。脏腑虚损与外邪侵袭为本病的中心环节,故慢性肾小球肾炎的治疗,以治本和治标相兼为原则。脏腑虚损以脾、肾两脏气虚为主,故以培补脾肾、温阳化气为基本治疗大法。

(一)本证

1.脾肾气虚证

证候:腰脊酸痛,疲倦乏力,或浮肿,纳少或脘腹胀满,大便溏薄,尿频或夜尿多,舌质淡红,有齿痕,苔薄白,脉细。

治法:补脾益肾。

方药:补脾益肾方加减。

黄芪30g,制何首乌15g,丹参15g,山药18g,党参15g,杜仲15g,益母草30g,当归15g,淫羊藿15g,泽泻9g。

加减:纳差,加谷芽15g,麦芽15g,鸡内金9g;咽痛,加南沙参、北沙参各15g,麦冬15g,百合18g。

中成药:

(1)无比山药丸,口服,1次1丸,1日2～3次。

(2)参苓白术丸(散),口服,水丸剂1次6～9g,散剂1次1袋,1日2～3次。

(3)人参归脾丸,口服,1次6～9g,1日2次。

(4)黄芪注射液20～30mL加入5%葡萄糖注射液250mL中,静脉滴注,1日1次。

2.肺肾气虚证

证候:颜面浮肿或肢体肿胀,疲倦乏力,少气懒言,易感冒,腰脊酸痛,面色萎黄,舌淡、有齿痕,苔白润,脉细弱。

治法:补益肺肾。

方药:防己黄芪汤加减。

防己 15g,黄芪 15g,内术 12g,枇杷叶 9g,桑白皮 15g,金樱子 30g,菟丝子 15g,玉米须 15g。

加减:畏冷,舌质淡,加桂枝 6g;面、唇、爪甲、舌质等暗红,舌下脉络迂曲,加桃仁 9g,红花 9g,川芎 9g。

中成药:

(1)通宣理肺丸,口服,蜜丸 1 次 2 丸,1 日 2～3 次;浓缩丸 1 次 8～10 丸,1 日 2～3 次。

(2)五苓丸,口服,水丸剂 1 次 9g,1 日 2 次;散剂,1 次 1 包,1 日 3 次。金水宝胶囊、百令胶囊、至灵胶囊等虫草制剂,口服,1 次 3 粒,1 日 3 次。

3.脾肾阳虚证

证候:全身浮肿,面色苍白,畏寒肢冷,腰脊冷痛或酸痛,纳少或便溏或泄泻或五更泄泻,胫酸腿软,食少纳呆,精神倦怠,足跟作痛,大便溏薄,舌质淡胖,边有齿痕,脉沉偏细或沉迟无力。

治法:温补脾肾,行气利水。

方药:黄芪补中汤或真武汤加减。

黄芪 30g,党参 15g,山药 15g,附子 9g先煎;白术 15g,茯苓 15g,猪苓 9g,泽泻 9g,陈皮 9g,肉桂 4.5g。

加减:夹有瘀血,加益母草 18g,丹参 15g,当归 15g,川芎 9g,泽兰 15g;浮肿少尿,加车前子 18g包煎;大腹皮 15g,葫芦 30g。

中成药:

(1)济生肾气丸,口服,大蜜丸 1 次 1 丸,水蜜丸 1 次 6g,1 日 2～3 次。

(2)肾炎舒片,口服,1 次 6 片,1 日 3 次。

(3)黄芪注射液 20～30mL 加入 5%葡萄糖注射液 250mL 中,静脉滴注,1 日 1 次。

4.肝肾阴虚证

证候:目睛干涩或视物模糊,头晕耳鸣,五心烦热,或手足心热,口干咽燥,腰脊酸痛,遗精,滑精,或月经失调,舌红少苔,脉弦细或细数。

治法:滋补肝肾,滋阴清热。

方药:杞菊地黄丸合大补阴煎加减。

熟地黄 18g,龟甲 15g 先煎,黄柏 12g,知母 12g,生地黄 15g,山药 15g,茯苓 15g,牡丹皮 9g,泽泻 9g,山茱萸 9g,枸杞子 15g,菊花 10g。

加减:头痛头晕剧烈,加川芎 9g,益母草 18g,葛根 15g,防己 9g;失眠,加炒酸枣仁 15g,生铁落 18g;耳鸣,加磁石 18g 先煎。

中成药:

(1)六味地黄丸,口服,1 次 8 丸,1 日 3 次。

(2)肾肝宁胶囊,口服,1 次 4 粒,1 日 3 次。

5.气阴两虚证

证候:面色无华,少气乏力,或易感冒,午后低热,手足心热,腰痛或浮肿,口干咽燥或咽部暗红,咽痛,舌质红或偏红,少苔,脉细或弱。

治法:益气养阴,调补肾气。

方药:六味地黄汤合生脉散加减。

生地黄 15g,山药 15g,茯苓 15g,牡丹皮 9g,泽泻 15g,山茱萸 9g,北沙参 15g,麦冬 9g,五味子 9g。

加减:兼湿浊,纳呆,恶心或呕吐,身重困倦,或精神萎靡,加陈皮 9g,法半夏 9g,竹茹 9g,砂仁 6g后下。

中成药:生脉注射液 20～60mL 加入 5%或 10%葡萄糖注射液 250mL 中,静脉滴注,1 日 1 次。

(二)标证

1.水湿证

证候:颜面或肢体浮肿,口淡乏味,胸痞腹胀,小便不利,舌苔白或白腻,脉细或沉细。

治法:健脾益气,行气化湿。

方药:参苓白术散加减。

莲子 15g,薏苡仁 30g,砂仁 6g后下,桔梗 9g,白扁豆 12g,白茯苓 15g,人参 9g单煎,甘草 9g,内术 15g,山药 15g。

加减:兼湿热,脘闷纳呆,口干不思饮,小便黄赤、灼热或涩痛不利,舌苔黄腻,脉濡数或滑数,加黄连知,半枝莲 15g,白花蛇舌草 30g,土茯苓 15g,蒲公英 15g。

中成药:

(1)参苓白术丸,口服,1 次 6,1 日 2 次。

(2)胃苓丸,口服,1 次 6g,1 日 2 次。

2.湿热证

证候:皮肤疖肿、疮疡,咽喉肿痛,小便黄赤、灼热或涩痛不利,面目或肢体浮肿,口苦或口干口黏,胸闷纳呆,口干喜热饮,舌苔黄腻,脉濡数或滑数。

治法:清利二焦湿热。

方药:三仁汤加减。

杏仁 15g,薏苡仁 15g,豆蔻 6g后下,厚朴 6g,法半夏 15g,竹茹 6g,滑石 6g,通草 6g。

加减:痞满腹胀,加黄连温胆汤;尿频、尿急、尿灼热,加八正散;热毒较甚,咽喉肿痛,加银蒲玄麦甘桔汤。

中成药:

(1)肾炎四味片,口服,1 次 8 片,1 日 3 次。

(2)肾炎康复片,口服,1 次 5 片,1 日 3 次。

3.血瘀证

证候:面色黧黑或晦暗,腰痛固定或呈刺痛,肌肤甲错或肢体麻木,舌色紫暗或有瘀点瘀斑,脉细涩。

治法:活血化瘀。

方药:肾炎化瘀汤加减。

黄芪 30g，益母草 30g，丹参 15g，泽泻 9g，当归 15g，赤芍 10g，川芎 9g，红花 9g。

加减：兼气虚，合用四君子汤（人参 15g单煎，白术 9g，茯苓 9g，甘草 6g）；耳鸣，加磁石 18g先煎；水肿明显，加防己 9g；腰酸，加杜仲 15g，桑寄生 15g，川牛膝 15g。

中成药：

(1)肾炎四味片，口服，1 次 8 片，1 日 3 次。

(2)保肾康片，口服，1 次 4 片，1 日 3 次。

(3)丹参注射液 20～30mL 加入 5%或 10%葡萄糖注射液 250mL 中，静脉滴注，1 日 1 次。

4. 湿浊证

证候：纳呆，恶心或呕吐，口中黏腻，脘胀或腹胀，身重困倦，精神萎靡，舌苔腻，脉缓。

治疗：温阳泻浊。

方药：温脾汤加减。

制大黄 9g，人参 15g单煎，干姜 6g，附子 6g先煎，甘草 6g。

加减：呕吐较甚，加姜半夏 9g，陈皮 9g，姜竹茹 9g，血清肌酐、尿素氮升高明显，加六月雪 15g；或配合大黄 12g，蒲公英 30g，六月雪 30g，锻龙骨 30g先煎，煅牡蛎 30g先煎，煎汤过滤，保留灌肠。

三、其他治法

(一)单方验方

1. 绿豆附子汤

绿豆 30g，附子 15g，水煎煮熟后食豆，次日仍可再加绿豆 30g，煮熟后食豆，第 3 日则另用附子与绿豆同煮如前，忌生冷、盐、酒 60 日，用于慢性肾小球肾炎水肿偏于阳虚者。

2. 玉米须煎剂

玉米须(干)60g，洗净，水煎服，连服 6 个月，用于慢性肾小球肾炎轻度水肿而尿蛋白不消者。

(二)食疗

1. 鲤鱼汤

鲜鲤鱼 1 条(重约 500g，去肠杂)，生姜 15g，葱 15～30g，米醋 30～50mL，加水共炖，少放盐，食鱼饮汤。或鲜鲤鱼 1 条，清茶叶 250g；或鲜鲤鱼 1 条，赤小豆 30g，适量生姜、葱、食盐，煮汤，均具有健脾利水之功，用于慢性肾小球肾炎水肿不消，或低蛋白血症者。

2. 山药粥

山药 30g，粳米适量，加水煮成粥，加适量白糖。具有健脾补肾之功，用于慢性肾小球肾炎水肿不甚而尿蛋白持续不消者。

(三)针刺

1. 体针

取穴水分、水道、三焦俞、委阳、阴陵泉、肾俞、京骨。脾虚为主者，加脾俞、足三里、三阴交；肾虚为主者，加灸肾俞、关元、足三里。针用平补平泻或补法。

2. 耳针

取穴脾、肺、肾、三焦、膀胱、皮质下、腹，每次 3～4 穴，毫针中度刺激，也可埋针或王不留行贴压。

(四)穴位注射

用板蓝根注射液或者鱼腥草注射液 1mL,选足三里或肾俞等穴,两侧交替进行穴位注射,1 日 1 次,10 次为 1 个疗程,对减少尿蛋白有一定疗效。

(五)气功

气功对慢性肾小球肾炎有一定的疗效,但需要在气功师和医生的指导下练习。

(张立军)

第三节　IgA 肾病

IgA 肾病(IgAN),又称 Berger 病,是一组以 IgA 或 IgA 为主的免疫复合物在肾小球系膜区沉积为特征,临床和肾病理表现多样且不伴系统性损害的原发性肾小球疾病。本病是免疫复合物介导的肾小球疾病,但确切的免疫学发病机理尚不明确。研究发现骨髓来源的 IgA,结构异常可能在发病中起重要作用。本病多数以血尿为主要临床表现,或伴有蛋白尿,甚至大量蛋白尿,呈肾病综合征表现,少数患者出现急进性肾炎综合征。本病是最常见的肾小球疾病之一和导致终末期肾病最主要的原因之一。本病属于中医学的"虚劳""尿血""腰痛""肾风""水肿"等范畴。

一、诊断依据

(一)临床表现

1. 症状

反复发作性肉眼血尿,亦称同步血尿,40%～50%患者可见,多为小儿及青年患者。常紧跟于非特异性感染,如上呼吸道感染、扁桃体炎、胆囊炎、肠炎、尿路感染之后,一般无或仅有 1～2 日间歇,其中 30%为肉眼血尿,持续 3～5 日后变成镜下血尿,呈反复发作或持续存在,反复发作血尿者约占半数左右。少数患者可有腰痛或尿路刺激症状,多不伴大量蛋白尿和高血压。

(1)无症状性尿检异常:多数患者起病隐匿,除尿检异常外,缺乏明显症状和阳性体征。根据尿检是否有蛋白尿分为两个亚型。A 型:仅表现持续性镜下血尿,无蛋白尿,亦无高血压及肾功能不全等临床表现;肾病理改变以系膜增生性病变为主,间质及血管病变不明显。B 型:表现持续性镜下血尿伴轻中度蛋白尿(尿蛋白<2.0g/d),不伴高血压及肾功能减退。

(2)大量蛋白尿:尿蛋白≥2.0g/d,部分达到肾病综合征蛋白尿水平,大多伴有镜下血尿及不同程度的水肿。IgAN 出现大量蛋白尿,往往提示预后不良,有高血压及肾功能不全者预后较差。

(3)高血压:以血压增高为突出临床表现,可伴不同程度的肾功能不全。急性肾衰竭:不常见(<10%)。表现为持续性肉眼血尿和大量蛋白尿,肾功能于短期内急剧恶化,往往伴有高血压和水肿。

(4)慢性肾衰竭:上述临床症状迁延不愈后进入慢性肾衰竭期;也有部分患者首诊时即已存在慢性肾衰竭。

2. 体征

一般无明显体征，部分患者腰痛、腹痛明显，部分患者有水肿、高血压，一旦出现高血压，常伴有肾功能减退。

（二）理化检查

1. 尿常规及尿红细胞形态检查

尿常规检查见有红细胞，伴或不伴蛋白；尿红细胞形态为多形性。

2. 肾功能

早期肾功能正常，随病程进展而使肾功能有不同程度减退，表现为内生肌酐清除率的降低和血清肌酐升高

3. 免疫学检查

仅部分患者血清 IgA 轻度增高，IgG、IgM 水平也偶可升高。

4. 肾穿刺活检

IgA 肾病光镜下最常见变化为系膜区由于基质增生和细胞增多而扩大，在电镜下则呈均一的颗粒状电子致密沉积物。

（三）诊断要点

本病的诊断仍依据肾组织的免疫病理检查，即 IgA 在肾小球系膜区呈弥漫性或节段性沉积，多数伴有其他免疫球蛋白和补体成分的沉积，但 C_3 和 C_4 较少出现。部分患者肾小球毛细血管壁可有 IgA 沉积。

二、辨证论治

肾气阴两虚是 IgAN 的基础证候或中心证候。风热上扰及下焦湿热是 IgAN 的初始证候，或短期出现的急性伴发证候；脉络瘀阻及风湿内扰则是 IgAN 气阴两虚证候最常见、最重要并与之在某一阶段长期并存的合并证候之一。因此，IgAN 总的病机及演变特点是虚中夹实。

（一）风热上扰（肺肾风热）证

证候：咽痛，咽红肿（或扁桃体肿大），血尿，或伴蛋白尿，发热，微恶风，口干，咳嗽，脉浮数或滑数，舌红，苔薄黄。

治法：疏风散热。

方药：银翘散加减。

连翘 18g，金银花 15g，黄芩 15g，虎杖 15g，白茅根 30g，芦根 30g，天冬、麦冬各 9g，茜草 30g，炒牛蒡子 9g，蝉蜕 6g。

加减：发热甚，加蒲公英 30g，紫花地丁 30g；咽痛甚，加板蓝根 30g，川牛膝 30g，山豆根 9g。

中成药：

（1）板蓝根冲剂，冲服，1 次 1 包，1 日 2～3 次。

（2）芙朴感冒冲剂，冲服，1 次 1 包，1 日 2～3 次。

（二）下焦湿热（膀胱湿热、肠道湿热）证

证候：腹痛，泻痢或腰痛，尿频涩痛，血尿，伴或不伴蛋白尿，发热，脉濡滑数，舌红，苔薄黄腻。

治法：清热化湿，和血宁络。

方药：白头翁汤加减。

黄柏10g，白头翁10g，赤芍、白芍各15g，丹参15g，牡丹皮15g，蒲黄15g包煎，大蓟、小蓟各9g，白茅根30g，茜草30g，白花蛇舌草30g。

加减：泻痢甚，加黄连3g，秦皮9g；腹痛甚，加木香9g，焦山楂小便涩痛甚，加草薢9g，甘草梢6g。

中成药：

(1)金钱草冲剂，口服，1次1包，1日3次。

(2)黄连素片(小檗碱片)，口服，1次3粒，1日3次。

(三)气阴两虚证

证候：泡沫尿(尿蛋白伴或不伴镜下红细胞、尿蛋白定量(1.0g/d)，腰酸乏力，口干，目涩，手足心热，眼睑或足跗浮肿，夜尿多，脉细或兼微数，舌红体胖，舌边有齿痕，苔薄。

治法：益气养阴，固肾涩精。

方药：黄芪四物汤加减。

黄芪30g，当归9g，生地黄18g，白芍9g，川芎15g，女贞子9g，旱莲草30g，金楼子9g，芡实。

加减：阳虚甚，加淫羊藿9g，杜仲9g，必要时可在短期内，加淡附片6～9g先煎；兼脾虚，加炒党参9g，焦内术9g，山药15g。

中成药：

(1)六味地黄丸，口服，1次6粒，1日2次。

(2)金匮肾气丸，口服，1次6粒，1日2次。适用于阳虚较甚者。

(四)脉络瘀阻证

证候：血尿(包括镜下红细胞尿)，腰部刺痛，或久病(反复迁延不愈，病程1年以上)；肾病理见毛细血管袢闭塞、塌陷、僵硬，毛细血管有微血栓样物质形成，系膜基质增生，局灶节段或球性硬化，肾小球球囊粘连，肾小球基底膜增厚。面色黧黑，肌肤甲错，皮肤赤丝红缕，蟹爪纹络；脉涩，舌有瘀点、瘀斑，或舌下脉络瘀滞。

治法：养血活血，祛瘀消癥。

方药：桃红四物汤加减。

黄芪30g，当归9g，生地黄15g，川芎30g，白芍9g，桃仁9g，红花9g。

加减：瘀血凝滞，加水蛭2～3g(碾粉吞)，地龙9g，土鳖虫6g，制大黄9g；癥积内聚，加积雪草30g，炒三棱15g，炒莪术15g，海藻15g，昆布15g，炮山甲5g。

中成药：

(1)三七总甙片，口服，1次100mg，1日2次。

(2)保肾康片，口服，1次100mg，1日3次。

(五)风湿内扰证

证候：泡沫尿(尿蛋白伴或不伴镜下红细胞尿)，尿蛋白定量≥1.0g/d；乏力、眩晕加重，水肿逐渐加重。实验室、辅助检查及肾病理：血压、血清肌酐、尿蛋白等从原先稳定的水平出现波动、升高；病理出现系膜细胞增生、间质炎症细胞浸润或节段性毛细血管袢纤维素样坏死、细胞性新月体形成及(或)足突广泛融合。脉弦，或弦细，或沉，舌淡红，苔薄腻。

治法：养血活血，祛风胜湿。

方药：大秦艽汤加减。黄芪30g，当归10g，生地黄18g，川芎30g，白芍9g，秦艽9g，防己15g，徐长卿9g。

加减：水湿甚，加猪苓、茯苓各30g，薏苡仁30g，车前子9～15g包煎；筋骨沉重无力，腰膝酸软，加川牛膝30g，老鹳草30g，豨莶草15g。

中成药：雷公藤多甙片，口服，1次10～20mg，1日3次。

三、他治法

（一）单方验方

1. 茅根糖茶

鲜白茅根500g，洗净，加水煎煮，去渣，加少许黄糖，代茶饮。

2. 止血剂

苎麻根15g，生地黄、茯苓各10g，海螵蛸9g，水煎服。

（二）食疗

1. 茅根粥

鲜白茅根60g，洗净，加水煎煮半小时，取茅根水煮粥，1日1次。

2. 鲫鱼冬瓜汤

250g鲫鱼1条，去鳞及内脏，冬瓜500g同煮，加盐及少许调味料，弃鱼喝汤。

（张立军）

第四节　慢性肾衰竭

慢性肾衰竭（CRF）是指发生在各种慢性肾脏疾病的基础上，肾实质遭到严重破坏，缓慢地出现肾功能减退直至衰竭。临床上以肾功能减退、代谢废物潴留、机体内环境失衡为主要表现，恶心呕吐是最突出的症状。本病属于中医学的“溺毒”“虚劳”“关格”等范畴。

一、诊断依据

（一）临床表现

1. 症状

临床表现十分复杂，基本可以分为代谢紊乱和各系统症状两大组。但两者亦互为因果，许多代谢紊乱可以是各系统症状的基本原因，反过来，各系统脏器因代谢异常而导致毒性代谢产物潴留，影响脏器功能，从而加剧代谢紊乱。

2. 体征

慢性肾衰竭患者无明显特异性的体征，主要根据患者的原发病及控制情况、肾功能损害、并发症、生活方式的调节等不同而表现各异，如水肿、高血压、皮肤改变等。

（二）理化检查

1. 尿常规检查

可有程度不等的蛋白尿、血尿、管型尿，也可无明显尿检异常，以24小时尿肌酐计算内生肌酐清除率，有明显下降。

2. 血常规检查

有红细胞、血红蛋白、红细胞压积的明显下降，部分患者可有白细胞和血小板的减少；肾功能有尿素氮及血清肌酐的明显升高，达到失代偿指标；早期患者可呈低钙高磷，在合并甲状旁腺功能亢进时可呈高钙高磷，慢性肾功能不全患者应注意血钾水平的变化及酸中毒状态的纠正；血脂水平为甘油三酯的中度升高及胆固醇在不同脂蛋白的分布异常；血 β_2－微球蛋 A 水平可反映肾小球的滤过功能通常可升高，血碱性磷酸酶升高，钙磷乘积升高。病因诊断时还可以检查血糖、血尿酸、免疫指标等项目。

3. 影像学检查

包括 B 超、ECT、心脏超声、X 线摄片等。

4. 肾活检

一般来说，慢性肾衰竭不是肾活检的适应证。

（三）诊断要点

参照《中华内科杂志》编委会肾脏病专业组 1993 年拟定标准制定。

（1）内生肌酐清除率（Ccr）＜80mL/min。

（2）血清肌酐（Scr）＞133μmol/L。

（3）有慢性肾脏疾病或累及肾脏的系统性疾病病史。

（四）临床分期标准

肾功能不全代偿期：Ccr80～50mL/min，Scr＜133μmol/L。

肾功能不全失代偿期：Ccr50～25mL/min，Scr133～221μmol/L。

肾功能衰竭期：Ccr25～10mL/min，Scr221～442μmol/L。

尿毒症期：Ccr＜10mL/min，Scr＞442μmol/L。

二、辨证论治

本病为本虚标实，正虚为本，邪实为标；以正虚为纲，邪实为目。临床辨证分类以正虚为主，治疗多采用扶正与祛邪兼顾，标本同治。但应分清标本主次，轻重缓急。治本是根本措施，应贯穿在全过程中，治标可在某一阶段突出，时间宜短。因此，保护肾气和其他内脏功能，调节阴阳平衡，始终是治疗慢性肾衰竭的基本原则。

（一）脾肾气虚证

证候：倦怠乏力，气短懒言，食少纳呆，腰酸膝软，脘腹胀满，大便不实，口淡不渴，舌淡有齿痕，脉沉细。

治法：益气健脾强肾。

方药：六君子汤加减。

党参 15g，白术 15g，黄芪 10g，茯苓 15g，陈皮 6g，法半夏 9g，薏苡仁 15g，续断 15g，巴戟天 10g，菟丝子 15g，六月雪 15g。

加减：气虚较甚，加人参 9g[单煎]；纳呆食少，加焦山楂 15g，炒谷芽、炒麦芽各 15g；伴肾阳虚，加肉桂 3g，附子 6g[单煎]，易感冒，合用玉屏风散加减以益气固表。

中成药：肾炎康复片，口服，1 次 8 片，1 日 3 次。

（二）脾肾阳虚证

证候：畏寒肢冷，倦怠乏力，气短懒言，食少纳呆，腰酸膝软，腰部冷痛，脘腹胀满，大便不实，夜尿清长，舌淡有齿痕，脉沉弱。

治法：温补脾肾，振奋阳气。

方药：济生肾气丸加减。

附子 6g先煎，肉桂 6g，生地黄 12g，山茱萸 6g，山药 15g，泽泻 15g，牡丹皮 15g，茯苓 15g，车前子 30g包煎，牛膝 15g。

加减：脾阳虚弱，脾胃虚寒甚，可选用理中汤；痰湿阻滞而伴见泛恶，可选用理中化痰丸；脾胃阳虚，胃脘冷痛，可选用小建中汤；脾阳虚弱，脾虚生湿，水湿溢于肌肤而见水肿，可选用黄芪建中汤合五苓散加减；以肾阳虚为主，可选用右归饮加减。

中成药：肾康宁片，口服，1 次 5 片，1 日 3 次。

（三）脾肾气阴两虚证

证候：倦怠乏力，腰酸膝软，口干咽燥，五心烦热，夜尿清长，舌淡有齿痕，脉沉细。

治法：益气养阴。

方药：参芪地黄汤加减。

人参 10g单煎，黄芪 15g，熟地黄 12g，茯苓 15g，山药 15g，牡丹皮 15g，山茱萸 6g，泽泻 15g，枸杞子 15g，当归 12g，陈皮 6g，紫河车粉 3g冲服。

加减：脾气虚为主，见面色少华、纳呆腹满、大便溏薄，可用健脾丸或香砂六君子丸；偏于肾气虚，见腰膝酸软、小便清长甚，可配服金匮肾气丸；脾阴不足明显，口干唇燥，消谷善饥，可配玉女煎加减；肾阴不足为主，表现为五心烦热、盗汗或小便黄赤，可服知柏地黄丸；气阴不足明显，心悸气短，可加生脉散。

中成药：贞芪扶正颗粒，冲服，1 次 1 袋，1 日 2 次。

（四）肝肾阴虚证

证候：头晕，头痛，腰酸膝软，口干咽燥，五心烦热，大便干结，尿少色黄，舌淡红少苔，脉沉细或弦细。

治法：滋补肝肾。

方药：六味地黄丸加减。

熟地黄 12g，山茱萸 6g，山药 15g，泽泻 15g，茯苓 15g，牡丹皮 15g。

加减：遗精，盗汗，加煅牡蛎 15g先煎，煅龙骨 15g先煎；头晕头痛，心烦易怒为主，可改用杞菊地黄汤合天麻钩藤饮。

中成药：益肾养元合剂，口服，1 次 10mL，1 日 3 次。

（五）阴阳两虚证

证候：畏寒肢冷，五心烦热，口干咽燥，腰酸膝软，夜尿清长，大便干结，舌淡有齿痕，脉沉细。

治法：阴阳双补。

方药：金匮肾气丸加减。

生地黄 12g，山药 15g，山茱萸 6g，泽泻 15g，茯苓 15g，牡丹皮 15g，肉桂 6g，附子 10g先煎，淫羊藿 15g，菟丝子 15g。

加减：阴阳两虚，伴浊闭清窍，心神不明，或中风失语，可用地黄饮子加减；脾气虚弱，可用防己黄芪汤；肾阳偏虚，可用济生肾气汤；兼湿热，合八正散加减；兼湿浊，合藿香正气丸加减；兼血瘀，合桃红四物汤加减；兼水气，合实脾饮加减；兼风动，合天麻钩藤饮加减。

中成药：

(1)肾宝合剂，口服，1次20mL，1日3次。

(2)香砂六君子丸，口服，1次5g，1日2次。

三、其他治法

(一)单方验方

1.加味肾气丸

附子60g，茯苓、泽泻、肉桂、牛膝、车前子、山药、山茱萸、牡丹皮各30g，熟地黄15g。上为末，蜜丸如梧子大。空心米饮下，每服70丸或100丸。治疗肾阳虚不能行水者。

2.大腹水肿气息不通方

牛黄0.6g，椒目0.9g，昆布、海藻、牵牛子、桂心各2.4g，葶苈子1.8g。上六味为末，另捣葶苈子如膏，蜜和丸如梧子。口服，1日2次，每服10丸，小便利为度。

(二)针灸

取穴中脘、气海、足三里、三阴交、肾俞、三焦俞、心俞以补益；取穴关元、中极、阴廉、肾俞、三焦俞以促进排尿隔药饼(附子、肉桂、黄芪、当归、补骨脂、仙茅、大黄、干地龙等研粉制成)灸，取穴大椎、命门、肾俞、脾俞、中脘、中极、足三里、三阴交，以补益脾肾。

(三)穴位贴敷

将药物(益母草、川芎、红花、透骨草、白芷、丹参等各30g)用水浸湿，置于布袋中，用蒸锅蒸20～30分钟，然后将药袋取出直接热敷于双肾俞及关元穴，外加热水袋保温，1日1～2次，3个月为1个疗程，可达和营活血、温阳利水之功。

(四)药浴

中药洗浴是治疗CRF的辅助方法。其方主要由麻黄、桂枝、细辛、羌活、独活、苍术、内术、红花各30g，布袋包好后置于汽疗仪内，1次蒸洗30～45分钟，达到出汗目的，以不疲劳为最佳时间，每周3次，可进一步排泄毒素，纠正高血压及氮质血症。

(五)灌肠

可分为机器弥散灌肠和人工插管灌肠，治疗原则为活血清利、泻浊排毒。常用方：大黄15～30g，蒲公英30g，煅牡蛎30g，六月雪30g。人工灌肠药液尽量保留体内45分钟左右，1日1次；机器灌肠原理与人工灌肠相同，但其通过机器将药液自肛门输入，荡涤肠道，药液与肠道接触面积较大，有利于从肠道排出更多的毒素，每周3次。

(张立军)

第五节　原发性肾病综合征

原发性肾病综合征(PNS)是以肾小球滤过膜通透性增高，导致大量蛋白质从尿中漏出为主要病变的临床症候群。临床上以大量蛋白尿、低蛋白血症、高脂血症和水肿(简称“二局一低”)为主要特征。本病发病以青少年和儿童为多见，在儿童肾小球疾病中占70%～90%。本病在发病过程中，以水肿最具特征性，故属于中医学的“水肿”范畴。

一、诊断依据

（一）临床表现

1.症状

水肿：以全身性为多。严重者可以出现胸腔、腹腔、阴囊等积液，甚至心包腔大量积液。

蛋白尿：尿液中含有大量泡沫，消散缓慢。1日流失蛋白3.5～20g，亦有多达40～60g。

低蛋白血症：血清白蛋白水平在30g/L以下。

高脂血症：血浆胆固醇、甘油三酯均明显增加，血清中低密度及极低密度脂蛋白浓度增加，高密度脂蛋白正常或稍下降。

消化道功能障碍：因胃肠道水肿，可见厌食、恶心、呕吐、腹泻、腹痛等。

2.体征

眼睑、颜面及双下肢不同程度的水肿，严重者可有胸水、腹水，肾区叩击痛。

（二）理化检查

1.尿液生化检查

尿常规中尿蛋白定性多（+++）～（++++），24小时尿蛋白定量＞3.5g/d。

2.血液生化检查

（1）血清白蛋白＜30g/L。

（2）血清胆固醇、甘油三酯及低密度脂蛋白升高。

（3）血清免疫球蛋白以下降为主。

（4）血清补体C_3含量测定对膜增殖性病变的鉴别有意义，约68%的病例在病初即见其持续下降。

（5）肾功能多数正常，但肾炎性的肾病综合征可见不同程度的肾损害。

3.血或尿的FDP（纤维蛋白降解产物）

检测其含量增加。

4.选择性蛋白尿

如尿中出现的是大分子、中分子蛋白质则提示病变在肾小球；如是小分子蛋白质则提示病变在肾小管及间质；如为混合性蛋白质则提示病变累及肾小球、肾小管及间质；如尿中主要是中分子蛋白质，则为选择性蛋白尿，说明损害较轻；如有大分子蛋白质漏出，则选择性差，肾损害较严重。

5.肾活检

这是确定临床病理类型的唯一手段，且对明确诊断、制定治疗方案及判断预后有帮助。

（三）诊断要点

1.临床诊断

（1）大量蛋白尿。

（2）低蛋白血症。

（3）明显水肿。

（4）高脂血症。其中（1）、（2）两项必备。如发生可疑，可以取任意尿，测定其蛋白浓度、肌酐浓度及其两者比值。若尿蛋白与尿肌酐比值＞3.5，即为肾病综合征范围的蛋白尿。

2.病理诊断

主要病理类型有微小病变肾病、系膜增生性肾炎、局灶性节段性肾小球硬化、膜性肾病、膜增生性肾炎。微小病变以儿童多见，预后好；膜性肾病在成人中多见。各病理类型之间可以转化。

二、辨证论治

原发性肾病综合征患者初期多见尿液泡沫不易消散，继而出现水肿及精微亏损证候，多见本虚标实。病程中虚实证候常有转化。其病位在肾，累及肝、脾时则见病情严重而致多脏器损害。本病治疗上要以澄源、塞流和复本为原则。澄源是以祛邪解毒、化湿利水为主；塞流是以扶正祛邪、益肾祛瘀为主；复本是以固本培元为主。

（一）风水泛滥证

证候：颜面、眼睑浮肿，很快累及全身，肢节酸重，小便不利，有的兼见恶风寒、鼻塞、咳嗽、舌苔薄白、脉浮而紧，有的兼见咽红而痛、舌质红、脉浮数。

治法：祛风利水。

方药：风寒为主者，以麻杏五皮饮加减；风热为主者，以越婢汤合麻黄连翘赤小豆汤加减。

风寒：麻黄 6g，杏仁 9g，茯苓皮 15g，陈皮 6g，大腹皮 9g，桑白皮 12g，生姜皮 3g，车前草 30g。

加减：表邪已解，去麻黄、杏仁，加薏苡仁根 30g，白茅根 30g。

风热：麻黄 6g，石膏 30g先煎，连翘 9g，黄芩 12g，赤小豆 30g，鱼腥草 15g，桔梗 3g，鲜茅根 15g，鲜芦根 30g。

加减：表邪已解，去麻黄、石膏，加滑石 30g，甘草 3g。

中成药：

(1)肾炎康复片，口服，1 次 5 片，1 日 3 次。

(2)感冒退热冲剂，口服，1 次 2 袋，1 日 2 次，适用于风寒为主者。

(3)银翘解毒片，口服，1 次 4 片，1 日 3 次，适用于风热为主者。

（二）湿热蕴结证

证候：全身浮肿，皮色光亮，胸痞腹胀，烦热口渴，大便秘结，小便短赤，或皮肤有疮疡疖肿，舌红，苔滑或腻，脉滑数。

治法：清化湿热，利水消肿方药：疏凿饮子加减。

茯苓皮 15g，大腹皮 12g，赤小豆 30g，石韦 15g，秦艽 9g，生姜 3g，苦参 12g，大黄 9g，枳实 15g，泽泻 12g。

加减：伴血尿，加大蓟、小蓟各 15g，茜草 12g，内茅根 30g；皮肤疮疡热肿，加紫花地丁 15g，蒲公英 15g，金银花 12g。

中成药：黄葵胶囊，口服，1 次 5 粒，1 日 3 次，8 周为 1 个疗程。

（三）肾络瘀阻证

证候：面目、四肢浮肿，迁延日久，皮肤甲错，或见红丝赤缕，瘀点瘀斑，或者腰痛尿赤，舌质淡或暗红，边有瘀点，舌下脉络瘀紫，苔薄黄或腻，脉细涩。

治法：益肾通络，活血化瘀。

方药：桃红四物汤加减。

当归12g,生地黄15g,赤芍12g,桃仁9g,红花6g,川芎3g,益母草12g,淫羊藿12g,丹参12g,续断10g。

加减:瘀阻严重,加水蛭3g,云南白药5g,肝肾阴虚,加生地黄12g,女贞子15g,知母9g;肾气不足,加黄芪12g,菟丝子24g,沙苑子12g;热毒炽甚,加金银花12g,紫花地丁15g。

中成药:

(1)川芎嗪注射液80mg加入5%葡萄糖注射液250mL中,静脉滴注,1日1次。

(2)血栓通片,口服,1次2~4片,1日3次。

(四)脾肾阳虚证

证候:面色白,形寒肢冷,遍体浮肿,按之没指,甚则伴有胸水、腹水,乃至胸闷气急,小便短少,大便溏薄,舌淡体胖,苔薄腻或白腻,脉沉细滑。

治法:健脾温肾,通阳利水。

方药:实脾饮合真武汤加减。

附子15g先煎,草果9g,干姜6g,炒白术12g,槟榔9g,白芍9g,木香3g,猪骞、茯苓各12g,泽泻12g,甘草3g,大枣9g。

加减:兼恶寒无汗,加麻黄9g,细辛3g;兼喘逆不能平卧者,合己椒苈黄丸。

中成药:

(1)济生肾气丸,服,1次6g,1日2次。

(2)百令胶囊,口服,1次4粒,1日3次。

(3)雷公藤多甙片,口服,1次1片,1日3次

(五)肝肾阴虚证

证候:面目、四肢浮肿不甚,眩晕口干,咽喉干痛反复不已,心烦急躁,腰酸,时见盗汗,小便短赤,舌质红,脉细弦数。

治法:滋补肝肾,化湿利水。

方药:二至丸合知柏地黄丸。

生地黄15g,山茱萸9g,山药15g,知母9g,黄柏9g,女贞子15g,旱莲草15g,猪苓、茯苓各15g,益母草15g,泽泻12g。

加减:水肿甚,加半边莲15g,半枝莲15g,车前草30g;血尿,加炒地榆12g,茜草12g,藕节15g。

中成药:左归丸,口服,1次9g,1日2次。

(六)肺脾气虚证

证候:乏力少气,易患感冒,面色萎黄,常因外感后眼睑及面部浮肿突然出现,继则四肢浮肿加重,舌胖边有齿痕,舌质淡,苔白,脉细。

治法:益气固表,健脾利水。

方药:玉屏风散合苓桂术甘汤加减。

黄芪30g,白术10g,防风6g,甘草6g,桂枝6g,茯苓15g,山药15g,当归10g。

加减:如有表证,恶寒重,加麻黄6g,杏仁10g;发热重去桂枝,加金银花10g,连翘10g;纳差恶心加陈皮10g,半夏10g,木香6g,砂仁6g;大便溏薄加党参15g,山药15g,芡实15g,金樱子15g。

(七)风湿内扰证

证候:持续尿中泡沫较多,稍有水肿或逐渐加重,乏力眩晕,舌淡红,苔薄腻,脉弦细或沉。

治法:养血活血,祛风胜湿。

方药:补阳还五汤合升降散加减。

黄芪30g,当归10g,赤芍15g,川芎10g,地龙15g,僵蚕10g,蝉蜕10g,秦艽12g,萆薢30g。

加减:下肢沉困,加川牛膝20g,青风藤15g;水肿重,加苍术10g,茯苓30g,薏苡仁30g。

三、其他治法

(一)食疗

1.鲤鱼赤小豆汤

鲤鱼1条(约500g,去肠杂),赤小豆300g,花生仁150g,大蒜5g,红辣椒(干品)1g,上药混合,煲烂,1日分数次服用。可以利水消肿,提高血浆蛋白含量。

2.黄芪炖鸡

母鸡1只(约1000g),黄芪150g。不放盐,共炖煮烂,喝汤吃肉,可分3～4次服用,对提高血浆蛋白含量有一定作用。

(二)耳针

取穴肾、肾俞、输尿管、膀胱及交感、神门、肾上腺、三焦、内分泌,王不留行贴压,隔日换1次,左右耳交替。

(三)穴位注射

取双侧肾俞、足三里穴,每日每穴注射鱼腥草注射液或板蓝根注射液2mL(交替应用)。有一定的调节免疫、抗感染作用,使蛋白尿减少。

(四)沐浴

令患者坐于温水中浸至颈,1次3小时,注意保持水温,有一定的利尿作用。

(无)针灸

针灸治疗肾病综合征水肿,也是在中医整体思维指导下,辨证选穴。有助于改善症状,增强体质。

(张立军)

第六章　内分泌疾病

第一节　内分泌代谢系统疾病的中医病因

一、体质因素

中医学自古就非常重视体质在发病中的重要地位。《内经》反复强调体质的重要。《伤寒论》“病有发热恶寒者，发于阳也；无热恶寒者，发于阴也”，阴阳就是体质的概念，病邪有从化的转归。外感病如此，其实内分泌代谢疾病也如此。许多内分泌代谢疾病都与体质和遗传有关。至于人群体质分类，在《内经》中有两种分法。一是《灵枢·阴阳二十五人篇》以五行学说为指导，把人群体质划分为木、火、土、金、水五大类；一是《灵枢·通天篇》以阴阳学说为指导，把人群体质划分为太阴、少阴、太阳、少阳和阴阳平和五大类。我们认为：人群各个个体，其体内各系统生理功能的不平衡是绝对的，正是由于这种不平衡形成了人群不同的体质。五脏系统功能不平衡，决定了人群体质可划分为木、火、土、金、水五个类型。

三阴三阳也是人体六个生理系统，是张仲景基于阴阳学说，对人体生理功能所做的不同于五脏五系统学说的另一层次的划分，三阴三阳各系统功能不平衡，决定了人群体质可划分为三阴三阳六个类型。即太阳体质、阳明体质、少阳体质、太阴体质、少阴体质、厥阴体质。

太阳体质之人，具体可分为卫阳充实之人、卫阳虚弱之人、卫阳亢盛之人。卫阳充实之人，体质壮实，腠理致密，卫阳充实，机体抗邪能力较强，感受外邪，易表现为发热、恶寒、身痛、无汗等表实证（太阳病伤寒）；卫阳虚弱之人，体质虚弱，腠理疏松，卫阳不足，平素易感受外邪，表现为发热、恶风、汗出等表虚证（太阳病中风）；卫阳亢盛之人，体质较强，阳气过盛，或素有内热，感受外邪，则表现为发热重、恶寒轻、头痛、咽痛、汗出不畅、口渴等表热证（太阳病温病、风温）。可见于呼吸道疾病、过敏性疾病等。

阳明体质之人，具体可分为胃阳亢盛之人、胃热阴虚之人、胃寒气实之人。胃阳亢盛之人，体格壮实，肌肉丰满，胃肠消化功能好，食欲亢进，平素能吃能睡，工作效率高，发病易表现为发热、大便干结的阳明腑实证，所谓“正阳阳明”、“胃家实”；胃热阴虚之人，体格较弱，体形较胃阳亢盛之人要瘦，食欲较好，有大便干倾向，发病易表现为大便干结、小便数多的脾约证，所谓“太阳阳明”；胃寒气实之人，体质尚壮实，食欲好，有大便不畅倾向，但平素畏寒、不任生冷饮食，发病易表现为大便不通、胃痛、呕吐等胃寒实证。可见于肥胖症、糖尿病、皮质醇增多症等。

少阳体质之人，具体可分为少阳气虚之人、少阳气郁之人、少阳郁热之人，女性相对多见。其少阳气虚之人，体质虚弱，体力不足，性情忧郁，喜悲观，发病易表现为胸胁胀满，情志抑郁，疲乏无力，腹胀腹泻，妇女月经不调等证；少阳气郁之人，体质相对较好，平素性喜抑郁，体力尚可，发病易表现为胸胁苦满，抑郁心烦，恶心呕吐，口苦咽干，头晕耳鸣等证；少阳郁热之人，体质较强，体力较好，或素有内热，喜生气，发病易表现为心烦郁怒、头晕头痛、口苦咽干、痛腹满等证。可见于肥胖症、甲状腺腺瘤、糖尿病、更年期综合征等。

太阴体质之人，具体可分为太阴气虚之人、太阴阳虚之人、太阴湿阻之人。太阴气虚之人，体质虚弱，体力不足，进食生冷油腻有腹泻倾向，发病易表现为腹满胀痛、呕吐、腹泻等证；太阴阳虚之人，体质虚弱，体力不足，平素畏寒，四肢不温，大便溏稀，发病易表现为腹满冷痛、畏寒肢冷、呕吐、下利清水等证；太阴湿阻之人，体质较弱，体形虚胖，或素有痰湿，发病则表现为头重、肢体沉重、脘腹胀满、口中黏腻、大便不爽等证。可见于肥胖症、糖尿病、胃肠病等。

少阴体质之人，具体可分为少阴阳虚之人、少阴阴虚之人、少阴阴阳俱虚之人。少阴阳虚之人，体质虚弱，平素畏寒、腰膝酸冷、性功能减退，发病易表现为畏寒肢冷、腰膝冷痛、神疲嗜睡，甚至可见四肢厥冷、冷汗淋漓等阳衰危证（少阴寒化证）；少阴阴虚之人，体质虚弱，平素怕热，喜思考，有失眠倾向，性功能虚性亢奋，发病易表现为发热、心烦、失眠、五心烦热、遗精等证（少阴热化证）；少阴阴阳俱虚之人，体质虚弱，体力不足，神疲气短，易冷易热，发病则表现为四末冷凉而手足心热、心悸气短、心烦而神疲，甚至出现四肢厥冷、汗出淋漓、躁扰不宁或神昏脉微欲绝等阴阳两脱险证。可见于糖尿病、甲状腺功能减退症、肾上腺皮质功能减退、更年期综合征等。

厥阴体质之人，具体可分为厥阴阳亢之人、阴虚阳亢之人、虚阳亢奋之人。厥阴阳亢之人，体质壮实，性急易怒，控制情绪能力较差，发病易表现为头晕目眩、头涨头痛，或胃脘灼热疼痛，自觉气上撞心等证；阴虚阳亢之人，体质较虚，体力相对不足，平素控制情绪能力较差，易怒，发病易表现为咽干口燥、头晕眼花、耳鸣、烘热汗出、失眠健忘、腰膝酸软等证；虚阳亢奋之人，体质虚弱，体力严重不足，神疲乏力，性急易躁，发病则表现为头晕眼花、虚烦不宁、头痛耳鸣、腰膝酸冷，甚至出现面红如妆、时时汗出、四肢厥冷等危证。可见于甲状腺功能亢进、胰岛素抵抗综合征、高血压病等。

由此可见，不同体质，各有各的易感外邪、易受病因；发病后，临床表现各有特点；进一步发展，转归预后也有区别。以糖尿病为例，阳明体质多发，平素体壮，能吃、能睡、能干，有便干倾向；患病易表现为阳明系统病变，多食、大便难；进一步发展可发生糖尿病胃肠病变便秘、糖尿病脑病、糖尿病肾病等。常表现为增液承气汤证、大黄黄连泻心汤证、升降散证等。可以说，是因为有这种体质，才患上这种病，因为患上这种病，才表现为这种证。

二、外感邪毒

《内经》有“百病皆生于风”之论，强调外感邪毒在多种疾病发生发展过程中的重要作用。医学发展至今日，愈来愈多的证据证明许多疾病的发病原因与病毒感染有关。内分泌代谢疾病也不例外。

如消瘅与现代医学糖尿病关系密切，《灵枢·五变篇》就指出其发生与特定体质加以外感风邪有关。宋代朱瑞章《卫生家宝》更明确指出消渴病所伤为“风毒气”，先伤于上焦，临床表现为多饮、多食、多尿而有甜味，可继发脱疽、痈肿等并发症。说明外感风邪，尤其外感风热、温热、热毒之邪，不仅可以伤耗津液，还可内陷，下汲肾之真阴，使五脏之阴失养，尤其可表现为热津伤、胃热阴虚、肾虚阴亏而引发消渴病。这与现代医学病毒感染，引起免疫反应性损害，直接损伤胰岛细胞，影响胰岛素分泌功能，导致糖尿病的认识完全一致。

再如亚急性甲状腺炎，与风邪外感也有关系，尤其是外感风热、温热、热毒之邪。可表现为发热，或伴恶寒、头身痛、咽痛、颈前胀痛、牵及耳后、舌尖红、脉浮数、滑数等。少阳郁热在内，由外感风热引发，才造成了亚急性甲状腺炎发病。

而痛风为病，多过食醇酒厚味，内生湿热，若外感风寒、寒湿、湿热之邪，必内外相招，而导致病情急变，风寒、寒湿、湿热之邪阻痹经络气血，不通则痛，故而可发生痛风病急性发作。总之，是与外感有关。

三、内伤七情

中医病因学特别重视七情致病。喜、怒、忧、思、悲、恐、惊七情，本是人正常精神情绪活动的反应。但如果持续的或过度的不良情绪刺激，则可以导致人体阴阳失调，气血不和，经络阻塞，脏腑功能紊乱。七情致病主要表现为五脏损伤和影响气机两方面。正如《灵枢·寿夭刚柔篇》所论“忧恐愤怒伤气，气伤脏乃病脏”。在内分泌代谢疾病发生发展过程中，七情内伤尤为重要。

如甲状腺疾病，包括单纯性甲状腺肿、甲状腺腺瘤、甲状腺功能亢进等，与情志内伤皆有关系。《诸病源候论·瘿候》云：“瘿者，由忧恚气结所生”；《济生方·瘿瘤论治》云：“夫瘿瘤者，多由喜怒不节，忧思过度，而成斯疾焉。大抵人之气血，循环一身，常欲无滞留之患，调摄失宜，气凝血滞，为瘿为瘤。”两书皆认为情志失调，气机阻滞，不能输布津液，凝聚成痰，痰气郁结，壅结颈前，则成瘿病。气滞日久，血行障碍，则成血瘀，可使瘿结成瘤。瘿病进一步发展，肝气亢盛，则性急易怒，心烦心悸，则成瘿气。

而糖尿病及其并发症的发生发展也与情志内伤有密切关系。《灵枢·五变篇》曾明确指出消瘅常发生在性格刚强的人身上，大怒气郁，气滞血瘀，郁而化热，热消肌肤所致。金元刘河间《三消论》云：“消渴者，……耗乱精神，过违其度，而燥热郁盛之所成也”；《医宗已任篇·消证》云：“消之为病，一原于心火炽炎……然其病之始，皆由不节嗜欲，不慎喜怒”；《临证指南医案》也有悲伤过度乃生消症大病的论述。认为七情过激，或心火内炽，或肝郁化火，均可伤阴而成为消渴病的发病原因。

其他如更年期综合征、皮质醇增多症、肥胖症、高脂蛋白血症等，也与情绪抑郁有关。另外，七情致病还可表现为气机阻滞，甚至气滞血瘀、气郁痰阻、气滞食停、气滞湿阻、郁热内结等证。

四、饮食所伤

饮食为人所以赖之生，但饮食失宜又常可导致多种疾病。宋代严用和《济生方》云：“善摄生者，谨于和调，一饮一食，使入于胃中，随消随化，则无滞留之患；若禀受怯弱，饥饱失时，或过餐五味，鱼腥乳酪，强食生冷果菜，停蓄胃脘，遂成宿滞，轻则吞酸呕恶，胸满噎噫，或泄或痢，久则积聚，结为癥瘕，面黄羸瘦，此皆宿食不消而病也。”可见，饮食失宜主要导致消化系统疾病，但也可能成为其他疾病的病因。

如肥胖症、高脂蛋白血症、糖尿病等代谢性疾病，皆与高热量饮食有关。《素问·奇病论》论脾瘅病因“必数食甘美而多肥也”，《素问·通评虚实论》论消瘅“凡病消瘅……肥贵人则膏粱之疾也”，说明糖尿病之类的代谢疾病与饮食失节有密切关系。过食醇酒厚味，可内生痰湿、湿热、痰火，湿热、痰火伤阴可导致消渴病；过食辛辣、烧烤、煎炸类食物，可胃肠内生结热，结热伤阴，可导致消渴病。其实，也正因为人类生活方式改变和饮食结构变化，才导致了糖尿病等代谢性疾病的发病率升高。

痛风更是与饮食密切相关的一种代谢病。清代名医龚廷贤《万病回春》指出：“一切痛风肢体痛者，痛属火，肿属湿……所以膏粱之人，多食煎炒、炙(煿)、酒肉、热物蒸脏腑，所以患痛风，恶疮痈疽者最多。”明确指出：过食膏粱厚味，煎炒烧烤，可内生湿热，湿热阻痹经络气血，所以导致了痛风的发作。饮食最容易损伤脾胃，而脾胃为后天之本，脾虚可影响到先天肾以致全身各脏腑功能，所以在内分泌代谢疾病，尤其是在代谢疾病发生发展过程中，饮食因素占有重要地位。

五、劳逸过度

劳倦内伤也是中医学非常重视的病因。《素问·宣明五气篇》云：“五劳所伤，久视伤血，久卧伤气，久坐伤肉，久立伤骨，久行伤筋。”指出持久地从事某种特殊活动或单调的动作，就会使某一器官或组织受到损伤。即所谓“生病起于过用”。劳心过度，暗耗阴血；劳形过度，损伤其气；房劳过度，暗耗肾精，都会引起一系列虚损证候。

如糖尿病多阴虚，或气阴两虚，发病就与高年体虚、劳倦过度、谋略经营、阳气过用等有关。劳心、劳房则伤阴，阴虚则阳盛，阳盛则热，热反过来又伤阴，则成阴虚内热之证，包括肾阴虚、心阴虚、肝阴虚、肺阴虚、胃阴虚，或表现为心肾阴虚、肝肾阴虚、肺肾阴虚，甚至表现为肾之元阴不足、命门水亏、五脏之阴俱虚，严重者可发生阴竭液脱、亡阴厥脱之变，发生糖尿病急性代谢紊乱综合征。

中医非常重视房劳内伤，认为许多疾病尤其是虚损性疾病都是房事不节所引起。如消渴病病因，《千金方·消渴》云：“盛壮之时，不自慎惜，快情纵欲，极意房中，稍至年长，肾气虚竭……此皆由房室不节之所致也。”认为房室过度与消渴病发生有密切关系，其科学性有待于进一步深入研究。

六、药石所伤

俗语云：是药三分毒，意思是强调药物的药性各有偏盛，不可轻易服用，用药必须对证。

如果用药失宜，不仅不能治愈疾病，还可能导致新的疾病。这种因医疗用药不当或药物副作用所导致的疾病，被称为医源性疾病和药源性疾病。这种情况在内分泌代谢疾病中，就比较常见。

如糖尿病的病因中，就有属药石过用所致者。对此，早在《素问·腹中论》就提出肥贵人喜食“芳草石药”，所以消渴病多难治。另外，《千金方》等文献则明确指出服用石药可引发消渴病，认为服用壮阳石药，如五石散之类，药物燥烈可以伤阴，所以导致消渴病发生。今日，服用石药这种风气虽然不复存在，但滥用兴奋剂以及激素类药物的使用导致的副作用却非常突出，目前正日益受到关注。如皮质激素类药物常用于治疗哮喘、风湿病、肾病综合征等，长期应用尤其是不适当应用，就可导致血糖升高。甲状腺激素，相当于中药温补肾阳的药物，长期应用，也有导致血糖升高者。

至于皮质醇增多症，病因繁杂，其中医源性所致者，则是由于皮质激素滥用所致，临床非常常见。我们曾见紫癜性肾炎患者应用激素治疗后，就出现了明显的满月脸、水牛背、颜面部痤疮、食欲亢进、疲乏、烦热、血压升高等症状，这种情况就是明显的医源性皮质醇增多症的表现。

（薛均来）

第二节　内分泌代谢系统疾病的中医病机

一、阴阳失衡

中医学非常重视平衡，包括阴阳平衡、气血平衡、五行生克制化平衡、营卫平衡等。其中最有概括意义的就是阴阳平衡。阴阳平衡，即为健康，阴阳两方面一旦失去平衡，就必然导致疾病。这在内分泌代谢系统功能疾病中，表现尤为突出。

阴阳失衡，进而可导致寒热病变。阳虚则阴盛，阴盛则寒，包括肾阳虚、心阳虚、脾阳虚，或表现为心肾阳虚，脾肾阳虚，甚至表现为肾之元阳不足，命门火衰，一身阳虚，严重者可发生阳衰气脱、亡阳厥脱之变。可见于垂体前叶功能减退症、肾上腺皮质功能减退症、甲状腺功能减退症等。阴虚则阳盛，阳盛则热，热反过来又伤阴，则或阴虚内热之证，包括肾阴虚、心阴虚、肝阴虚、肺阴虚、胃阴虚，或表现为心肾阴虚、肝肾阴虚、肺肾阴虚，甚至表现为肾之元阴不足，命门水亏，五脏之阴俱虚，严重者可发生阴竭液脱、亡阴厥脱之变。可见于皮质醇增多症、甲状腺功能亢进、糖尿病、高血压病等，糖尿病酮症和高渗综合征等重症，常有阴竭阳脱之变。

临床上还有阴阳俱虚，而且不平衡者，最常见于妇女更年期综合征和部分糖尿病植物神经并发症、部分高血压病等。阴阳两虚，因虚而失衡，阴虚则热，阳虚则寒，所以可表现为烘热汗出而腰膝酸冷，或上半身热而下半身冷，或手足心热而手足背冷，易寒易热等情况。或阴阳两虚，阳气不能潜藏，虚阳浮越，龙火上腾，可表现为头晕目眩、两颧红赤如妆、心烦躁扰、腰腿冷痛、四末冷凉等，可见于高血压、糖尿病和某些内分泌疾病重症。

二、气血津液代谢异常

气血是人体生命活动的重要物质基础。津液是人体正常水液的总称，也是维持人体正常生理活动的重要物质。气血不足和气血运行异常，则可导致气主煦之、血主濡之的功能异常，或成气滞、气逆、气陷，或成血瘀、出血等。津液的生成、输布、排泄任何一个环节失常，即可能发生津亏、液竭或痰阻、积饮、水停诸证。当然，气血津液病证的产生与脏腑功能失调具有十分密切的关系。

气之病机，有气虚、气陷、气滞、气逆之分。气虚证，包括脾气虚、肺气虚、心气虚、肾气虚或心肾气虚、心肺气虚、脾胃气虚、脾肾气虚，也可表现为卫气不固、宗气不足、肾气不固或表现为脾虚气陷、胸中大气下陷。可见于糖尿病及其并发症患者。如糖尿病性心脏病心功能不全就可表现为心气虚、宗气不足。气虚进一步发展，可发生血虚，导致气血两虚，糖尿病肾病肾功能不全，肾性贫血，就存在气血两虚。气虚也可进一步发展为阳虚，包括脾阳气虚、心阳气虚、肾阳气虚，甚至发生五脏阳气俱虚。如席汉氏综合征、肾上腺皮质功能减退症、甲状腺功能减低均可见阳气不足，尤其常见肾阳气虚。而气滞就更为多见，气滞多与情志抑郁有关，包括肝郁气滞、脾胃气滞、胸中气滞、胃肠气滞、膀胱气化不行，可见于肥胖症、糖尿病及其并发症、甲状腺疾病、更年期综合征。皮质醇增多症有时也可表现为气机阻滞。金元名医朱丹溪云："气血冲和，百病不生，一经怫郁，诸病生焉。"由于气滞进一步发展，可成血瘀，可致痰阻、食停、湿郁，更可郁而化热，变生百证。甲状腺疾病、糖尿病及其并发症、更年期综合征等病症，均可存在以上病机。至于气逆证，有肝气逆、胃气逆、肺气逆之分，在内分泌代谢系统疾病中,前两者比较多见。

血之病机,有血虚、血瘀、血热、出血之别。血虚证,有心血虚、肝血虚、心脾血虚等,可由气虚不能生血,或肾精不足、精不生血,或大失血引起。如席汉氏综合征,又称产后血枯经闭,常见血虚,常继发于产后大出血。至于血瘀,多见于久病患者,如糖尿病血管并发症患者、更年期妇女月经不调者。糖尿病微血管病变,久病入络,则可表现为络脉血瘀。吕仁和教授曾提出糖尿病肾病"微型癥瘕"形成的病机,是痰热郁瘀互相胶结而成。更有血热者,可见疮疖、皮肤灼热瘙痒,也可表现为崩漏、尿血、咯血等。而血热、血瘀或脾气失于统摄,均可导致出血。更年期综合征就可表现为血瘀崩漏或脾不统血崩漏等。

津液之病机,有津液不足、痰湿、留饮、停水之异。津液不足,不能滋润、充养机体,可出现皮肤干燥、咽干、口燥、舌少津液等。可表现为肺津不足、胃热津伤等,严重者可发生津亏液竭,甚至进一步发生气随津脱,液竭阳脱。这在糖尿病尤其是酮症、高渗综合征等急性代谢紊乱的患者中非常多见。而肺脾肾三脏功能失常,三焦水道不利,膀胱气化不利,则水液代谢功能异常,津液不归正化,津液宣发,敷布失常,或肾气不固,津液下流,则可见口渴饮水不止,尿频量多,发为尿崩症的不幸。津液不归正化,更可内生痰湿、痰饮、水湿之邪。反过来痰湿、水饮、水湿又可阻滞气机,损伤阳气,所以终可成痰阻气郁、水饮阻隔、气滞水停和阳虚饮聚之证。糖尿病性心脏病支饮咳喘、甲状腺功能低下水肿、糖尿病肾病水肿等,即常有以上病机。

三、脏腑功能失调

脏腑是人体生命活动的主题,所以疾病的发生与脏腑功能的失调有关系。其实,也正因为如此,脏腑病机才这么受到中医界重视。"五脏者,藏精气而不泻,故满而不能实;六腑者,传化物而不藏,故实而不能满"。就内分泌代谢疾病来说,与精气不足关系密切,所以在脏腑之中与五脏功能密切相关。肾藏精,主生殖,主一身之气化,为先天之本,受五脏六腑之精而藏之,内藏元阴、元阳,"五脏六腑之阴,非此不能滋;五脏六腑之阳,非此不能发",所以在全身各脏腑中,居于特殊重要的地位。而肝主疏泄,主藏血,主一身气机之条达;脾主运化水谷,主升清,脾胃共为气血生化之源。内分泌代谢系统功能以肾为总舵主,与肝脾也很有关系。

而命门藏命火,为性命之根;三焦为元气之别使,主气化,水道出焉;冲脉为血海;任脉主持诸阴,主胞胎。所以,内分泌代谢疾病与这些脏腑经络功能失调也有关系。其中肾命三焦系统可以说是内分泌系统的轴心。肾命之元气不足、真精不足、元阴不足、元阳不足,则五脏精气虚、五脏阴虚、阳虚,以致阴阳俱虚。所谓气虚可表现为心肾气虚、肺肾气虚、脾肾气虚。可见于多种内分泌疾病、糖尿病心肾并发症等。所谓阳虚可表现为心肾阳虚、脾肾阳虚,甚至五脏阳气俱虚。可见于席汉氏综合征、肾上腺皮质功能减退症、甲状腺功能减低等。阴虚可表现为肝肾阴虚、心肾阴虚、脾肾阴虚、肺肾阴虚,甚至五脏之阴俱虚。可见于甲状腺功能亢进、糖尿病、皮质醇增多症等。阳气不足,尤其常见肾阳气虚。而三焦作为元气之别使,气化不行,水道不利,则可影响肾命所藏元阴、元阳正常敷布周身,从而影响一身气化之功能,可影响肺之宣发、肃降、通调水道,影响到脾之运化水湿,敷布津液,影响到膀胱之气化功能,所以常可导致尿崩、痰饮、水肿等。

以肝主气机,主情志,所以气滞证、气逆证与肝关系密切。包括肝郁气滞以及脾胃气滞、胸中气滞、胃肠气滞、膀胱气化不行在内,也包括肝气横逆、胃气上逆等。因为气为血帅,气滞日久则血瘀,并可在气滞基础上,内生痰阻、食停、湿郁,更可郁而化热,导致热灼血分,肝不藏血，甚至发生出血之变。可见于甲状腺疾病、更年期综合征、糖尿病合并眼底出血等发生发展过程之中。肝肾不足，冲任不调，则可发生月经失调，不孕不育。

以脾主运化水湿、输布津液，为气血生化之源。脾胃不健，则水湿运化不行，则可成水肿、痰饮；脾胃不能化生气血，则可成血虚证。另外，脾还有统血的功能，脾不统血，也常成为血证之病因。脾胃为后天之本，脾虚也可影响到先天肾以致全身各个脏腑的功能，所以脾胃病机在内分泌代谢疾病，尤其是代谢疾病发生发展过程中，也具有较重要的地位。

（薛均来）

第三节　内分泌代谢系统疾病中医辨证方法

传统中医学的辨证方法包括八纲辨证、病因辨证、脏腑辨证、经络辨证、气血津液辨证、卫气营血辨证、三阴三阳辨证、三焦辨证等。建国以后，学者又提出分期辨证、分型辨证、分期分型辨证方法，近年又有人提出标本虚实辨证等，各有特点。我们认为：各种辨证方法，如武术家的套路，各有其适应范围。应用在内分泌代谢疾病临床中，一定要具体情况具体分析。

一、八纲辨证（附十纲辨证）

八纲辨证是从阴阳、表里、寒热、虚实四对矛盾诸方面去认识、分析、归纳疾病发生发展规律的辨证方法。成熟于清代，但在《伤寒杂病论》时代已被应用，《景岳全书》曾有系统论述。在辨证诸方面中，表、热、实为阳，里、寒、虚为阴，具体应用于内分泌代谢疾病，主要应注意辨病邪在表在里，病性的寒热虚实。北京四大名医之一施今墨先生在八纲辨证基础上，增加辨气血，被称为十纲辨证。

表证可表现为恶寒发热、头项强痛、身痛、汗出异常，或有咽痛、咳嗽、脉浮，可见于亚急性甲状腺炎早期、糖尿病合并各种急性感染初发期的患者。里证则部位较深，多病在脏腑，一般无恶寒发热、头项强痛等症状，脉象多沉。在各种内分泌代谢病中，里证较表证更为多见。

寒证可表现为畏寒肢冷、疼痛喜温、口不渴、小便清长、妇女白带清稀、舌不红、舌苔白，脉象沉或兼迟、缓，可见于席汉氏综合征、肾上腺皮质功能减退症、甲状腺功能减低等疾病。热证则表现为畏热，手足心热，咽干，口渴，喜凉饮，小便黄赤，大便偏干，舌红，舌苔黄，脉象数，可见于皮质醇增多症、甲状腺功能亢进、糖尿病患者。

虚证可表现为神疲乏力，气短懒言，自汗盗汗，头晕，心悸，脉虚无力，进一步可分为气虚、血虚、阴虚、阳虚和五脏之虚。如席汉氏综合征、肾上腺皮质功能减退症、甲状腺功能减低多阳虚，尤其常见肾阳虚。皮质醇增多症、甲状腺功能亢进、糖尿病等病症，则阴虚多见。当然，也有表现为气阴两虚、阴阳两虚，甚至气血阴阳俱虚者。观察发现：在内分泌疾病中，虚证相对多见，代谢性疾病则多本虚标实。

初病多在气，可表现为胸胁、脘腹、少腹等部位胀满，部位不定，与情绪波动有关，性情抑郁，胸咽堵塞感，舌苔有沫，脉弦，进一步可分为肝郁气滞、胸中气滞、脾胃气滞、胃肠气滞等。如多种甲状腺疾病、糖尿病、更年期综合征等病症，均可见气滞证。久病多在血，可表现胸胁、脘腹、少腹等部位疼痛，部位固定，夜间为甚，妇女可见月经不调，烦躁健忘，肌肤甲错，舌质暗，或有紫斑，典型脉象为涩脉。如糖尿病血管并发症、皮质醇增多症等，均常见血瘀病机。

二、病因辨证

病因辨证是基于中医“辨证求因”思想，根据风、寒、暑、湿、燥、火诸病因的不同致病特点，来认识、分析、归纳疾病发生发展规律的辨证方法。该辨证方法，导源于《内经》，在《伤寒杂病论》时代已被广泛应用。古人还有所谓“内生五邪”之说，也属于病因辨证的重要内容。

风邪有外风与内风之分，外风可表现为头痛、恶风、脉浮等，可见于亚急性甲状腺炎早期和内分泌代谢疾病合并感染者，内风可表现为手足震颤、肢体抽搐、头目晕眩等，可见于代谢综合征、甲状腺功能亢进、糖尿病肾病尿毒症脑病、低血钙症等。

寒邪有内寒、外寒之分，外寒可表现为恶寒发热、头项强痛、身痛、无汗、鼻塞、咳嗽、脉浮等，可见于内分泌代谢疾病合并上呼吸道感染。内寒可表现为畏寒肢冷，脘腹疼痛喜温喜按，口不渴，小便清长，妇女白带清稀，男性阳痿，舌淡，苔白，脉象沉弱或兼迟、缓，可见于席汉氏综合征、肾上腺皮质功能减退症、甲状腺功能减低等疾病。

热邪有外热、内热之分，外感热邪可表现为发热，或伴恶寒，头身痛，咽痛，舌尖红，脉浮数，或浮滑数，可见于亚急性甲状腺炎早期、糖尿病合并感染等。内热可表现为畏热，手足心热，口苦，咽干，口渴，喜凉饮，心烦失眠，咳嗽痰黄，小便黄赤，大便偏干，舌红，舌苔黄，脉象数不浮，可进一步分为心火、肝火、肺热、胃火、脾胃积热、胃肠结热等，可见于皮质醇增多症、甲状腺功能亢进、糖尿病患者。

湿邪有外湿、内湿之分，外受湿邪可表现为头身困重、疼痛，恶寒，身热不扬，口腻，脘腹痞闷，小便黄赤，大便不爽，舌苔腻，脉濡，可见于糖尿病合并泌尿系感染等。内湿可表现为头身困重，神疲嗜睡，皮肤湿痒，妇女白带量多，舌苔腻，脉象细滑或缓，可见于肥胖症、胰岛素抵抗综合征、糖尿病并发症、皮质醇增多症患者。湿邪进一步可分为寒湿和湿热，在内分泌疾病中，寒湿较少见，在糖尿病、痛风、高脂蛋白血症等代谢性疾病和各种感染患者，湿热证多见。

燥邪有外燥、内燥之分，外感燥邪多发生于秋季，可表现为发热恶寒、咳嗽少痰、咽干、鼻燥、头身不适、舌苔少津液、脉细或浮，可见于内分泌代谢疾病合并呼吸道感染。内燥可表现为目涩眼干、咽干、鼻燥、唇干、大便干燥、舌红而燥、脉细或细数，进一步可分为阴虚肺燥、阴虚胃燥、阴虚大肠燥结等。主要可见于糖尿病等病，是因为阴虚而成内燥。

三、脏腑辨证（附脏腑气血阴阳辨证）

脏腑辨证是现代中医最常用的一种辨证方法，是根据五脏六腑功能失常的不同见证，来分析、认识、归纳疾病发生发展规律的辨证方法。导源于《内经》，成形于《金匮要略》，丰富发展于《中藏经》、《小儿药证直诀》及后世百家，而今有总括各种辨证方法之势。但脏腑辨证，实离不开气血阴阳而论脏腑。在内分泌代谢疾病辨证中，我们称之为脏腑气血阴阳辨证方法。

肾与命门病证，可表现为肾气不足、肾阴不足（命门水亏）、肾精不固、肾阳不足（命门火虚）、肾阴阳两虚、阳虚水停、阴虚火旺等证，症见头晕耳鸣、齿落发枯、腰膝酸软、健忘、生殖功能异常、青少年生长发育延迟、脉沉等，也可表现为肝肾阴虚、心肾阴虚、脾肾阴虚、肺肾阴虚，甚至五脏之阴俱虚和心肾阳虚、脾肾阳虚，甚至五脏之阳俱虚。由于肾命三焦系统在维持内分泌代谢系统生理功能方面具有特殊地位，所以几乎所有内分泌代谢疾病都与肾、命门功能异常有关。

肝胆病证，可表现为肝阴不足、肝气郁结、肝经郁热、肝火内盛、肝阳上亢、肝气横逆、肝血不藏、肝胆湿热等证，症见头痛头晕、抑郁、恼怒、胸胁、少腹胀满、疼痛、善太息、多梦、妇女月经不调、脉弦等，也可表现为肝肾阴虚、肝火犯肺、肝气犯脾、肝气犯胃、胆胃不和、气郁痰阻等证。在内分泌代谢疾病当中，如甲状腺功能亢进、更年期综合征、糖尿病及其并发症、高血压病等，肝系证候比较多见。

脾胃病证，可表现为脾气不足、脾虚气陷、脾阳不足、脾虚湿阻、脾胃虚寒、脾胃湿热胃阴不足、胃肠热结等证，症见食少纳呆、脘腹胀满、恶心呕吐、大便异常、脉缓等，也可表现为心脾血虚、脾不统血、脾肾阳虚等证。也比较多见于内分泌代谢疾病，尤其是代谢疾病。

心与小肠病证，可表现为心气不足、心血不足、心阳虚衰、心阴不足、心气阴两虚、心脉瘀阻、水饮凌心、心火内盛、心火上炎、心火下移等证，症见胸闷、气短、心悸、心烦、失眠、多梦或神疲、嗜卧，脉迟或脉数，甚至脉象三五不调等，可见于糖尿病性心脏病、甲状腺功能亢进、甲状腺功能减退等。

肺与大肠病证，可表现为肺阴不足、肺气不足、肺气阴两虚、水寒射肺以及心肺气虚、肺肾阴虚等证，症见咳嗽、气喘、咳痰、胸闷、鼻咽不舒等，内分泌代谢疾病有时也有所见。

三焦病证，可表现为三焦气化不行，三焦水道不利诸证，与肾命元气的敷布、肾阳的蒸腾气化功能、肺脾肾有关水液代谢的功能密切相关。可表现为尿崩、痰饮、水肿、胀满等。

四、经络辨证

经络辨证是根据人体经络十四正经和奇经八脉功能异常的不同见证，来分析、认识、归纳疾病发生发展规律的辨证方法。导源于《内经》，而《金匮要略》多有论及，与脏腑辨证合称为脏腑经络辨证。

足少阴肾经络病证、足厥阴肝经络病证、足太阴脾经络病证，在内分泌代谢疾病中比较多见。如肾经络循行于人体腰部，而络阴器，所以席汉氏综合征肾虚，常表现为腰膝酸软、阴唇萎缩、阴毛脱落等；足厥阴肝经络循行于人体胸胁、乳房、少腹部位，而络于阴，所以糖尿病肝经气滞血瘀，可表现为胸胁、乳房、少腹胀痛、月经不调；足太阴脾经络，行于下肢内侧前缘，而止于足大趾之侧，所以痛风病脾生湿热下注，发作期常见下肢尤其是足大趾关节红肿热痛。

而奇经八脉之中，督脉主持诸阳，任脉主持诸阴，冲脉为血海，任脉主胞胎，内分泌疾病与奇经八脉也常存在密切关系。如更年期综合征，肾虚，太冲脉衰少，才导致月经闭止；席汉氏综合征肾阳不足，精血虚损，任脉失养，所以常见不能孕育；糖尿病并发症期，阴损及阳，肾虚血瘀，影响督脉主持诸阳功能，所以可出现腰背痛、畏寒、阳痿等症。用奇经八脉理论指导内分泌代谢病辨证，有待于进一步深入研究。

五、气血津液辨证

气血津液辨证是根据人体气血津液疾病的不同表现，来分析、认识、归纳疾病发生发展规律的辨证方法。气血津液作为人体生命活动的重要物质基础，其发病与脏腑功能失调具有密切关系，所以气血津液辨证方法应与脏腑辨证方法互参。

气之病证，有气虚、气陷、气滞、气逆证之分。

气虚证可表现为神疲乏力、气短懒言、自汗、易感、心悸、气短、食少纳呆、脉虚无力，结合脏腑定位又包括脾气虚、肺气虚、心气虚、肾气虚或心肾气虚、心肺气虚、脾胃气虚、脾肾气虚证。也可表现为卫气不固（自汗、易感、恶风等）、宗气不足（胸闷、心悸、气短等）、肾气不固（尿频、尿多、白带量大、遗精等)。气虚，清阳不升，则可发生气陷证，包括脾虚气陷(食少、食后脘腹坠胀、脏器下垂等)、胸中大气下陷(胸闷、气短不足以息)等。糖尿病及其并发症患者有气虚证、气陷证者并不少见。

气滞证，多与情志抑郁有关，可表现为胸胁、脘腹、少腹等部位胀满，部位不定，与情绪波动有关，性情抑郁，胸咽堵塞感，舌苔有沫，脉弦。包括肝郁气滞、胸中气滞、脾胃气滞、胃肠气滞等。该证在甲状腺疾病、糖尿病及其并发症、更年期综合征等病症，均非常多见。气滞日久，可成血瘀，可致痰阻、食停、湿郁，更可郁而化热，气滞、血瘀、痰阻、食停、湿郁、火郁称为“六郁”。

气逆证，有肝气逆、胃气逆、肺气逆之分，可见头晕头涨、郁怒不解、胸胁胀痛、气上撞心、甚至呕血、飧泄或恶心、呕吐、胃脘胀满、嗳气或咳嗽、气喘、喉中痰鸣等。其中肝气逆、胃气逆，可见于糖尿病胃轻瘫、糖尿病酮症酸中毒、糖尿病肾病尿毒症酸中毒等。

血之病证，有血虚、血瘀、血热、出血证之别。

血虚证，可见心悸、健忘、头晕、爪甲色淡、唇舌色淡、脉细等，如席汉氏综合征和糖尿病肾病肾性贫血均可见血虚证。

血瘀证，可表现颜面瘀斑、胸胁、脘腹、少腹等部位疼痛，部位固定，夜间为甚，肢体麻木、疼痛，烦躁健忘，肌肤甲错，舌质暗，或有紫斑，典型脉象为涩脉。多见于久病患者，如糖尿病血管并发症患者。

血热证，可表现为疮疖红肿热痛、皮肤灼热瘙痒，也可有崩漏、尿血、咯血、舌红绛、脉有数象。可见于糖尿病性皮肤病、糖尿病足和糖尿病合并肺结核等。

出血证，可表现为头部诸窍和前后二阴出血和皮下出血、皮肤发斑，可由血热、血瘀或脾气失于统摄所致。更年期综合征就可表现为血瘀崩漏或脾不统血崩漏等。

津液之病证，有津液不足、痰湿、痰饮、水湿证之异。

津液不足证，可表现为皮肤干燥、口渴多饮、咽干口燥、鼻燥唇干、大便干燥、舌少津液等。包括肺津不足、胃热津伤证等，严重者可发生津亏液竭，甚至进一步发生气随津脱，液竭阳脱。可见于糖尿病重证急性代谢紊乱。津液不归正化，宣发、敷布失常或肾气不固、津液下流，则可见口渴饮水无度、尿频量多，可见于尿崩症。

痰湿证，可表现为肥胖、胸闷、咽中窒塞、咳嗽痰多或烦闷多梦、舌苔腻、脉滑。可见于肥胖症、高脂血症等。

痰饮证，可表现为头眩、呕吐痰涎、心下痞满、肠鸣漉漉或咳嗽、气喘、喉中痰鸣、咳逆倚息不得平卧、颜面虚浮，或胁下留饮、咳嗽引痛、舌苔水滑、脉弦或弦滑。可见于糖尿病心脏病心功能不全、胃轻瘫、胸腔积液等。

水湿证，可表现为颜面、肢体浮肿，按之陷下不起，甚至见胸水、腹水、脉象多沉。可见于糖尿病性心脏病、肾病水肿、甲状腺功能减低水肿、妇女更年期特发性水肿等。水饮、水湿又可阻滞气机，损伤阳气，终可成痰阻气郁、水饮阻隔、气滞水停和阳虚饮聚之证。

六、卫气蒙血辨证

卫气营血辨证是根据温热病卫气营血四个不同阶段的不同见证，分析、认识、归纳疾病发生发展规律的辨证方法。古人虽有论及，正式提出则是清代叶天士《外感温热篇》。在内分泌代谢相关疾病中，主要用于与外感温热邪气有关的病证。

卫分在人体最外层，主抵御外邪，可表现为发热恶寒、头身疼痛、汗出异常、咽痛、咳嗽、舌尖红、脉浮数银翘散证等，可见于亚急性甲状腺炎早期、糖尿病合并各种感染初期，尤其是上呼吸道感染等。

气分是温热病第二阶段，卫分证进一步发展，入里化热所致。可表现为发热、口渴、腹满、便干、舌红苔黄、脉滑数白虎汤证、承气汤证等，可见于亚急性甲状腺炎发热、糖尿病合并各种感染极期和部分糖尿病酮症、糖尿病高渗综合征患者等。

营分是温热病进一步发展，可由卫分、气分证转来，也可发病则在营分，可表现为神识异常、烦热夜甚、皮肤斑疹、舌质绛少苔、脉细数清营汤证等，可见于糖尿病皮肤病、糖尿病足感染菌毒败血症、糖尿病急性代谢紊乱综合征和部分皮质醇增多症患者。

血分是营分证的进一步发展，见于疾病危重阶段，可表现为发热不退、神昏谵语、惊厥抽搐、斑瘀显露、呕血、衄血、尿血、便血、舌红绛、舌苔黄、脉象细数犀角地黄汤证等，可见于糖尿病皮肤病、糖尿病足感染菌毒败血症、糖尿病急性代谢紊乱综合征和皮质醇增多症合并应激性溃疡等。

七、三阴三阳辨证

三阴三阳辨证，俗称六经辨证，是在辨三阴三阳六系统病变的基础上，参照患者三阴三阳体质类型，所进行的方剂辨证。三阴三阳方法，导源于《伤寒论》。是阴阳学说引入医学领域，用于归纳人体生理功能、营卫气血水火阴阳升降出入病机、划分人群体质类型的结果。

原为外感病辨证方法，但古人也有所谓“六经钤百病”之说，我们在内分泌代谢病临床就常应用该辨证方法。特点是强调方证对应，辨体质、辨病、辨证相统一，选方用药针对性强。

三阴三阳首先是六个生理系统，是不同于五脏五系统学说的，对人体生理功能的另一层次的划分，生理情况下各系统功能互相联系，病理情况下就会表现为三阴三阳六系统病变，在一定条件下可以互相转化。三阴三阳六系统功能在每个个体的不平衡，决定了可把人群划分为六类体质，三阴三阳不同体质，相对容易患相应的三阴三阳不同系统病变。

太阳系统是人体肌表抵御外邪、营卫调和功能的概括。肺主气，外合皮毛，开窍于鼻，督脉主持诸阳，足太阳膀胱之脉，“连于风府，故为诸阳主气”，所以，太阳系统功能的维持，实有关于肺与督脉、足太阳膀胱经脉功能的正常发挥。生理情况下，肌表无外邪侵袭，营卫调和，肺气宣降有序，汗出有度，体温正常。病理情况下，正邪交争于表、营卫不和、肺失宣降，汗出异常，则可表现为恶寒、发热、汗出异常、头项强痛、鼻塞、咳喘等，即为太阳系统病变典型证候。具体可分为麻黄汤证、桂枝汤证、银翘散证。可见于糖尿病合并上呼吸道感染等。

阳明系统是人体胃肠通降、传导化物功能的概括。胃主受纳，主腐熟水谷，与脾相表里，共为气血生化之源，小肠为受盛之官，化物出焉；大肠为传导之官，变化出焉。所以，阳明系统功能的维持，实有关于脾胃和大小肠功能的正常发挥。生理情况下，胃肠通降有常，胃实则肠虚，肠实则胃虚，更虚更实，大便通畅。病理情况下，胃肠通降功能失调，肠道传导失职，则可表现为大便不通的“胃家实”证，为阳明系统病变证候特点。具体常表现为承气汤证、大黄附子汤证、麻子仁丸证。可见于胰岛素抵抗综合征、皮质醇增多症、糖尿病胃肠病变、习惯性便秘等。

少阳系统是人体调节情志、生发阳气、疏利气机功能的概括。肝主情志，主疏泄，主气机，胆主决断，主人体春升之气，三焦为元气之别使，主气化，所以，少阳系统功能的维持，实有关于肝胆和三焦功能的正常发挥。生理情况下，情志调畅，阳气升降出入有序，气机条达。病理情况下，情志抑郁，阳气不伸，气郁化热，则可表现为胸胁苦满、心烦郁闷、口苦咽干、头晕耳鸣等，即为少阳系统病变典型证候。具体常表现为逍遥丸证、小柴胡汤证、大柴胡汤证。可见于胰岛素抵抗综合征、皮质醇增多症、甲状腺功能亢进、糖尿病及其并发症等。

太阴系统是人体脾胃运化、化生输布水谷精微功能的概括。脾主运化，与胃相表里，生化气血，输布津液，小肠为受盛之官，分清泌浊，大肠主传导，所以，太阴系统功能的维持，实有关于脾胃和大小肠功能的正常发挥。生理情况下，脾胃健运，气血生化有源，津液输布有常。病理情况下，脾胃运化功能失职，升降失司，则可表现为腹满时痛、呕吐下利等证，为太阴系统病变典型证候。具体常表现为参苓白术散证、理中汤证、平胃散证等。可见于糖尿病及其胃肠病变腹泻、肥胖症、席汉氏综合征、肾上腺皮质功能减退症等。

少阴系统是人体内部阴阳固秘、水火交济功能的概括。心肾同属少阴，心主火主神明，肾主水内寓元阴元阳，所以，少阴系统功能的维持，实有关于心肾功能的正常发挥。生理情况下，体内阴阳调和，阴平阳秘，精神内守。病理情况下，心肾水火不交，甚至阴阳亡脱，神失舍守，则可表现为如心中烦，不得眠，或神疲肢冷，脉微细，甚或出现四肢厥冷、汗出淋漓、脉微欲绝，即为少阴系统病变典型证候。具体常表现为黄连阿胶汤证、四逆汤证、肾气丸证等。可见于糖尿病、肥胖症、甲状腺功能亢进、甲状腺功能减低、席汉氏综合征、肾上腺皮质功能减退症、皮质醇增多症等。

厥阴系统是人体控制情绪、潜藏阳气、平调气机功能的概括。肝主气机，主情志，体阴而用阳，与脾胃密切相关，与心母子相应，与肾精血同源，所以，厥阴系统功能的维持，实有关于肝与脾胃、心肾功能的正常发挥。生理情况下，情绪稳定，阴精闭藏，阳气有制，气机平调。病理情况下，人的情绪控制无力、阳气不能潜藏、肝气横逆犯胃，则可表现为性急易怒、头晕头痛、咽干口渴、自觉气上撞心、心中痛热等厥阴系统病变典型证候。具体常表现为百合丹参饮证、建瓴汤证、潜阳汤证等。可见于甲状腺功能亢进、胰岛素抵抗综合征、糖尿病合并高血压、眼病、皮质醇增多症等。

可见，三阴三阳六系统与五脏六腑的关系是十分复杂的。绝对不能把三阴三阳理解为相应的脏腑、经络及其气化功能的综合体。如太阳系统与肺关系密切而与手太阳小肠及其经络无涉；太阴系统与脾胃、大肠、小肠关系密切，而与手太阴肺及其经络无涉，皆应予明确。

三阴三阳六系统病变的表现，相应的也各有特点，但因为不同系统之间，与五脏五系统一样，存在着有机联系，临床上也常有两个或多个系统同时受病的情况。可表现为多系统证候并见，称为并病，如太阳少阳并病刺期门、大椎证即是。更有一个系统病变为主，累及其他系统功能，表现为一个系统证候为主，多系统证候同见，称为合病，如太阳阳明合病麻黄汤证、三阳合病白虎汤证即是。而且，三阴三阳各系统病变之间，与五脏病变一样，一定条件下还可以互相转化。如太阳体质之人，患太阳系统病变，失治误治，热结胃肠，可表现为调胃承气汤证；太阳病误下，中阳受伤，转属太阴，更可表现为腹满时痛桂枝加芍药汤证，皆是其例。这种情况，在内分泌代谢病临床中是非常多见的。如糖尿病阳明系统病变，日久胃肠结热伤阴，进一步会出现少阴肾阴不足的证候等。如席汉氏综合征表现为少阴肾阳不足，肾阳不能温暖脾阳，则常表现为少阴、太阴两系统证候同见。

八、三焦辨证

三焦之名，首见于《内经》，或以三焦分部，或为六腑之一。清代吴鞠通《温病条辨》基于《内经》三焦分部理论，结合卫气营血辨证，根据温热病病程中上、中、下三焦所属脏腑在温热病病程中的不同见证，来分析、认识、归纳温热病发生发展规律的辨证方法。现代学者有认为更适合于湿热性质疾病。在内分泌代谢相关疾病中，与湿热邪气有关的病证就很多。

上焦病可见于湿热疾病早期有表证的阶段，可表现为头身困重及疼痛、恶寒、身热不扬、口腻、心胸痞闷、舌苔腻、脉濡等鸡苏散证、翘荷汤证，可见于糖尿病合并感染等。

中焦病可见于湿热疾病中期，可表现为脘腹痞满、呕逆、胁痛、黄疸、大便不爽、舌红苔黄腻、脉滑数等，茵陈平胃散证、柴平煎证、蒿芩清胆汤证，可见于胰岛素抵抗综合征、糖尿病胃肠并发症、糖尿病、高脂血症合并胆囊炎等。

下焦病可见于湿热疾病后期和容易慢性化、病情迁延的患者，可表现为少腹胀痛、腰腿酸困、女子外阴湿痒、白带量多、小便黄赤、大便不爽、舌苔黄腻、脉滑数，四妙散证、八正散证、完带汤证，可见于糖尿病合并泌尿系感染、妇女外阴阴道炎、盆腔炎、糖尿病神经并发症、糖尿病足等。

更有湿热弥漫三焦之证，可表现为头身困重、胸闷咳嗽、身热不扬、脘腹痞满、少腹不舒、小便热涩疼痛、舌苔腻，三仁汤证，可见于多种内分泌代谢病合并感染如急性肾盂肾炎等。

另外，还有湿热邪伏膜源，发热恶寒，头痛身痛，胸脘痞闷，舌苔白如积粉者，为柴胡达原饮证，可见于内分泌代谢疾病合并某些感染和传染性疾病。

九、标本虚实辨证

标本的概念，在中医学中有多重含义，如原发病为本，继发病为标；病因为本，病症为标；患者为本，医生为标；正气为本，邪气为标等。此所谓标本主要指正邪而言。我们所说的标本虚实辨证则是针对疾病本虚标实的特点，通过不同本虚证和标实证的临床见症，来分析、认识、归纳疾病发生发展规律的一种辨证方法。从内分泌代谢疾病实际情况来看，确实多具有本虚标实的病机特点，所以标本虚实辨证方法也就比较有意义。

如席汉氏综合征、肾上腺皮质功能减退症、甲状腺功能减低等，本虚病机尤其是阳虚表现突出，或表现为心肾阳虚，或表现为脾肾阳虚，但临床观察也可兼见某些标实证候，如肝气郁结、血脉瘀阻、水湿内停等。

再如糖尿病，本虚标实的特点非常突出。本虚证包括阴虚证、气虚证、气阴两虚证、阴阳两虚证四者；标实证则可表现为气郁、血瘀、热结、痰湿、痰火、湿热、郁热、燥热、热毒、风热、热伏于肺、心火内炽、湿邪困脾、肝阳上亢、相火妄动等。对于一个患者来说，往往既有本虚证，又有标实证的一证或数证同时存在。诊治关键在于处理好本虚证与标实证的关系问题。临床观察发现：在内分泌疾病中，虚证相对多见，也可兼见标实证，而代谢性疾病则本虚标实多见。

十、分期辨证

分期辨证是指在明确西医诊断的基础上，根据疾病不同阶段主证特点、兼证、舌苔脉象的不同，把疾病分成几个阶段，来分析、认识、归纳疾病发生发展规律的辨证方法。对于有明确阶段性，或有发作期和缓解期区别的内分泌代谢疾病，比较合适。吕仁和教授诊治糖尿病及其并发症最主张在分期的基础上进行分型辨证。

其他具体如亚急性甲状腺炎各期具有不同的临床表现和病机特点，可分为早期发热阶段和慢性期，早期可表现为发热、恶寒、头身痛、口苦、咽干、颈前疼痛、咽喉红肿疼痛、舌尖红、苔薄黄，为风热外犯，邪郁少阳证；慢性期可表现为畏寒、神疲乏力，或有浮肿、舌淡脉缓，常属于心脾肾阳虚之证，也有表现为一过性阴虚火旺或阴阳俱虚者。再如痛风，平素可有湿热或痰湿瘀滞，发作期则湿热壅塞，所以有学者把痛风分为急性发作期和缓解期两个阶段进行辨证。

十一、分型辨证

分型辨证是指在明确病名诊断的基础上，根据患者的主证特点、兼证、舌苔脉象的不同表现，把疾病分为几个证型来分析、认识、归纳疾病发生发展规律的辨证方法。具体包括明确中医病名分型辨证和明确西医病名分型辨证两种情况，是当今影响最大的辨证方法。

明确中医病名，而后分型辨证的方法，实际上建立在继承脏腑辨证、气血津液辨证、病因辨证等多种传统中医辨证方法的基础之上的，高等医学教材《中医内科学》应用的就是这种辨证模式。如肥胖的中医辨证分为胃热滞脾、脾虚不运、痰浊内盛、脾肾阳虚、气滞血瘀五型。这种分型辨证方法在中医界影响很大。卫生部颁发的《中药新药临床研究指导原则》中有关闭经、阳痿等病证，都是采取了这种分型辨证方法。

明确西医病名，而后进行分型辨证的方法，同样为临床医家习用。祝湛予教授早在20世纪六七十年代就提出了糖尿病分型辨证的方法。卫生部颁发的《中药新药临床研究指导原则》中有关糖尿病的辨证，也采取了这种分型辨证方法。新版《中药新药临床研究指导原则》中糖尿病部分是笔者执笔完成的，该指导原则把糖尿病分为阴虚热盛、气阴两虚、肝经郁热、湿热困脾、血脉瘀阻、阴阳俱虚水停等几个证型，仍然是分型辨证的精神。不过我们认为：像糖尿病这样复杂的疾病，单纯分几个证型要解决其所有问题是非常不现实的。各证型之间，可以单见，也可以并见。指导原则就是要为大家提供一个原则性的辨证方法与思路，不能理解为固定的不能越雷池一步的死套。

十二、分期分型辨证

分期分型辨证是指在明确西医诊断和临床分期的基础上，再根据患者的主证特点、兼证、舌苔脉象的不同表现，把该疾病阶段分为几个证型来分析、认识、归纳疾病发生发展规律的辨证方法。这比较适合于病程绵长的内分泌代谢疾病的辨证。

（李莉）

第四节　内分泌代谢系统疾病中医治疗原则

一、重视体质，治病求本

中医学非常强调“治病求本”。所谓“本”，自然是引起疾病的根本病因与病机。所谓“病因”，包括体质因素、外感邪气、内伤七情、饮食劳倦等；所谓“病机”，是引起疾病发生发展的病理机转。人体发病的过程，即不同病因，作用于不同体质的患者，发生一系列病理机转，引起疾病而表现为特定的证候的过程。所以,有人认为辨证论治就是“治病求本”。笔者认为:辨证论治确是“治病求本”思想的体现,因为中医学所谓病因是“辨证求因”,而证候又是疾病特定阶段病机在某人身上的外现;但辨证论治并不是“治病求本”本身,因为疾病的根本更应该是指病因病机。

内因是变化的根据,外因是变化的条件,外因通过内因而起作用。说明较之外感邪气、内伤七情、饮食劳倦等,体质因素在发病过程中地位更为重要。中医学自古就非常重视体质在发病中的重要地位。《内经》反复强调体质重要。《伤寒论》也认为不同体质,感受病邪从化、转归不同。外感病如此,内伤病也是如此。许多内分泌代谢疾病都与体质和遗传有关。无论是将人群体质划分为木、火、土、金、水五类,还是划分为太阴、少阴、太阳、少阳、阳明、厥阴六类,治病时均当对体质因素给予重视。由于体内各系统生理功能的不平衡,形成了的人群不同体质,所以调整这种生理系统功能的相对不平衡,即可降低疾病发生的几率。这与现代医学所谓“基因治疗”,实际上是同一种治疗思想。我们认为:针对不同体质类型,如太阳体质、阳明体质、少阳体质、太阴体质、少阴体质、厥阴体质,积极进行治疗是非常必要的。因为有这种体质,才可能患这种病。患这种病才可能表现出这种证。可以说,只有辨体质、辨病、辨证相统一,治体质、治病、治证相统一,才是真正的“治病求本”。

二、平衡阴阳,整体调理

我们知道;中医学最重视平衡,包括阴阳平衡、气血平衡、五行生克制化平衡、营卫平衡等。平衡就意味着健康,不平衡就可能导致疾病。所以治疗当“谨察阴阳所在而调之,以平为期”。“以平为期”概括了中医治病的平衡原则。诸种平衡当中最应强调的当然还是阴阳平衡。而整体观则是中医的又一特色,强调人体是各脏腑互相联系的一个整体,反映到中医治疗学方面,那无疑就是要求整体调理,通过调整全身各脏腑功能与气血津液升降出入功能,而使疾病归于康复。

如垂体前叶功能减退症、肾上腺皮质功能减退症、甲状腺功能减退症等,多表现为肾阳虚、命门火衰,治疗通过温阳补肾,则可以使阴阳归于平衡,取得疗效。皮质醇增多症、甲状腺功能亢进、糖尿病、高血压病等,多表现为阴虚内热,治疗通过滋阴清热,则可以使阴平阳秘,而精神乃治。妇女更年期综合征患者,还常表现为阴阳俱虚且不平衡,在滋阴温阳基础上,调和阴阳气血,则可以使机体渐归于另一层次的平衡,使潮热、汗出症状减轻。

整体调理脏腑功能在内分泌代谢疾病治疗中,也居于重要地位。尤其是调整“肾命三焦系统”功能,可调理肾与全身各脏腑的关系,调理肾、肝、脾三脏的关系,具有重要意义。如席汉氏综合征、肾上腺皮质功能减退症、甲状腺功能减退症,所谓阳虚可表现为心肾阳虚、脾肾阳虚,甚至五脏阳气俱虚,补肾阳,以补充命门之火,则心阳振奋,而脾土不寒。如甲状腺功能亢进,阴虚内热而肝旺,可表现为肝肾阴虚、心肾阴虚等,滋阴补肾则内热退、肝气平、肝阴不亏、心阴不虚,诸证自解。

再如单纯性甲状腺肿,按中医的说法,是肝主气机的功能失常,进而影响到脾,气滞基础上痰阻,所以治疗重在调肝,兼以治脾,肝脾调和,则气顺痰开,瘿肿渐消。糖尿病胃轻瘫患者,辨证多为肝气犯胃,胃气不和,见胃治胃,疗效不显,必调肝和胃,方可取效。

三、动态观察,分期论治

疾病的过程是由不断发展与相对稳定的阶段组成的。疾病不断发展变化而形成不同的传变、转归趋势，因此必须以发展的观点与动态的观点进行观察与治疗。疾病的相对稳定性形成了疾病不同的阶段。阶段性，反映了病情的轻重、病势的进退、病机的变化，也是改变治疗方案的依据。因此，临床治疗疾病，不仅要动态观察病情，还要注意分阶段论治。温病学的卫气营血就有阶段的意思。在内伤病当中，初病之时，实证相对多见，一般不宜峻剂猛攻；进入中期，多正气渐虚，只宜轻补；或有因气、血、痰、火、水、湿之郁而成实证，攻法一般也只宜暂用；病至晚期，久虚成损，则宜调气血、养五脏、促康复。在许多内分泌代谢疾病的发生发展过程中，就具有这种不断变化的趋势和相对明确的阶段。所以也必须重视动态观察病情，分阶段论治。

如亚急性甲状腺炎就有早期发热阶段和慢性化阶段之分，痛风就有急性发作期和缓解期两个阶段。而糖尿病也有其自然发展病程。《内经》所谓“脾瘅”、“消渴”、“消瘅”，实际上相当于现代医学糖尿病的糖尿病前期（糖耐量低减、空腹血糖异常）、糖尿病临床期、糖尿病并发症期三个阶段。而糖尿病各种并发症进一步又可分阶段，如糖尿病肾病西医分早期糖尿病肾病和临床期糖尿病肾病两个阶段。我们基于中医临床实际，根据糖尿病肾病不同时期病机特点，主张分早、中、晚三期。早期即微量白蛋白尿阶段，症状不典型，多气阴两虚，络脉瘀结；中期为临床期出现尿蛋白、水肿、高血压等，肾功能损害不严重，可表现为气阴两虚、血瘀水停等证；晚期肾功能严重损害，表现为肾元虚衰、浊毒瘀滞、气血受伤、脏腑受损。各期治疗必须有别。其实也正因为疾病的不同阶段，邪正的消长、病机转变、证候特点，均存在差别，才要求我们在临床上进行分阶段论治。

四、明辨标本，治分缓急

古人有“急则治其标，缓则治其本”的论述，强调诊治疾病，应分清标本缓急。一般说来，就表里的缓急而言，一般先表后里，若里急则又可急治其里；就病证先后而言，一般先治新病，后治宿疾；就病情缓急而言，则急治其标，缓治其本，急治其标为权宜之计，缓治其本为根本治疗。临床上应根据具体病情具体分析，给予针对性的治疗。这是中医治疗疾病的一般原则，内分泌代谢疾病治疗当然也不例外。

但如以邪正释标本，则处理好本虚证与标实证的关系也是取得疗效的关键。也就是说，存在本虚证、标实证，并不意味着都要治本虚、治标实并重。我们的观点：病情急变阶段，本虚证急，则重点治本虚，兼以治标实；标实证急，则重点治标实，兼以治本虚，或先治标实，再治本虚。病情稳定期，本虚证突出，则治本虚证为主，兼以治标实；标实证突出，则治标实为主，兼以治本虚；若本虚证、标实证同重，则治本虚证、治标实证并重，标本兼治。

治疗本虚证固然重要，但解决好标实证也常常是取得疗效的关键。如糖尿病合并失眠，症见心胸烦闷、失眠多梦、口苦、咽干、善太息、五心烦热、神疲乏力、舌红、苔薄黄、脉细弦，中医辨证属本虚标实，本虚是气阴两虚，标实是肝经郁热，扰动心神，以标实证为突出，应重点治标实，或兼以益气养阴，郁热一撤，睡眠安好，不降血糖而血糖自降。处理好本虚证与标实证的关系，处理好扶正治本虚与祛邪治标实的关系，是取得良好临床疗效的关键。决不能惑于“治病求本”，而忽视治标实的重要意义。

五、医患结合，防治结合

中医治病非常重视调动患者的积极性，包括用药也要求以调动人体本身抗病能力为中心，而不仅仅是见病治病，见邪祛邪。《素问·汤液醪醴论》云："病为本，工为标，标本不得，神不使也。"认为医患双方之中，患者才是根本，如果医患配合不好，神医神药也不能起到任何作用。在内分泌代谢疾病当中，尤其是代谢疾病，如肥胖症、糖尿病、高脂蛋白血症等，与生活方式特别是饮食结构等有密切关系。如果得不到患者本人的理解和配合，取得良好疗效是难以想象的。因此，有人把饮食治疗、运动治疗、心理治疗称为糖尿病治疗的"三挂马车"也有人再添加健康宣教一项，为"四挂马车"，其实都是在强调争取患者良好配合的重要性。

至于疾病的预防，传统中医也非常重视。《内经》有"不治已病治未病"之论，《金匮要略》有"上工治未病"、"见肝之病，知肝传脾，当先实脾"之说，都是在强调预防的重要性。何为"治未病"？一般说，包括未病先防和既病防变两个方面。这两方面可以说都非常重要。现代医学认为：糖尿病发生、发展有其自然病程，先以胰岛素抵抗为基础，胰岛素代偿性分泌增多，血糖正常，其后胰岛素代偿性分泌功能达到极限，血糖升高，口服降糖药可控制血糖；后期胰岛素分泌功能衰竭，必须接受胰岛素治疗，血糖控制不好，糖尿病出现一系列并发症。所以现代医学有所谓"三级预防"。未患糖尿病者，改善生活方式防止糖尿病，为一级预防；已患糖尿病者，积极治疗糖尿病即可预防糖尿病并发症，为二级预防；已发生糖尿病并发症者，积极治疗并发症，预防糖尿病并发症持续进展，以免致死、致盲、致残，为三级预防。也有未病先防和既病防变的意思。我们将其概括为"防治结合，寓防于治"，在防治内分泌代谢疾病及其并发症方面，具有重要的实际意义。

（李莉）

第五节　甲状腺功能亢进症

甲状腺功能亢进症（甲亢）是指由于甲状腺内或甲状腺外的多种原因引起的甲状腺激素增多，进入血中，作用于全身组织器官，造成机体的神经、循环、消化等系统兴奋性增高、代谢亢进为主要表现的甲状腺毒症。主要包括毒性弥漫性甲状腺肿、结节性毒性甲状腺肿、自主性高功能性甲状腺腺瘤。本章以毒性弥漫性甲状腺肿为代表进行介绍。毒性弥漫性甲状腺肿又称 Graves 病，是甲状腺功能亢进症中最常见的类型，也是危害人类健康的常见疾病，男女皆可患病，女性更多见，有报告患病率占女性人口的 2%，每年新发病率为 2/1000～3/1000，且有逐渐增加的趋势。

该病属于中医学"瘿病""心悸"等病范畴，其主要临床表现为疲倦乏力、怕热多汗、心悸心慌、纳亢消瘦、急躁易怒、甲状腺肿、手抖等症状。

一、病因病机

（1）肝火亢盛：暴怒伤肝，疏泄无权或气郁日久化火，灼津成痰；日久痰火壅结于颈前，气血运行不畅，血脉瘀阻而成气郁、痰凝、血瘀之患。

（2）情志失调：长期情志不畅，情绪骤变，致肝郁气滞，则津液不运，凝结成痰，以致气郁痰凝壅结颈前而成病。

（3）素体阴虚：素体阴虚，或肝郁化火伤阴，或产后气阴俱亏；或女子发育、哺乳期间，遇有气郁，极易化火，肝火亢盛，灼伤阴血，易患本病。

二、临床表现

临床表现包括 T_3、T_4 高引起的高代谢症群，突眼和甲状腺肿，年轻患者症状典型，老年人临床表现极不典型。

（一）高代谢症群

由于 T_3、T_4 分泌过多和交感神经兴奋性增高，促进物质代谢，氧化加速使产热、散热明显增多。患者常有怕热多汗，皮肤温暖而潮湿。此外，甲状腺激素可促进肠道对糖的吸收，加速糖的氧化利用和肝糖原分解，由此导致糖耐量减低或使糖尿病加重。甲状腺激素还可促进脂肪合成、分解与氧化，使胆固醇合成、转化及排出均加速，引起低胆固醇血症。蛋白质分解增强致负氮平衡，使体重下降和尿酸排出增多。

(1)神经精神症状：兴奋多动，话多，性情急躁易激动，甚至躁狂，或焦虑抑郁，也有明显无欲、淡漠者。手、舌伸出时可见细颤，甚至整个身体不稳，腱反射活跃，反射时间缩短。

(2)心血管系统：可有心悸、胸闷、气短，多数有心动过速，休息和睡眠时心率仍明显增快。严重病例可发生甲亢性心脏病。甲亢者常见心尖区第一心音亢进，有Ⅰ或Ⅱ级收缩期杂音。有时出现心律失常，尤以房性期前收缩和心房颤动多见，偶有房室传导阻滞者，部分患者有心脏增大，甚至心力衰竭。此外，患者往往有收缩压上升和舒张压下降，导致脉压差增大，有时出现周围血管征。少数患者伴有二尖瓣脱垂。

(3)消化系统：易饥多食，肠蠕动快，大便频数，不成形，重者腹泻，但无黏液和脓血。体重明显下降。肝脏受累，转氨酶升高，或有胆汁淤积性黄疸，系因肝脏免疫损坏，甲状腺激素直接作用以及营养不良和缺氧所致。

(4)血液系统：常有轻微的贫血。粒细胞减少，淋巴细胞相对增加，血小板低，有时有血小板减少性紫癜。

(5)泌尿生殖系统：女性出现月经稀发或闭经，男性则可有乳房发育或阳痿等。

(6)运动系统：肌肉软弱无力，甚至发生甲亢性肌病。

1)慢性甲状腺功能亢进性肌病：最常见。肌电图检查显示其发生率在90%以上，四肢近端肌肉最常受累，蹲起及上下楼梯困难，老年更常见。

2)周期性瘫痪：见于年轻男性，发作时血钾偏低，有时伴低镁。饱餐、糖负荷及精神因素可诱发发作。

3)急性甲状腺功能亢进性肌病：见于重症甲状腺功能亢进症及危象时，呈假性延髓性麻痹表现，吞咽困难，饮水呛咳。

4)眼肌病变：见于浸润性突眼时眼球运动障碍，复视。

5)重症肌无力：常与 Graves 病同时发生，二者均为自身免疫性疾病。

(7)内分泌系统：早期血促肾上腺皮质激素(ACTH)及皮质醇升高，继而受过高 T_3、T_4 抑制而下降。皮质醇半衰期缩短。

（二）甲状腺肿大

90%的患者有轻至中度弥漫性对称性甲状腺肿大。甲状腺肿大与促甲状腺生长抗体有关，后者不刺激甲状腺功能。甲状腺质软，无压痛，随吞咽上下移动。两侧上下极可听到收缩期吹风样动脉血管杂音，有时能扪及震颤。甲状腺静脉杂音也有一定诊断意义。极少数无甲状腺肿大或甲状腺位于胸骨后纵隔内，需用放射性核素扫描或X线检查方可确定。

(三)突眼

大部分 Graves 病患者有眼部受累,25%～50%的病例出现眼征,此为重要而较特异的体征之一。

(1)单纯性突眼:又称良性突眼、非浸润性突眼,约占 Graves 患者的 50%,双侧或一侧明显,预后良好。常见以下眼征:

1)睑裂增大,少瞬目。

2)上睑后缩,上视时,前额皮肤不能皱起;向前平视时角膜上缘外露;下视时,上睑迟落。

3)双眼看近物时,眼球辐辏不良。

(2)浸润性突眼:又称恶性突眼,预后较差。眼球突出明显,伴有眼睑肿胀肥厚、结膜充血、水肿。球后组织体积增大,并有眼外肌受累、眼肌麻痹、眼球运动障碍、复视、瞬目少、眼睑不能完全闭合。角膜暴露,受外界刺激后发生炎症、溃疡。

(四)特殊类型的临床表现

(1)甲状腺危象:是甲亢恶化时的严重表现,多由感染、分娩、手术等应激状态,或放射性碘治疗早期、严重精神创伤或服用过量甲状腺激素等诱因促发。早期表现为原有甲亢症状的加重,继而有高热(39℃以上)、心率快(140～240/min),可伴心房颤动或心房扑动、体重锐减、烦躁不安、呼吸急促、大汗淋漓、厌食,有时出现恶心、呕吐、腹泻等,终至虚脱、休克、嗜睡、谵妄或昏迷。部分患者可伴有心力衰竭或肺水肿。患者血白细胞及中性粒细胞往往升高,并可有黄疸出现。

(2)淡漠型甲亢:多见于老年患者。起病隐袭,高代谢综合征、眼征及甲状腺肿均不明显。淡漠无欲,嗜睡,少动,反应迟钝。皮肤较冷,心率很少超过 110 次/min。甲状腺不大或有结节,心脏异常较常见。预后较差,易发生危象。

(3)甲状腺功能亢进症性心脏病:在已明确 Graves 病诊断的基础上,具有下列一项或一项以上异常,且未证实有其他心脏病,即应考虑甲亢性心脏病的诊断,心脏大;显著的心律失常;心力衰竭;心绞痛及心肌梗死。

(4)碘甲亢:碘甲亢患者血中总 T_4 及游离 T_4 平升高,T_3 有时正常。诊断本病须明确有摄入过多碘剂的病史。病时放射性碘摄取率减低,尿碘排出明显增加,每日排出量可大于几毫克。本病临床表现相对轻,大多数患者于停止用碘剂以后,甲亢病情逐渐自行好转。

(5)甲状腺炎引起的甲亢

1)亚急性甲状腺炎:50%～60%的患者在起病后可能发生甲亢。甲状腺疼痛明显,并伴甲亢的症状及体征,很多患者发热明显;血中甲状腺激素可以升高,而此时的甲状腺摄^{131}Ⅰ率却低于正常。

2)慢性淋巴性甲状腺炎:本症有典型的 Graves 病征象,可同时伴有 Graves 病的眼部表现和局限性胫骨前黏液性水肿,除了血中的抗甲状腺抗体滴度增高外,血清甲状腺激素也可升高,称为桥本甲亢。

三、实验室及其他检查

(一)血清甲状腺激素

(1)总甲状腺素(T_4):代表血中结合 T_4 及游离 T_4 的总和。当血中甲状腺激素结合蛋白正常时,测量结果大于 161nmol/L(成人正常范围为 52～161nmol/L 或 4～12.5μg/dl)为甲亢。

(2)总三碘甲腺原氨酸(T_3):代表血中结合 T_3 及游离 T_3 的总和。当血中甲状腺激素结合蛋白正常时,测量结果大于 2.9nmol/L(成人正常范围为 1.2～2.9nmol/L,或 80～190ng/dl)为甲亢。

(3)T_3 摄取试验(T3U):反映甲状腺激素结合球蛋白(TBG)的饱和程度。血中甲状腺激素结合蛋白正常时,测量数值大于 35%(或 1.3)时(正常范围 24%～35%,或 0.8～1.2)支持甲亢。

(4)游离甲状腺素指数(FT_4I):为总 $T_4 \times T_3U$,可以反映游离甲状腺素(FT_4)情况。在甲亢时升高(成人正常范围为 0.96～4.38 或 3.2～13.5)。

(5)血清游离甲状腺素(FT_4):为不与甲状腺激素结合蛋白结合的部分,正常范围 10.3～25.8pmol/L,或 0.8～2.0mg/dl,甲亢时升高。

(6)游离三碘甲状原氨酸(FT_3):为不与甲状腺激素结合蛋白结合的部分,正常范围 2.2～6.8pmol/L,或 1.4～4.4pg/mL,甲亢时增高。

(二)甲状腺摄碘率(RAIU)

典型 Graves 病甲亢者 RAIU 增高,且峰值前移,不被甲状腺激素抑制试验所抑制。此点可与单纯性甲状腺肿和缺碘性甲状腺肿鉴别。但甲状腺炎所致甲亢,RAIU 往往降低,碘甲亢及药物性甲亢亦见 RAIU 低于正常。因此,所有甲亢患者均应常规接受 RAIU 检查。

(三)T_3 抑制试验

摄^{131}Ⅰ率检查不能明确诊断者可应用此项检查。Graves 病患者服 T_3 后摄^{131}Ⅰ率仍高,或下降不到一半,老年人及有心脏病者本试验不安全,已被 TRH 兴奋试验代替。

(四)血清 TSH 测定及 TRH 兴奋试验

(1)血清促甲状腺激素(TSH):甲状腺功能改变时,TSH 的波动较甲状腺激素更迅速而显著。无论是典型甲亢还是亚临床甲亢,血清 TSH 均显著降低。但垂体性甲亢及某些非内分泌系统肿瘤所致甲亢 TSH 明显升高。

(2)促甲状腺激素释放激素(TRH)兴奋试验:在 Graves 甲亢患者注射 TRH 以后 TSH 无反应,少数患者反应低减。

(五)甲状腺抗体

(1)TRAb 与 TSAb:80%～100%的 Graves 病初发患者促甲状腺素受体抗体(TRAb)阳性,尤其是甲状腺刺激抗体(TSAb)在 95%以上的 Graves 患者为阳性;监测 TSAb 对诊断本病、指导用药及预示复发可能性均有重要意义,也是诊断甲状腺功能正常的浸润性突眼的重要指标。

(2)TGAb 与 TPOAb:50%～90%的患者甲状腺球蛋白抗体(TGAb)和(或)甲状腺过氧化物酶抗体(TPOAb)为阳性,但滴度不如慢性淋巴细胞性甲状腺炎高。

(六)甲状腺影像学检查

(1)彩色多普勒超声检查:可见在 Graves 病的甲状腺腺体呈弥漫性或局灶性回声低减,在回声减低处,血流信号明显增加,甲状腺上动脉和腺体内动脉流速明显加快,阻力减低。有助于确定甲状腺部位、外形、大小及结节性质(前者可了解结节为实性或囊性,后者可知结节是否具有^{131}Ⅰ功能)。

(2)MRI 和 CT 检查:不作为常规,仅仅在甲状腺肿大压迫气管、食管、喉返神经出现相应症状,或胸骨后甲状腺肿以及怀疑有恶变且发生局部转移时考虑选择。

（七）其他检查

甲状腺粗针或细针穿刺,方法简单,无严重副作用,在病因诊断方面有确诊意义。病理检查提示滤泡上皮细胞增生明显,呈立方形或高柱状,并形成乳头状皱褶突入腔内,腔内胶质常减少或消失。

四、诊断与鉴别诊断

（一）诊断

典型Graves病根据病史、体检及测定血清激素水平容易诊断,应用敏感的方法进行TSH测定对于本病诊断也很有帮助。Graves病患者有突眼者占50%左右,无突眼时需测定TSAb、甲状腺摄^{131}Ⅰ率才能明确病因诊断,摄^{131}Ⅰ率增高可排除甲状腺炎性疾患所致激素水平增高。个别临床极似甲状腺功能亢进症,实验室检查不能确定诊断的困难病例,也可采用抗甲状腺药物试验治疗4～12周,根据体重、心率变化作出诊断。

（二）鉴别诊断

(1)单纯性甲状腺肿:无甲亢症状,甲状腺摄碘率可增高,但高峰不前移。T_3抑制试验可被抑制。T_4正常或偏低,T_3正常或偏高,TSH正常或偏高。TRH兴奋试验正常。

(2)神经官能症:由于神经官能症患者的自主神经调节紊乱,故临床表现为易激动、失眠、心慌、气短、阵发性出汗,与甲亢不同的是怕热多汗不是持久性的,而是有时怕热,有时怕冷。神经官能症食欲变化与情绪有关。心率变化与甲亢有明显区别,即白天心率加快,夜晚睡眠时降至正常。如神经官能症患者同时患单纯性甲状腺肿,甲状腺无血管杂音,无突眼,实验室检查血清T_3及T_4水平正常,甲状腺摄^{131}Ⅰ率多在正常范围。

(3)糖尿病:糖尿病的“三多一少”症状与甲亢的多食易饥等症状相似,特别是少数甲亢患者糖耐量低、出现尿糖或血糖轻度增高。糖尿患者亦可出现高代谢症状,但患者无心慌、怕热、烦躁等症,且甲状腺一般不肿大,甲状腺部位听不到血管杂音。实验室检查血清平无明显升高,有助于鉴别。

(4)嗜铬细胞瘤:有高代谢综合征、心动过速、手抖和多汗等症状;但嗜铬细胞瘤患者无甲状腺肿,甲状腺功能正常。常有高血压,尤其是发作性高血压,血、尿儿茶酚胺及其代谢物升高,肾上腺影像检查异常等均有助于鉴别诊断。

(5)妇科疾病:妇女患有反复早产、流产、死胎等妊娠史者,应做有关检查以鉴别是否患有甲亢。绝经期妇女易患甲亢,应注意与更年期综合征相鉴别。

五、辨证论治

本病属本虚标实之证,以气郁、痰凝、血瘀壅结为标,以肝经阴血亏虚为本,因此,在疏肝解郁、理气化痰、活血祛瘀时,勿忘滋养肝经阴血。

（一）肝郁气滞

主症:甲状腺肿大,质软,随情绪波动而消长;急躁易怒,焦虑多疑,失眠,头晕目眩,眼干目胀,舌颤手抖,舌质红,苔薄黄,脉弦细数。

治则:疏肝理气,消瘿散结。

方药:柴胡疏肝散加减。

常用药：柴胡、白芍、沙参、香附、川楝子、川芎、甘草、郁金、枳壳、龟甲等。

方解：柴胡、枳壳、香附、川楝子疏肝理气；白芍、甘草养血柔肝；川芎、郁金活血行气通络，消瘿散结。若气郁化火，症见胁肋掣痛，口苦口干，烦躁易怒，舌红苔黄者，可去方中辛温之川芎，加山栀、丹皮、黄芩、夏枯草；若肝郁化火，耗伤阴津，症见胁肋隐痛不休，眩晕少寐，舌红少津，脉细者，可去方中川芎，酌配枸杞子、菊花、何首乌、丹皮、栀子等。

(二)肝火犯胃

主症：甲状腺肿大，质柔软，目睛突出，形体消瘦，燥热自汗，消谷善饥，烦渴多饮，性情急躁易怒，舌质红，苔黄，脉弦数。

治则：清肝泻火，散结消瘿。

方药：玉女煎加减。

常用药：生石膏、知母、玉竹、生地、柴胡、麦冬、何首乌等。

方解：生石膏、知母、麦冬清胃热，止烦渴；生地滋养肾阴；柴胡疏肝解郁。肝火旺盛，烦躁易怒，脉弦数者，可加龙胆草、黄芩、夏枯草；火郁伤阴，阴虚火旺而见烦热、多汗、消瘦乏力、舌红少苔、脉细数等症者，可用二冬汤合消瘰丸加减。

(三)肝肾阴虚

主症：甲状腺肿大，质软或稍硬；头晕目眩，心悸，失眠，目胀干涩，口干颧红，腰酸乏力，舌质红，苔薄黄，脉弦细。

治则：滋养肝肾，消瘿散结。

方药：一贯煎加减。

常用药：生地、地骨皮、旱莲草、何首乌、沙参、麦冬、当归、枸杞子、川楝子、夏枯草、生甘草等。

方解：生地、沙参、麦冬养阴清热；当归、枸杞子养肝补血；川楝子疏肝理气。虚风内动，手指及舌体颤抖者，加钩藤、白蒺藜、鳖甲、白芍；脾胃运化失调致大便稀薄、便次增加者，加白术、薏苡仁、怀山药；肾阴亏虚而见耳鸣、腰膝酸软者，酌加龟甲、桑寄生、牛膝、女贞子等。

(四)气阴两虚

主症：甲状腺轻、中度肿大，质软；心悸心慌，气短，倦怠乏力，汗多纳差，腹泻便溏，苔薄白，脉细或细数无力。

治则：益气养阴，消瘿散结。

方药：生脉散合蒿芍龙牡汤化裁。

常用药：党参、旱莲草、麦冬、何首乌、土贝母、青蒿、丹参、龟甲、五味子、生龙骨、生牡蛎等。

方解：党参、麦冬、旱莲草益气养阴；五味子敛肺止汗，生津止渴；生龙骨、生牡蛎敛阴潜阳，固涩止汗。若心悸心慌，气短乏力明显者，可加白术、黄芪以益气；偏于阴虚者，可加生地、白芍以养阴；腹泻便溏明显者，可加茯苓、白术健脾益气。

(李莉)

第六节　多囊卵巢综合征

多囊卵巢综合征是以长期无排卵及高雄激素为特征的内分泌综合征，也是生育期妇女月经失调和无排卵不孕患者最常见的原因,育龄妇女中发病率达5%～10%。PCOS是一种高度异质性的疾病,临床表现多样,是由多方面的异常引起的共同最终表现其发病原因至今未明,病理生理变化涉及神经、内分泌、代谢系统和卵巢局部调控因素,治疗方面仍然令临床医生感到困惑。早在1721年,意大利的Antonio Vallisneri就描述了PCOS的临床和解剖学特征,1935年Stein－Levemhal首次归纳了PCOS的主要症状,包括闭经、肥胖、不育、多毛和双侧卵巢囊性增大,并采用双侧卵巢楔形切除的方法有恢复正常排卵月经,85%受孕,故PCOS又被称为Stein－Leventhal综合征,20世纪70年代开始,由于放射免疫、超声显像技术等的发展,发现PCOS患者黄体生成激素(LH)、睾酮(T)、硫酸脱氢表雄酮(DHEA－S)、雌酮(E_1)水平明显升高,显示PCOS患者存在性腺轴、肾上腺等调节紊乱1980年Burgheri报道了PCOS存在胰岛素抵抗,近年来对PCOS进行了大量的临床和科学研究,发现PCOS为神经、内分泌、代谢系统某一调节机制的不平衡而出现的多种反馈失调和恶性循环,致使诊断和治疗复杂化。

中医无此病名,但根据其月经闭经或稀发、甚或月经失调、多毛、肥胖等证候与中医“闭经”、“月经后期”、“月经失调”、“不孕”病症某些有极相似之处。近30年来,中医,尤其是在中西医结合诊断治疗方面,取得了一定的成效和进展。

一、病因病机

“肾为先天之本”,“肾主生殖”。《素问·上古天真论》指出:女子七岁,肾气盛,齿更发长;二七天癸至,任脉通,太冲脉盛,月事以时下,故有子;……七七任脉虚,太冲脉衰少,天癸竭,地道不通,故形坏而无子。故肾气、天癸、冲脉、任脉最为直接相关,然而中医又认为月经与整体密切相关,故与肝、脾、气、血、精神因素等相关、生活环境也有一定影响。其致病机制主要由于脾肾阳虚,痰湿阻滞胞宫所致。二者又互为因果,肾阳虚衰,脾失温煦,水湿失运,聚而成痰,痰浊阻滞胞宫;肝肾亏损,阴虚血燥,或肝郁化火,煎熬津液,化为痰液,痰瘀互结胞中,或肝旺乘脾,脾运失职,蕴湿成痰,阻于胞中均可导致本病,结合PCOS的临床表现,元代医家朱丹溪提出:“躯脂满闭经”,“阳有余,阴不足”之法。

二、辨证治疗

对PCOS的治疗不仅诱发排卵,纠正月经失调和助孕外,还需减少多毛、痤疮等高雄激素的现象,有关减肥、改善胰岛素抵抗已作为治疗中的一个难点和重点提出,如何预防远期并发症,如心血管疾病、糖尿病、子宫内膜癌等已提到议事程。由于本病病因的多源性、病变的异质性,故治疗必须按个体不同的病因、病理生理情况,予以针对性的处理,选择相应的治疗方案。

(一)肾阳虚痰阻

症候:月经稀发,继发闭经、不孕、肥胖、多毛、嗜睡、乏力、怕冷、腰酸,苔薄白,舌淡胖或边有齿印,脉细。多见于PCOS Ⅰ型,基础体温偏低者。

治法:温肾化湿,涤痰软坚。

方药:肾气丸合苍附导痰汤加减。

川断12g,菟丝子12g,仙灵脾12g,仙茅9g,巴戟肉12g,礞石12g,菖蒲12g。

加减:神疲乏力,加党参15g黄芪12g。

（二）阴虚夹瘀

症候：月经稀发、闭经，月经失调，口干，心烦失眠，腰酸，肥胖，多毛，舌红、边尖红或有瘀点，苔少，脉细数。多见于PCOSB型伴有高胰岛素、胰岛素抵抗，基础体温偏高者。

治法：补肾滋阴，化瘀软坚活血。

方药：瓜石散合桃红四物汤加减。

全瓜蒌12g，石斛12g，玄参12g，麦冬12g，生地12g，桃仁12g，益母草12g，黄柏6g，知母12g，虎杖根12g。

加减：形体肥胖者，加南星12g，贝母12g，穿山甲12g，皂角刺12g，冰球子12g，礞石12g，菖蒲12g，大便干结者，加制大黄12g；失眠者加茯神12g，枣仁12g。

（三）肾虚肝郁

症候：月经稀发、稀少，或闭经，或月经频发，经量多，毛发浓密，面部痤疮，乳房胀痛，性情急躁，口干喜饮，大便干结，舌红边尖红，苔薄糙或薄黄，脉弦数。常伴有轻度PRL升高。

治法：补肾清肝，涤瘀软坚活血。

方药：六味地黄丸合丹栀逍遥散加减。

熟地12g，山萸肉12g，制首乌12g，枸杞子12g，仙灵脾12g，菟丝子12g，鹿角片12g，炒丹皮6g，焦山栀9g，当归9g，赤白芍各12g，川芎12g。

加减：乳房胀痛者，加苏鲁子12g，夏枯草12g，穿山甲溢乳者，加生麦芽25g；多毛者加玉竹12g，黄精12g；胸闷者加枳实12g，全瓜蒌12g；大便干结加制大黄12g，或当归龙葵丸；胸胁胀痛者，加八月札12g，川楝子9g。胸脘痞闷者，加枳壳12g，全瓜蒌12g。

（李莉）

第七节　高促性腺激素闭经

高促性腺激素闭经是由卵巢本身异常导致的功能衰退或衰竭而引起的闭经，为卵巢性闭经。性腺合成性激素低下或不能合成性激素而造成闭经，下丘脑－垂体轴缺乏卵巢分泌的雌激素及抑制素的负反馈，使促性腺激素升高，故也称高促性腺激素性腺功能低落，其发病有多种原因，包括卵巢早衰、卵巢不敏感综合征、先天性卵巢发育不全、先天性酶缺陷及卵巢肿瘤等；可表现为原发闭经或继发闭经。原发闭经中最常见的为先天性卵巢发育不全；继发性闭经则主要为各种因素引起的卵巢早衰。

过去认为血促卵泡激素（FSH）高于40U/L雌激素水平低下，40岁以前绝经即为P0F，而目前更倾向于用“高促性腺激素闭经”这一术语来描述。自1920年Kisck报道首例过早绝经患者后，文献上屡有记载，1957年PeHeff始采用GnH测定，根据患者尿Gn水平升高而诊断了29例，称早发更年期。1965年根据患者卵巢组织学检查有无卵泡将HGA分为两类，一为未见卵泡，完全为纤维化间质所占，即卵巢早衰；二为有正常原始卵泡至初级卵泡，但对内源性高Gn缺乏反应，称之为无反应性卵巢综合征（ROS），亦称为卵巢不敏感综合征或卵巢对抗性综合征。HGA在临床继发性闭经者中占10%～20%，在原发性闭经中占20%～25%，发生率为成年女性的0.3%～随着有关内分泌的认识及检查技术不断进步，本病的检出率增加，显示发病率有上升趋势。因该病确切的病因尚不清，相关的因素多而复杂，治疗颇为棘手，故为妇科生殖内分泌临床研究的难题之一。

中医学对于此病早有论述，如宋陈自明《妇人大全良方》曰“月水先闭”，《陈素庵妇科补解》谓“先期经断”，清·傅山《傅青主女科》称“经水早断”，由于此类患者往往以早发或原发闭经、雌激素低下所致的围绝经期症状及不孕就诊，中医则归属于闭经、早发绝经、经断（绝经）前后诸症、不孕症等范畴。

一、病因病机

中医对于卵巢早衰虽早有记载阐述，但至今尚多归属于闭经范畴，未有单独列专题论述。现根据临床观察及其表现，按审证求因的原则，对其病因病机探讨如下：

关于月经形成、终止及生殖的理论，是根据《素问·上古天真论》“女子七岁，肾气盛……二七而天癸至，任脉通，太冲脉盛，月事以时下，故有子……七七任脉虚，太冲脉衰少，天癸竭，地道不通，故形坏而无子也”的论述，它明确指出肾通过冲任二脉管理月经和生殖，其主要过程及环节，即肾气一天癸一冲任（胞宫）的作用机制。通过历代医家的临床验证及现代实验研究“肾主生殖”、“经水出诸肾”的理论已被公认。卵巢早衰的临床表现和性激素水平，与围绝经期综合征（更年期综合征）者相近似。由于肾虚冲任功能早衰，经血的生成障碍致胞宫胞脉（血海）空虚，无血可下而早发绝经，肾（产生天癸）冲任之间存在着一种相互促进相互制约的关系，由于肾（就女性生理而言，似相当于大脑皮层控制下的下丘脑一垂体一卵巢轴神经内分泌调节功能）素亏而冲任（类似于卵巢和副性器官）早衰，因反馈机制的作用，天癸（类似于促性腺激素和促性腺激素释放激素的一种生殖激素物质）会暂时升高，故产生了雌激素水平低下，FSH、LH 水平升高的高促性腺激素闭经。其发病机制应以肾虚为本，肾的阴阳平衡失调为纲，或影响到心肝脾等脏（腑），相兼为病，从而产生了一系列的脏腑功能失调的证候。

（一）精（气）不足，血海空虚

1. 肾阴虚

素体阴亏，或房劳、惊恐、产育伤肾，或久病及肾，或有卵巢切除手术、放射或化学药物治疗史，或有盆腔感染或环境毒物接触史，肾阴虚损，冲任早衰，血海不能满盈，以致月水先闭甚或不潮。《傅青主女科》云：“经水早断，似乎肾水衰涸”。

2. 肾阳虚

禀赋不足，肾阳虚衰，复加精神创伤，或房事不节，或劳逸失调，或营养不良，或他病损伤肾气，肾阳（气）更虚，脏腑失煦冲任早衰，遂致早发绝经。《傅青主女科·年未老经水断》曰“肾气本虚，又何能盈满而经水外泄耶”。

3. 肾阴阳俱虚

可由肾阴损及肾阳或肾阳损及肾阴，以致出现阴阳俱虚而经水早断。

（二）虚实夹杂，相兼为病

1. 阴虚肝旺

肾阴不足，精亏不能化血，水不涵木，肝失柔养，可致肝肾阴虚，肝阳上亢。

2. 心肾不交

肾水虚不能上济心火，心火独亢，以致出现心肾不交。

3. 肾虚血瘀

阴血素亏，或肾阳不足，冲任气血瘀滞。

4. 肾虚肝郁

素体肾精肝血不足，七情内伤，肝郁不达。

5. 脾肾阳虚

肾虚阳衰，不能温运脾土，以致脾肾阳虚。

6. 肾虚痰阻

肾亏脾虚失运，水湿聚而成痰，壅塞冲任。

7. 气阴两虚

素体阴虚，脾胃虚弱，或饮食劳倦，思虑伤脾，气血化源不足，致气阴两虚。

二、辨证治疗

HGA 尤其是 POF 患者，既往认为是难以恢复排卵月经及生育能力的，随着医学的发展现认为不一定是不可逆的，但目前尚缺乏理想的治疗方法，处理此类闭经患者，必须从多方面着手，按照个体患病的原因及要求，制定全身心的治疗以及有针对性的中医或中西医综合治疗方案。

（一）辨证分型治疗

先辨病后辨证，辨证治疗重在调补肾阴肾阳、益养冲任胞宫，肾阴虚者滋肾养阴调冲，肾阳虚者温肾助阳调冲，肾阴肾阳俱虚者滋肾温阳调冲；有心、肝、脾等脏（腑）合并症者，兼调他脏（腑）；夹火、郁、痰、瘀等邪气者，应扶正祛邪，使正复邪去，在新的基础上达到脏腑阴阳的相对平衡。

本病的主要治疗目的是建立或恢复月经周期，治拟辨证调经或行中医周期疗法，对有生育要求者，来经后还需调周促发排卵。中医周期疗法调周的原则：月经后期（卵泡发育期）属于阴的阶段，以滋补肾阴（血）而养冲任为主，兼顾肾气，以促进卵泡发育；排卵前期（卵泡渐趋成熟至排卵期）为阴转阳的过渡阶段，宜在滋养精血的基础上，辅以助阳调气活血之品，以阳施阴化，静中求动，使触发排卵；排卵后期（黄体期）阴已转入阳，以温补肾阳为主，但要阴中求阳，以维持正常的黄体功能；行经期又为阳转入阴的阶段，宜因势利导，活血调经，以促使正常行经。

1. 肾阴虚

症候：40 岁以前断经，月经稀少渐至经闭，或忽然停经，烘热汗出，潮热而红，五心烦热，头晕耳鸣，腰膝酸软，或足后跟疼，溲赤便干，形体消瘦，阴部干涩，B 超可示子宫偏小，或两侧卵巢较小，未发现卵泡，或连续监测仅见极少数的未能发育的小卵泡，血清 E_2 水平低下，Gn 尤其是 FSH 明显升高，舌红或有裂纹，苔少，脉细数或带弦。

治法：滋肾益阴，调养冲任。

方药：左归益冲汤（临床经验方）。

生地 12g，熟地 12g，怀山药 12g，山萸肉 12g，枸杞子 12g，炙龟甲 12g（先煎），女贞子 12g，旱莲草 12g，制首乌 15g，川断 15g，丹参 15g，淫羊藿 10g，肉苁蓉 10g，菟丝子 10g，茺蔚子 10g，知母 6g，黄柏 6g。

加减：若烘热汗出明显，可加生龙牡各 30g（先煎），五味子 10g，淮小麦 30g，以增强滋阴潜阳、收敛止汗之功；若腰膝酸软、骨节酸痛明显，加桑寄生 15g，狗脊 12g，以增补肝肾、强筋骨之功；若阴虚肝（火）旺而眩晕头痛、急躁易怒者，去仙灵脾，加丹皮 10g，栀子 10g，夏枯草 12g，生白芍 15g，怀牛膝 12g，以清肝平肝降火；若伴胃阴亏而口咽干燥、舌红而干者，加麦冬 10g，石斛12g，以养胃润燥；若气阴两虚而疲乏纳呆、舌偏红边有齿痕、脉细弦而缓者，去知母、黄柏，加太子参12g，白术12g，茯苓10g，炙甘草6g，制黄精15g，鹿角胶6g(烊冲)，以健脾益气、滋肾调冲。

2. 肾阳虚

症候：早发绝经，或超龄未潮，精神不振，形寒肢冷，头晕耳鸣，腰脊冷痛，性欲淡漠，尿频或夜尿，或五更泄泻，或面浮肢肿，白带无或极少，子宫或卵巢缩小，或第二性征萎缩，E_2 水平低下，FSH 升高，面色晦黯，舌质淡红，苔薄白，脉沉细或沉迟而弱，尺脉尤甚。

治法：温肾助阳，调养冲任。

方药：右归益冲汤(临床经验方)。

炙黄芪15g，党参15g，淫羊藿15g，菟丝子15g，覆盆子15g，炒山药15g，仙茅12g，巴戟天12g，炒当归12g，枸杞子12g，山萸肉12g，鹿角片12g(先煎)，砂仁2g，熟地12g，淡附片10g，蛇床子10g，茺蔚子10g，紫河车10g，紫石英30g(先煎)。

加减：若五更泄泻者去当归，加四神丸12g(吞)，以温涩止泻；若水肿者，加车前子15g(包煎)，泽泻15g，以利尿退肿；若合并脾阳虚而纳少腹胀、四肢倦怠者，加炒白术12g，干姜6g，茯苓12g。炙甘草6g，以温补脾肾调冲。

3. 阴阳俱虚

症候：此型为肾阴虚、肾阳虚症情错杂并见，时或畏寒肢冷、水肿便溏，时或烘热汗出、头晕耳鸣，舌淡或红，苔薄，脉细弱或细弦。

治法：滋肾温肾，调养冲任。

方药：二仙益冲汤(临床经验方)。

仙茅12g，仙灵脾12g，巴戟天12g，当归12g，菟丝子12g，枸杞子12s，制首乌15s，女贞子12g，旱莲草12g，龟甲版10g(烊冲)，鹿角胶10g(烊冲)，黄柏10g，知母10g，茺蔚子10g。

加减：根据阴阳的偏盛偏衰，随证加减化裁。但不宜选用大辛大热的桂枝、附子，以免伤阴耗液，因此类患者临证以阴阳两虚而阴虚火旺者居多。

4. 心肾不交

症候：月水先闭，心悸怔忡，虚烦失眠，或烘热汗出，多梦健忘，甚至情志异常，头晕耳鸣，腰膝酸软，白带量少，阴道干涩，性感障碍，子宫正常或偏小，水平正常偏低，FSH 升高，舌红，苔少，脉细数。

治法：滋肾养阴，宁心调冲。

方药：天王补心丹(《摄生密剖》)合六味地黄丸(《小儿药证直诀》)加减。

生、熟地各15g，天麦冬各10g，当归10g，山茱萸10g，酸枣仁15g，柏子仁12g，山药15g，五味子10g，白芍10g，茯苓10g，丹参18g，龟甲12g(先煎)，肉苁蓉10g，茺蔚子10g，甘草6g。

加减：若性欲冷淡、阴道干涩，加菟丝子15g，仙灵脾12g，锁阳10g，以补肾助阳；若烘热汗出，加知母12g，黄柏12g，以滋阴降火；若彻夜难眠，加夜交藤20g，珍珠母30g(先煎)，远志10g，以镇静安神；若情志异常，加炙甘草12g，浮小麦30g，大枣5枚，以甘润养心脾。

此外，临床尚有肾虚血瘀、肾虚肝郁、肾虚痰阻等证者，其证治可参照本章“闭经”节。

(二)辨病专方治疗

1. 滋肾益冲抗衰汤(程泾临床经验方)

组成：熟地、巴戟天、当归、鹿角片(先煎)、龟甲(先煎)、牛膝、茺蔚子各12g，灵芝、枸杞子、菟丝子、怀山药、仙灵脾、太子参、丹参各15g，知母、黄柏各10g，紫河车（研吞）6g。

功效：滋肾抑亢，活血益冲。主治卵巢早衰等高促性腺激素闭经。

加减：若阴虚热者，加丹皮、女贞子、旱莲草；阳虚偏寒者，加仙茅、桂枝、附片；夹有瘀阻者，加桃仁、红花、鸡血藤兼肝郁者，加柴胡、香附、郁金；兼痰阻者，加胆星、海藻、石菖蒲；兼心肾不交者，合天王补心丹出入。

2.滋肾降火活血汤（《实用中西医结合妇产科学》）

组成：知母、石膏、黄柏、生地、白芍、龟甲、鳖甲、仙灵脾、菟丝子、补骨脂、女贞子、当归、桃仁、丹参、太子参。

功效：滋阴降火，益肾活血。

加减：口不干去石青；乏力、表虚怕风加党参、黄芪、防风；便秘加制军。服中药2周后加己烯雌酚0.5～1mg，每晚1次，共20天为一周期。

3.知柏地黄汤合桃红四物汤加减（《今日中医妇科》）

组成：知母、黄柏、生地、龟甲、鳖甲、女贞子、赤芍、当归、仙灵脾、桃仁、补骨脂。

加减：临证可配合西药人工周期疗法。

（李莉）

第八节　垂体前叶功能减退症

垂体前叶功能减退症是由于垂体或下丘脑的多种病损导致垂体的全部或绝大部分组织被损坏后而产生的一系列内分泌腺功能减退的表现。最常见的病因为产后大出血、垂体肿瘤、手术后或颅内感染等，因此而导致垂体前叶组织被破坏，不能合成与释放某些垂体促激素，临床主要表现为性腺、甲状腺及肾上腺皮质等多个周围内分泌腺的继发性功能减退。本病多发生于成人（如在儿童期发病即为垂体性矮小症），较多见于女性，发病年龄以21～40岁最多见。其中因产后大出血导致垂体前叶缺血性坏死萎缩而引起者又称席汉氏综合征，也称席汉病，临床最为多见，为本节讨论的重点。

根据本病临床表现，可分别归属于中医“产后劳”、“经闭”、“虚劳”等范畴。《诸病源候论·产后虚羸候》曰：“夫产损动脏腑，劳伤气血……将养失所，多沉滞劳瘠，其伤损者皆著床，此劳瘠也。”论述了产时损动脏腑、劳伤气血，而致虚羸，故席汉氏综合征亦可名为“劳瘠”。中医学认为本病多因素体正虚、产后失血过多，百脉空虚，由血及气，气随血钙，以致气血不足、脏腑失养所致，其主要表现为神疲乏力，面色白，月经量少或闭经，乳房、外阴萎缩，乳汁减少或无乳，阴毛、腋毛脱落等症，故在治疗上多以益气养血、温阳补脾、补肾填精为主要方法。

一、病因病机

本病源于产后大出血，如《女科经论》云：“产后伤耗经脉，未得平复，劳役损伤而致血暴崩。”血为气之母，产时血既大下，血去则气亦去，病乃由血及气，又因精血同源，血去而精亦伤，遂可致血脱脉空、气随血钙、精气两伤，而脏腑亦随之亏损。其病位主要在肾、脾、肝三脏，因肾藏精，为先天之本，今产后大出血，肾之精血必皆耗，肾阳随之亦衰，故肾虚为临床主要见症。肾虚、肾命三焦系统功能受累，又可致肝、脾、冲、任诸脏腑经络一系列功能失常。脾为气血生化之源，后天之本，又主统血，今产后血崩，精血不足，损及肾命，肾阳不足，脾失温煦，脾阳因之亦衰，故脾虚常与肾虚并见。肝主藏血，女子以肝为先天，又乙癸同源，肾之精血不足，必致肝阴、肝血不足，影响到冲、任二脉功能，故可见经少、经闭之症。此外，少数患者因气虚可致气运涩滞、血行缓慢，而出现气滞血瘀之见症，系因本病虽始于失血，却已由血及气，既病之后则以气虚为主，且兼有气血双亏之象，故其本质仍是以气血亏虚、精气不足为发病基础，所以更常兼见于气血两虚证和脾肾阳虚证。

二、诊断与鉴别诊断

（一）诊断标准

1. 席汉氏综合征（贝政平主编. 内科疾病诊断标准. 北京：科学出版社，2001.）

（1）本病发生前无脑垂体、肾上腺皮质、甲状腺和性腺病变。

（2）以产后大出血、休克为诱因，出现明显的垂体前叶功能低下状态。有产后长期衰弱无力、畏寒、皮肤干燥、没有乳汁分泌和闭经等临床表现；实验室检查：肾上腺皮质和（或）甲状腺、性腺功能减低。

2. 席汉病（贝政平主编. 内科疾病诊断标准. 北京：科学出版社，2001）

（1）曾有足月分娩后大出血、休克、昏迷病史。

（2）产后无乳汁分泌、头昏、食欲减退、精神体力差、异常怕冷、体温偏低、皮肤苍白、干燥、毛发脱落、乳腺萎缩、生殖器萎缩、闭经、性欲减退等。

（3）实验室资料提示性腺、甲状腺和肾上腺皮质等靶腺功能低下，如血清蛋白结合碘、血浆甲状腺素、甲状腺^{131}I摄取率、24小时尿17－羟皮质类固醇、17－酮类固醇、雌激素排量等均降低，垂体各种促激素和生长素等分泌均减少。应用促肾上腺皮质激素和促甲状腺激素均可兴奋相应的肾上腺皮质和甲状腺，但促甲状腺激素释放激素（TRH）和促性腺激素释放激素（LH－RH）并无兴奋相应的垂体前叶分泌细胞。

（4）垂体前叶功能减退性危象：是指垂体前叶功能减退患者病情突然加重、意识不清、昏迷、高热等为特点，可由多种原因导致。

（二）鉴别诊断

本病临床上易于发生误诊，应注意与神经性厌食、原发性甲状腺功能减退症、慢性肾上腺皮质功能减退症和自身免疫性多发性内分泌腺症等疾病相鉴别。

1. 神经性厌食

患者也有消瘦、闭经等症状，但系因神经紊乱及营养不良影响垂体功能而出现某些类似垂体功能减退的症状，其多见于20岁前后的女性，有精神刺激史和精神症状，且消瘦程度较垂体前叶功能减退者更重，而腋毛、阴毛往往不脱落，并可伴有神经性贪食交替出现，17－酮类固醇、尿17－羟皮质类固醇正常或稍减低。

2. 原发性甲状腺功能减退症

由于周身代谢低下，除甲状腺功能不足外，其他内分泌腺功能也可低下，故常被误诊为垂体前叶功能减退症，但原发性甲状腺功能减退症的黏液性水肿外貌更显著，血胆固醇浓度增高更明显，且心脏往往增大，促甲状腺激素兴奋试验无反应，特别是血浆中促甲状腺激素的水平升高，而在垂体前叶功能减退症中则不可测得。

3. 慢性肾上腺皮质功能减退症

患者具有典型的皮肤、黏膜色素沉着，失钠现象也比较严重，甲状腺功能减退和性器官萎缩的表现则不明显，而且对促肾上腺皮质激素不起反应。

4. 自身免疫性多发性内分泌腺症

患者有多种内分泌腺功能减退的表现，但其不是由于垂体功能减退所引起，而是由于多个内分泌腺原发的功能减退所导致，对促肾上腺皮质激素和促甲状腺激素兴奋试验皆无反应，而垂体前叶功能减退症的患者往往有延迟反应。

三、辨证论治

（一）辨证

1. 脾肾阳虚

产后血崩，乳汁不泌，经闭不行，性欲减退，形寒肢冷，头昏目眩，面色苍白，精神萎靡，神疲乏力，毛发脱落，纳差便秘，嗜睡疲倦，腰膝酸软，肤干形瘦或颜面虚浮，舌淡体胖有齿痕、苔薄，脉沉细弱或沉迟。

2. 气血两虚

产后血崩，头昏目眩，甚则昏厥，面色苍白无华，乏力肢软，形寒气短，动则自汗，心悸怔忡，纳谷量少，发黄稀疏，腋毛、阴毛脱落，皮肤干燥，乳少或无乳，月经量少或闭而不行，舌质淡红、苔薄白，脉细缓。

3. 肝肾阴虚

头昏耳鸣，眩晕欲仆，乳房萎缩，肌肤干燥，毛发枯槁脱落，经闭不行，阴道干涩，形体干瘦，纳谷不馨，食后腹胀，精神郁闷，烦躁少寐，腰酸腰痛，舌质红、苔少，脉细弦。

4. 气滞血瘀

经闭腹胀，少腹刺痛，脘胁胀痛，精神抑郁，烦躁易怒，头晕目花，肤干甲错，扪之碍手，毛发枯落，舌质淡红或兼见瘀斑、苔薄，脉弦细涩。

（二）基本治法

1. 脾肾阳虚

治法：温补脾肾，益气养血。

方药：金匮肾气丸、右归丸、当归补血汤、五子衍宗丸等化裁。

典型处方：熟地 15～30g，枸杞子 15g，菟丝子 12g，肉苁蓉 12g，党参 9～15g，黄芪 15～30g，肉桂 6～9g，当归 12g，龙眼肉 12g，茯苓 12g，白术 12g，炙甘草 6g。每日 1 剂，水煎服。

临床应用：脾肾阳虚证是本病出现典型症状时最常见的证候，故温补脾肾是本病的主要治法：党参、黄芪、白术为常用补气之药，但由于本病由血及气，故不宜单纯从补气入手，而应用气血双补之法，方中配有当归、熟地、枸杞子等养血之品，再加用肉桂等温阳之剂，更有利于气血生发，并改善阳虚证候。若肾阳虚甚、性欲减退者，可酌加炮附子 6g，仙茅 12g，仙灵脾 15g 以温肾壮阳；若兼肾精不足者，可加黄精 15g，生地 15g，紫河车 6g，龟板胶 12g，鹿角胶 12g（烊化）以补肾填精；若闭经、经行不畅者，可加丹参 15g，桃仁 12g，红花 9g，川芎 12g，益母草 12g，牛膝 12g 以养血活血通经；若伴颜面虚浮、嗜睡困倦者，可加佩兰 6g，荷叶 6g，石菖蒲 9g，苏叶 9g 以醒脾化湿；若纳差消瘦者，可加鸡内金或炒神曲 10～12g 以运脾消食；若胃寒肢冷甚者，可加干姜 10g 以温中祛寒；若腰酸肢软者，可加狗脊 15g，川续断 15g，杜仲 12g，桑寄生 15g 以补肾强腰。

2.气血两虚

治法:补益气血,温肾填精。

方药:归脾汤、八珍汤、龟鹿二仙胶等方加减。

典型处方:熟地15g,当归9～15g,丹参12g,川芎12g,紫河车6g,阿胶10g(烊化),龟板胶12g,鹿角胶12g(烊化),党参12g,黄芪15～30g,茯苓12g,白术12g,桑寄生15g,炙甘草6g。每日1剂,水煎服。

临床应用:气血两虚证可见于本病初期,更常与脾肾阳虚证并见。临床上凡见有产后血崩而出现气血两虚之证者,皆应高度怀疑到本病以求尽早确诊。由于气血两虚是本病发生的基础,因此治疗应重视补益气血治法:但在本病精血不足基础上,脾肾阳虚是基本发展趋势,故本方中必须加用熟地、紫河车、龟板胶、鹿角胶等补肾填精之品。若已见肾阳虚典型症状,则可加附子6g,肉桂6～9g,巴戟天9g以温肾助阳;若兼有脾阳不振之表现者,可重用黄芪30g,加干姜9g,山药12g,砂仁6g(后下)以健脾温中;若经闭不行者,可加桃仁12g,红花9g,香附12g,益母草12g以养血活血调经;若气短自汗者,可加山茱萸15g,五味子6g以固表止汗;四肢浮肿者,可加猪苓15g,泽泻15g,薏苡仁30g以渗湿利水;食欲不振者,可加焦三仙各9g,鸡内金9g以健脾消食。

3.肝肾阴虚

治法:滋补肝肾,养血调经。

方药:归芍地黄汤、生脉散、二至丸等加减。

典型处方:当归12g,白芍15g,枸杞子12g,女贞子12g,旱莲草15g,生、熟地各15g,怀山药15g,山茱萸9～15g,麦门冬12g,丹皮9g,泽泻9g,阿胶12g(烊化),桑寄生15g,五味子6g。每日1剂,水煎服。

临床应用:单纯肝肾阴虚证在本病较为少见,常兼见于气血不足证。多由失血过多,精血同源,致肾精亏损,精血不能养肝,肝阴不足所致,故可见津涸血少之征,或兼虚火之象。宜治以滋养肝肾为主,兼以益气补血。若兼肾精不足者,可加黄精15g,何首乌12g,龟板胶12g(烊化),鹿角胶12g(烊化)以补肾填精;若兼有肾阳虚证者,可酌加肉桂6g,鹿角霜12g以补火助阳;若血虚头晕目眩者,可加潼蒺藜12g,枸杞子12g,龙眼肉10g以养血补血;若气虚神疲乏力者,可加黄芪30g,生晒参6～12g(另煎),以补气强身;若心中烦躁者,可加莲子心9g,竹叶6g以清心除烦;若心悸失眠者,可加酸枣仁15g,柏子仁15g以养心安神;若发枯失润者,可加黑芝麻12g,何首乌12g,桑叶9g以补肾养血荣发。

4.气滞血瘀

治法:理气活血,养血填精。

方药:血府逐瘀汤、龟鹿二仙胶、四乌鲗骨一芦茹丸等化裁。

典型处方:熟地15g,当归12g,川芎12g,赤、白芍各15g,益母草12g,香附9～12g,桃仁12g,红花9g,党参12g,黄芪15g,龟板胶12g,鹿角胶12g(烊化),茜草12g,海螵蛸25g(先煎),柴胡9g,枳壳9g,甘草6g。每日1剂,水煎服。

临床应用:本病并没有单纯气滞血瘀证,气滞血瘀实际情况多为因虚致郁,因虚而瘀。当然"瘀血不去,新血不生",反过来也可加重血虚。所以在应用活血化瘀、疏肝理气治法时必须与补益治法相结合。当配合补气养血之品、温补脾肾之药。可加用河车大造丸、人参归脾丸、右归丸等。若血瘀症状突出经闭腹痛者,可加延胡索12g,川楝子12g,牛膝12g,酒大黄9～

12g 以增强活血、通经之效。其中,“四乌鲗骨一芦茹丸”系《内经》中主治“血枯经闭”之处方,具有补血祛瘀的作用,因其有“得之年少时有所大脱血”的记载,与本病病史、症状有相似之处,且该方有雀卵、鲍肉等皆为血肉有情之品,较适用于本证,可供参考。

(薛均来)

第九节　经前期综合征

经前期综合征是指妇女在行经前反复周期性出现躯体、精神以及行为方面改变的症状,如烦躁易怒,精神紧张,神经过敏,头晕,头痛,失眠,乳房胀痛,水肿,泄泻,身痛,发热,口舌糜烂,大便下血等,严重者影响生活质量,月经来潮后症状自然消失。由于本病的精神、情绪障碍更为突出,以往命名为“经前期紧张综合征”近年来认为本病症状波及范围广泛,除精神神经症状外还涉及几个互不相连的器官、系统,包括多种多样器质性和功能性症状,故总称为“经前期综合征”。这一周期性改变有很大个体差异。周期情绪改变是育龄妇女的普遍现象,据统计,18～45 岁妇女中约有 30%～40%有中到重度的周期性情绪改变,约 10%需要给予治疗,症状严重者占经前期综合征是现代医学病名。祖国医学中原无此病名,根据其发病的特点可属于中医“经行头痛”、“经行身痛”、“经行泄泻”、“经行乳房胀痛”等范畴,其有关内容多散在内科或妇科杂症中,如《妇科证治准绳》有“经候欲行,身体先痛”的记载;《叶氏女科证治》有“经来遍身痛,经来二三日遍身疼痛,此寒邪入骨”的记载。现代中医有将其称为“月经前后诸证”,月经前后诸证与经前期综合征,两者虽着眼一致,且临床表现亦相近,但前者概念外延较宽;尤其《叶氏女科》所列诸证达 20 余项,如经来腹痛厥冷,经来小便痛等,远远超出了经前期综合征的表现,不过现在临床已将其中一些病症作为单独疾病辨治,有的则极为少见。虽然中西医病名不同,表现各异,但基本病症和病机是相同的,临床可互相参照。

目前经前期综合征病因及发病机制还不是十分清楚,尚处在假说阶段,也缺乏特异的、规范的治疗方法,如何对症审因施治,预防或减少复发,获取远期疗效还有待进一步探索、总结,故成为妇科一大疑难病症。

一、病因病机

中医学认为月经以血为本,肝藏血,肾藏精,脾统血,主运化,是气血生化之源,因此月经的产生与肾、肝、脾的关系密切。妇女月经前或经期诸证的发生是由于阴血由冲任二脉下注胞宫,血海充盈,而全身阴血不足,使某些脏腑功能或气血失调所致。临床表现多种多样,可从脏腑、气血、阴阳等多方面进行辨证,以脏腑辨证为主,兼及其他。脏腑辨证与心、肝、脾、肾四脏有关,以肝为主。肝为藏血之脏,又有“肝司血海”之说,肝之经脉绕阴器过少腹,布胸胁,上行乳头,与冲脉息息相关,与冲任二脉共同调节维持着女性特有的生理功能,而肝血充沛,肝气条达是妇女月经正常,胎孕安适,乳汁畅盛的必要条件。青壮年妇女正是经、孕、产、乳的旺盛时期,也是耗伤津血时期,加之工作,家务的繁忙易使情绪不稳定,内耗阴血,而出现肝血不足,肝阳偏亢或肝失调达的征象,常累及肾、脾、心,相兼为病,从而产生一系列的脏腑功能失调的证候。

(一)肝郁气滞

素禀抑郁,情志不疏,或恚怒伤肝,肝失条达,经期之际阴血下注血海,肝阴不足,失于濡养，肝气不疏，气机壅阻，故出现胁肋、乳房胀痛，肝郁日久化火上扰清窍，可致经行头痛，烦躁失眠；肝木乘脾土，脾失健运则经行腹泻。

2. 肝肾阴虚

素体阴虚，临行经之前，阴血更虚，阴虚水不涵木，木火上炎，则经行头痛头晕，烦躁失眠，经行发热，或口糜；热灼阴络，则经行吐衄，便血等。

3. 脾肾阳虚

素体阳虚，脾失温煦，运化不健，则水湿停聚，泛于肌肤则为水肿，水湿下注则为经行泄泻；清阳不升则清窍失养，以致经行头晕头痛，疲劳嗜睡。

4. 气血虚弱

素体亏虚，经期阴血下注，气血虚弱，经期失养，经血运行不畅，故经行一身疼痛，或酸楚麻木；血虚生风，可致经行风疹块等。

5. 瘀血阻滞

经行产后遇寒饮冷，血为寒凝，或跌扑外伤，瘀血阻滞脉中，经行不畅，故经行之际身痛，小腹疼痛；足厥阴肝经络胞而过，上循巅脑，经脉不通，则巅脑失养，因而头痛头昏。

二、治疗

本病治疗原则以预防为主。但因本病为周期性发作，与月经关系密切，故治疗也应根据发病的时间，按经期、经前、经后分别施治。本着“虚者补之，实者泻之”的原则，针对疾病虚实不同用药，要重视调理气血，以疏肝理气，活血化瘀为主以治实证；以健脾化水，滋肾补肾，益气养血为主以治虚证。

针对患者的心理病理因素，通过卫生宣教，使患者了解出现症状的生理知识，以协助患者改善对症状的反应，再通过调整日常生活节奏，加强体育锻炼，改善营养，减少对环境的应激反应，补充矿物质及维生素，尤其是维生素 B 族。

(一)辨证分型治疗

辨证治疗重在调肝为主，使肝气条达，气顺血和，心、脾、肾合并者，兼及他脏，夹火、痰、瘀等邪气者，应扶正祛邪；根据“急则治其标，缓则治其本”的原则，在月经期以控制症状，治标为主，在症状缓解期，应审因论治，治本为主，使脏腑阴阳平衡。

1. 肝郁气滞

症候：经前乳房、乳头胀痛，胸闷胁胀，精神抑郁，头晕目眩，烦躁易怒，或少腹胀痛，舌质红或紫黯，脉弦。

治法：疏肝解郁，理气止痛。

方药：柴胡疏肝散(《景岳全书》)加减。

柴胡 10g，枳壳 10g，炙甘草 6g，白芍 10g，川芎 10g，香附 10g，陈皮 6g。

加减：若乳房有结块痛甚者加夏枯草 15g，海藻 15g，王不留行 15g 以软坚散结；若肝郁化火，证见口苦咽干，烦躁易怒，可加黄芩 10g，丹皮 10g，山栀子 10g 以清泄肝火；若肝火扰心，证见失眠多梦者，加酸枣仁 10g，夜交藤 10g，龙骨 10g，牡蛎 10g 以养心镇静安神。

2. 肝肾阴虚

主证，经前、经期头晕头痛，烦躁失眠，口干不欲饮，烘热汗出，腰酸腿软，肢体麻木，口舌糜烂，舌红少苔，脉细数。

治法：滋肾养肝，清热降火。

方药：杞菊地黄汤（《医级》）加减。

熟地黄 12g，山茱萸 15g，山药 12g，泽泻 10g，茯苓 10g，丹皮 10g，枸杞 12g，菊花 10g。

加减：若潮热汗出加龟甲 12g，养阴潜阳，清热降火；若肝阳上亢头晕头痛明显，加钩藤 10g，石决明 12g，镇肝熄风潜阳；失眠多梦者，加酸枣仁 10g，夜交藤 12g，养心安神；兼肾虚腰痛者，加续断、桑寄生补肾强筋骨。

3. 脾肾阳虚

证候：经前、经期面目水肿，经行泄泻，腰腿酸软，身倦无力，形寒肢冷，舌淡，苔白滑，脉沉缓。

治法：健脾温肾。

方药：健面汤（《傅青主女科》合四神丸（《校注妇人良方》）加减。

人参 15g，白术 12g，茯苓 10g，薏苡仁 10g，巴戟 10g，补骨脂 10g，吴茱萸 10g，肉豆蔻 10g，五味子 10g，生姜 6g，大枣 10 枚。

加减：腰痛甚者加仙茅 10g，仙灵脾 10g，温补肾阳；若寒凝腹痛者，酌加香附 10g，艾叶 10g，温经止痛；带下童多，加怀山药 12g，车前子 10g，芡实 10g，健脾渗湿止带。

4. 心脾气虚

证候：经行或经后发热，形寒，自汗，神疲肢软，少气懒言，心悸怔忡，失眠多梦，经行感冒，或发风疹，舌淡，苔薄，脉弱无力。

治法：健脾升阳，益气面表。

方药：归脾汤（《校注妇人良方》）加减。

党参 10g，白术 10g，黄芪 15g，当归 10g，茯神 10g，远志 6g，炒枣仁 12g，木香 5g，龙眼肉 10g，炙甘草 5g，生姜 2g，大枣 3 枚。

加减：若经行风疹块，去龙眼肉、生姜，加生地 10g，白蒺藜 10g 养血祛风；经行感冒去当归、龙眼肉、枣仁，加防风 10g，荆芥祛风解表；纳差严重者去远志，加砂仁 10g，石菖蒲 10g，化湿和胃，

5. 瘀血阻滞

证候：经前、经期身痛，腰膝关节酸痛，得热痛减，经行量少，色黯，或有血块，巅顶胀痛；舌红苔白，脉沉紧或沉涩。

治法：温经通络，活血散瘀。

方药：身痛逐瘀汤（《医林改错》）加减。

秦艽 12g，川芎 10g，桃仁 10g，红花 6g，甘草 5g，羌活 10g，没药 10g，当归 10g，五灵脂 10g，地龙 10g，牛膝 10g，香附 10g。

加减：身痛加桂心 6g，独活 10g，鸡血藤 10g，活血通络止痛；下腹痛者加益母草 15g，延胡索 10g，吴茱萸 10g，温经活血止痛；若四肢冷痛加黄芪 15g，通草 10g，细辛 6g，通经散寒止痛。

（二）辨病专方治疗

1. 小柴胡汤（《伤寒论》）

组成：柴胡，黄芩，半夏，人参，生姜，甘草，大枣。

功效：和解表里。

加减：乳胀者加川楝、夏枯草；烦躁者减半夏、人参剂量加丹皮、栀子、生地；水肿者加茯

苓、泽泻;心悸失眠加远志、枣仁、当归;头昏头痛加菊花、川芎;不孕加女贞子、紫石英。

2. 逍遥散加味(《和剂局方》)

组成:柴胡,当归,白芍,白术,茯苓,甘草,薄荷,煨姜。

功效:疏肝解郁,和血调经。

加减:有热者加丹皮、山栀;兼肾虚者加菟丝子、熟地、续断。

用法:经前 14 天始服,至下次初潮为一疗程,共服 3～6 个疗程。

3. 疏肝健脾汤(临床验方)

组成:柴胡,郁金,白芍,青皮,陈皮,炒谷芽,炒麦芽,木香,当归,党参,山药,白术,茯苓,甘草。

功能:疏肝理气,健脾养血。

加减:乳房胀痛者加枳壳、川芎、川楝;发热者加丹皮、生地;头痛加川芎、白蒺藜;身痛者加鸡血藤、桑白皮;吐衄者加牛膝,黄芩、栀子;畏寒怕冷者加干姜、肉桂;水肿加桑白皮、薏苡仁。

(三)单方验方

1. 陈皮 15g,鹿角霜 15g,水、黄酒各半煎服。治经前乳房胀痛。

2. 红花 10g,生地 12g,童便 1 杯,前 2 味煎水,兑童便服。一日 1 剂,治经行吐衄。

3. 柴苏汤:柴胡 3g,白芍 9g,川芎 4.5g,明天麻 3g,延胡索 9g,川楝 9g,老苏梗 6g,制香附 6g,香甘松 3g,旋覆花 9g(包),橡皮 9g,水煎服,治经前期紧张症,症见经之将行,身心不快,头痛,脘闷乳胀。

4. 三参三黄汤:生地 15g,熟地 15g,黄精 30g,桑椹 15g,女贞子 15g,怀山药 25g,党参 15g,太子参 15g,甘草 6g,生龙骨 30g,钩藤 15g,杭菊 10g,水煎服,主治经前头痛。

(四)中成药

1. 逍遥丸

功能疏肝解郁,和血调经。适用于肝郁气滞型患者。经前 1 周开始服用,每次 9g,每日 2 次,口服。

2. 知柏地黄丸

功能滋阴降火,适用于肝肾阴虚患者。经后 1～2 天开始服用,每次 10g,每日 2 次,连服 20 天,连用 3 个月。杞菊地黄丸对肝肾阴虚,肝阳上亢之经行眩晕,经行头痛有持久疗效。

3. 寄生肾气丸

功能温肾健脾,利水消肿。适用于脾肾阳虚以水肿为主者,每次 10g,每日 2 次,口服。

4. 乳核内消液

功能疏肝活血,软坚散结。主治经前乳胀有硬结,适用于气滞痰凝血瘀之症。每次 10mL,每日 3 次口服。

5. 妇宁胶囊

功能养血柔肝,宁心安神,适用于阴虚肝旺,心血不足所致之证,每次 4g,每日 3 次,口服。

(薛均来)

第十节　尿崩症

尿崩症是由于下丘脑－垂体后叶病变使精氨酸加压素(AVP)又称抗利尿激素(ADH)分泌和释放不足,或者肾脏对AVP反应缺陷,致使肾小管重吸收水的功能障碍,从而引起多尿、烦渴、多饮、低比重尿和低渗尿为特征的一组综合征。在临床上,前者被称为中枢性或垂体性尿崩症,后者被称为肾性尿崩症,单独以尿崩症立名者主要是指垂体性尿崩症。

尿崩症临床主要表现为多尿、烦渴多饮,低比重尿和低渗透压尿。根据病情轻重可分为部分性尿崩症(AVP轻度或部分减少)和完全性尿崩症(AVP严重或完全缺乏);根据病程久暂可分为暂时性尿崩症(见颅脑手术或外伤后)和永久性尿崩症;根据病因则可分为原发性尿崩症和继发性尿崩症(继发于脑部肿瘤、感染、浸润性疾病或创伤、手术之后)。本病可发生于任何年龄,但以青少年为多见。男性多于女性,男女之比为2∶1。

尿崩症在中医学中当属广义"消渴"范畴,有学者认为属消渴之膈消(上消),与上焦心肺有关,但也有表现为与脾肾有关者,故从其临床特点、症状表现来看,以"渴利"命名最为适宜。"渴利"发病,与肾气不固关系最为密切,也常有肺热津伤之病机,脾失统摄之因由。其主要病理机制为肺热津伤、失于宣降,脾虚气陷、失于统摄,肾亏气虚、失于封藏。故在治疗上,多以清热生津、健脾益气、补肾固摄为法。

一、病因病机

尿崩症多为肺、脾、肾三脏功能失常,水液代谢失调所致,其与肾气不固关系最为密切。本病系主因禀赋不足、情志失畅、湿热外侵或跌仆损伤等诸因素致脏腑虚弱,尤其是肾中阳气不足,小溲施泄无度而成。肾精不足为本病的基本因素,与西医学中抗利尿激素分泌不足寓有相似之含义。肾精不足,在阴虚的基础上,阴虚火旺,邪热炽盛,或五志化火,引发燥热,或外伤致瘀血内留,瘀而化热,皆可进一步导致热盛伤津;或湿热外侵,也耗损阴津,影响肺肾,可导致水津输布失常,"肾水一虚,则无以制余火,火因水竭而益烈,水因火烈而益干"。故口渴烦饮之症并见,饮频溲多,互为因果,呈一派阴虚燥热之象。阴津亏虚日久,阴损及阳,命门火衰,阳虚失之气化,水湿不运,更阻遏气机,病即由肾及脾,而呈脾肾阳虚之候。至后期病久,则更可致阴阳两虚,形体羸弱,则成难治之证。

二、诊断与鉴别诊断

(一)尿崩症

(日本厚生省特定疾患激素受体异常病调查研究班贝政平主编.内科疾病诊断标准.北京:科学出版社,2001)

1.主要症状

(1)口渴及多饮。

(2)多尿。

2.检查所见

(1)日尿量>3000mL(小儿>3000mL/m^2)。

(2)尿渗透压<300mOsm/kg(或尿比重<1.010)。

(3)除浓缩功能外,肾功能均正常。

(4)垂体后叶功能检查:①加压素试验:尿渗透压上升到>300mOsm/kg(或尿比重>1.010)。②禁水试验:尿渗透压不上升到>300mOsmAg(或尿比重>1.010)。

3.确诊检查所见

(1)高渗盐水试验不能使尿渗透压>300mOsmAg(或尿比重>1.010)。

(2)血加压素浓度减低。

4.除外疾病

应除外高钙血症、低钙血症、慢性肾炎、慢性肾盂肾炎、肾血管性高血压。

确诊病例:具备第1及第2项各条,并排除应除外的疾病。

可疑病例:具备第1及第2项的(1)、(2)、(3)条,但第2项(4)①、②检查结果:尿渗透压在300～450mOsm/kg(或尿比重为1.010～1.015)之间者。

说明:在新生儿期、乳儿期,本症在多饮多尿出现前,主要症状为原因不明的发热,常伴有吐乳、吮奶无力、便秘。检查所见:①有高钠血症、高渗血症;②补充足够水分后,高钠、高渗血症消失时的检查结果符合第2项的(2)、(3)、(4)的各条。

合并垂体前叶功能减低症者,则无第1项主要症状,当补充肾上腺糖皮质激素后才出现第1项主要症状。

合并烦渴,有中枢损害者,即使成人也没有第1项主要症状。但会出现第2项的检查结果。

(二)肾性尿崩症

(日本厚生省特定疾病激素受体异常症调查研究班贝政平主编.内科疾病诊断标准.北京:科学出版社,2001)

1.主要症状

(1)烦渴及多饮。

(2)多尿。

2.检查所见

(1)尿量>3000mL/d(小儿>3000mL/m^2)。

(2)尿渗透压<300mOsm/kg(或尿比重<1.010)。

(3)除浓缩功能外肾功能正常。

(4)垂体后叶功能检查:①加压素试验:尿渗透压不上升到>300mOsm/kg(或尿比重不>1.010)。②禁水试验:尿渗透压不升到>300mOsm/kg(尿比重不>1.010)。

(5)确诊检查:①高渗盐水试验:尿渗透压不升到>300mOsm/kg(尿比重>1.010)。②血ADH(抗利尿激素)值正常或增高。

3.除外疾病

高钙血症、低钾血症、慢性肾炎、慢性肾盂肾炎。

确诊病例:具备第1、2、3项条件者。

可疑病例:具备第1及2的(1)、(2)、(3)条,而第2(4)条的①、②项检查尿渗透压在300～450mOsmAg(尿比重为1.010～1.015)之间者。

参考条件:多数有遗传因素。

说明:在新生儿、乳儿期,其在多饮多尿之前,主要症状为原因不明的发热,常伴吐乳、吮乳力弱、便秘。检查结果：①高钠血症、高渗血症。②有高钠血症、高渗血症时，采用连日（3～7天内）给氯噻嗪利尿剂或改喂稀释乳、低钠乳或强制给水等三项措施的一项或全部时，检查变为正常，主要症状也随之消失。③通过（2）的处理后，高钠血症、高渗血症消失时，呈现第2的（2）、（3）、（4）项检查结果。

（三）鉴别诊断

尿崩症应当与糖尿病、精神性多饮、某些慢性肾脏疾病等以多尿为主要表现的疾病相鉴别。

1. 糖尿病

患者常有多饮、多尿、多食、消瘦等症状，也属于中医“消渴”范畴，可诊断为“消渴病”，其血糖升高，尿糖阳性，可以明确诊断；尿崩症者无多食症状，血糖正常，尿糖阴性，可予以鉴别。

2. 精神性多饮

主要表现为烦渴、多饮、多尿、低比重尿，与尿崩症极为相似，但精神性多饮者主要是由精神因素引起烦渴、多饮，因而导致多尿与低比重尿等症状，其AVP并不缺乏，禁水及禁水加压素试验反应正常，且常伴有其他神经症的症状，病情较不稳定，可随情绪而波动，或呈周期性缓解，晚上服安眠镇静药后夜尿也可有所减少，多见于更年期妇女，有的以往有精神不正常或癔症病史。

3. 慢性肾脏疾病

某些慢性肾脏疾病，尤其是肾小管疾病、低钾血症、高钙血症等，均可影响肾脏浓缩功能而引起多尿、口渴等症状，但其均有相应原发疾病的临床特征，且多尿的程度也较轻，故不难鉴别。

尿崩症的诊断成立后还应进一步鉴别其系中枢性尿崩还是肾性尿崩，分别治疗。可投给抗利尿激素的加压素，通过检查其肾脏对此激素的感受性予以分辨。中枢性尿崩症使用加压素后尿量明显减少，尿渗透压上升，尿比重增加，而肾性尿崩症则无反应。此外，与血浆渗透压相关的血或尿AVP浓度升高，也可以明确肾性尿崩症的诊断，从而予以鉴别。

三、辨证论治

（一）辨证

1. 阴虚燥热

烦渴引饮、尤喜冷饮，但饮而不解其渴，咽干舌燥，甚至干食难以吞咽，言语困难，皮肤干燥，无汗或盗汗，尿频量多，尿色混黄或清长，伴头痛头昏，耳鸣目眩，腰膝酸软，心悸烦乱，夜寐不安，恶梦纷扰，面色潮红，手足心热，大便干结，数日一更，妇女经少或经闭，月经衍期，舌质红或红绛，苔少或见黄糙、舌面干涩，脉虚细而数或兼弦。

2. 脾肾阳虚

口渴多饮、冷热不限，尿色清淡、犹如清水，小便频多、夜尿尤甚，伴神疲乏力，气短懒言，食欲不振，纳少便溏，形寒怯冷，面色萎黄或苍白无华，性欲减退，形体消瘦，舌质淡红或见暗紫，舌面干涩或见腻苔，脉沉细、尺脉尤弱。

3. 阴阳两虚

口渴引饮，尿频尿多，呈饮一溲一之情状，形体憔悴，面色黧黑，咽干舌燥，手足心热，虚烦少寐，潮热盗汗，纳谷少思，间或呕恶，阴冷阳痿，腰膝酸软，记忆力减退，舌淡，苔干，脉沉细弱。

（二）基本治法

1. 阴虚燥热

治法：滋阴填精，清热止渴。

方药1：偏于阴虚者，六味地黄丸、知柏地黄丸、麦门冬汤、三才封髓丹等化裁。

典型处方：生、熟地各12g，怀山药12g，山茱萸12g，丹皮10g，泽泻10g，茯苓10g，知母10g，黄柏12g，麦门冬10g，枸杞子15g，甘草20g。每日1剂，水煎服。

方药2：偏于燥热者，玉女煎、玉泉散、白虎加人参汤等加减。

典型处方：石膏45g，知母15g，生、熟地各15g，葛根25g，黄连10g，玄参20g，丹皮10g，芦根20g，北沙参10g，羚羊角粉0.3g（另吞）。每日1剂，水煎服。

临床应用：阴虚燥热，临床最为多见。偏于阴虚者，治疗宜以六味地黄丸为主，随其阴虚与燥热的具体表现，分别选用杞菊地黄丸、知柏地黄丸等，且可重用知柏，以收滋阴、清热、生津、润燥之功。若阴虚精亏明显者，可加黄精20g，鳖甲20g，龟板20g，是宗"阴不足者补之以味"之旨；若伴心悸烦躁者，可加麦门冬10g，五味子9g，寓有生脉散之意，以缓解其症状，且此时五味子不宜打碎，仅取其酸涩之性；若阴虚内热明显者，可加地骨皮10g，胡黄连10g以清虚热；若口渴明显者，可加乌梅10g，玄参15g，天花粉10g以清热生津；若大便干结可稍佐火麻仁10g，或用番泻叶6g，泡水当茶饮，润肠通便；若大便干结明显，而且腹部可扪及燥屎者，可权用生大黄9～15g（后下），中病即止。服药后，夜尿次数减少，夜寐得安，随之尿量逐渐减少，可望尿比重有所增高。

以燥热为主要见症者，应权以玉女煎等方先解其烦渴之苦，其中石膏、羚羊角粉具有较好的疗效，且石膏用量宜大。若口渴明显而手不离杯者，可加玉竹10g，麦门冬10g，乌梅10g以清润咽喉，缓一时之苦；若心悸失眠者，可加远志12g，酸枣仁15g以宁心安神；若小便频多者，可加五味子6g，金樱子10g以助其收敛。以上治疗旨在减轻口渴引饮的症状，待烦渴症状有所缓解后，再随其症状的变化，酌情加用滋阴润燥之剂，或改从滋阴填精或脾肾两补之法治疗。

2. 脾肾阳虚

治法：温阳益气，固肾缩尿，健脾助运。

方药：鹿茸丸、缩泉丸、玄菟丸、加味龙骨牡蛎汤等加减。

典型处方：黄芪30g，党参15g，附子8g，肉桂6g（后下），白术10g，怀山药15g，菟丝子15g，桑螵蛸15g，龙骨20g（先煎），牡蛎20g（先煎），鹿茸3g，甘草20g。每日1剂，水煎服。

临床应用：脾肾阳虚型可见于潜隐发病者，但更多见于中后期病例。本方旨在补益脾肾之本，其起效较缓，故需持之以恒，一般1个月以上始能见效。方中虽附、桂、参、芪、术同用，但主药为黄芪、肉桂，其他参、附、术可酌情取舍；鹿茸具有激素样作用，不可或缺；菟丝子虽属补阳之剂，也有滋阴之效，若加用生地20g，肉苁蓉10g有阴阳双补之效；龙骨、牡蛎、桑螵鞘等具固摄之功，宜用于夜尿频多者，并可酌加芡实10g，益智仁10g以辅之。

若气短懒言者，可加生晒参3g（另炖），核桃肉12g以补肺纳气；若口渴引饮者，可加葛根25g，升麻6g以助气升津润燥；更有烦渴，饮水不止，心下痞满，舌苔水滑者，为饮邪阻隔三焦，津液不归正化，可加用猪苓、茯苓各15g，泽泻25g，桂枝9g，白术12g，为五苓散通阳化饮之意。至若恢复期患者，多饮、多尿症状已基本缓解，尿比重有所增高，则可用补中益气汤或四君子汤善后，不必过用温阳之剂。

3.阴阳两虚

治法:温阳滋阴,补肾固涩。

方药:金匮肾气丸、右归丸、左归丸等化裁。

典型处方:炮附子8g,肉桂6g,生、熟地各15g,怀山药15g,山茱萸15g,益智仁15g,黄精20g,菟丝子15g,肉苁蓉15g,枸杞子15g,桑螵蛸20g,五味子9g,甘草9g。每日1剂,水煎服。

临床应用:阴阳两虚型较多见于本病后期病例,常因多尿而得不到足够的水分及电解质的补充,致形体羸瘦,憔悴干枯。此时虽有阴虚精亏之本,但已呈阳虚之证,且尤以肾阳不足更为突出,故治疗宜以补肾温阳为法,而投以金匮肾气丸之类为主,常可加用黄精、菟丝子、肉苁蓉等,以阴阳双补。其他如桑螵蛸、五味子等固涩之剂为辅佐之用,非能逆转病机。

若兼有脾虚气陷者,可加黄芪18g,升麻6g以益气升提;若稍有阴虚燥热之象者,更可加玉竹15g,知母15g以清热润燥。本病至此已非短期可以取效,故除中药汤剂外,可加用六味地黄丸、金匮肾气丸、鹿茸丸、补中益气丸等缓以图之。

(薛均来)

第十一节　肥胖症

肥胖症是指体内贮积的脂肪总含量或局部脂肪含量过多,其程度已达到危害健康或寿命的情况。可表现为实际体重超过标准体重,但应注意排除健美和举重运动员等特殊人群的非脂肪堆积性体重超重。肥胖有继发性肥胖和单纯性肥胖之分。本节则重点讨论单纯性肥胖。

单纯性肥胖按其程度的轻重,过去一般分为轻、中、重三度。实际体重超过标准体重20%～30%者,为轻度肥胖;超过标准体重50%以上者,为重度肥胖;超过标准体重30%以上而未达到重度标准者,为中度肥胖。根据其脂肪的分布,则又可分为全身性(均匀性)肥胖、向心性肥胖、上身或下身肥胖、腹型或臀型肥胖。另外,单纯性肥胖还有增殖性肥胖和肥大性肥胖之分。增殖性肥胖多在儿童期即见肥胖,青春期加重,终身肥胖,脂肪堆积在身体周围,又称周围性肥胖;肥大性肥胖多从中年开始出现肥胖,脂肪堆积在躯干部位,又称中心性肥胖。

单纯性肥胖的发病率在世界各国有所不同。近年来,随着经济和社会的发展、饮食结构的变化,我国肥胖症发病率也在不断提高。北京市青少年肥胖发病率已达到男性3.92%、女性2.67%。成年人肥胖者,则更是随年龄增长而增多。可以说已成为糖尿病、高血压病、冠心病等多种疾病发病增多和提前的基础原因。

在中医古代文献中,有“肥人”的概念,早在《内经》就指出与过嗜膏粱厚味有关。后世又有“肥人多痰”之说等。对其病因病机和辨证治疗以及消渴病、胸痹心痛、脑卒中等相关疾病的预防,均有所论及。可以说在许多方面,中西医具有相同或相似的认识。

一、病因病机

肥胖发生与体质因素、过嗜醇酒厚味、煎炸烧烤、情志抑郁、久卧少动等有关。阳明胃热体质胃气盛的人,平素食欲好,进食量大,易发生肥胖;少阳肝郁体质的人,平素易抑郁,活动量小,易发生肥胖;少阴肾虚、太阴脾虚体质的人,脾肾不足,不能化湿,也易发生肥胖。而饮食失节,过嗜醇酒厚味和煎炸烧烤等,可内生痰湿、湿热、痰火,可进而发生肥胖。情志抑郁,气滞痰阻或郁热挟痰,也可发生肥胖。久卧少动,日久伤气,脾肾气虚,可生湿生痰,甚至可出现气虚血瘀、痰阻血瘀等,也可发生肥胖及其他相关病证。

二、诊断与鉴别诊断

(一)诊断标准

中国肥胖问题工作组建议体质指数(体重质量指数):

BMI24 及 28 作为超重及肥胖的诊断分割点。

BMI<18.5(kg/m^2)为体重过低。

BMI18.5～23.9(kg/m^2)为体重正常。

BMI24.0～27.9(kg/m^2)为体重超重;

BMI>28.0(kg/m^2)为肥胖。

附:体质指数(体重质量指数)BMI 计算公式:BMI=体重(kg)÷身高^2(m^2)

其中,对中心性肥胖,中国肥胖问题工作组建议腰围男性 85cm 和女性 80cm 为诊断分割点。主要以腰围来诊断腹部肥胖。

附:腰臀围比(WHR)=腰围 W(cm)/臀围 H(cm)

BMI 及腰围不正常与 BMI 及腰围正常者相比,患 2 型糖尿病、高血压和心血管疾病的危险度明显升高。

(二)鉴别诊断

BMI 及腰围不正常肥胖症诊断的确立,首先应注意排除健美和举重运动员等特殊人群的非脂肪堆积性体重超重,同时应注意继发于皮质醇增多症、多囊卵巢综合征、甲状腺功能减退症等内分泌疾病的肥胖症状。当然,水肿患者实际体重也增加,所以肥胖应与水肿相鉴别。总的来说,肥胖症与水肿实际体重均可超过标准体重的 20%以上。但肥胖症可表现为全身均匀性肥胖、腹型肥胖或臀型肥胖等,切诊肌肤以手按之无陷下不起之状;有的自幼肥胖,有的随年龄增长而逐渐形成,肥胖常持续存在;发病与体质因素、过嗜醇酒厚味、煎炸烧烤、情志抑郁、久卧少动等有关。水肿可仅见于眼睑,或为颜面浮肿,下肢浮肿,也可表现为全身浮肿,或兼有胸腔积液、腹水,切诊肌肤以手按之陷下不起之状,甚至按之如泥,或伴有咳喘、心悸,或见腹部叩之如鼓,有振水之声;后天发病,症状可时轻时重,甚至完全消退;有肾风水肿和心衰水肿之分,肾风水肿可由外感诱发,或隐匿起病,与肾虚外感、邪毒内陷、血瘀水停有关,心衰水肿则可继发于肺胀、心痹等疾病。

三、辨证论治

(一)辨证要点

1.实证

(1)胃肠积滞:素体壮实,体形肥胖,面色红赤,多食易饥,渴喜凉饮,或有脘腹胀满,大便偏干,甚至大便秘结,数日一行,或大便不爽,舌偏红,舌苔厚腻,或黄腻,脉象滑数有力。

(2)气郁痰阻:体质较弱,体形肥胖,性喜抑郁,善太息,或有胸胁脘腹胀满,少腹胀痛,或伴有嗳气,妇女月经不调,大便不调,舌淡红或略暗,舌苔有沫,脉象弦,或弦细,或弦滑。

2.虚证

(1)脾虚湿阻:素体较虚,体形肥胖,四肢困重,神疲乏力,不耐劳作,颜面色黄,或气短懒言,或自汗易感,饭量不大,或口渴不欲多饮,或脘腹胀满,大便不干,甚或大便溏稀,进食油腻、生冷后尤甚，舌体胖大，舌苔白腻，脉象缓弱，或细滑无力。

(2)肾虚湿停：素体虚弱，体形肥胖，腰膝酸软，或有腰膝冷痛，神疲乏力，不耐劳作，颜面色白，甚或黧黑，或有畏寒自汗，或少腹胀满冷凉，或有肢体浮肿，男子阳痿。妇女月经不调，甚至闭经，或有夜间尿频，或有便秘，大便不干，舌体胖大有齿痕，舌苔白腻或水滑，脉象沉细，或沉细而滑。

(二)基本治法

1.实证

(1)胃肠积滞

治法：清泄胃热，宽肠导滞。

方药：小承气汤合保和丸加减。

典型处方：熟大黄 12g，厚朴 9g，枳实 9g，赤、白芍各 9g，陈皮 9g，清半夏 9g，茯苓 9g，焦神曲 9g，焦麦芽 9g，焦山楂 9g，甘草 6g。每日 1 剂，水煎服。

临床应用：胃肠积滞证，多见于阳明胃热体质之人，胃气盛者，平素食量大，过嗜煎炸烧烤和辛辣刺激性食物，久积胃肠，可内生胃肠结热；过嗜醇酒厚味，积滞于胃肠，可内生湿热。所以可选用小承气汤和保和丸，清泄胃热，理气宽肠，化积导滞，是为治疗肥胖症减法之一。中成药可选用新清宁等。胃肠结热、多食易饥、大便干结、数日不下、舌红、舌苔黄厚者，可加用元明粉 3～6g(冲服)，炒莱菔子 15～2%，焦槟榔 9～12g，或用番泻叶 6g 泡水当茶频饮，可泄热通腑。湿热内积、脘腹胀满、肢体困重、大便黏滞不爽、舌偏红、舌苔黄腻者，可加用苍术 9g，生薏苡仁 15～25g，虎杖 12g，茵陈 12g，金钱草 15g 等燥湿、化湿、利湿、清热之品。胃热伤阴或素体少阴心肾阴虚者，可加入何首乌、生地、玄参、百合、知母各 15～25g 以滋阴增液。

(2)气郁痰阻

治法：疏肝解郁，行气化痰。

方药：逍遥散合导痰汤加减。

典型处方：柴胡 9g，枳实 9g，赤、白芍各 9g，陈皮 9g，清半夏 9g，茯苓 12g，泽泻 12g，白术 9g，当归 9g，川芎 9g，郁金 12g，焦山楂 9g，甘草 6g。每日 1 剂，水煎服。

临床应用：气郁痰阻证，多见于少阳肝郁体质之人，情志抑郁、肝气郁结者，或过嗜醇酒厚味，气滞湿阻为痰，而成肥胖。所以可选用逍遥散合导痰汤，疏肝解郁，理气化痰，疏肝兼可理脾，行气兼可活血，总的来说也属于减法范围。肝郁日久、气滞血瘀、胸痹心痛、妇女月经不调、胸胁少腹胀痛、颜面瘀斑、舌质暗或有紫斑者，可加用瓜蒌 12g，甘松 12g，丹参 15g，桃仁 12g，红花 9g，益母草 12g，山楂 12g，姜黄 12g 等宽胸开痹和化瘀调经药物。肝郁日久，气郁化热，见口苦、咽干、目眩、心烦、舌红苔黄者，可加用丹皮 9g，炒栀子 9g，黄芩 9g，薄荷 6g(后下)，茵陈 12g，连翘 12g，夏枯草 12g，草决明 15～25g 等清解郁热之品，或气郁痰热内扰、心胸烦闷、失眠多梦、舌红、苔黄腻、脉弦而滑数者，可加用黄连 9g，黄芩 9g，瓜蒌 12g，胆南星 12g，酸枣仁 15g，炙远志 12g 等清心化痰宁神。郁热较甚，或有肝胆湿热，或挟胃肠结热、胸胁脘腹胀痛、大便不畅者，可加用大黄 9～12g，虎杖 12g，茵陈 12g，金钱草 15g 等清泄结热或清利湿热之品。

2.虚证

(1)脾虚湿阻

治法：健脾益气，化湿行滞。

方药:参苓白术散合平胃散加减。

典型处方:太子参12g,苍、白术各12g,厚朴9g,陈皮9g,清半夏9g,茯苓12g,泽泻12g,山药9g,莲子12g,生薏苡仁15g,焦山楂9g,桔梗6g,炙甘草6g。每日1剂,水煎服。

临床应用:脾虚湿阻证,多见于太阴脾虚体质之人,脾气不足,不能运化水湿,或加以过嗜醇酒厚味和各种饮料,水湿不归正化,可成肥胖。所以可选用参苓白术散合平胃散,健脾益气,化湿行滞,是为治疗肥胖症加法之一。脾阳不足,或挟寒湿之邪、脘腹痞满冷痛、大便溏稀、舌苔白腻者,可加用砂仁6g(后下),白豆蔻6～9g,苏叶6g,香附9g,佛手6g,香橼6g,散寒化湿,理气和胃。湿邪化热、湿热中阻、脘腹痞闷胀满、肢体困重、大便黏滞不爽、舌苔黄白相间腻者,可加用黄连9g,黄芩9g,木香6g,生薏苡仁15～25g,葛根15g,枳实9g等,辛开苦降、消痞除满。

(2)肾虚湿停

治法:补肾益气,通阳化湿。

方药:济生肾气丸合五苓散加减。

典型处方:炮附子3g,桂枝6g,生地24g,山茱萸12g,山药12g,白术12g,茯苓12g,泽泻12g,猪苓12g,焦山楂9g,车前子12g,川、怀牛膝各15g,薏苡仁15g,杜仲12g,桑寄生15g,枸杞子15g,菟丝子15g。每日1剂,水煎服。

临床应用:肾虚湿停证,多见于少阴肾虚体质之人,肾气不足者,不能蒸腾气化,或加以过嗜醇酒厚味和各种饮品,水液不归正化,湿邪积滞,可成肥胖。所以可选用济生肾气丸合五苓散以补肾培本,通阳气,化水湿。是为治疗肥胖症加法之一。兼有脾虚、脘腹胀满、食少、大便溏者,可加用苍、白术各12g,砂仁6g(后下),陈皮9g,可健脾止泻。肾阴虚症状突出,见心烦、咽干耳鸣、男子梦遗、舌偏红者,可去熟附子,加黄连、知母、黄柏、何首乌、荷叶、金樱子、芡实等,滋阴清热固肾。肾阳不足、男子阳痿、女子月经不调、尿有余沥者,可配合龟鹿二仙胶、二仙汤、五子衍宗丸等,加用龟板12g,鹿角片6～12g,仙茅12g,仙灵脾12g,桑螵蛸15g等温阳补肾、填精固肾。

(薛均来)

现代中医理论与临床应用

（下）

付玉凤等◎主编

吉林科学技术出版社

第七章　肿瘤中医治疗

第一节　恶性肿瘤中医调理四法

恶性肿瘤经过手术、放疗和化疗后，导致机体功能损伤或毒副反应，中医如何调理，是肿瘤治疗上不可忽视的问题。笔者据有关资料及临床体会，运用益气养血、清热养阴、健脾补肾、扶正解毒四大法，简介如下，以正同道。

一、益气养血法

本法是针对恶性肿瘤手术后机体衰弱证。人体受癌肿侵犯，体质虚弱，又经手术，损伤组织，渗耗血液，大伤元气。《难经·八难》谓气者，人之根本也。”气血两亏，诸证乃生。临床症见头晕眼花，面色苍白，少气懒言，神疲乏力，心悸自汗，纳少，或手足发麻，或妇女月经不调，舌淡而胖，脉细无力。笔者常用处方：吉林参 3g，生黄芪 30g，白术 15g，当归 10g，生地 15g，土茯苓 20g，鸡内金 10g，白英 15g，白花蛇舌草 30g，丹参 15g，红枣 30g。如癌肿未能切除，或部分切除，可加王不留行、穿山甲、石见穿、海藻等活血软坚之品。必须指出：破血剧毒药忌用，当患者正气恢复后，可酌情用些，但不宜过多过量，否则，功亏一篑。而对清热解毒药可适当增加剂量(30～60g)，除尽其邪。

二、清热养阴法

本法是针对恶性肿瘤放疗后热毒伤阴证。癌肿接受放疗得以控制的同时，正常组织也受到损伤。光属阳邪，曝光照射，火毒内逼，消灼阴液，如同“草木暴晒则枯萎”。临床症见口渴喜饮，咽干舌燥，或口腔溃烂，大便秘结，或如羊屎，小溲短赤，不思纳食，头晕目眩，或发黄脱落，或两耳失聪，低热，盗汗，苔花剥或光而无津，舌质红，脉细数。药用：西洋参 3g，麦冬 15g，生地 30g，天冬 15g，天花粉 30g，北沙参 15g，肥知母 10g，女贞子 10g，石斛 10g，金银花 30g，白花蛇舌草 30g，玄参 10g。火毒上升则头痛目赤，加野菊花 30g。若患者对放射线不敏感，务必加三七、丹参、赤芍、桃仁、当归等活血化瘀之品，以改善微循环，加速血流量，增加缺氧细胞的放射线敏感性。反之，对放射敏感而出现腹痛腹泻者，可加川连、黄芩、炒白芍、薏苡仁等以清利湿热。但必须指出：放疗后见苔腻者，不宜妄用燥湿之品，仍以养阴生津为主。

三、健脾补肾法

本法是针对恶性肿瘤化疗后脾胃不和、肝肾阴亏证。用治癌肿的化学药物乃毒性之品，毒邪内侵，损伤脾胃，运化失职，升降失常，故《吴医汇讲》谓：“脾胃伤则出纳之机失其常度，而后天之生气已息，鲜不夭札生民者已。”临床症见脘腹胀满，恶心呕吐，食欲减退，大便溏薄，或面色萎黄，消瘦，心悸气短，周身乏力，四肢倦怠，舌质淡而胖嫩，苔白腻，脉细弱，笔者喜用香砂六君子汤合理中汤加减。毒邪深入，损伤肝肾，精髓亏虚，而出现血白细胞、血小板急剧减少，伴见头晕耳鸣、腰膝酸软、小便不利，或面浮足肿，五心烦热，汗出，脉沉细，可用杞菊地黄丸等。以上两型不能截然分开，临床往往同时出现，只是侧重不同而已。笔者主张兼顾用药，在用健脾和胃药的同时，酌加补益肝肾之品，以培先天之本，控疾于未然。反之，在用补益肝肾药中，应加健脾胃之品，以顾后天之本，得胃气则昌，故立健脾补肾法。药用：砂仁 3g(后下)，佛手柑 10g，党参 15g，白术 12g，土茯苓 30g，太子参 20g，姜半夏 10g，神曲 10g，薏苡仁 30g，吴茱萸 6g，补骨脂 30g，鸡血藤 30g，黄精 20g，桑寄生 20g。

必须指出：不宜用苦寒之品戕胃，滋腻之品碍胃，毒剧之品败胃。

四、扶正解毒法

本法是针对恶性肿瘤不适宜手术、放射、化学治疗的体虚邪实证。《素问·通评虚实论篇》谓“邪气盛则实，精气夺则虚。”癌肿日增，正气日衰，正不抵邪，则邪毒猖獗，侵犯全身，致气血不和，阴阳失调，甚者“阴阳离决，精气乃绝”。临床症见形体消瘦，少气懒言，精神萎靡，面色无华，肿块疼痛，腰膝酸软，四肢无力，不思饮食，头昏头痛，失眠，或发热，或便秘，或便溏，或出血，苔腻，脉沉细。药用：党参 30g，白术 12g，黄芪 20g，土茯苓 30g，当归 15g，丹参 30g，焦三仙各 30g，穿山甲 10g，牡蛎 60g(先下)，金银花 30g，白英 30g，猫人参 50g，生地黄 15g。

食欲，是辨证用药之关键。“人以水谷为本”，食欲好者，脾胃旺，正气足。《中藏经》谓“胃气壮，五脏六腑皆壮也。”治以攻邪为主(包括清热解毒、活血化瘀、软坚散结及应用蛇虫之类药物)，剂量宜大，所谓：“癥瘕尽则营卫昌。”若食欲差，说明脾胃失健，正气不足。《灵枢·五味》谓谷不入半日则气衰，一日则气少矣。”治宜扶正为主(包括健脾开胃、益气养血、填补肝肾及动物之品)，前人谓：“脾胃为气血生化之源。”必须指出具体用药应根据癌灶部位，病情轻重，体质强弱而辨证治疗。

(帕提玛·阿布力米提)

第二节　鼻咽癌

鼻咽癌是常见的恶性肿瘤之一，我国男性鼻咽癌的病死率位于全部恶性肿瘤的第 7 位，女性则排在第 9 位。鼻咽癌在我国南方发病率较高，其分布有一定的地区和种族特异性，同时有一定的家族倾向。鼻咽癌虽然曾被称为广东瘤，但并非广东人所独有。广东、广西、湖南等省，特别是广东的中部和西部的肇庆、佛山及广州地区发病率均较高。据报道，居住在广东省中部以及操广东地方语的男性，其发病率为 30～50/10 万。就全国而言，鼻咽癌的发病率由南到北逐渐降低，最北方的发病率不到 2～3/10 万。鼻咽癌的发病年龄由 20 多岁开始逐渐上升，45～60 岁为高峰。该病起病隐蔽，早期不易发现，恶性程度颇高，自然生存时间平均为 18.7 个月。

一、病因病机

鼻咽癌属于中医学“鼻痔”、“控脑砂”、“鼻渊”等范畴。明《医学准绳六要》记载：“至如酒客膏粱，辛热炙腻太过，火邪炎上，孔窍壅塞，则为鼻渊。”明《外科金鉴》曰：“鼻痔者，由肺脑不清，风湿郁滞或六气七情所感而成。”清《医宗金鉴》曰：“此证内因胆经之热移于脑髓，外因风寒凝郁火邪而成。”热毒内阻，伤及脉络而致鼻衄或鼻涕带血；气阴两虚，故口干咽燥，五心烦热；痰浊内结于耳鼻则耳鸣耳聋，鼻塞头痛。

二、治疗

(一)辨证论治

1. 热毒内盛证

证候:鼻塞涕血,口苦咽干,心烦失眠,发热,尿黄,大便秘结,舌红,苔黄,脉数。

基本治法:清热解毒,软坚散结。

方药运用:银翘散(《温病条辨》)加减。

金银花15g,连翘15g,牛蒡子10g,生甘草6g,苍耳子10g,辛夷10g,白芷10g,石上柏15g,蛇蜕10g,蜈蚣2条,僵蚕10g,土茯苓15g,半枝莲15g,草河车15g。

方中金银花、连翘、牛蒡子、石上柏、半枝莲、草河车、土茯苓、蛇蜕清热解毒,消肿散结,苍耳子、辛夷、白芷清热利窍,蜈蚣、僵蚕解毒散结,息风通络。诸药合用,清热解毒,软坚散结。

加减:五心烦热加地骨皮30g,牡丹皮15g;口干欲饮加葛根10g,黄精10g,玄参15g;涕血加仙鹤草15g,侧柏炭10g;大便干结加玄参15g,生地30g,生白术50g。

2. 痰浊壅盛证

证候:恶心,胸脘痞闷,头晕目眩,头重倦怠,或咳痰不爽,舌体胖大,边有齿痕,苔白厚腻,脉滑。

基本治法:化痰软坚,清热散结。

方药运用:海藻玉壶汤(《医宗金鉴》)加减。

夏枯草15g,海藻10g,昆布10g,半夏10g,白术15g,陈皮10g,生牡蛎(先煎)15g,川贝母10g,山慈菇15g,白芥子10g,炮山甲(先煎)10g,浙贝母10g,金银花15g,石上柏30g,白花蛇舌草15g,生麦芽30g。

方中半夏、川贝母、白术、陈皮、白芥子、海藻、昆布、炮山甲化痰散结;夏枯草、金银花、石上柏、白花蛇舌草、山慈菇、浙贝母清热解毒,化痰散结;生麦芽升清健脾,以利诸药化痰散结之功。

加减:脘闷纳呆加陈皮10g,焦山楂、焦神曲各10g,炒薏苡仁30g,鸡内金30g;恶心呕吐加旋覆花(包煎)10g,代赭石(先煎)30g。

3. 肝肾阴虚证

证候:形体消瘦,口干咽燥,大便燥结,五心烦热,舌质干红或有裂纹,苔少或无苔,少津,脉细无力。

基本治法:滋补肝肾,软坚散结。

方药运用:六味地黄丸(《小儿药证直诀》)加减。

熟地10g,山药20g,山萸肉12g,泽泻15g,茯苓12g,石斛10g,天花粉10g,玉竹10g,炮山甲(先煎)10g,龟板(先煎)10g,山慈菇9g,石见穿15g,金银花15g,石上柏30g,半枝莲15g,生麦芽30g。

方中六味地黄丸加石斛、天花粉、玉竹养阴,滋补肝肾,炮山甲、龟板、山慈菇、石见穿软坚散结,金银花、石上柏、半枝莲清热解毒抗癌。

加减:大便燥结加生地30g,玄参30g,生白术50g;潮热加地骨皮30g,柴胡10g,秦艽15g,鳖甲(先煎)15g;盗汗加牡蛎30g,浮小麦30g。

4. 气血不足证

证候:鼻腔干燥,鼻衄,口干欲饮,虚烦不眠,大便干燥,喜凉怕热,舌尖红少苔或苔薄黄,脉细数或弦数。

基本治法：补气养血，解毒散结。

方药运用：归脾汤(《济生方》)加减。

生黄芪 15g，党参 10g，炒白术 15g，茯苓 15g，何首乌 15g，枸杞子 15g，鸡血藤 30g，生地 15g，当归 10g，白芍 15g，龙眼肉 6g，阿胶珠 15g，炒枣仁 30g，远志 6g，炮山甲(先煎)10g，鳖甲(先煎)10g，龟板(先煎)10g，石见穿 10g，半枝莲 15g。

方中归脾汤补益气血，养心安神，加何首乌、枸杞子、鸡血藤增强补养肝肾之功，炮山甲、鳖甲、龟板、石见穿软坚散结，半枝莲清热解毒抗癌。全方共奏补气养血，解毒散结之效。

加减：口干欲饮加葛根 10g，黄精 15g，玄参 30g；自汗盗汗加生黄芪 30g，浮小麦 30g，麻黄根 10g，牡蛎 30g。

(二)中成药

1. 六神丸：由麝香、牛黄、冰片、珍珠、蟾酥、雄黄组成。每次 5～10 粒，每日 2～3 次，小儿酌减。本品对化疗口腔溃疡有明显疗效。

2. 神农丸：制马钱子、甘草、当归、川芎、雄黄、炮山甲、犀角、全蝎、蜈蚣。用于头颈部肿瘤、乳腺癌及淋巴系统肿瘤、胃癌等。

3. 玉枢丹：由麝香、冰片、山慈菇、雄黄、千金子霜、红大戟、朱砂、五倍子组成，具有化痰开窍、避秽解毒、消肿止痛的作用，适用于痰热壅盛者。

(三)鼻咽癌放疗并发症及后遗症的中药治疗

鼻咽癌现代首选放射疗法，其有效率和 5 年生存率逐年提高。由于放射的生物效应关系，放疗后机体的正常组织和器官受到不同程度的损伤，其生理病理变化显得更为复杂。鼻咽癌放疗开始 1 周后，局部和全身的放疗反应会逐步出现。轻者如口鼻腔咽黏膜、颈面部皮肤、灶性白膜等炎性反应；随着放疗总剂量日渐增加，其放射炎症反应逐渐加重，甚至发生继发感染形成化脓性腮腺炎、中耳炎、鼻道炎性增生结节、眼角膜溃疡等放疗并发症而中断放疗；或因放疗后体虚难复，晚期反应组织的放射损伤逐渐显现，会产生局部组织纤维化、颌骨髓炎、颅神经损伤、脑脊髓病等一系列放疗后遗症。

中医认为，放射之光，乃火热之邪，作用于人体导致热毒过盛，必然耗伤阴液，经气阻滞，血行不畅. 日久热毒盘踞肌肤，瘀腐血肉，最后毒邪内逼，耗伤真阴，以致肝肾俱虚、元气败脱、全身衰弱，从而形成“本虚标实”之证。治疗上应养阴救液以治其本，攻毒散结以治其标。方用鼻癌放疗汤。

处方：金银花 30g，生地 30g，丹参 15g，赤芍 15g，西洋参 6g，石斛 9g，白花蛇舌草 30g，生甘草 6g。每日 1 剂，水煎服，每日 2 次，每次服 150mL。2 周为 1 个疗程，治疗 2～10 个疗程。

方中金银花、白花蛇舌草、生甘草以清热解毒、抗癌治癌，且有抗辐射作用；生地、西洋参、石斛以补气养阴、增液润泽；丹参、赤芍以凉血养血、活血化瘀，并有抗纤维化作用。诸药合用，具清热解毒、活血抗纤以除其邪实，滋阴增敏、养液增效以扶其本虚，起到标本兼治，扶正祛邪，既抗复发又防转移之目的。

辨证加减如下。①放射性炎症：证属热伤津气。本方加辛夷 10g、蜈蚣 1 条、僵蚕 10g、柴胡 6g、广地龙 15g、川芎 10g 等，以清热解毒、活血通络。水煎，每日 1 剂，分 2 次服，连服 2 周。若见鼻衄加仙鹤草 20g、白茅根 15g；目赤加野菊花 10g；失眠加延胡索 10g、合欢皮 15g；呕吐加法半夏 10g、代赭石 20g；颈部肿块加昆布 10g、夏枯草 15g、黄药子 10g 等。②放射合并症：

证属热燔气营。本方加玄参10g、牡丹皮10g、天冬10g、麦冬10g、山慈菇10g、淡竹叶10g，以清热解毒，养阴生津。水煎，每日1剂，分2次服，连服4周。若见干咳加北沙参10g、桑白皮10g、芦根30g。同时以锡类散吹患处。至放疗结束前夕，两颈皮肤萎缩变薄，起水疱，继而溃破出水，表皮剥脱，真皮暴露疼痛，状如烧烫伤，甚至溃烂坏死，渗血恶臭，且难愈合，伴耳鸣、牙痛、脱发、食欲减退、形体消瘦、精神萎靡，苔光舌紫绛，有瘀斑，脉细涩或细数。鼻咽镜检查见鼻咽部顶壁白膜覆盖，新生物消失。化验白细胞总数下降。此乃火热炽盛，治以本方加牡丹皮10g、当归15g、生白术10g、炮山甲10g、鳖甲15g、生山楂15g等，以清热解毒，养血生肌。水煎，每日1剂，分2次服，连服6～8周。外敷滑石三七粉，并嘱患者衣领宽松通风，以防摩擦。若脱发加熟地15g、首乌15g；耳鸣加女贞子15g、白蒺藜10g。③放射后遗症：为热毒耗损真阴，肝肾俱虚证。本方加枸杞子30g、山茱萸10g、女贞子30g、制黄精15g、生首乌15g、石菖蒲10g、潼蒺藜10g、广地龙15g、鳖甲15g、龟板15g、赤芍15g等，以滋养肝肾，活血通络。水煎，每日1剂，分2次服，连服8～10个疗程。

（帕提玛·阿布力米提）

第三节 颅内肿瘤

颅内肿瘤可分为原发性和继发性两大类，其中原发性占所有恶性肿瘤的2%，可发生于脑组织、脑膜、颅神经、垂体、血管和残余胚胎组织等。颅内肿瘤可发生于任何年龄。近年来，脑实质肿瘤发病率呈上升趋势。成人大多为脑胶质瘤、脑膜瘤、垂体瘤及听神经瘤等。儿童则多为小脑的星形细胞瘤、第四脑室的室管膜瘤、小脑中线的髓母细胞瘤、蝶鞍部的颅咽管瘤等。由于组织发生及病理特征不同，颅内肿瘤的良恶性和生物学行为也不一样。如星形细胞瘤成长较慢，囊性者预后较佳；多形性胶质瘤生长较快，恶性程度高，预后极差，病程仅有数月；继发性脑瘤多见于肿瘤晚期，可经血行转移而来，其原发癌多为肺癌、乳腺癌及肾癌。本章只阐述脑胶质瘤和脑膜瘤。

颅内肿瘤属于中医“厥逆”、“头风”、“头痛”的范畴。《素问·奇病论》曰：“人有病头痛，以数岁不已……当有所犯大寒，内至骨髓。髓者以脑为主，脑逆故令头痛……病名曰厥逆。”《中藏经》曰：“头目久痛，卒视不明者，死。”

由于颅内肿瘤多呈膨胀性生长，在颅内占据一定空间时，不论性质是良性还是恶性，都会引起颅内压升高，临床出现相应的症状。肿瘤压迫脑组织可导致中枢神经损害，或引起局部的相应症状，甚至危及患者生命。

一、病因病机

脑为髓之海，肾主骨生髓，髓者以脑为主。脑为奇恒之府，诸阳之会，位高而属阳。诸邪之中风邪和火热最易引起头痛。头为手足三阳经之会，故巅顶有百会穴。阳气充盛则阴邪不得入内。肾虚不充，髓海失养，肝。肾同源，肾虚肝亦虚，肝风内动，邪毒上扰清窍，痰蒙浊闭，瘀阻脑络，留结而成块，发为脑瘤。《灵枢·刺节真邪》认为，瘤的病因病机主要是由于“已有所结，气归之，津液留之，邪气中之，凝结日以易甚，连以聚居。”颅内肿瘤是有形的肿块，属于“癥瘕”、“积聚”的范畴。朱丹溪说：“凡人身上中下有块者多是痰”，且“痰之为物，随气升降，无处不到。”显然，颅内肿瘤是宿痰凝聚于颅内。高锦庭说：“癌病者，非阴阳正气所结肿，乃五脏瘀血、浊气、痰滞而成”,也指出肿瘤与痰浊有关。本病病位在上,初起以头痛为主,有认为系风痰所扰,其病症多为进展性,待症显之时已头痛不已。《证治要诀》曰:“诸痛乃是痰为气所激而上,气又为痰所隔而滞,痰与气相搏,不能流通。”是以气滞痰凝,气滞则有血瘀之变。《灵枢·百病始生》云:“凝血蕴裹而不散,津液涩渗,著而不去,而积皆成矣。”故颅内肿瘤痰瘀交阻或气血郁结皆有之。古人云:“气有余便是火”,又云“痰为有形之火”,痰气均可蕴而化火,火具炎上之势,故火热也为脑瘤的病因之一。临床肝胆实热可致头痛、目赤、呕吐、烦躁,肝郁化火又能动风,肝风内动而见抽搐,然而何以痰凝、气滞、血瘀、邪毒积聚成块?《医宗必读》曰:“积之成者,正气不足,而后邪气踞之。”究其正虚之因,一是脾肾阳虚,二是肝肾阴虚。盖脑为髓之海,肾生髓通脑,。肾虚髓海空虚而贼邪乘虚而入;脾主运化,脾虚湿聚生痰,痰凝血瘀入颅;或阴虚阳亢,肝相鸱张,化火生风而袭上位,占位而成脑瘤。

总之,颅内肿瘤是为髓海之病,多由痰湿之邪凝聚于脑,颅内气滞血瘀,脉络受阻,日久化热动风,风火鸱张,又可损伤阴津,致肝肾不足,耗津脱营,邪毒积聚。此诸多病机又可相互作用,正气益伤,邪壅益甚,头痛、呕吐、抽搐诸症持续不得缓解,而成胶固之疾。

二、治疗

(一)辨证论治

1. 肾虚髓亏证

证候:头痛,健忘耳鸣,神情呆滞,发枯口干,腰膝酸软,口燥咽干,视物昏花,舌淡苔少,脉细。

基本治法:滋肾补髓,开窍醒神。

方药运用:左归饮(《景岳全书》)加减。

熟地30g,山茱萸15g,山药15g,枸杞子15g,茯苓15g,远志10g,菖蒲10g,郁金10g,杜仲15g,牛膝10g,何首乌15g,穿山甲(先煎)10g,鳖甲(先煎)10g,土鳖虫10g,九香虫10g,白芷10g,半枝莲15g。

方中熟地、山茱萸、山药、枸杞子、何首乌、鳖甲滋阴潜阳,填补肾阴;牛膝泻火解毒;白芷、半枝莲清热解毒,配穿山甲消肿排脓;土鳖虫、九香虫软坚散结,合远志、菖蒲醒脑开窍。

加减:肢体拘挛加白芍30g,炙甘草10g,钩藤20g;失眠多梦加枣仁30g,夜交藤15g;偏瘫不用加炙黄芪30g,地龙10g,全蝎5g;视物模糊加枸杞15g,菊花10g,决明子10g,青葙子10g;畏寒肢冷加附子(先煎)5g,肉桂6g,炮姜6g,小茴香10g,吴茱萸6g;阴虚潮热加北沙参15g,石斛15g,龟板(先煎)15g,鳖甲(先煎)15g,生地30g。

2. 脾虚气弱证

证候:健忘迟钝,头中空痛,神疲气少,体倦乏力,二便自遗,舌淡苔白,脉细弱。

基本治法:健脾益气升阳。

方药运用:益气聪明汤(《证治准绳》)加减。

生黄芪30g,党参15g,白术10g,升麻6g,葛根10g,川芎10g,蔓荆子10g,陈皮10g,益智仁15g,穿山甲(先煎)10g,鳖甲(先煎)10g,土鳖虫10g,九香虫10g,山慈菇15g,生麦芽15g。

方中党参、白术、黄芪、生麦芽补益中气;升麻、葛根升举清气,以利川芎、蔓荆子升清通窍;穿山甲、鳖甲、土鳖虫、九香虫、山慈菇通络软坚以化瘕瘕积聚。

加减:烦躁,苔黄腻,加黄连10g,天竺黄10g,杏仁6g;食少加焦山楂、焦槟榔各10g,炒鸡内金30g,生麦芽30g;舌质紫暗加丹参10g,川芎6g;恶心呕吐加木香10g,竹茹10g,陈皮10g,九香虫6g,旋覆花(包煎)10g。

3.肝风内动证

证候:抽搐震颤,神志朦胧,反应迟钝,不清,或视物模糊,或舌体歪斜,半身不遂,或昏迷不醒,语蹇流涎,或牙关紧闭,视物舌苔薄净,舌边红,脉弦细数。

基本治法:镇肝息风,滋阴涵木。

方药运用:羚角钩藤汤(《通俗伤寒论》)合镇肝息风汤(《医学衷中参西录》)加减。

羚羊角粉(冲服)0.39,钩藤15g,蝉衣10g,姜黄10g,生白芍15g,龟板(先煎)10g,生龙骨(先煎)15g,生牡蛎(先煎)15g,牛膝30g,天冬15g,麦冬15g,阿胶10g,竹茹10g,胆南星5g,菖蒲10g,郁金10g,代赭石(先煎)30g,全蝎5g,蜈蚣2条,僵蚕10g,白花蛇舌草15g,生麦芽15g。

方中羚羊角粉、钩藤、僵蚕、蜈蚣、全蝎、蝉衣、白花蛇舌草凉肝息风,清热解毒,缓急解痉;代赭石、生龙骨、生牡蛎降逆潜阳;天冬、麦冬、阿胶、生白芍滋阴生津,柔肝缓急以制阳亢;竹茹、胆南星、菖蒲、郁金清热豁痰,醒脑开窍。诸药合用,镇肝息风,滋阴涵木。

加减:大便燥结加生地30g,大黄3g;苔黄腻加竹茹10g,天竺黄10g;头痛重加细辛3g,僵蚕10g;头痛甚者加藁本15g,蔓荆子10g,白芷10g,菊花10g;阴虚潮热加北沙参15g,石斛15g,龟板(先煎)15g,鳖甲(先煎)15g,生地15g;头昏目眩加牛膝10g,白蒺藜15g,天麻10g;肝阴不足,烦躁,心烦不宁,加玄参15g,麦冬15g,石斛15g,远志6g,枣仁30g。

4.风痰阻络证

证候:健忘神呆,步态不稳,面部不自主搐动,时发癫痫,脘闷,苔白腻,脉弦细滑。

基本治法:息风通络,化痰开窍。

方药运用:半夏白术天麻汤(《医学心悟》)加减。

法半夏10g,陈皮10g,茯苓15g,白术15g,天麻6g,升麻6g,竹茹10g,胆南星5g,菖蒲10g,远志10g,全蝎5g,蜈蚣2条,川贝母10g,浙贝母10g,僵蚕10g,白芍15g,天龙49,钩藤15g,鳖甲(先煎)10g,生麦芽15g。

方中二陈汤合竹茹、胆南星燥湿祛痰;全蝎、蜈蚣解毒软坚散结,息风解痉,镇静通络;远志、菖蒲开窍醒脑;生龙骨、生牡蛎软坚散结;川贝母、浙贝母化痰软坚,清上焦痰浊。本型重在软坚化痰,朱丹溪说:"凡人身上中下有块者多是痰",且"痰之为物,随气升降,无处不到"。宿痰凝聚于颅内,要使诸药直达病所,需用升麻引诸药上行,从而达到息风通络、化痰开窍之目的。

加减:烦躁,苔黄腻,加黄连10g,天竺黄10g,杏仁10g;食少加焦山楂、焦槟榔各10g,炒鸡内金30g,生麦芽30g;舌质紫暗加丹参10g,川芎10g;恶心呕吐加木香12g,竹茹10g,陈皮10g,旋覆花(包煎)10g,姜半夏10g。

5.瘀血阻络证

证候:健忘神呆,头部刺痛,肢体偏瘫,舌质紫暗,苔薄,脉弦细。

基本治法:活血开窍。

方药运用:通窍活血汤(《医林改错》)加减。

麝香(冲服)0.15g,赤芍15g,川芎10g,当归10g,桃仁10g,红花5g,菖蒲10g,蒲黄(包煎)10g,枸杞子10g,穿山甲(先煎)10g,僵蚕10g,鳖甲(先煎)10g,地龙10g,䗪虫5g,生麦芽 30g。

方中赤芍、川芎、当归、桃仁、红花、蒲黄活血化瘀，麝香温经通络，配穿山甲、僵蚕、鳖甲、地龙、䗪虫加强养血活血、化瘀通窍之效。

加减：苔黄腻加竹茹 10g，天竺黄 10g；头痛重加细辛 39，僵蚕 10g；头痛甚者加藁本 15g，蔓荆子 10g，白芷 10g，菊花 10g。

（二）中成药

1. 牛黄醒消丸：由牛黄、麝香、制乳香、制没药、雄黄组成，具有清热解毒、散结消肿的作用。

2. 耳聋左慈丸：由煅磁石、熟地黄、山萸肉、丹皮、山药、茯苓、泽泻、竹叶、柴胡组成，具有滋阴清热、平肝息风之功。

（三）单验方

1. 益灵汤：黄芪 90g，天麻、龙眼肉各 9g，山萸肉、泽泻各 15g，杜仲 10g，远志、水蛭各 6g，菖蒲 12g，山药 30g。

肾阴虚加女贞子、旱莲草，肾阳虚加紫河车、肉桂，痰湿阻窍加半夏、胆南星。

2. 补肾益脑汤：黄芪、党参、何首乌、枸杞子、桂圆、怀山药、当归各 15g，石菖蒲、远志、益智仁、巴戟天、山萸肉、菟丝子、天麻各 10g，熟地 20g，珍珠母 30g。每日 1 剂，水煎，分 2 次服。

兼见颧红、腰膝酸软，属肝。肾亏虚者，加生地、龟板、女贞子、桑椹子；兼纳少、腹胀、便溏，属脾肾两虚者，加大黄芪、党参剂量，或配伍白术、茯苓、藿香、佩兰芳香化浊；兼心烦不寐、尿赤便干，属心肝火盛者，合黄连解毒汤；兼语言颠倒，反复发作，舌暗有瘀点者，属气滞血瘀，加丹参、赤芍、川芎。

（四）颅内肿瘤放疗反应中医辨证治疗

目前采用放射治疗日趋广泛，然而致使放射性脑损伤的发生率相应增加，如头痛、呕吐、发热、昏睡、目糊、神呆、肢颤、晕厥、健忘等症，随着照射剂量之递增，患者个体之差异，以及脑瘤性质、部位之不同而合并出现，错综复杂，变化多端，治疗棘手。根据脑瘤放射性脑损伤的不同病理阶段和症状特点来进行治疗。

1. 通窍活血法

症见头痛脑涨，或锥痛如裂，恶心呕吐，发热，面红目赤，烦躁不安，不思饮食，口干，溲少，苔薄，舌红或有紫气，脉弦数或弦涩，血象白细胞数增高，多为急性放射性脑炎。此证由光为热邪，热伤脑气，气血行滞，脑络瘀阻，不通则痛所致。治宜通窍活血，清热抗癌，方选通窍活血汤加减。

处方：赤芍 20g，车前子 20g，川芎 10g，桃仁 10g，藁本 10g，香白芷 10g，生甘草 10g，制僵蚕 15g，菊花 15g，红花 3g，蜈蚣 3g，金银花 30g，蛇六谷 30g。每日 1 剂，水煎服。若呕吐加姜半夏、代赭石；脑瘤未切除或部分切除加黄药子、浙贝母；脑胶质瘤加薏苡仁，脑膜瘤加玳瑁、锻石决明；脑垂体瘤加花椒。

2. 化痰开窍法

本法用治脑瘤放疗中期反应。放疗后 3～12 个月，脑脊液循行通路阻塞，脑组织吸收过少而致梗阻性脑积水。症见头昏目眩，或头痛恶心，视物模糊，甚则昏迷，或昏睡不易唤醒，精神痴呆，表情淡漠，反应迟钝，自言自语，或喜怒无常，坐卧不安，心悸，肢体震颤，昼夜不眠，伴见幻想，不思饮食，口干，照野区头发稀疏，皮肤萎缩，或便秘，溲短，苔黄腻，脉弦滑或弦细。

颅脑 CT 检查为脑水肿，诊断放射性脑积水。

中医认为此证由光热久曝，热毒盘踞，瘀滞脑气，与脏腑之气不衔接，或肝、胆、胃经三阳并不升，火炽则痰涌，心窍为之闭塞，气郁则痰迷，神志为之混淆所致。痰浊凝聚，毒瘀脑络，阴阳失调使然也。治宜化痰开窍，清热散瘀。方选导痰汤加减。

处方：法半夏 15g，浙贝母 15g，陈皮 10g，石菖蒲 10g，枳实 10g，天麻 10g，生白术 15g，金银花 30g，丹参 30g，蛇六谷 30g，天葵子 30g，夏枯草 30g，茯苓 30g，车前子 30g，生南星 30g。

每日 1 剂，水煎服。若使秘加番泻叶；视力障碍加决明子、菊花、石斛夜光丸、青葙子；癫痫发作加赤石脂，重用半夏、枳实。必须指出：丹参、车前子、南星三药均有较好的降压功能，用治脑积水有良效，而助气补阳药当慎用。

3. 滋阴补脑法

本法用治脑瘤放疗晚期反应，放疗后 1～3 年，脑组织纤维化出现局灶性瘢痕、粘连、血管狭窄、闭塞和缺血性改变，使脑组织循环障碍而坏死。症见头痛、眩晕反复发作，步态不稳，时而晕厥，胸闷，记忆力差，腰酸乏力，耳鸣耳聋，大便干结，口咽干燥，视力模糊，甚或偏瘫，失语，失明，肢体肥大，抽搐，神志不清，眼球突出，小便失禁，或如痴如愚，共济失调，舌质红，苔少，脉沉细数。颅脑 CT 检查见脂样低密度病变，诊断为放射性脑坏死。

中医认为此证由热毒稽留，久而损脑，脑海干涸，暗耗肝肾之阴，肝血肾液内枯，阳扰风旋乘窍所致。盖气血不复，阴精不升，脑失所养，则脑质成瘢，萎而不用。治宜滋阴补脑、软坚散结，方选杞菊地黄丸加减。

处方：枸杞子 30g，熟地 30g，蛇六谷 30g，当归 30g，天葵子 30g，菊花 10g，黄柏 10g，龟板 10g，鳖甲 10g，山茱萸 10g，怀山药 15g，生黄佳 15g，生白芍 15g，夜苓 15g，西洋参 3g。

每日 1 剂，水煎服。若低热加地骨皮；白细胞减少加党参、白术；昏厥加炒玳瑁、蜈蚣、全蝎；耳聋加灵磁石、石菖蒲、白蒺藜；偏瘫加川芎、地龙，重用黄芪；盗汗加浮小麦、五味子；小便失禁加枸骨叶、桑螵蛸；尿崩症加威灵仙；妇女月经不调加女贞子、益母草，重用当归。

（帕提玛·阿布力米提）

第四节　食管癌

食管癌是常见恶性肿瘤之一。我国是食管癌发病率和死亡率最高的国家。1980 年，我国食管癌男女发病率分别为 21/10 万和 123/10 万，分别占恶性肿瘤的第 2 位和第 3 位。目前，食管癌死亡率在胃癌、肝癌、肺癌之后，居第 4 位。我国食管癌的分布在晋、冀、豫三省交界的太行山南段呈不规则同心圆分布，其圆心区（如河南林县、河北磁县）发病率很高，逐渐向四周递减。在世界其他地区，如乌拉圭、法国、波多黎各和智利等，食管癌的发病率也较高。全世界每年大约有 20 万人死于食管癌。

我国食管癌的流行病学有 6 个特点：①地区性分布。如在河南、河北、江苏、山西、陕西、安徽、湖北和四川等省，其发病率、死亡率均居各种肿瘤首位，高发地区年平均病死率达到 69～166.22/10 万，与低发区之间的发病率相差数十倍到两三百倍。②男女发病之比为 1.3～2.7∶1，高发区的男女比例则有所降低。③食管癌的发病率随年龄增加。80％的患者在 50 岁以后发病，死亡率最高的是 50～69 岁，占全部死亡病例的 60％以上。高发区的发病年龄比低发区约提前 10 年。④种族差异。如新疆哈萨克族居民食管癌的病死率比其他少数民族高

2～31倍，比全国平均病死率高2.3倍。⑤高发区一般位于较贫困、经济水平低、饮食营养缺乏的地区。⑥具有家族史和家族聚集性的特点。

食管癌分为上、中、下三段，除贲门胃底癌可浸润到食管远侧部外，食管中1/3段癌最常见，约占50%。食管癌是食管鳞状上皮的恶性肿瘤，进行性吞咽困难为其最典型的临床症状。类似食管癌的描述可见于中医“噎膈”、“膈中”等病症中。《内经》有“三阳结谓之膈”的论述，《素问》曰：“膈塞闭绝，上下不通，则暴忧之病也。”

一、病因病机

《太平圣惠方》对本病的病因描述为：“寒热适宜，食饮乖度，或恚怒气逆，思虑伤心，致使阴阳不和，胸膈痞塞，故名膈气也。”《医学心悟》曰：“凡噎膈症，不出委婉干槁四字。”《景岳全书一噎膈》谓：“必以忧愁思虑，积劳积郁，或酒色过度，损伤而成。”《千金方》云：“此皆忧恚嗔怒，寒气上人胸胁所致也。”《医统》谓：“噎膈始因酒食过度，伤阴而成……阴伤则精血枯涸，气不行，则噎膈病于上。”《医门法律》说：“过度滚酒，气不行，则噎膈病于上。”综上所述，噎膈与七情内伤、劳倦、饮食不节和脏腑功能失调有密切关系。

二、治疗

（一）辨证论治

1.肝气都结证

证候：咽部不适或进食异物感，或胃脘胀满不舒，时有嗳气呃逆，胸闷口苦，两胁胀痛，头痛目眩，烦躁失眠，舌苔薄黄，脉弦细。

基本治法：疏肝理气解郁，解毒化痰散结。

方药运用：柴胡疏肝散（《太平惠民和剂局方》）加减。

柴胡10g，川芎15g，白芍15g，香附10g，枳壳10g，陈皮10g，郁金12g，佛手10g，荷梗6g，绿萼梅10g，天龙6g，全蝎5g，僵蚕10g，白花蛇舌草15g，生甘草10g。

方中柴胡、香附、枳壳疏肝行气解郁，郁金、陈皮、佛手、荷梗、绿萼梅宽胸理气，川芎、白芍、生甘草活血化瘀止痛，天龙、全蝎解毒散结，白花蛇舌草清热解毒抗癌，僵蚕化痰散结。诸药合用，疏肝理气解郁，解毒化痰散结。

加减：脘闷纳呆加焦山楂、焦神曲各15g，薏苡仁15g，鸡内金15g；反酸加吴茱萸5g，黄连9g，煅瓦楞子（先煎）15g；恶心呕吐加旋覆花（先煎）10g，代赭石（先煎）30g，竹茹10g。

2.痰湿内蕴证

证候：吞咽困难，痰涎壅盛，恶心，呕吐黏条，胸脘痞闷，头晕目眩，身重倦怠，或咳痰不爽，舌体胖大，边有齿痕，苔白厚腻，脉滑。

基本治法：清热化痰，软坚散结。

方药运用：小陷胸汤（《济生方》）合二陈汤（《太平惠民和剂局方》）合三子养亲汤（《韩氏医通》）加减。

半夏10g，瓜蒌15g，黄连15g，陈皮10g，茯苓15g，生甘草6g，生苡仁15g，白芥子6g，川贝母9g，莱菔子10g，天龙5g，急性子6g，石见穿15g，炮山甲（先煎）10g，鳖甲（先煎）10g，僵蚕10g，山慈菇15g。

方中小陷胸汤清热化痰，宽胸散结；二陈汤燥湿化痰；三子养亲汤降气化痰；急性子、石见穿、炮山甲、鳖甲、僵蚕、山慈菇、生苡仁、川贝母助以上三方健脾燥湿，行瘀降气，清热化痰，软坚散结。

加减：痰多加海蛤壳 15g，海螵蛸 10g。

3. 瘀血内停证

证候：吞咽梗阻，胸背疼痛，食不能下，甚则滴水难进，大便坚硬如羊屎，或吐下如赤豆汁，或便血，舌质青紫，有瘀斑瘀点，脉细涩。

基本治法：活血化瘀，软坚散结。

方药运用：通幽汤（《兰室秘藏》）加减。

生地 15g，熟地 15g，当归 9g，桃仁 10g，红花 6g，急性子 39，郁金 10g，升麻 9g，陈皮 10g，莪术 10g，川芎 10g，石见穿 15g，炮山甲（先煎）10g，鳖甲（先煎）15g，威灵仙 15g，生甘草 10g。

方中生地、熟地、当归、白芍养血润燥；鳖甲滋阴清热，软坚散结；炮山甲气腥而走窜，无所不至，能宣通脏腑，透达关窍；急性子破血消积，治积块；威灵仙性猛急，走而不守，祛风湿，通经络，消痰涎，散痞积；石见穿散结消瘤，可直达病所；桃仁、红花活血化瘀消痈；莪术、川芎行气止痛；郁金、陈皮宽胸理气；升麻引诸药上行，达活血化瘀、软坚散结之功。

加减：痰多加海蛤壳 15g，海螵蛸 10g；大便燥结加生白术 50g，玄参 15g。

4. 阴津亏损证

证候：吞咽梗阻而痛，形体逐渐消瘦，口干咽燥，大便燥结，五心烦热，舌质干红或有裂纹，舌体瘦削，苔少或无苔，少津，脉细无力。

基本治法：滋阴润燥，软坚散结。

方药运用：沙参麦门冬汤（《温病条辨》）加减。

沙参 15g，麦冬 10g，玉竹 12g，桑叶 10g，百合 10g，石斛 10g，黄精 15g，天花粉 15g，生地 15g，旱莲草 15g，枸杞子 15g，炮山甲（先煎）10g，急性子 39，石见穿 15g，威灵仙 15g，鳖甲（先煎）10g，龟板（先煎）10g，焦槟榔 10g，焦山楂 10g，陈皮 10g，鼠妇 6g，九香虫 10g，甘草 10g。

方中沙参、麦冬、玉竹生津润燥；桑叶、百合、石斛、天花粉、生地、旱莲草、鳖甲、龟板、枸杞子养阴清热，增强沙参麦门冬汤养阴润燥之力；鼠妇、九香虫解毒止痛；急性子、威灵仙消痞散结；炮山甲、石见穿软坚消痈；焦槟榔、焦山楂、陈皮理气活血，使养阴药滋阴清热而不碍胃气；甘草调和诸药。

加减：畏寒肢冷加仙茅 6g，仙灵脾 10g；痰多加海蛤壳 15g，海螵蛸 10g。

（二）中成药

1. 小金丸：由麝香、木鳖子（去壳去油）、制草乌、枫香脂、制乳香、制没药、五灵脂、当归（酒炒）、地龙、香墨组成，具有散结消肿、化瘀止痛之功效，用于治疗多种肿瘤。

2. 平消片：由郁金、仙鹤草、白矾、五灵脂、硝石、制干漆、枳壳（麸炒）、马钱子粉组成，具有活血化瘀、止痛散结、清热解毒、扶正祛邪之功效，用于治疗多种肿瘤，对放化疗具有增效减毒作用。

3. 消癌平片：由乌骨藤制成的片剂，具有抗癌平喘作用，用于治疗食管癌、胃癌、肺癌等多种肿瘤，亦可配合放化疗应用。

（三）单验方

1. 八仙膏（《万病回春》）：治噎食，用藕汁、姜汁、梨汁、萝卜汁、甘蔗汁、白果汁、竹沥、蜂蜜等分和匀，蒸熟，任意食之。

2. 蟾酥 1 只，蜒蚰 20 条，石上柏 90g，煎 6 小时后分服。

3. 守宫若干，煅存性，为末，每次 2～3g，每日 3 次，开水送服。

4. 穿心莲 10g，白花蛇舌草 30g，浙贝母 12g，玄参 24g，夏枯草 12g，海藻 10g。水煎服。

(四)食管癌放疗反应及合并症的中药治疗

食管癌一经采用放射治疗，则其生理病理变化更为错综复杂。盖放射之光，乃火热之邪，热郁炽盛，伤气耗液，瘀毒腐血，妨碍人体气血化生，终致全身气阴俱衰。

治疗常以清热养阴、益气活血、抗癌治癌。方用食管癌放疗汤。金银花 30g，山慈菇 15g，党参 15g，天冬 10g，麦冬 10g，石斛 10g，佛手柑 10g，广郁金 15g。每日 1 剂，水煎服，每日 2 次，每次服 150mL。2 周为 1 个疗程，治疗 2～8 个疗程。

方中金银花、山慈菇清热解毒，抗癌治癌，并有抗辐射作用；党参、天冬、麦冬、石斛四药并用，补五脏之气而行其津液，滋五脏之阴而润燥泽枯；佛手柑理气止呕而不伤阴，广郁金行气活血化瘀，全方清散火热邪毒之郁结，恢复人体五脏之阴液。具体要根据病期、病位、放疗反应轻重及体质强弱之不同而选择用药。如早期病灶小，放疗反应轻，体质尚好，选加半枝莲、威灵仙、土茯苓、莪术、赤芍、蜣螂虫等，剂量宜大，除尽其邪。中晚期病灶大，放疗反应重，体质较差，选加丹参、白花蛇舌草、白英、白术、生地、当归等，剂量宜小，扶正祛邪。肿瘤外侵累及邻近脏器，或区域外淋巴结转移，选加黄药子、夏枯草、玄参、川贝母、生南星，或天仙胶囊等，软坚散结，缩小肿瘤。鳞癌，选加山豆根、半枝莲、牛蒡子，重用天冬、麦冬。腺癌，选加前胡、苦参，重用山慈菇。

辨证加减如下：①放射性食管炎：见于食管癌放疗 1～2 周，食管黏膜水肿，以致咽下困难，局部疼痛，或咽下疼痛剧烈，不思饮食，口干咽燥，舌质偏红，苔薄腻，脉弦。本方加半枝莲 30g、玄参 10g、生薏苡仁 20g，以清热养阴，理气活血；咽下疼痛剧烈加八月札 15g、枸橘 10g、丝瓜络 10g 等，以理气止痛。水煎服，每日 1 剂，连服 4 周。②放射性气管炎：见于食管癌放疗 3～4 周，邻近气管、纵隔受损，出现胸闷干咳，或深咳无力，咳时引痛而汗出，咽燥口干，伴低热，或气急。苔少，舌质红，脉细数。本方加肥玉竹 30g、桑白皮 10g、北沙参 10g，以清热养肺，润燥止咳；气急加五味子 10g、诃子 10g 等，以生津敛肺。水煎服，每日 1 剂，连服 6 周。③放射性食管溃疡：多见于食管癌腔内照射，或溃疡型食管癌。因食管黏膜水肿充血糜烂、溃疡渗血，甚则穿孔。临床见持续性胸骨后疼痛，咳呛，心率加快，或发热，吞咽困难，吐出物如赤豆汁，全身消瘦，面色淡白，神倦，溲赤，便干，苔少，舌红绛有紫气，或瘀紫，脉细数或细涩。本方加半枝莲 30g、仙鹤草 30g、生薏苡仁 30g、紫珠草 20g、炒生地 20g、白及 20g、生甘草 10g、丹参 20g，以清热生津、化瘀生肌，水煎服，每日 1 剂，连服 3 个月。或用三七阿胶藕粉饮，频频即服仰卧之，药及病所而化瘀生新，若穿孔则停止照射。④放射性脊髓炎：多见于食管癌前后对穿照射，剂量超过 40cGy，其发生率为 0.8%～3.51%。临床见颈背、腰、四肢酸麻，如同触电，即称低头触电感(莱尔米特征)，抬头则消失，或见一侧下肢麻木，烧灼感，甚则疼痛，肢体肌肉无力，或损伤平面以下瘫痪，伴见头昏耳鸣，精神疲惫，苔少，舌红或见瘀点，脉弦涩或细涩。本方加枸杞子 30g、桑寄生 30g、广地龙 30g、鸡血藤 30g、龟板 10g、生地 10g、黄柏 10g、山茱萸 10g、猪脊髓 10g(自加)、赤芍 20g，以清热生津、化瘀生肌；若白细胞、血小板减少，选加补骨脂 15g、女贞子 10g、当归 15g、黄精 20g、红枣 20g 等，以补肾升血。水煎服，每日 1 剂，连服 1 年。⑤食管单纯瘢痕狭窄：见于食管癌放疗后期病变修复。食管因放射性纤维化瘢痕形成而变狭窄。临床见吞咽梗涩，疼痛固定，固体食物难入，汤水尚可下，形瘦，五心烦热，口干。舌红或带裂纹，脉细数。X线摄片见食管局部僵硬、狭窄。本方加生地30g、天花粉30g、鸡血藤30g、赤芍20g、玄参10g、黄药子10g，以达滋阴清热、活血软坚之功。水煎服，每日1剂，连服6个月。

（帕提玛·阿布力米提）

第五节 肺癌

原发性肺癌是世界上最常见的恶性肿瘤之一，且是发病率持续增高的少数几种肿瘤之一。在美国，肺癌居恶性肿瘤死亡率的第1位，占全美肿瘤死亡患者的29%。在过去的20年中，我国大中城市肺癌的发病率亦逐年上升，尤以近10年为甚。在上海，肺癌分列男女恶性肿瘤发病率的第1和第2位。肺癌多发于40岁以上成人，以50～60岁高发，男女发病比例为2.7∶1，尤以45岁以上的吸烟男性发病率最高。

肺癌属于中医的“肺积”，“息贲”，“肺疽”，“肺痈”，“肺痿”，“肺花疮”等病症的范畴。《素问·咳论》曰：“肺咳之状，咳而喘息有音，甚则唾血，咳则心痛，喉中介介如梗状，甚则咽肿喉痹；肝咳之状，咳则两胁下痛，甚则不可以转，转则两胁下满。”这些症状在肺癌中均可见到。《金匮要略·肺痿肺痈咳嗽上气病脉证并治》中“寸口脉数，其人咳，口中反有浊唾涎沫”的肺痿，“咳即胸中隐隐痛，脉反滑数……咳唾脓血”的肺痈，在肺癌患者中均可见到。《素问·玉机真脏论》曰：“大骨枯槁，大肉陷下，胸中气满，喘息不便，内痛引肩项，身热脱肉䐃破”，颇似肺癌晚期之表现。《难经》谓：“肺之积，名曰息贲，在右胁下，覆大如杯，久不已，令人洒淅寒热，喘咳，发肺痈。”后世《济生方》曰：“息贲之状，在右胁下，覆大如杯，喘息奔溢，是为肺积。诊其脉浮而毛，其色白，其病气逆，背痛少气，喜忘目瞑，肤寒，皮中时痛，或如虱缘，或如针刺。”明代张景岳说：“劳嗽，声哑，声不能出或喘息气促者，此肺脏败也，必死。”这同晚期肺癌纵隔转移压迫喉返神经的症状颇为一致。《圣惠方》一书中有许多治疗息贲、咳喘等类似肺癌病症的方药记载。

一、病因病机

肺居胸中，其经脉下络大肠，与大肠互为表里。肺主气，司呼吸，主宣发肃降，通调水道，外合皮毛，开窍于鼻。肺为娇脏，喜润恶燥，因而，肺的病症有虚实之分。《内经》云：“邪之所凑，其气必虚。”《素问·五脏生成》曰：“诸气者，皆属于肺”。因此，肺癌主要是正气虚损，阴阳失调，六淫之邪乘虚而入，邪滞于肺，导致肺脏功能失调，肺气郁阻，宣降失司，气机不利，血行受阻，津液失于输布，津聚为痰，痰凝气滞，气滞血瘀，瘀阻络脉，于是痰气瘀毒胶结，日久形成肺部积块。《杂病源流犀烛》谓：“邪积胸中，阻塞气道，气不得通，为痰……为血，皆邪正相搏。邪既胜，正不得制之，遂结成形而有块。”由此可见，肺癌是一种全身属虚，局部属实的疾病。虚以气虚、阴虚、气血两虚多见，实则以痰凝、气滞、血瘀毒结多见。肺气郁闭，积聚日久为息贲；气积痰壅，化热聚毒为肺痈；气积寒凝，阴毒瘀积为肺疽；咳唾日久，肺津大伤为肺痿；气血虚衰，阴阳亏损为虚损。息贲以气积为主，肺痈以痰热为重，肺疽以瘀毒为甚，肺痿以津伤为要，虚损以阴阳为本。肺癌与此五证均有密切关系，因此可以认为肺癌的病因病理及转归可从气积、痰热、瘀毒、津液、阴阳五个方面体现。凡肺癌Ⅰ、Ⅱ期患者可参考息贲、肺痈、肺疽辨治，Ⅲ、Ⅳ期患者可参考肺痿、虚损辨治。

二、治疗

(一)辨证论治

1. 阴虚内热证

证候:干咳少痰,或痰少而黏,不易咳出,或痰中带血,气短胸痛,心烦不眠,或低热盗汗,口干便燥,咽干声哑,苔薄黄或薄白,舌红或暗红,脉细数。此型多见于肺癌的Ⅱ期,偶见于Ⅲ期。

基本治法:养阴化痰,清热解毒,佐以抗癌。

方药运用:清气化毒饮(《医宗金鉴》)合桔梗杏仁煎(《景岳全书》)加减。

沙参30g,桔梗10g,杏仁10g,前胡10g,生地15g,天冬15g,麦冬15g,川贝母10g,百合30g,阿胶10g,白及15g,全瓜蒌30g,夏枯草15g,半枝莲15g,山海螺15g,白花蛇舌草30g,鱼腥草30g。

方中沙参、天冬、麦冬、百合、生地滋阴润肺,阿胶、白及养阴止血,桔梗、杏仁、前胡、川贝母、全瓜蒌宣肺止咳化痰,夏枯草、半枝莲、山海螺、白花蛇舌草、鱼腥草清热解毒,佐以抗癌。

加减:低热者,加青蒿30g,白薇15g,地骨皮30g;胃纳不佳,便溏者,当培土生金,加炒白术15g,山药20g,茯苓15g;虚烦不眠者,加知母10g,五味子10g,炒枣仁30g;气短乏力,加太子参15g,生黄芪30g;胸腔积液者,加葶苈子15g,水红花子89,猪苓15g,龙葵30g,蝼蛄3g。

2. 痰湿蕴肺证

证候:咳重痰多,胸闷纳呆,神疲乏力,胸憋气短,腹胀便溏,四肢沉重,苔白腻,舌淡胖,脉滑或滑数。

基本治法:健脾化痰,解毒散结。

方药运用:异功散(《小儿药证直诀》)合二陈汤(《太平惠民和剂局方》)加味。

太子参15g,白术10g,茯苓15g,陈皮10g,清半夏10g,制南星10g,前胡10g,桃仁10g,杏仁10g,皂角刺6g,蜂房5g,猫爪草30g,半枝莲30g,龙葵30g,生薏苡仁30g,白花蛇舌草30g。

方中异功散与二陈汤合用,健脾燥湿化痰;制南星、前胡、桃仁、杏仁、皂角刺活血化瘀,祛痰止咳,消痈止痛;生苡仁、猫爪草、半枝莲、龙葵、白花蛇舌草、蜂房清热解毒,活血消肿。

加减:气虚喘咳加西洋参10g,鼠妇5g;痰多加海浮石30g,橘红10g,川贝母10g,或紫菀10g,款冬花10g,海浮石15g,寒水石15g;痰色黄加鱼腥草15g,黄芩15g;腹胀便溏加炒白术15g,山药20g,莲须30g,炒莱菔子15g。

3. 气血瘀滞证

证候:咳嗽不畅,痰血暗红,气急胸痛如锥刺,喘憋不得卧,大便秘结,失眠唇暗,舌绛红,有瘀斑,苔薄黄,脉细弦或涩。

基本治法:活血化瘀,理气止痛。

方药运用:桂枝茯苓丸(《金匮要略》)合增味四味汤(《济阴纲目》)加减。

桂枝6g,丹皮15g,桃仁10g,赤芍10g,茯苓15g,三棱15g,莪术15g,川芎6g,熟地12g,当归10g,桔梗10g,杏仁10g,穿山甲(先煎)10g,铁树叶30g,石见穿30g,干蟾皮6g,白花蛇舌草30g。

桂枝茯苓丸与增味四味汤合用,养血活血,理气止痛,桔梗、杏仁宣肺止咳化痰,穿山甲、石见穿软坚散结,铁树叶、干蟾皮、白花蛇舌草清热解毒抗癌。

加减:大便秘结加火麻仁 15g,郁李仁 15g,肉苁蓉 20g;痰中带血加藕节 15g,白茅根 30g,仙鹤草 15g,旱莲草 10g,三七粉(分冲)3g,白及 10g,花蕊石 15g。

4.肺肾阴虚证

证候:咳嗽气短,咳痰无力,动则喘促,间或咳血,胸闷腹胀,面色苍白,腰膝酸软,潮热盗汗,舌红苔少,脉细无力。

基本治法:润肺补肾,解毒散结。

方药运用:麦味地黄丸(《医级》)加减。

麦冬 15g,五味子 10g,熟地 12g,山萸肉 15g,茯苓 15g,丹皮 15g,泽泻 12g,沙参 15g,百合 30g,僵蚕 10g,山海螺 15g,川贝母 12g,蜂房 5g,铁树叶 15g,夏枯草 15g。

麦味地黄丸是在六味地黄丸基础上,加麦冬、五味子而成。该方补中有泻,寓泻于补,为通补开合之剂;更加百合、川贝母润肺敛阴,止咳化痰;僵蚕、蜂房、山海螺、铁树叶、夏枯草清热解毒,散结抗癌。

加减:口干咽干加沙参 10g,天花粉 10g,生地 10g,玄参 10g,石斛 10g,天冬 10g,知母 10g;高热不退加大青叶 10g,丹皮 10g,寒水石 15g,生石膏 15g,紫草 6g,青蒿 20g,羚羊角粉(冲)1g;胸背疼痛加延胡索 10g,防己 5g,苏木 5g,乳香 3g,没药 3g,全蝎 3g,细辛 2g,椒目 3g。

(二)中成药

1.参莲胶囊:药用苦参、半枝莲、山豆根、防己、三棱、莪术、丹参、补骨脂、苦杏仁、乌梅、白扁豆。清热解毒,活血抗癌,软坚散结,每次 6 粒,每日 3 次。

2.抗癌平丸:药用珍珠菜、藤梨根、香茶菜、肿节风、蛇莓、半枝莲、兰香草、白花蛇舌草、石上柏、蟾酥。具有清热解毒,散瘀止痛的功效。口服,每次 0.5~1g(1/2~1 袋),每日 3 次,饭后半小时或遵医嘱服。部分患者可见荨麻疹或胃部不适等不良反应。

3.消癌平:为乌骨藤提取液。具有抗癌、消炎、平喘的功效。口服,每次 8~10 片,每日 3 次。

(三)单验方

1.验方一:南沙参 30g,北沙参 30g,天冬 15g,麦冬 15g,百部 15g,鱼腥草 30g,山海螺 15g,薏苡仁 15g,金银花 30g,干蟾皮 5g,葶苈子 15g,八月札 12g,苦参 15g,白花蛇舌草 30g,牡蛎 15g,白英 15g,龙葵 15g。

2.验方二:鱼腥草 10g,草河车 15g,白花蛇舌草 30g,生地 15g,麦冬 15g,石斛 15g,太子参 15g,五味子 15g,葶苈子 15g,瓜蒌 15g,紫河车 10g,阿胶(烊化)10g。

3.新瘕煎:南北沙参各 15g,望江南 15g,野菊花 10g,怀山药 10g,白花蛇舌草 30g,煅牡蛎 15g,夏枯草 15g,海藻 15g,海带 10g,玄参 15g,天花粉 15g,川贝母 12g,丹参 15g,炙山甲(先煎)15g,炙鳖甲(先煎)20g,生地 12g,五味子 15g,王不留行 15g,麦冬 15g,蒲公英 15g,石见穿 15g,百部 15g,徐长卿 15g,地骨皮 15g,白英 15g,丹皮 10g,鱼腥草 30g,紫花地丁 30g,鸡内金 30g。上药共为细末,炼蜜为丸,每丸 6g,每次 2 丸,每日 2 次。

(四)肺癌放疗并发症的中医药治疗

中医认为放射之光,为火热之邪,灼耗阴液,又伤气血。盖津液流布全身,内濡养五脏六腑,外润泽肌肤,润滑筋骨,滋补脑髓。津液涸枯,血气不和,病变遂生,症状夹杂,全身属虚,局部属实,以虚、痰、热、瘀贯穿整个病程,因而一定要把握好辨病与辨证,局部与整体,祛邪与扶正之关系。

治疗以养阴清热抗癌为原则。

方用肺癌放疗汤。金银花30g，北沙参10g，麦冬10g，赤芍15g，白花蛇舌草30g，肺形草30g，生地20g。每日1剂，水煎服，每日2次，每次服120mL，2周为1个疗程，治疗2～10个疗程。

方中金银花、肺形草、白花蛇舌草清肺解毒，抗癌治癌，其中金银花有增敏抗辐射的作用；生地、北沙参、麦冬以滋阴养肺、生津增液；赤芍活血凉血，且有抗纤维化的作用。全方配伍，具有清热解毒抗辐射、养肺生津除热邪、扶正祛邪抗癌肿之功效。具体依患者体征表现和实验室数据，综合分析，灵活用药。痰多黏稠加桑叶、鱼腥草、川贝母等清肺化痰；咳血加白及、阿胶、仙鹤草等止咳宁血；咽嘶加山慈菇、玄参清热利咽；照射野组织僵硬麻木加当归、赤芍、鸡血藤活血通络；晚期肺癌出现胸水，加茯苓、牡蛎、葶苈子、槟榔吸水消液；脑转移或白细胞、血小板减少，加补骨脂、女贞子、山茱萸、龟板、鳖甲、枸杞子等补益肝肾，升血营脑。

具体辨证论治如下。①放射性肺炎：为热毒内逼，肺阴亏损证。见咳嗽少痰，或干咳无痰，咳时胸痛，气短乏力，心烦发热，或汗出不多，咽干口燥，舌光质红绛，脉细数。治以本方选加西洋参3g，桑白皮15g，肥玉竹10g，佛耳草10g，野荞麦根30g，天花粉30g，生黄芪30g，百合10g；若汗出加穞豆衣10g，糯稻根20g；心悸加红枣20g，丹参30g。②放射性心肌炎：为热毒灼络，气虚血瘀证。见咳嗽不畅，胸闷不舒，或胸痛彻背，或痰中带血，气急，便秘，或低热，口干少津而不欲多饮，苔光舌红，或见瘀斑，脉细涩。治以本方选加黄芪30g，赤芍15g，仙鹤草30g，丹参30g，石斛6g，炒生地30g，瓜蒌皮10g，参三七6g，百合10g；若咳血多加白及10g，地榆炭20g；便秘加杏仁10g，玄参10g。③放射性脊髓炎：为热毒久耗，肺肾阴亏证。见咳嗽无力，或干咳音哑，头昏耳鸣，形体虚弱，气短而促，咽干咽痛，五心烦热，或颈背、腰、四肢酸麻，如同触电，即称低头触电感（莱尔米特征），抬头则消失，或见一侧下肢麻木，烧灼感，甚则疼痛，肢体肌肉无力，滑精，苔光少津，舌红绛，脉细数。治以本方选加西洋参6g，野荞麦根30g，枸杞子30g，山茱萸12g，玄参10g，生地30g，百合10g，地骨皮10g，桑白皮15g，肥玉竹15g，川牛膝15g，桑寄生30g。气短加黄芪30g；寐差或滑精加五味子10g，女贞子10g；少津加芦根30g，白茅根30g。

（帕提玛·阿布力米提）

第六节　甲状腺肿瘤

甲状腺肿瘤是临床上的常见病、多发病，其中绝大多数为良性病变，少数为癌、肉瘤、恶性淋巴瘤等。该病可发生于任何年龄，女性的发病率明显高于男性，男女发病比例为1∶(2～3)。

根据本病的主要临床表现，如颈部肿块，表面平滑或伴有结节、皮色不变、质坚韧，或颈部肿块坚硬、疼痛、表面凹凸不平等症状，属中医学“瘿病”之范畴。其中质坚韧、表面光滑者多属肉瘿，后者多属石瘿。在我国古代，瘿瘤病是一种常见病，特别是在一些缺碘的地区，瘿瘤包括现在的单纯性甲状腺肿、甲状腺结节、甲状腺囊肿、甲状腺腺瘤等甲状腺肿瘤。据记载，医圣张仲景、华佗等历代中医名家均采用中药保守治疗瘿瘤，治愈无数患者。

一、病因病机

(一)中医病因病机

中医认为长期精神抑郁和纵情贪欲与本病有关。情志不畅致肝气郁结,气滞血瘀,郁久化火,灼津成痰,痰气郁热互结于颈部则颈部肿胀;气郁化火伤阴,则见阴虚火旺诸症;肝木克土致脾虚失运,则痰湿内生,随肝火上逆搏结于颈部则肿;气病及血,痰浊阻络则最终导致气滞和痰瘀互阻,热毒内盛;病程迁延日久,气血钙伤,阴损及阳,则见诸多虚损病症。

(二)西医病因及发病机制

病因尚不明确。甲状腺肿瘤的发生和发展与诸多因素有关系,诸如年龄、性别、外界环境等均与之有密切的关系。由于病因不明,发病机制目前亦不明确。

二、临床表现

甲状腺肿瘤分为良性和恶性两大类。

(一)甲状腺良性肿瘤

主要为甲状腺腺瘤,约占甲状腺疾病的60%。以女性居多,女性与男性之比为3∶1。发病年龄多在甲状腺功能活跃时期,即20～40岁,40岁以后的发病率逐渐下降。

(二)甲状腺恶性肿瘤

(1)甲状腺癌:其中乳头状腺癌约占75%;滤泡状癌占10%～15%;髓样癌占3%～10%;未分化癌占5%～10%。

(2)甲状腺恶性淋巴瘤:单独原发于甲状腺者极少见,通常为全身性恶性淋巴瘤的一部分。

(3)转移癌:极少见。

(4)甲状腺肉瘤等其他原发恶性肿瘤:极少见。

三、实验室及其他检查

(一)实验室检查

查明甲状腺功能是否存在异常,明确甲状腺肿物性质。常用的检查项目有T_3、T_4、TSH、FT_3、FT_4、TGA、MCA、血浆降钙素等。

(二)超声波检查

了解甲状腺肿块的形态、大小、数目以及与颈动脉鞘的位置关系;确定肿块是囊性或是实性;明确颈部淋巴结的情况;也作为穿刺检查的定位手段。

(三)X线及CT、MRI检查

颈部正侧位片确定肿瘤的范围、不同的钙化影像,及与气管、食管的位置关系。CT及MRI检查可清楚的显示甲状腺肿瘤的大小、形态,及与气管、食管、血管神经的位置关系,明确癌肿的范围,为手术提供科学依据。

(四)细针穿刺细胞学检查

无出血及癌细胞种植转移的危险;阳性率高,假阳性极少。

四、诊断与鉴别诊断

（一）诊断

1.询问病史及体格检查

甲状腺肿瘤的临床诊断，必须注意详尽采集病史，了解患者的年龄和性别，甲状腺结节或肿块的大小、质地、多少、界限、活动度，以及肿块的生长速度、有无局部淋巴结肿大、有无远处转移等，这些均是作为诊断甲状腺良性或恶性肿瘤的重要线索。临床现象如有甲状腺结节或肿瘤迅速长大、结节的质地坚硬、与邻近组织固定、声带麻痹、局部淋巴结增大、肺及骨的远处转移等时，应高度怀疑有恶性的可能。

以下情况应视为危险因素，要警惕有恶性的可能：

（1）孤立的实性“冷结节”。

（2）儿童、老年及男性患者有单个实性“冷结节”或有功能的结节。

（3）儿童期有过头颈部放射治疗病史。

2.辅助诊断

X线检查如见气管受压、移位或甲状腺肿块内有细小点状钙化，多为恶性肿瘤；而片状或环状钙化，常提示为良性肿瘤。超声检查如见实性或囊实性混合性结节者，两者发生癌的可能性是相同的。血中降钙素水平如增高，应考虑甲状腺髓样癌。甲状腺的细针吸取细胞学检查可为肿瘤良恶性诊断提供有用的参考资料，而确诊甲状腺癌有赖于活体组织或手术病理证实。

（二）鉴别诊断

主要是对肿瘤的良恶性进行鉴别诊断。鉴别良恶性肿瘤需要进行综合判断，首先要看病史，如有家族甲状腺瘤，那么恶性的可能性就比较大。其次要看临床表现，肿瘤是多发性的还是单发性的，一般多发性的肿瘤良性的可能性比较大，而单发性的肿瘤是恶性的可能性较大。然后还要看肿瘤生长的大小和生长速度，如短期内生长速度快而且有压迫症状，就可能有恶性病变。也可以通过触摸来判断，触诊坚硬或者周围淋巴结肿大或者粘连在一起，高度怀疑为恶性肿瘤。以上是经验判断良恶性肿瘤的一般方法，实验室检查是确定良恶性肿瘤更为准确有效的方法。

五、治疗

（一）中医辨证论治

中医治疗甲状腺肿瘤主要靠辨证论治，从整体观念出发，既考虑了局部的治疗，又对患者的全身状况进行系统调理，扶正祛邪，标本兼治，效果显著。瘤体较小的良性甲状腺瘤可以保守治疗，即采用中药治疗。瘤体较大或有恶变趋势的应尽早采用手术治疗，并作病理检查以确诊良、恶性。术后再采用中药巩固治疗，以防复发。

医学研究显示，中药中有一些药物有软坚散结、活血化瘀、疏肝解郁、理气化痰、消瘿等作用，如生牡蛎、穿山甲、鳖甲、浙贝、天南星等，可快速软化消除瘤体，并能调节内分泌提高免疫力，能从根本上整体调理治疗，标本兼治，对治疗甲状腺肿瘤有较好的效果，达到治本的目的。

1.气滞痰凝

主症：颈部肿大，质地坚硬，胸胁胀痛或胸闷不舒，咽部发闷，纳差，口中痰多黏腻，舌淡红，苔白腻，脉弦滑。

治法：理气化痰，软坚散结。

方药：四海舒郁丸加减。

常用药：陈皮、半夏、浙贝母、海藻、昆布、海螵蛸等。

方解：海藻、昆布等软坚散结，青木香、陈皮等理气化痰。肝气不舒而见胸闷、胁痛者，加柴胡、枳壳、香附、延胡索、川楝子；咽部不适，声音嘶哑者，加桔梗、牛蒡子、木蝴蝶、射干利咽消肿。

2. 痰结血瘀

主症：颈部肿块，随吞咽动作移动，肿物表面光滑、中等硬度，咽中梗梗不舒，痰液黏稠而多，口苦咽干，胸闷，胁肋部及乳房胀满疼痛，舌红边有瘀斑，苔黄腻，脉弦滑。

治法：理气活血，化痰消瘿。

方药：海藻玉壶汤加减。

常用药：海藻、昆布、陈皮、青皮、连翘、丹参、当归、川芎、浙贝母、法半夏等。

方解：海藻、昆布清热化痰，软坚散结；青皮、陈皮、半夏理气化痰散结；赤芍、当归、川芎、丹参养血活血。胸闷不舒加郁金、香附、枳壳理气开郁；郁久化火而见烦热、舌红苔黄脉数者，加夏枯草、丹皮、玄参；结块较硬者，可酌加黄药子、莪术、穿山甲等，以增强活血软坚的作用。本型多由气郁痰阻证发展而来，一般需较长时间服药，方可取效。

3. 热毒蕴结

主症：瘿肿如石，情绪易于波动，心悸易惊，烦躁多汗，舌质红，有瘀斑，少苔，脉弦细数。

治法：清热解毒，凉血散结。

方药：丹栀逍遥散加减。

常用药：海藻、昆布、丹皮、柴胡、当归、白术、白芍、栀子、连翘、浙贝母等。

方解：柴胡疏肝解郁；栀子、丹皮清肝泻火，适用于肝郁化火之瘿病。肝火旺盛烦躁易怒脉弦者，可加龙胆草、黄芩、青黛；手指颤抖者可加石决明、钩藤、天麻等平肝息风。

4. 气血两虚

主症：病情发展至后期，正气渐虚，邪深病重，或进行手术切除后，以全身虚弱症状为主，见全身乏力，形体消瘦，精神不振，声音嘶哑，口干渴饮，胸闷，纳差，吞咽及呼吸困难，或有咯血、浮肿，局部疼痛剧烈并可波及耳枕部及肩部，舌淡嫩，苔薄白，脉沉细弱。

治法：益气补血。

方药：八珍汤加减。

常用药：人参、白术、茯苓、当归、川芎、熟地、生黄芪、蒲公英、金银花、补骨脂等。

方解：方中人参与熟地相配，益气养血共为君药。白术、茯苓健脾渗湿，助人参益气补脾；当归、白芍养血和营，助熟地滋养心肝，均为臣药。川芎为佐，活血行气。炙甘草益气和中，调和诸药。

（二）西医治疗

1. 良性肿瘤

对于诊断明确又无恶性病变证据者，可以治疗，也可密切随诊，或试用甲状腺制剂；观察肿瘤大小的变化，若有一步增大或对周围组织有压迫表现者，应手术治疗。如是功能腺瘤，可用抗甲状腺药物治疗甲状腺功能亢进，待甲状腺功能亢进病情控制之后，再进行甲状腺的手术处理。也可进行放射性碘治疗，通常用于 Graves 病甲状腺功能亢进者，由于用^{131}Ⅰ的量较大，多用于年龄较大、对手术治疗有顾虑的患者，年轻患者宜首选手术。

2. 恶性肿瘤

(1)手术：明确诊断或高度怀疑甲状腺癌的患者，采取手术治疗。一般主张不论癌肿大小及有否转移，均将甲状腺全部切除；对于局部转移的淋巴结，应予以清扫。对于冰冻病理显示分化较好、瘤体小而局限的、包膜完整的乳头状癌，一般作甲状腺的病灶侧的全叶切除。

(2)放射性碘治疗：适应证为手术未能完全切除的残余癌肿，且具有一定的摄碘功能的患者；转移病灶具有摄^{131}Ⅰ功能者；少数不能耐受手术的滤泡状腺癌患者，可选用^{131}Ⅰ治疗。放射性碘治疗剂量，应考虑患者癌肿病灶及转移灶的范围大小及摄碘能力、手术后甲状腺癌肿的残留情况以及患者的年龄大小等因素。

甲状腺激素抑制治疗：凡经手术或^{131}Ⅰ治疗的甲状腺癌患者，均应长期服用甲状腺激素制剂。一方面可以补充术后甲状腺激素的不足，治疗和防止甲状腺功能减退；另一方面可以抑制垂体 TSH 的分泌，减少其对甲状腺的刺激，预防及延缓甲状腺癌的复发，对远处转移灶也有抑制作用。一般为 L—型甲状腺素钠 200～250μg/d 或甲状腺干片 120～150mg/d。对甲状腺癌手术以后采用甲状腺激素治疗时，不一定使患者血清中的 TSH 完全测不出来，TSH 水平处于正常值以下即可。

六、预后

多数医家认为，本病多因忧思郁怒等情志内伤，肝郁不达，脾失健运，以致气结痰凝血瘀搏结于颈前或两侧而成。认为除采用中药巩固治疗，还应调节情志舒畅，以防复发。

西医认为，甲状腺腺瘤多数生长缓慢，有些甚可多年变化不大。伴有甲状腺功能亢进者，经放射性碘或行手术治疗后，预后良好；有局部压迫症状者，经过手术后，效果较好。甲状腺癌和许多其他恶性肿瘤相比，恶性程度也好一些。乳头状癌的预后最好，不少患者经手术治疗后，获得很好效果；滤泡状癌或乳头状与滤泡状混合性癌易有转移，预后稍差；甲状腺髓样癌及未分化癌的转移较常见，预后最差。

七、展望

对甲状腺肿瘤的诊治，近年来虽有很大的研究进展，但目前还在继续关注探索中。对甲状腺肿瘤的发病机制的临床和实验研究，可能会对其诊治有重要的参考价值。

（梁冬梅）

第七节　阴茎癌

发于阴茎龟头、冠状沟、包皮内板、包皮系带或外尿道口边缘的恶性肿瘤称为阴茎癌，中医称为“肾岩”、“肾岩翻花”、“翻花下疳”、“翻花疮”等，归于中医“四绝症”中。

阴茎癌是阴茎最常见的恶性肿瘤，占阴茎肿瘤的 90%～97%，主要为鳞状细胞癌。发病早期常被忽视，就诊时多呈菜花状，有溃疡、感染及腹股沟淋巴结肿大。癌转移主要至腹股沟、髂淋巴结，晚期如肿瘤已侵入海绵体，亦可血行转移到肺、肝、骨、脑等处，但血行转移比较少见发生。

本病始见于《疡科心得集·辨肾岩翻花绝证治》所载："夫肾岩翻花者，俗名翻花下疳，此非由交合不洁，触染淫秽而生，由其人肝肾素亏，或又郁虑忧思……初起马口之内，生肉一粒，如竖肉之状，坚硬而痒，即有脂水。延至一二年或五六载，明觉疼痛应心，玉茎渐渐肿胀，其马口之竖肉处，翻花若榴子样，此肾岩已成也。渐至龟头破烂，凸出凹进，痛楚难胜，甚或鲜血流注。斯时必脾胃衰弱，不欲饮食，即食亦无味，形神困惫；或血流至两三次，则玉茎尽为烂去，如精液不能灌输，即溘然而毙矣。"阐明本病的发生非由交合不洁，而是由肝肾亏虚及情志内伤引起，并对其症状及转归作了形象的描述，指出此病的危险性，如不及时治疗，百无一生。清·《外科真诠·肾岩翻花》条说："肾岩翻花，玉茎崩溃，蛲岩不堪，脓血淋漓，形如翻花……年少气盛者，可保全生；若年迈气衰之人，得此不治。"指出了本病的特征和预后。《马培之医案》则认为，本病的发生是由于"肾脏阴虚，火郁心肝，二脏之火，复会于此"而成。

一、病因病机

阴茎癌的发生主要与情志失调、饮食所伤、接触毒物、房劳过度或先天肾虚等因素有关。

（一）肝经郁热

情志抑郁或暴怒伤肝，肝失调达，疏泄不利，气机阻滞，血行瘀阻，瘀久化热，结毒于玉茎，发为本病。

（二）湿毒下注

包茎或包皮过长，污垢难清，久则酿毒化热，结于玉茎；或素嗜酒酪，伤及脾胃，脾失健运，湿热内蕴，循肝经下注，结毒于玉茎，发为本病。

（三）肝肾阴虚

房劳过度或先天不足，肾阴不足，水不涵木，肝经血燥，久之内火炽盛，终至肝肾阴精消涸，火邪郁结，聚于玉茎，发为本病。

二、治疗

（一）辨证论治

本病应采用内外结合的治疗方法。初期病症以阴虚火旺，或肝经郁热为主，治宜滋阴降火解毒，或疏肝清热散结；中期以肝胆湿毒下注为主，治宜清利湿热，解毒散结；后期以气血亏虚为主，则宜补气养血。外治法亦宜分虚实论治，虚证治宜敛疮生肌，实证则宜拔毒祛腐。

1. 肝经郁热证

主要症候：阴茎局部出现硬节，逐渐增大，质硬，局部肿胀疼痛，或灼痛，或伴痒感。溃疡，渗水、渗血或流脓，腐臭难闻，急躁易怒，烦热失眠，郁闷不舒，小腹不适，胁肋胀痛，舌红、苔黄，脉弦数。

症候分析：阴茎为宗筋所系，而肝主宗筋。肝经气郁，肝郁乘脾，脾气亏虚，痰浊内生，痰浊凝聚宗筋，痰为有形之物，故见阴茎硬结；痰浊凝滞，经脉受阻，因是患病之初，经脉阻滞不甚，故微痛；经脉受阻，气血不达，肌肤失养，故阴茎作痒；肝经郁滞化火，故急躁易怒，烦热失眠，郁闷不舒，两胁胀痛，少腹不适；舌红、苔黄，脉弦数，均属肝经郁热之征。

治法：疏肝清热，解毒散结。

方药：柴胡疏肝散(《景岳全书》)合五味消毒饮(《医宗金鉴》)加减。

柴胡、枳实、白芍、甘草、陈皮、香附、郁金、金银花、野菊花、蒲公英、紫花地丁、紫背天葵、半枝莲、夏枯草。

柴胡疏肝散原方治肝气郁滞之证；五味消毒饮原方治疗疮初起，发热恶寒，疮形如粟，坚硬根深，状如铁钉，以及痈疡疖肿，红肿热痛。

方中以柴胡、白芍入肝经，疏达肝气、解郁清热为君药；枳实、陈皮、香附、郁金加强疏肝行气之力，以解肝气之壅滞为臣药；金银花、野菊花、蒲公英、紫花地丁、紫背天葵、半枝莲、夏枯草等清热消肿，解毒疗疮，共为佐药；甘草调和诸药为使。诸药合用，共奏疏肝清热、解毒散结之功。

临证加减：若病灶局部出血或疼痛，可加三七、蒲黄、乳香、没药以活血止血止痛；胸胁疼痛较甚者，可加延胡索、川楝子以行气止痛。

2.湿毒下注证

主要症候：阴茎肿块溃烂，状若翻花，时有血脓样分泌物，气味恶臭，局部灼热、痒痛或疼痛难忍，腹股沟淋巴结肿大压痛，小便涩痛，短赤不畅，心烦口渴，舌质红、苔黄腻，脉弦滑数。

症候分析：湿热下注，蕴结宗筋，聚毒化火，腐蚀皮肉，故肿块溃烂，状如翻花；湿毒浸淫，腐败血肉，故渗流脓血，恶臭难闻；湿热火毒循经上窜，故腹股沟淋巴结肿大；湿热内盛，故心烦口渴；湿热下注膀胱，气机不利，则小便短赤涩痛；舌红、苔黄腻，脉弦滑数均为湿毒下注之象。

治法：清热利湿，解毒散结。

方药：龙胆泻肝汤(《兰室秘藏》)加减。龙胆草、栀子、柴胡、黄芩、生地黄、木通、泽泻、车前子、当归、半枝莲、夏枯草、黄柏、甘草、山豆根。

方中以龙胆草清肝经湿热为君药；辅以黄芩、栀子、黄柏泻火解毒，燥湿清热，以加强君药清热除湿之功为臣药；泽泻、木通、车前子、半枝莲引导湿热下行，从水道而去，使邪有出路，则湿热无留；肝藏血，肝经有热则易伤阴血，故以当归补血活血，用生地黄以养血滋阴；夏枯草、山豆根清热解毒散结，共为佐药；柴胡引导诸药归入肝经，甘草调和诸药是为使药，全方共奏清热利湿、解毒散结之功。

临证加减：若病灶局部渗液流脓，可加生薏苡仁、败酱草以清热消痈化脓；局部出血，可加大小蓟、槐花、茜草以凉血止血；尿赤、尿痛明显，可加金钱草、虎杖、琥珀以清热活血止痛。

3.肝肾阴虚证

主要症候：阴茎龟头，或包皮内板渐生赘肉，或见丘疹、湿疹，或小疱、溃疡等病变，范围逐渐增大，疼痛不甚，或局部痛如汤泼火灼，溃烂，有血样渗出物，腐臭难闻，双侧腹股沟淋巴结肿大，固定不移，头晕目眩，腰酸耳鸣，纳呆，乏力消瘦，两颧潮红，口燥咽干，五心烦热，少寐多梦，腰膝酸软，遗精盗汗，舌红、少苔或无苔，脉细数。

症候分析：肾阴亏虚，水不涵木，相火内炽，复夹湿毒，火热湿毒壅阻经脉，腐蚀肌肤，故见阴茎溃烂，血水外渗，腐臭难闻，局部痛如汤泼火灼等症；火热湿毒循经上窜，故腹股沟淋巴结肿大；热毒内盛，阴液大伤，邪实正虚，故见头晕目眩，腰酸耳鸣，纳呆，乏力消瘦，两颧潮红，五心烦热，少寐多梦，腰膝酸软，遗精盗汗；舌红少苔，脉细数，均为阴虚火旺之证。

治法：滋补肝肾，降火解毒。

方药：知柏地黄丸(《医宗金鉴》)合大补阴丸(《丹溪心法》)加减。知母、黄柏、熟地黄、山药、山萸肉、龟板、茯苓、泽泻、丹皮、生地黄、麦冬、甘草、半枝莲、夏枯草。

两原方均治阴虚火旺证。

方中用熟地黄、龟板滋阴潜阳，壮水制火，共为君药；知母、黄柏相须为用，苦寒降火，保存阴液，平其阳亢，泽泻、丹皮降火清热，山萸肉、山药、茯苓滋补肝肾共为臣药；夏枯草、半枝莲清热解毒散结，生地黄、麦冬养阴生津清热，以加强滋阴降火之力，共为佐药；甘草调和诸药为使，共奏滋补肝肾、降火解毒之效。

临证加减：若局部红肿，加蒲公英、败酱草以清热消肿。局部出血，加侧柏叶，旱莲草以凉血止血。疼痛明显，加三七以活血止痛。咽干、便秘加玄参、玉竹以滋阴润燥。

4.气血两虚证

主要症候：玉茎肿瘤，病程日久，局部病变或已控制，或仍呈破溃翻花、出血渗液之状，或见腹股沟等处淋巴结转移，肿块脱落，疮面肉色淡红，或暗红无泽，或疮色紫暗，新肉不生，或化疗、放疗术后，双腹股沟淋巴结肿大，神疲懒言，体弱消瘦，食欲不振，头晕眼花，心悸失眠，面色无华，舌质淡、苔少，脉沉细弱。

症候分析：本证多见于病久，或经化学治疗、放射治疗后。病届晚期，气血俱损，复经化疗、放疗，损伤正气，正气愈损。气血虚衰，新肉滋生无源，故疮面淡红或暗红，甚则紫暗，新肉难生；神疲懒言，体弱消瘦，食欲不振，头晕眼花，心悸失眠，面色无华，舌质淡，少苔，脉沉细而弱，俱为气血两虚之征。

治法：补气养血，解毒散结。

方药：八珍汤(《正体类要》)加减。人参、白术、茯苓、炙甘草、熟地黄、当归、川芎、白芍、生姜、大枣、夏枯草、山豆根。

原方治气血两虚证。

方中以人参、熟地黄益气养血为君药；茯苓、白术健脾渗湿，协人参益气补脾，当归、白芍养血和营，助熟地黄补益阴血，共为臣药；夏枯草、山豆根解毒散结，甘草和中益气，川芎活血行气，使之补而不腻，共为佐药；生姜、大枣调和脾胃，为使药。诸药合用，共奏补气养血、解毒散结之功。

临证加减：若气虚甚者，重加黄芪以补气健脾；血虚甚，加鸡血藤、何首乌以养血补血；心悸失眠，加柏子仁、酸枣仁养心安神。

(二)其他治法

1.外治法

(1)初、中期：先以大豆甘草汤洗涤患处，后用鸭蛋清调凤衣散，敷患处，日1～2次。

(2)后期：用鲜山慈菇捣烂外敷；溃烂、出血者掺海浮散，盖贴生肌玉红膏。

(3)冰蛳散(《外科正宗》)：主要成分为大田螺5枚(去壳，日中线穿，晒干)，白砒3.6g(面裹煨熟)，冰片0.3g，硇砂0.6g。用法用量：用晒干螺肉切片，同煨熟白砒占碾为细末，入硇片再碾，小罐密收。若用时，先用艾柱灸核上7日。然后灸疮起泡，以小针挑破，将前药(约0.032～0.064g)津唾调成饼，贴灸顶上，用绵纸以厚糊封贴核上勿动，7日后，四边裂缝，再7日其核自落，换搽玉红膏，内服补药兼助完口。适用于肾岩翻花(阴茎癌)，坚硬未溃者。

2.针灸治疗

穴位：气海，蠡沟，太溪。

加减：初期肿块大，加灸关元；后期溃烂，加灸足三里。

方法：初期用泻法，以针刺为主，辅以灸法；后期平补平泻，以灸为主。

(三)阴茎癌放疗并发症的中医药治疗

放射治疗是阴茎癌有效的治疗方法,其5年生存率为40%～65%。部分阴茎癌患者,为保住阴茎,维持其生理功能而接受放射治疗。但在放疗过程中出现一系列毒副反应,如放射性尿道炎、蜂窝织炎、阴囊水肿、尿道狭窄、阴茎瘢痕化等并发症,中医将其按三个证型辨治如下。

1.热邪灼茎,尿道疼痛

阴部血脉丰富,肝经环绕,系肾所主,光热之邪,灼茎耗液,肝肾受损,主水不足,炎热内灼尿道所致。临床症见尿道刺痒,灼热疼痛,尿液短赤,尿频尿急,少腹胀满,不思饮食,口燥咽干,舌质偏红,苔薄黄,脉弦,常见于放射性尿道炎。

治宜清热滋阴,利尿通淋,方选八正散加减。

常用处方:瞿麦20g,生地30g,萹蓄20g,白茅根30g,土茯苓20g,车前子15g,知母10g,黄柏10g,牡丹皮10g,栀子10g,六一散10g(包煎),木通3g,泽泻15g。

若热郁血脉,水流内滞而见阴囊水肿或下肢水肿者,选加怀牛膝、当归、赤芍、丹参、猪苓、茯苓、薏苡仁、龙葵、藤梨根等以活血抗癌、利尿消肿。

2.热毒炽盛,茎肉溃腐

阴部潮湿,光热曝射,热毒炽盛,盘踞不散,而致阴茎溃腐。临床症见阴部皮肤红、肿、热、痛,全身不适,皮肤溃烂,渗血恶臭,腐肉难脱,且难愈合,伴高热、口渴、食欲不振、舌红、苔黄、脉弦数。西医诊断放射性皮炎、蜂窝织炎、坏死性溃疡等。

治拟清热解毒、活血消肿,方选五味消毒饮加减。

常用处方:金银花30g,野菊花15g,蒲公英30g,土茯苓30g,紫花地丁15g,紫丹参20g,生地黄30g,当归10g,赤芍15g,玄参10g,山楂15g,牡丹皮10g,炮山甲15g,生甘草10g。外敷青黛三七粉化瘀去腐,生肌收口。

3.热毒伤阴,茎脉瘀结

阴茎癌放疗后,其热毒缠绵,暗耗真阴,阴虚不能滋养阴茎,尿道窄隘。临床症见排尿不适,尿流变细,尿线变形,尿管涩痛,或阴茎勃起时紧结胀痛,龟头麻木,性事障碍,痛苦难言,苔薄舌红,脉弦细。见于放射性尿道狭窄、阴茎纤维瘢痕化。

治宜清热滋阴,活血软坚。方选虎潜丸加减。

常用处方:生熟地各30g,虎骨(用猪骨髓代替)15g,知母10g,黄柏10g,炮山甲10g,海藻15g,昆布15g,陈皮10g,川牛膝15g,牡丹皮10g,龟板12g,泽泻12g,当归15g,赤芍15g,丹参20g。

(帕提玛·阿布力米提)

第八节　乳腺癌

一、定义

乳腺癌是指发生在乳腺上皮组织的恶性肿瘤,以外上象限常见。其发生与家族遗传、月经初潮早、高龄初产、未经产、闭经晚、电离辐射、乳腺囊性增生、避孕药使用和营养状态等有关。

根据临床表现和古代医籍的描述，乳腺癌归属于“乳岩”的范畴。

二、诊断

(一)诊断要点

1. 临床症状

乳腺癌初起时可为无痛性肿块，位于外上象限者居多，质较硬，边界不清，表面不光滑，活动度差，继而出现酒窝征，橘皮样改变，皮肤卫星结节，皮肤溃烂、炎症样改变，乳头回缩、溢液和湿疹样变，局部淋巴结肿大并浸润胸肌乃至胸壁，晚期可转移至肺、骨、肝、脑、胸膜、肾上腺等。

2. 影像学诊断

(1)X 线检查：X 线主要用于观察肿块的形状、边缘特征、密度、大小，钙化点的大小、形态、分布及导管的改变等，从而进行诊断和鉴别诊断。

(2)B 超检查：B 超能明确区分密度不同的乳腺和病变组织，显示彩色血流，观察淋巴结的分布和形态等。

(3)磁共振(MRI)检查：MRI 对于乳腺癌的确诊及临床分期具有重要价值。

3. 病理学诊断

乳腺癌在组织病理学上分为非浸润性癌和浸润性癌，前者包括导管内癌和小叶原位癌，后者包括浸润性导管癌和浸润性小叶癌。少见类型包括髓质癌、小管癌胶质癌、乳头状癌和腺样囊腺癌。

4. 实验室检查

目前，实验室检查对乳腺癌的诊断无特异性。血清中相关标记物如 CEA、CA_{15-3}、CA_{242} 等虽然不能作为乳腺癌诊断和疗效评估的标准，但对判断患者的病情、预后、疗效及术后复发有一定意义。术前 CEA、CA_{15-3}、CA_{242} 升高者多预后不良。

肿瘤生物学检查方面，ER(雌激素受体)、PR(孕激素受体)的检测实现了内分泌预见性的治疗。ER、PR 不仅是乳腺癌内分泌治疗的预先性标志物，而且是判断预后的标志物。如高分化乳腺癌者的 ER、PR 阳性率明显高于低分化者，淋巴结转移者的 ER、PR 阳性率低于无转移者，而 ER、PR 阴性者一般预后差。因此，ER、PR 的检测为肿瘤的个体化治疗提供了依据。

(二)鉴别诊断

1. 乳腺增生症

乳腺增生症是常见于妇女的慢性乳腺良性增生性疾病，与内分泌功能紊乱有关。临床表现为月经前一周左右乳腺胀痛，月经来潮后胀痛消失，肿物缩小。组织学表现为弥漫乳腺腺体增厚，呈片状或细颗粒结节状，增厚的腺体与周围组织分界不明显。单纯乳腺增生症多数可以自愈，而乳腺囊性增生症的恶变率为 2%～4%，因此须手术切除。

2. 乳腺炎性疾病

乳腺炎易与炎性乳腺癌相混淆。常发生于中青年妊娠或哺乳期妇女，起病急，病程短，多伴高热，乳腺局部可出现红、肿、热、痛，病变同侧腋窝淋巴结肿大、疼痛，血常规检查可见白细胞增高，经抗感染治疗或及时切开引流可以完全治愈，如治疗不及时可转化为慢性乳腺炎。经细针穿刺抽取脓汁或针吸进行细胞学检查可与乳腺癌鉴别。

3. 乳腺导管内乳头状瘤

导管内乳头状瘤主要表现为乳头浆液性或血性溢液，多数不能触及肿块。由于约 10% 的导管内乳头状瘤可以癌变,故乳头溢液(尤其血性溢液)脱落细胞学检查对于鉴别是否癌性具有重要意义。手术为唯一治疗方法。

三、辨证

(一)肝郁气滞证

症见乳房肿块,时觉胀痛,情绪忧郁或急躁,心烦易怒,苔薄内或薄黄,脉弦滑。

(二)热毒蕴结证

症见乳房肿块,增大迅速,疼痛,间或红肿,甚则溃烂、恶臭,或发热,心烦口干,便秘,小便短赤,舌暗红,有瘀斑,苔黄腻,脉弦数。

(三)冲任失调证

症见乳房肿块,月经前胀痛明显,或月经不调,腰腿酸软,烦劳体倦,五心烦热,口干咽燥,舌淡,苔少,脉细无力。

(四)气血两虚证

症见乳房肿块,与胸壁粘连,推之不动,头晕目眩,气短乏力,面色苍白,消瘦纳呆,舌淡,脉沉细无力。

(五)脾胃虚弱证

症见纳呆或腹胀,便溏或便秘,舌淡,苔白腻,脉细弱。

(六)肝肾阴虚证

症见头晕目眩,腰膝酸软,目涩梦多,咽干口燥,大便干结,月经紊乱或停经,舌红,苔少,脉细数。

四、治疗

(一)治疗原则

乳腺癌早期以手术切除为主,中晚期宜采用包括手术、化疗、放疗、内分泌、靶向治疗、中医药及生物免疫调节等在内的综合治疗。在确定治疗方案前必须对疾病分期、手术情况、个体差异等进行综合评价,其治疗原则为:$T_{is}N_0M_0$:手术+内分泌治疗(ER/PR 阳性)+中医;$T_1N_0M_0$:手术+中医+化疗+内分泌治疗(ER/PR 阳性);$T_2N_0M_0$:手术+化疗+内分泌治疗(ER/PR 阳性)+中医;T_3、$T_4N_0M_0$ 或任何 T、N(+)者:术后化疗+放疗+内分泌治疗(ER/PR 阳性)+中医;M_1:根据情况可给予化疗、内分泌治疗(ER/PR 阳性)或单独中医治疗。以上各期可手术的乳腺癌 Her-2/neu(+++)者均可使用 Herceptin 靶向治疗。

乳腺癌的中医治疗,早期以攻为主,中期攻补兼施,晚期以补为主。疏肝理气,健脾补肾,调理冲任,清热散结为其主要治则。

(二)中医治疗

1. 分证论治

(1)肝郁气滞证

治法:疏肝理气,化痰散结。

主方:逍遥散加减。

常用药:柴胡、白芍、瓜蒌、茯苓、白术、郁金、夏枯草、白花蛇舌草、丝瓜络、香附、皂角刺、浙贝。

(2)热毒蕴结证

治法:清热解毒,活血化瘀。

主方:五味消毒饮合桃红四物汤加减。

常用药:银花、桃仁、红花、赤芍、菊花、蒲公英、紫花地丁、生地黄、连翘、夏枯草、半枝莲、皂角刺。

(3)冲任失调证

治法:调理冲任,补益肝肾。

主方:青栀四物汤加减。

常用药:青皮、栀子、当归、生地黄、白芍、川芎、香附、女贞子、龟甲、菟丝子、枸杞子。

(4)气血两虚证

治法:益气养血,解毒散结。

主方:益气养荣汤加减。

常用药:党参、白术、茯苓、炙甘草、陈皮、川芎、熟地黄、白芍、黄芪、丹参、白花蛇舌草、蚤休、香附、鹿角霜。

(5)脾胃虚弱证治法:健脾和胃理气。

主方:六君子汤加减。

常用药:党参、白术、茯苓、陈皮、半夏、鸡内金、麦芽、甘草。

(6)肝肾阴虚证治法:滋补肝肾。

主方:一贯煎合杞菊地黄丸加减。

常用药:枸杞子、麦冬、沙参、黄精、熟地黄、女贞子、山茱萸、冬虫夏草、菊花。

2.中成药

(1)参一胶囊:每次 2 粒,每日 2 次。用于乳腺癌化疗气血亏虚证的辅助治疗。

(2)贞芪扶正胶囊:每次 5 粒,每日 3 次。用于乳腺癌化疗气滞血瘀证的辅助治疗。

(3)平消胶囊:每次 4～8 粒,每日 3 次。用于乳腺癌化疗、放疗肝郁气滞证的辅助治疗。

(4)香菇多糖注射液:每周 1～2 次,每次 2 支(2mg),加入 250mL 生理盐水或 5%葡萄糖注射液中静脉滴注。可用于乳腺癌放疗、化疗、手术的辅助治疗。恶性胸腔积液的患者可用香菇多糖 3～5mg 溶于生理盐水 40mL 中注入胸腔内,每周 1 次,连续 2 周为 1 疗程,共 2 个疗程。

(帕提玛·阿布力米提)

第九节 胃癌

一、术语和定义

下列术语和定义适用于本标准。

胃癌是发生于胃黏膜上皮组织的恶性肿瘤。部位以胃体、胃窦和幽门常见。其发生可能与饮食习惯、生活环境、幽门螺旋杆菌(HP)感染等因素有关。

根据临床表现和古代医籍的描述,胃癌归属于“噎膈”“反胃”“积聚”的范畴。

二、诊断

(一)诊断要点

1. 临床症状

胃癌的症状包括上腹痛、食欲减退、恶心呕吐、呕血黑便、上腹部肿块、消瘦乏力等。常易与胃炎或消化性溃疡混淆而延误诊治,因此,对40岁以上出现上述症状者应积极检查。胃癌晚期常因肿瘤外侵、淋巴结转移及血行播散而引起一系列症状及体征,包括胃酸低下或缺乏、腹泻或便秘、左锁骨上淋巴结肿大、腹水、呕血、腹膜炎等。

2. 影像学诊断

(1)X线检查:目前普遍采用的气钡双重造影法在确定病变的范围、大小、病变与全胃的关系、病变的表面性状等方面具有独特优势。

(2)胃内镜检查:胃镜可以直观地了解胃黏膜表面及癌变部位的情况,是胃癌诊断的重要手段。为了提高诊断效果,可将胃黏膜染色后再进行内镜检查。

(3)内镜超声检查:胃镜可直接观察胃黏膜,超声可探查胃壁及邻近器官,尤其对浸润型胃癌的诊断、浸润深度和附近淋巴结转移的判断有重要意义。此外,对于选择手术适应证、进行术前临床分期也有一定价值。

(4)CT检查:采用充气或阳性造影剂可以显示胃癌的范围,测量胃壁的厚度,在观察与邻近组织器官的解剖关系及有无转移等方面也有重要意义。

3. 病理学诊断

早期胃癌的大体分型包括隆起型、平坦型和溃疡型。中晚期胃癌多采用Bomnaim的经典大体分型,即:Ⅰ型:息肉型;Ⅱ型:局限溃疡型;Ⅲ型:溃疡浸润型;Ⅳ型:弥漫浸润型。其中Borrmarm Ⅰ型和Ⅱ型预后明显优于Ⅰ型和Ⅳ型。在组织病理学上,以腺癌最为常见,其又可分为乳头状腺癌、管状腺癌、黏液腺癌、印戒细胞癌、腺鳞癌及未分化癌,其他如鳞癌、类癌等极少见。组织学分级(G)包括Gx(分级无法评估)、G_1(高分化)、G_2(中分化)、G_3(低分化)、G_4(未分化),是重要的预后判断因素,因此在诊断中应予注明。

4. 实验室诊断

目前,实验室检查对胃癌诊断无特异性。胃液及大便潜血试验可以为发现胃癌提供线索。血清及胃液中胃癌相关标记物如CEA、FSA(胚胎硫糖蛋白抗原)、CA_{19-9}、CA_{125}、CA_{724}、CA_{242}、胃蛋白酶原Ⅰ、亮氨酸氨基肽酶及唾液酸等具有取材容易、患者痛苦少的优点,但都存在特异性和敏感性不高的问题。联合检测虽然不能作为诊断和疗效评估的标准,但可提高特异性和敏感性,对判断胃癌患者的病情、预后、疗效及检测术后复发有一定意义。术前CEA、CA_{19-9}升高者多预后不良。

5. 分期诊断

采用TNM国际分期(UICC,2002)。

(二)鉴别诊断

1. 胃溃疡

胃癌易误诊为胃溃疡,尤其是年轻人。二者症状、体征相似,主要靠X线及胃镜鉴别。

2. 胃息肉

小的息肉可无任何临床表现,较大的可出现上腹饱胀、恶心、隐痛等,表面黏膜糜烂、溃破时还可引起黑便，与胃癌的临床表现类似。X线下息肉多为直径1cm以下的圆形充盈缺损，推之可移；当直径>2cm、基底宽大、表面不光滑时，应考虑恶变的可能，需做病理检查。

3. 胃巨皱襞症

胃巨皱襞症好发于胃大弯。X线下胃黏膜呈环状或迂曲弯形，类似浸润型胃癌，但胃腔具伸展性，无胃壁僵硬，患者一般情况较好。

三、辨证

（一）肝气犯胃证

症见胃脘胀满，时时隐痛，窜及两胁，呃逆嗳气，吞酸嘈杂，舌淡红或暗红，苔薄白或薄黄，脉沉或弦。

（二）胃热伤阴证

症见胃内灼热，口干欲饮，胃脘嘈杂，食后脘痛，五心烦热，大便干燥，食欲不振，舌红少苔或苔黄少津，脉弦细数。

（三）气滞血瘀证

症见胃脘刺痛，心下痞硬，脘腹胀满，饥不欲食，呕吐宿食或呕吐物如赤豆汁，便血，肌肤甲错，舌紫暗，脉沉细涩。

（四）痰湿凝结证

症见胸膈满闷，面黄虚胖，呕吐痰涎，腹胀便溏，痰核瘰疬，舌淡红，苔滑腻，脉滑。

（五）脾胃虚寒证

症见胃脘冷痛，喜温喜按，宿谷不化或泛吐清水，面色白，肢冷神疲，便溏浮肿，苔白滑或白腐，脉沉无力。

（六）气血亏虚证

症见全身乏力，心悸气短，头晕目眩，面色无华，脘腹肿块或硬结，形体消瘦，虚烦不寐，自汗盗汗，舌淡苔白，脉细弱或虚大无力。

四、治疗

（一）治疗原则

胃癌早期以手术切除为主，中晚期宜采用包括手术、化疗、中医药、生物免疫调节剂及放疗在内的综合治疗。在确定治疗方案前必须对疾病分期、手术情况、个体差异等进行综合评价。胃癌的治疗原则：R_0 切除：$T_1N_0M_0$，随诊观察＋中医；$T_2N_0M_0$，适当化/放疗或观察＋中医；T_3、$T_4N_0M_0$ 或任何 T，N(＋)，放疗＋化疗＋中医。R_1 切除：同步放化疗或化疗＋中医。R_2 切除：同步放化疗或化疗＋中医。M_1：化疗＋中医或单独中医治疗。一般情况不佳者给予最佳支持治疗(BSC)＋中医。

中医治疗胃癌的原则：早期以攻为主，中期攻补兼施，晚期以补为主。

（二）中医治疗

1. 分证论治

(1)肝气犯胃证

治法：疏肝理气，和胃降逆。

主方：柴胡舒肝散加减。

常用药：柴胡、枳壳、郁金、半夏、川芎、丹参、白芍、甘草、当归、白英、藤梨根等。

(2)胃热伤阴证

治法：清热养阴，润燥和胃。

主方：玉女煎加减。

常用药：麦冬、沙参、天花粉、玉竹、半夏、陈皮、淡竹叶、生石膏、知母、藤梨根、白花蛇舌草等。

(3)气滞血瘀证

治法：理气活血，祛瘀止痛。

主方：失笑散或膈下逐瘀汤加减。

常用药：桃仁、红花、甘草、赤芍、川芎、柴胡、枳壳、川牛膝、五灵脂、蒲黄、干蟾皮、石见穿、藤梨根、山楂、乌药等。

(4)痰湿凝结证

治法：健脾燥湿，化痰散结。

主方：二陈汤加减。

常用药：法半夏、陈皮、茯苓、白术、枳壳、郁金、浙贝母、全瓜蒌、炒苡仁、山慈菇、白英、白豆蔻等。

(5)脾胃虚寒证

治法：温中散寒，健脾和胃。

主方：附子理中汤加减。

常用药：附子、党参、白术、干姜、炙甘草、高良姜、吴茱萸、荜茇、半夏、陈皮、龙葵、白英、茯苓、炒苡仁、焦山楂、焦神曲、丁香、厚朴等。

(6)气血亏虚证

治法：补气养血，化瘀散结。

主方：十全大补汤加减。

常用药：熟地黄、白芍、当归、川芎、人参、黄芪、白术、茯苓、炙甘草、莪术、丹参、炒杏仁、陈皮、枸杞子、菟丝子等。

2.中成药

(1)增生平片：每次4～8片，每日2次，或遵医嘱。3个月为1疗程。适用于胃癌术后或围化疗期的辅助治疗。

(2)复方斑蝥胶囊：每次3粒，每日3次。3个月为1疗程。适用于胃癌术后或晚期胃癌证属瘀毒内阻、气阴两虚者。

(3)得力生注射液：每次40～60mL，稀释于5%葡萄糖注射液500mL中静脉滴注，每日1次。每疗程首次用量减半，并将药液稀释到1∶20，每分钟不超过15滴。如无不良反应，半小时以后可按每分钟30～60滴的速度滴注；如出现局部刺激，可按1∶20稀释使用，也可锁骨下静脉穿刺或PICC置管，40～60mL稀释到500mL5%葡萄糖注射液中滴注，每疗程42天，或遵医嘱。不良反应(静脉刺激)的预防：使用得力生注射液前用地塞米松5mg加生理盐水20mL静脉注射，或得力生20～30mL与常规剂量的酚妥拉明联用。

(4)消癌平注射液：每次40mL，加入生理盐水中静脉滴注，每日1次。15天为1疗程。适用于胃癌术后、围化疗期或晚期胃癌患者。

(5)艾迪注射液:每次 50～100mL,加入 0.9%氯化钠注射液或 5%～10%葡萄糖注射液 400～450mL 中静脉滴注,每日 1 次。与放、化疗合用时,疗程与后者同步。手术前后使用本品,10 天为 1 疗程;介入治疗,10 天为 1 疗程;单独使用,15 天为 1 周期,间隔 3 天,2 周期为 1 疗程;晚期恶病质,连用 30 天为 1 个疗程,或视病情而定。

(6)康艾注射液:每日 40～60mL,分 1～2 次,用 5%葡萄糖或 0.9%生理盐水 250～500mL 稀释后缓慢静脉注射或滴注。30 天为 1 疗程,或遵医嘱。

3.药物外治

(1)消痞膏或阿魏化坚膏外敷胃脘部。

(2)鲜独角莲 20g 捣烂,外敷胃脘处,每日换药。

4.针灸疗法

呕吐者,膈俞配内关,脾俞配足三里;胃脘疼痛者,合谷配内关;幽门梗阻者,针刺脾俞、胃俞、关元、足三里、中魁、中脘等。

(帕提玛·阿布力米提)

第十节 大肠癌

一、定义

大肠癌是发生在大肠黏膜上皮的恶性肿瘤,有结肠癌、直肠癌之分,是消化道最常见的恶性肿瘤。其发生与饮食因素(如高脂肪、低纤维饮食及霉变食物等)有关,或由大肠慢性疾病恶变而成。

根据临床表现和古代医籍的描述,大肠癌归属于“癥瘕”“积聚”“肠风”“脏毒”“肠覃”“下痢”及“锁肛痔”等范畴。

二、诊断

(一)诊断要点

1.临床症状

大肠癌早期无明显症状,病情往往发展到一定程度才出现临床症状,主要有:肠刺激症状和排便习惯的改变、便血、肠梗阻、腹部肿块以及贫血、消瘦、发热、乏力等。晚期大肠癌常因转移扩散而出现下列症状:局部侵袭见骶部疼痛,穿孔引起急性腹膜炎、腹部脓肿,肝转移见肝大、黄疸、腹水,肺转移见咳嗽、气促、血痰,脑转移见偏瘫、昏迷,骨转移见骨痛、跛行等。最后常引起恶病质和全身衰竭。

大肠癌的体征:直肠指检可触及肿物,部分在腹部可触及包块,全身检查可以发现贫血及转移征象,如锁骨上淋巴结肿大、肝肿块等。

2.影像学诊断

(1)钡灌肠 X 线检查:X 线是诊断结肠癌的常规方法之一,常表现为充盈缺损、边缘不整齐、龛影、肠壁僵硬、黏膜破坏、肠腔狭窄及不同程度的梗阻等,其确诊率达 90%以上。容易引起假阴性的部位是盲肠、脾曲及乙状结肠的悬垂部,应高度警惕。

(2)B 型超声检查:大肠癌的 B 超特征是低回声肿块,也可表现为“假肾征”。另外超声检查还能发现淋巴结转移、肝转移等。

(3)CT 和 MRI 检查:CT 和 MRI 主要用于了解肿瘤向肠管外浸润的程度、有无局部淋巴结和远处脏器转移等,可为术前分期和术后复查提供依据,对诊断直肠癌术后局部复发也有一定的价值。

(4)纤维结肠镜检查:纤维结肠镜可达回盲部,能观察到全部结肠并在直视下钳取可疑病变、收集冲洗或擦刷下来的脱落细胞进行检查,其准确率达 80%~90%。

3.病理学诊断

早期大肠癌的大体分型有:息肉隆起型、扁平型、扁平隆起型和扁平隆起溃疡型。中晚期大肠癌的大体分型有肿块型、溃疡型和浸润型。在组织学上以腺癌为主,约占 90%以上。

4.实验室诊断

目前,实验室检查对大肠癌的诊断无特异性。大便潜血试验是大肠癌筛选的常用方法,但存在假阴性,其假阴性率为 50%。因此,大便潜血阳性者应进一步作钡剂灌肠 X 线检查和纤维结肠镜检查大肠癌最常用的血清肿瘤标记物是癌胚抗原(CEA),其他可选择的血清肿瘤标记物有 CA_{19-9}、k－ras、P53、C－erbB－2 等,但都存在特异性和敏感性不高的问题。联合检测可提高诊断的特异性和敏感性,虽然不能作为诊断和疗效评估的标准,但对判断大肠癌患者的病情、预后、疗效及检测术后复发有一定意义。

(二)鉴别诊断

1.痔

直肠癌常被误诊为痔。内痔多为无痛性出血,血色鲜,不与大便相混;直肠癌患者的便血常伴有黏液和直肠刺激症状。直肠指检和乙状结肠镜检查可有助于鉴别诊断。

2.肠阿米巴病

慢性期溃疡基底部肉芽组织及周围纤维增生,肠壁增厚,肠腔狭窄,易被误诊为大肠癌。病理活检可明确诊断。

3.肠结核

肠结核发病年龄较小,既往多有结核病史。好发于回盲部,大量结核性肉芽肿和纤维组织增生使肠壁变厚、变硬,易与盲肠癌混淆,须作病理活检才能明确诊断。X 线钡餐检查可发现病灶处的激惹或跳跃现象,对诊断有帮助。

4.局限性肠炎

局限性肠炎好发于青年,常见腹痛、腹泻、发热、消瘦、贫血、食欲减退、恶心、呕吐、腹部肿块及瘘管形成等症状和体征。X 线钡餐和纤维结肠镜检查有助于鉴别诊断。

5.慢性菌痢

慢性菌痢常表现为腹痛、腹泻、少量脓血便、轻度里急后重等。大便培养、钡剂灌肠及内窥镜检查可做出诊断。

6.溃疡性结肠炎

溃疡性结肠炎症状颇似慢性菌痢,但有反复发作史,大便培养阴性,乙状结肠镜检可见黏膜颗粒状改变,血管纹理消失,伴红斑状充血及椭圆形小溃疡,表面常覆以黄白色渗出物,严重者有大的不规则溃疡。

7.其他

花柳性淋巴肉芽肿、直肠子宫内膜异位症、结肠憩室炎等可借助症状、体征、X 线检查和纤维结肠镜检查进行诊断。

三、辨证

（一）脾虚气滞证

症见腹胀肠鸣，腹部窜痛，纳呆，神疲乏力，面色萎黄，大便稀溏，舌质淡红，苔薄腻，脉濡滑。

（二）湿热蕴结证

症见腹胀腹痛，里急后重，肛门灼热，大便黏滞恶臭或黏液血便，口渴纳少，舌红，苔黄腻，脉滑数。

（三）瘀毒内阻证

症见腹胀痛拒按，腹部可扪及包块，里急后重，便下黏液脓血，舌质紫暗有瘀斑，苔薄黄，脉弦或涩。

（四）脾肾阳虚证

症见腹痛绵绵，喜温喜按，消瘦乏力，面色少华，畏寒肢冷，胃纳减少，大便溏薄，次数频多或五更泄泻，舌淡，苔薄白，脉沉细。

（五）肝肾阴虚证

症见五心烦热，头晕目眩，低热盗汗，口苦咽干，腰酸腿软，便秘，舌红少苔或无苔，脉细弦或细数。

（六）气血两虚证

症见神疲乏力，面色苍白，头晕目眩，唇甲色淡，食欲不振，反复便血，脱肛，便溏，舌质淡，苔薄，脉细弱。

四、治疗

（一）治疗原则

手术切除是大肠癌的主要治疗方法，术后辅助化疗能提高 DukesC 期患者的生存率。直肠癌术前放疗能提高手术切除治愈率、降低复发率，术后放疗能降低局部复发率。因此，大肠癌的治疗强调手术为主的综合治疗。

结肠癌：尽量手术切除。病变局限于黏膜、黏膜下层，淋巴结未发现转移者，术后应定期检查。病变侵及肌层以外或淋巴结（＋），术后要辅助化疗。

直肠癌：术前行放疗，病变侵及深肌层或淋巴结（＋）者，术后应先放疗、后定期化疗。

大肠癌术后辅助化疗一般于术后 2～4 周开始，每疗程 3 个月，共 3 个疗程。

晚期不宜手术切除或术后有复发转移者，应选择化疗、中医药、生物反应调节剂、介入、局部放疗等手段综合治疗。

因直肠癌手术时约 30％有隐匿性转移，且直肠位于盆腔内，因此选择术前放疗和/或术后放、化疗等可在一定程度上减少复发和转移，提高生存率。

即使不能行根治性切除术，也应进行肿瘤局部切除、短路或造瘘等姑息手术，这对于解除梗阻、止血、控制感染、改善全身状态等均有益处，也为进一步治疗提供了条件。

中医治疗大肠癌早期以攻为主，中期攻补兼施，晚期以补为主。益气温阳，养阴生津，清热解毒，祛湿化瘀是治疗大肠癌的总原则。

（二）中医治疗

1.分证论治

（1）脾虚气滞证

治法：健脾理气。

主方：香砂六君子汤加减。

常用药：木香、砂仁、党参、半夏、炒白术、茯苓、陈皮、八月札、枳壳、乌药、绿萼梅、野葡萄藤、蛇莓等。

（2）湿热蕴结证治法：清热利湿解毒。

主方：白头翁汤合槐角丸加减。

常用药：槐花、地榆、白头翁、败酱草、红藤、马齿苋、黄柏、苦参、生苡仁、黄芩、赤芍等。

（3）瘀毒内阻证

治法：行气活血，化瘀解毒。

主方：膈下逐瘀汤加减。

常用药：当归、红花、桃仁、赤芍、丹参、生地黄、川芎、生苡仁、半枝莲、藤梨根、败酱草、红藤、白花蛇舌草等。

（4）脾肾阳虚证治法：温补脾肾。

主方：理中丸合四神丸加减。

常用药：制附子、党参、白术、茯苓、生苡仁、补骨脂、诃子、肉豆蔻、吴茱萸、干姜、陈皮、五味子等。

（5）肝肾阴虚证

治法：滋养肝肾，清热解毒。

主方：知柏地黄丸加减。

常用药：生地黄、熟地黄、知母、黄柏、白芍、丹皮、山茱萸、五味子、麦冬、泽泻、沙参、枸杞子、野葡萄藤、半枝莲等。

（6）气血两虚证治法：补气养血。

主方：补中益气汤合四物汤。

常用药：党参、当归、茯苓、黄芪、熟地黄、白芍、川芎、升麻、白术、丹参、陈皮、八月札、大枣、甘草、红藤、野葡萄藤、藤梨根等。

2.中成药

（1）肿节风片：每次3～5片，每日3次。2个月为1疗程。

（2）平消片：每次4～8片，每日3次。3个月为1疗程。本品偏温燥，胃热阴虚者慎用。

（3）犀黄丸：每次3g，每日2次。3个月为1疗程。

（4）鸦胆子乳剂：每次30mL，加5%葡萄糖注射液500mL静脉滴注，每分钟30～50滴。1个月为1疗程。

（5）复方苦参注射液：每次10～25mL，加入5%葡萄糖注射液500mL中静脉滴注，每日或隔日1次。2～4周为1疗程。

（6）华蟾素注射液：每次2～4mL(2/5～4/5支)肌肉注射，每日2次；或每次10～20mL(2～4支)，用5%的葡萄糖注射液500mL稀释后静脉滴注，每日1次。用药7天，休息1～2天，4周为1疗程。功能：解毒消肿止痛，用于中晚期肿瘤。

(7)艾迪注射液:每次 50～100mL,加入 0.9%氯化钠注射液或 5%～10%葡萄糖注射液 500mL 中静脉滴注,每日 1 次。与放、化疗合用时,疗程与放、化疗同步。手术前后使用,10 天为 1 疗程;介入治疗,10 天为 1 疗程;单独使用,15 天为 1 周期,间隔 3 天,2 周期为 1 疗程;恶病质患者,30 天为 1 疗程,或视病情而定。

(8)康艾注射液:每日 40～60mL,分 1～2 次,用 5%葡萄糖或 0.9%生理盐水 250～500mL 稀释后缓慢静脉注射或滴注。30 天为 1 疗程,或遵医嘱。

(9)益肾健脾冲剂:每次 1 包,每日 2 次。2 个月为 1 疗程。

3.药物外治

(1)保留灌肠方:由黄柏、黄芩、苦参、虎杖、藤梨根、乌梅等组成,浓煎成 500mL,睡前用 30～50mL 保留灌肠,每日 1 次。用于直肠癌。

(2)抗癌栓:由硇砂、鸦胆子、乌梅肉、冰片等组成,制成栓子,每日 1～2 次,每次 1 粒,塞入肛门内。用于直肠癌肠腔狭窄、大便困难者。本药有腐蚀作用,用时慎防出血。

(3)抗癌栓 4 号:蟾酥、雄黄、白及粉、颠茄浸膏、片油明胶、甘油,共制成栓患者取卧位,将栓剂 1 粒轻轻塞入肛门内 10cm 左右,俯卧半小时。每日 2 次,30 天为 1 疗程。

(4)坐浴方:由苦参、五倍子、龙葵、马齿苋、败酱草、黄柏、土茯苓、山豆根、黄药子、枯矾、冰片、漏芦等组成,水煎后坐浴、浸洗肛门。用于肛门肿瘤晚期有菜花样肿物或溃烂者。

4.针灸疗法

腹胀腹痛:针足三里、天枢、京门、脾俞、大肠俞,虚者灸足三里、神阙、关元、三阴交。

腹泻:针脾俞、大肠俞、足三里;里急后重加中膂俞,虚者加灸足三里、命门、关元、百会。

便血:针三阴交、承山、太白、足三里、手三里,灸百会。

恶心呕吐:针内关、足三里、公孙、太冲、胃俞、巨阙、膈俞。

血象低及免疫功能低下:针或灸足三里、关元、百会、脾俞、肾俞、三阴交、气海等。

(帕提玛·阿布力米提)

第十一节　胰腺癌

一、定义

胰腺癌是原发于胰腺的恶性肿瘤。按病变部位可分为胰头癌、胰体癌、胰尾癌和全胰癌,其中胰头癌占 70%～80%,其次是胰体癌,再次是胰尾癌。其发病与环境中致癌因素及某些胰腺疾病有关

根据临床表现和古代医籍的描述,胰腺癌归属于“癥积”“积聚”“黄疸”、“胁痛”等范畴。

二、诊断

(一)诊断要点

1.临床症状

胰腺癌早期症状隐匿而无特异性,最常见的首发症状为上腹不适、饱胀和疼痛。约 70%的患者表现为上腹持续性或间断性胀痛,常在饭后 1～2 小时后加重,数小时后减轻或缓解。其中胰头癌疼痛偏于右上腹,胰体、尾癌疼痛偏于左上腹,有时在脐周或全腹。胰头癌初期上

腹痛剧烈，有如胆绞痛，可放射至肩胛部，多由饮酒或食物油腻诱发；胰腺癌晚期，特别是胰体、尾癌，上腹痛常涉及腰背部。胰腺癌还可有消瘦、消化不良、食欲不振、恶心呕吐、腹泻或便秘、呕血、黑便、发热等症状，部分患者以消瘦或发热为首发。

胰腺癌的体征包括黄疸、腹部包块、肝及胆囊肿大、腹水等。黄疸在胰头癌常见，在胰体、尾癌则很少见。腹部包块多为晚期体征，胰头癌的肿块多位于右上腹和中上腹，体、尾癌多位于左上腹。近半数的胰腺癌有肝及胆囊肿大，无痛性梗阻性黄疸伴胆囊肿大的 Courvoisier 征对胰头癌具有诊断意义，腹水多见于胰腺癌晚期腹腔扩散时。

2. 影像学诊断

(1)B 超检查：B 超为胰腺癌的常规筛选方法，可发现大于 1cm 的胰腺癌，探查胰管及胆总管是否扩张、胆囊是否肿大及肝内腹膜后是否有淋巴结转移等，对小于 1cm 的癌肿则难以发现。B 超对胰头癌的阳性诊断率高，约为 80%，而对胰体、胰尾癌的阳性诊断率约为 70%。

(2)CT 检查胰腺癌的 CT 诊断准确率很高，可达 98.8%，故为首选方法。

(3)磁共振(MRI)和正电子发射断层显像(PET)：MRI 和 PET 可用于确定原发病灶、术前分期、制订治疗方案、评价治疗效果和复查监测等。

(4)超声内镜(EUS)：EUS 可清晰显示胰头、胰体、胰尾及其周围的组织、血管等，能显著提高胰腺癌的早期诊断率，在小于 1cm 的胰腺癌诊断中具有较大的价值。

(5)选择性血管造影：胰腺癌在血管造影检查中表现为缺血性占位病变，其范围与肿瘤大小基本一致。多用于鉴别诊断。

3. 病理学诊断

胰腺癌可通过 B 超或 CT 引导下经皮细针穿刺、内镜超声引导下的细针穿刺、十二指肠引流液或经胰管抽取胰液进行细胞学检查，亦可在根治术或剖腹探查术时取组织活检进行病理学诊断。

胰腺癌的组织学分型以导管细胞癌最多见，约占 90%，其他包括腺泡细胞癌、胰岛细胞癌、未分化癌、胰母细胞癌、癌肉瘤等。

4. 实验室诊断

胰头癌致梗阻性黄疸时，血清胆红素明显升高，其中以直接胆红素升高最明显。血清碱性磷酸酶亦显著升高。胰腺癌晚期 ALT 和 AST 逐步升高。癌胚抗原(CEA)测定，约 70% 胰腺癌患者可升高，但无特异性。消化道癌相关抗原(CA_{19-9})被认为是胰腺癌的血清标志物，其诊断正确率达 90.0%。

(二)鉴别诊断

1. 慢性胃部疾病

慢性胃炎、消化性溃疡均有上腹部不适、胀痛等症状，但其定位多较局限，并可自行缓解。胰腺癌的腹痛部位广泛，病情呈持续性、进行性加剧，并伴明显消瘦。

2. 慢性胰腺炎

慢性胰腺炎一般多有急性经过，可长期迁延不愈，CA_{19-9} 大多正常，不伴有进行性黄疸、消瘦及顽固性皮肤瘙痒，典型病例可出现五联征，即腹痛、胰腺钙化、胰腺假性囊肿、脂肪泻及糖尿病。B 超检查、CT 扫描有助于鉴别诊断。

3. 胆囊炎胆石症

胆囊炎胆石症可见右上腹疼痛，常放射至右肩，无明显消瘦。B 超检查、CT 扫描有助于鉴别诊断。

4. 黄疸性肝炎

黄疸性肝炎一般有接触史，起病急，多为肝细胞性或兼有阻塞性黄疸，经过治疗后日渐消退，无体重下降、谷丙转氨酶和碱性磷酸酶增高。胰腺癌黄疸多为持续性，以阻塞性黄疸为主，体重下降明显，碱性磷酸酶和胆红素成比例升高。

5. 胰腺囊肿

胰腺囊肿影像学检查多表现为边界清楚的单房囊性低密度病变，而胰腺囊腺癌的特点是多房性。

6. 胰腺囊性肿瘤

胰腺囊性肿瘤多见于 40～50 岁女性，以良性居多，男性则多为恶性病变。大多位于胰腺体尾部，胰头部少见。B 超检查、CT 扫描有助于鉴别诊断。

7. 胰岛素瘤

胰岛素瘤的典型症状是空腹或劳累时的发作性低血糖，主要表现为乏力、精神恍惚、嗜睡或运动失调。Whipple 三联征对诊断颇有价值，即空腹或体力活动时低血糖发作；发病时血糖低于 2.8mmol/L；提高血糖水平可缓解症状。

8. 壶腹部癌

壶腹部癌以 40 岁以上男性多发，是女性的 2 倍。较早期即可引起阻塞性黄疸和胆囊肿大，并呈进行性加重。上腹部隐痛、食欲减退、体重减轻、贫血、肝脏及胆囊肿大是本病的特征。

三、辨证

（一）肝胆湿热证

症见上腹胀痛，连及两胁，脘痞腹胀，恶心呕吐，口干苦而不欲多饮，身目黄染，或有发热，大便溏薄不爽，小便色深如浓茶，舌红，苔黄腻，脉弦滑数或濡数。

（二）瘀血内阻证

症见上腹疼痛如锥刺，或包块拒按，痛处不移，呕恶纳呆，形体消瘦，身目黄染，色泽晦暗如烟熏，或呕血、便血，舌质紫暗或有瘀斑，脉弦涩。

（三）寒湿困脾证

症见上腹部疼痛，偏左或偏右，向腰背部放射，恶心呕吐，食欲不振，神疲乏力，身目俱黄，大便溏薄，小便色黄，舌质淡，苔白腻，脉濡缓。

（四）正虚邪恋证

症见上腹胀痛，或触及包块，身目俱黄，恶心呕吐，倦怠乏力，纳呆便溏，形体消瘦，腹水肢体浮肿，自汗或盗汗，五心烦热，舌质淡，苔腻，脉细数无力。

四、治疗

（一）治疗原则

胰腺癌早期可行根治术，术后可辅以化疗和中医药治疗。约 80％的患者就诊时已属中晚期，无法行根治术。为解除梗阻、减轻痛苦和黄疸，常采取姑息性手术和减黄引流手术。胰腺癌手术切除成功率约 15％，术后 5 年生存率约 4％。中晚期胰腺癌患者一般状况较差，加之对化疗药物和放射线不敏感，因此，宜采用包括手术、化疗、放疗、中医药、生物免疫调节在内的综合治疗。一般状况较差、无法耐受放化疗或对放化疗不敏感者可单纯中医药治疗。

胰腺癌治疗多以“急则治其标”为原则,以清热解毒,除湿化痰,活血化瘀为法。因脾胃虚弱是胰腺癌发病的根本,故用药不宜过于苦寒或泻下,以防寒凉伤胃,加速病情进展。

(二)中医治疗

1. 分证论治

(1)肝胆湿热证

治法:清利湿热。

主方:茵陈蒿汤合黄连解毒汤加减。

常用药:茵陈蒿、栀子、大黄、黄连、黄柏、黄芩等。

(2)瘀血内阻证治法:化瘀消积。

主方:膈下逐瘀汤加减。

常用药:丹参、丹皮、桃仁、红花、莪术、三棱、八月札、卷柏、木香、穿山甲、白花蛇舌草等。

(3)寒湿困脾证治法:温中化湿。

主方:茵陈术附汤加减。

常用药:茵陈蒿、白术、制附子、干姜、炙甘草、肉桂等。

(4)正虚邪恋证

治法:益气扶正,化瘀消积。

主方:圣愈汤加减。

常用药:生地黄、熟地黄、川芎、人参、当归、黄芪等。

2. 中成药

(1)西黄丸:每次 3g,每日 2 次。用于胰腺癌正气未虚者。

(2)复方斑蝥胶囊:每次 3 粒,每日 2 次。用于胰腺癌正虚毒瘀者。

(3)平消胶囊:每次 4~8 粒,每日 3 次。用于胰腺癌毒瘀内结者。

(4)康莱特注射液:每次 200mL 缓慢静脉滴注,每日 1 次。20 天为 1 疗程。

(5)华蟾素注射液:每次 10~20mL,用 5%葡萄糖注射液 500mL 稀释后缓慢静脉滴注。每日或隔日 1 次。28 天为 1 疗程。

(6)艾迪注射液:每次 50~100mL,用 0.9%氯化钠注射液或 10%葡萄糖注射液 500mL 稀释后静脉滴注,每日 1 次。10 天为 1 周期,间隔 3 天,2 周期为 1 疗程。晚期恶病质患者 30 天为 1 疗程,或视病情而定。

3. 药物外治

(1)蟾酥膏:先清洁疼痛部位皮肤,然后将膏药外敷。每 24 小时调换 1 次,7 天为 1 疗程。用于胰腺癌疼痛者。

(2)胰腺癌腹水者,用单层纱布包皮硝,敷于脐部,融化后可换之。

(3)胰腺癌腹部可扪及肿块者,用大黄、朴硝共研细末,大蒜捣膏和匀,外敷患处。

(4)胰腺癌腹水者,用甘遂、砂仁等共研细末,取大蒜头捣烂,水调成糊,外敷脐上。

4. 针灸疗法

恶心呕吐者,选足三里、中渚、内关、中脘,用泻法;黄疸明显者,选至阳、腕骨、足三里、中渚、大陵,用泻法;疼痛较甚者,选天突、章门、中脘、涌泉,用泻法,不留针,然后加灸。

(帕提玛・阿布力米提)

第十二节 肝癌

原发性肝癌是肝细胞或肝内胆管细胞发生的恶性肿瘤。其发病与感染肝炎病毒、饮食习惯、生活环境、黄曲霉素 B_1 摄入等有关。

根据临床表现和古代医籍的描述，肝癌归属于“肝积”“癥瘕”“积聚”“鼓胀”“痞气”“黄疸”等范畴。

一、病因病机

原发性肝癌，为原发于肝细胞或肝内胆管细胞的恶性肿瘤。在古代中医典籍记载中，本病属于“肝积”、“癥瘕”、“积聚”、“鼓胀”、“痞气”等范畴。从《黄帝内经》到《金匮要略》、《圣济总录》、《张氏医通》等，对肝癌的症状、病因病机、治疗及预后等皆有详尽的论述，具体见于黄疸、鼓胀、癥瘕、积聚等篇章中。肝癌可发生在任何年龄，以 40 岁以上最为多见，男女之比为(2～5)∶1。中后期常表现为肝区疼痛、肝大、黄疸、肝硬化征象，伴有进行性消瘦、发热、食欲不振、乏力、营养不良等症状及体征。治疗宜采取分期治疗，以益气健脾、疏肝解郁及活血化瘀为主，并兼清热解毒、渗湿利水及滋阴补肾。

中医认为，肝癌的发生乃因情志所伤，忧愁思虑伤脾，或恼怒气郁伤肝，肝失疏泄，横逆乘脾，脾虚失运，或饮食不节，疲劳过度，脾胃损伤，脾虚则运化失健，胃失和降，水谷不化，湿久则气滞血瘀，湿邪瘀毒结于肝脏而发为本病。《外科正宗·乳痈论》云：“忧郁伤肝、思虑伤脾，积想在心，所愿不得志者，致经络痞涩，聚结成核。”可见脾虚为本病的重要病机。肝癌的本质或痰凝、或瘀结、或痰热瘀互结，概括其病机不外乎脾虚、肝郁、血瘀、湿热、热毒、肝肾阴虚 6 个方面。

肝癌因虚而患病，因虚而致实，属本虚标实之证。本虚即气血不足，正气亏损，标实即邪气内蕴，血瘀热毒。发病之初多为肝郁脾虚，气血瘀滞，日久则气郁化火，湿热内生而致火毒内蕴，血瘀气壅，痹阻不通，故见积块、黄疸、鼓胀等症。晚期由于邪毒耗气伤血，正气大伤，多见肝肾阴虚、生风动血之证。

综上所述，肝癌的主要病因病机是由于正气虚损，外邪入侵，脏腑阴阳气血失调，致脾虚肝郁，痰、湿、疲等互结，日久积而成块所致。其病位在肝，与脾肾相关，证属本虚标实，早期以实证为主，晚期则以虚证为主。

二、原发性肝癌的病理分型

原发性肝癌在病理学上有不同的分类方法，目前临床上常用的是以下两种：

(一)大体分型

1. 巨块型

癌块直径在 5cm 以上，超过 10cm 者为巨块型。此型又可区分为单块、多块和融合块状 3 个亚型。多位于肝右叶内甚至占据整个右叶。瘤块质地较软，中心部常有出血坏死。瘤体周边常有小的或散在的卫星状瘤结节。不合并或合并轻度肝硬化。

2. 结节型

癌结节最大直径不超过 5cm。此型又可区分为单结节、多结节和融合结节 3 个亚型。有时结节旁有细小的癌结节。常发生于较重肝硬化的肝内，被膜下的瘤结节向表面隆起致肝表面凹凸不平。

3.弥漫型

癌组织在肝内弥漫分布，无明显的结节或形成极小结节。常发生在肝硬化基础上，弥漫地分布于整个肝脏而与肝硬化不易区别。

4.早期肝癌或小肝癌

是指孤立的癌结节直径＜3cm，或不超过 2 个癌结节，直径之和＜3cm 的原发性肝癌。瘤结节呈球形或分叶状，灰白色质较软，切面无出血坏死，与周围组织界限清楚。患者常无临床症状，但血清 AFP 阳性，肿瘤切除后降至正常。

胆管细胞性肝癌的癌肿大多为单个肿块，因有较多结缔组织间质，色泽灰白，质坚实，且趋向于向四周不规则浸润。

(二)组织学分型

原发性肝癌 4/5 为肝细胞性肝癌，1/5 为胆管细胞性肝癌，两者混合的肝癌和来源于肝脏间质细胞的恶性肿瘤均罕见。

1.肝细胞型

大多伴肝硬化。光镜下癌细胞呈多角形，核大，核仁明显，胞质丰富。癌细胞排列成巢状或索状，癌巢之间有丰富的血窦。癌细胞有向血窦内生长趋势。肿瘤分化程度按 Edmonson 标准分 4 级，以Ⅱ、Ⅲ级为多，但同一病例可呈现不同的分化程度。电镜下，分化较好的肝细胞肝癌的癌细胞结构与肝细胞相似，胞质中有较多线粒体，粗面内质网和核糖体颗粒增多，尚可见糖原颗粒和毛细血管。细胞核体积增大，核质比例增大，核膜丧失平滑性，皱褶增多至陷窝形成，核质不均匀，核仁增大不规则。分化较差者膜上绒毛和毛细胆管减少或消失，线粒体数减少，可出现平行的长嵴，内质网也少，糖原颗粒消失，核明显不规则，反映细胞未分化状态。

2.胆管细胞型

细胞呈立方或柱状，排列成腺体。癌细胞多来自胆管上皮，也有来自大胆管的。其组织结构多为腺癌或单纯癌。较少合并肝硬化，有时继发于华支睾吸虫病。

3.混合型

部分组织形态似肝细胞，部分似胆管细胞，有些癌细胞呈过渡形态。

早期肝癌的病理特点：肿瘤分化程度和肿瘤大小多成正相关。微小肝癌多分化良好，EdmonsonI 级占 75%，随肿瘤增大癌细胞 DNA 干系水平从二倍体向异倍体方向发展。

三、诊断

(一)诊断要点

1.临床症状

肝癌早期可无症状，中晚期常见肝区疼痛、纳呆、恶心、腹泻、消瘦、乏力和低热等，同时伴有进行性肝肿大、肝脏质硬有结节、黄疸、腹水、脾肿大、下肢浮肿等。一旦出现腹水、黄疸，则多属于晚期。

2.影像学诊断

(1)超声检查：超声能动态观察病灶的形态、大小、内部回声、管道结构及其与周围脏器的关系，因此是肝癌诊断最常用的检查。当病灶出现液化坏死时，可呈现相应的液化暗区。彩色多普勒超声还能反映肿瘤的血流情况和进行定位，进而判断治疗效果，为介入治疗提供评价依据。

(2)CT 和 MRI 检查：CT 和 MRI 是肝癌定位、定性诊断的常规方法。肝癌的 CT 图像以被检者禁食 8 小时以上为理想，常表现为局限性边界比较清晰的密度减低区或边缘模糊、大小不规则的阴影等。MRI 图像以被检者禁食 4 小时以上为理想，能清楚显示肝癌的包膜、脂肪变性、出血坏死、纤维间隔形成、病灶周围水肿以及门静脉、肝静脉受侵的情况，因而敏感性和特异性较高，特别适用于肝癌、胆囊癌、转移性肝癌及肝脏良性肿瘤的鉴别诊断。

3. 病理学诊断

通过肝穿刺、剖腹探查、转移灶穿刺或腹水脱落细胞学检查等可对肝癌做出诊断。肝癌的病理分型有 3 种，即肝细胞癌、胆管细胞癌、混合性癌(肝细胞和胆管细胞癌)，其中以肝细胞癌最为多见，占 70%～95%。

4. 实验室诊断

(1)肝癌标志物

1)甲胎蛋白(AFP)检测：对肝癌的诊断意义仅次于病理学检查。正常人血清中 AFP 出生后迅速消失，或者含量极微应用常规的免疫学方法不能检出。肝细胞癌、活动性肝病、妊娠和生殖胚胎癌时 AFP 重新出现，因此广泛应用于肝癌的普查、诊断、鉴别诊断、疗效评价及预后判断等方面。肝癌患者的 AFP 阳性率为 60%～70%。

2)岩藻糖甙酶(AFU)检测：肝细胞癌患者的 AFU 活性明显高于继发性肝癌和肝硬化者，其阳性率达 70%～80%，可协助 AFP 对肝癌做出早期诊断。

(2)其他检查

1)肝功能检查：有助于肝癌的诊断及指导治疗。

2)病毒性肝炎标志物检查：90%的肝癌患者有 HBV 感染史，10%～30%有 HCV 感染史，故 HBV、HCV 检查有助于肝癌的辅助诊断。

3)免疫学检查：CD_4、CD_8、NK 等可反映肝癌患者的细胞免疫状态。

(二)诊断标准的变迁

分期和分型是评估肝癌预后和选择治疗方法的重要参考依据。在我国推广使用过的诊断方案主要有：

1. 1977 年全国肝癌防治研究协作会议通过的将肝癌分成 3 型、3 期方案。

3 型：

(1)单纯型：临床和化验检查无明显肝硬化表现者。

(2)硬化型：有明显肝硬化的临床和化验表现者。

(3)炎症型：病情发展迅速，并伴有持续性癌性高热或 ALT 升高 1 倍以上者。

3 期：

Ⅰ期：无明确肝癌症状和体征者亦称亚临床期；

Ⅱ期：介于Ⅰ期和Ⅲ期之间者；瓜期：有黄疸、腹水、远处转移或恶病质之一者。

此标准临床现已少用。

2. 国际抗癌联盟(IUAC)1987 年公布的肝癌 TNM 方案。

3. 2000 年欧洲肝病年会(EASL)在西班牙巴塞罗那召开，会议制订新的针对肝细胞癌诊断标准。

(1)组织细胞学诊断

(2)非侵入性诊断标准(限于肝硬化):放射学标准(采用超声显像、螺旋 CT、MRI 和血管造影中的两种影像学技术),>2cm 的局灶性损害并且有动脉期高血液供应表现。

(3)复合标准(采用超声显像、螺旋 CT、MRI 和血管造影中的 1 种影像学技术,结合 AFP):>2cm 的局灶性损害并且有动脉期高血液供应表现,AFP≥400ng/mL。

4. 2001 年 9 月,中国抗癌协会肝癌专业委员会考虑到我国肝癌病例能做手术切除或病理检查的不多,参照世界各国结合肝功能情况一并考虑的临床分期方案,拟定了适合我国国情的原发性肝癌的临床诊断与分期标准,此标准现正为全国肝癌临床诊疗工作中广泛使用。

(1)诊断标准

1)AFP≥400ng/L,能排除妊娠、生殖系胚胎源性肿瘤、活动性肝病及转移性肝癌,并能触及肿大、坚硬及有大结节状肿块的肝脏或影像学检查有肝癌特征的占位性病变者。

2)AFP<400ng/L,能排除妊娠、生殖系胚胎源性肿瘤、活动性肝病及转移性肝癌,并有两种影像学检查有肝癌特征的占位性病变或有两种肝癌标志物(DCP、GGTⅡ、AFUCA19－9 等)阳性及 1 种影像学检查有肝痛特征的占位性病变者。

3)有肝癌的临床表现并有肯定的肝外转移病灶(包括肉眼可见的血性腹水或在其中发现癌细胞)并能排除转移性肝癌者。

(2)分期标准

Ⅰa:单个肿瘤最大直径<3cm,无癌栓、腹腔淋巴结及远处转移;肝功能分级 ChildA。

Ⅰb:单个或两个肿瘤最大直径之和<5cm,在半肝,无癌栓、腹腔淋巴结及远处转移;肝功能分级 ChildA。

Ⅱa:单个或两个肿瘤最大直径之和<10cm,在半肝或两个肿瘤最大直径之和<5cm,在左、右两半肝,无癌栓、腹腔淋巴结及远处转移;肝功能分级 ChildA。

Ⅱb:单个或两个肿瘤最大直径之和>10cm,在半肝或两个肿瘤最大直径之和>5cm,在左、右两半肝,或多个肿瘤无癌栓、腹腔淋巴结及远处转移;肝功能分级 ChildA。肿瘤情况不论,有门静脉分支、肝静脉或胆管癌栓和(或)肝功能分级 ChildB。

Ⅲa:肿瘤情况不论,有门静脉主干或下腔静脉癌栓、腹腔淋巴结或远处转移之一;肝功能分级 ChildA 或 B。

Ⅲb:肿瘤情况不论,癌栓、转移情况不论;肝功能分级 ChildC。

(三)鉴别诊断

1. 肝血管瘤

为肝脏良性肿瘤,多在体检时发现,可无典型临床症状。发展缓慢,不影响肝功能,AFP 正常。必要时可通过核素血池扫描鉴别。

2. 肝囊肿

为先天性肝脏良性肿瘤,常在体检时发现,可单发或多发,可伴有肾囊肿。发展缓慢,患者一般情况好,肝功能和 AFP 正常,B 超检查可明确诊断。

3. 肝转移癌

患者常有胃、肠、胰腺、乳腺、肺等部位的原发肿瘤或恶性黑色素瘤,一般情况较差,B 超见肝内多个大小不等的结节,AFP 可轻度增高。

四、辨证

(一)肝气郁结证

症见胁肋胀痛,痛无定处,脘腹胀满,胸闷,善太息,急躁易怒,舌质淡红,苔薄内,脉弦。

(二)气滞血瘀证

症见上腹肿块,质硬,有结节感,疼痛固定拒按,或胸胁掣痛,入夜尤甚,或见肝掌、蝴蛛痣和腹壁青筋暴露,甚则肌肤甲错,舌边瘀暗或暗红,舌苔薄白或薄黄,脉弦细或细涩无力。兼有郁热者多伴烦热口苦,大便干结,小便黄或短赤。

(三)肝郁脾虚证

症见胸腹胀满,食后尤甚,肿块触痛,倦怠消瘦,短气乏力,纳少失眠,口干不欲饮,大便溏数,甚则腹水黄疸,下肢浮肿,舌质胖大,苔白,脉濡。

(四)肝肾阴亏证

症见腹胀肢肿,腹大,青筋暴露,四肢消瘦,短气喘促,颧红口干,纳呆厌食,潮热或手足心热,烦躁不眠,便秘,甚则神昏谵语,齿衄鼻衄,或二便下血,舌红少苔,脉细数无力。

(五)湿热毒蕴证

症见右胁胀满,疼痛拒按,发热,口苦或口臭,身黄目黄,小便黄,黄如橘色或烟灰,腹水或胸水,恶心呕吐,大便秘结或黏腻不爽,舌质红,苔黄腻,脉滑数。

五、治疗

(一)治疗原则

肝癌早期以手术切除为主,中晚期宜采用包括手术、化疗、介入、中医药、生物免疫调节等的综合疗法。在确定治疗方案前,必须对疾病分期、个体差异、手术范围等进行综合评价。

肝癌的中医治疗原则:早期以攻为主,中晚期攻补兼施。疏肝健脾,解毒消癥是肝癌的总治则。

(二)中医治疗

1. 分证论治

(1)肝气郁结证

治法:疏肝解郁,理气和胃。

主方:柴胡舒肝散加减。

常用药:柴胡、陈皮、白芍、枳壳、香附、川芎、郁金、八月札、石见穿、土茯苓、鸡内金、甘草。

(2)气滞血瘀证

治法:活血化瘀,软坚散结。

主方:血府逐瘀汤合鳖甲煎丸加减。

常用药:当归、生地黄、桃仁、红花、赤芍、枳壳、柴胡、川芎、牛膝、半枝莲、七叶一枝花、白花蛇舌草、蜈蚣、干蟾皮、延胡索、参三七、穿山甲等。

(3)肝郁脾虚证

治法:疏肝健脾,理气消癥。

主方:逍遥散加减。

常用药:柴胡、当归、白芍、党参、白术、茯苓、薏苡仁、半枝莲、七叶一枝花、干蟾皮、蜈蚣、厚朴、甘草等。

(4)肝肾阴亏证

治法:滋养肝肾,化瘀消癥。

主方:一贯煎加减。

常用药:生地黄、麦冬、沙参、枸杞子、五味子、当归、佛手、女贞子、山茱萸、西洋参、八月札、七叶一枝花、半枝莲、龟甲、鳖甲、穿山甲、甘草等。

(5)湿热毒蕴证

治法:清热利湿,解毒消癥。

主方:茵陈蒿汤合五苓散加减。

常用药:茵陈蒿、大黄、栀子、猪苓、茯苓、白术、泽泻、虎杖、白花蛇舌草、八月札、半枝莲、赤芍、人工牛黄、穿山甲等。

2.中成药

(1)平消胶囊:每次4～8粒,每日3次,饭后服用。适用于原发性肝癌的治疗。

(2)复方斑蝥胶囊:每次2～3粒,每日3次,饭后服用。适用于原发性肝癌的治疗。

(3)金龙胶囊:每次2～4粒,每日3次。30～60天为1疗程。适用于中晚期肝癌的治疗或术后放化疗的辅助治疗。

(4)得力生注射液:每次40～60mL,稀释于5%葡萄糖注射液500mL中静脉滴注,每日1次。每疗程首次用量减半,并将药液稀释到1∶20,每分钟不超过15滴。如无不良反应,半小时以后可按每分钟30～60滴的速度滴注;如出现局部刺激,可按1∶20稀释使用,也可锁骨下静脉穿刺或PICC置管,40～60mL稀释到500mL5%葡萄糖注射液中滴注,每疗程10～15天,或遵医嘱。

(5)华蟾素注射液:每次30～50mL,稀释于5%葡萄糖注射液500mL中静脉滴注,每日1次,每分钟不超过60滴。每疗程10～15天,或遵医嘱。

(6)艾迪注射液:每次50～100mL,加入10%葡萄糖或0.9%生理盐水400～450mL中静脉滴注,每日1次。30日为1疗程。适用于肝癌的各期治疗。

(7)康艾注射液:每日40～60mL,分1～2次,用5%葡萄糖或0.9%生理盐水250～500mL稀释后缓慢静脉注射或滴注。30天为1疗程,或遵医嘱。

(8)鳖甲煎丸:每次1丸,每日3次。适用于血瘀证。

3.药物外治

(1)肝胆舒贴:将肝区部位擦洗干净后外敷,有疏肝解郁、通络止痛的功效。

(2)蟾酥膏或琥珀外敷。

4.针灸疗法

肝癌多选章门、期门、肝俞、内关、公孙等穴,早期以针刺为主,晚期以艾灸为主。疼痛加外关、足三里、支沟、阳陵泉,呃逆加膈俞、内关,腹水加气海、三阴交、水道、阴陵泉,上消化道出血加尺泽、列缺、曲泽、合谷,肝昏迷加涌泉、人中、十宣。针刺平补平泻,得气后提插捻转,留针15～20分钟,疼痛者可留针20～30分钟,每隔5～10分钟行针1次。每日1次,10～15天为1疗程,休息3～5天再开始下一疗程。

(帕提玛·阿布力米提)

第十三节　前列腺癌

一、定义

前列腺癌是发生在前列腺的恶性肿瘤，尤以外侧部多见，是男性生殖系常见的恶性肿瘤，约占泌尿生殖系统肿瘤的4%。其发病与年龄、种族、高脂肪饮食、输精管切除、遗传、吸烟、接触重金属、不适当的性生活及性病、家族史等有关。影响预后的主要因素是临床分期和病理分级，有淋巴转移者预后差。

根据临床表现和古代医籍的描述，前列腺癌归属于“淋证”“癃闭”“血淋”等范畴。

二、诊断

(一)诊断要点

1. 临床症状

前列腺癌早期常无症状。当肿瘤增大至阻塞尿路时，常出现与前列腺增生症相似的膀胱颈梗阻症状，见逐渐加重的尿频、尿急、尿流缓慢甚至中断、排尿不净甚至尿失禁等，血尿并不常见。晚期可出现腰痛、腿痛、贫血、下肢浮肿、骨痛、病理性骨折、截瘫、排便困难等。部分患者常以转移症状就诊。

2. 直肠指诊

直肠指诊能早期诊断前列腺癌，方法简便，在癌体尚小时即可发现。前列腺内任何部位硬度增加且有坚实的边缘，均有癌变可能。结节进行性增大为本病的诊断依据之一。有症状的或晚期前列腺癌多可触及肿大、坚硬且固定的结节状病灶，表面高低不平、中央沟消失或侵犯肠壁。注意不应单纯依据直肠指诊作出诊断。

3. 影像学诊断

(1)X线检查：应重点对骨盆、腰椎和股骨摄片观察。骨小梁消失为本病转移的特征，另外还有两种表现：一种是成骨型的，即骨质不破坏，而是出现一些致密硬化的骨组织小岛，多见；另一种是溶骨型的，表现为多个圆形的骨质破坏区。

(2)超声检查：超声检查可早期发现前列腺内结节样改变，有助于前列腺癌的早期诊断和疗效判断。常用的超声检查有经腹、经直肠、经尿道三种，其中经直肠超声诊断可清晰显示前列腺的细微结构变化，确认直径若干毫米的病变，为诊断前列腺疾病的首选方法。

(3)CT检查：CT可用于评价前列腺的大小、形态，诊断前列腺肿瘤和炎症，用于前列腺癌术前分期及治疗后随访。CT对前列腺癌术前分期的准确率为67%，低于经直肠超声显像法和MRI。

(4)磁共振(MRI)：MRI是对前列腺癌诊断、分期最有效的影像学手段，其准确率高达89%，可用于确定原发病灶、术前分期、制订治疗方案、评价治疗效果和复查监测等。

(5)放射性核扫描(ECT)检查：ECT常用来诊断前列腺癌的骨转移，比X线片发现骨转移的时间早半年左右。

4. 病理学诊断

细胞学检查：前列腺穿刺活检对于早期前列腺癌的诊断具有重要意义。前列腺按摩液和尿液涂片亦有助于前列腺癌的诊断。

组织病理学检查：所有前列腺肿瘤都是恶性的，且绝大多数是发生在腺体外周腺管的腺癌。世界卫生组织(WHO)建议使用 Mostofi 分级，该分级方法能从核的异型性和腺体的分化程度两方面对前列腺癌的恶性程度作出判断。

5. 实验室诊断

(1)前列腺特异抗原(PSA)测定：PSA 是目前公认的较敏感的前列腺肿瘤标志物，其敏感度为 77%～86.7%。然而，由于 PSA 在 30%～50%的良性前列腺增生患者和 25%～92%的前列腺癌患者中均中度升高，故在早期诊断和疾病分期中的作用尚待评估。PSA 水平明显升高提示肿瘤向包膜外蔓延或发生转移，测定游离抗原与结合抗原比值的方法可以减少非肿瘤患者的活检次数。

(2)血清酸性磷酸酶(ACP)测定：酸性磷酸酶主要来自前列腺上皮，癌变时明显增加。当病灶未侵犯包膜时，此酶不进入血液循环，故不增高；当病灶冲破包膜，发生局部扩散或远处转移时，此酶大量入血，故显著增高；治疗后此酶下降，说明病情好转；如再度增高，表示复发或恶化。约 1/3 前列腺癌患者的酸性磷酸酶是正常的，其大多属低分化腺癌。前列腺梗死、结节状增生、尿潴留或正常前列腺按摩后此酶也可增高，应当注意鉴别。

(3)血清碱性磷酸酶(ALP)测定：前列腺癌骨转移时碱性磷酸酶大量入血，约 2/3 病例可增高。

(二)鉴别诊断

1. 前列腺增生症

前列腺增生症与前列腺癌不易鉴别，特别是良性结节状腺体增生更难区分。良性者多呈对称性肿大，质韧，光滑，中间沟浅平，边界清楚并可推动。

2. 前列腺结石

因结石常伴有癌症，故鉴别较难。X 线摄片可见结石影。

3. 前列腺结核

前列腺结核常合并附睾或其他器官结核，抗结核治疗有效。必要时可活检。

4. 慢性前列腺炎

慢性前列腺炎腺体也可增大，但质稍硬，两侧对称，中间沟存在。前列腺液涂片见脓球增多。

三、辨证

(一)肾气虚亏证

症见夜尿增多，尿意频繁，尿流变细，腰膝酸软，神疲畏冷，口干而不欲多饮，舌质淡或淡红，苔白或少苔，脉沉细或细软。

(二)湿热蕴积证

症见小便不畅，尿流变细，排尿无力，滴沥不畅或癃闭，小腹胀满，小便色黄，大便溏软或秘结，腰酸肢痛，口干口苦，舌质红或紫暗，苔黄腻，脉滑数或细弦。

(三)瘀热内结证

症见小便不利或滴沥不畅，小腹胀满，腰背或骨节疼痛，甚至剧痛难忍，口干舌燥，烦躁不安，或有发热，小便色黄，大便秘结或次数增多，里急后重，舌质红或锋或暗紫，苔黄或无苔，脉细数或细弦。

(四)毒邪稽留、气阴两虚证

症见小便不畅,淋沥疼痛,疲乏无力,贫血消瘦,面色无华,身痛气促,不思饮食,甚至卧床不起,口干口苦或不欲多饮,舌质淡红或干红少津或绛紫,脉沉细无力或细弱。

四、治疗

(一)治疗原则

前列腺癌早期以手术切除为主,中晚期宜采用包括手术、内分泌治疗、放化疗、中医药、冷冻及生物免疫调节在内的综合治疗。在确定治疗方案前必须对疾病分期、手术情况、个体差异等进行综合评价,其治疗原则如下:A1 期(在治疗前列腺增生时偶然发现的癌症,病变局限,多数分化良好):定期随访+中医治疗。A1 期肿瘤进展:手术或放疗+中医治疗。B1 期:手术+中医治疗。B2 期:手术+内分泌治疗+睾丸切除术+放疗+中医治疗。

C 期:

(1)放疗或冷冻疗法+内分泌治疗+中医治疗。

(2)内分泌治疗(包括双睾丸切除术),经降级处理后,放疗+手术+中医治疗。

D 期:内分泌+化疗+中医+冷冻疗法+免疫治疗。

中医治疗前列腺癌,早期全身情况尚好时以攻癌为主,中期正气损伤时应攻补兼施,晚期癌肿广泛转移,患者常有气血不足,肝肾阴虚,脾胃不运等,宜顾护正气。

(二)中医治疗

1. 分证论治

(1)肾气虚亏证

治法:益气补肾,通阳利水。

主方:六味地黄丸加味。

常用药:熟地黄、泽泻、典皮、茯苓、山茱萸、山药、黄芪、白术、桂枝、猪苓、白英、马鞭草等。

(2)湿热蕴积证

治法:清利湿热,散结利水。

主方:八正散合二妙散加减。

常用药:黄柏、苍术、车前子、篇蓄、甘草、肿节风、瞿麦、内花蛇舌草、金钱草、土茯苓、龙葵等。

(3)瘀热内结证

治法:清热解毒,化瘀散结。

主方:解毒化瘀汤加味。

常用药:半枝莲、白花蛇舌草、败酱草、土茯苓、夏枯草、黄药子、泽兰、蒲黄、琥珀、枸杞、绞股蓝、香附等。

(4)毒邪稽留,气阴两虚证

治法:培补气阴,解毒散结。

主方:八珍汤加减。

常用药:太子参(或人参)、北沙参、白术、茯苓、甘草、熟地黄、当归、白芍、川芎、枸杞、丹皮、鳖甲、黄精、紫河车、夏枯草、半枝莲等。

2.中成药

(1)蟾酥丸:每次3粒,每日2次。

(2)复方斑蝥胶囊:每次3粒,每日2次。

(3)珍香胶囊:每次6粒,每日3次。

(4)艾迪注射液:每次50~60mL,加入5%的葡萄糖注射液中静脉点滴,每日1次。15~20天为1周期。

3.针灸疗法

小便淋沥不畅或癃闭:选肾俞、膀胱俞、关元、中极、三阴交、承山、阴陵泉。用泻法,留针15分钟,间歇运针。每日1次,5~10次为1疗程3内分泌失调:选三阴交、肾俞、天宗。留针15分钟。每日1次,10次为1疗程。

前列腺疼痛:选肾俞、三阴交、肝俞、足三里、委中。轻刺激,留针15分钟。每日1次,10次为1疗程。

(帕提玛·阿布力米提)

第十四节　肾癌

一、定义

肾癌是发生于肾脏的恶性肿瘤。其发病原因不确切,可能与吸烟、肥胖(尤其是女性)、职业因素和遗传等有关。

根据临床表现和古代医籍的描述,肾癌归属于“血尿”“腰痛”“积证”范畴。

二、诊断

(一)诊断要点

1.临床症状

血尿、肿块、腰痛为肾癌的三联征。肾癌无症状者占40%;三联征同时出现者约15%,且往往已经到了晚期;另有1/3以肾外表现为首发症状。

血尿:为最常见的症状,包括肉眼或镜下血尿。间隙性、无痛性肉眼血尿为肾癌的特点。腰痛:以腰部隐痛、持续性钝痛为主。腰部或上腹部肿块:约有10%的患者在腰部或上腹部可触及肿块,消瘦者或肿瘤位于肾下极时常可检查到。肾外表现:约30%的患者出现低热,少数可为高热;约1/3患者出现贫血;约15%患者出现可逆性肝功能失常;10%~15%的患者出现肾性高血压;少量患者出现红细胞增多症、皮质醇增多症、高钙血症等。肾癌晚期表现:精索静脉曲张,下肢水肿,肺、软组织、骨、肝、肾上腺、脑及对侧肾转移,恶病质(消瘦、乏力、厌食)等。

2.影像学诊断

(1)X线检查:胸部正侧位片应作为常规检查,因为肾癌易发生肺转移。

(2)超声波检查:约有1/3~2/3的患者表现为回声不均的低回声实性占位,多数血供丰富。

(3)CT检查:CT可了解肿块的大小、密度、局部蔓延、淋巴结转移及血管受侵情况等,为能否手术做出判断。

(4)磁共振(MRI)检查:MRI 常用于对造影剂过敏,或肾功能差、不能行增强 CT 扫描的患者。

(5)骨扫描:肾癌易发生骨转移,骨扫描检查很必要。

3. 病理学诊断

细胞学检查:尿脱落细胞学检查阳性率在 20%～50%之间,也可在 B 超引导下行细针穿刺细胞学检查。

病理学检查:可于手术切除、转移灶活检时获得组织。病理分型:肾细胞癌(RCC)占成人肾恶性肿瘤的 80%～85%,包括:

(1)透明细胞癌,最常见。

(2)乳头状癌。

(3)嫌色细胞癌。

4. 实验室诊断

尿常规检查见血尿者有患肾癌的可能,肾功能检查对诊断和指导治疗有帮助。

5. 分期诊断

采用 TNM 国际分期(AJCC,2002)。

(二)鉴别诊断

1. 肾囊肿

肾囊肿需要与囊性肾癌鉴别。良性肾囊肿一般壁均匀平整,如有分隔则厚度<1mm,与肾实质界限清晰。囊性肾癌囊壁厚而不规则,或有不规则结节,多数由肾癌出血、坏死引起,少数由多房囊肿癌变而成。

2. 肾血管平滑肌脂肪瘤(AML)

肾血管平滑肌脂肪瘤又称肾脏错构瘤,具有家族和遗传倾向,不常见。CT 扫描可见特征性的脂肪成分。

3. 肾嗜铬细胞瘤

肾嗜铬细胞瘤少见,占肾脏上皮肿瘤的 3%～5%,多无症状,少数可有血尿、腰酸和腹部包块。直径大于 3cm 的应做肿瘤剜除术。

4. 肾转移癌

肾转移癌必有原发恶性肿瘤史,尤其肺癌、乳腺癌、恶性黑色素瘤等易发生肾转移。B 超或 CT 可见多发的小结节影,常侵犯双侧肾,血供不丰富。

5. 腹膜后恶性肿瘤

腹膜后恶性肿瘤包括恶性平滑肌肉瘤侵犯肾脏等,必要时可通过病理检查明确诊断。

三、辨证

(一)肾虚毒聚证

症见腰酸痛,神疲乏力,血尿,或午后低热,舌淡红,苔薄白,脉沉细。

(二)湿热瘀毒证

症见腰部或上腹部包块,腰酸痛,血尿,口干苦,渴喜冷饮,纳呆,恶心呕吐,低热,舌暗红,苔白或黄腻,脉弦滑。

（三）气血双亏证

症见腰部肿块疼痛，血尿，消瘦，神疲乏力，面色无华，心悸气短，头晕纳呆，口干低热，舌淡红，苔薄白，脉细弱。

（四）阴虚火旺证

症见腰酸痛，血尿，消瘦，低热，五心烦热，腰膝酸软，口干，头晕耳鸣，舌质红，苔少或花剥，脉细数。

四、治疗

（一）治疗原则

手术切除是肾癌的主要治疗方法，中晚期可配合化疗、放疗、免疫治疗、靶向治疗等。具体原则如下：Ⅰ期：根治性肾切除术；Ⅱ期、Ⅲ期：尽可能行根治性肾切除术，可酌情配合术前、术后辅助化疗或放疗＋中药；Ⅳ期：主要采用化疗、免疫治疗、靶向治疗＋中药，如有可能，可行姑息性肾切除术，远处转移灶也可放疗；复发病例：以化疗为主，配合免疫治疗、靶向治疗＋中药；肾癌的孤立性转移灶也可手术切除。

中医认为，肾癌本虚标实，治疗宜祛邪与扶正并举。祛邪宜针对痰湿瘀毒之结聚，酌用化痰除湿解毒或活血化瘀解毒之法；扶正尤重气血，调理脾肾宜贯穿治疗全程。

（二）中医治疗

1.分证论治

(1)肾虚毒聚证治法：补肾解毒。

主方：六味地黄丸加减。

常用药：生地黄、熟地黄、山药、山茱萸、丹皮、茯苓、泽泻、补骨脂、怀牛膝、桑寄生、杜仲、土茯苓、龙葵、黄芪、女贞子、半枝莲、仙鹤草等。

(2)湿热瘀毒证

治法：清热利湿，化瘀解毒。

主方：小蓟饮子加减。

常用药：小莉、生地黄、蒲黄、藕节、滑石、竹叶、当归、栀子、甘草、猪苓、威灵仙、牛膝、桑寄生、五灵脂、莪术、大黄炭、龙葵、蛇莓等。

(3)气血双亏证治法：益气养血解毒。

主方：八珍汤加减。

常用药：黄芪、党参、茯苓、白术、生地黄、当归、赤芍、白芍、女贞子、菟丝子、牛膝、木瓜、仙鹤草、炒枣仁、珍珠母、白英、半枝莲、焦山楂等。

(4)阴虚火旺证

治法：滋阴清热解毒。

主方：知柏地黄汤加减。

常用药：知母、黄柏、丹皮、生地黄、熟地黄、山茱萸、猪苓、女贞子、旱莲草、威灵仙、青蒿、鳖甲、大蓟、小蓟、藕节炭、半枝莲等。

2.中成药

(1)鳖甲煎丸：每次1丸，每日2次。适于肾癌血瘀证。

(2)六味地黄丸：每次30粒，每日2次。适于肾癌肾阴不足证。

(3)金匮肾气丸：每次 1 丸，每日 2 次。适于肾癌肾阳虚证。

(4)健脾益肾冲剂：每次 1 袋，每日 2 次。适于肾癌术后。

3. 药物外治

(1)肾癌止痛散：冰片、藤黄、麝香、生南星等共为细末，酒、醋各半调成糊状，外敷肾区痛处。

(2)加味三生散：生南星、生川乌、生附子、生马钱子末、冰片各等份，取上五味药总量的 1/8，加生芙蓉适量捣烂，混合调糊，敷于痛处，油纸纱布固定。

（朱艳华）

第十五节　胆囊癌

胆囊癌是胆道系统最常见的恶性肿瘤，近年来我国的发病率呈上升趋势，据统计 2004 年上海市胆囊癌的发病率男性为 6.43/10 万，女性为 10.52/10 万。本病常发生于 50～60 岁年龄段者。胆囊癌的病因尚不十分清楚，多数学者认为与胆囊的慢性感染、结石的机械刺激、寄生虫、胆囊乳头状瘤等有关，尤与胆囊结石有很强的相关性。有报道认为，90%以上的胆囊癌合并慢性胆囊炎、胆石症，以单发大结石多见，少见于多发小结石。其他与胆囊癌发病有关的危险因素有年龄、性别、人种、饮食、激素、胆总管囊肿、异常胰胆管汇合等。90%以上的胆囊癌为腺癌，少数为腺鳞癌、退行性癌、类癌、未分化癌、内分泌小细胞癌和巨细胞癌等。多发生在胆囊底和体部，早期多表现为黏膜粗糙、隆起、息肉样改变，晚期以局部浸润和淋巴结转移为主，可累及胆囊周围、肝脏、十二指肠和胃等其他邻近器官。胆囊癌的治疗以手术为主，但是绝大多数患者在手术时发现癌肿已不可能被切除，故仅能做一些姑息性治疗，放化疗的疗效不理想。进展期的患者常有肝转移、阻塞性黄疸等，消除黄疸是重要的治疗手段。常用的方法有经内镜胆道支架内引流、胆肠吻合术、经皮经肝胆道外引流等。由于早期症状不明显，胆囊癌就诊者多为中晚期患者，故本病预后较差，平均生存期多在 1 年以下。

一、文献概述

古代中医文献中并未明确提出“胆囊癌”的病名，但一些相关描述与胆囊癌的病因证治相类似，可属于中医学“胁痛”、“积聚”、“黄疸”等范畴。如《灵枢·胀论》中有“胆胀者，胁下胀痛”，“肝胀者，胁下满而痛引少腹”的记载。又如《难经·五十二难》曰：“积者，五脏所生，聚者，六腑所成也。积者阴气也，其始发有常处，其痛不离其部，上下有所终始，左右有所穷处……”汉代《伤寒论》太阳病描述“结胸证”的症状“膈内疼痛、拒按、气短、心下部坚硬胀满、身发黄”等，与胆囊癌亦颇为相似。《景岳全书·黄疸》：“胆伤则胆气散，而胆液泄……”这些描述与现代医学中观察到的胆囊癌患者的常见症状类似。《素问·缪刺论》云：“邪客于足少阳之络，令人胁痛不得息，咳而汗出。”提示外邪侵入足少阳胆之络脉，则痛甚；邪气如不去，久之可导致气血凝滞，终致积聚形成。

二、病因病机

中医认为，肝与胆相表里，胆附于肝，二者经脉相连，胆汁来源于肝，受肝之余气而成，注之小肠，为消化饮食不可缺少的物质，因而胆囊癌的成因与肝胆疏泄功能的失常密切相关。

内、外致病因素均可使肝胆疏泄失职，胆汁的分泌和排泄发生障碍。外因可由感受外邪，湿热内客于胆，胆液排泄障碍，热毒内聚，蕴于胆腑，最终成瘤；内因可由忧怒太过，内伤肝胆，肝郁气滞，胆失和降，气血瘀滞，日久不散，结聚成癌；或因过食辛辣，偏嗜酒肉、肥甘厚味，蕴酿痰湿，湿郁化热，湿遏热郁，蕴结成毒，热毒内逼于胆，聚而成癌。

（一）湿热外侵

感受湿热毒邪或暑湿之邪，郁而不化，由表及里，内客胆腑，脾胃运化失常，肝胆疏泄失职，胆液不得下泄，导致气血凝滞，痰浊内生，湿热与痰浊交织，蕴结成毒，日久生成。

（二）情志不调

《金匮翼·积聚统论》云："凡忧思郁怒，久不得解者，多成此疾。"即指肝胆性喜疏泄条达，恶抑郁，忧怒太过，情志不畅，易伤肝胆，气机郁结不行，气血郁滞，肝胆疏泄失职，亦可影响胆汁的正常排泄，郁而化热，湿热蕴积，结而成瘤。

（三）嗜肥酗酒

偏食肥腻之物，或经常过量饮酒，滞阳生热，酒能蕴湿化热，热毒内攻于胆，内停胆腑，结聚不散，从而生成癌。饥饱失宜，损伤脾胃，运化失常，痰湿内生，气血运行不畅，以致气血痰热互结于胆，亦可导致本病。

（四）正气亏虚

禀赋不足，或后天失养，或他病日久，耗伤正气，致阴阳失调，气血逆乱，脏腑功能失调，脾胃失于健运，肝胆失于疏泄，胆液瘀热留滞不去，而成积聚。

因此，胆囊癌其病位在胆腑，与肝密切相关；其病机为肝失疏泄，胆失通降，胆液郁滞，湿热毒邪交阻成癌。

三、诊断与鉴别诊断

（一）诊断要点

1. 临床表现

（1）早期症状：胆囊癌患者早期缺乏特异性临床表现，常因合并胆石症或胆囊炎而表现为上腹不适、厌食油腻等症状，常无法引起足够的重视。故对于胆囊区不适或疼痛的患者，特别是 50 岁以上的中老年伴有胆囊结石、炎症、息肉者，应进行定期 B 超检查，争取早期诊断。

（2）晚期症状：右上腹疼痛最为常见，表现为持续性隐痛或钝痛，有时伴阵发性剧痛并向右肩放射。消化道症状如消化不良，厌油腻，恶心呕吐，嗳气，胃纳减少等症状也非常多见。一旦出现右上腹包块、黄疸、腹水等症状，往往提示已届晚期。皮肤、巩膜黄染多由肿瘤侵犯胆管导致梗阻性黄疸所致，侵犯十二指肠可出现幽门梗阻症状，出现远处转移时常常表现出相应的症状。发热、消瘦、乏力甚至恶病质等表现也可见于晚期患者。

（3）体征：包括黄疸、肿大的胆囊所致右上腹包块，肝肿大、十二指肠梗阻所致包块等。

2. 影像学诊断

超声检查是诊断早期胆囊癌较为有效的方法。早期胆囊癌表现为胆囊壁增厚或软组织隆起。特别是病变大于 10mm，形态不规则，基底宽，内部回声不均，呈单发性或合并有结石，有自觉症状者，应高度怀疑为早期胆囊癌。晚期可探及不规则囊壁增厚、胆囊腔狭小、闭塞、胆囊内实性光团等，可见梗阻及肝胆管扩张，区域淋巴结转移或肝转移灶。内镜超声能清晰显示囊壁 3 层图像，探测肿瘤侵犯的深度，有助于早期诊断和提供手术方式。CT 检查对判断胆囊大小、形态、位置，尤其是胆囊壁的显示准确率可达 90%，增强扫描胆囊壁的厚度超过 3.5mm，呈局限、不规则、腔内面不光滑时，显示恶性的可能大，还能显示浸润肝实质的深度、范围、肝内转移病灶、肝内胆管是否扩张以及周围转移情况。内镜下行逆胆管造影(ERCP)能显示胆囊内充盈缺损，胆囊不显影，胆管狭窄、梗阻等。MRI 对胆囊癌的诊断价值与 CT 相仿，而磁共振胰胆管造影(MRCP)由于能清晰地显示肝内胆道树图像，可了解合并黄疸的患者胆管是否受累及其程度。

3. 细胞学、病理学诊断

包括 B 超指引下对胆囊病变部位行细针穿刺、胆道子母镜经皮经肝胆囊镜检查(PTCCS)、经腹腔镜取活检、采集胆汁查脱落细胞等，是对胆囊癌定性诊断的可靠方法。

4. 生化、血清学诊断

生化检查对胆囊癌的诊断意义多不大，无特异性表现。梗阻性黄疸患者总胆红素可明显增高，可出现胆固醇、碱性磷酸酶增高等。胆汁淤滞亦可导致转氨酶升高、血沉增快。部分胆囊癌患者，可见癌胚抗原、CA_{19-9} 等异常升高，具有一定的辅助诊断价值。

(二)鉴别诊断

胆囊癌主要需与黄色肉芽肿性胆囊炎、胆管癌、原发性肝癌、胆囊息肉样病变等鉴别。

1. 黄色肉芽肿性胆囊炎

最易与胆囊癌混淆，其临床表现常与早期胆囊癌相似，CT 表现为胆囊壁极度增厚、外壁不规则、内壁光整，局部肝实质呈不规则低密度影，增强不明显。术中可见胆囊壁增厚，与大网膜、结肠肝曲、十二指肠粘连紧密。鉴别要点在于该病在胆囊床边缘处胆囊挛缩，而胆囊癌则表现为向肝内的灰白色肿瘤浸润。

2. 胆管癌

早期亦缺乏特异性临床表现，上腹隐痛、腹胀、食欲减退、消瘦、乏力是常见的症状，后期出现黄疸。B 超检查可显示扩张的胆管，梗阻的部位，甚至肿瘤。CT 表现为胆管癌近端胆管明显扩张，肿瘤多数沿胆管壁浸润性生长，胆管壁增厚，边缘欠清晰，增强扫描时可被强化而易显示。该病与胆囊癌起病症状类似，仅凭症状难以互相鉴别，B 超和 CT 应作为常规检查，PTCD 和 ERCP 有一定的诊断价值，可明确病变来源部位。

3. 原发性肝癌

和胆囊癌症状类似，但其常有慢性肝炎、肝硬化病史，AFP 可升高，可对部分患者明确区分，由于很多胆囊癌患者就诊时已有肝转移或局部肝脏侵犯，因此需要鉴别肝内病灶是原发或继发，CT、B 超、MRI 的联合应用及血清学检查有助于明确诊断。

4. 胆囊息肉样病变

泛指胆囊壁向腔内呈息肉状生长的所有非结石性病变的总称，从病理角度来看，包括腺瘤样息肉、胆固醇息肉、增生和炎症性息肉、胆囊腺肌病。多数学者认为腺瘤是胆囊癌的癌前病变，腺瘤直径＜1.0cm 恶变率较低，当腺瘤＞1.5cm 恶变率明显升高。胆固醇性息肉在 B 超影像上与胆囊腺瘤的声像区别不大，故术前从声像上不易将其分辨清楚，鉴别要点是胆固醇性息肉常为多发性，很少超过 1cm，多在 0.5cm 左右。胆囊腺肌病是由黏膜上皮细胞与肌纤维增生所致。增生性息肉常无蒂、表面光滑，多发或单发，临床症状较轻，常伴有胆囊结石，病理组织检查以黏液腺化生的上皮细胞增生为主，一般无上皮细胞异型性。对于上述病变的诊断来说，B 超检查是首选的方法，可配合其他影像学检查，但诊断良性还是恶性胆囊占位性病变尚缺乏特异性检查方法，应加强随访，必要时行手术切除，定性诊断仍主要依据组织病理检查。

四、辨证论治

（一）辨证要点

1.辨虚实主次

《医宗必读·积聚》云："初者，病邪初起，正气尚强，邪气留浅则任受攻；中者，受病渐久，邪气较深，正气软弱，任受且攻且补；未者，病魔经久，邪气侵凌，正气消残，则任受补。"胆囊癌病位在胆，涉及肝及脾胃等脏腑，一般初病多实，久则多虚实夹杂，后期则正虚邪实。应根据病程长短，邪正盛衰等辨清其虚实不同情况。若患者正气虚，当补益气血，培本为主；肝胆气滞者，当理气解郁为主；而湿热蕴结者，当清热化湿、理气散结为主。应始终注意保护正气，攻伐不宜太过，以免伤正。所谓"大积大聚，其可犯也，衰其大半而止"。

2.辨标本缓急

由于胆囊癌病程中常出现一些并发症、急症，故应急者治其标，或标本兼治，如因肝胆郁滞，胆汁不能循其常道而外溢出现黄疸；因肝胆失疏，胃失和降，出现剧烈呕吐；胃气上逆，毒邪壅滞，气血凝聚，而发生剧痛等。

（二）临床分型

1.肝郁气滞

主症：右侧胁肋胀痛，甚可扪及肿块，低热，恶心呕吐，饮食减少，郁闷寡言，心烦易怒，口苦咽干，头晕目眩，舌淡红苔薄白或微黄，脉弦。

证候分析：本型多见于肿块初起。情志不畅，肝气失于调达，阻滞胁络，不通则痛，故见胸胁胀痛；气滞血瘀，日久变生癌肿；若气郁化火生风，可见低热，心烦易怒，口苦咽干，头晕目眩；肝胆郁滞，横逆犯胃，故有恶心，食欲不振；舌苔薄白或微黄，脉弦为肝郁气滞之象。

治法：疏泄肝胆，理气解郁。

方药：柴胡疏肝散（《景岳全书》）合逍遥散（《太平惠民和剂局方》）加减。

柴胡15g，当归12g，白芍15g，枳壳12g，青皮15g，陈皮12g，香附15g，白术15g，茯苓15g，山慈菇15g，半枝莲30g，白花蛇舌草30g，生姜15g，薄荷10g。

其中柴胡可疏肝解郁，使肝气得以条达为君；当归甘辛苦温，养血和血；白芍酸苦微寒，养阴敛阴，柔肝缓急为臣；枳壳、青皮、陈皮、香附等理气解郁；白术、茯苓健脾益气；山慈菇、半枝莲、白花蛇舌草等清热解毒而共为佐药；使以煨姜和中、调和气血；加用薄荷增强柴胡疏肝解郁功效。

若痛重者，可加郁金、川楝子、延胡索等理气止痛；恶心呕吐者，可加姜半夏、竹茹等和胃降逆；伴有黄疸者，加山栀、大黄、金钱草等清泻肝胆。

2.肝胆湿热

主症：右上腹积块，胁肋疼痛，目肤黄染，恶心呕吐，食欲不振，疲乏无力，发热不扬，舌色红，舌苔黄腻脉弦或弦滑数。

证候分析：由于肝胆感受外邪，或过食肥甘，湿热交蒸，胆汁外溢肌肤，则面目身黄；湿热壅滞中焦，胃失和降而上逆，则恶心呕吐；湿热壅滞脾胃，纳运失常，则食欲不振；湿热困脾，致肢体疲乏无力；湿热滞中，土壅木郁，肝气失畅，肝经循行两胁，故胁肋疼痛；舌苔黄腻，脉象弦滑数等，均为湿热之征。

治法：清热化湿，利胆降浊。

方药：茵陈五苓散（《金匮要略》）加减。

茵陈 20g，猪等 15g，茯苓 15g，泽泻 15g，白术 15g，白芍 20g，黄柏 15g，白蔻仁（后下）12g，山栀 15g，藤梨根 30g，柴胡 15g，甘草 6g。

其中茵陈为君清热渗湿利胆退黄；猪苓、茯苓、泽泻为臣甘淡渗湿，使湿从小便而去；白芍柔肝缓急，白术健脾燥湿，黄柏、栀子清热利胆退黄，藤梨根清热解毒，柴胡疏肝行气，白蔻仁芳香化湿，俱为佐药；甘草为使，调和诸药。

如身热不扬，可加蒲公英、金银花、白花蛇舌草、连翘等清热解毒；黄疸较深者，可加金钱草、败酱草等清热利胆；若呕恶者，加陈皮、竹茹以降逆呕；若腹胀甚，加大腹皮、厚朴以行气除胀。

3. 胆火瘀结

主症：上腹积块，硬痛不移，时有发热，身目俱黄，烦热眠差，口苦咽干，恶心呕吐，脘闷不饥，身体瘦削，大便秘结，小便黄赤，甚者神昏谵语。舌质红，舌苔焦黄，或干枯无苔，脉弦数。

证候分析：毒邪蕴结胆腑，日久不去，气机不利，肝络失和，胆不疏泄，可见胆囊肿块，硬痛不移，胸胁引痛；热毒阻于少阳经，则口苦咽干；毒热之邪耗伤阴液，故见烦渴眠差，小便黄赤，大便秘结；舌质红，舌苔黄燥，或干枯无苔，脉弦数均属热毒蕴结之候；热毒炽盛，上扰神明者，甚可见神昏谵语。

治法：清热解毒，利胆散结。

方药：茵陈蒿汤（《伤寒论》）合下瘀血汤（《金匮要略》）加减。

山栀 15g，大黄 15g，金钱草 30g，土鳖虫 6g，桃仁 15g，黄柏 15g，大青叶 20g，白芍 15g，肿节风 30g，甘草 6g。

方中茵陈、金钱草为君渗湿利胆；栀子、大青叶、黄柏清热解毒，大黄通便泻热，俱为臣；佐以土鳖虫、桃仁化瘀散结，白芍柔肝缓急，肿节风解毒消肿；甘草为使，调和诸药。

若大便干结者，加芒硝、厚朴行气除胀；小便黄甚者，加金钱草、滑石、车前子利尿泻热；口渴欲饮者，加生地、玄参、麦冬清热生津；热毒炽盛，神昏谵语者可予犀角地黄汤加减。

4. 肝肾阴虚

主症：右胁部隐痛，遇劳加重，口干咽燥，午后潮热或五心烦热，头晕目弦，形体消瘦，腰酸脚软，舌红少苔或光剥有裂纹，脉弦细或细数。

证候分析：毒邪蕴结胆腑，化火伤阴，或病久体虚，耗伤阴血，肝失濡养，出现右胁隐痛；阴虚内热，故有口干咽燥，午后潮热或五心烦热等征象；阴血亏虚，无法上荣于脑，则见头晕目眩；舌红少苔，脉弦细或细数均为阴虚内热之象。

治法：养阴柔肝，利胆行气。

方药：一贯煎（《柳州医话》）合二至丸（《医方集解》）加减。

生地 20g，枸杞子 15g，北沙参 20g，麦冬 15g，当归 10g，川楝子 15g，女贞子 15g，枳壳 15g，虎杖 20g，旱莲草 20g，肿节风 30g，甘草 6g。

方中生地、枸杞子、女贞子、旱莲草为君，滋养肝肾；沙参、麦冬、当归为臣，养阴柔肝；川楝子、枳壳利胆行气以顺其肝胆之特性，虎杖、肿节风清热消肿，俱为佐药；甘草为使，调和诸药。

潮热、烦热明显者，加黄柏、胡黄连、白薇；神疲乏力，气短心悸，兼自汗者，加西洋参、黄芪、五味子；盗汗明显者，加煅牡蛎、浮小麦；衄血、牙龈出血、皮下出血、舌尖红绛者，加水牛角粉、紫草根、旱莲草、白茅根。

五、辨病治疗

（一）内服药

1. 常用中草药

（1）龙葵：苦、微甘，寒，有小毒。归肺、胃、膀胱经。清热解毒，利尿散结。《食疗本草》："主丁肿，患火丹疮。"《救荒本草》："敷贴肿毒、金疮，拔毒。"含甙类甾体生物碱，数种龙葵碱以及其游离的甙元澳茄胺，以及皂甙、维生素A、维生素C等。动物实验表明有抗肿瘤、降低血管通透性、抗休克作用。适用于胆囊癌热毒炽盛患者。用量用法：15～30g，水煎服。注意事项：据报道大剂量长期使用可引起白细胞下降及肝功能损害。过量还可引起头痛、腹痛、呕吐、腹泻、瞳孔散大，甚至昏迷等毒性反应。可治疗多种癌症伴有水肿、小便不利者。

（2）藤梨根：苦、涩，凉。解毒活血，清热利湿，抗癌。含猕猴桃碱、维生素C、糖类、氨基酸、中华称猴桃多糖复合物，有抗肿瘤作用，能增强NK细胞的溶瘤活性，促进巨噬细胞的吞噬功能。《贵州药植目录》："清热消肿，生肌。"用于治疗各种消化系统肿瘤见湿热小便不利及黄疸等症。用量用法：30～60g，水煎服。

（3）虎杖：苦、酸，凉。清热利湿，解毒活血。《滇南本草》："攻诸肿毒，止咽喉疼痛，利小便，走经络。治五淋白浊，痔漏，疮痈，妇人赤白带下。"可治疗肝癌、胰腺癌、胆囊癌等肿瘤见黄疸湿热，传染性肝炎。用量用法：15～30g，水煎服。

（4）肿节风：苦、辛，平，有小毒。清热解毒，活血散瘀。叶的作用大于枝茎，鲜品强于干品。叶含挥发油、酚类、黄酮甙、氰甙、香豆素、内酯、鞣酸。主要治疗消化系统肿瘤瘀热证患者。体外试验对多种细菌均有较强的抑制作用。可用于各种癌症证属瘀热者。用量用法：15～30g，水煎服。

2. 常用中成药

（1）西黄丸（《外科证治全生集》）：由麝香、牛黄、乳香、没药组成，具有解毒散结、消肿止痛的功效。主治多种恶性肿瘤。每日3次，每次3g，温开水送服。

（2）慈丹胶囊（北京广大制药厂）：由莪术、山慈菇、鸦胆子、马钱子粉、蜂房等组成。具有化瘀解毒，消肿散结，益气养血的功效。主治胰腺癌、胆囊癌、肝癌等恶性肿瘤，同时可控制肿瘤引起的并发症。口服，每次5粒，每日4次。孕妇禁用。

（3）茵栀黄注射液（山西太行药业股份有限公司）：由茵陈提取物、栀子提取物、黄芩甙、金银花提取物组成。具有清热，解毒，利湿功效，有退黄疸和降低谷丙转氨酶的作用。用于胆囊癌伴黄疸或肝功能异常者。10～20ml，用10％葡萄糖注射液250ml或500ml稀释后静脉滴注，症状缓解后可改用肌肉注射，每日2～4ml。

（二）外治法

胆囊癌各期均可在局部外敷中药，配合内服药物，以助消积除痹，软坚散结之作用，可提高疗效。

1. 阿魏膏（《痘疹传心录》）

组方：羌活、独活、玄参、官桂、赤芍、穿山甲、苏合油、生地、大黄、白芷、天麻、红花、麝香、木鳖子、黄丹、芒硝、阿魏、乳香、没药。

功效:消积,杀虫。

适应证:痞块癥瘕。

用法:摊贴患处。每日 1 次。

2. 蟾蜍膏(《三因极一病证方论》)

组方:瞻蜍、大黄(胆汁制)、冰片、蓖麻子、樟脑、大枫子、白芷、木鳖子、血余炭、巴豆。

功效:拔毒消肿。

适应证:痈疽、肿毒、疔疮、瘰疬及一般小疮疖。

用法:加温软化,贴于患处。每日 1 次。

(三)针灸

体针:取阳陵泉、足三里、胆囊穴、中脘、丘墟、太冲、胆俞为主穴;痛剧加合谷;高热加曲池;恶心呕吐加内关。用深、强刺激手法,每日 1～2 次,留针半小时,配合电针更佳。

穴位注射:胆囊癌疼痛剧烈者,采用穴位注射疗法,用维生素 B_{12} 0.5mg,维生素 B_1 100mg,2%利多卡因 3ml 混合,取足三里、阳陵泉穴位封闭。

(帕提玛·阿布力米提)

第十六节　子宫颈癌

子宫颈癌又称子宫颈浸润癌,是指子宫颈上皮细胞发生癌变,并穿透基底膜浸润间质组织,是全世界妇女最常见的恶性生殖道肿瘤。在经济欠发达国家和地区妇女中其发病率居第 1 位,而在发达国家妇女中其发病率远低于乳腺癌、子宫内膜癌、卵巢癌,居第 4 位。在我国近 20 年来由于肿瘤三级预防的广泛开展,妇女卫生状况的改善,发病率明显下降,但仍在妇女生殖器恶性肿瘤中居首位。人乳头瘤状病毒(HPV)感染、单纯疱疹Ⅱ型病毒(HSV－Ⅱ)感染、性生活过早、性混乱、早育、多产、吸烟等是宫颈癌发病的危险因素。常见组织病理类型以鳞状细胞癌多见,其次是腺癌。据资料统计,鳞癌占 70%左右,腺癌占 20%左右,腺鳞癌及其他类型如未分化癌、恶性淋巴瘤、恶性黑色素瘤等占 10%左右。由于治疗技术的提高及方法的改进,子宫颈癌总的 5 年生存率已达 60%～65%,其死亡率已由 20 世纪 70 年代的 10/10 万左右下降至 90 年代的 3/10 万～4/10 万。子宫颈癌未能适当治疗仅能存活 2～5 年。目前宫颈癌的治疗,多采用中药协同手术、化疗、放疗相结合,取得满意疗效,早期患者 5 年生存率可达 95%～100%,中晚期患者 5 年生存率可达 40%～73%。宫颈癌的转移途径主要是直接蔓延和淋巴转移,肿瘤直接向邻近组织和器官蔓延,侵犯宫体、两侧宫旁、盆壁、阴道,晚期也可侵犯结肠和直肠。淋巴转移,肿瘤可转移至闭孔、髂内外淋巴结,髂总、腹主动脉旁,腹股沟深部等淋巴结,晚期可见锁骨上淋巴结转移。血行转移较少见。盆腔、子宫残端是宫颈癌易复发的部位。本病的预后主要与临床分期、肿瘤大小、浸润范围、淋巴结转移、组织学类型、病理分级和治疗方法等因素有关。

一、文献概述

中医学虽无宫颈癌的病名,但类似宫颈癌症状的记载,则散见于历代文献中。可归属于中医的“带下病”、“崩中”等范畴。

隋·巢元方在《诸病源候论》中提出:“带下病者,由劳伤血气,损伤冲脉任脉,致令其血与秽液相兼带而下也。”“崩中之病,是伤冲任之脉,冲任气虚,不能统治经血,故忽然崩下……伤损之人,五脏皆虚者,故五色随崩俱下。”“若经血未尽而合阴阳,即令妇人血脉挛急,小腹重急支满……结牢恶血不除,月水不时,或月前或月后,因生积聚,如怀清·傅青主在《傅青主女科》中则把带下分为“白带”、“青带”、“黄带”、“黑带”、“赤带”进行辨证施治。

金·李东垣指出:“妇人崩中者,由脏腑损伤冲任二脉,气血俱虚故也。二脉为经脉之海,血气之行,外循经络,内荣脏腑。若劳动过极,脏腑俱伤,冲任之气虚不能制约其经血,故忽然而下,谓之崩中暴下。”

明·张景岳《妇人规》更提出“交接出血而痛”,这与现代医学描述宫颈癌的主症之一“接触性出血”相一致。由于本病与冲任密切相关,冲任之脉系于肝肾,冲为血海,故辨治与肝、脾、肾三脏密切相关。“凡妇人交接即出血者,多由阴气薄弱,肾之不固,或阴分有火而然。若脾虚气陷,不能摄血者,宜补中益气汤,或补阴益气煎;若脾肾虚弱,阴气不固者,宜寿脾煎、归脾汤;若肝肾阴虚不守者,宜固阴煎;若阴火动血者,宜保阴煎。”

汉·张仲景在《金匮要略·妇人杂病脉证并治第二十二》提到:“妇人之病,因虚,积冷,结气·血寒积结,胞门寒伤,经络凝坚……或有忧惨,悲伤多嗔,此皆带下,非有鬼神。”并认识到性生活不洁可导致此病的发生。

宋·陈自明在《妇人大全良方》亦云:“妇人脏腑调和,经脉循环,则月水以时而无病。若乘外邪而合阴阳,则小腹胸胁腰背相引而痛,月事不调,阴中肿胀,小便淋沥,面色黄黑,则生瘤矣。”

二、病因病机

子宫颈癌的发生,是多种因素的综合结果。七情所伤,肝郁气滞,怒伤肝,忧思伤脾,疏泄失常,五脏气血乘逆而疲滞;冲任损伤,肝脾肾诸脏虚损为内因,肝藏血,主疏泻,疏泻失职带漏淋沥。肝肾阴虚,虚火妄动,而生崩漏;外受湿热,或湿郁化热,或积冷结气,血寒伤络,郁阻胞络所致。也可因先天肾气不足,或后天损伤肾气,导致肾虚而影响冲任功能。故本病病机以正虚冲任失调为本,湿热瘀毒聚而成。

(一)七情所伤

七情过极,导致五脏气血乘逆,如怒则伤肝,忧思伤脾,因情志疏泄失常,以致气滞血瘀,久而成癥瘕之证。

(二)素体亏虚

禀赋不足或精血不足,冲任诸脉失于调养;或因阴虚而产生内热,虚火妄动,脉络受损,致交接出血,而生崩漏。

(三)外感六淫

外感湿热瘀毒之邪,或湿邪郁久化热,或久遏成毒,湿热下注;而成崩漏带下之证。

本病的发病由脾湿、肝郁、肾虚,脏腑功能亏损,致冲任失调,督带失约而成。《内经》云:“任脉为病,女子带下瘕聚”;“盖冲任失调,督脉失司,带脉不固,因而带下”。因肝郁气滞,或脾虚湿盛,或肾虚不固,皆可导致本病的发生。临证时,应明辨虚实,分清脏腑,或疏肝理气,或健脾祛湿,或补背固涩,或清利湿热。

三、诊断与鉴别诊断

(一)诊断要点

1. 临床表现

早期常无明显症状,随着病变的进展,常表现有阴道分泌物增多,白色或血性,稀薄如水样或米淋样,有腥臭,晚期因癌组织破溃、坏死,继发感染时有大量脓性或米汤样恶臭白带,若癌灶侵蚀较大血管,亦可引起大出血。病灶波及盆腔结缔组织、骨盆壁、压迫输尿管或直肠;坐骨神经时,可出现下腹及腰骶部痛、尿频、肛门及阴部坠胀,大便干燥、下肢肿痛症状。严重时导致输尿管梗阻、肾盂积水,最后引起尿毒症。到疾病终末期,患者出现恶病质。

2. 盆腔双合诊与三合诊检查

早期宫颈癌局部无明显病灶,宫颈光滑或轻度糜烂如一般慢性宫颈炎表现,随着病情的进展,外生型见宫颈赘生物向外生长,呈息肉状或乳头状突起,继而向阴道突起形成菜花状赘生物,表面不规则,合并感染时表面覆有灰白;渗出物,触之易出血。内生型则见宫颈肥大、质硬,宫颈管膨大如桶状,宫颈表面光滑或有浅表溃疡。晚期由于癌组织坏死脱落,形成凹陷性溃疡,整个宫颈有时被空洞替代,并覆有灰褐色坏死组织,恶臭。如癌组织浸润主铺带、子宫骶韧带,可使其增粗、变硬、缺乏弹性,有时成结节或团块状浸润固定骨盆,即所谓的“冰冻骨盆”。

3. 细胞学、病理学诊断

在宫颈移行带区刮取脱落细胞涂片,做细胞学检查。选择宫颈鳞一柱交接部的 3、6、9、12 点处取 4 点组织做活检,或在碘试验、阴道镜观察到的可疑部位取活组织做病理检查以明确诊断。

(二)鉴别诊断

宫颈癌中、晚期容易诊断,但早期往往需与宫颈糜烂、宫颈息肉、宫颈结核、宫腔或宫颈黏膜下肌瘤相鉴别。

1. 宫颈糜烂

子宫颈外口周围有颗粒状糜烂,触之易出血,仔细检查糜烂质地不硬,而癌变质地较硬,有怀疑时可作宫颈刮片或取活检。

2. 宫颈息肉

息肉为炎变,但宫颈恶性肿瘤有时呈息肉状,故凡有息肉应切除,并送病检。

3. 宫颈结核

较少见,外观宫颈糜烂、溃疡、乳头状或息肉样生长,好发于年轻妇女,伴有不育史、月经异常,结合活检可确诊。

4. 宫腔或宫颈黏膜下肌瘤

当肌瘤脱入阴道,伴感染坏死,双合诊时可扪及瘤蒂,质硬均匀不脆,无癌瘤的侵蚀感。

5. 子宫内膜癌

有不规则阴道出血及白带增多,检查时可发现子宫增大,颈腔变大,宫颈正常或轻度糜烂。可行分段刮宫病理检查加以鉴别。

四、辨证论治

(一)辨证要点

1.辨舌苔

舌质暗或有瘀斑,苔薄白,脉弦或涩为肝郁气滞,冲任失调;舌质红,苔黄腻,脉滑数或弦数为肝经湿热,毒蕴下焦;舌质淡,苔白腻,脉沉细或弦细而涩为肝肾阴虚,瘀毒内蕴。

2.辨标本

局部临床表现为出血、带下,多为标;以肝肾亏虚,冲任失调为本。

(二)临床分型

1.肝郁气滞

主症:白带增多,微黄夹血,阴道流血夹瘀块;情志郁闷,心烦易怒,胸闷脘胀,或小腹胀痛,舌苔薄白或有瘀点,脉涩或弦。

证候分析:宫颈属冲任之脉,冲脉隶属于肝,肝气郁结则见情志郁闷,胸胁作胀或小腹胀痛;肝木乘脾,湿浊下注则成白带;舌苔白或有瘀点脉弦,为肝郁脾虚,气机失调之候。

治法:舒肝解郁,凉血解毒。

方药:逍遥散(《太平惠民和剂局方》)加减。

柴胡15g,当归9g,白芍15g,白术15g,茯苓25g,炙甘草12g,丹皮6g,栀子9g。

方中柴胡疏肝解郁,使肝气得以条达为君药;白芍酸苦微寒,养血敛阴柔肝缓急,当归甘辛苦温养血和血,归芍与柴胡同用,补肝体而助肝用,使血和则肝和,共为臣药;白术、茯苓、甘草健脾益气,实土抑木,使营血生化有源,共为佐药。

若肝郁化火,症见头晕口苦目赤者,加菊花、珍珠母、苦丁茶;出血不止者,加延胡索15g,川楝子15g。

2.湿热瘀毒

主症:带下增多,赤白相兼,色黄如脓,或如米泔,腐污腥臭,阴道流血,暗紫或有瘀块,口苦咽干,腰酸困痛,尿黄便干,舌红苔黄腻,脉滑数。

证候分析:本型为外受湿热邪毒成瘀,损伤冲任,带脉失约,故带下量多色如米泔,污秽腥臭;湿热下注则尿黄便干;督脉失护则腰酸困痛;舌红苔黄或腻,脉滑数为湿热之象。

治法:清热化湿,解毒散结。

方药:八正散(《太平惠民和剂局方》)。

车前子9g,瞿麦9g,篇蓄9g,滑石9g,栀子9g,甘草9g,木通9g,大黄9g。

方中以瞿麦、篇蓄清热海火,利水通淋为君药;木通、滑石、车前子清热利湿通淋,共为臣药;大黄、清热泻火,导湿热下行,为佐药;甘草调和诸药而止茎中作痛,为使药。

疼痛出血明显者,加用仙鹤草、土茯苓、莪术等凉血祛瘀。

3.肝肾阴虚

主症:阴道不规则出血,量多色红,头晕耳鸣,腰背酸痛,手足心热,低热盗汗,舌红少苔,脉细数或沉细。

证候分析:冲任受损,肝肾两亏,临床表现为头晕耳鸣,腰背酸痛;湿热瘀毒耗伤阴液,阴虚则生内热,症见手足心热,低热盗汗,舌红少苔,脉细数;热伤冲任,可见带下增多,阴道不规则出血。

治法：养阴清热，滋补肝肾。

方药：知柏地黄丸（《小儿药证直诀》）。

熟地 24g，山茱萸 12g，干山药 12g，泽泻 9g，丹皮 9g，茯苓 9g，知母 6g，黄柏 6g。

方用熟地滋肾养阴为君药；山茱萸、山药滋肾补肾为臣药；佐以泽泻泻肾降浊，丹皮配山茱萸泻肝火，茯苓配山药渗脾湿，知母、黄柏滋肾泻火，共奏滋养肝肾，滋阴降火之功。

热象明显者，加用草河车、山慈菇等凉血解毒。

4. 脾肾阳虚

主症：白带清稀而多，崩中漏下，面目浮肿，神疲乏力，腰酸背痛，四肢畏冷，纳食量少，大便溏薄，小便清长，四肢不温，舌淡胖，苔白润，脉沉细或细弱。

证候分析：宫颈癌后期脾肾虚损，阳气受损，脾主运化，肾主水液，脾肾阳虚则水湿潴留致面目浮肿，神疲乏力，纳食甚少，大便溏薄，小便清长；脾主四肢，脾阳不振致四肢不温；命门火衰，固摄无权，故见小便清长；舌淡胖，苔白润，脉沉细或细弱为阳虚之舌脉。

治法：温肾健脾，祛寒散结。

方药：附子理中丸（《太平惠民和剂局方》）。

干姜 9g，附子 9g，人参 9g，白术 9g，甘草 9g。

附子理中丸是在理中丸方基础上加入一味附子所成，方中附子大辛大热，与干姜配伍，温阳散寒，以消阴翳，参术益气健脾，诸药合用，共奏温阳散寒，益气健脾之功。

腰膝酸痛者，加狗脊 15g，桑寄生 15g，续断 10g。

五、辨病治疗

（一）内服药

1. 常用中草药

（1）莪术（《药性论》）：苦、辛，温。攻积破积，活血化瘀，行气止痛。作煎剂，一般用 3～12g，大量可用 30g。治肿瘤多用注射液，1%莪术针每次 5～10ml，宫颈局部注射；30%莪术针 100～300ml 每日 1 次。具有活血化瘀，消癥散结的功效，适用于宫颈癌湿热瘀毒型患者。

（2）壁虎：咸，寒。祛风、定惊、止痛、散结。将活壁虎置砂缸中干烧至死，勿令焦，初步研磨成粗末，再置砂锅中焙干，进行第 2 次研磨，经筛后即成壁虎粉。每 65g 壁虎粉加蛋粉 70g，或 90g 壁虎粉加蜈蚣粉 10g，每日服 2～3 次，每次 1 匙，空腹服下。主治：宫颈癌。

（3）掌叶半夏（独角莲）：辛、苦，温。燥湿痰，利胸膈，消痈肿，祛风止痉。其针剂每支 2ml，含生药 10～20g，每日 1～2 次肌注或作局部注射。在治疗过程中无副作用，对局部无刺激性，对老年体弱或伴有各种内科并发症而不适宜手术或放疗的患者，可以作为治疗手段。

（4）益母草：辛、苦，凉。活血，祛麻，调经消水。15g，加水 300ml 煎煮，每日 1 剂，分 3 次服完。

（5）红苋菜：甘、淡，平。滋补强壮。200g，加水 1000ml，煎至 250ml，温服，每日 2～3 次。

2. 常用中成药

（1）桂枝茯苓丸（《金匮要略》）：由桂枝、茯苓、丹皮、桃仁、芍药各等份组成。活血化瘀，缓消癥块。适用于子宫颈癌盆腔转移、下腹部包块硬实者。每日服 1～2 丸，温开水送服。

（2）化癥回生丹（《温病条辨》）：由人参、肉桂、两头尖、麝香、姜黄等组成。具有活血祛瘀，消癥散结功效。适用于子宫颈癌正虚邪实、下腹隐痛不适者。每次 1 钱 5 分，空腹温开水或黄酒送服。

(3)马蔺子胶囊：每次口服2粒，每日2次，配合放疗化疗使用，从放疗前2天开始，直至放疗全程结束，内含马蔺子素，是近年来研制的一种具有抗肿瘤活性的放射增敏剂，具有清热利湿，解毒功效。适用于宫颈癌放疗患者。

(二)外治法

1."三品"饼、杆(《外科正宗》)

由白砒、明矾、雄黄组成，白砒及明矾研成粗粉，混合后锻成一分硬币大小的三品饼及三品杆，紫外线消毒，第1次取三品饼1枚，贴覆于子宫颈口，7～9日后发生局部组织坏死，脱落。1～2日后再上三品杆于子宫颈管内，如此使用5～12次。

2.宫颈癌栓(经验方)

掌叶半夏(独角莲)提取物，具有较强的消肿散结之功，对于宫颈癌前期癌变及子宫颈癌有明显疗效。本品为栓剂，分两种，阴道栓剂为扁圆形，每枚重5g，含相当25g生药的乙醇提取物的水不溶物；宫颈管栓剂，棒形，每枚0.5g，相当于2.5g生药的乙醇提取物的水不溶物，临床上根据病变部位选择使用。用前洗净患处，阴道栓每次1枚，每日1～2次，宫颈管栓每次1枚，每日1～2次，使用本品的同时配合宫颈癌片口服，明显增加疗效。(《实用中医肿瘤学》)

(三)针灸

处方：遵循《内经》"陷者举之"、"郁者散之"的法则，采取循经取穴，以通调冲任为主，佐以培养脾胃以升降气血；石门、中极、关元、带脉、天枢、地机、三阴交、足随症配穴：有崩漏者灸中极、关元、地机等穴。赤白带下加次髎；大便不通加取大肠俞、合谷；小便不通加取水道、曲骨、曲泉；腰酸加取肾俞；少腹癥块攻痛加取归来；血崩不止加取隐白、血海；阴道刺痛者加取大敦。

操作：毫针刺，导气法留针，每日1次，每次留针20分钟，10次为1疗程。

耳针法：内生殖器、内分泌、膀胱、三焦。毫针刺，每次选2～3穴，中等刺激强度，每日1次，每次留针15～20分，亦可用揿针埋藏或用王不留行贴压，每3～5日更换1次。

(朱艳华)

第十七节　卵巢癌

卵巢癌是发生于卵巢组织的恶性肿瘤，是女性生殖器官常见肿瘤之一。在世界各地发病率相差很大，北欧、北美最高，挪威为妇女人口的15/10万，美国为妇女人口的13/10万，日本最低，仅为妇女人口的3/10万。近年来我国卵巢恶性肿瘤的发病率有不断上升的趋势，其发病率次于宫颈癌和子宫内膜癌，而死亡率高，居妇科常见恶性肿瘤之首。晚婚、不育者患卵巢上皮癌的危险性相对增高；家族有遗传性卵巢癌综合征的妇女患卵巢癌的危险增高。常见的组织病理类型有卵巢上皮癌(包括：浆液性癌、黏液性癌、子宫内膜样癌、恶性勃勒纳瘤和移行细胞癌)、卵巢性索间质肿瘤(包括：颗粒细胞瘤、卵泡膜细胞瘤、成纤维细胞瘤)、卵巢恶性生殖细胞肿瘤(包括胚胎癌、内胚窦瘤、未成熟畸胎瘤、无性细胞瘤)。由于卵巢丰富的淋巴和血供，使卵巢癌容易出现腹腔淋巴结和肝转移。总的5年生存率在50%左右，成为威胁妇女健康的一大疾患。

一、文献概述

卵巢癌属于中医学的“癥瘕”、“积聚”、“肠覃”等范畴。古代医家对本病有较深入的认识。现分述如下：

宋・赵佶《圣济总录・积聚门》：“癥瘕癖结者，积聚之异名也，症状不一，原其本大略相同，但从其所得，或诊其症状，以立名尔。且癥者为隐见腹内，按之形症可验也，瘕者为瘕聚，推之流移不定也。”

隋・巢元方《诸病源候论・卷十九・瘾瘕候》：“癥者，由寒温失节，致脏腑之气虚弱，而饮食不消，聚结在内，逐渐生长，块段盘牢不移者，是症也，言其形状，可证验也。若积引岁月，人即柴瘦，腹转大，遂致死。其症不转动者，必死。”

宋・陈自明《妇人大全良方》云：“妇人脏腑调和，经脉循环，则月水以时而无病。若乘外邪而合阴阳，则小腹胸胁腰背相引为痛，月事不调，阴中肿胀，小便淋漓，面色黄黑，则生瘕矣。”

清・叶天士《临证指南医案・癥瘕》谓：“昔有七癥八瘕之说，终属强分名目，不若有形无形之辨为明的。二症病在肝脾，而胃与八脉亦有责。”

元・罗天益《卫生宝鉴》卷十四：“洁古老人有云，养正积自除。犹之满座皆君子，纵有一小人，自无容地而出。今令真气实，胃气强，积自消矣。”

明・李中梓《医宗必读・积聚》：“初者，病邪初起，正气尚强，邪气尚浅，则任受攻；中者，受病渐久，邪气较深，正气较弱，任受且攻且补；末者，病魔经久，邪气侵凌，正气消残，则任受补。”

清・叶天士《临证指南医案・癥瘕》谓：“治之之法，即从诸经，再究气血之偏胜，气虚则补中以行气，气滞则开郁以宣通，血衰则养营以通络，血振则入络以攻痹，此治癥瘕之大略……总之，治瘢瘕之要，用攻法，宜缓宜曲；用补法，忌涩忌呆。”

清・程仲龄《医学心悟》云：“治积聚者，当按初、中、末三法焉。邪气初客，积聚未坚，宜直消之，而后和之，若积聚日久，邪盛正虚，法从中治，俾荣卫流通，血块自消矣，更有虚人患积者，必先补其虚，理其脾，增其饮食，然后用药攻其积，斯为善治，此先补后攻之法也。初治，太无神功散主之；中治，和中丸主之；末治，理中汤主之。予尝以此三法，互相为用，往往有功。”

晋・葛洪《肘后备急方》云：“凡癥坚之起，多以渐生，如有卒觉，使牢大，自难治也。腹中有结积，便容饮食，转羸瘦。又说治卒暴症，腹中有物如石，痛如刺，昼夜啼呼，不治之百日死。”明・虞抟《医学正传》记载：“其与瘕独见于脐下，是为下焦之疾，故常得于妇人。大凡腹中有块，不问积聚癥瘕，俱为恶候，均可视为寻常等疾而不求医早治，若待胀满已成，胸膜鼓急，虽仓扁复生，亦莫能救其万一。遘斯疾着，可不惧乎！”

二、病因病机

中医学历代古籍对“嫌瘕”、“积聚”、“肠覃”等病证的论述，成为中医肿瘤学对卵巢癌病因病机认识的理论基础。中医肿瘤学强调脏腑虚弱，冲任督带失调是卵巢癌发病的首要内因，复加六淫、七情、饮食劳逸相互作用相互影响，导致本病。陈言《三因极一病证方论・妇人女子众病论证治法》曰：“多因经脉失于将理，产蓐不善调护，内伤七情，外感六淫，阴阳劳逸，饮食生冷，遂致营卫不输，新陈干忤，随经败浊，淋露凝滞，为癥为瘕。”张景岳《景岳全书》指出：

“癥瘕之证，或由经期，或由产后，凡内伤生冷，或外受风寒，或恚怒伤肝，气逆而血留；或忧思伤脾，气虚而血滞；或积劳积弱，气弱而不行；总由血动之时，余血未净，而一有所逆，则留滞日积，而渐以所成癥矣。”其病因可有下面几方面：

（一）禀赋不足，脏腑虚弱

患者先天禀赋不足，正气内虚，邪毒外侵，留而不去，阻滞气血津液的正常运行和输布，或脏腑虚弱，正气亏虚，气血津液运行和输布失常，均可导致疲血、痰饮内生，积聚胞宫生为本病。华佗《中藏经》指出：“积聚、癥瘕、杂虫者，皆五脏六腑真气失而邪气并，遂乃生焉。”又如李中梓《医宗必读·积聚篇》云：“积之成也，正气不足，而后邪气踞之，久之不除也。”

（二）饮食不节，损伤脾胃

患者平素饮食不节，脾胃受损，运化失常，痰湿内停，积聚胞中，发为本病。《诸病源候论·癥瘕候》谓：“癥瘕者，皆由寒温不调，饮食不化，与脏气相搏结所生也。”

（三）情志内伤，肝气不舒

患者平素情志失调，肝气郁结，气滞血瘀，阻于胞中，癥瘕内生。《灵枢·寿夭刚柔》指出：“忧恐愤怒伤气，气伤脏乃病李梃在《医学入门·积聚皆属于脾》提出：“郁结伤脾，肌肉消薄，与外邪相搏，而成肉瘤。”认为内伤情志引起的积聚与脾关系密切。

（四）冲任督带失调

冲任督带的生理功能与女子胞关系密切，冲任督带功能失调则可导致气血的功能失调，导致气滞血瘀，积聚成块阻滞胞宫，或气血亏虚，气虚不能推动血液运行，瘀血停滞胞中，发为本病。《素问·骨空论》谓：“任脉为病……女子带下瘕聚。”

总之，卵巢癌的发生，在禀赋不足或脏腑经络功能失常的基础上，外邪内侵、七情饮食内伤，脏腑经络功能进一步失调，气机紊乱，血行瘀滞，痪饮内停，有形之邪阻于冲任督带，结聚胞宫而成。本病病位在胞宫，与肝脾肾三脏和冲任督带四脉关系密切。

三、诊断与鉴别诊断

（一）诊断要点

1.临床表现

早期可无明显临床表现，常发生于40～60岁之间的女性，在绝经期前后，出现不明原因的胃肠道症状、消瘦、下腹疼痛或不适、腹部包块、不规则阴道出血等，应引起重视。体检时触及盆腔不规则包块，呈实性或囊实性，且相对固定时，应怀疑卵巢癌的可能，应做进一步检查。

2.彩像学诊断

（1）X线检查：腹平片可见囊性畸胎瘤内钙化灶；胃肠道钡剂造影可以帮助了解肿瘤与胃肠道的关系，明确胃肠道有无器质性病变及转移灶存在；泌尿道造影可以发现输尿管有无受压或移位，膀胱是否被侵及，并用于鉴别腹膜后肿瘤。

（2）B型超声检查：是盆腔肿瘤的首选筛选诊断技术，能发现妇检时不能扪清的卵巢小肿块，并显示肿块的部位、大小、质地，能分辨肿瘤的囊实性。有明显乳头状突起及邻近器官受累，可提示恶性肿瘤。B超还可以探及腹水及腹盆腔内播散病灶，帮助确定卵巢癌的扩散部位，如肝、脾、肾等。阴道B超分辨率高，且阴道探头距盆腔器官更近，能更清楚观察卵巢的大小和形态。

（3）CT检查：能发现B超难以发现的小病灶，且分辨率高，有助于盆腔肿块的定位，确定肿瘤的分期，指导制订治疗方案和估计预后。

3. 细胞学诊断

（1）脱落细胞学检查：近年来腹水或腹腔灌洗液内找恶性细胞成为卵巢癌的重要诊断方法，被广泛用来诊断卵巢癌的细胞类型。卵巢癌腹水为渗出液，多可找到腺癌细胞。

（2）细胞穿刺吸取法检查：诊断有困难者可经阴道、直肠、腹部行穿刺检查，也可以从浅表淋巴结获取细胞检查，此法较脱落细胞学检查更为直接，故诊断率较高。

4. 腹腔镜检查

腹腔镜检查可以直接窥视腹腔，看到盆腔肿块，还可进行活体组织检查，对卵巢癌的鉴别诊断、确定分期、判断复发、指导治疗等方面均有一定的价值。

5. 肿瘤标志物

与卵巢癌相关的肿瘤相关抗原主要有 CA_{125}、CA_{153}、CA_{19-9}、癌胚抗原等，一般多个肿瘤标志物联合检测具有较高的敏感性和特异性。

（1）CA_{125}：大约 1/2 的Ⅰ期、Ⅱ期卵巢癌患者血清 CA_{125} 水平超过了 65U/ml，可以认为血清 CA_{125} 水平对诊断早期卵巢癌患者足够灵敏。在浆液性卵巢肿瘤多见 CA_{125} 水平升高，其他恶性肿瘤（胰腺、乳腺、结肠和肺）及良性疾病和某些生理状态包括妊娠、月经和子宫内膜异位症中也可见其升高。

（2）癌胚抗原（CEA）：25％～50％的卵巢癌妇女血清 CEA 水平升高，在卵巢黏液性囊腺癌患者中阳性率较高。其诊断意义不大，主要用于术前 CEA 水平高的患者治疗中的监测和治疗后的观察。

（3）卵巢癌相关抗原（OCA）：是卵巢癌患者血清中的一种独立抗原的抗血清。一种名为 NB/70k 的成分，在卵巢上皮性癌的诊断上灵敏性接近 CA_{125}，特异性高。巨噬细胞刺激因子（MCS－F）是最近在卵巢上皮性癌中发现的一种生长因子，可能对筛查和检测治疗效果有效。

（二）鉴别诊断

1. 卵巢良性肿瘤

也表现为卵巢肿块，但多发在生育期年龄组，多为单侧，表面光滑，可推动，有囊性感，生长缓慢，无腹水。B 超检查多为囊性影像，血清 CA_{125} 检测为明性或低水平上升。

2. 盆腔炎性包块

多有长期盆腔炎反复发作史，有发热，下腹痛，肿块固定、结节感、与周围组织粘连，有明显的触痛感，经抗感染治疗后症状缓解，盆腔肿块可缩小。

3. 子宫内膜异位症

其病理变化为异位内膜周期性出血，与周围组织粘连并纤维化，可形成与卵巢癌相似的病灶，但本病多发生于生殖年龄妇女，特征性表现为进行性痛经、下腹部疼痛、月经失调及不孕，但无腹痛、恶病质等。B 超监视下可以从后穹隆穿刺出巧克力样囊液，经孕酮类药物治疗可缓解症状，甚至使包块缩小。

4. 结核性包块

多伴有潮热、消瘦、腹水等症状，检查腹部有特征性的柔韧感，抗酸杆菌检查和腹水细胞学检查有助于诊断。

5. 肝硬化腹水

卵巢癌伴腹水易与肝硬化腹水相混淆，但后者有肝硬化病史，盆腹腔检查未触及包块，肝功能检查异常。B超或CT检查可见到肝脏异常，腹水脱落细胞检查未见癌细胞。

四、辨证论治

(一)辨证要点

1.定性

卵巢癌患者早期多见痰湿蕴结，气滞血瘀之实象；中期湿热毒结，暗耗气血，多表现虚实夹杂；晚期病久出现肝肾阴虚，气血亏虚之征。

2.辨癥积之疼痛

腹中有癥结积块，或胀，或痛，或满，为卵巢癌最常见症状，临床要注意辨别癥积痛性之寒热虚实。冷痛拘急多为寒；灼热肿痛多为热；沉着重痛多为湿；满闷胀痛多为滞；刺痛不移多为奇；绵绵隐痛多为虚。

(二)临床分型

1.气滞血瘀

主症：少腹包块，坚硬固定，胀痛或刺痛，痛而拒按，夜间痛甚，或伴胸胁不舒，月经不调，甚则崩漏，面色晦暗，肌肤甲错，舌质紫暗有疲点，疲斑，脉细涩。

证候分析：本证由气病及血而成，“气为血之帅，血为气之母”，气滞为主者攻撑胀痛，肝气郁结则胸胁不舒；血瘀为甚者刺痛不已，瘀血结块则肿痛坚硬，痛而拒按，肌肤甲错；瘀血内阻，冲任失调而出现月经不调、崩漏；而舌质紫暗，脉细涩背为血瘀之象。

治法：行气活血，祛瘀消癥。

方药：蓬莪术散(《太平圣惠方》)加减。

莪术15g，三棱15g，枳壳12g，鳖甲(先煎)30g，桂枝8g，槟榔15g，大黄10g，木香(后下)10g，赤芍15g，当归15g，柴胡15g，桃仁15g，红花15g。

方中莪术、三棱、鳖甲破积通瘀为君药；枳壳、桂枝、木香、槟榔等理气以助通瘀之功为臣药；大黄破结通下，赤芍、当归、柴胡养血活血，共为佐使和中。加桃仁、红花助活血化瘀之功力。

腹部肿块坚硬者，加土鳖虫、穿山甲、水蛭；阴道出血过多者，加仙鹤草、阿胶、三七；身热口干苦者，加蒲公英、苦参；腹胀甚者，加枳实、九香虫；腹水多者，加大腹皮、八月札、猪等；潮热、盗汗、口干者，加鳖甲、女贞子、山萸肉、知母；胁痛者，加延胡索、白芍、郁金。

2.痰湿蕴结

主症：少腹部胀满疼痛，痛而不解，或可触及质硬包块，胸脘痞闷，面浮懒言，带下量多质黏，舌淡胖或红，舌苔白腻，脉滑或滑数。

证候分析：证由禀赋不足或脾气受损所致，“脾为生痰之源”，“后天之本”，能化生气血精微。若素体脾虚或饮食伤脾，水谷精微不能化生，水反为湿，湿聚成饮、成痰，久之有形实邪结于少腹，故出现胀满疼痛，多属“不通则痛”；痰饮为患，无处不到，停滞上、中二焦，气机受阻则面部浮肿、胸脘痞闷；“湿性重浊，其性趋下”，而见带下量多质黏；而舌淡胖或红，舌苔白腻，脉滑或滑数皆为痰湿蕴结或化热之征象。

治法：健脾利湿，除痰散结。

方药：导痰汤(《济生方》)加减。

茯苓15g，枳壳15g，三棱15g，陈皮10g，胆南星10g，生半夏9g，芫花9g，苍术12g，香附

6g,生姜3片。

方中半夏、胆南星行气化痰散结为君药;陈皮、枳壳、芫花理气除痰为臣药;苍术、茯苓、香附健脾益气为佐药;甘草、生姜为使调和诸药。

少腹包块坚硬者,加鳖甲、穿山甲、乳香、没药、山慈菇、夏枯草;身倦乏力重者,加白术、黄芪;大便干硬秘结者,加生大黄、麻子仁、白芍。

3.肝肾阴虚

主症:下腹疼痛,绵绵不绝,或可触及包块,头晕目眩,腰膝酸软,四肢无力,形体消瘦,五心烦热,月经不调,舌红少津,脉弦细数。

证候分析:证由肝气不疏、肝阴耗竭、久病及肾所致,“女子以肝为先天”,肝气郁结,肝脏“体阴而用阳”,疏泄失司,肝阴首当其冲,肝阴受耗,肝血不藏,阴血不足,头晕目眩,疼痛绵绵;“肝肾同源”,“胞脉系于肾”,病久则暗耗肾阴,不能资助冲任二脉,出现腰膝酸软,形体消瘦,五心烦热,月经不调;而舌红少津,脉细弦数皆为阴虚内热之证。

治法:滋补肝肾,养正消积。

方药:鹿角胶丸(《医学正传》)加减。

鹿角胶(烊化)30g,龟甲(先煎)30g,熟地15g,杜仲15g,菟丝子15g,牛膝15g,人参20g,当归15g,茯苓15g,白术20g。

方中鹿角胶、龟甲血肉有情之物峻补精血为君药;熟地、杜仲、牛膝、菟丝子补益肝肾,益髓生血为臣药;人参、当归、茯苓、白术共为佐药健脾益气,养正消积。

腹胀痛者,加川楝子、延胡索、水红花子;血虚阴伤者,加三七、党参、何首乌、熟地;腹胀,腹大如鼓者,加大腹皮、川楝子、车前草。

4.气血两虚

主症:腹痛绵绵,或有少腹包块,伴消瘦乏力,神倦,面色无华,心悸气短,动则汗出,纳呆,口干不多饮,舌质淡红,脉沉细弱,虚大无根。

证候分析:患者病程日久,气血亏虚,则见腹痛绵绵,或有少腹包块;气虚则见消瘦乏力,神倦,纳呆,甚至动则汗出;血虚心失所养,则见心择气短,气血不能上荣于面故见面色无华;气血两虚则见口干不多饮;舌质淡红,脉沉细弱,虚大无根为气血两虚之象。

治法:益气养血,健脾消癥。

方药:人参养荣汤(《太平惠民和剂局方》)加减。

人参20g,白术20g,黄芪30g,熟地15g,大枣10g,川芎15g,远志15g,白芍15g,五味子12g,茯苓15g,陈皮(后下)6g,甘草6g。

方中人参为君药;辅以白术、黄芪、熟地、大枣等养营血、泽气津、滋养肝肾为臣药;佐以川芎、远志、白芍、五味子、茯苓、陈皮等调肝健脾;甘草为使调和诸药。

食少纳呆者,加焦山楂、炒麦芽;阴道出血不止者,减川芎,加三七、阿胶。

五、辨病治疗

(一)内服药

1.常用中草药

(1)半枝莲:辛、微苦,凉。清热解毒,活血祛瘀,利水消肿。《泉州本草》内服主血淋、吐血、衄血……痈疽、疔疮、无名肿毒。用于气滞血瘀、痰湿蕴结型卵巢癌患者。内服:煎汤,10

～30g;或鲜品捣汁内服。

(2)白花蛇舌草:甘、淡、微苦,微寒。清热解毒,活血祛瘀,利水通淋。《泉州本草》:"清热散瘀,消肿解毒。治痈疽疮疡,瘰疬。"主要用于气滞血瘀型、痰湿蕴结型卵巢癌患者;肝肾阴虚型、气阴两虚型患者出现腹水者,亦可辨病结合辨证应用。内服:煎汤,30～60g,大量可用至90～100g。

(3)当归:甘、辛,温。补血活血,消癥散结。《神农本草经》:"主妇人漏下绝子,诸恶疮疡,金疮。"临床用于气滞血瘀型卵巢癌患者,气血两虚型患者可与补益之品配伍应用。内服:煎汤,10～15g。补血用当归身,破血用当归尾,和血用全当归。酒制可加强活血的功效。

2. 常用中成药

(1)榄香烯乳:主要成分为莪术提取物β一榄香稀,具有行气破血,消积散结之功效,适用于卵巢癌腹水患者腹腔灌注治疗用,每次400mg,加入生理盐水500～1000ml,每周1～2次。

(2)复方红豆杉胶囊:功能祛邪散结。红豆杉皮所含的紫杉醇是促进微管蛋白聚合的新型抗肿瘤药物,其作用靶点为聚合状态的微管蛋白。主要用于气滞血疲、痰湿蕴结型中晚期卵巢癌患者的治疗。每次2粒,每日3次,21天为1疗程。

(3)参一胶囊:由人参皂甙Rg3单一成分组成,人参皂甙Rg3主要作用于G_2期,抑制细胞有丝分裂前期蛋白质的合成,使细胞增殖生长速度减慢;能够明显抑制血管内皮生长因子、碱性成纤维生长因子的表达,减少金属蛋白酶的数量,降低肿瘤细胞微血管密度,从而抑制肿瘤新生血管的形成,起到抑制肿瘤复发、扩散和转移的作用。适用于各期卵巢癌患者。饭前空腹口服,1次2粒,1日2次,连续2个月为1疗程,有培元固本、补益气血的功效,可抑制术后及放疗、化疗后肿瘤的复发转移;明显提高放疗、化疗疗效,减轻毒副反应,提高机体免疫功能;明显改善肿瘤患者的食欲和精神状态,减轻疼痛,增加体重,提高生活质量。

(4)大黄蛰虫丸(《金匮要略》):具有破血消肿,逐瘀通经之功效,适用于瘀血内结者。成人每次服1粒,每日服3次。本丸药力较猛,血虚经闭者忌用,孕妇禁用。

(5)加味西黄丸(《外科证治全生集》):主要药物有麝香、人工牛黄、乳香、没药、田七粉、山慈菇等。具有清热解毒,攻坚散结,活血止痛之功,适用于中晚期卵巢癌患者。用法:将药共为细末,每个胶囊含药粉0.25g,每次服2～3粒,每日服2～3次,饭后半小时温开水送服,3～4个月为1疗程,停7～10日继续服第2疗程。

(二)外治法

1. 香药酒

乳香、没药、冰片各30g,红花10g,将上药放入90%酒精500ml中浸泡3天后,取少量澄清液备用。用棉签蘸适量药水搽于痛处,每日可反复使用,疗程不限。具有活血止痛的功效,适用于卵巢癌腹痛者。

2. 活血逐水汤

延胡索40g,乳香、没药、芫花、桃仁、血竭各20g,将上方煎至100ml,加冰片3g调匀后外敷于腹部。具有活血止痛,利水消肿的功效,适用于晚期卵巢癌疼痛伴腹水者。

3. 薏苡附子败酱散

取生薏苡仁30～60g,败酱草15～30g,熟附子5～10g,加水煎2次,分3次将药液温服,药渣加青葱、食盐各30g,加酒炒热,趁热布包,外敷患处,上加热水袋,使药气透入腹内。每次1小时,每天2次。如热象重者附子减半量,加红藤30g,蒲公英15g,紫花地丁15g,制大黄

(后下)10g;发热重者加柴胡 10g,黄芩 10g;湿象重者加土茯苓 30g,泽兰 10g,苍术 10g;血瘀重者加三棱 12g,莪术 12g,失笑散 12g;包块坚硬者加王不留行 10g,7 尺蛭 5g,蜈蚣 2 条。具有清热利湿散结的功效,适用于各种卵巢良恶性肿瘤。

4. 中药保留灌肠法

黄芪 30g,茯苓 25g,补骨脂、丹皮、赤芍各 1 化,桂枝、半枝莲、桃仁、红花、当归各 10g,甘草 9g,上药共水煎至 200～300ml,每晚保留灌肠,3～4 周为 1 周期,本方具有清热凉血活血的功效,适用于晚期卵巢癌患者。

(四)针灸

处方:取足厥阴肝经、足阳明经、任脉经穴为主。取穴:关元、气海、中极、天枢、三阴交、太冲。

方义:关元、中极、气海疏通胞宫,调理冲任;天枢是理气活血并治疗癥瘕经验穴;太冲、三阴交疏肝实脾,活血行气。

辨证配穴:气滞血瘀型加肝俞、膈俞、血海以行气散瘀;痰湿蕴结型加脾俞、足三里、丰隆补益脾胃,除湿化痰;肝肾阴虚型加肝俞、肾俞、太溪滋补肝肾;气血两虚型加足三里、血海补气养血,可灸。

随证配穴:胁痛者,加阳陵泉;小腹痛甚加次髎。

(朱艳华)

第十八节　皮肤癌

皮肤癌是指皮肤表皮发生的恶性肿瘤,包括基底细胞癌、鳞状细胞癌、原位癌及少见的附件癌,如皮脂腺癌、汗腺癌等,其中以鳞状细胞癌和塞底细胞_最为常见。各类皮肤癌的早期表现多为红斑状皮损,伴有鳞片状脱屑或痂皮形成,仅凭肉眼观察难以区分组织学类型,且易与牛皮癣等良性皮肤疾病相混淆,常需借助病理检查才能确诊。皮肤癌的发生与紫外线照射、电离辐射、化学致癌物质(如焦油、沥青)以及某些癌前期病变(如着色性干皮病)有关。皮肤癌发病率,各国差异很大,在白色人种中发病率较高,以澳大利亚南部地区的皮肤癌发病率最高,达 650/10 万;而我国的发病率较低,主要为鳞癌,鳞癌与基底细胞癌(简称基癌)的比例约为(5～10):10 皮肤癌主要发生在老年人,国内资料以 50～60 岁为发病高峰(30.1%～35.3%),其次为 61～70 岁(20.4%～28.0%),40 岁以下较少见。男性多于女性,好发于身体的暴露部位,大多数见于头颈部,此外,四肢、躯干皆可见到。无论手术、放疗或其他治疗方法,对皮肤癌均有良好的疗效,治愈率为 90%以上,但对皮肤附件癌的治疗效果较差。

一、文献概述

皮肤癌属于中医学的“翻花疮”、“恶疮”、“赘瘤”等范畴。中医学认为皮肤为人之藩篱,易受外邪侵袭,发病不仅与外感六淫有关,亦与脏腑功能失调相关。肺主气,外合皮毛,肺气失调,则皮毛不润;肝藏血,调节血行,肝阴血不足,则皮肤血燥不荣;脾为后天之本,气血生化之源,若脾失健运,则气血生化乏源,肌肤失养,且脾虚易聚湿为痰,与外邪互结为患。可见皮肤癌与肺、肝、脾之关系最为密切。

隋・巢元方《诸病源候论・卷三十五》谓:“翻花疮者,为风毒相搏所为”。明・薛己《薛氏医按·外科枢要》谓:“翻花疮者,由疮塚溃后,肝火血燥生风所致,或疮口胬肉突出如菌,大小不同,或出如蛇头,长短不一,治法当滋肝补气,外涂藜芦青,胬肉自入。须候元气渐复,脓毒将尽,涂之有效,不然,虽入而复溃。若误用刀针蚀药灸火,其热盖甚。或出血不止,必致寒热呕吐等症,须大补脾胃为善。”清·吴谦《医宗金鉴·外科心法要诀》谓:“日久难愈,形气渐衰,肌肉削瘦。”指出患病日长,邪毒聚留,内耗阴血,夺精灼液,气血亏虚,故晚期患者常见气血两虚之表现。总之,本病的发生是在正虚的基础上外感邪毒,邪毒瘀积肌肤而发病。

二、病因病机

中医学认为皮肤癌发病有内因和外因,外因多为风热化毒,内因则多为脾虚痰湿壅盛,或肝郁血结,或正气虚弱,或肝肾亏损。即所谓“气血旺则外邪不能感,气血衰而内亏不能拒”。

(一)脾虚湿蕴

脾气虚弱,运化失职,痰湿内生与风毒相搏,致气血凝结,阻隔经络。

(二)疮感风毒

疮疡溃后,久不收口,风邪外袭,风为阳邪,易化热伤阴,阴血受伤,不能濡养肌肤,故疮色晦暗,状如菜花外翻。

(三)正气虚弱

先天禀赋不足、年老体虚或各种原因导致正气虚弱,而正气亏损,无以卫外,则更易招致外邪的侵袭,正邪相互搏结,从而发为本病。如《素问·诈热病论》曰:“邪之所凑,其气必虚。”气血亏损,外郝即可乘虚而入。又如《诸病源候论》云:“积聚者由于阴阳不和,脏腑虚弱,受之于风邪,搏于脏腑血气所为也。”

(四)肝阴血虚

肝阴血虚,则皮肤血燥不荣,肌肤失养,易招外邪,日久变生湿毒恶疮。

皮肤癌的发生,本质上是正气虚弱,但初期不明显,中晚期虚象较著。由于肿瘤的特异性,临床症状常有虚实难辨的表现。初期多以实证为主,中晚期则虚实夹杂,要掌握虚实的相对程度。

三、诊断与鉴别诊断

(一)诊断要点

1.临床表现

(1)基底细胞癌:好发部位以表皮菲薄富有皮脂腺及经常受阳光照射的暴露部位为最多见,如鼻翼、眼睑、上下唇、额部、额部等处。基底细胞癌生长缓慢,初起为淡黄色或粉红色略高于皮面的小结,常呈现珠状结节,伴有明显的毛细血管扩张,质地硬,常无疼痛或压痛,缓慢向周围浸润,在较大病灶中间可有浅表溃疡,溃疡边参差不齐,呈虫蚀样,经久不愈,但在肿瘤边缘仍保持串珠状特征。有的病变有鳞状脱屑。基底细胞癌主要呈局部浸润生长,鼻翼、耳廓基底细胞癌可破坏软骨,发生于头皮可浸润颅骨及硬脑膜,一般没有区域淋巴结转移。

(2)鳞状细胞癌:早期鳞状细胞癌与基底细胞癌相似。大部分发生在慢性溃疡、黏膜白斑、着色性干皮病等基础上。好发部位为眼睑、鼻唇、颞、颊、额、包皮、龟头,四肢、躯干也可发生。初起为暗红色、质硬、高于皮面的结节,以后表面的角质层脱落出现红色的糜烂面,伴有渗血、渗液,病灶渐渐扩大。当病灶向深部浸润时,形成溃疡,边缘略高起,基底高低不平,常因感染而有恶臭的分泌物。有的鳞状细胞癌突出皮肤，生长较快，呈典型的菜花样肿物。有的可无溃疡而呈疣状突起。与基底细胞癌相比，鳞状细胞癌发展较快，易转移至区域淋巴结。血行转移罕见，肺脏为最常见的转移脏器。

(3)皮肤原位癌：又称鲍温病，好发于60～70岁，部位以头颈部最多见，约占50%左右。多为单发，亦可有2～3个病灶。临床表现为淡红色或暗红色稍隆起的皮损，表面有脱屑和痂皮，边缘清楚，病灶可渐渐扩大成圆形，表面有棕色或灰色厚痂。强行剥离痂皮则露出细颗粒状湿润面，有轻微刺痛，较少出现溃疡。病程较长，可有5～35年不等。约20%～30%发展成浸润癌，极少有区域淋巴结转移。

(4)汗腺癌：是比较少见的皮肤附件恶性肿瘤，占皮肤恶性肿瘤的2.2%～8.4%，好发于40～60岁，女性较男性为多见。大部分发生于头皮、面部、腋下、胸壁、阴囊及肛门周围等处，可为单发或多发。临床表现多为实性肿块，边界不清，位于表皮下或真皮层，质地坚硬，直径多在2cm以上，大者可达20cm，与皮肤常常粘连，肿块表面色泽正常或略呈淡红色。有时可有毛细血管扩张，病灶大时可溃破呈菜花状，常伴感染。病程一般较长，发展慢，但少数进展快，生长迅速，出现远处转移。

2. 影像学诊断

肿瘤侵犯骨膜或经血道骨转移，X线可显示局部骨质破坏，核素扫描显示异常浓聚。肺为最常见的转移部位，X线及CT可显示两肺多发性转移病灶。

3. 病理学诊断

当临床发现可疑病变时，应尽早进行活检以确诊。做活检时最好包括病变的边缘与中央，以及病变周围的结缔组织。

4. 血清学、免疫学诊断

对贫血、淋巴网状功能异常、过敏性斑、免疫抑制和凝血功能异常者等要进行血液系统检查。皮肤癌目前尚未发现有意义的肿瘤标志物，血液检查无特殊意义。

(二)鉴别诊断

早期皮肤癌主要与盘状红斑狼疮、日光性角化病、牛皮癣、角化棘皮瘤相鉴别。

盘状红斑狼疮多见于中年妇女，初发时为小丘疹，渐渐扩大成斑状，表皮角质增生，毛囊口扩张，内有角质栓刺，不形成溃疡，较干燥，边缘多充血。发生于颜面可呈蝴蝶状。血沉、类风湿因子、抗核抗体、组织病理检查可助鉴别。

日光性角化病：多发生于受阳光照射的暴露部位，表现为粗糙高出皮面的红斑，表面有鳞屑，将鳞屑刮去可有出血，鳞肩下方的基面红肿，凹凸不平呈乳头瘤状，往往同时伴有老年性皮肤萎缩、色素沉着、皮肤干燥等变化。病理上可见表皮棘细胞不规则地增厚，细胞排列不整齐，真皮内有炎性浸润，角质层肥厚。本病发生癌变的几率较常人为高，应高度警惕。

牛皮癣通常表现为红色或棕红色斑丘疹或斑块，表面覆盖银白色干燥鳞屑，边界清楚，多发生于头皮及四肢伸侧，搔抓皮肤时，鳞屑呈碎末状纷纷飞落，露出红色光滑基面，并有针头样的小点状出血，病理上可见颗粒层消失，乳头水肿而成杵状，乳头顶部的棘细胞层很薄，角质层角化不全。在角质层内见到细胞被破坏的嗜中性粒细胞群，这些细胞群同变性的表皮细胞混在一起成为微小脓肿，这是此病的病理特征之一。

角化棘皮病多发生于面部，呈单个或多发的坚实的半球形肿物，正常皮色，或呈苍白或淡红色，边隆起，顶端中央呈凹陷形，火山口形状，其中含角质痂。本病发展迅速，但长到直径

2cm左右时不再继续生长，2～6个月内能自行消退，自然痊愈，遗留微凹的萎缩性疤痕。

四、辨证论治

（一）辨证要点

1.辨舌脉

舌脉可反映出疾病的寒热虚实。舌质红，舌苔黄，脉滑数者多主湿主热，为实热证；舌质淡，脉沉细者为气虚、血虚证之表现；舌质紫暗或有瘀斑、瘀点，脉弦缓或弦滑者则属血疲之证。皮肤癌早期多以实证为主，中期多虚实夹杂，晚期则多见虚证。

2.辨皮肤病灶

皮肤结节，质地坚硬，溃后不易收口，稍触之则渗血不止，伴性情急躁者属肝气郁结；皮肤糜烂潮红，渗血渗液，其味恶臭属热毒蕴结；皮肤肿块破溃经久不愈，恶肉难脱，流液清稀者属虚证；肌肤甲错，皮肤丘疹，中央糜烂，伴局部刺痛者属瘀毒内结。

（二）临床分型

皮肤癌初起以实证为主，治疗上多采用清热解毒、活血化瘀、化瘀软坚等方法，中晚期则虚实夹杂，虚则宜选用健脾化湿、补气益血、滋补肝肾等方法。

1.肝郁血燥

主症：皮肤有小结节，质地坚硬，溃后不易收口，稍触之则渗血不止，性情急躁，心烦易怒，胸胁苦满，舌质红或有瘀斑，苔薄黄或薄白，脉弦细。

证候分析：本型多因情志不畅，肝木不能调达，则肝郁气滞；郁久化火，耗伤阴血，肌肤失养所致。肝郁气滞，则胸胁苦满；若郁久化火，可见心烦易怒；舌质红或有瘀斑，苔薄黄或薄白，脉弦细为肝郁血燥之象。

治法：疏肝理气，养血润燥。

方药：丹栀逍遥散(《内科摘要》)加减。

柴胡15g，当归10g，白芍12g，白术15g，茯苓15g，丹皮12g，栀子15g，生地榆15g，生蒲黄15g，延胡索15g，制乳香10g，制没药10g，徐长卿15g，炙甘草6g。

方以柴胡疏肝解郁，使肝气条达为君药；当归、白芍养血柔肝，血气同调，共为臣药；佐以白术、茯苓健脾利湿，使气血得以化生；丹皮和栀子疏解郁热；炙甘草益气和中，调和诸药为使药。

出血者，加生地榆、生蒲黄以清热止血；舌红口干者，加生地、天花粉以养阴生津；疼痛者，加延胡索、乳香、没药、徐长卿以活血止痛。

2.湿毒蕴结

主症：皮肤肿物呈囊肿状，呈蜡色，内含黏液，逐渐增大，可破溃流脓，其味恶臭，舌质暗，苔白腻或黄腻，脉滑数。

证候分析：起居不慎，或久居湿地，外感风湿毒邪，久羁留恋，浸淫肌肤，致皮生恶疮。湿性黏滞，胶着不去，故囊肿反复难愈；湿毒浸淫，可见流脓出水；日久化热，则其味恶臭；脾主四肢肌肉，湿毒困脾，则四肢困重；脾失健运，则大便溏泄；舌质暗，苔白腻或黄腻，脉滑数为湿毒蕴结，或日久化热之象。

治法：燥湿解毒，软坚祛瘀。

方药：羌活胜湿汤(《内外伤辨惑论》)加味。

羌活12g，独活12g，防风12g，藁本12g，川芎10g，蔓荆子12g，川萆薢15g，地骨皮15g，青蒿15g,夏枯草15g,延胡索15g,制没药10g,甘草6g。

方中以羌活、独活为君药,祛周身风湿;防风、藁本为臣药,祛太阳经风湿;佐以川芎、蔓荆子祛风止痛,川萆薢加强祛湿之力;使以甘草调和诸药。

低热者,加地骨皮、青蒿以除虚热;肿物坚硬者,加海藻、夏枯草以软坚散结;疼痛较重者,加延胡索、没药以活血止痛。

3.血瘀痰结

主症:肌肤甲错,有小丘疹或小结节,渐渐扩大,中央糜烂,结黄色痂,边缘隆起,边界不清,舌质暗红,有瘀斑,苔腻,脉沉滑。

证候分析:脾失健运,痰湿内生,与风邪相搏,致使气血凝结,阻隔经络而发病;气血不畅,痰瘀阻滞,故肌肤变生肿疮;舌质暗红,有瘀斑,苔腻,脉沉滑为血瘀痰结之征。

治法:活血化瘀,软坚散结。

方药:血府逐瘀汤(《医林改错》)加减。

桃仁12g,红花12g,川芎10g,当归10g,赤芍12g,牛膝15g,生地15g,柴胡12g,枳壳12g,桔梗12g,牡蛎30g,瓜蒌15g,昆布15g,防风12g,地肤子15g,甘草6g。

方中桃仁、红花、川芎活血祛瘀为君药;当归、赤芍养血活血,牛膝祛瘀通脉并引血下行,三药助主药以活血祛换为臣;生地配当归养血和血,使祛瘀而不伤阴血,柴胡、枳壳、桔梗宽胸中之气滞,治疗气滞兼症,并使气行血亦行,共为方中佐药;甘草协调诸药为使。

软坚散结可用牡蛎、海藻、昆布等;皮肤干燥瘙痒者,加防风、地肤子以疏风解毒。

4.气血两虚

主症:皮肤肿物破溃经久不愈,流液清稀,病程长,面色苍白或萎黄,乏力,自汗,大便溏薄,舌质淡红,黄薄白,脉沉迟。

证候分析:本证多见于晚期,或素体不足者。因气血亏虚,肌肤失养,肺气失调,皮毛不润,易招外邪,日久皮生恶疮。气虚则乏力、自汗;血虚则面色苍白或萎黄;脾虚失健,故便溏;舌质淡红,黄薄白,脉沉迟为气血两虚之象。

治法:补益气血,托毒敛疮。

方药:十全大补汤(《太平惠民和剂局方》)加减。

人参(另炖)10g,熟地12g,白术15g,茯苓15g,炙甘草10g,当归10g,白芍15g,川芎10g,黄芪30g,肉桂5g,生姜3片,大枣8枚。

方中人参、熟地甘温益气养血为君药;白术苦温健脾燥湿,茯等甘淡益脾渗湿,两药助人参补肺脾之气,实后天气血生化之源,共为臣药;当归、芍药养血和营,协熟地以益心养肝生血,更用炙甘草和中益气,川芎活血行气,黄芪、肉桂助阳固卫,共为佐药;姜、枣调和脾胃为使药。全方相辅为用,共收补气养血之功。

若自汗明显者,加糯稻根益气敛汗;若头晕眼花者,加枸杞子、白蒺藜、女贞子滋肝补血;若夜寐欠佳者,加酸枣仁、合欢皮以养心安神。

五、辨病治疗

(一)内服药

1.常用中草药

(1)芙蓉叶:微辛,平,无毒。清肺凉血,解毒消肿。《本草纲目》:"治一切大小痈疽肿毒恶疮,消肿排脓止痛。"治皮肤癌血热湿毒者。外用适量,研末调敷或捣敷。

(2)山慈菇:苦、寒,有毒。清热解毒,化痰散结,消肿止痛。《本草拾遗》:"疗痈肿疮瘘,瘰疬结核等。"治皮肤癌血瘀痰结,血热湿毒者。煎服,3～9g;外用适量,捣烂或研末涂患处。

(3)斑蝥:辛,寒,有毒。攻毒蚀疮,破血散结。斑蝥有大毒,中毒表现为:口麻、口腔溃疡、呕血、腹痛、腹泻、便血、血尿,严重时可出现肾衰竭。中毒后可用生绿豆、生甘草、生黄连煎水服解毒。《日华子本草》:"疗淋疾,敷恶疮瘘烂。"《神农本草经》:"主寒热,鼠瘘,恶疮疽,蚀死肌,破石癃。"治各型皮肤癌。煎服,炒炙研末,0.03～0.06g,或入丸、散。外用适量,研末敷帖,或酒醋调敷。

(4)八角莲:甘、酸,寒。清热解毒,散瘀消肿。《陆川本草》:"消炎解毒,治疗疮,痈肿,小便淋沥,蛇咬伤。"《云南中草药选》:"清热解毒,润肺止咳,散瘀消肿"。治皮肤癌血热湿毒者。煎服,6～12g;外用适量,研末调敷或浸酒涂敷。

(5)雄黄:辛、苦,温,有毒。解毒杀虫,燥湿祛痰,截疟。雄黄的主要成分硫化砷有毒,中毒表现为:咽喉干痛、口渴、吞咽困难、口中有金属味、剧烈呕吐、腹痛、呼吸困难、肌肉疼痛、痉挛、谵妄、吐血、黄疸、血尿。中毒后可肌肉注射二巯基丙醇解毒。《神农本草经》:"主寒热,鼠瘘,恶疮,疽痔,死肌,杀百虫毒。"《景岳全书·本草正》:"治痈疽腐肉,并鼠瘘、疽、痔等毒。"治各型皮肤癌,入丸、散,1～4分;外用适量:研末撒、调敷或烧烟熏。

2.常用中成药

(1)平消胶囊(贾堃):由郁金、仙鹤草、枳壳、五灵脂、白矾、硝石、干漆、马钱子组成,具有化痰散结的功效。适用于皮肤癌邪实正虚者。每日3次,每次4～8粒。

(2)西黄丸(《外科证治全生集》):由麝香、牛黄、乳香、没药组成,具有解毒散结,消肿止痛的功效。主治一切恶核。适用于皮肤癌瘀毒较甚者。每日3次,每次3g,温开水送服。

(3)小金丹(《外科证治全生集》):由白胶香、草乌、五灵脂、地龙、木鳖子、乳香、没药、当归、墨炭组成,具有化痰散结,祛瘀通络的功效;主治痰核流注、瘰疬、阴疽初起。适用于皮肤癌初期。每日3次,每次3g,温开水送服。

(二)外治法

皮肤癌位于肌肤表面,外敷药物方便,药物直接作用于肿瘤,有较好的疗效。

1.如意金黄散(《外科正宗》)

主要成分是姜黄、大黄、黄柏、苍术、厚朴、甘草、生天南星、白芷、天花粉粉碎成细粉,过筛,混匀,备用。功效为清热解毒,消肿止痛。用于皮肤癌属热毒亢盛伴局部病灶红肿热痛者。用蜂蜜或凡士林、调匀成膏,外敷于患处,每日1～2次。

2.信枣散(经验方)

主要成分是大寒10枚,信石0.2g。大枣去核,将信石置入大枣内,烤干研细末,与麻油调成糊状,摊于纱布上敷贴。有祛腐生肌的功效。适用于<3cm的皮肤癌。

3.桃花散(《医宗金鉴》)

主要成分是白石灰250g,生大黄片45g。白石灰用水泼成末,与大黄片同炒,以石灰变红色为度,去大黄,将石灰筛细备用。功效是止血。适用于晚期乳腺癌溃口出血不止。用时撒于患处,紧塞创口,加压包扎。

4.五虎丹(经验方)

主要成分是水银、白矾、青帆、牙硝各180g,食盐90g。共研至不见水银星珠为度,按烧炼降丹法炼成白色结晶并研成极细粉末备用。功效为祛腐、解毒。适用于基底细胞癌。用时将药粉直接撒敷于肿瘤上，外敷生肌玉红膏密闭创口。

5.五烟丹（经验方）

主要成分是胆矾30g，丹砂30g，雄黄30g，白矾30g，磁石30g，煅制成末。功效为祛腐，解毒，燥湿。适用于皮肤癌属溃烂型。用时将药粉撒敷于癌肿表面，每日换药1次。

（三）针灸

主穴：肺俞、中府、太渊、胆俞、大都、解溪、阳陵泉、足三里、丰隆、委中。

刺灸法：主穴、配穴每次各取2～3穴，毫针刺，平补平泻，或加灸，每日1次。

配穴：颈部恶核可加外关、天井。肝火旺盛，可加太冲、阴陵泉。神疲畏寒，可加灸命门、气海俞，如见恶心、呕吐可加内关。

穴位注射：肺俞、足三里、丰隆、曲池、风门及病变部位经络之穴，每次取2～3穴，选用维生素 B_1 100mg，或0.2%普鲁卡因溶液穴位注射，隔日1次。

（朱艳华）

第十九节　眼睑肿瘤

眼睑恶性肿瘤：眼睑是眼的附属器，组织学上可将其从外向内分为5层，即皮肤、皮下组织、肌层、睑板和结膜。因此，眼睑恶性肿瘤包括了皮肤来源和眼睑部位本身所产生的恶性肿瘤。

流行病学调查显示，眼睑肿瘤发病率占全眼部肿瘤一半以上，常见的病理分型按照发病率高低依次排列为：基底细胞癌、睑板腺癌和鳞状细胞癌。发病年龄多为老年人，但后二者分别也有20岁和仅19个月年轻患者的报道。发病性别方面显示，基底细胞癌男女无差异；而睑板腺癌则以女性为多见。大部分基底细胞癌和鳞状细胞癌预后较好，基底细胞癌死亡率在3%～5%之间，鳞状细胞癌死亡率在10%左右。因基底细胞癌和鳞状细胞癌死亡者，常常是由于发展快，淋巴和血道转移，转移脏器多为肺和肝等重要脏器。睑板腺癌则预后较差，死亡原因多为复发、转移或者继发感染、出血消耗、衰竭等。

眼睑恶性肿瘤的治疗首选手术切除。由于癌细胞通常向四周浸润，超出临床可见的肿瘤边缘，故手术切除的范围应足够大。手术中可采用冰冻切片检查检测切除标本的边缘，以确定肿瘤是否切除完全，避免复发。范围较大的肿瘤可以联合手术、冰冻等方法治疗。放射治疗对大多数基底细胞癌有效，但对其中的亚型之一硬化型却不敏感，对睑板腺癌和鳞状细胞癌也不敏感。且放疗有许多并发症如放射性角膜炎、白内障、睫毛秃等。此外尚有激光治疗、光化学治疗等。对已经出现局部蔓延或淋巴转移，即使行大范围手术切除，预后也不佳的患者，放射治疗和化疗可同时或分别作为辅助或姑息治疗手段。

一、病因病机

中医学认为，“胞睑乃五轮学说中的肉轮，内应于脾”，因此眼睑部位肿瘤的内因往往是由于脾经病变。脾为后天之本，气血生化之源，主运化，喜燥恶湿。如饮食不节，嗜食肥甘，或思虑过度伤脾，均可影响脾的生化功能，使其运化失司，津液不得输布，湿从中而生，聚而成痰，痰湿如流窜到肌肤则成胞生痰核，如久留体内则可郁而化为痰火。上传于目而发病。同时，眼睑病变也与其他脏腑有关。如《内经》曰:“诸痛痒疮,皆属于心。”心为火脏,主血,又为脾土之母。故心火之邪上炎,郁于胞睑,就可出现局部痛痒的病变。

眼睑部位肿瘤的外因往往是饮食不节及感受外邪,若嗜食肥甘,脾胃蕴热与痰湿混结,凝聚体内,当体虚不能排邪外出之时,病情往往加重,以致营卫不合,气血凝滞,阻塞经络,隐于胞睑而成;又外感风邪,内夹心火或脾胃湿热蕴结,风、热、湿三邪相搏。上攻于目,停聚于胞睑则发病。

二、诊断与鉴别诊断

(一)诊断要点

1. 临床表现

基底细胞癌,发病部位常见于下睑和内眦的皮肤黏膜交界处,其次为上睑和外眦。其病程较长,最常见的临床表现为眼睑部出现结节状隆起,质地较硬,表面可有毛细血管扩张。随着结节逐渐长大,中央发生溃疡,且溃疡向四周蚕食状扩展,周边可有突起的边缘。有时病变内有黑色素沉着,临床往往会误诊为黑色素瘤。本病可同时伴有 Gorlin－Goltz 综合征,这种综合征表现为全身多发基底细胞癌,如手掌、额部等,一般均有家族史,而眼睑部基底细胞癌常作为首发症状出现。临床主要表现为局部蔓延,侵友眼眶和颜面部,很少有淋巴和血行转移。

睑板腺癌是发生于睑板腺的恶性肿瘤,是眼睑相对少见的肿瘤。临床早期表现为皮下小结节,与皮肤无粘连,极像霰粒肿。有时会误认为睑缘炎、结膜炎,或基底细胞癌,以至于延误诊断和治疗。肿块逐渐增大,并形成溃疡或呈菜花状,可向周围组织蔓延及向局部淋巴结转移。

鳞状细胞癌也是眼睑较少见的肿瘤,属起源于皮肤或黏膜复层鳞状上皮细胞的一种恶性肿瘤。病变常累及上睑和外眦部,可发生于正常眼睑皮肤,也可发生于原有皮肤病变之处。临床早期无自觉症状,只是眼睑皮肤上有小硬结,硬结破溃出血,边缘呈规则隆起并外翻,外观似乳头状或菜花状。肿瘤局部蔓延可侵犯结膜、眼球和眼眶,晚期可发生淋巴和血行转移。

2. 影像学诊断

基底细胞癌在 B 超检查对,可见皮下为中强回声病变,分布均匀。睑板腺癌在 B 超检查时,显示眼睑皮下为中强回声病变。

CT 检查对于眼睑恶性肿瘤的原发部位具有一定参考意义。对其浸润蔓延和对周围组织的影响,周围淋巴结的转移等,也有较高的参考价值。基底细胞癌 CT 扫描显示眼睑局部增厚,呈高密度影。睑板腺癌进行 CT 扫描可见部分眼睑呈高密度增厚,形状不规则,不整齐。

3. 细胞学、病理学诊断

病理学检查是诊断的最重要手段。基底细胞癌病理组织上常分为 4 个亚型,结节溃疡型、硬斑或硬化型、表浅型、纤维型。其生长方式可以分为结节型、溃疡型、结节溃疡型、硬化型和多灶型 4 种。以前两种分型为多见。癌细胞呈卵圆形或短梭形,胞浆少,胞核深染,常排列成大小不一的实体性细胞巢或呈条索状,癌巢内的细胞大小一致,其边缘的癌细胞常呈典型的栅栏状排列。结节溃疡型基底细胞癌的表面常有上皮缺损,并可伴有炎细胞浸润。癌细胞之间存在较多黑色素时,称为色素型基底细胞癌。硬化型基底细胞癌的特点为瘤体内间质纤维组织大量增生、致密、将癌细胞压迫变型。

睑板腺癌的病理组织学检查可分为分化型、鳞状细胞癌、基底样细胞犁、腺样型核梭形细胞型。肿瘤细胞具有向皮脂腺细胞分化的特点。有显著异型核和病理性核分製相。

鳞状细胞癌细胞的病理组织学显示呈多变型，体积较大，胞浆丰富，嗜酸性。可见细胞间桥、角化不全、角化不良和角珠化。胞核有明显异型性和病理性核分裂相。

（二）鉴别诊断

眼睑恶性肿瘤主要与眼睑良性肿瘤，如毛细血管瘤、黄色瘤、鳞状细胞乳头瘤相鉴别。

1. 毛细血管瘤

多见于婴幼儿时期，尤其是1岁以内的婴儿。性别无明显差异。病变由许多大小不等分化不全的毛细血管腔构成。多位于真皮内，也可达皮下。婴幼儿出生不久即可发现上睑酒红色隆起，边界清楚，表面有许多小凹陷，外观如同草莓，又称“草莓痣”，压迫病变颜色可变淡。绝大多数病变局限于眼睑，眼球位置无明显改变。有些病变可向眶内发展，引起眼球突出或移位。1岁以后病变逐渐消退。但也有38岁成人患毛细血管瘤，并得到病理组织学证实的报道。其病理组织学特点是大量血管内皮细胞增生，常呈巢状或小叶状，中间有少量纤维组织分隔。此外，还可以见到一些较小的、不规则的毛细血管腔隙。病变晚期发生纤维化，瘤体自行消退。由于毛细血管瘤位置浅在，临床不难作出鉴别。彩色多普勒超声检查（CDI）有特征性改变，并可检测治疗效果。CDI显示病变内部弥漫片状红蓝色血流，成动脉频谱。治疗以保守治疗为主，对保守治疗无效的病例可考虑手术切除。

2. 黄色瘤

多发生于老年人，双睑内侧皮肤出现黄色扁平病变，呈斑片状，双侧对称。无任何自觉症状，病变发展缓慢。一般不需要治疗，影响美观时可手术切除。

3. 鳞状细胞乳头瘤

好发于眼睑的良性肿瘤，往往为多发。病变表面常有角化蛋白痂，底部有蒂，颜色与周围正常的眼睑皮肤相同。可手术或冷冻治疗，疗效良好。

三、辨证论治

五轮学说是眼病辨证论治的重要理论基础。但许多学者认为，在眼科肿瘤的辨证论治方面，不可忽视全身状态互五轮局部症状与全身证候不尽相符时，可以舍弃五轮辨证，从全身证候入手进行辨证施治，方能取得疗效。

中医学关于辨证施治治疗眼睑部肿瘤的文献记载较少，临床报道的治疗效果大部分都不理想，可能与缺少治疗手段有关。明清时期有些学者对眼睑部肿瘤的诊断、治疗、预后、误治以后的补救方法作了相当详细的观察和研究。相关病名记载有“鸡冠蚬肉”、“鸡冠症”、“眼胞菌毒”、“眼胞气疽”等，内因主要为郁怒伤肝或者脾胃虚弱，外因主要是遭受风热之邪。治疗原则上是局部治疗和整体治疗结合。其中局部治疗方法有针刺法、挑法等外治法。但也有学者认为在没有预后复发的情况下，不能使用烙法。部分学者甚至持反对进行刺割类等外治法的观点。全身用药有舒肝解郁或清热解毒法。并认为正确治疗可能取得短期内稳定的疗效。对已经误治，如局部刺割后造成大出血后正气大伤者，可采用急则治其标，缓则治其本的原则，予内服独参汤加局部外敷药物的方法，也可能收到全身病情好转，局部结痂而愈的疗效。以下辨证论治的原则可供临床参考和研究。

（一）辨证要点

1. 定性

眼睑部位恶性肿瘤的内因往往反映了脾经病变。词时与心、肝的关系也很密切。外因方面与热、毒、痰湿之邪有关。一般病变早期和中期往往为脾虚气弱，痰湿内停，或热毒之邪外侵。晚期则见正气虚弱，热毒炽盛，或虚实夹杂。

2. 辨结节

眼睑部位肿块结节，初期往往不发生皮肤溃破，如伴神疲乏力、纳呆、便溏者属于脾胃虚弱；伴情志不舒、两胁胀痛者属肝气郁结。如结节出现皮肤溃破，属热毒瘀结。后期结节溃烂，色淡或清者，属邪盛正虚。

3. 辨舌脉

舌苔脉搏反映了疾病的寒热虚实。舌质淡，苔薄白，脉细弱者为虚证；舌质红，苔黄腻，脉弦而数者为实热证；舌质绛，苔深黄而见滑腻，脉滑数者为湿热交阻证。

（二）临床分型

1. 脾胃虚弱

主症：眼睑肿瘤呈结节状，疼痛隐隐，伴面色萎黄，饮食减少，或食后胃脘不舒，倦怠乏力，少气懒言，大便溏薄，舌淡苔白，脉虚弱。

证候分析："胞睑乃五轮学说中的肉轮，内应于脾"，脾失健运，津液不得输布，湿从中而生，上传于目，聚而成瘀，故可见眼睑肿瘤呈结节状；脾胃虚弱，腐熟运化无力，则饮食减少，或食后胃脘不舒；气血生化不足，不荣则痛，故疼痛隐隐；气血化生不足，脏腑功能衰退，故倦怠乏力，少气懒言；气血不能上荣于面，故面色萎黄；脾虚失运，清浊不分，水湿下注肠道，则见大便溏薄；舌淡苔白，脉虚弱，为脾胃虚弱之征。

治法：益气和中，健脾渗湿。

方药：参苓白术散（《太平惠民和剂局方》）加减。

人参10g，白术10g，茯等10g，薏苡仁10g，山药15g，莲子肉10g，白扁豆10g，砂仁5g，桔梗10g，甘草10g。

人参擅补脾胃之气，白术补气健脾燥湿，茯等健脾利水渗湿，共同发挥益气健脾渗湿作用，共为君药；山药益气补脾，莲子肉补脾涩肠，又能健脾开胃，增进食欲，二药助人参、白术健脾益气，白扁豆健脾化湿，薏苡仁健脾利湿，二药助白术、茯苓健脾渗湿，四药同为臣药；砂仁化湿醒脾，桔梗宣开肺气，通利水道，并载诸药上行与砂仁同为佐药；甘草益气和中，调和诸药，用为佐使。

兼中焦虚寒而腹痛喜得温按者，加干姜、肉桂等以温中驱寒止痛；纳差食少者，加炒麦芽、焦山楂、炒神曲等以消食和胃；痰色白量多者，加半夏、陈皮等以燥湿化痰。

2. 湿热蕴结

主症：眼睑肿瘤呈结节状，有时见溃疡，疼痛或胀痛，伴发热，口渴，口苦，腹部胀满，小便色黄，大便干结，舌红苔黄腻，脉滑数或弦而数。

证候分析：湿热之邪蕴结胞睑，气机不利，故见眼睑肿瘤呈结节状，有时见溃疡，疼痛或胀痛；湿遏热伏，故见身热不扬；热邪伤津则口渴，体内有湿故不多饮；湿热郁胆，胆气上泛，则口苦；湿热中阻，故见腹部胀满；热蒸于内，阻碍经气，气化不利，热伤津液，则小便短黄，大便干结；舌红苔黄腻，脉滑数或弦而数为湿热蕴结之征。

治法：清热解毒，利湿化浊。

方药：甘露消毒丹（《医效秘传》）加减。

滑石 30g，茵陈 15g，黄芩 10g，木通 5g，川贝母 5g，射干 5g，连翘 5g，薄荷 5g，石菖蒲 10g，白蔻仁 5g，藿香 5g。

方中滑石性寒滑利，渗利湿热，使湿热从小便而出，茵陈善清肝胆脾胃之湿热，黄芩清热解毒而燥湿，三药同为君药；木通助以清利湿热，贝母、射干散结消肿，三药同为臣药；连翘、薄荷清热解毒，疏泄上焦，佐以石菖蒲、白蔻仁、藿香芳香化浊，醒脾和中。

兼结节溃疡肿痛，加山豆根、板蓝根、丹皮以增加清热解毒之功；兼有黄疸时，加山栀、大黄以增加清热化湿之功。

3. 热毒炽盛

主症：眼睑肿瘤呈结节状，中间有溃烂，血色深或有脓血，灼痛剧烈，伴发热，甚则壮热，汗出烦躁，小便短少黄赤，大便秘结，舌质红绛，苔厚黄腻或黑腻，脉弦而数。

证候分析：热毒壅聚于胞睑，营气郁滞聚而成形，故见眼睑结节状肿瘤，灼痛剧烈；热盛肉腐则成脓，可见肿瘤中间有溃烂，血色深或有脓血；热邪窜络，故见眼睑灼痛剧烈；阳热之气过盛，火热燔灼急迫，可见发热，甚则壮热，颜面色赤，舌红绛；热扰心神，则见烦燥不安；邪热迫津外泄，则汗出；阳热之邪耗伤津液，则见小便短少黄赤，大便秘结；舌质红绛，苔厚黄腻或黑腻，脉弦而数，为热毒炽盛之征。

治法：清热解毒，消肿溃坚。

方药：仙方活命饮（《校注妇人大全良方》）加减。

金银花 25g，陈皮 9g，白芷 3g，贝母 3g，防风 3g，当归尾 3g，赤芍 3g，乳香 3g，没药 3g，甘草 3g，皂角刺 3g，穿山甲 3g，天花粉 3g。

方中重用金银花甘寒清轻以清热解毒，芳香透散以消痈散结，为君药；当归尾、赤芍活血通滞和营，乳香、没药散瘀消肿止痛，陈皮理气行滞，有助于消肿止痛，共为臣药；穿山甲、皂角刺走窜行散，通行经络，透脓溃坚，浙贝母、天花粉清热化痰散结，内消肿痛，均为佐药；甘草清热解毒，和中调药，为佐使之用。可增加羌活、升麻、川芎、薄荷、牛蒡子、红花增加清热透邪作用，并针对眼部热毒之邪。

如溃疡瘀滞疼痛不甚者，去乳香、没药；若热毒甚而见局部红肿热痛明显者，加蒲公英、紫花地丁、野菊花、连翘以增加清热解毒之功。

4. 正虚邪实

主症：眼睑肿瘤呈结节状，病程较长，中间有溃烂，质稀色淡或清，病程较长，疼痛不甚，伴形体消瘦，短气不足以息，口不渴，形寒肢冷，小便数，舌淡苔白，脉沉细。

证候分析：素体虚故疾病迁延不愈；阳虚寒凝痰滞于胞睑，故见眼睑结节状肿瘤，中间时有溃烂；营血不足，四肢肌肉失养，不荣则痛，故疼痛不甚，形体消瘦；阳虚水湿不化，则口淡不渴；阳虚机体失却温煦，不能蒸腾、气化水液，则见形寒肢冷，尿数；眼睑结节状肿瘤，舌淡苔白，脉沉细，为正虚邪实之征。

治法：温阳补血，散寒通滞法。

方药：阳和汤（《外科证治全生集》）加减。

熟地 10g，白芥子 6g，鹿角胶 9g，肉桂 3g，炮姜 2g，麻黄 2g，甘草 3g。

重用熟地温补营血，填精益髓，鹿角胶生精补髓，养血强精助阳，二药合用，共为君药；肉桂、炮姜温阳散寒，通利血脉，为臣药；麻黄辛温宣散，发越阳气，白芥子消皮里膜外之痰邪；甘草解毒，调和诸药，为使药；可减少麻黄用量以免辛散太过而进一步损伤正气。

若阳虚明显者，可加附子、干姜温补阳气；阴阳俱虚者，可加左归丸和右归丸，以达到“阴中求阳，阳中求阴”，阴阳共补的功效。

四、辨病治疗

（一）内服药

1. 常用中草药

(1)金银花：甘，寒，清热解毒，疏散风热，消痈。含忍冬花酚酸、绿原酸、甾醇、挥发油、芳樟醇等。《雷公炮制药性解》谓：“消痈散毒，补虚疗风，久服延年。”内服10～20g，煎汤，对溃烂痈甚者，予金银花连枝、叶二两，黄芪四两，甘草一两。切细，用酒一升，同入壶瓶内闭口，重汤内煮二三时辰，取出除滓，顿服。外用适量捣敷。

(2)青葙子：苦，寒，散风热，清肝火，治目赤肿痛。含青葙子油脂、硝酸钾、3,4二羟基苯甲酸、胆留醇棕榈酸酯等。《药性论》谓：“治肝脏热毒冲眼，赤障，青盲。”内服6～15g，煎汤。《本草备要》谓：“瞳子散大者忌服。”《全国中草药汇编》谓：“青光眼患者忌服。”

(3)龙胆草：苦，寒，清热解毒，燥湿。含龙胆苦苷、苦龙胆酯苷、当药苷、苦当药酯苷、香树脂醇、羽扇豆醇、龙胆碱（即秦艽碱）、龙胆黄碱等。《医学启源》谓：“治两目赤肿睛胀，瘀肉高起，痛不可忍。”内服3～6g，煎汤，或入丸、散。外用适量煎汤洗；或碾末调搽。《证治准绳》治血灌瞳神及暴赤目疼痛或生翳膜，予龙胆草、细辛、防风各二两。用砂糖一小块同煎服。

(4)冰片：辛、苦，凉，通诸窍，散郁火，消肿止痛，明目去翳。含右旋龙脑、齐墩果酸、麦珠子酸、石竹酸、积雪草酸、龙脑香醇酮、龙脑香二醇酮等。内服或入丸、散，1.5～3g。外用少许，研末或调敷。气血虚者忌服，孕妇慎服。《御药院方》谓：“治头目风热上攻，龙脑末半两，南蓬砂末一两，频嗅两鼻。”《太平圣惠方》谓：“治眼赤痛，龙脑一分，雄雀粪一分，研如粉，以人乳汁一合，相合，调匀成膏，每以铜箸取少许点之。”

(5)猪胆汁：苦，寒，清热，润燥，解毒。治热病里热烦躁，便秘，目赤。含胆汁酸类、胆色素、黏蛋白、脂类及无机物。胆汁酸类中有鹅脱氧胆酸、石胆酸等。内服，煎汤，取汁冲服1～2钱；或入丸、散，外用涂敷或点眼。《本草纲目》谓：“敷恶疮，治目赤目翳。”《广济方》谓：“治目赤，猪胆和绿盐五分，点眦。”

2. 常用中成药

(1)平消胶囊：由郁金、仙鹤草、五灵脂、白矾、硝石、干漆（制）、枳壳（麸炒）、马钱子粉组成。可活血化瘀，止痛散结，清热解毒，扶正祛邪。可以单独或与手术、化疗、放疗同时使用。抗肿瘤谱比较广，对肿瘤具有一定的缓解作用，能缩小瘤体，抑制肿瘤生长，提高人体免疫力，延长患者生存期。口服，每次4～8粒（每粒0.23g)，每日3次。服后偶见恶心、药疹，偶见头晕、腹泻等副反应。停药后上述症状可自行消失。

(2)小金丸（《外科证治全生集》)：由人工麝香、木鳖子（去壳去油）、制草乌、枫香脂、乳香（制）、没药（制）、五灵脂（醋炒）、当归（酒炒）、地龙、香墨组成。可散结消肿，化瘀止痛。治疗痰气凝滞型的肿瘤，瘰疬、瘿瘤等。口服，每次1.2～3g（每100粒重3g)，每日2次。

(3)百令胶囊：成分为发酵虫草菌粉，益精气，补肺肾，对改善肿瘤患者的全身状况，调节免疫功能具有一定的作用，可作为治疗多种恶性肿瘤的辅助药物。口服，每次5～15粒（每粒

0.2g)，每日 3 次。

(4)贞芪扶正扶正颗粒：成分为女贞子、黄芪。可益气养阴、扶正培本，能提高人体免疫功能，保护骨髓和肾上腺皮质功能。治疗恶性肿瘤患者因放疗、化疗后或者其他各种原因引起的正气虚弱、气阴不足、白细胞下降、免疫功能低下等。口服每次 1 包冲服，每天 2 次。

(二)外治法

1.外敷法

生天南星加冰片少许研末，醋调外敷患处。鸡蛋黄油膏(鸡蛋黄放入铜铫内，文火煎熬，色黑如油，制甘石和冰片研末，共同和匀)涂擦患处。犀黄散(全国高等院校试用教材《中医眼科学》经验方)组成：硼砂 30g，冰片 5g，麝香 0.9g，牛黄 1.2g。研极细末瓷瓶收藏。用时点于内眦泪湖部。

2.洗眼法

万金膏(《眼科纂要》)组成：荆芥、防风、黄连、文蛤等等量共研细末为丸弹子大，热水化开，趁热洗目。

3.熏眼法

使用外障眼药水(全国高等院校试用教材《中医眼科学》经验方)。组成：黄连 15g，风化硝 9g，硼砂 0.6g，西红花 1.5g，清水 3 斤。水煎 30 分钟，过滤后备用。

4.穴位注射法

取翳风、阳白、足三里穴位，用丹参注射液，每穴注入 0.5～1.0ml。

(三)针灸

治法：清热消肿，散瘀止痛。

处方：可选用足太阳膀胱经、手少阳三焦经、手阳明大肠经、足阳明经胃经、足厥阴肝经为主；睛明、合谷、太冲、太阳等。

辨证配穴：气血两虚者加足三里、血海、承泣。湿热蕴结者加曲池、内庭、丰隆。

随症配穴：伴头痛者，加丝竹空、头维、百会。伴眩晕者，加风池、神庭、百会。便秘者，加支沟、天枢、上巨虚。

操作：毫针刺，实者宜泻，虚者宜补。虚实夹杂者，补泻兼施。每日 1～2 次，每次留针 20～30 分钟，10 次为 1 疗程。

耳针法：眼、耳尖、屏间前、屏间后、肝等。方法：毫针刺，中等刺激强度，每日 1 次，每次留针 30 分钟，或用王不留行贴压。

(罗玲娟)

第二十节　鼻腔与鼻窦癌瘤

鼻腔与鼻窦癌是发生于鼻腔和鼻窦腔内的恶性肿瘤，临床上比较常见。在我国约占全身恶性肿瘤的占耳鼻喉恶性肿瘤的 25%～50%，在我国华北、东北等地则占当地耳鼻喉科恶性肿瘤的首位。发病年龄为 40～60 岁，男女发病约为(1.5～3.1)：1。鼻窦肿瘤发病率高于鼻腔肿瘤，大多原发于鼻窦内，尤其是上颌窦恶性肿瘤，筛窦恶性肿瘤次之，额窦较少见，蝶窦则罕见。临床上涉及两种鼻窦的肿瘤并不少见，有时很难确定原发于颌窦，故有上颌筛窦癌、筛额窦癌等的诊断。鼻腔与鼻窦肿瘤原因可能与免疫功能低下，长期接触木尘、镍及放射性物质，长期慢性炎症刺激等因素有关。病理组织学显示鼻腔与鼻窦癌中80%为鳞状细胞癌，源于鼻腔前部及上颌窦的多为高分化鳞癌，而位于后组筛窦及鼻腔后部的多为低分化鳞癌，腺癌约占10%～14%，包括囊性腺癌，且各种肉瘤亦占相当比例。良性新生物转为恶性的包括鼻息肉恶变、乳头状瘤癌变以及纤维瘤恶变为纤维肉瘤等。鼻腔与鼻窦恶性肿瘤预后较差，治疗后局部是否复发是决定预后的重要因素，晚期患者生存时间仅为12～14个月，即使是早期诊断，及时手术和放疗，5年生存率仅为20%～30%。

一、文献概述

本病属于中医的"鼻渊"、"脑漏"和"鼻菌"范畴。清·吴谦《医宗金鉴·卷六十五》曰："鼻窍中时流黄色浊涕……若久而不愈，鼻流淋漓腥秽血水，头眩晕而痛者，必系虫蚀脑也，即名控脑砂。"控脑砂，又名"鼻渊"、"脑漏"、"脑崩"。清·高秉钧《疡科心得集》曰："鼻渊者，鼻流浊涕不止，或黄或白，或带血如脓状。久而不愈，即名脑漏，乃风热烁脑，而液下渗。"以上描述与鼻腔及鼻窦癌的临床表现极为相似。在现代医著中，《中国医学百科全书·中医耳鼻咽喉口腔科学》首先提出"鼻菌"之名，并曰："鼻及鼻窦的恶性肿瘤，称鼻菌。"

二、病因病机

鼻腔与鼻窦癌病因主要有痰、热、瘀、毒、虚诸因素。

（一）痰浊凝结

饮食不洁，过食肥甘，或劳伤脾胃，脾胃失调，运化失常，痰浊内生，循经上犯，结滞于鼻，渐而凝结成菌。

（二）火毒聚结

若环境不洁，空气污浊，毒气熏肺伤鼻，或烟酒过度，火热内生，或情志不畅，胆经蕴热，上犯于鼻，火毒聚结，日久成癌。

（三）气血瘀阻

多因邪毒屡犯鼻窍，或鼻病迁延不愈，日久邪毒滞留，气血运行不畅，或因情志抑郁，气机不畅，妨碍气血运行，久而瘀血内生，积结于鼻，而变生菌肿。

（四）脏腑亏虚

脏腑虚弱，正气必衰，营卫失固，外邪乘虚而入。正如李中梓在《医宗必读·积聚篇》所曰："积之成者，正气不足而后邪气踞之。"清·余听鸿《外证医案汇编》亦曰："正气虚则成癌。"鼻腔与鼻窦癌后期，由于癌毒耗伤气血，或因应用放疗、化疗损伤气阴，多致气血或气阴两虚，甚或气血虚弱，肾之亏损，痰毒久蕴而波及全身，侵蚀鼻窍骨质，灼伤脉络，全身衰竭，见证于局部与全身。鼻为肺窍，"肺气通于鼻，肺和则鼻能知香臭矣"，"肺气虚则鼻塞不利"，"肺脏若风冷所乘，则鼻气不和，津液壅塞，而为鼻痈"。在病理上，鼻病还与脾、胆相关。脾经蕴热，胆腑热盛，均可循经上传，累及鼻窍，产生鼻部病变。又因肿瘤始生与七情内伤、气血凝滞有关，肝郁气结亦是其主要成因。

鼻腔与鼻窦肿瘤的病位在鼻腔和鼻窦，发病与肺、脾、肾关系密切，病机特点是本虚标实，本虚为脏腑亏虚或气血虚弱，标实为痰、热、瘀、毒互相聚结而致。

三、诊断与鉴别诊断

(一)诊断要点

1. 临床表现

(1)鼻塞:在鼻腔恶性肿瘤可能是早期症状,而在鼻窦恶性肿瘤则属晚期症状。原发于鼻腔下部的肿瘤,出现鼻塞较早,原发于鼻腔上部和鼻窦者,肿瘤生长至相当大小才发生鼻塞。早期鼻塞为单侧性、进行性加重,晚期肿瘤可将鼻中隔推压向对侧,甚至直接侵犯对侧,呈双侧鼻塞。

(2)血性分泌物或鼻衄:一侧鼻腔分泌物中经常带血,即涕血现象,应予警惕,可能是鼻腔或鼻窦恶性肿瘤较早期症状。有些恶性肿瘤生长迅速,充满鼻腔,肿瘤表面可有坏死和感染,除涕血外,还伴有显著的恶性肿瘤的特殊臭味。出现鼻衄的次数和出血量一般较少,但晚期恶性肿瘤也可出现大出血,严重者危及生命。

(3)局部疼痛及麻木感:面颊部、上唇或上列牙槽麻木感或蚁走感是上颌窦恶性肿瘤较早期症状。当肿瘤位于上颌窦底时,常出现牙痛,因之误行拔牙者也不少见。肿瘤侵犯眶内或颅底则出现剧烈眼痛及头痛。上颌窦后壁肿瘤侵入翼腭窝,可出现剧烈的蝶腭神经痛,并发生耳内及颞部难以忍受的针钻样头面疼痛。

(4)突眼及复视:鼻窦肿瘤侵入眶内,压迫眼球移位,使眼球外突,出现复视症状。如压迫鼻泪管,则出现流泪。

(5)张口困难:肿瘤侵犯翼腭窝、颞下窝或颞窝时,可使翼内、外肌或咬肌受累,下颌关节运动受限而出现张口困难,为上颌窦癌瘤晚期症状之一。

(6)恶病质:晚期恶性肿瘤出现重度贫血、极度消瘦及全身衰竭表现。可发生颈淋巴结和远处转移。颅内并发病及动脉侵蚀性大出血,常为致死原因。

2. 影像学诊断

X线鼻窦片常采用鼻颏位、鼻额位,有时可用顶颏位(轴位),可观察翼腭受累情况。片中表现与肿瘤部位、类型、扩展方向和病程早晚有关。肿瘤在窦腔混浊,呈扩张性扩大,骨壁破坏中断或消失。CT检查能根据不同的CT值来判断肿块的范围以及向软组织浸润的病变,CT水平扫描可清晰地显示眶内壁受损状况,冠状CT扫描对了解肿瘤与眼眶和鼻窦结构的关系有一定作用。MRI在分析其信号强度时,对肿瘤性质及侵犯范围很有帮助但骨质不显影。所以在影像学诊断上,CT检查价值更大,CT可以清晰地显示多组鼻窦及眼眶骨的边缘改变,能指示病变部位,揭示病变性质。因超声不能透过骨组织,其检查价值有限。

3. 细胞学、病理学诊断

鼻窦穿刺冲洗,将冲洗液离心,沉渣作细胞学涂片,或穿刺抽吸取组织,涂片,查找癌细胞,可作为早期确诊的方法。鼻腔、鼻窦肿瘤的最后确诊,有赖于病理学检查。鼻腔肿瘤易直接取活检,早期上颌窦肿瘤不易取材活检,现可用上颌窦镜直接观察窦内病变,并可用组织钳直接伸入切取组织检查。上颌棄探查术是最直接的诊断方法,特别在疑为恶性黑色素瘤时更为常用。因活检有促使肿痛扩散的危险,而探查术中可作冰冻快速病理切片,确诊后可及时行上颌骨切除术治疗。

4. 其他检查

鼻窦内窥镜检查是早期发现鼻窦肿瘤的先进检查手段,通过内窥镜,能直接地观察到鼻窦内黏膜病变，如糜烂、溃疡、坏死、出血及黏膜表面是否光滑，有无菜花状新生物。

（二）鉴别诊断

鼻腔与鼻窦肿瘤需与鼻部囊肿、三叉神经痛、出血性息肉等相鉴别。

1. 鼻部囊肿

巨型筛窦一上颌窦黏液囊肿可出现与鼻窦肿瘤相似的临床表现，如面颊或内眦部膨隆，眼球外突移位，X线片或CT扫描可见骨破坏，故又称之"假性肿瘤"，但此种骨破坏属骨改建型，骨壁压迫型吸收变薄，边缘光滑，而无浸润性破坏。

2. 三叉神经痛

三叉神经痛常为阵发性面部烧灼，闪电样剧痛，疼痛部位与三叉神经分布区一致，可伴有面肌抽搐、流泪等，持续时间约数秒钟，面部有激发疼痛扳机点，神经系统检查有阳性体征，而鼻部检查呈阴性。

3. 出血性息肉

患者多有慢性鼻窦炎或鼻部外伤史，鼻塞，脓涕，有时带有血液，病程较长，全身一般情况尚好，鼻部可见淡红色肿物，表面光滑，触诊不易出血。由于肿物呈膨胀性生长，压迫骨壁，产生骨质压迫吸收，导致骨质缺损，最后可进行病理确诊。

四、辨证论治

（一）辨证要点

1. 辨虚实

鼻腔与鼻窦癌病机特点是本虚标实，本虚为脏腑亏虚或气血虚弱，标实为痰、热、瘀、毒互相聚结而致。鼻腔与鼻窦癌辨证主要根据其涕血、癌肿颜色及溃疡情况等进行辨别。一般而言，癌肿质硬暗红，出血暗红，胀痛或刺痛者，多属气血瘀阻；癌肿色红，易溃烂生腐，出血鲜红，或局部红肿疼痛明显者，多属火毒结聚；癌肿色白或灰白，肿而少痛，涕液色白少血者，多属痰浊凝结；癌肿溃烂，久而不敛，体弱乏力，或口鼻干燥者，多属气阴两虚。气血瘀阻、火毒结聚、痰浊凝结为实证，气阴两虚为虚证。

2. 辨舌脉

舌质暗红，或舌下青筋紫暗，或舌质瘀斑、瘀点，脉细涩，为瘀血。舌红苔黄腻，脉数为火热毒聚。舌体胖大，苔白腻，脉滑为痰浊内盛。舌淡苔白，脉弱为正虚气血不足。

（二）临床分型

1. 气血瘀阻

主症：癌肿隆起，或呈结节状，质硬，暗红，易出血，血色暗红，头痛或局部刺痛、胀痛，颜面麻木，鼻塞嗅减，涕中带血暗红，目珠胀痛，舌质暗红，或舌下青筋紫暗，或舌有瘀斑，脉细涩。

证候分析：气血瘀阻，血瘀鼻部，滋生癌肿，故见癌肿处隆起，或呈结节状，质硬暗红；瘀血内阻，血不循经，故易出血，血色暗红，或涕中带血暗红；气滞血瘀，经脉不畅，不通则痛，故见头痛或局部刺痛、胀痛，颜面麻木；气血瘀阻，癌肿阻滞，清窍不利，故见鼻塞嗅减；舌质暗红，或舌下青筋紫暗，或舌有瘀斑、瘀点，脉细涩均属气血瘀阻之征。

治法：活血化瘀，软坚散结。

方药：通窍活血汤（《医林改错》）加减。

赤芍12g，川芎12g，桃仁15g，红花10g，泽兰12g，牛膝10g，柴胡12g，桔梗12g，全蝎6g，海藻 15g，牡蛎 15g。

方中赤芍、川芎行气活血为君药；桃仁、红花、泽兰活血化瘀，牛膝祛瘀血，通血脉，引瘀血下行，柴胡疏肝解郁，升达清阳，海藻、全蝎、牡蛎软坚散结，共为臣药；桔梗为引经药，开宣肺气，载药上行。诸药合用，使瘀血消散，气行脉通，癌毒疏解，而癌肿得消。

2. 火毒聚结

主症：癌肿色红，表面溃烂生腐，腐物较多，味臭，易出血，或屡发鼻出血，血色鲜红量多，或鼻流黄稠脓涕带血，量多味臭，或癌肿处隆起，红肿疼痛，头痛剧烈，口苦，烦躁，便干溲赤，舌红苔黄腻，脉数。

证候分析：肺经热盛，或胆经火热，循经上犯于鼻，留滞不去，结而成菌，肌膜腐败，故见癌肿色红，表面溃烂生腐，腐物较多，味臭；火热迫血妄行，故易出血，或屡发鼻衄，血色鲜红量多，或鼻流黄稠脓涕带血；火毒炽盛，壅遏气血，腐灼肌膜，故见癌肿隆起，红肿疼痛，头痛剧烈，口苦，烦躁，便干溲赤；舌红苔黄腻，脉数均属火毒炽盛之征。

治法：泻火解毒，消肿散结。

方药：当归龙荟丸(《丹溪心法》)加减。

芦荟 12g，龙胆草 10g，栀子 12g，黄连 10g，黄等 12g，黄柏 12g，大黄 10g，当归 12g，柴胡 12g，甘草 6g，乳香 12g，没药 12g，赤芍 10g，半枝莲 15g，龙葵 15g，白花蛇舌草 15g。方中芦荟、龙胆草清泻胆经火热为君药；佐以栀子、黄连、黄芩清泻肺经火热，黄柏、大黄泻热导下，当归、柴胡行气活血，乳香、没药、赤芍以活血止痛，半枝莲、白花蛇舌草、龙葵以清热化腐，共为臣药；甘草调和药性为使药。

3. 痰浊凝结

主症：鼻部癌肿色白、灰白或淡黄，质软或硬，表面凹凸不平，如菜花状，流涕白黏或黏稠，或颜面隆起，颈项恶核质硬，头重头痛，胸闷纳呆，舌体胖大，苔白腻，脉滑。

证候分析：痰浊上泛，结聚鼻部，凝结生菌，故见鼻部癌肿色白、灰白或淡黄，质软或硬，表面凹凸不平，如菜花状；痰浊流窜，结于颜面、颈项，则见颜面隆起，颈项恶核质硬；痰浊阻滞，蒙蔽清窍，则头重头痛。痰遏气机，脾运失常，则胸闷纳呆；舌体胖大，苔白腻，脉滑等亦属痰浊内盛之象。

治法：涤痰化浊，软坚散结。

方药：涤痰汤(《证治准绳》)加减。

制天南星 12g，枳实 10g，制半夏 12g，陈皮 12g，茯苓 15g，生姜 12g，甘草 6g，山慈菇 15g，浙贝母 15g，海浮石 15g，僵蚕 12g，鸡内金 10g，穿山甲 15g。

方中制南星、制半夏涂瘀化浊，散结消菌，共为君药；辅以陈皮、茯苓、枳实、生姜以助祛湿化痰之力为臣药；山慈菇、浙贝母、海浮石、僵蚕、鸡内金、穿山甲化痰散结消癌为佐药；甘草调和药性为使药。

4. 气血虚弱

主症：癌肿色白，或癌肿溃烂，日久不敛，少气乏力，口咽鼻干燥，头晕目眩，纳差，面黑体瘦，舌淡红苔，脉细弱。

证候分析：癌肿后期，邪毒久蕴，脏腑虚弱，气血俱损，癌肿色白，或癌肿溃烂，日久不敛，耗气伤血则少气乏力，口咽鼻干燥；气血耗伤，头目失濡，故见头晕目眩；癌毒或放疗、化疗、手术损伤脾肾，失于运化，气血精微化生不足，体失所养，故见纳差，面黑体瘦；舌淡苔白，脉弱为正虚气血不足之象。

治法：益气补血，散结消癌。

方药：八珍汤(《疋体类要》)加减。

人参 15g，白术 12g，茯苓 15g，甘草 6g，当归 12g，白苟 15g，川芎 12g，熟地 15g，半枝莲 15g，半夏 12g，山药 15g，山慈菇 15g，白花蛇舌草 15g。

方中人参、熟地相配，益气养血，共为君药；白术、茯苓、山药健脾渗湿，助人参益气健脾，当归、白芍养血和营，助熟地以补阴血，共为臣药；佐以川芎活血行气，半枝莲、白花蛇舌草、半夏、山慈菇以化痰抗癌，清泻余邪；甘草益气和中，调和诸药，为使药。

五、辨病治疗

(一)内服药

1. 常用中草药

(1)天葵子：甘、苦，寒。清热解毒，消肿散结，利尿通淋。《本草求原》："主内伤痰火，消瘰疬恶疮，浸酒佳。"治疗鼻腔与鼻窦癌瘤中属热毒郁结者。常用 3～10g 煎汤。

(2)石上柏：甘，平。清热解毒，活血消肿，止血。全草含生物碱、少量还原性物质、植物留醇和皂苷。《本草从新》："治瘰疬、鼠瘘、瘿瘤、癥坚、乳痈、乳岩。"治疗鼻腔癌中属热毒壅结、瘀血阻滞者。常用 15～30g 煎汤。

(3)卷柏：辛，平。凉血活血(生用)，宁血止血(炒炭)。《日华子本草》："生用破血，炙用止血。"治疗鼻腔与鼻窦肿瘤中属瘀血阻滞者。常用 15～30g 煎汤。

(4)全蜗：咸、辛，平。有毒。攻毒散结，息风止痉，通络止痛。《本草纲目》："治大人咳拒，耳聋。"临床上用于多种肿瘤，可治疗鼻窦及副鼻窦恶性肿瘤中属瘀毒内郁者。本品有毒，其毒性作用表现在使呼吸麻痹。常用 2～6g 煎汤。

(5)石斛：甘，微寒。养胃生津，滋阴除热。《神农本草经》："主伤中，除痹，下气，补五脏虚劳羸瘦，强阴，久服厚肠胃。"石斛体外试验有抑制肿瘤细胞活性的作用。此外，本品还有升高白细胞和血小板、助消化、升高血糖、降低血压、降低心率、抑制呼吸及解热镇痛的作用，大剂量可致惊厥。用于鼻腔与鼻窦肿瘤中属肺胃阴虚者。常用 12～15g 煎汤，或鲜品 15～30g。

2. 常用中成药

(1)六神丸(《中国医药大辞典》)：由牛黄、珍珠、蟾酥、雄黄、麝香、冰片等组成，以百草霜为衣。具有清热解毒，利咽消肿止痛的功效。主治外科痈疽疮疖、无名肿毒等。凡肿瘤患者属火毒蕴结者可使用。每服 2 粒，每日 3 次。

(2)西黄丸(《外科证治全生集》)：由人工牛黄、麝香、乳香、没药等组成。具有清热解毒，化瘀散结之功效。适用于鼻腔与鼻窦肿瘤、颈淋巴结肿大，热毒壅盛之患者。服量每次 3g，每日 2 次，温开水送服。

(3)贞芪扶正胶囊：主要由黄芪、女贞子组成。具有补益气血，滋养肝肾的功效。主治气血不足的虚损证。配合手术、放疗和化疗，促进正常功能的恢复。口服，每次 4 粒，每日 2 次。

(4)鼻咽灵片：主要由山豆根、麦冬、半枝莲、玄参、石上柏、党参、白花蛇舌草组成，具有清热解毒，消肿散结，益气养阴的功效。用于放化疗的辅助治疗。每次 5 片，每日 3 次。

(二)外治法

鼻内或口内吹入中药粉瓜蒂散用瓜蒂、赤小豆、丁香各 50g 研粉，可喷撒鼻腔内。适用于鼻衄、鼻内溃烂的患者；麝香散用麝香 15g，冰片 30g，黄连 20g 研粉，鼻内喷撒，适用于肿块溃烂等；三黄粉用大黄、黄柏、黄芩、苦参各 20g 研粉，吹入鼻腔溃烂坏死部。

（三）针灸

1. 体针法

主穴取风池、下关、上星、大迎。配穴取臂臑、手三里、合谷。用泻法，每次选主穴、配穴各 1～2 穴，每天针刺 1 次，或于头痛、局部疼痛时针刺。

2. 穴位注射

可用核葵注射液、当归注射液、柴胡注射液、川芎注射液、蟾蜍注射液等。作上述穴位注射，每穴 0.5ml，每次 1～2 穴，每天或隔天 1 次，10 次为 1 疗程，有消肿散结止痛的作用，如属痰浊内停，结聚鼻窍型，选用核葵注射液；气滞血瘀，结聚鼻窍型，取当归注射液、柴胡注射液或川芎注射液；胆经热盛，火毒内攻型可用蟾蜍注射液。

（罗玲娟）

第二十一节　舌癌

舌癌为原发于舌体的恶性肿瘤，早期症状不明显，初发局部可无疼痛，表现为微隆起或无溃烂之硬结。约半数以上发生于舌中 1/3 的边缘部，其余依次为舌根、舌背、舌底及舌尖部。国内发病率为 0.4～0.6/10 万，占全身恶性肿瘤的 0.94%，占头颈部恶性肿瘤的 5.0%～7.8%，占口腔癌的 32.3%～50.6%。在口腔癌中居第 1 位。本病发生年龄以 40～60 岁居多，30 岁以下甚少，男性发病率高于女性。最新资料表明，女性舌癌患者有明显上升的趋势，男女之比为(1.2～1.8)∶1。舌癌的病因未明，但与化学致癌物如尼古丁及酒精(可作为致癌物的溶剂，促进致癌物进入舌黏膜)，物理致癌因素如不合适的牙托、龋齿等摩擦舌缘引起溃疡，口腔卫生不良，长期的慢性炎症刺激，生物致癌因素如人类乳头状瘤病毒的一些类型有关。此外，遗传、机体易感性、营养代谢障碍、放射线等亦与舌癌的发生有关。舌癌大体类型有外生型；溃疡型、结节浸润型。病理类型大多为分化好的鳞状细胞癌，约占 95.5%，其余为腺癌等。由于舌的血供及淋巴丰富。活动度大，故舌癌转移率较高。舌癌早期即可侵犯肌层，舌侧缘癌向后浸润舌腭弓，舌腹癌则多向口底扩展并侵及下颌骨，舌尖癌多为局部生长。晚期舌癌可超越中线，甚至累及全舌。舌癌一般较早发生颈淋巴结转移，转移率达 60%～80%。转移部位以颈深上二腹肌下淋巴结最多见，其次为颌下淋巴结、颈深中淋巴结、颏下淋巴结及颈深下淋巴结，有时可见胸锁乳突肌与肩胛舌骨肌交界处淋巴结肿大，又称为舌痛的前哨淋巴结，同时舌癌也可见锁骨上淋巴结及对侧颈淋巴结的转移。舌癌的血行转移，约占 5%，以肺和肝多见。预后主要取决于病期的早晚，Ⅰ～Ⅱ期的 5 年生存率超过 80%，Ⅲ期约 40%左右，Ⅳ期更差。晚期舌鳞癌经综合治疗的 5 年生存率为 50%～70%。

一、文献概述

本病属于中医“舌府”、“舌菌”、“舌蕈”等范畴。清，吴谦《医宗金鉴》谓：“舌疳，其证最恶，初为豆，次如菌，头大蒂小又名舌菌。疼痛红烂无皮，朝轻暮重……若失于调治，以致掀肿，突如泛莲，或有状如鸡冠，舌本短缩，不能伸舒，妨碍饮食，言语时津臭涎。再因怒气上冲，忽然崩裂，血出不止，久久延及项颌，肿如结核，坚硬肿痛，皮色如常……甚者透舌穿腮，汤水漏出……因舌不能转动，迭送饮食，故每食不能充足，致胃中空虚，而症情增重，日渐衰败，百不一生。”《图注喉科指掌》谓：“舌疳之证恶非常，心脾火毒积中央，初如豆大渐如菌，暮重朝轻饮食妨，怒则崩破透腮舌，串延项颌核滋昌，名为瘰疬风难治，百人患此百消亡。”清·张善吾《喉舌备要》谓：“舌蕈生舌上，出血不止即不救。”从中医文献的叙述可见，与现代医学舌癌的症状、病情发展、转移及后均极相似。说明古代医家对舌癌早已有比较深刻的认识。

二、病因病机

(一)心火上扰

中医认为舌为心之苗，心开窍于舌，舌本属心，心脉系于舌根，心火上扰为舌癌之病因。古籍《疡医大全》谓：“舌菌属心火，多因气郁而生。”《外科集腋》亦谓：“舌菌……乃心火气滞而成。”

(二)脾胃火毒

舌边属脾，脾脉络于舌旁，思虑伤脾则气郁，郁甚化火，通过经络影响于舌。或因吸烟、饮食不节，过食辛辣燥热之品，脾胃积热化火，循经上灼于舌，火毒瘀结，致生舌癌。

(三)肾阴亏虚

肾之津液出于舌下，肾阴不足，水不济火，乃至心火肝阳上升，导致舌癌的发生；或肾阴不足，阴虚火旺，虚火内炽，舌失其养而致舌癌。如《谦益斋外科医案》谓：“舌为心苗，肾阴不足，心火肝阳上升，发为舌菌。”《马培之外科医案》亦谓：“肾阴不足，心火肝阳上亢，发为舌癌……舌为心苗，肾脉贯肝鬲，缠喉咙，挟舌本，肾火上升，心火不降，未济之象也，恐酿成舌疳大患……”

本病病位在舌，与心、脾、肾关系密切，尤其是心脾。《医宗金鉴》谓：“此证由心脾毒火所致。”《图注喉科指掌》谓：“心脾毒火积中央。”其病多由于心脾之火，或七情郁结，郁久化火，火毒循心、脾、肾之经脉，上升结聚于舌体，.灼津为痰，阻塞经络，痰瘀互结而成本病。其病因病机应从“火”、“毒”、“瘀”、“虚”四个方面考虑。本病的基础病理以心火炽盛为本，痰瘀毒互结为标。

三、诊断与鉴别诊断

(一)诊断要点

1.临床表现

主要表现为舌部肿块、溃疡疼痛及舌体活动受限，早期即可发生淋巴结转移。

(1)早期：多表现为舌部小结节或小溃疡。症状常不明显，可为局部无痛性，微隆起或无破溃之硬结，舌癌直径多在1cm以下，常不为人们注意。初发呈局部组织增厚的斑块，黏膜或黏膜下小结节，局部糜烂、裂隙，逐渐形成硬结、肿块。肿块中心可出现边缘微隆起之溃疡、微痛或无自觉症状。其发生部位以舌中1/3侧缘为最多见；其次为舌根、舌腹、舌背，舌尖最少见。触诊对于舌癌诊断十分重要，体检时可行手指双合诊：舌前2/3部位的肿块硬结，局部有糜烂或溃疡者，可用手指作双合诊，以掌握肿块硬结之大小、外形、质地、疼痛及舌活动情况等，有可疑者作进一步检查，以免误诊。

(2)中期：肿瘤向深部和周围组织浸润扩展。可出现舌溃烂疼痛，甚至剧烈的疼痛以及口臭、流涎较多、舌运动障碍，甚至影响说话与吞咽。病灶累及口底或全舌时，则舌体处于完全固定状态，甚至出现张口困难。舌癌病灶除见溃疡外，还有菜花型及浸润型病灶。病灶溃破后局部继发感染，出现组织坏死、出血、发热等症状。

(3)晚期：癌细胞广泛浸润舌肌、周围组织，并出现淋巴结转移、远处脏器转移。舌癌有30%～40%在首诊时即有颈淋巴结转移，最常见的转移部位是二腹肌下的颈淋巴结，其次是肩胛骨肌上的颈淋巴结和颌下淋巴结，额下淋巴结较少见。患者就诊时已有区域淋巴结肿大，多为同侧颈淋巴结肿大，质地坚硬、表面不平、形态饱满，不论大小均应考虑转移的可能性，必要时进行淋巴结活检。晚期可有血行转移，以肺转移多见。

2. 影像学诊断

X线平片、断层摄影、CT、MRI对确定舌癌的侵犯范围较有诊断价值。

3. 细胞学、病理学诊断

脱落细胞学检查，证实为癌细胞，有助于本病的诊断；舌癌中95%以上为鳞状细胞癌，而唾液腺来源的腺癌则少见；而舌根中腺癌的比例可高达30%以上。舌肿物活检：对经过抗感染治疗仍未见效之舌部溃疡、糜烂之硬结，必须作局部肿物活检，送病理组织学检查以明确诊断。最常用的方法是钳取舌肿物进行活检，此活检损伤小，简单易行。黏膜完整的浸润型舌癌可采用细针吸取细胞学检查或手术切取肿物活检。

(二)鉴别诊断

临床上舌癌主要与结核性溃疡、舌乳头状瘤、淋巴管瘤和血管瘤等相鉴别。凡舌部有硬结、糜烂或溃疡，部位在舌中1/3之两侧缘，临床上在去除刺激因素及积极进行局部处理后仍不愈合，或虽有缩小，但仍有硬结持续存在2～3周以上者，应及时行活检，以便早期确诊，早期治疗。

1. 结核性溃疡

病变多发生在舌背，偶在舌边缘和舌尖。常与活动性肺结核伴发或有肺结核病史。表现为溃疡表浅，边缘不齐不硬，表面不平，常有灰黄污秽渗出液，自觉疼痛，有时多发。全胸片检查、抗结核诊断性治疗有助于鉴别诊断，必要时可作组织活检。

2. 口腔单纯性溃疡

多见于老年人，常由坏牙或不合适假牙损伤引起。好发于舌侧缘，溃疡的部位、外形与刺激物相对应，溃疡深，周围组织软，有炎性浸润，无实质性硬块。如拔去坏牙或停用不合适假牙，多可短期自愈。如一星期后未见好转者，需作组织病理检查以确诊。

3. 血管瘤

病期较长，多在婴幼儿期发现，好发于唇、颊、舌等部，多为海绵状血管瘤可单发或多发，大小不等，形状不一，可浅可深，表面黏膜光滑，多呈暗紫色，质软，有压缩性，根据病情可行手术切除或硬化剂注射或液氮冷冻等治疗。

4. 淋巴管瘤

常见于小儿、青少年，好发于舌、唇、颊等部位，舌部多发生在舌背，肿瘤多为弥漫性，为成片细小乳状肿物，有光泽，微突出舌面，表面不平，较舌色稍浅。因常与血管瘤并存，可见混以红色或紫红色小颗粒或小结。淋巴管瘤无压缩性，反复感染则瘤体变硬。需手术切除。

5. 舌乳头状瘤

常为慢性刺激引起，多为舌背或舌侧缘的舌乳头状突起，边界清楚，可有蒂。

四、辨证论治

(一)辨证要点

初期以实证为主,多属火毒瘀结、火毒炽盛之实证。病久可由实转虚。本病系心脾积热所致,热甚化火蕴毒,伤肌败络,溃烂如棉,失治误治,邪毒蔓延,久病可转化为阴虚火旺,气血两虚证。舌质红,苔黄,脉弦数或滑数者属实,舌质红缘少苔或舌质淡苔白,脉沉细无力者属虚。局部癌肿为标,全身气血亏虚为本,临证应分标本缓急以施治。

(二)临床分型

1.心火瘀结

主症:初期舌侧缘小硬结,或伴有糜烂、溃荡,流涎腥臭,疼痛不适,烦躁,失眠,口渴,便秘,溲赤,舌质红或红紫,苔薄黄,脉弦。

证候分析:心脾郁火循经上攻,结于舌部,火毒蕴络,故舌体肿物坚硬,疼痛不适;火毒炽盛,热盛肉腐,故有糜烂、溃疡;热毒熏灼,故流涎腥臭;心主神明,心火盛则扰乱神明,故烦躁,失眠;火易伤津,故口渴,便秘;心移热于小肠,故溲赤;舌质红或红紫、苔薄黄,脉弦数均为心火内炽、热毒瘀结之象。

治法清心泻火,化瘀解毒。

方药:导赤散(《小儿药证直诀》)加减。

生地15g,木通12g,竹叶10g,生甘草6g,乳香10g,没药10g,地榆15g,仙鹤草30g,三七粉(冲服)3g。

方中生地甘寒而润,人心肾经,凉血滋阴以制火,木通苦寒,人心与小肠经,上清心经之火,下导小肠之热,两药相配,滋阴制火而不恋邪,利水通淋而不伤阴,共为君;竹叶甘淡,清心除烦,淡渗利窍,导心火下行,为臣药;佐以乳香、没药,活血消瘀止痛,地榆凉血止血,三七化瘀止血,仙鹤草收敛止血、解毒消肿;生甘草梢清热解毒,并能调和诸药,还可防木通、生地之寒凉伤胃,为方中使。诸药合用,共奏清心泻火,化瘀解毒之功。

颈部硬结者,加夏枯草、山慈菇、贝母、海藻等软坚散结;出血多者,可酌加藕节、血余炭、小蓟等以凉血止血。

2.脾胃热毒

主症:舌癌硬结增大,边缘不整,舌体活动障碍,咀嚼、吞咽或语言困难,糜烂、溃疡出血,口臭难闻,便秘,尿赤,烦躁或发热,颈部、颌下可触及较多淋巴结,舌质红紫,舌苔黄或黄糖,脉弦滑数。

证候分析:脾胃火盛,热毒疡结,循经阻络,故舌癌硬结增大,舌体活动障碍,咀嚼、吞咽、语言困难;火毒炽盛,血败肉腐,故糜烂溃疡,口臭难闻;火毒炽盛,心神被扰,烦躁或发热;火热伤津则便秘,火热下移则尿黄;火毒振阻于颈、颌,故可触及较多淋巴结;舌质红紫,舌苔黄或黄糖,脉弦滑数均为火毒炽盛之象。

治法:清胃泻火,解毒散结。

方药:黄连解毒汤(《外台秘要》)加减。

黄连10g,黄芩12g,黄柏12g,栀子12g,半枝莲15g,蚤休15g,山豆根12g,白花蛇舌草15g,玄参12g,夏枯草12g,浙贝母10g,生地15g,丹皮12g,赤芍12g,射干12g,桔梗12g。

方中黄连、黄芩、黄柏、栀子清热泻火解毒为君;半枝莲、白花蛇舌草、蚤休、山豆根、玄参、夏枯草、浙贝母清热散结为臣；佐以生地、丹皮、赤芍、射干凉血消肿、清利咽喉舌系；桔梗为使，引药到病所。诸药合用，共奏清热泻火，解毒散结之功。

大便干结者，加生大黄、川朴；夜寐不安者，加知母、夜交藤、茯神。

3.肾虚蕴毒

主症：舌体肿大满口或溃疡明显，触之易出血，舌短不能伸缩，开口、饮食困难，口秽恶臭，甚则透舌穿腮，汤水漏出，颈及颌下淋巴结肿大，质地坚硬，活动度差，触痛明显，伴午后潮热，腰膝酸软，头晕耳鸣，舌质红绛少苔，脉细而数。

证候分析：热毒久蕴，热盛肉腐，故舌体溃烂，口秽恶臭，甚则穿舌透腮，汤水漏出；毒邪内蕴，舌络阻塞，致舌短不能伸缩，开口、饮食困难；肾阴不足，阴虚火旺，虚火内炽，致午后潮热，腰膝酸软，头晕耳鸣，舌质红绛少苔，脉细而数；毒邪壅滞，颈及颌下经络瘀阻，淋巴结肿大，质地坚硬；舌质淡，苔薄白，脉细，则为气血不足之象。

治法：滋阴降火，解毒散结。

方药：知柏地黄丸(《医宗金鉴》)加减。

熟地 15g，山茱萸 12g，山药 12g，泽泻 12g，丹皮 10g，茯苓 15g，黄柏 12g，知母 12g。

知柏地黄丸滋阴降火。方中六味地黄丸滋补肾阴，其中熟地滋阴补肾，填精益髓是为君药；山茱萸滋肾益肝，山药滋肾补脾共为臣药；泽泻利湿降浊，丹皮清挥相火，茯茶淡渗脾湿，并助山药健脾，均为佐药。加黄柏、知母以增强滋肾阴、清相火作用。

若出血较甚者，加白及、地榆；颈及颌下肿痛甚者，加夏枯草、海藻；阴虚火旺者，加天门冬、石斛或加用知柏地黄丸；若无法吞咽，则改用药物外敷。

五、辨病治疗

(一)内服药

1.常用中草药

(1)土贝母：苦，平、微寒。清热解毒，消肿散结。《本草纲目拾遗》："治乳岩"，"治疬串"。《陕西中草药》："清热解毒消肿。"《百草镜》："散痈毒，化脓行滞，解广疮结毒，除风湿，利痰，敷恶疮敛疮口。"适用于各种恶性肿瘤证属热毒蕴结者。常用量为 15g。

(2)射干：苦，寒，有毒。清热解毒，消痰利咽。《药性论》："治喉痹水浆不入，能通女人月闭，治疰气，消瘀血。"《本草经集注》："疗毒肿。"《日华子本草》："消痰，破癥结，胸膈满，腹胀，气喘，痃癖，开胃下食，消肿毒，镇肝明目。"《滇南本草》："治咽喉肿痛，咽闭喉风，乳蛾，痄腮红肿，牙根肿烂。疗咽喉热毒，攻散疮痈一切热毒等症。"适用于舌癌热毒蕴结者，常用量为 10g。

(3)青黛：咸，寒。清热解毒，凉血消肿。本品为解毒凉血消斑之常用药。《药性论》："解小儿府热、消瘦，杀虫。"《本草蒙筌》："泻肝，止暴注，消膈上痰水，驱时疫头痛，敛伤寒赤斑，水调服之。"适用于血热证的各种恶性肿瘤患者。常用量为 10g。

(4)山豆根：苦，寒，有毒。清热解毒，清肺利咽，消肿止痛。本品为解毒利咽消肿之常用药。《开宝本草》："消疮肿毒，急黄发热咳嗽，杀小虫。"《外科集验方》："治喉风急证，牙关紧闭，水谷不下。"《仁斋直指方》："治咽喉上膈热毒患瘰疬者。"临床常用治鼻咽癌、喉癌、肺癌、食管癌、舌癌等癌瘤中属于热毒壅聚者。常用量为 10g。

2.常用中成药

(1)梅花点舌丹(北京同仁堂方)：含珍珠、麝香、朱砂、牛黄、蟾酥、冰片、熊胆、血竭、乳香、没药、葶苈子、硼砂、雄黄、沉香。具有清热解毒，消肿散结之功效。适用于肿物硬实，正未全虚之舌癌患者，服量每次1～2粒，每日1～2次，含化或用开水送服。

(2)六神丸(《中国医药大辞典》)：含牛黄、雄黄、珍珠、麝香、冰片、蟾酥。具有清热解毒，消炎止痛之功效。适用于舌癌溃烂、疼痛难忍之热盛火毒瘀结之患者。服量每次10～20粒，每日3次，或3～5粒研细敷于溃疡，有祛腐止痛的功效。

(3)西黄丸(《外科证治全生集》)：人工牛黄、麝香、乳香、没药等。具有清热解毒，化瘀散结之功效。适用于舌癌颈淋巴结肿大，热毒壅盛之患者。服量每次3g，每日2次，温开水送服。

(二)外治法

舌癌外治法是用药物涂敷于舌体表面，直接作用于病位。

1.珍珠冰硼散

具有清热解毒，消炎止痛之功效。适用于舌癌溃疡。用法：将药散吹撒于溃疡面。

2.双料喉风散

具有清热解毒，消炎止痛之功效。适用于舌癌表面糜烂，咽喉肿痛等。用法：将药散频频外敷于舌溃疡面及患处。

3.北庭丹(《丹溪秘传》)

含硇砂、人中白各1.5g，瓦上青苔、瓦松、溏鸡矢各3g，麝香、冰片各0.3g。具有散瘀消肿，清热解毒之功效。适用于舌癌初起。对重度白斑也有治疗作用。用法：以北庭丹少许点舌癌病变部位。(先用磁针刺破舌菌)

4.水澄膏(《医宗金鉴》)

含水飞朱砂、白及、白蔹、五倍子、郁金、雄黄、乳香。具有清热解毒，散结止痛之功效。适用于转移的淋巴结破溃或舌癌穿破腮颊者。用法：以上药味共研细末，米醋调后外敷患处。

5.金丹(《囊秘喉书》)

药用朴硝、蒲黄、僵蚕、牙皂、冰片共研末。适用于舌癌溃疡。用法：取少量双氧水洗病灶之溃疡面，后用生理盐水冲洗干净，再用金丹粉搽涂患处。

6.柳花散(《马培之外科医案》)

药用黄柏、青黛、肉桂、冰片共研细末。适用于舌癌溃疡。用法：同金丹。

7.绿云散(《珍本医籁丛书》)

药用黄柏、青黛等研为末。适用于舌癌溃疡。用法：同金丹。

(三)针灸

1.体针

取合谷、承浆、地仓、内庭、天突、翳风、内关、足三里、太冲、心俞、脾俞、颊车、下关等穴，每次取3～4穴，补泻兼施，每日针1次，每次留针20～30分钟。

2.耳穴

取心、脾、肾、内分泌、舌、肾上腺、面颊等，每次取2～4穴，每日1针每1次留针30分钟，行较强刺激。或每次埋针3～5天，隔2～3天后行第2次埋针，亦可用王不留行，胶布固定于穴位上，并反复按压。

(罗玲娟)

第二十二节 膀胱癌

膀胱癌是指原发于膀胱上皮细胞的恶性肿瘤，为泌尿系统中最常见的恶性肿瘤。膀胱癌的发病有明显的地域性，在发达国家或地区发病率较高。美国和西欧高，日本低，美国的白人高于黑人。男女比例为 3∶1。最新统计资料显示 2004 年美国新发病例 60240 例（男性 44640 例，女性 15600 例），位居男性肿瘤发病第 4 位，女性肿瘤发病率第 10 位；死亡 12710 例（男性 8780 例，女 3930 例）。在我国，男性膀胱癌位居全身肿瘤的第 8 位，其发病率远较西方国家低，2002 年报道男性膀胱癌年龄标准化发病率为 3.8/10 万。膀胱癌可以发生于任何年龄段，但以中老年人常见，男性平均年龄大约 69 岁，女性为 71 岁。膀胱癌死亡率在男性中占所有癌症死亡患者的 2.6%，女性为 1.4%。膀胱癌的病因目前尚未完全明了，但长期接触芳香族类物质、吸烟、膀胱结石、炎症等的慢性刺激被认为是重要的诱因，临床早期症状不明显，易被误诊，多以反复出现的无痛性肉眼血尿，或有尿路刺激症状就诊，晚期可见排尿困难及转移症状。按组织类型将膀胱癌分为上皮性和非上皮性。其中 90% 为来源于移行上皮细胞的肿瘤，包括乳头状瘤和移行上皮癌，以后者占绝大多数；非上皮性主要有未分化癌、鳞状细胞癌及腺癌等，较少见。膀胱癌以淋巴道转移和局部扩散为主，晚期出现血行播散，常转移到肝、骨、肺等器官。膀胱癌在非治疗情况下的自然生存期大致为 16～20 个月，经治疗者的生存期不等，长的可达几十年。老年人膀胱癌恶性程度呈上升趋势，可能因为老年人机体抵抗力下降所致。30 岁以下青少年一般膀胱癌趋于较低恶性，分化好，发展慢，预后也好。

一、文献概述

中医古代文献无膀胱癌的病名，根据膀胱癌常见的血尿以及尿液排出受阻等临床症状，可属于中医学“血尿”、“溺血”、“癃闭”的范畴。在古代医籍中对该病的病证、病因、病机以及治疗均有一定的论述，如《素问·标本病传论》说：“膀胱病，小便闭。”《素问·至真要大论》曰：“岁少阳在泉，火淫所胜，民病溺赤，甚则血便。”《金匮要略·五脏风寒积聚病》认为本病：“热在下焦者，则尿血，亦令淋秘不通。”《备急千金要方》说：“胞裹者，肾膀胱候也，贮津液并尿。若脏中热病者，胞涩，小便不通……为胞屈僻，津液不通。”“人有因时疾，瘥后得闭塞不通，遂致夭命。大不可轻之。”《三因极一病证方论》等医籍对无痛性血尿的诊断及鉴别诊断作了论述，如《三因极一病证方论·卷九·尿血证治》曰：“病者小便出血，多因肾气结所致，或因忧劳、房室过度。此乃得之虚寒，故养生云：不可专以血得热为淖溢为说，二者皆致血尿。与淋不同，以其不痛，故属尿血，痛则当在血淋门。”《丹溪心法·溺血》描述为：“大抵小便出血，则小肠气秘，气秘则小便难，痛者为淋，不痛者为尿血。”《医学入门·溺血》曰：“血从精窍中来，乃心移热于小肠……”《医学纲目·溺血》对于本病的病因以及治疗进行了论述：“小便出血，是心伏热在于小肠，宜镜面草自然汁，加生蜜一匙服之，以八正散加麦门冬，葱煎服；如小便涩痛，以海金沙细末调治之。”《慎斋遗书·血证》卷七：“尿血者，精不通行而成血，血不归精而人便。然其原在肾气衰而火旺，治当清肾。”《景岳全书·血证》：“凡治血证，须知其要，而血动之由，惟火惟气耳。故察火者但察其有火无火，察气者但察其气虚气实，知此四者而得其所以，则治血之法无余义矣。”《医学心悟·尿血》：“心主血，心气热，则遗热于膀胱，阴血妄行而溺出焉。又肝主疏泄，肝火盛，亦令尿血。清心，阿胶主之；平肝，加味逍遥散主之。若久病气血俱虚而见此症，八珍汤主之。凡治尿血，不可轻用止涩药，恐积瘀于阴茎，痛楚难当也。”《证治汇补》说：“有热结下焦，壅塞胞内，而气道涩滞者；有肺中伏热，不能生水，而气化不施者……有久病多汗，津液枯耗者；有肝经忿怒，气闭不通者；有脾虚气弱，通调失宜者。”上述对膀胱功能、病因病机、治疗及预后的描述与膀胱肿瘤的压迫症状、尿不通畅、无尿、血尿症状相似。

二、病因病机

膀胱癌根据古代医籍的论述，并结合现代的认识，其病因可归结为外感邪毒、饮食损伤、情志不调、脾肾两虚四个方面。其主要病机为脾肾亏虚，湿热瘀毒积聚于膀胱。

（一）外感邪毒

邪毒由表人里，或秽浊之邪侵及机体，阻遏气机，久则郁而化热，聚于膀胱，导致膀胱气化不利，邪毒灼伤血络；或因小肠邪热毒瘀，心经火热邪毒，下传膀胱，发为本病。

（二）饮食损伤

饮食不节，恣食肥甘厚味，损伤脾胃，或因先天禀赋不足，脾失健运，水湿不运，湿浊不得排出，日久化热，湿毒瘀热互结，下注于膀胱，或蕴结于膀胱而发病。

（三）情志不调

七情内伤，气机不畅，以致气滞血瘀，日久成为瘀毒，或因气郁化火，火郁毒聚结于膀胱，气化功能失调，而成瘤块。

（四）脾肾两虚

先天禀赋不足，或因久病，肾元亏虚，或后天脾胃失于濡养，导致脾肾亏虚，气化无权，水湿运化失常，湿毒不排，瘀积成毒，蕴结于膀胱发为本病。

膀胱癌病位在膀胱，与脾、肾、三焦气化功能密切相关。其病机属本虚标实，虚证多因肾气亏虚，不能摄血，或气血双亏，血无所统，则发尿血；实证多因气化不利，郁积成毒，湿毒化热下注膀胱。实证多为疾病的早期，在血尿的同时可以伴见尿急、尿痛等邪实的表现；虚证主要见于晚期，尿血多无疼痛，常因虚致实形成癃闭。

三、诊断与鉴别诊断

（一）诊断要点

1.临床表现

间歇性无痛性肉眼血尿或显微镜下血尿是膀胱癌的最常见症状，有时可伴有血块。出血量与血尿持续时间的长短，与肿瘤的恶性程度、肿瘤大小、范围和数目有一定关系。早期可能无任何临床症状，当肿瘤坏死、出血、感染或肿瘤发生在膀胱三角区时，可引起尿频、尿急、尿痛等膀胱刺激症状。当癌瘤在输尿管口附近浸润深肌层时，可引起梗阻，两侧输尿管下端梗阻可引起肾盂及输尿管扩张积水，甚或出现尿潴留、肾功能不全。晚期下腹部可出现触痛或肿块，或可触及淋巴结肿大以及全身衰竭等。膀胱癌常见的远处转移部位为肝、肺、骨等器官，出现相应的临床表现。当癌肿侵犯至膀胱周围组织或转移至盆腔淋巴结时，可见下腹部耻骨上区疼痛，大便排出困难等相应症状。

2.影像学诊断

（1）膀胱镜检查：在膀胱肿瘤诊断中占有极重要位置。可以直接观察癌肿的生长部位、大小、数目、形状、有无蒂、浸润范围，是否合并出血。对发现病灶或可疑者，应通过组织活检作出病理学确诊。

(2)B超检查:B超无论经腹壁或经尿道与膀胱镜检查相结合,都可能发现超过1cm的肿瘤,甚至0.5cm肿瘤,可以测量出肿瘤的大小、位置以及黏膜浸润的程度。

(3)CT检查:主要应用于有浸润的膀胱癌,膀胱壁厚变形,并可能发现肿大淋巴结,当膀胱上的肿瘤组织向腔内或壁外生长及出现转移时,CT成像可充分显示其形状、大小,准确率在80%左右。对憩室内癌和膀胱壁内癌诊断也有特殊意义。

(4)磁共振成像(MRI):可行矢状、冠状面成像,有助于诊断。膀胱穹隆部、底部易于和前列腺、尿道分辨。膀胱壁炎症、肥大、充血都可以从MRI检查中发现,并能诊断膀胱癌的浸润深度和转移淋巴结增大者。

(5)泌尿系造影:一般采用静脉尿路造影,以了解上尿路有无异常。因尿路上皮肿瘤容易多器官发病,尤其在膀胱癌浸润影响输尿管口或肿瘤位于膀胱颈、三角区时,可出现肾积水,甚至不显影。还可行如下检查

1)逆行性膀胱造影、注气造影、双对比等造影术,现已较少应用。

2)膀胱动脉造影,可清晰地看到膀胱瘤血管。

3)淋巴造影,目前应用常与淋巴结穿刺细胞学检查相结合,造影示最早转移部位为闭孔淋巴结。

3. 细胞学、病理学诊断

(1)尿液脱落细胞检查:是一种简便易行又无创伤性的检查方法,对膀胱癌的诊断有重要价值,可多次重复,通过尿沉淀细胞的流式细胞计数,可提高早期诊断率,膀胱癌患者约85%尿脱落细胞可呈阳性。

(2)膀胱镜下活检:是目前获取膀胱癌组织的有效手段,也是目前确诊膀胱癌的最可靠的方法。对于尿脱落细胞检查阳性或膀胱黏膜表现异常时,建议行选择性活检。

4. 生物标记物及免疫组织化学诊断

在许多恶性肿瘤中,其乳酸脱氢酶活性均增高,癌胚抗原在膀胱癌患者尿中可升高,在尿中高于正常50%以上才具有临床意义,膀胱癌阳性率为62%,与肿瘤大小、病理分级呈正相关;利用血卟啉衍生物(HPD)进行光敏诊断:HPD易积累于肿瘤区域,通过过滤光电可以发现该处,对发现肿瘤病灶和指导取活检有帮助。

四、鉴别诊断

膀胱癌主要与肾、输尿管肿瘤、膀胱结核、急性膀胱炎、膀胱结石等相鉴别。

(一)肾输尿管肿瘤

也为全程无痛性肉眼血尿,可单独发生或与膀胱癌同时发生,上尿路肿瘤引起的血尿可出现条形或蚯蚓状血块,明确诊断需要进行B超、CT、泌尿造影等检查。

(二)膀胱结核

有肾或肺结核病史,有低热、盗汗、消瘦等全身症状,伴有尿频、尿急、脓尿和终末血尿等典型膀胱炎症状,尿涂片抗酸染色或尿培养可发现结核杆菌,抗结核治疗有效。

(三)急性膀胱炎

以尿频、尿急、尿痛、尿道烧灼、脓尿及窘迫感为主要临床特点,其血尿症状多在膀胱刺激症状以后才出现,显微镜检尿内有大量白细胞,经抗菌治疗可愈。

(四)膀胱结石

常由排尿动作引起耻骨上区疼痛或排尿终末时疼痛,呈发作性绞痛,并向阴茎放射,尿流中断,血尿,阴茎勃起,腹部X线平片或膀胱造影、膀胱镜检可帮助确定诊断。

五、辨证论治

(一)辨证要点

膀胱癌以血尿为主要症状,临证时首先要判别其虚实,虚证当辨脾、肾亏虚之不同;实证当辨湿热、郁热、瘀毒之区别。其次应该辨别病情之轻重缓急,疾病发展至晚期,血尿伴有尿频、尿急、尿痛为急;血尿伴有消瘦、乏力、面色苍白以及排尿不畅,甚至癃闭不通为危急;单纯无痛性血尿为缓。

(二)临床分型

1.湿热下注

主症:血尿,尿频尿急或尿道灼热,腰背酸痛,下肢浮肿,或少腹胀痛,或可触及包块,腹满纳呆,或口干口苦,心烦口渴,夜寐不安,舌质红,舌苔黄腻,脉滑数或弦数。

证候分析:本证多为疾病初期,湿热之邪下注膀胱,或为小肠邪热移热于膀胱,热邪伤及血络,可见血尿;湿热阻于膀胱,气化失司,则小便不利,溲时涩痛,淋沥不畅;气机不利,则小腹胀满,可触及包块;邪热内蕴,故口燥咽干;苔黄脉数为湿热下注膀胱之象。

治法:清热利湿,凉血止血。

方药:八正散(《太平惠民和剂局方》)加味。

瞿麦15g,萹蓄15g,车前子10g,石韦15g,滑石20g,白木通10g,大黄6g,山栀9g,甘草梢6g,苦参15g,生地30g,蒲黄9g,小蓟15g。

方中以滑石、白木通为君药,滑石善能滑利窍道,清热渗湿,利水通淋,白木通上清心火,下利湿热,使湿热之邪从小便而去;萹蓄、瞿麦、车前子、石韦为臣;佐以山栀字清泄三焦,通利水道,以增强君药清热利水通淋之功;大黄荡涤邪热,并能使湿热从大便而去,苦参、生地、小蓟、蒲黄清热凉血止血增强抗癌之力,甘草调和诸药,共为佐使之用。

热盛心烦口渴者,加黄芩、天花粉以清热燥湿,生津止渴;尿血重者,加白茅根、槐花以清热解毒,凉血止血;尿中有血块者,加桃仁、川芎、三七以化瘀止血。

2.瘀毒蕴结

主症:血尿,尿中可见血块,或尿液气味秽臭带有腐肉,排尿不畅或尿闭不通,多伴有少腹坠胀疼痛,大便困难,胃纳差,或有发热,舌质暗有瘀点、瘀斑,脉沉细。

证候分析:邪毒入侵结于膀胱,气滞则血瘀,瘀久化热为毒,加之体内湿热之邪,郁积成毒,瘀毒蕴结于膀胱,毒热必灼伤血络,腐灼肌肉,迫血妄行,发为尿血,尿恶臭带腐肉;离经之血,结为瘀块,随尿排出,瘀毒夹离经之血块,阻塞尿路,故排尿困难或尿闭不通;瘀毒蕴结致气机升降失司,胃失和降,故纳差;大肠传导失司故大便困难;发热,舌质暗有瘀点、瘀斑,脉沉细为瘀毒蕴结之象。

治法清热解毒,散结通淋。

方药:龙蛇羊泉汤(《中医肿瘤学》)加减。

龙葵30g,蛇莓15g,白英30g,海金沙30g,土茯等30g,灯心草9g,苦参15g,白茅根15g,白花蛇舌草30g。

方中以龙葵、蛇赛为君药清热解毒散结；灯心草、土茯苓、白英、白花蛇舌草、苦参为臣药清热解毒，利湿通淋；海金沙、白茅根通淋止血为佐使。诸药共用以达清热解毒，散结止血之目的。

热重者，加大青叶、蒲公英加强清热解毒；尿浑浊者，加瞿麦、篇蓄以清热利湿通淋。

3. 脾肾亏虚

主症：血尿，血色淡红，呈间歇性、无痛性，排尿无力，下腹肿块坚硬不移动，淋巴结肿大，伴腰膝酸软，消瘦，头晕耳鸣，倦怠乏力，或伴恶心，纳呆食少，大便溏，或周身浮肿，畏寒肢冷，舌淡红，苔薄白，脉沉细无力。

证候分析：脾肾亏虚，湿热瘀毒郁结于膀胱发为肿块。肾为先天之本，中寓命门之火，肾阳不足，不能温养下焦，则腰膝酸软，排尿无力；脾虚运化失司，则恶心，纳呆，溏，倦怠乏力，统摄不利，血不归经，则尿血；水谷精微不得充养机体，则消瘦、头晕耳鸣；脾肾亏虚，不能温化水湿，可见畏寒肢冷，周身浮肿；舌质淡，舌苔薄白，脉沉细无力均为脾肾阳亏虚之象。

治法：健脾补肾，散结止血。

方药：肾气丸(《金匮要略》)加味。

干地黄 30g，山药 15g，山茱萸 15g，桂枝 10g，附子 10g，茯苓 15g，丹皮 12g，泽泻 12g，鳖甲 10g，僵蚕 10g，仙鹤草 15g，茜草 15g。

方中附子大辛大热，为温阳诸药之首，桂枝辛甘而温，乃温通阳气要药，二药相合，补肾阳之虚，助气化之复，共为君药；干地黄滋阴补肾，配伍山茱萸、山药补肝脾而益精血，共为臣药；再以泽泻、茯苓利水渗湿；丹皮擅人血分，合桂枝则可调血分之滞；佐以鳖甲、僵蚕软坚散结，仙鹤草、茜草止血活瘀。

若中气下陷而见小腹坠胀者，加柴胡、升麻以益气升阳，或予补中益气汤加减治之；若兼湿阻而见腹胀、呕恶、苔白腻，加半夏、砂仁、蔻仁、陈皮以化湿和胃；兼阳虚而见手足欠温，舌淡，脉沉弱，加干姜、肉桂以温中散寒；若气虚及阴，症见口干，少苔，加北沙参、生地、石斛、玉竹以养胃阴。

六、辨病治疗

(一)内服药

1. 常用中草药

(1)金钱草：苦、辛，凉。利水通淋，除湿退黄，解毒消肿。《本草纲目拾遗》："葛祖方，去风散毒煎汤洗一切疮疥神效。《采药志》云，发散头风风邪，治脑漏，白浊，热淋。"适用于膀胱癌尿热痛不畅的患者。每次 30～60g，鲜品加倍，煎汤服。

(2)瞿麦：苦，寒。利水通淋，活血通经。《神农本草经》："主关格诸癃结，小便不通。"《日华子本草》："催生，治月经不通，破血块，排脓。"治膀胱癌中褒血阻滞、水湿内停者。每次 10～30g，煎汤服。

(3)猪苓：甘、淡，平。利水渗湿，除痰散结。《本草纲目》："开腠理，治淋肿，脚气，白油，带下，妊娠子淋，胎肿，"小便不利。"《珍珠囊》："渗泄，止渴。又治淋肿。"治膀胱癌中水湿痰浊停聚者。每次 5～10g，煎汤服。

(4)白英：甘、苦，寒。清热解毒，祛风利湿。《本草拾遗》："主烦热，风疹，丹毒，疟瘴，寒热，小儿结热。"《本草纲目拾遗》："清湿热，治黄疸水肿……"治膀胱癌中热毒内盛、湿热蕴结者。每次 10～15g，煎汤服，或捣汁，浸酒服。

(5)黄柏：苦，寒。清热解毒，清热燥湿，清热泻火。《神农本草经》："主五脏胃中结热，黄疸，肠痔；止泄痢，女子漏下赤白，阴阳蚀疮。"《药性论》："治下血如鸡鸭肝片，及男子茎上疮。"治膀胱癌中火毒壅盛、湿热郁结者。每次 5～10g，煎汤服，或入丸散。

(6)大蓟：甘，凉。凉血止血，祛瘀止痛。《唐本草》："根疗痈肿。"《滇南本草》："消瘀血，生新血，止吐、鼻血。治小儿尿血，妇人红崩下血，消疮毒，散瘰疬结核。"治膀胱癌中血毒炽盛、水湿停聚者。每次 10～15g，鲜品可用 30～60g，煎汤服。

2. 常用中成药

(1)八正合剂(桐君阁药厂有限公司生产)：由木通、车前子(炒)、灯心草、萹蓄、瞿麦等组成。具有清热利湿，通淋散结的功效。主治湿热下注型膀胱癌，小便赤涩或癃闭不通。每次 15～20ml，每日 2～3 次。

(2)西黄丸(《外科证治全生集》)：由麝香、牛黄、乳香、没药组成。具有解毒散结，消肿止痛的功效。膀胱癌热毒炽盛者可选用。口服，每次 3g，每日 2 次。

(3)平消胶囊(西安正大制药有限公司生产)：由郁金、马钱子粉、仙鹤草、五灵脂、白矾、硝石、干漆、枳壳等组成。具有消肿散结，清热解毒的功效。对膀胱癌具有一定的缓解症状、缩小瘤体、抑制肿瘤生长、提高人体免疫力、延长患者生命的作用。口服，每次 4～8 片，每日 3 次。

(4)参一胶囊(吉林亚泰制药有限公司生产)：由人参皂苷 Rg3 组成。具有培元固本，补益气血的功效。与化疗配合用药，有助于改善膀胱癌肿瘤患者的气虚症状，提高机体的免疫力。饭前空腹口服，每次 2 粒，每日 2 次。

(5)复方斑蝥胶囊(贵州益佰制药股份有限公司)：由斑蝥、刺五加、半枝莲、黄芪、女贞子、山茱萸、人参、三棱、莪术、熊胆粉、甘草组成。具有破血消瘀，攻毒蚀疮的功效。膀胱癌各类证型皆可选用口服，每次 3 粒，每日 2 次。

(二)外治法

1. 祛腐生肌膏

熟石膏、黄柏、炉甘石、苍术、地榆、防风、延胡索、郁金、木瓜、白及、珍珠粉，以上药物共研细末，水调为膏。敷于局部，并内服扶正之剂。适用于膀胱癌术后形成窦道者。

2. 枯痔液局部注射

在膀胱镜下，应用枯痔液行瘤蒂及根部黏膜下注射。治疗方法是注射 6～10ml，两周后做膀胱镜检查。

(三)针灸

1. 针法

(1)主穴：肾俞、太溪、三阴交。配穴：复溜、血海。用毫针刺，用补法。

(2)针刺和穴位注射止痛，取穴三阴交、肾俞穴，以 0.5%～1%的普鲁卡因注射液 1ml，分别注入两侧肾俞穴各 0.5～1ml。每 2 天注射一次，连续 10～15 次。注射前须作普鲁卡因皮试。适用于膀胱癌腰腹疼痛者。

2. 灸法

(1)取穴：膀胱俞、阴陵泉、三焦俞、行间、太溪，按艾柱灸法常规施术，每日施 1～2 次，每次灸 3～5 壮或每穴每次灸治 5～10 分钟。

(2)取穴:命门、关元,按艾卷雀啄法操作施术。每天灸2次,每穴每次灸治5～10分钟,30次为1疗程。

(罗玲娟)

第二十三节 肿瘤的康复治疗

一、心理康复

心理因素对肿瘤的发生和疾病的过程有重要影响,因而在癌症患者的康复过程中,心理康复就具有主导的和关键的作用。

中医学认为,七情所伤是一切疾病的重要致病因素。七情的产生是以脏腑功能活动为基础的,脏腑功能失调可以引起异常的情志活动,而七情过激或长期的不正常情志活动也会损伤脏腑功能,并突出地引起气机紊乱。通过七情间的互相制约,恰当地进行情志调整则可使紊乱之气机复常。七情所伤可以“致病”,情志调整可以“治病”,在心理康复中有重要参考价值。

(一)高度重视心理因素对肿瘤的影响

从肿瘤的发病看,心理因素扮演着重要角色。现代许多研究表明,恶性肿瘤的发生与心理因素密切相关。如内向不稳定型的个性,长期的悲观、忧郁等消极心理,可能导致恶性肿瘤的发生。现代医学心理学家的许多调查研究也证实了心理因素与恶性肿瘤的密切关系。莱森等人指出,影响癌症发生的重大生活事件一般先于癌症起病前6～8个月,而忧郁、失望、悲哀可能是癌症的先兆。格林的研究发现,死亡和离别的悲伤、忧郁和焦虑多发生在癌症发病前的1年左右。动物实验也表明,将动物置于紧张环境中,肿瘤发展速度较正常环境下的动物快得多。从临床上看,癌症患者往往具有一定的性格缺陷,若长期处于精神压抑或精神应激状态,不仅削弱了免疫功能,而且会增加对致癌因素的敏感性。

中医历代文献也不乏有关论述。以噎膈(包括食管癌、贲门癌等)而言,《内经》指出:“隔塞闭绝,上下不通,则暴忧之病也”;巢元方亦有“此由忧恚所致,忧恚则气结,气结则(津液)不宣流,使噎”之说。以乳岩而言,《医学正传》说:“此疾多生于忧郁积忿中年妇人”;《冯氏锦囊秘录》说:“妇人有忧怒抑郁,朝夕积累,脾气消阻,肝气横逆,气血亏损,筋失荣养,郁滞与痰结成隐核……名日乳岩”;《外科证治全生集》亦指出,乳岩“是阴寒结痰,此因哀哭忧愁,患难惊恐所致”。以茧唇(包含唇癌)而言,《外科正宗》指出系“因过食煎炒炙煿,又兼思虑暴急,痰随火行,留注于唇”而患病。以失荣而言(包含恶性淋巴瘤等),《医宗金鉴》指出:“忧思、恚怒,气郁、血逆与火凝结而成。”可见历代医家均强调了情志因素在肿瘤发病中的重要性。重视情志对肿瘤的影响,应该说是心理康复的理论基础。

(二)心理调整要恰到好处

要使心理调整恰到好处,就要注意肿瘤患者的心理反应,并研究一些社会学。有学者指出癌症患者的心理反应大致有:

1.恐惧与焦虑

是最常见的一种情绪反应,可以在整个病程中反复出现,其产生原因是复杂的。首先是社会上普遍存在的“恐癌心理”的影响,其次是人的个性对焦虑和恐惧的耐受力的影响,再次是患者种种烦恼的干扰，这种不良的心理状态必然会加速癌症的发展。

2.怀疑和接受

是患者初期常见的心理反应之一。在患者完成这一心理转变的过程中，有些性格内向者易产生孤独、悲伤、忧郁等情绪。

3.孤独和抑郁

其产生与疾病的长期折磨和生活环境的改变有关，是一种消极情绪，有害于治疗和康复。

4.愤怒与仇视

一部分癌症患者具有个性外向的特点，有攻击性或病后孤独和失助感强烈可引发此种情绪，需耐心解释，善于使患者发泄自己的情感以逐步消除愤怒与仇视。

5.希望与乐观

这是一种积极的情绪。乐观积极的心理状态不仅会提高治疗效果，有时甚至会在被认为无可救药时奇迹般地战胜癌症。

6.信念与拼搏

这是癌症患者一种最佳的积极心理状态，具有这种心理状态会顽强地同病魔作斗争，完成心理上的升华。

分析了解癌症患者的心理状态，对康复治疗是有益的。因为即使进入康复期，患者在患病期间的心理状态也难于一时改变，应始终如一地对恐惧与焦虑者进行安慰，对怀疑者进行解释，对孤独与抑郁者进行疏导，对愤怒与仇视者进行劝解，促进其保持良好的心理状态，才能使心理调整恰到好处。

（三）心理康复要注意个性化

心理康复要因人而异，注意个性化及人格特征与行为方式。人的个性是在遗传、环境、学习等多因素相互作用下逐渐形成的，具有一定的不变性。所谓病态个性是指某种心理特征对外界刺激产生异乎寻常的、强烈而持久的反应，甚至危害自身健康。

近年来国内外有关“癌症易感个性”的研究认为，个性特征与癌症之间存在一定的关系。“癌症易感个性”有两个方面的特征：一是内向性格，二是气质不稳定性。这种个性的人不仅易患癌症，而且影响病情的发展与预后。对于这种个性的患者，在心理调整中更需要注意灵活性、多样性、科学性。

（四）要充分调动患者的积极性

1.癌症患者应树立强烈的癌症不等于死亡的观念，使自己从癌症的恐惧中解脱出来。事实上，近年来越来越多的癌症患者战胜了病魔，恢复了健康。WHO明确指出：在全部癌症中，应用现代医学知识和医疗技术，有1/3可以预防，1/3可以早期诊断而治愈，还有1/3可以减轻痛苦，延长生命。树立癌症可防可治的新观念，是癌症患者心理治疗的基础。

2.癌症患者更应该充分认识调整情志的重要性，在生活中择其乐而从之，迁其忧而弃之，真正做到“恬惔虚无”，使自己安静、朴素、虚怀若谷，无妄求、无杂念，心胸开阔、淡泊而乐观，这实际上也是一个思想修养问题。

3.患了癌症要学会“泰然处之”，使自已有良好的“应付能力”、积极的心理防卫能力和自尊能力。有研究指出，得了癌症以后，是相信自己一定能战胜癌症，保持积极乐观的态度，还是悲观失望，等待死亡，这两种不同的反应方式，对生存期有极大的影响。另外，不要担心别人会对自己另眼看待，也不要因某些治疗对外貌“形象”的影响而羞于见人，要有自尊能力，把健康以外的一切看得平淡如水，使自己不脱离“常人”状态。

4.癌症患者要培养自我调节情绪的能力，做情绪的主人，而不做情绪的俘虏，用理智的力量控制自己的情绪。一要注意“适度”，勿使情志活动过激，如“喜”是好的，可以使人“气和而志达”，但大喜则“神惮散而不收”；二要避免情志活动大起大落。

5.癌症患者应积极主动地参与治疗。由消极被动地接受治疗，到积极主动地参与治疗，是康复治疗中根本性的重要内容。应克服消极情绪，以坚强的意志克服治疗中出现的一些毒副反应带来的不适，在医生指导下坚持不懈地参加各种体能锻炼。有一种“想象疗法”，可以在医生指导下自我进行，这是一种自我暗示疗法，即患者把某一种观念暗示给自己，如想象自己如何战胜了癌症，已经战胜了癌症等，这样就可以使体内的免疫机能得到改善，使自己真正成为胜利者。

6.癌症患者也应积极主动地参与多种多样的社会活动，保持乐观的心态、稳定的情绪、良好的人际关系和社会交往，以利于心理康复和临床疗效的巩固。

要使患者做到上述几点，以充分调动其心理康复的积极性，就需要医生做大量艰苦的、细微的工作。要宣传教育，要疏导、引导，要科学合理地进行指导，也要理解体贴患者，这是个既具有科学性又具有艺术性的工作。所谓“医者，意也”，“医者，艺也”，医生的积极工作是充分调动患者积极性的保证。

（五）进行积极的心理预防、治疗和护理

这其实适用于癌症治疗的全过程。

1.心理预防

心理预防包括培养良好的个性，克服不良的行为方式；正确处理生活中的恶性刺激，学会心理的自我调节；建立良好的家庭关系和人际关系，避免外界环境对心理的恶性刺激等。

2.心理治疗

（1）心理治疗的形式和内容是十分丰富的，其最基本的是心理支持疗法，通过劝导、解释、鼓励、安慰、暗示等，促使患者增强承受精神压力的能力，这实际上是一种艺术。再有是行为疗法，英国心理学家艾森克提出一种新理论，即把种种心理病态和躯体症状均视为异常行为，人们通过学习自我调控异常行为的措施，可以建立新的健康行为以代替异常行为。这里既需要患者积极主动的配合，又需要采取恰当的行为治疗技术，并使患者自己掌握治疗方法，根据病情变化不断调整。

（2）进行积极治疗，还应注意“习惯性心理”这一基本的心理活动特性。所谓习惯性心理，是指人的心理活动并不都能迅速适应客观环境的变化，中间需要有一个过渡阶段。癌症患者得病之初有时固执己见，甚至认为自己未得癌症而不服从医嘱，这是由于习惯性心理造成的，因为他还没有从健康人的心理中转变过来，不能马上接受患癌这个事实；同样，一旦病愈，又总觉得“这儿也不舒服，那儿也不舒服”，在康复期间总显得要求过高，这也是“习惯性心理”造成的，因为他还没有从患病的心理活动中转变过来。注意“习惯性心理”，不仅有利于处理好医患关系，而且有利于恰当地进行心理康复治疗。

（3）心理康复疗法

①集体心理治疗：这是针对具有共同问题的特殊人群同时进行的心理治疗方法，包括集体训练、集体教育、成立各种问题小组等。美国一项研究表明，通过集体治疗而得到感情方面和社会支持的癌患者，继续生存时间要比接受单独治疗者长2倍。我国也有很多成功的例

子，如北京、上海等地，通过集体治疗，增强了抗癌信心，患者间互助、互勉，变消极被动的治疗为积极主动地参与治疗，提高了生活质量。

②暗示疗法：是一种古老而确有一定效果的常用心理治疗方法，可以直接进行，也可以与其他治疗综合进行。暗示疗法分为他暗示，即“通过他人实施的暗示”和自我暗示，即患者把某一种观念暗示给自己的暗示。国外实行的想象疗法，即属“自我暗示”。暗示疗法可使患者增强战胜疾病的信心、减轻精神压力，对癌症患者康复是有益的，但应在医生指导下进行，避免乱用。

③生物反馈疗法：是一种安全有效的疗法，可以主动有效地防止社会及心理压力给身心健康带来的影响，是一项值得研究和逐步推广的新的行为心理疗法。心理康复中，还可以根据情况适当给予一些药物，如解郁、安神等药物，但勿使过之，且应防止单纯依赖药物的倾向。

3. 心理护理

癌症患者康复治疗中，护理工作是十分重要的。其实，心理预防和治疗的各个方面都离不开护理的参与，癌症治疗后的连续护理更不容忽视。

（六）心理康复要有社会的参与

要树立关心、体贴、爱护癌症患者的社会公德，营造和谐美好的气氛，使患者乐在其中。医、患、亲、朋都进入角色，这里除医生之外，患者亲属的角色也十分重要。厌烦、丧失信心，甚至遗弃患者的属极少数，应该受到全社会的谴责，但过分“体贴”、悲哀、畏惧，生怕患者“出问题”的为数很多，有时也会影响患者的心理和行为，应尽量使患者处于“常人”状态，使他们保持“我的病已经治愈了”这样一种精神状态要比担心疾病复发好得多。

二、身体康复

（一）饮食调理

饮食调理不仅对营养支持和功能恢复有重要意义，而且对癌症的预防也有一定作用。WHO 曾提出通过合理的生活饮食习惯预防癌的五点建议，即避免动物脂肪、增加粗纤维、减少肉食、增加新鲜水果和蔬菜、避免肥胖。在饮食调理上，中医学有其特点，值得注意和研究。

1. 饮食对人的作用

是辩证的一方面，饮食得当是健康的重要因素，所谓“得谷者昌，失谷者亡”；另一方面，饮食不当又是重要的致病原因，所谓“阴之五宫，伤在五味”。饮食所伤，主要表现为饮食不洁、饮食不节、饮食偏嗜。饮食不洁可以致病是人们的共识，而对于后两者，人们往往在不知不觉中忽视了。不会科学地“吃”，几乎是常有的事。饮食不节、饥饱失调足以伤人，一方面，“谷不入半日则气衰，一日则气少矣”，而更应注意的是“饮食自倍，肠胃乃伤”。癌症患者出于增强体质的良好愿望，有时强迫自己多吃，试图“一口吃个胖子”，实际上是饮食不节，有弊而无益，应该引起重视。癌症患者出现饮食偏嗜，偏食某些食物，不注意多样化的情形也是常有的。中医学认为，酸、苦、甘、辛、咸五味可以养人，但偏嗜也可以伤人。通俗地讲，“杂吃”比“挑剔地吃”好得多。不少癌症患者经常问医生吃什么食物好，其实“多吃”与“少吃”都是有度的。从一定意义上讲，不要强迫自己多吃些什么或少吃些什么，而应该是五谷杂粮多样搭配，蔬菜水果注意摄取，素食荤食适度调整而注意素食的选择，使饮食“活泼多样”。

2. 要注意研究“食疗学”

很多食物具有药用作用，将食疗与上述第一点结合起来，就会“吃”得更科学。有些食药两用之品，在康复治疗中可适当参考食用。如山药，中医认为有健脾补肺、益精固肾之功，《神农本草经》称其“主伤中，补虚；补中益力，长肌肉，久服耳目聪明”；《日华子本草》称其“助五脏，强筋骨，长志安神”；近代中医学家张锡纯推崇其“能滋润血脉，固摄气化，宁嗽定喘，强志育神，性平可以长服、多服，宜用生煮，煮汁饮之”。薏苡仁，有健脾补肺之功，《名医别录》言其“令人能食”；《本草纲目》言其“健脾益胃，补肺清热”。芡实，有补脾祛湿、益肾固精之功效，《本草纲目》言其“补中除暴疾，益精气，强志，令人耳目聪明”；《本草经百种录》言其“得土之正味，乃脾肾之药也……凡脾肾之药，往往相反，而此则相成，故尤足贵也”。再有芦笋、芋头、香菇、无花果、莴苣、枇杷等，亦均可选择食之。

应用食物疗法，要注意“辨证择食”，即因病、因地、因人、因时、因治疗经过而异，避免无所适从；要注意食药两用之品的性味、功能，恰当选用，更要注意脾胃功能的调理，以助受纳运化。

3. 关于“忌口”问题

中医学有某些疾病忌食某些食物的说法，即所谓“忌口”，有一定的意义。由于中医有“高梁之变，足生大丁”的说法，因此有些资料提出癌症的忌口问题，甚至强调忌口。对此不宜机械化，亦不宜搞得太神秘，有些问题尚需进行深入的临床和实验研究。癌症患者在某些情况下，适当注意勿过食油腻肥厚炙煿烹炸之物是应该的，但亦不必绝对化，要根据自身的具体情况灵活对待，以不偏嗜为要，过分地盲目强调忌口，会使患者谨小慎微，甚至无所适从，不利于营养支持。

（二）起居调理和功能锻炼

癌症患者康复治疗中尤其应注意“起居有常，不妄作劳”，要慎起居，适气候，避邪气，合理地进行功能锻炼。一要注意“动”、“静”结合，“劳逸适度”。“动”要多样，包括体育锻炼、气功、太极拳、舞蹈等，“静”要“调神”；既要注意过劳则气耗，又要警惕过逸则气壅。二要注意循序渐进，不宜操之过急，要注意欲速则不达。三要注意持之以恒，特别值得一提的是，当身体出现某些不适或病情有反复迹象时，更不要灰心，坚持下去必有好处。四要注意活泼多样，比如把医疗体育与文艺娱乐、文化活动等结合起来，使患者“乐在其中”。五要注意好情志调整相结合，把“练身”和“练心”有机地结合起来。

（三）药物调理

身体康复中症状的康复，包括肿瘤治疗中难以避免的对身体的某些损伤的恢复，还主要依赖药物调理。

1. 原则

康复治疗的目的，主要在于防止并发症，减少身体和心理疼痛并帮助患者再适应社会；要根据患者具体情况“辨证论治”，其中康复治疗前及疾病过程中行之有效的利于康复的一些治疗措施还可延续应用，并应重视各肿瘤的共性，区别其个性，针对患者身体状况科学施治。

2. 西医治疗

对接受手术治疗的患者，重点在于控制并发症，并尽量改善和恢复器官功能，如肺癌术后增进肺功能，消化道肿瘤术后恢复消化道功能等；对放疗特别是大剂量放疗的患者应积极处理并发症（如放射性食管炎、肺炎、肠炎等）；长期化疗可导致患者一般状况下降，应仔细监测血常规情况和器官功能，并给予支持疗法保护重要器官。

3. 中医治疗

应用中医药进行肿瘤的康复治疗，是一个有乐观前景的领域。需要注意几个问题：

(1)充分发挥中医药对肿瘤手术、放疗、化疗不良反应及毒副作用治疗上的优势,整体调整促进康复。

(2)关于“补”的问题:肿瘤患者康复治疗中,常常涉及“补”的问题。这方面是因为不少患者确实不同程度地存在着“虚”,另一方面,不少补药有免疫调节作用,通过扶正可以抑癌,因此使补法的运用比较广泛。但要注意几点:①补法作为中医八法之一,针对的是“精气夺则虚”。癌症康复中,“虚”者诚然不少,而“虚证”不明显的也有,尤其随着疾病的不断康复,没有“虚证”者也不少,中药要通过药物之“偏”去纠正人体之“偏”,因而有“无虚而补,人参亦如鸩毒”之说。所以应注意,不能补法一贯制,否则也会出现滥补。这里有一个准确运用补法的问题。②虚则补之,但应注意何者之虚,虚在何处。虚证有气血阴阳之虚的不同,脏腑之虚各异,其中的调补不容混淆,不容错乱。这里有一个科学施补的问题。③中药有寒热温凉平药性之不同、升降浮沉之异,人体之虚有阳虚则寒、阴虚则热的不同,选择补药应针对患者的阴阳盛衰情况恰当用药,不明药性的滥补是无益的。再者,运用补药应注意“补”(补益)、“运”(运化)结合,防止“呆补”。这里有一个正确使用补药的问题。④虚则用补,但亦应注意,中医有“药补不如食补,食补不如神补”的说法,一味依赖药物去补,忽视综合调理,未必能达到理想效果。这里有二个综合施补的问题。⑤癌症康复治疗中,调补脾胃十分重要。脾胃为后天之本、气血生化之源,癌症治疗过程中常常有损伤脾胃的情况,因此康复治疗中脾胃调理的重要性就显得更为突出。调理脾胃宜选甘淡药物为主,“避壅补,远滋腻”,并应注意缓调,假以时日。这里有一个重点施补的问题。

癌症康复治疗中,准确地、正确地、综合地、重点地使用补药,是医患双方都应注意的问题。

(3)关于“解毒”抗癌问题:近些年来,中药的实验研究有了很大的发展,筛选出一些具有“解毒”、“抗癌”、“免疫调节”作用的中草药,成果喜人,作为中西医结合综合治疗的一个方面,应用于临床大大提高了治疗肿瘤的水平。但也应注意几点:其一,要根据药性,结合中医理论,对筛选出的中药进行选择,针对不同情况,使药物实验研究资料与中医理论相结合,达到更准确地用药;其二,不少情况下,药物的体外实验结果与体内实际运用效果存在着差距,这需要在坚持辨证论治的基础上合理组方,使运用更加巧妙;其三,要注意对中医某些理论的全面理解。比如“毒”的问题,中医文献论述颇多,仅从其“性”而言,就有热毒、寒毒、湿毒、疫毒等的不同,不能谈“毒”就“清”。临床常见到不顾患者体质,大量长期应用“清热解毒”类药物的情况,治疗效果不仅不理想,还有损伤脾胃、劫夺正气之弊。在康复治疗中注意上述几点,不仅可以提高疗效,而且可以防止出现不应有的不良后果。

(4)在肿瘤康复治疗中,还要注意勿“乱”用,勿“过”用,并应参考西医学中有关内容,有机地、科学地结合,以提高药物调理的准确性、科学性。

肿瘤康复治疗中可参考选用的经验方(在辨证论治基础上分析选用):

1)戊己方:主要药物有沙参、丹参、麦冬、生山药、鸡内金、浙贝母、郁金、茯苓、清半夏、生甘草、浮小麦,酌情加砂仁(脘腹痛者)、山慈菇、全蝎等,可用于食管癌、贲门癌、胃癌的康复治疗。

2)乳岩康:主要药物有柴胡、当归、白芍、天花粉、薏苡仁、茯苓、生甘草、僵蚕、浙贝母、生牡蛎,酌情加夏枯草、山慈菇、牛蒡子,可用于乳腺癌、卵巢癌的康复治疗。

3)百花煎:主要药物有百合、百部、天花粉、款冬花、生山药、鸡内金、浙贝母、知母、薏苡仁、茯苓、地龙、生甘草，酌情加夏枯草、山慈菇、茜草、三七等，可用于肺癌的康复治疗。

4)加味六味地黄汤：主要药物有生地黄、山茱萸、山药、茯苓、猪苓、地骨皮、泽泻、砂仁、黄柏、生甘草、僵蚕、牡丹皮，酌情加白花蛇舌草、紫草等，可用于肾癌、膀胱癌、白血病的康复治疗。

5)肠宁方：主要药物有柴胡、白芍、枳实、薏苡仁、扁豆、生山药、鸡内金、延胡索、生甘草、茯苓，酌情加三棱、莪术、败酱草等，可用于肠癌的康复治疗。

6)加味消瘰方：主要药物有玄参、浙贝母、生牡蛎、当归、赤芍、地龙、僵蚕、蒲公英、天花粉、桔梗、生甘草，酌情加桃仁、皂角刺、夏枯草、山慈菇等，可用于霍奇金病、非霍奇金淋巴瘤的康复治疗。

（罗玲娟）

第二十四节 癌性疼痛

1. 镇痛强度

按照 WHO 三阶梯治疗原则，必须根据药物的强度阶梯应用药物。选择镇痛药物的强度主要依据患者对自身疼痛强度的评分，以及机体的功能状况。一般情况下，轻度至中度疼痛可选择非甾体类镇痛药或(和)弱阿片类药物，中度至重度疼痛应选择非甾体类镇痛药和强阿片类药物。

(1)NSAIDs 类药物：NSAIDs 类药物是轻度疼痛的首选药物。此类药与阿片类药物联合应用在癌痛治疗中是较为合理的方法，因为两类药物的作用机制不同。研究表明联合用药作用的增强不单单是两种药物镇痛强度的总和，但在联合用药时一定要注意阿司匹林和 NSAIDs 类药物在增加剂量时，由于药物不良反应而出现严重的胃肠道病变和出血等并发症。

NSAIDs 在治疗由于骨转移所引起的疼痛十分有效。骨转移产生的疼痛一般是中度至重度疼痛需要 NSAIDs 和阿片类药物联合应用。当有一些软组织转移伴周围炎症时，NSAIDs 的镇痛效果也非常明显。对乙酰氨基酚是一种具有较强镇痛和解热，较弱抗炎作用的药物。它几乎对血小板和胃肠道无不利作用，在大剂量使用或有嗜酒者可出现肝脏毒性作用。

(2)阿片类药物：阿片类药物是癌痛患者疼痛治疗的主要镇痛药物，对躯体性或内脏性疼痛的治疗均有效，而对神经源性疼痛的治疗不满意或无效。尽管阿片类药物的镇痛作用无“天花板效应”，即“封顶效应”，对神经源性疼痛如加大阿片类药物的剂量，可产生明显的不良反应，而镇痛效果都不满意。临床医师在制订治疗方案时，会受到前任医师治疗用药的影响，如果从前的方案有问题，或采用非药理规范的治疗，经治医师应依患者的现状和科学的药理知识制定新的治疗方案。

阿片类药物用于癌性疼痛治疗，目前认为有以下特点：①阿片类药物对癌性疼痛仍然是最佳天然拮抗剂，能达到解除疼痛的剂量即为该药的合适剂量。②癌痛也是阿片类药物对呼吸抑制的天然拮抗剂，只要阿片类药物是镇痛所需剂量，则癌痛患者极少发生呼吸抑制。③癌痛患者在疼痛治疗过程中，不存在药物滥用的精神依赖问题，只要疼痛消失，患者不会产生非医疗目的的“追求”。

(3)常用阿片受体激动剂:吗啡制剂分为即释吗啡和控释吗啡。即释吗啡:是一种强效、短时(3～4h)的阿片受体激动剂,该药是重度癌性疼痛治疗药物之一,可用于疾病发展的任何时期,并用于临终关怀。如果需要,长期使用也是比较安全的。由于肝脏的首过效应,口服吗啡的剂量应是肠道外给药剂量的3倍。控释吗啡:属缓慢释放药物(8～12h)的剂型,既可以达到有效的镇痛效果,又可以减少每日的服药次数。目前硫酸吗啡控释片和盐酸吗啡控释片两种常效药物可以使患者有一较长时间的睡眠,而不会被疼痛或短时多次服药干扰。即释吗啡通常以"必要时"或按需的方式与控释吗啡联合使用,目的是于弥补缓释吗啡服药间期由于暴发性疼痛所致的镇痛不足。

1)氢化吗啡:该药为强效、短时(3～4 h)的阿片受体激动剂。同吗啡一样,适于口服,与肠道外给药,剂量比为5∶1。

2)美沙酮:为强效阿片受体激动剂,作用时间为4～6 h。作用时间较长与其较长的血浆半衰期(13～36 h)有关。如果药物剂量控制不妥,可以产生过度镇静。由于其血浆半衰期长,故单独应用美沙酮初期达到有效镇痛较为困难,快速剂量调整就更为困难。口服与肠道外给药剂量比为2∶1。

3)芬太尼:是一种强效、短时(1 h)的阿片受体激动剂。因为作用时间短,持续的疼痛则需要持续给药。除肠道外和椎管内给药外,经皮给药途径(透皮贴剂)是一种长效剂型。既往未使用过阿片类药物的患者不应使用超过25g/h芬太尼透皮贴剂。芬太尼用于小儿疼痛或麻醉前诱导。临床使用中常首先应用即释吗啡控制疼痛,而后转换为芬太尼透皮贴剂。

4)哌替啶:为强效、短时(2～3 h)阿片受体激动剂。临床不于慢性疼痛治疗,由于该药重复使用后,体内产生毒性代谢产物去甲哌替啶,其在血浆中的半衰期是药物本身的数倍,可产生中枢神经系统毒性作用。毒性代谢产物的积蓄更容易在肾功能不全或大剂量肠道外给药中出现。口服与肠道外为4∶1。

5)氢可酮:是一种中强效、短时(3～4 h)的阿片受体激动剂。此药的换算比例关系尚不确切,大约为1.0∶0.15。该药不适合于单独使用,常与NSAIDs药物联用。

6)可待因:为弱阿片受体激动剂,作用时间为3～4 h。该药剂量与吗啡的比率为1.0∶0.15。口服与肠道外给药剂量比为2∶1。

(4)辅助性镇痛药:是指其主要适应证不是疼痛,但可用于治疗某些疼痛的药物。辅助型镇痛药需与传统镇痛药(非甾体类消炎药和阿片类药物)同时服用。其主要适应证为:对常用剂量的传统镇痛药效果不佳或无效的疼痛,或为减少传统镇痛药剂量及其不良反应,同时治疗疼痛以外的症状。

1)抗抑郁药:三环类抗抑郁药可以减少单胺神经递质(去甲肾上腺素和5－羟色胺)在突触前膜的再摄取,增加这些递质在突触部位的浓度和作用时间,从而促进下传性抑制疼痛通路的作用。作用机制:改善心境,增强阿片类药物的镇痛效果,有直接镇痛作用。患者即便没有精神抑郁,也可以应用于缓解疼痛的治疗。由于这类药的特殊镇痛作用,临床应用于治疗神经源性疼痛。适应证:伴有精神心理障碍的治疗后神经痛、糖尿病性神经痛、关节炎、偏头痛、张力性头痛以及癌痛伴慢性神经性疼痛等连续性感觉异常的慢性疼痛性疾病。第一代的三环类药物如阿米替林和多虑平是临床常用的有效药物。一般为睡前服药,首剂量为10～25mg,根据病情逐渐加量,直至症状消失。通常有效剂量范围为50～150mg。

2)抗痉挛药:由于该药可以抑制神经放电,适用于神经源性疼痛。卡马西平是十分有效的代表性药物，首次剂量为100mg，需在睡前服用；根据疗效和临床反应，可逐渐将剂量加至100～400mg/次，3次/d。可以根据临床症状或血药浓度应用大黄胶素100mg/次，2～4次/d，替代卡马西平。

2. 给药途径

除非患者不能耐受或无效（如呕吐、肠梗阻、不能吸收等），口服给药是普遍采取的方法。因为它确实可以控制许多临床常见的疼痛状态。与肠道外给药比较，口服用药时由于肝脏首过效应的影响，其剂量较大；而其优点在于使用方便、费用较低、无创、促进患者参与疼痛的控制。对于不能口服药物、因药物不良反应不能继续口服者可采用肠道外给药方式（包括直肠、经皮及有创治疗）。

（1）口服给药：该方法为经济、方便有效的无创给药途径，是临床首选的给药方法。患者如不适合口服用药，可选用肛入和经皮给药的无创方法。

（2）肛入给药：一般是患者伴有严重恶心、呕吐症状或处于禁食状态等，中性粒细胞减少症和血小板减少症患者为相对禁忌证。腹泻或无法放入栓剂的患者则不适于应用此途径。

（3）经皮给药：是一种肠道外的无创用药方法。芬太尼透皮贴剂是唯一应用此途径的阿片类药物，其起效较慢（12～24 h达到有效血药浓度），维持时间长（72 h）。本剂型一般不适于急性疼痛的控制治疗；临床使用时可首选应用即释吗啡控制疼痛，而后转换为芬太尼透皮贴剂。在应用芬太尼透皮贴剂时，如出现暴发性疼痛，需使用及时镇痛剂型以弥补镇痛不足。

（4）经鼻黏膜吸收镇痛剂型：经鼻入路可以提供药物的快速吸收和发挥作用。目前只有一种阿片类受体激动一拮抗剂，布托啡诺适用于经鼻给药镇痛。最初用于急性头痛的治疗。临床不推荐使用该药物。

（5）皮下及静脉持续输注：有益于持续恶心、呕吐、吞咽困难、肠梗阻、吸收功能异常等不能口服镇痛药的患者；及需要快速阿片类药物滴定的病例。给药方式可以是间断重复给药或持续给药，静脉用药常可提供即时的镇痛作用，皮下镇痛方式则需15 min方可起效。静脉持续给药可保持稳定的血药浓度。使用持续输注泵是持续给药的较好方式，患者自控镇痛（PCA）方式在持续给药的同时可以根据患者的疼痛情况分次给药以弥补持续给药时镇痛效果的不足。

（6）椎管内和脑室内给药：最大优势在于很少的药物剂量可以达到最佳的治疗效果，最大限度地减少药物不良反应；该途径用药时，药物的作用时间较其他方法均延长，适合于需要长期维持治疗患者的应用。适应证：大剂量应用阿片类药物和辅助用药时，其他给药途径疗效不佳或产生不能耐受的药物不良反应（恶心、呕吐、过度镇静及其他神经系统并发症）；神经源性疼痛的治疗；区域性疼痛。脑室内给药是通过外科方式放在外侧脑室的特殊贮药器注入药物。给药方式可以是单次注射或持续输注。

3. 给药时间的设定

应用镇痛药物时，应根据每一种药物的药代动力学特点，“按时给药”，而不是“按需给药”或“必要时”，按时给药的用药剂量比按需给药明显减少。如遇有使用药物的需要时间缩短，或要求用药频繁，则表示患者所需的镇痛药剂量不足。应立即调整药物剂量，以有效地控制疼痛和防止疼痛的再复发。

4. 药物不良反应的预防和治疗

有效地预防和治疗不良反应的方法应在不良反应出现前就开始实施。预防和治疗药物不良反应与控制患者疼痛具有同等的重要意义。

(1)阿片类药物不良反应的预防和治疗

1)便秘:便秘是阿片类药物最常见的不良反应。最好的预防性治疗是在应用阿片类药物治疗时即采用。预防方法包括:维持适当的锻炼、摄入充足的液体、食用含纤维较多食物、饮用天然结肠刺激物(梅子汁)等;最有效的方法是使用番泻叶和大便软化剂。此类药物具有较明显的个体差异性,与服用阿片类药物的剂量无关。患者应遵医嘱,以确保维持有规律的、舒适的肠道运动。如达不到满意的临床效果,可每天 1 次或 2 次追加服用乳果糖或山梨醇 30mL。

在开始服用阿片类药物和增加剂量时评价患者胃肠道功能状态非常重要。患者已存在便秘,且超过 3 d 没有排便时,首先应行清洁灌肠以清理肠道。同时可服用一定剂量的乳果糖或山梨醇。

2)恶心:临床上恶心可伴有呕吐。阿片类药物应用几天后可产生对恶心的耐受。便秘没有得到很好控制时,恶心常伴有呕吐。对胃肠道功能状况进行评价后,应明确掌握在应用阿片类药物前即存在恶心或(和)呕吐的病理性原因,如便秘、肠梗阻、或其他药物和治疗所引起的,应根据病因进行治疗,直至临床症状得到满意的控制。在应用阿片类药物前,如估计有可能产生恶心或(和)呕吐时,必须在服用药物前和服用药物中有规律地使用镇吐药(如甲哌氯丙嗪、胃复安、劳拉西泮、氟哌啶、恩丹西酮、糖皮质激素等药物),以达到有效地控制恶心等不良反应。阿片类药物导致的恶心、呕吐,一般在 3～5 d 后症状可消失,即可停用镇吐药。不推荐等待患者出现恶心后再开始应用镇吐药。

3)镇静:镇静可以发生在治疗开始时,一般在用药几天后症状消失。出现镇静症状常是患者要求停药或减少药物剂量的原因之一。镇静同时也会对患者家属造成恐慌和不安,医生应告之家属该状态是一种暂时和可逆的药物不良反应。药物达到较好的镇痛效果时,只少数患者出现镇静现象或嗜睡。处理原则应在保证较好的镇痛效果的基础上逐渐减少药物剂量,或更换阿片类药物。如有镇静持续时间延长,需予以处理。有效的治疗是服用利他林或右旋安非他命等中枢神经系统兴奋剂,在剂量控制上可以循序渐进,根据需要逐渐加量,直至达到所需的临床状态。

4)呼吸抑制:是阿片类药物最严重的不良反应。疼痛是呼吸抑制的天然拮抗剂,因此,只要患者存在疼痛,呼吸抑制便不会发生。对初次使用阿片类药物、在短时间内频繁调整单次剂量为 0.4mg 静脉注射,必要时 2～3 min 可重复使用,直至症状恢复;维持剂量:5μg /(kg·h)静脉注射,可根据患者的反应进行调整。在应用纳洛酮,特别是剂量过大时可出现心动过速、心肌兴奋性增高、血压升高及癫痫发作等;同时可产生严重的阿片类药撤断反应,患者再次恢复原有的疼痛。

5)肌阵挛:该不良反应在应用大剂量阿片类药物时比较常见,患者可有轻度或中度的肌肉抽搐,多发生在睡眠时,偶可全天发作。轻度肌阵挛,对患者生活无特殊影响,不必处理。如肌阵挛影响患者睡眠或产生肌痛,可加用苯二氮䓬类药物或更换阿片类药物。

6)尿潴留:发生较少,且为暂时性的。临床表现为排尿困难或排尿不能。处理方法包括流水声刺激、会阴部温水冲浴、轻柔膀胱按摩等;上述方法无效,可行导尿术。

7)其他不良反应:意识混乱、嗜睡等。与过度镇静相同,多为暂时性。

处理原则同上。

(2)阿片类药物的耐受和依赖

1)耐受:耐受被定义为药物在长时间使用后,不能达到原来药物剂量所产生的药理学作用,只有增加药物剂量才能达到原有的药理学作用。阿片类药物镇痛作用的耐受一般发生的较慢,疼痛强度较稳定的癌症患者服用阿片类药物后很少发生耐受现象;有些患者在短时间内疼痛强度迅速增加,需要增加药物剂量才能维持镇痛,这并不是药物的耐受现象,而是疾病发展的结果。

2)生理依赖:生理依赖是指患者因治疗需要,应用了相当一段时间的阿片类药物后,如突然停药,或应用药物拮抗剂(如纳洛酮)后,可出现戒断反应。这一现象不同于"成瘾",或精神依赖。生理依赖是一种正常的生理反应,避免戒断反应出现的方法是逐渐减少阿片类药物的使用剂量,或服用弱阿片类药物替代强阿片类药物,而后逐渐减少至停用弱阿片类药物。

生理依赖与精神依赖的区别在于对阿片类药物需求的目的,肿瘤患者的目的在于解除疼痛。社会上落后于时代的某些法规及包括患者本人和家属的担心(如怕被认为"成瘾"、人格脆弱、形象改变等),对应用阿片类药物产生巨大心理压力,甚至强忍疼痛拒绝使用。"假性成瘾"是一种常见的医源性综合征,患者常由于镇痛不足而产生一定的精神、行为依赖现象。

此现象可因以下因素导致:①在持续性疼痛时采用"必要时(PRN)"给药方式;②给药间隔时间大于所给药物实际的药物作用时间;③应用不足以达到镇痛效果的弱镇痛药物。

综合征的治疗:①建立医患间的信任,树立可以有效控制疼痛的信心;②以按时给药模式,应用有效的镇痛药物控制疼痛;③可能的情况下首选口服给药;④经常对疼痛及镇痛效果进行评价。

(朱艳华)

第二十五节　癌症感染

由于恶性肿瘤所致的免疫功能低下,或某些肿瘤所具有的免疫缺损,如化疗及手术等使机体免疫能力进一步下降;某些肿瘤患者的生理屏障被破坏,如肿瘤表面糜烂、坏死,化疗所致黏膜炎、糜烂、溃疡;或各种与外界相通的插管等,均为细菌入侵提供了窗口,使感染危险进一步增加。化疗、放疗所致的骨髓抑制使作为机体重要防御功能的粒细胞减少,是导致感染的最重要因素。粒细胞减少程度与感染频率有关,一般粒细胞<500/μL,100%并发感染,常以菌血症为主。发热为主要临床表现,具体感染灶难检出。粒细胞下降程度、频度则与化疗剂量强化程度有关,随着化疗强化程度的增加,感染并发率也增加。

肿瘤患者并发感染性疾病,严重影响预后。早期预防,及时诊断和治疗,对于保证肿瘤患者的继续治疗,争取最高缓解率,保证患者生活质量,均有重要意义。

肿瘤患者在原、继发免疫功能低下及粒细胞减少基础上,易并发感染,可为内源性,即来自原存在的慢性感染灶或隐性感染灶,或来自原寄生于肠道内的细菌。感染亦可为外源性,如吸入性:通过各种窦道,皮肤创口进入体内导致感染。常见的易侵入部位有:①口腔黏膜,特别是颊黏膜炎症、糜烂及小溃疡。②食管。③肠道。④肛周感染。⑤各种引流管、静脉插管所形成的与外界相通的窦道。其他为泌尿生殖、空腔脏器肿瘤、鼻咽癌及支气管肺癌等,由于肿瘤表面糜烂、溃疡、坏死,或阻塞管腔至引流不畅均可增加感染机会。

对免疫功能缺损或下降和(或)粒细胞减少的肿瘤患者,任何微生物均可导致重症感染。

细菌常为主要的、首次感染病因,深部霉菌感染为继发性,其他如病毒及原虫感染等。

菌血症为肿瘤患者伴粒细胞减少的最常见的临床表现,致病菌在血流中存在的时间相应较短,不增生繁殖,不形成迁移感染灶。菌血症主要表现为:发热,体温超过38℃,寒战或低血压,菌血症者几乎都有粒细胞减少,至少小于5×10^{8}/L,严重者伴休克及并发症。革兰阴性细菌菌血症典型临床表现为起病急骤、寒战、高热、虚脱,有时伴恶心、呕吐,并于数小时内发生低血压或休克(约见于30%的患者),绝大多数以发热为临床唯一表现。一般粒细胞减少至小于5×10^{8}/L,伴发热超过38℃的肿瘤患者,为革兰阴性细菌菌血症高危人群。若粒细胞小于1×10^{8}/L,伴发热超过38℃几乎均为革兰阴性细菌菌血症。革兰阳性细菌菌血症临床起病多数略缓慢,且休克发生率低于革兰阴性细菌菌血症,但少数可见病情凶险,起病急骤,寒战高热,且迅速进展出现休克。

一、西医治疗

肿瘤患者并发感染性疾病,严重影响预后。早期预防、及时诊断和治疗,对于保证肿瘤患者的继续治疗,争取最高缓解率,提高患者生活质量,均有重要意义。

1. 降阶梯治疗原则

目前主张降阶梯治疗,是指开始即使用广谱抗菌药物以覆盖所有可能的致病菌,并使用足够的剂量,降低感染在早期迅速进展的可能,随后(48～72 h)根据微生物学检查结果调整抗菌药物的使用,使之更有针对性。2002年4月在美国宾夕法尼亚州费城召开的"降阶梯治疗"学术研讨会上,西班牙塔拉戈纳省琼23世大学医院的医学博士Jordi Rello认为,降阶梯疗法的关键是立刻处理可产生耐药性的感染,若治疗早期没有采用强力杀菌药物,将导致死亡率升高。选择药物应根据患者当时的临床表现以及当地的流行病学资料,首先考虑对耐甲氧西林金黄色葡萄球菌、假单胞菌属、不动杆菌属等敏感的药物。若治疗72 h无效,应考虑少见菌属、耐药菌感染或非感染性疾病。

2. 经验性抗生素使用原则

(1)单药治疗:头孢他啶、亚胺培南或美罗培南。

(2)两药联合治疗:广谱β内酰胺类+氨基糖苷类。因肿瘤患者的特殊性,应认真选择增加疗效并可减少毒性的抗生素,临床上也应顾及医院和病房的细菌病原及其对抗生素的敏感性。如氨基糖苷类和两性霉素B,因其可增强肾毒性,尽可能避免联合应用。万古霉素只在特殊情况下使用,但因只对万古霉素敏感的革兰氏阳性菌引起感染的发生率增加,使其在肿瘤病房经验性应用变得更为普遍。对有革兰氏阳性菌暴发性感染的高危患者应早期使用万古霉素,但如48 h后革兰氏阳性菌培养阴性,即可停止万古霉素的经验性应用。但早期使用万古霉素并不能改善死亡率和并发症,且有报道显示肿瘤患者过度使用万古霉素引起耐药的肠球菌感染。针对此种情况的处理,国外某些医学机构推荐使用美罗培南+妥布霉素+万古霉素。

3. 抗真菌治疗

肿瘤患者一旦合并真菌感染,临床死亡率极高。联用抗真菌治疗目前已被视为抗感染治疗的标准之一。

(1)预防治疗:指在真菌感染高危的患者中,预先应用抗真菌治疗。预防阶段比较合适的药物是伊曲康唑和氟康唑,而具体选择应根据院内真菌、药敏及耐药的情况而定。推荐治疗药物:伊曲康唑口服液、氟康唑口服或静脉注射剂。

(2)经验治疗:经验性治疗指在免疫缺陷、长期应用糖皮质激素治疗后出现不明原因的发热,广谱抗生素治疗7天无效者,或起初有效但3~7天后再出现发热,在积极寻找病因的同时,可经验性地应用抗真菌治疗。在经验性治疗中,伊曲康唑所拥有的理想的广谱抗菌活性和安全性使其成为更为合适的经验性治疗的首选药物。推荐治疗药物:一线用药,伊曲康唑、两性霉素B、氟康唑;二线用药,伏立康唑、卡泊芬净。

(3)临床诊断患者的治疗:两性霉素B是侵袭性真菌感染的标准治疗。对于曲霉菌感染,由于氟康唑对其不敏感,两性霉素B和伊曲康唑均为首选药物,两者可以单一应用,也可以联合应用;对于白色念珠菌导致的感染,上述三类药物均可考虑应用。也可以考虑应用伏立康唑、卡泊芬净。推荐治疗药物:应根据临床推断的致病菌种决定用药,可选择伊曲康唑、两性霉素B和氟康唑,也可考虑伏立康唑和卡泊芬净。

二、中医治疗

癌症合并感染在临床上主要表现为发热证。中医学发热一证有外感与内伤发热之别。外感发热由六淫及疫毒所致,入里化热,或温热之邪,由表及里;内伤发热多因脏腑功能失调,郁而化火,病机虽有不同,但发热为其共性。发热为主症,治疗须采用清热解毒、泻火凉血、清泻脏腑、滋阴退热之法,清除邪热,调和脏腑。

1.辨证论治

(1)热毒炽盛型

主症:高热恶寒,口苦咽干,烦渴欲饮,大便黄短,舌质红,苔黄干,脉数。

治法:清热解毒,生津止渴。

方药:白虎汤(《伤寒论》)合银翘散(《温病条辨》)加减。石膏30g,知母15g,金银花20g,蒲公英20g,连翘15g,牛蒡子12g,芦根30g,桔梗12g,水牛角30g,鱼腥草20g。

(2)阳明腑实证

主症:壮热,日晡热甚,脘腹胀痛,大便秘结或热结旁流,烦躁谵语,舌红苔焦躁起芒刺,脉沉实有力。

治法:清热解毒,通腑泄热。

方药:大承气汤(《伤寒论》)加减。大黄15g,芒硝10g,枳实12g,金银花15g,连翘15g,蒲公英15g,黄芩15g,生地15g,玄参15g。

(3)湿热蕴结型

主症:身热不扬,汗出热不解,头昏重痛,脘腹痞满,纳呆呕恶,大便不爽,舌红苔黄腻厚,脉濡数。

治法:清热解毒,清化湿浊。

方药:甘露消毒丹(《温热经纬》)加减。黄芩15g,滑石30g,绵茵陈20g,金银花20g,连翘15g,木通15g,鱼腥草20g,藿香12g,苡仁30g,泽泻15g。

(4)气血两虚型

主症:发热不退,神疲倦怠,气短乏力,面色苍白,食欲不振,汗出恶风,头晕目眩,舌淡苔薄白,脉沉细数。

治法:补气养血,甘温除热。

方药：补中益气汤(《脾胃论》)加减。西洋参 15g，黄芩 30g，白术 15g，当归 10g，柴胡 12g，升麻 6g，炙甘草 10g，鱼腥草 30g。

(朱艳华)

第二十六节　癌性发热

癌症患者伴有发热是恶性肿瘤最常见的临床症状之一。医学所讲的发热是指病理性的体温升高，是人体对于致病因子的一种全身性反应。一般来说，腋下温度在 37℃以上者称为发热。西医所指的癌性发热多属外感发热，如肺癌阻塞性肺炎引起的发热，化疗后血象下降合并感染引起的发热等。中医所指的发热是指患者自觉全身发热不适，有的表现体温升高，有的体温并不升高。中医所指的发热有外感发热和内伤发热，而癌性发热多属内伤发热。

一、西医治疗

1. 诊断性治疗

多选用萘普生(NaproXen)，该药有选择性抗肿瘤作用。研究表明，在癌热时，萘普生可使发热完全消退，持续服用，能维持体温正常。推荐用法：萘普生每次 375mg，每 12 小时 1 次，共 3 次。如发热消退且维持正常体温，强烈提示为癌性发热。阿司匹林(0.25～0.5g/次，2～3 次/d)、消炎痛(50～100mg/次，2～3 次/d)等也可以考虑使用。

2. 非甾体类解热镇痛药

(1)阿司匹林：适用于发热，无汗或汗出较少伴全身疼痛。每次 0.3～0.6g。对于汗出较多，有消化系统出血者慎用。

(2)扑热息痛：适应证同阿司匹林，0.25～0.5g/次。有肝肾功能损害者慎用。

(3)安乃近：解热作用显著，可用于高热不退无汗者。口服 0.25g/次，肌注：深部肌肉注射 0.25～0.5g/次。本药较易引起不良反应，应严格控制用量，每次不得超过 0.5g，个别患者由于对本品过敏，可产生休克甚至死亡。

(4)消炎痛栓：近年来临床应用较广的一种退热药。对于一般癌性发热，伴疼痛者肛门塞入。根据每位患者的一般发热时间，提前 1 小时左右使用，一般 50mg/次即可起效，据临床观察该药有较好的有效性和安全性，目前深受临床医生的青睐；然而需要指出的是，癌性发热是晚期恶性肿瘤的临床表现之一，除了发热外，往往还伴有各种功能失调的表现，消炎痛栓虽然能够有效控制体温，但不能调整身体功能，如果能和中药一起使用，标本同治，对缓解症情及控制肿瘤生长、转移，平衡身体功能有更为积极的作用，能够更好地提高患者的生活质量。

3. 激素类药物

在高热经以上处理效果不佳时，可考虑应用激素类药物。这类药物除了能抑制癌性患者的发热，减少内源性致热原的释放，尚有一种中枢的退热作用。但是，有严重感染时应慎用。

(1)氢化可的松：对于持续高热不退，感染已明显控制的患者，100～200mg/次，加入生理盐水或葡萄糖注射液 500mL，混合均匀后静滴。

(2)强的松：同氢化可的松。每日可用 15mg，分次或 1 次口服，可根据病情掌握用量及用法。

4. 物理降温法

(1)温水擦浴:用 32～34℃温水擦浴。擦浴前先放冰袋于头部以助降温,并防止擦浴时表皮血管收缩,血液集中到头部引起充血;放热水袋于足部,使患者舒适并加速擦浴的反应。擦浴时力量要均匀,并轻轻按摩以促进血管扩张。擦至腋窝、腹股沟、腘窝等血管丰富处,停留时间应稍长,以助散热。四肢和背部各擦 3～4 分钟,全部擦浴时间为 20 分钟左右。擦浴中注意观察病情,如患者发生寒战,或脉搏、呼吸、神色有异常变化,应立即停止擦浴并报告医师。擦浴完毕,为患者穿好衣服,半小时后测量体温。

(2)酒精擦浴:用 30％～50％酒精擦浴腋窝、腹股沟、腘窝等血管丰富处,全身擦浴时间一般为 20 分钟左右,禁擦胸前区、腹部、后项等部位。

(3)冰水降温:用冰帽或冰袋。冰袋:可将冰块装入袋中,冷敷患者头部(一般敷前额及头颈,或体表大血管处,颈部腋下,腹股沟处等),一般 1 次冷敷 15 分钟左右。头部可戴用冰帽降温。

5. 合并感染患者及时恰当使用抗生素

应根据细菌培养结果加药物敏感实验,合理应用抗生素。

(1)球菌感染可选用:青霉素类(如羧苄青霉素、羧噻吩青霉素等),一代头孢菌素(如头孢他啶、头孢唑啉等),二代头孢菌素(如头孢呋辛)以及万古霉素、泰能等。

(2)杆菌感染:可选用氨基糖苷类(如庆大霉素、妥布霉素等),三代头孢菌素 C 如头孢他啶、头孢曲松等,四代头孢菌素马斯平,喹诺酮类(如诺氟沙星、环丙沙星等)以及泰能等。

(3)病毒感染:可选用吗啉胍、大青叶、板蓝根、病毒唑、阿糖腺苷、阿昔洛韦等。

(4)真菌感染:可选用氟康唑/酮康唑、两性霉素等。

二、中医治疗

中医将发热分为“外感发热”和“内伤发热”两种,癌性发热属于“内伤发热”范畴。其病因病机特点为人体气血阴阳亏虚,脏腑功能失调,加之热、毒、痰(湿)、瘀血相互为病。临床分为虚实二端,虚者多由邪羁日久,耗气伤阴,脏腑虚衰,功能失调;实者多为气滞血瘀,痰凝湿聚,蕴结化火,毒火不得宣泄透达,致使正邪相争,阴阳失衡而发热,而在不同时期,可表现为实证、虚证或虚实夹杂之证。

(一)辨证论治

辨证论治是中医诊治疾病的主要手段,中医对癌性发热也主要是根据患者的症状、舌象、脉象等进行辨证论治。临床上,癌性发热分为虚实两大类,主要可以分为以下 6 种证型:

1. 实证

(1)湿热蕴结

主证:身热不扬,汗出不退,发热缠绵多日,午后较甚,忽高忽低,迁延难退,胸脘痞满,身体沉重,头重如裹,纳呆腹胀,恶心呕吐,大便黏稠或里急后重,小便短赤,舌质红,苔黄厚腻,脉滑数。

治法:清利湿热。

方药:甘露消毒丹(《续名医类案》)或用三仁汤(《温病条辨》)加减。茵陈(后下)15g、薄荷(后下)10g、黄连 10g、黄芩 10g,连翘 10g、藿香(后下)10g、佩兰 10g、滑石 30g、豆卷 15g、黄柏 10g、白豆蔻 10g。

三仁汤:慧苡仁 15g、杏仁 15g、蔻仁 15g、滑石 30g、金银花 10g、竹叶 15g、木通 10g、厚朴

15g、半夏15g。加减:有黄疸者加黄芩10g、黄连6g、栀子10g以清热利湿退黄;胸脘痞满明显者加莱菔子15g、大腹皮10g、以理气消胀;大便不成形加白扁豆15g、炒白术12g、木香10g以健脾理气。

用法:水煎服;每日1剂,分2次服。

(2)瘀血内阻

主证:午后或夜晚发热,口干而不欲饮,身体常有肿胀,伴固定痛处,或腹部肿块,硬痛不移,甚则肌肤甲错,面色黧黑,唇舌青紫或有紫斑,脉象细涩。

治法:活血化瘀。

方药:血府逐瘀汤(《医林改错》)加减。

桃仁10g、红花5g、当归10g、川穹10g、赤芍10g、柴胡10g、生地15g、枳壳15g、大黄10g、川牛膝10g、桔梗6g。

加减:发热较甚者加青蒿15g、牡丹皮15g、地骨皮15g以清退虚热;肢体痛甚者加全蝎6g、蜈蚣3g、桂枝8g以通络止痛。

用法:水煎服,每日1剂,分2次服。

(3)肝经郁热

主证:身热,热势常随患者情绪好坏而起伏,平素性情急躁易怒,善叹息,心烦失眠,胸胁闷胀,口苦,舌质红,舌苔黄,脉弦数。

治法:疏肝解郁。

方药:丹栀逍遥散(《内科摘要》)加减。

丹皮10g、栀子10g、柴胡10g、薄荷10g、白芍10g、川楝子10g、当归10g、龙胆草10g、郁金10g、黄芩10g。

加减:暖气、呕吐明显者加旋复花10g、代赭石15g以降逆止呕,大便秘结不通者加炒莱菔子15g、生大黄6g、枳实10g理气通便。

用法:水煎服,每日1剂,分3次服。

(4)热毒壅盛

主证:高热不退,烦躁神昏,鼻出血,或有寒战,口渴喜冷饮,面色红,时有汗出,咽干口燥,大便干结,小便黄赤,舌质红苔黄,脉数而虚大。

治法:清热解毒,凉血散热。

方药:石膏汤(《外台秘要》引《深师方》)加减。

生大黄(先煎)9g、生石膏(先煎)30g、黄芩9g、黄连6g、山栀子12g、竹叶9g、银花12g、连翘15g、赤白芍各12g、元参12g、地丁12g、生地12g、水牛角粉(冲服)1.5g、生甘草9g。

用法:水煎服,每日1剂,分2～3次服。

加减:离热不退,可以合并用安宫牛黄丸半丸用温开水送服解毒退热;颈部、颌下、腋下、腹股沟肿块者加生牡蛎20g、夏枯草15g、浙贝母15g、清半夏10g,以清热泻火,软坚散结;伴胁下痞块者加鳖甲15g、莪术10g化瘀软坚。

该型多见于白血病、恶性淋巴瘤、肝癌等的午后高热,临床常化疗与中药同时进行。

另外,对于高热不退者,也可以用生大黄60g加水煎成200mL保留灌肠;或用清开灵注射液20mL加入5%葡萄糖液500mL,静脉滴注,每日1次,对于浅表肿瘤局部可用四黄膏(黄连、黄芩、土大黄、黄柏、芙蓉叶、泽兰叶各30g,共研细末,另用麻油500mL,入锅加温,加入黄蜡 125g 熔化,离火再加入上述药末调和成膏)外敷,以清热解毒。

2. 虚证

(1)气虚发热

主证:发热多在上午,热势或高或低,遇劳发作或加重,倦怠乏力,气短懒言,食少便溏,自汗,易于感冒,舌质淡,苔薄,脉虚无力。

治法:健脾益气,甘温除热。

方药:补中益气汤(《脾胃论》)加减。黄芪 15g、党参 9g、白术 9g、当归 9g、陈皮 9g、升麻 3g、柴胡 3g、甘草 6g。

加减:自汗较多者,加浮小麦 30g、煅牡蛎 30g、糯稻根 30g 以收敛止汗;时冷时热,汗出恶风者,加桂枝 6g、白芍 15g 以调和营卫;大便溏薄,手足欠温者,加干姜 3g、肉桂 3g 以温脾止泻。

用法:水煎服,每日 1 剂,分 2 次服。

(2)阴虚发热

主证:午后潮热,或夜间低热,手足心热,心悸盗汗,失眠多梦,口干咽燥,大便干结,尿少色黄,腰膝酸软,舌质红而干,少苔或剥苔或无苔,脉细数。

治法:滋阴清热。

方药:清骨散(《证治准绳》)加减。

鳖甲 15g、知母 9g、银柴胡(后下)15g、地骨皮 15g、青蒿(后下)12g、胡黄连 9g、秦艽 9g、生地 15g、玄参 15g、麦冬 9g。

加减:阴虚甚者,加龟板 15g、北沙参 30g,以养阴清热;心烦者,加酸枣仁 120g、柏子仁 20g、夜交藤 30g 以养心安神;盗汗者,加浮小麦 30g、糯稻根 30g、瘪桃干 20g 以收敛止汗。

用法:水煎服,每日 1 剂,分 2 次服。

(朱艳华)

第二十七节 恶性积液

恶性积液主要指恶性体腔积液,多数患者的恶性积液是恶性肿瘤或转移癌引起的并发症,但也有少数恶性积液是作为某些恶性肿瘤的首发症状出现的。恶性积液的出现,一般来说,预示着疾病已进入晚期。恶性积液主要表现为胸腔积液、腹腔积液和心包积液。恶性胸腔积液和腹腔积液,也称恶性胸水和恶性腹水。恶性积液给患者带来的危害,主要决定于积液的量和产生的速度。如积液量过大,产生速度过快,常使病情迅速恶化,应及时治疗。

一、恶性胸腔积液

恶性胸水又称癌性胸膜炎,系恶性肿瘤的胸膜转移或胸膜本身恶性肿瘤所致的胸腔积液。恶性胸腔积液是晚期恶性肿瘤的常见并发症,意味着病变已局部或全身播散,失去了手术治愈的可能性。且胸腔积液量往往较多,发生迅速,造成患者严重的呼吸困难,短期内全身状况急剧恶化。

恶性肿瘤并发恶性胸水常见,在渗出性胸腔积液患者中因恶性胸膜疾病所致者更高。引起恶性胸水最常见的肿瘤是肺癌、乳腺癌和淋巴瘤,其次为卵巢癌、胃癌、肉瘤、结肠癌等。恶性胸腔积液的临床表现为呼吸困难、胸痛、胸闷、胸部叩诊浊音。其他如恶病质、杵状指、发绀等。恶性胸水绝大多数是血性，胸水量少则数百毫升，多则达数升。恶性胸水不仅量大，并有增长迅速、抽而复生的特点。

(一)中医治疗

胸腔积液一症，中医理论认为属人体津液代谢障碍致病，属中医饮证范畴。治法以攻逐水饮为治则，方药用十枣汤或葶苈大枣泻肺汤。

(二)治疗措施

1. 辨证论治

(1)饮停胸胁型

主证：胸胁胀满，咳嗽气促，胸中窒闷，痰多而粘，甚则不能平卧，舌质淡红苔白厚，脉沉细数。

治则：攻逐水饮。

方药：十枣汤(《伤寒论》)或葶苈大枣泻肺汤(《金匮要略》)加减。

葶苈子 12g，大枣 15g，槟榔 15g，猪苓 15g，泽泻 15g，车前子 20g，杏仁 12g，浙贝母 15g，甘遂末 1g(冲服)，桑白皮 15g。

(2)肺肾两虚型

主证：胸胁胀满，咳喘息促，咳声低微，痰多色白，甚则面目浮肿，不能平卧，面青肢冷，神疲汗出，舌淡苔白厚，脉沉细无力。

治则：温补肺肾。

方药：真武汤(《伤寒论》)合葶苈大枣泻肺汤(《金匮要略》)加减。

熟附子 12g，茯苓 15g，白术 15g，桂枝 12g，麻黄 6g，葶苈子 15g，槟榔 12g，枳壳 12g，猪苓 20g，大枣 15g。

2. 急诊中成药

(1)十枣丸：每次 1 丸，每日 1 次。

(2)六神丸：每服 20 粒，每日 3 次。

3. 中西医结合治疗

(1)胸腔抽液：单纯抽液只能暂时缓解症状，一般多采用抽胸水后胸膜腔内给予少量化疗药物。连续抽胸水对患者也是一种消耗，反复胸穿抽胸水可造成低蛋白血症，全身衰竭，脓胸、气胸等不良后果。单纯胸腔穿刺抽胸水仅可作为诊断手段及暂时减轻大量胸水造成的压迫症状。

(2)胸腔闭式引流及胸内给药：近年来国内外众多报道采取胸腔置管闭式引流并胸膜腔内留置诸如抗癌剂、硬化剂、生物反应调节剂、LAK 细胞等多种药物，意在一方面使胸腔的壁层和脏层之间产生粘连，防止胸水再度积聚，另方面杀灭胸水中的癌细胞。

(3)胸穿抽液后胸腔内注入中药抗癌剂：如羟基喜树碱、康莱特注射液、榄香烯注射液等，可同时配合静脉滴注以上中药制剂。

二、腹腔积液

正常人腹膜腔内有微量液体，系由毛细血管生成，经淋巴管吸收而处于动态平衡。如肿瘤损伤浆膜、引起浆膜毛细血管通透性增加，则使较多的蛋白质逸出浆膜腔内。此外，由于肿瘤压迫或血管、淋巴管肿瘤栓塞、转移，也可导致腹腔积液。全身状态低下—严重低蛋白血症，又可损害重吸收过程。

临床上引起癌性腹水最常见的是消化系统肿瘤和卵巢癌，组织类型以腺癌为多见。

（一）中医病机与治则

腹水一症，中医学称之为“鼓胀”。病因病机为积聚日久，湿热或寒湿停聚中焦，久则肝脾俱伤，气血凝滞，脉络瘀结，升降失常，终至肝、脾、肾三脏俱病而成鼓胀。治宜清热利湿，攻下逐水，活血祛瘀，行气化湿，补益脾肾，温化水湿。

（二）治疗措施

1.辨证论治

（1）湿热蕴结型

主证：腹大坚满，脘腹撑急疼痛，烦热口苦，渴而不欲饮，或面目皮肤发黄，小便黄短，大便秘结，舌红苔黄腻，脉弦数。

治则：清热利湿，攻下逐饮。

方药：已椒苈黄丸（《金匮要略》）合茵陈蒿汤（《伤寒论》）加减。

防己 15g，椒目 10g，葶苈子 12g，大黄 12g，绵茵陈 20g，山栀子 15g，大腹皮 15g，槟榔 12g，茯苓皮 15g，泽泻 20g。

（2）气滞血瘀型

主证：腹大胀满，脉络怒张（腹壁青筋暴露），胁腹刺痛，疼痛拒按，面色黧黑晦暗，唇色紫暗，面颊胸臂有血痣，呈丝纹状，手掌赤痕，渴不欲饮，大便色黑，舌质紫红或紫暗，苔黄，脉细涩。

治则：活血祛瘀，行气利水。

方药：膈下逐瘀汤（《医林改错》）合八正散（《和剂局方》）加减。

五灵脂 12g，桃仁 15g，红花 6g，丹皮 12g，赤芍 12g，乌药 12g，香附 12g，木通 15g，车前子 15g，滑石 30g，大黄 12g，栀子 12g。

（3）脾肾两虚型

主证：腹大胀满，胸脘胀闷，纳呆便溏，神倦怯寒，下肢浮肿，面色苍白，舌质淡，苔薄白脉沉细弱。

治则：温补脾肾，温化水湿。

方药：真武汤（《伤寒论》）合五苓散（《伤寒论》）加减。

熟附子 12g，白术 12g，茯苓 20g，桂枝 10g，猪苓 15g，泽泻 15g，大腹皮 15g，枳实 15g，白芍 15g，生姜 3 片。

2.急诊中成药

（1）甘遂末：每次 0.5～1g，装入胶囊吞服，每日 1 次。（体虚者慎用）。

（2）大黄䗪虫丸：每次 1 丸，每日 2 次。

3.中西医结合治疗

（1）对于大量腹水者，可腹腔穿刺引流适量腹水后，腹腔内注入羟基喜树碱、康莱特注射液、榄香烯注射液等中药抗癌制剂。

（2）中药“解毒得生煎”（含大黄 20g，黄柏 15g，山栀子 15g，蒲公英 30g，金银花 20g，红花 15g，苦参 20g）直肠滴注给药，每天 1 次。

（朱艳华）

第二十八节　恶病质

癌症恶病质是指由于癌症进展而出现的体重下降、厌食及衰竭三联征。癌症恶病质的发病机制一般认为与糖、脂肪、蛋白质三大物质代谢异常有关，TNF－α、IL－1、IL－6、IFN－γ、LIF 等多种细胞因子在癌症恶病质的发生发展过程中起到重要作用。

癌症恶病质在中医学中并无对应病名，但鉴于其以一系列“虚证”临床表现为特征，应将之归属于“虚劳”范畴。

一、中医治疗

(一)辨证论治

1. 气虚痰湿证

主症：消瘦，咳嗽痰多，胸闷气短。神疲乏力，懒言少语。舌质淡胖有齿痕，舌苔白腻，脉濡缓或濡滑。

治法：益气化痰。

方药：香砂六君子汤加减。党参、白术、茯苓、炒薏苡仁、淮山药、半夏各 12g，鸡内金、陈皮各 6g，大枣 15g，神曲 9g。

2. 阴虚内热证

主症：形体消瘦，咳嗽无痰，咽干舌燥，五心烦热，或午后低热，心烦失眠，舌质红，舌苔花剥，或光绛无苔，脉细数。

治法：滋阴清热。

方药：六味地黄丸加减。山药、熟地黄各 12g，泽泻、茯苓、牡丹皮、山茱萸各 15g，神曲 9g，鸡内金 6g。

3. 气阴两虚证

主症：形削骨瘦，咳声低微，气短懒言，口燥咽干，气短懒言，五心烦热，舌质胖大有齿痕，或舌质红，苔白厚腻，或苔厚而燥，脉细弱。

治法：益气养阴。

方药：生脉饮加减。党参、麦冬、五味子 15g，南沙参、北沙参各 12g，陈皮、神曲各 9g，鸡内金 6g。

4. 气滞血瘀证

主症：日渐消瘦，胸背疼痛，舌质紫暗，胸胁或肩背疼痛，痛有定处，舌质有瘀斑或紫暗，舌苔薄白，脉弦或涩。

治法：行气活血。

方药：丹栀逍遥散加减。白术 15g，栀子、芍药、茯苓各 12g，柴胡、牡丹皮、当归、甘草各 9g，生姜、薄荷各 6g，谷芽、麦芽各 12g。

二、西医治疗

癌性恶病质是晚期肿瘤患者常见的一种综合征，由于目前尚无法完全阻止恶病质的进展，所以治疗目的主要是改善患者的生活质量，以及延长患者的生存期。主要包括药物、营养支持。

（一）药物治疗

以促进食欲、抗分解代谢(抗细胞因子)和同化激素类药物为主，以改善患者生活质量和延长生存期。这类药物除了孕激素和皮质醇激素之外，还包括细胞因子拮抗药、己酮可可碱、鱼油、褪黑激素、支链氨基酸等。

（二）营养治疗

肠外营养(PN)在肿瘤患者中应用广泛，但效果不理想，并发症较多。并且 PN 是否可以促进肿瘤生长还存在争议。但在某些特定情况下使用 PN 是有效的，当患者营养状况极差而无法耐受抗肿瘤治疗时，给予一定的 PN 是适当的。如在严重营养不良的胃肠道肿瘤患者术前给予 PN，可以减少并发症及病死率。而术后可以维持或改善营养状况，促进伤口愈合，降低感染率。对于某些无法根治的癌性肠梗阻患者，PN 往往是维持生命的唯一方法。据报道，其平均生存期从 17 天到 3.7 个月不等。

目前尽管有针对癌性恶病质的各种治疗方法，其总体治疗效果不佳，均不能逆转其进展。但随着对癌性恶病质发病机制的深入了解，在肿瘤持续存在的基础上，阻断癌性恶病质的发展是有可能实现的。

（朱艳华）

第八章　高热

第一节　高热的相关概念及定义的回顾与评价

一、中医对外感高热概念的认识

“外感高热”一病在古代文献中并无记载，是现代医家在对临床常见高热性疾病的系统回顾中，总结出来的一个中医病名。但与外感高热相关的外感热病却早已出现在古代医籍中。

外感热病的概念早在《黄帝内经》中就已建立。在《素问·热论》有云：“今夫热病者，皆伤寒之类也，或愈或死，其死皆以六七日之间，其愈皆以十日以上……。”此处所指的热病、伤寒，即外感引起的发热性疾病，是广义的外感热病。在《素问·调经论》中提到：“阳盛生外热奈何？……上焦不通利，则皮肤致密，腠理闭塞，玄府不通，卫气不得泄越，故外热”，阐述了外感热病的发病机制是肺卫失宣，卫阳被郁。

同时，在《难经·五十八难》中提出：“夜寒有几？……伤寒有五，有中风，有伤寒，有湿温，有热病，有温病，其所苦各不同。中风之脉，阳浮而滑，阴濡而弱；湿温之脉，阳浮而弱，阴小而急；伤寒之脉，阴阳俱盛而紧湿；热病之脉，阴阳俱浮，浮之而滑，沉之散涩；温病之脉，行在诸经，不知何经之动也，各随其经所在而取之。伤寒有汗出而愈，下之而死者；有汗出而死，下之而愈者，何也？然：阳虚阴盛，汗出而愈，下之即死；阳盛阴虚，汗出而死，下之而愈”。其与《素问·热论》中关于“热病”的内容有所对应，显然，此处的中风、伤寒、湿温、热病、温病属于外感热病的范畴。同时还描述了外感热病不同的表现及治法治则。

此后，东汉张仲景的《伤寒杂病论》总结了前人的医学成就和丰富的实践经验，集汉代以前医学之大成，重点论述人体感受风寒之邪而引起的一系列病理变化及辨证施治的方法。根据人体抗病力的强弱，病势的进退缓急等因素，将外感疾病演变过程中所表现的各种证候归纳出证候特点、病变部位、损及何脏何腑，以及寒热趋向、邪正盛衰等，作为诊断治疗的依据，形成了急症辨治的理论体系，在此后的很长一段时间里，医家统称外感热病为“伤寒”。后来，经历了隋·巢元方的《诸病源候论》的出版、金元四大家对急症理论的学术争鸣等，医家们不断对外感热病进行补充。随着明清时期温病学说的建立，阐明了多种“异气”病原学说，创立了卫气营血辨证体系，揭示了温病的转变规律。

自此，外感热病基本上分为“伤寒”及“温病”两大类，两者有各自的辨证论治体系及理法方药。但从本质而言，两者均属于外感热病的范畴。近代，由于西医学的涌入，外感热病不能完全涵盖由于感邪而出现的高热，故现代中医学者提出了一个新的病名－外感高热，同时认为《伤寒论》中的太阳、少阳和阳明高热以及温病卫气营血各阶段的高热，均属于外感高热的范畴。

1998 年 11 月，国家中医药管理局中医急症高热症协作组于青岛会议上修订了《中医外感高热症急症诊疗规范》，明确提出发热是以体温升高，或自觉发热为主的症状。发热为临床极常见症状，外感六淫、疫毒之邪，或因情志、劳倦所伤等所致诸种疾病，尤其是各种传染病、时行病，疮疡类疾病，内脏瘅热类疾病均可导致。凡因外感邪毒所致，以体温升高（38.5℃以上)，初起多见恶寒、口渴、脉数等为临床主要特征者，即称外感高热症。本症见于温病、伤寒之发病过程中。

二、西医学对高热的定义

正常人在体温调节中枢的作用下，产热与散热处于动态平衡之中，人体体温维持在相对恒定的范围之内。

在生理状态下，不同的人体，同一个体不同时间和不同环境，其体温会有所不同，如儿童由于代谢率高，体温可比成人高，而老年人则相反；妇女在排卵期和妊娠期体温较高，月经期较低；运动进餐时体温较高，低温环境下体温较低。

在病理状态下，由于各种原因致人体产热增多或(及)散热减少，使体温升高超过正常范围时，就称为发热。临床上按热度高低分为低热(37.3～38.0℃)，中等热(38.1～39.0℃)，高热(39.1～41.0℃)及超高热(41℃以上)。

另外，临床上按有无病原体侵入人体分为感染性发热和非感染性发热两大类。外感发热属于感染性发热范畴。而由于组织坏死吸收如烧伤、创伤、术后等发热、肿瘤性发热、变态反应性发热、中枢性发热属于非感染性发热，不在此篇讨论范围中。

关于感染性发热，从感染源分类，包括病毒性感染、细菌性感染、支原体感染、立克次体感染、螺旋体感染、真菌感染、寄生虫感染以及其他致病微生物引起的感染性疾病导致的发热。从感染部位分类可以包括上呼吸道感染、下呼吸道感染、消化道感染、泌尿系统感染及中枢性感染。

(孙永强)

第二节　高热的病因病机

一、中医对高热病因病机的认识

(一)外感高热

1.感染时疫病邪

“时疫为毒疠之气”，有热疫、寒疫之分。“毒寓于邪，寒随邪入”。毒有强弱，邪有盛衰，虽邪盛毒强，亦必逢人体正虚于内、卫气失护于外、营气失守于中时方能侵入。《灵枢·百病始生》谓：“卒然逢疾风暴雨而不病者，盖无虚，故邪不能独伤人。此必因虚邪之风，与其身形，两虚相得，乃客其形”，时疫病邪多从口鼻而入，若邪微毒弱，则卫气拒之，故邪止而犯于卫。因“卫性敛降，而主一身之清化”。清化者，言卫气内敛，抗邪不能入于气，以净化邪毒外出，则人体本气自清而不发病。若邪盛毒强，由于卫虚御邪无力，其敛降失用，清化无力，而反外泄，则邪毒必犯于肺，肺气不清，外而卫气不能内敛，正邪交争，必见肺卫之证；更有邪毒肆虐，毒性锋利，由卫直入气分，气化受扰，气机障碍而生气分之证；若邪毒留恋不解，或正不胜邪，则邪毒内陷于营。“营主升发，主一身之热化、以营在里，时挟体内之气外发，体内之气本自然也”，因邪闭营气之用，营不外发而反内郁，故见营分之候。又营为血之帅，邪居于营，伏而不出，内淫于血，血不安行于内则发血分之证。

2.风寒、风热之邪侵袭

风邪为阳邪，主动，有疏泄穿透肌腠之力；寒邪为阴邪，为杀厉之气，“其性凝敛，易伤阳气”。故寒邪伤人,必藉风邪乘人体正虚之际而内侵。其病机有二:一为邪客太阳经,风泄太阳之表,表气不摄,寒闭太阳之里,郁其里气,气郁愈甚,藉风泄外透而发高热;二为邪犯皮毛,皮毛被束,卫气不伸,肺气不利,郁于肌表而生高热。

3.感受湿热邪毒

天之气下临为热,地之气上升为湿,二者胶结,湿热蕴蒸,化毒为邪,乘虚而入,邪由上受,直趋中道。阳明居太阳之里,少阳之外,为三阳经之中道,邪人中道,多潜伏于膜原,随表里虚实而发,又循经传。湿热之邪困滞卫阳,使卫阳不能束邪,则邪毒由膜原外达阳明之表肌肉,太阳之表四肢,阻碍气机、气郁不宣而发高热;亦有脾胃之气盛不受邪,而下焦正虚,卫气虚御邪无力,则湿热之毒由膜原流注下焦,盘踞于肾及膀胱,致使肾失开合,膀胱气化无权,水泉失约而发高热。

4.感受暑热病邪

暑为火邪,感受亏虚之体,邪正悬殊,故暑热病邪传变迅速,直入心营,暑热内闭不能外达,则出现高热。

(二)内伤高热

由于饮食失调,劳倦过度,房室无节,情志抑郁等原因,导致阴阳气血偏盛偏衰,脏腑的正常功能失调,而致气滞、血瘀、食停、湿积、痰蕴等。这些病理产物堆积迁延日久、郁而化热,进一步导致脏腑功能紊乱,形成正虚邪实的复杂病理过程。

二、西医病因及发病机制

高热是由内源性或外源性致热原作用于下丘脑体温调节中枢或使体温调节中枢对体温调节功能紊乱,造成产热与散热失衡而发热。

由于各种原因导致产热增加或散热减少,则出现发热。发热病因及机制如下:

(一)发热激活物

又称内生致热原诱导物,包括外致热原和某些体内产物。

1.外致热原

(1)细菌:革兰阳性菌,除了全菌体致热外,其代谢产物也是重要致热物质;革兰阴性菌,除全菌体和胞体中所含的肽聚糖外,最重要为胞壁中的脂多糖;分枝杆菌,其全菌体及细胞壁中所含的肽聚糖、多糖、蛋白质均有致热作用。

(2)病毒:以其全病毒体和其所含的白细胞凝集素致热。

(3)真菌:致热为全菌体及菌体内所含的荚膜脂多糖和蛋白质。

(4)螺旋体:为其感染及体内所含溶血素、细胞毒因子、外毒素及代谢裂解产物所致发热。

(5)疟原虫:为其感染及裂殖子代谢产物所致热。

2.体内产物

(1)抗原抗体复合物:实验证明,对产内生致热原细胞有激活作用。

(2)类固醇:如睾丸酮的中间代谢产物—本胆烷醇酮、石胆酸、尿酸结晶均对产内生致热原(EP)细胞有激活作用。

(二)内生致热原

又称白细胞致热原,包括白细胞介素-1,其致热可被水杨酸钠阻断。肿瘤坏死因子,致热可被环加氧酶抑制剂布洛芬阻断。干扰素,致热可被前列腺素(PG)合成抑制剂阻断。白细胞介素－6，其致热可被布洛芬或吲哚美辛阻断。此外，还有巨噬细胞炎症蛋白－1、睫状神经营养因子、白细胞介素－8、内皮素等均与发热有关，尚缺乏系统研究。内生致热原的合成、释放致热由体内产 EP 细胞与发热激活物如脂多糖结合后被激活，内生致热原通过血－脑脊液屏障直接作用于体温调节中枢的体温调定点，并使体温调定点上移。

（三）非致热原性发热

皮肤散热减少，如广泛性皮肤病、心力衰竭等；体内产热过多，如甲状腺功能亢进症、癫痫持续状态等；体温调节中枢直接受损、功能异常，如颅脑外伤、出血、炎症、中暑、安眠药中毒；自主神经功能紊乱。

（四）发热时体温调节机制

目前一般认为，体温调节中枢位于视前区下丘脑前部（POAH）、脊髓及延髓、大脑皮质。发热是致热信号（EP）传入体温调节中枢，引起发热中枢介质释放，引起调定点的改变。

随着科学研究的深入，传统下丘脑体温调节中枢的概念受到挑战。该传统概念不能圆满地解释发热时中枢对体温的调节。用微电极损伤方法造成家兔下丘脑损伤灶，可以引起正常体温调节缺陷（支持下丘脑是体温信息重要整合器的主张），但是不能防止静脉注射 IL－1β 引起的发热；有学者发现向脑干下部注入 EP，也能引起发热；有的学者向终板血管器（OVLT）注入发热介质，也能引起发热。因此传统上把 POAH 看成是 EP 引起发热的作用区是不够的，至少应考虑到下丘脑外区的参与。POAH 参与发热的体温调节，主要表现为正调节，上述下丘脑外区参与的体温调节，也只属于正调节。而研究资料表明，还有一些下丘脑外的中枢部位参与了体温的负调节。例如 VSA 和 MAN。

（孙永强）

第三节　高热的诊断标准

中医学认为体温升高达 38.5℃以上即为高热，可分为外感高热、内伤高热。西医学认为高热是发热的一个层次，正常成人体温一般为 36～37℃，按测量方法和部位不同有所差异。正常口腔温度为 36.3～37.2℃，直肠温度一般比口腔高 0.3～0.5℃，腋窝温度比口腔温度低 0.2～0.4℃，且 24h 内体温波动一般不超过 1℃。按发热的高低可把发热分为低热、中热、高热、超高热，其中体温在 39.1～41℃为高热。

一、诊断标准

（一）高热分级

1. 轻度

体温 38.5～38.9℃；发病初起，全身证候轻微；实验室检查一般无异常。

2. 中度

体温 39～39.9℃；全身证候显著；实验室检查多见异常。

3. 重度

体温 40℃以上；出现疼厥闭脱危证；实验室检查显著异常。

年老体弱者，体温虽不高，但病情重，不能绝然以体温分级。

(二)外感高热诊断标准

1. 临床表现特点

急性发热,热势可有波动,热型各有不同;初起多有恶寒、伴有口渴和口渴不欲饮、脉数等症。

2. 发病特点

发病急,一般在 3d 以内;病程短,一般在两周以内;传变迅速;四季可见,随季节、地域、体质的不同各不相同。具有一定传染性。

3. 病因病机特点

系外感邪毒内侵;正邪交争,阴阳失衡,导致热盛急候;易于伤阴耗气,易致昏谵、痉厥闭脱(神昏)等危候。

4. 诱发因素

素体亏虚,饮食失节,寒暑失常,劳逸失度,皆可诱发外感而致高热。

5. 实验室检查

应根据不同的疾病进行相应的理化检查。

具备上述 1、2 项,参考其他项,即可作出诊断。

(三)内伤高热诊断标准

1. 临床表现特点

起病缓慢,病程较长,表现为高热者较少;发热而不恶寒,或有怯寒但得衣则减,常兼有头晕、神疲、自汗、盗汗、脉弱等症。

2. 发病特点

发病缓慢;病程长;一般有气、血、水壅遏或气血阴阳亏虚病史,或有反复发热病史;一般无传染性。

3. 病因病机特点

系内伤引起气血阴阳亏虚及脏腑功能失调所致。

4. 诱发因素

多因情志失调、劳累等诱发而致高热。

5. 实验室检查

应根据不同的疾病进行相应的理化检查。

具备上述 1、2 项,参考其他项,即可作出诊断。

二、中医证候分型

(一)外感高热证类诊断

1. 卫分证

(1)风热袭表

主症:发热微恶寒,咽喉赤痛或干,脉浮数,舌边尖红,苔薄黄。

次症:头痛鼻塞;咳嗽;口微渴。

(2)风寒束表

主症:恶寒甚于发热,无汗,脉浮紧,舌苔薄白。

次症:头痛身痛,鼻塞流清涕,咳嗽,口不渴。

(3)暑湿在表

主症:发热微恶寒,身重脘闷,舌红苔白腻,脉濡数。

次症:头昏胀痛,纳呆呕恶。

2. 卫气同病

主症:高热恶寒,烦渴,舌红苔薄黄或黄厚腻。

次症:大便秘结,小便短赤,脉浮数或洪大。

3. 气分证

(1)肺热壅盛

主症:壮热,胸痛,脓痰或痰中带血,舌红苔黄,脉滑数。

次症:烦渴,咳喘。

(2)胃热炽盛

主症:壮热,口渴引饮,脉洪大,舌苔黄燥。

次症:汗出,口臭,面赤心烦。

(3)腑实热结

主症:壮热,日晡热甚,大便秘结或热结旁流,舌苔焦燥起芒刺,脉沉实有力。

次症:腹胀满,烦躁谵语。

(4)肝胆湿热

主症:寒热往来,目肤发黄,胸胁苦满,舌红苔黄腻,脉弦数。

次症:恶心呕吐,口苦口干,尿黄。

(5)脾胃湿热

主症:身热不扬,汗出热不解,胸腹胀满,舌苔黄腻或白厚腻,脉濡数。

次症:目肤小便发黄,嘈杂似饥。

(6)大肠湿热

主症:发热,腹痛,泄泻或痢下脓血,舌红苔黄腻。

次症:里急后重,肛门灼热,小便短赤,脉滑数。

(7)膀胱湿热

主症:寒热起伏,尿频数涩痛,黄浊短赤,舌红苔黄腻。

次症:小腹拘急引痛,腰酸痛,脉滑数。

(8)邪在少阳

主症:发热,寒热往来,头痛,口苦咽干,目眩,胁下胀满,脉弦细。

次症:干呕不欲食,心烦喜呕,舌红苔黄。

4. 气营(血)两燔

主症:壮热口渴,舌红绛,斑疹隐隐。

次症:烦躁或神昏谵语,鼻出血、吐血等出血见症,脉洪数或细数。

5. 营分证

主症:身热夜甚,心烦甚或神昏谵语,舌质红绛。

次症:斑疹隐隐,口渴少饮,脉细数。

6. 血分证

主症:身热灼手,斑疹密布,鼻出血、吐血等出血见症。

次症：舌红绛，神昏谵语或谵妄，脉细数。

7. 热极生风

主症：壮热，手足抽搐，颈项强直。

次症：神昏谵语，肢厥，两目上视，牙关紧闭。

上述证类具备主症与舌、脉象即可作出相应证类诊断。

外感发热，除以上证候外的证候；可按六经、卫气营血、三焦辨证论治。

（二）内伤高热证类诊断

1. 肝郁发热

主症：多因情志失调而起病，身热心烦，精神抑郁或烦躁易怒，胸胁胀闷，善太息，口苦，舌苔黄，脉数。

次症：月经不调，经来腹痛或乳房胀痛。

2. 瘀血发热

主症：午后或夜间发热，口干咽燥不欲饮，躯干或肢体固定痛处或肿块，舌紫黯或有瘀点瘀斑。

次症：肌肤甲错，面色萎黄或黯黑。

3. 气虚发热

主症：发热常在劳累后发生或加剧，气短懒言，易感冒，乏力，舌淡脉细弱。

次症：头晕，自汗，食少便溏。

4. 血虚发热

主症：头晕眼花，心悸不宁，面色少华，唇白色淡，舌淡，脉细弱。

次症：身倦乏力，月经量少。

5. 阴虚发热

主症：午后或夜间发热，五心潮热，颧红，盗汗，口干，大便干结，舌少津或干红，或有裂纹，无苔或少苔，脉细数。

次症：骨蒸潮热，心烦少寐，尿少色黄。

6. 阳虚发热

主症：发热欲近衣被，形寒怯冷，四肢不温，面色白，嗜睡，舌胖润，苔白润，脉沉细弱。

次症：腰膝酸软，头晕。

上述证类具备主症与舌、脉象即可作出相应证类诊断。

（孙永强）

第四节　高热的中西医治疗

一、中医治疗

高热可分为外感和内伤两大类，外感高热以卒感实邪为致病因素、卫气失固为发病之内因、正邪交争为发热的根本病因。六淫邪毒，疫疠之气，客于肌腠，正气与邪毒交争，阳郁而发热。古方麻黄汤即是通过发汗之法，解决正邪交争的问题，使邪毒由肌腠而出，达到人体阴阳气血平衡的目的。内伤高热的病因与劳倦、饮食、情志、瘀血、湿热及脏腑阴阳气血亏虚诸因素有关。由气滞、瘀血、痰湿所致者，乃气、血、津、液郁滞，壅结阻遏，毒邪内生而引起发热；阴阳气血不足者属虚，多为脏腑功能失调，邪毒内生所致。高热一般多采用急则治标的原则，即抓住主要矛盾，针对其急遣方用药。药要精而专，切忌面面俱到。

（一）外感高热的治疗

外感高热多系感受温热邪毒而起。其临床共同特点是：①以高热为主症，表现在卫气营血各个阶段；②邪毒很快由表入里，故卫分证候短暂；③热甚必伤津耗液；④邪毒内侵和正气受损则出现病势的逆转。因此，外感高热都是邪毒与正气相搏的不同结果。毒寓于邪内，毒随邪入，热由毒生，变由毒趋，故毒不去，则热不退，变必生，危必现。这里的邪是致病外因的总称，毒则指具体的致病因子。其中邪毒致热是卫、气、营、血各个阶段相同的病机，邪毒内陷逆传则是其病势转危的病理反应。

外感高热主要表现为高热，治疗应用：①解毒清热：要贯穿于卫气营血各个阶段，这是截断病势防止逆传的关键。②救阴增液：由于邪毒致热，热伤津液，致营阴亏耗，因此，养阴生津应及早应用，不能待有明显伤津征象或温病后期再用。③通里攻下：通过此法祛除邪热，给邪以出路。同时亦是保存津液的另一方法，故不必拘泥于阳明腑实证，可根据病情，灵活选用。④活血化瘀：大量的临床研究证明，温病在卫气营血各阶段均有血流动力学改变和微循环障碍，且按卫、气、营、血的顺序逐渐加重。所以及早应用活血化瘀药物，对防止毒邪深入，扭转、截断病势十分必要。经上法治疗，大多数高热患者的病情被终止于卫、气分而病愈，但也有部分患者出现逆传心包或邪入营血证，清心开窍和凉血活血则是此时的有效治法。还应警惕体温骤升骤降、大汗淋漓、面色苍白、呼吸急促、面色发青、脉微欲绝等症的出现。这些多属于疾病逆传的先兆。应采取有力措施防止突变。

（二）内伤高热的治疗

内伤高热其临床特点主要是：①内伤高热可概括为以脏腑气血阴阳失调所呈现的虚证和实证两大类（精气夺则虚，邪气盛则实）；②内伤高热的寒或热是阴阳盛衰所致，其正虚是本，寒或热为标；③因内伤高热无外邪的入侵，故无外感的传变规律。内伤高热的轻重，主要取决于气机逆乱的程度，阴阳失调致脏腑虚损而后气机逆乱。由此可以看出：实由虚生，急由实致，气机逆乱，危症立现。

内伤高热的逆转变证，多按由虚生实、由实致急、由急致危的规律进行，而无外感高热的传变规律，究其原因是气机逆乱。临床根据气机逆乱所致症状的先后，归纳为以下几种类型：①清窍闭塞、神失所用者，先见神志不清；②阳气暴张、肝风内动者，先见躁动抽搐；③痰饮内聚、肺气上逆者，先见咳逆气上；④肾气亏损、水气泛滥者，先见全身肿满；⑤胃气衰败、拒食绝谷者，先见呕恶厌食；⑥阳气衰微、四肢厥逆者，先见脉微肢冷；⑦血不循经、内泻外溢者，先见出血紫斑；⑧气化不行、水道不利者，先见尿少尿闭。应详查气机逆乱的先后，采取相应的治疗方法，以防病情逆变。内伤高热的治疗，主要是紧紧抓住虚实这对矛盾，采用补虚泻实，调理气机的治法。如开窍醒神、平肝息风、逐水消肿、凉血止血、降气化痰、通里攻下、活血化瘀等，使邪祛正复，气机畅达，转危为安。但是临床亦可见脏腑衰败，以大虚为主的危急重症，如阳气暴脱、肾气枯竭、胃气衰败、肺气衰竭等，应以补虚为先，如回阳救逆、救阴固脱等。

（三）中医外治法

1. 针灸治疗

(1)体针

治则：疏风清热。

处方：大椎、十二井穴、十宣、曲池、合谷。

随症加减：风热加鱼际、外关，肺热加少商、尺泽，气分热盛加内庭、厉兑，热入营血加中冲，内关。

操作：毫针刺，用泻法，大椎、井穴、十宣点刺放血。

(2)腹针

治则：清热解毒，扶正祛邪。

处方：中脘、下脘、双上风湿点。

随症加减：高热加气海、关元；头痛加双侧阴都；咽痛加下脘。

2. 刮痧疗法

选穴：脊柱两侧及背俞穴。

方法：用刮痧板或瓷汤匙蘸食油或清水，刮脊椎两侧及背俞穴，刮至皮肤紫红为度。

3. 耳针法

选穴：耳尖、耳背静脉、神门、肾上腺。

方法：耳尖、耳背静脉三棱针点刺放血，余穴用毫针，强刺激，留针15～20分钟。

4. 洗浴法

风寒高热证，用麻黄10g或荆芥10g、薄荷15g煎水搽浴，使热得微汗而解。邪热入里高热证，用生石膏加水煎成20%的石膏液搽浴。或用透解之药透热解热：桑枝50g、芦根25g、苏叶15g、荆芥15g，水煎外洗浴。

5. 灌肠法

凡神志昏蒙者见阳明经证，可用白虎汤灌肠。阳明腑实证，用承气类灌肠。

6. 滴鼻法

本法为将中药药液直接滴入鼻腔的一种外治法，可通过鼻腔黏膜对药物的直接吸收以及神经调节作用而迅速发挥药效。

(四)温病三宝

中医温病学是研究急性热病和传染病的临床学科。“急救三宝”主要治疗感染性和传染性疾病，都是清热开窍的代表性药物，又名“温病三宝”。但三者药性不同，安宫牛黄丸最凉，其次是紫雪丹，再次是至宝丹。安宫牛黄丸适于高烧不退、神志不清、“稀里糊涂”的患者。紫雪丹适于伴有惊厥烦躁、手脚抽搐、常发出响声的患者。至宝丹对昏迷伴发热、神志不清、不声不响的患者更适用。综合这些特点，中医口口相传的使用诀窍就成了：“乒乒乓乓紫雪丹、不声不响至宝丹、稀里糊涂牛黄丸。

二、西医治疗

高热可分为感染性和非感染性两类，退热治疗可能对体温变化和其他临床征象形成干扰，掩盖基础疾病。常用的退热药物也有不良反应。一般体温低于39℃时不必退热治疗，高热惊厥的儿童及有心、肺或脑功能不全的患者例外˜若不是致热原介导的发热，则非甾体类退热剂无效，应该通过物理方法来降温。

(一)一般处理

患者应卧床休息，保持室内空气清新，温度和湿度适当，给予充足的水分和维生素，流质或半流质饮食。高热惊厥或谵妄者可酌情给予镇静剂。

（二）物理降温

一般可反复用冷毛巾湿敷额部，或用冰袋置于额、枕后、颈、腋和腹股沟处降温，或用25%～50%酒精擦浴。对于高热患者尚可头置冰帽、冰水灌肠、冰盐水洗胃、使用降温毯，或将患者置于冰水浴盆或空调房内。

（三）药物降温

1.非甾体消炎药

以乙酰水杨酸（阿司匹林）为代表，可抑制内源性致热原的生成，但对于已生成的致热无效。应用于儿童时有可能引起Reye综合征而带来生命危险，可用对乙酰氨基酚替代。有研究者称萘普生具有鉴别感染性发热和肿瘤性发热的作用。

2.糖皮质激素

一方面通过抑制前列腺素合成而降温，另一方面通过抑制致热原的生成而起作用。但糖皮质激素有抑制机体免疫力的作用，对于感染性疾病有可能导致感染扩散，一般不主张应用于发热全病程，而应该在有应用指征时，在使用有效抗生素的基础上短期应用。

3.感染性发热的治疗

总的原则是根据病原体选择敏感的药物，足量全程应用。

（1）病毒感染：治疗药物以病毒唑、病毒灵等为代表，干扰素也有一定治疗作用，但根除病毒的作用有限。

（2）衣原体、支原体、立克次体、螺旋体感染：肺炎衣原体、肺炎支原体感染首选大环内酯类抗生素。立克次体感染如斑疹伤寒、Q热等首选四环素类药物。

（3）螺旋体感染：如钩端螺旋体病、梅毒等首选青霉素类药物，应根据病情从小剂量开始，防止发生赫氏反应，必要时短期与小剂量糖皮质激素合用。

（4）细菌感染：革兰阳性球菌感染，可首选β内酰胺类或者头孢菌素类抗生素，对于产生β内酰胺酶的菌株，可选用含棒酸的复方制剂，也可选用大环内酯类抗生素和磺胺类制剂。革兰阴性杆菌感染，则多选用氨基苷类或者头孢三代、喹诺酮类抗生素。对于厌氧菌感染，则首选青霉素或头孢菌素、甲硝唑或者替硝唑等。金黄色葡萄球菌感染选用万古霉素，绿脓杆菌感染选用头孢他啶，军团菌感染选用大环内酯类抗生素。结核病的化疗原则是早期、全程、适量、规律地选用敏感药物。较为常用的是异烟肼和利福平，配用吡嗪酰胺、乙胺丁醇或者链霉素等。

（5）真菌感染：可以应用酮康唑、氟康唑等药物进行治疗，但要注意其不良反应。

（6）原虫和蠕虫感染：如阿米巴感染选用甲硝唑，蛔虫选用甲苯咪唑等。

4.肿瘤性发热的治疗

要致力于寻找肿瘤的原发灶和转移灶，争取早期手术和化疗。对于部分脏器的肿瘤，可以采取器官移植的方法治疗。

5.结缔组织病性发热

目前应用于结缔组织病的药物主要是非甾体消炎药和糖皮质激素等免疫抑制剂，二者同时也是降温药物。某些慢作用的抗风湿药物如环磷酰胺、硫唑嘌呤等对结缔组织病也有治疗作用。

（四）冬眠疗法

氯丙嗪和异丙嗪各25mg加入5%葡萄糖溶液250mL，在10～20min内静脉滴注完毕。

2h后体温无下降可重复给药，以后酌情4～6h给予维持剂量1次，但持续时间不超过48h。

（五）防治脑水肿

如高热引起脑水肿，可在积极治疗原发病的基础上，给予20%甘露醇20mL加地塞米松5～20mg快速静脉点滴，有利于减轻脑水肿和降低体温。

当然，诊断性治疗不能单纯依据治疗结果来肯定或排除所怀疑的疾病，尤其应避免无原则地或在未经严格观察的情况下对无明确适应证的发热患者使用糖皮质激素作所谓的诊断性治疗。就诊断价值而言，对特效治疗的反应，一般否定意义大于肯定意义。选用抗菌药物作诊断性治疗时，应尽量选用针对所怀疑的致病菌有特效的药物。

（孙永强）

第九章　中药临床应用

第一节　中药的配伍

一、中药配伍的含义

中药的配伍是指在中医药理论指导下，有目的地依据病情需要和药性特点，有选择地将两味及两味以上的药物配合使用。

临床实践过程中，为适应复杂多变，或病势沉重的情况，通常需要将药物合理配伍使用，以增强疗效，降低或消除毒副作用，扩大适应范围，全面照顾病情。前人将单味药的运用及药物配伍后，药物之间发生的种种变化关系总结为七种情况，称为“七情”。该提法首次见于《神农本草经·序例》云药……有单行者，有相须者，有相使者，有相畏者，有相恶者，有相反者，有相杀者，凡此七情，合和视之。”

方剂学中讨论的配伍，主要是指药物在方剂中所占有的地位或发挥的作用不同，用“君臣佐使”加以反映，是另一种配伍关系。

二、中药七情中各情的含义

中药七情主要包括单行、相须、相使、相畏、相恶、相反、相杀七个方面。

(一)单行

明代以来，由于受到陈嘉谟、李时珍的影响，一般认为单行指单用一味药来治疗某种病情单一的疾病。即对病情比较单纯的病证，选择一种针对性较强的药物就可达到治疗目的。如古方独参汤，单用一味人参，治疗大失血所引起元气虚脱的危重病证；清金散，单用一味黄芩，治疗肺热出血的病证。而《本经》的原意是指两味药物配伍后，各药单独取效，互不影响各自原有临床效应的配伍关系。如《内外伤辨惑论》枳实导滞丸治疗湿热食积证，其中泽泻利水渗湿，神曲消食化滞，二药同为病情所需，但彼此又不会削弱各自疗效或毒副作用，属于单行的配伍关系。

(二)相须

指性能功效相似的药物配合使用，以增强或产生某种治疗效应的配伍关系。其中配伍的两味药，一般多为配伍药对，强调二药在协同增效方面一方需求另一方，彼此相需而不可分离，即其他药物难以替代。如麻黄配伍桂枝，能增强发汗解表之功；全蝎配伍蜈蚣配伍，能增强息风止痉之功。陶弘景根据《本经》记载，指出“相须不必同类”，但后世临床所见的相须药对，大多是“同类”的。

(三)相使

指某方面性能功效相似或治疗目的一致的药物配合使用，一药为主，另一药为辅，辅药可以提高主药在某方面治疗效应的配伍关系。其中配伍的两味药，仅是较单味药应用时疗效有所增强，不存在特殊的协同作用，因而并非不可替换，强调两味药配合取效时的主辅地位。如黄芪配伍茯苓治脾虚水肿，黄芪为健脾益气，利尿消肿的主药，茯苓淡渗利湿，可增强黄芪益气利尿的作用。

(四)相畏

指一种药物的毒副作用能被另一种药物降低或消除的配伍关系。如生半夏、生南星的毒副作用能被生姜降低或消除,称生半夏、生南星畏生姜;甘遂畏大枣,即大枣可降低或消除甘遂的毒副作用。

(五)相杀

指一种药物能降低或消除另一种药物毒副作用的配伍关系。如生姜能降低或消除生半夏、生南星的毒副作用,称生姜杀生半夏、生南星的毒。与相畏是同一配伍关系的两种不同提法。

在相畏、相杀的药对中,有时相配的两味药对患者均可能产生毒害效应,并且彼此都能使对方的毒害效应减轻或消除。如洋金花和生草乌,两者都有毒,洋金花能导致心率加快,口干;生草乌可导致心跳缓慢,流涎。二药配伍则相互拮抗,彼此的毒害效应都会降低。

(六)相恶

指两味药合用后,一药或二药某方面,或几方面的治疗效应降低或丧失的配伍关系。如人参恶莱菔子,莱菔子能削弱人参的补气作用;生姜恶黄芩,黄芩能削弱生姜的温肺、温胃的作用。而临床配伍可能产生相恶情况的主要有:

(1)寒热药性相反,作用部位有相同之处的药物配伍。如温脾胃药与清泄脾胃药(附子恶大黄)、温肺药与清肺药(黄芩恶干姜)等。

(2)作用趋势相反的药物配伍。如止汗药与发汗药(牡蛎恶麻黄)、止泻药与泻下药(赤石脂恶大黄)等。

(3)扶正药与祛邪药配伍。有的祛邪药在祛邪的同时,可能损伤正气,因而可能与扶正药相恶(半夏恶皂角、蛇床子恶巴豆、大黄恶人参等)。

(七)相反

指两味药合用后,使原有毒副作用增强或产生毒副作用的配伍关系。如甘草反甘遂;贝母反乌头等,详见用药禁忌“十八反”“十九畏”中若干药物。

三、中药七情对临床用药的指导意义

中药七情配伍关系中,单行是单味药应用取效,还是两味药配伍应用,各自单独取效,应根据临床病情需要,恰当选择;相须、相使可增强疗效,相畏,相杀减轻或消除毒副作用,使临床用药更加安全有效,故是临床值得充分利用的配伍关系。相恶会降低或消除药物疗效,原则上应当避免使用。相反会导致毒副作用增加或产生新的毒副作用,是临床应当禁忌的配伍关系。

然而,正如《本草纲目》言:“古方多有用相恶、相反者。”“相恶”的两味药合用时,并不等同于每味药的全部性能(或功效)都降低,或两味药的各种性能(或功效)都相恶。有时利用可能“相恶”的药对,但这种配伍关系此时减弱的是不利于所治病证的某些性能(或功效),发挥“相制相成”之效,使之更有利于病情,这时的同一药对已成为相畏与相杀的配伍关系,并不是有意使用“古方多有用相恶、相反者”。如黄连与吴茱萸配伍组成的左金丸,主治肝火犯胃之呕逆。其中黄连苦寒,可清泄肝火,辛热之吴茱萸虽可降逆止呕,但又能助长肝火,而以6∶1(黄连＞吴茱萸)配伍,则吴茱萸温热之性尽除而无助肝火之弊;吴茱萸温热之性亦可缓解黄连之苦寒，以免黄连伐肝太过。两者虽相恶，然相制相成，使肝火清而呕逆止。因此相恶在某些方面又可成为一种能够利用的配伍关系，并非绝对配伍禁忌。同样，对于药物相反的配伍关系，历代医家用于临床者也不乏其例。尤以甘草配海藻、甘草配甘遂、附子配半夏的应用较为多见，其中甘草配海藻治疗各种癌瘤及痰结病证疗效较佳。可见，古今对药物相恶、相反的认识具有一定的局限性与片面性，有待于在临床实践研究中进一步探讨。总之，中药的“七情”理论，总体上比较完善，但限于历史条件，有些配伍关系如“十八反”“十九畏”等，有待商榷。各种药物之间的“七情”配伍关系将随着临床实践与实验研究的深入而逐步厘清，中医临床用药最终将会更有效、更安全、更合理。

（韩磊）

第二节　中药的用药禁忌

为了确保临床疗效和避免不良反应的产生，用药时应避忌的问题，称为用药禁忌。中药的用药禁忌主要包括配伍禁忌、妊娠用药禁忌、病证用药禁忌和服药饮食禁忌四个方面。

一、配伍禁忌

配伍禁忌是指某些药物合用会产生剧烈的毒副作用或降低药效，因而应当避免合用，也即《神农本草经》所谓：“勿用相恶、相反者。”目前医药界共同认可的配伍禁忌，有“十八反”和“十九畏”。

五代后蜀韩保昇《蜀本草》统计《本经》中相反的药物，提出“相反者十八种”，今人所谓“十八反”之名盖源于此。“十八反”歌诀最早见于金代张从正《儒门事亲》本草明言十八反，半蒌贝蔹及攻乌，藻戟遂芫俱战草，诸参辛芍叛藜芦。”共载相反中药十八种，即乌头反半夏、瓜蒌、贝母、白蔹、白及；甘草反海藻、大戟、甘遂、芫花；藜芦反人参、丹参、玄参、沙参、苦参、细辛、芍药。事实上，“十八反”中的药物从开始记载就不止 18 味，加上后来的分化，如乌头分为川乌、附子、草乌，瓜蒌分为全瓜蒌、瓜蒌皮、瓜蒌子、天花粉，贝母分为川贝母、浙贝母，芍药分为赤芍、白芍。

“十九畏”是金元以后医家概括出的 19 味配伍禁忌药。由于从宋代开始，一些医药著作中出现了畏、恶、反名称使用混乱的状况，与《本经》中的原义不符，作为配伍禁忌的“十九畏”正是在这种情况下提出的。“十九畏”并非 19 种具有“相畏”配伍关系的药物，这些药物的配伍关系大多属于“相恶”或“相反”的范畴，应当避免合用。“十九畏”歌诀首见于明代刘纯《医经小学》：“硫磺原是火中精，朴硝一见便相争，水银莫与砒霜见，狼毒最怕密陀僧，巴豆性烈最为上，偏与牵牛不顺情，丁香莫与郁金见，牙硝难合京三棱，川乌、草乌不顺犀，人参最怕五灵脂，官桂善能调冷气，若逢石脂便相欺，大凡修合看顺逆，炮爁炙煿莫相依。”指出了共 19 味相恶或相反的药物：硫磺畏朴硝，狼毒畏密陀僧，巴豆畏牵牛，丁香畏郁金，川乌、草乌畏犀角，牙硝畏三棱，官桂畏赤石脂，人参畏五灵脂。

将“十八反”和“十九畏”作为配伍禁忌，其本意在于强调配伍用药时，应尽量避免疗效降低和毒性增强情况的发生，使临床用药更有效、更安全，因此历代医药学家遵信者居多，但也有认为它们并非绝对的禁忌。对于特定的病症，相反药同用，能相反相成，产生较强的功效，运用得当，可愈沉疴痼疾。不少文献记载了反药同用的情况，如《本草纲目》说：“相恶、相反同用者,霸道也,有经有权,在用者识悟尔。”《金匮要略》甘遂半夏汤中甘遂、甘草同用治留饮;赤丸以乌头、半夏合用治寒气厥逆;《千金翼方》中大排风散、大宽香丸用乌头配半夏、瓜蒌、贝母、白及、白蔹;《儒门事亲》通气丸中海藻、甘草同用;现代文献报道芫花、大戟、甘遂与甘草合用治结核性胸膜炎,人参、五灵脂同用治冠心病,均取得了较好的效果,都说明了“十八反”“十九畏”中的药物可以同用。现代研究也提示“十八反”“十九畏”只有在特定病理生理条件下才显示毒性增强或疗效降低。

目前,对待“十八反”“十九畏”的正确态度应当是:若无充分根据和应用经验,不宜盲目配伍使用“十八反”和“十九畏”所涉及的药物;亦不能盲目否定“十八反”和“十九畏”。

二、妊娠用药禁忌

妊娠用药禁忌是指妇女在妊娠期间的用药禁忌。妊娠禁忌的药物大多具有影响胎儿生长发育、孕妇身体健康以致堕胎的副作用。根据药物对妊娠危害程度的不同,一般可分为慎用与禁用两大类。慎用的药物对妊娠危害较小,主要是一些具有活血化瘀、行气、攻下、温里等功效的药物,如桃仁、红花、川芎、牛膝、枳实、大黄、番泻叶、芦荟、芒硝、附子、肉桂、干姜等;禁用的药物对妊娠危害较大,多系毒性较强或药性峻猛及堕胎作用较强的药物,如水银、砒霜、轻粉、雄黄、斑蝥、马钱子、蟾酥、川乌、草乌、藜芦、巴豆、牵牛、甘遂、大戟、商陆、芫花、干漆、三棱、莪术、水蛭、虻虫、麝香等。

禁用的药物在一般情况下禁止使用;慎用的药物可以根据病情的需要斟酌使用。如《金匮要略》以桂枝茯苓丸治妊娠瘀病;吴又可用承气汤治孕妇时疫见阳明腑实证。对待妊娠用药禁忌的正确态度应当是:如无特殊必要,应尽量避免使用,以免发生事故;如孕妇患病非用不可,则应注意辨证准确,掌握好剂量与疗程,并通过恰当的炮制和配伍,尽量减轻药物对妊娠的危害,做到安全有效。

三、病证用药禁忌

由于药物的药性不同,其作用各有专长和一定的适应范围,因此某类或某种病证应当避免使用某类或某种药物,称为病证用药禁忌。如麻黄性温味辛,能发汗解表,适宜于外感风寒表实无汗证,而对于表虚自汗及阴虚盗汗者应忌用,以免加重出汗,耗伤津液。一般情况下,里寒证忌用清热药,以免寒凉伤阳;实热证及阴虚火旺者,忌用温燥药,以免助热伤阴;邪气盛正不虚者,忌用补虚药,以免误补益疾;正虚而邪不盛忌用攻邪药,以免误攻伤正;妇女月经过多及出血而无瘀滞者,忌用破血逐瘀药,以免加重出血;表邪未解者,忌用收敛止汗药;湿热泻痢者,忌用涩肠止泻药,以免闭门留寇;溃疡脓毒未清,腐肉未尽者,不宜过早使用敛疮生肌药,以免藏毒等。一般药物都有病证用药禁忌,具体内容详见各论中每味药物的“使用注意”部分。

四、服药饮食禁忌

服药饮食禁忌是指在服药期间对某些食物的禁忌,简称食忌,也就是通常所说的忌口。古今中医皆比较重视饮食禁忌,其目的是避免不良反应的发生和疗效降低,导致病情恶化,影响患者康复。在服药期间,一般应忌食生冷、油腻、腥膻、辛热、有刺激性的食物。此外,根据病情的不同,饮食禁忌也有不同。热性病应忌食辛辣、油腻、煎炸类食物;寒性病应忌食生冷;

胸痹患者应忌食肥肉、脂肪、动物内脏及烟、酒等；肝阳上亢所致头晕目眩、烦躁易怒等应忌食胡椒、辣椒、白酒等辛热助阳之品；脾胃虚弱者应忌食油炸黏腻、寒冷固硬、不易消化的食物；肾病水肿应忌食过咸和酸辣太过的刺激食品。

（韩磊）

第三节 中药的剂量

中药剂量即临床用药量，一般是指一味中药的成人一日用量，也有是指在方剂中药物间的相对用量。本书中每味药物标明的用量，为临床用药时的参考用量，除特别注明以外，都是指干燥饮片在汤剂中成人一日的内服用量；鲜品入药和药物入丸、散剂及外用，或小儿的用量则另加注明。

中药计量单位在古代曾有重量（斤、两、钱、分、厘等）、度量（尺、寸等）、容量（斗、升、合、勺等）、数量（如生姜三片、蜈蚣两条、大枣七枚、芦根一支、荷叶一角、葱白两只等）。据考证，宋代以前方书中的剂量，除特别标明大斤两者外，一般可按 1 两＝14g 计。宋代以后至民国初年，法定衡制基本未变，一般可按 1 两＝37g 计。民国年间至中华人民共和国成立初期，我国普遍采用"市制"计量方法，即 1 市斤（16 进位制）＝16 两＝160 钱＝500g，即 1 两＝31.25g；1 钱＝3.125g。目前，我国对中药生产计量采用公制，即 1 公斤＝1000g。为处方和调剂换算方便，按国家计量局规定以如下的近似值进行换算：1 市斤＝500g；1 两＝30g；1 钱＝3g；1 分＝0.3g；1 厘＝0.03g。

中药剂量是确保临床疗效和用药安全的重要因素之一。剂量过小，起不到治疗作用而贻误病情；剂量过大，可能损伤正气，引起不良反应，或造成药材不必要的浪费。同时，中药多以复方用药，其中药物剂量的变化，可以导致整个处方的功效和主治病证的改变。因此，对待中药剂量应采取科学、谨慎的态度。除了剧毒药、作用峻猛药、精制药及某些贵重药外，一般中药常用内服剂量为 5～10g；部分常用量较大的剂量为 15～30g；新鲜药物常用量 30～60g。临床上应根据所用药物性质、用药方法、患者情况以及所处环境等多方面因素来确定中药的具体用量。

一、药物性质和性能

花、叶、皮、枝等质轻者，用量宜小；矿物、贝壳等质重者，用量宜大。干品药材用量宜小；鲜品药材含水分较多用量宜大。气味浓厚或作用峻猛者，用量宜小；气味淡薄或作用温和者，用量宜大。药材质优力强者，用量可小些；质次力弱者，用量可大些。无毒药物，剂量变化幅度较大，可适当增大用量；有毒或作用峻烈的药物，应严格控制剂量，开始时用量宜轻，逐渐加量，一旦病情好转后，应当立即减量或停服，中病即止，防止过量或蓄积中毒。贵重药材如麝香、牛黄、猴枣、羚羊角、鹿茸、珍珠等，在保证药效的前提下应尽量减少用量，避免浪费。

二、用药方法和目的

单味药使用时用量宜大，复方中应用时剂量宜小；在方中作主药时用量宜大，作辅药时用量宜小；入汤剂用量宜大，入丸、散剂的用量宜小；某些中药用量不同表现出不同的作用，故根据使用目的不同，其用量也可能不同，如槟榔用于行气消积，用量 3～10g 即可，用于驱绦虫则须用 30～60g。

三、患者情况

确定药物的具体用量，还应考虑患者的年龄、性别、体质、病程、病势、职业和生活习惯等差异。一般来说，小儿发育尚未健全，老人气血渐衰，对药物的耐受力均较弱，用量宜轻。五岁以下小儿通常用成人量的四分之一，五六岁以上通常用成人量的一半。对于一般的药物，男女用量差别不大，但妇女在月经期、妊娠期，用活血化瘀通经药一般不宜过大。体质强壮者，对药物的耐受力较强，用量可稍大；体质虚弱者，对药物（尤其是攻邪药）的耐受力较弱，用量宜轻，即使是补虚药，也应从小剂量开始，以免虚不受补。一般来说，新病对患者正气损伤较小，患者对药物的耐受力较强，用量可稍大；久病多伤元气，患者多体虚，对药物的耐受力较弱，用量宜轻。病急病重者，用量可稍大，有利于控制病势；病缓病轻者，用量宜轻，以免损伤正气。体力劳动者腠理一般较脑力劳动者致密，使用发汗解表药时，对体力劳动者的用量可较脑力劳动者稍重一些。平素不喜食辛辣热烫物或处高温下作业者，用辛热药疗疾时，用量宜轻，反之用量宜大。

此外，在确定药物剂量时，还应考虑季节、气候及居处的自然环境等因素，做到"因时制宜""因地制宜"。如夏季发汗解表药及辛温大热药不宜多用，而苦寒降火药用量宜重；冬季发汗解表药及辛热大热药可以多用，苦寒降火药则用量宜轻。

（韩磊）

第四节　中药的用法

中药的用法所包含的内容十分广泛，本书主要介绍中药的给药途径和剂型、汤剂的煎煮方法和不同剂型的服药方法。

一、给药途径和剂型

给药途径也是影响药物疗效的因素之一。给药途径不同，药物的吸收、分布、代谢、排泄过程不同，产生的作用强度不同。有的药物甚至必须以某种特定途径给药才能发挥某种作用。中药的传统给药途径以口服和皮肤给药为主，还有吸入、舌下、黏膜表面和直肠给药等多种途径，现代又增添了皮下注射、肌内注射、穴位注射、静脉注射等。

中药在服用前，都需要加工成一定的剂型。传统中药剂型中，口服剂型有汤剂、丸剂（蜜丸、水蜜丸、水丸、糊丸、蜡丸）、散剂、锭剂、酒剂、煎膏剂（膏滋）、胶剂等，皮肤外用的剂型有膏药（黑膏药、白膏药）、散剂、丹剂、搽剂、洗剂、灸剂、熨剂等；供体腔使用的有栓剂、药条等。现代中药剂型中，口服剂型有浓缩丸、片剂（咀嚼片、含片、泡腾片、肠溶片）、胶囊剂（硬胶囊、软胶囊、肠溶胶囊）、颗粒剂（可溶颗粒、悬浮颗粒、泡腾颗粒）、合剂、滴丸剂、糖浆剂、酊剂、流浸膏剂、浸膏剂、茶剂等，皮肤外用的有贴膏剂（橡胶膏剂、凝胶膏剂、贴剂）、气雾剂、喷雾剂、涂膜剂、凝胶剂、软膏剂、露剂等，还有注射剂（注射液、注射用无菌粉末、注射用浓溶液）、眼用制剂（滴眼剂、眼膏剂）、鼻用制剂（滴鼻剂、洗鼻剂、鼻用喷雾剂、鼻用软膏剂、鼻用乳膏剂、鼻用散剂）、供体腔使用的阴道片、阴道泡腾片等。

不同的给药途径和剂型各有其特点。临床用药时，具体选择何种途径和剂型给药，不仅要考虑各种给药途径和剂型的特点，充分发挥其优势，还应注意病证与药物对给药途径和剂型的选择。《神农本草经》强调了药物对剂型的选择，指出："药性有宜丸者，宜散者，宜水煮者，宜酒渍者，宜膏煎者，亦有一物兼宜者，亦有不可入汤酒者，并随药性，不得违越。"即是说，只有所含有效成分水溶性好而且耐热的饮片才可以入汤剂，否则便应选择粉末饮片或丸剂、散剂或酒剂；珍稀、名贵、濒危药材选择丸散剂，可以提高利用率、减少用量，有利于资源保护和可采持续利用。继后，《本草经集注》又提出了病情对于剂型的选择，强调："病有宜服丸、服散者，服汤、服酒者，服膏煎者，亦兼参用，察病之源，以为其剂也。"一般来说，病情较急宜服相对速效的汤剂等，慢性病宜服缓而药效持续的丸剂等。

二、汤剂的煎煮方法

汤剂是中药临床最为常用的剂型之一，并且大多由病家自制，为了保证获得预期的临床疗效，医生应将汤剂的正确煎煮方法清楚地交代给病家。

（一）煎药器具

最好是用化学性质稳定、不易与药物成分发生化学反应，并且导热均匀、保温性能良好的砂锅、瓦罐等陶瓷器皿；其次可用搪瓷罐或不锈钢锅；忌用铝、铜、铁锅等金属器皿，以免金属元素与药物成分发生化学反应，可能使疗效降低，甚至产生毒副作用。中药煎煮比较费时费力，为了方便患者服药，一些医院药房配备了煎药机，患者只需将药交给药房煎制，取回煎好并分装好的汤剂，整个疗程可一次性带回家保存备用，携带服用都方便。

（二）煎药用水

煎药宜用洁净、无异味、杂质少的水。一般来说，人们在生活中饮用的水如自来水、井水、纯净水等，都可用以煎煮中药。

（三）加水量

按理论推算，加水量应为饮片吸水量、煎煮过程蒸发量及煎煮后所需药液量的总和。虽然实际操作时加水量很难做到十分准确，但也可根据饮片质地的疏密、吸水性能及煎煮时间的长短来估计加水量。确定加水量的一般做法是，将饮片适当加压后，以液面高出饮片 2cm 左右为宜。质地坚硬、黏稠、需要久煎的药物加水量可比一般药物略多；质地疏松，或由于有效成分易挥发或破坏而煎煮时间较短的药物，则液面稍高出饮片即可。

（四）煎前浸泡

煎煮前将饮片用水适当浸泡，既有利于有效成分的溶出，又可缩短煎煮时间，避免因煎煮时间过长，导致有效成分散失或破坏过多。如果饮片不经浸泡，直接煎煮，会使饮片表面的淀粉、蛋白质迅速膨胀或变性，阻塞毛细管道，使水分难于进入饮片内部，不利于有效成分的充分溶出。多数药物宜用冷水浸泡，一般浸泡 20～30min 即可，以种子、果实为主者，可浸泡 1h。夏天气温高，浸泡时间不宜过长，以免药液腐败变质。

（五）煎药火候

火候是指火力大小和煎煮时间长短。煎药一般宜先用武火（大火）使药液尽快煮沸，沸后改用文火（小火）保持微沸状态，以免药汁溢出或过快熬干。解表药及其他含挥发性成分药物，一般用武火迅速煮沸，改用文火再煮 10～15min 即可。有效成分不易煎出的矿物类、贝壳类、骨角类、甲壳类药物以及补虚药，一般宜用文火久煎，使有效成分充分溶出。

(六)趁热滤汁

药煎好后,应趁热滤取药汁,以防药液放冷后,一些有效成分会因溶解度降低而沉淀或由于药渣的吸附作用而有部分损失,降低疗效。

(七)绞渣取汁

由于一般药物加水煎煮后都会吸附一定的药液,已溶入药液中的一些有效成分也可能被药渣再吸附,因此药渣应榨取药汁,以防有效成分的损失。实验表明,从榨药渣得到有效成分相当于原方含量的三分之一。尤其是一些遇高热有效成分容易损失或破坏而不宜久煎或只煎一次的药物,药渣中所含有效成分会更多,榨渣取汁的意义更大。

(八)煎煮次数

一般中药可煎3次,至少应煎2次。煎煮过程中,有效成分会先溶解于进入饮片组织内的水液中,然后再扩散到饮片外部的水液中,当饮片内外溶液的浓度相同时,有效成分不再扩散了,这时,只有将药液滤出,重新加水煎煮,有效成分才会继续溶出。为了充分利用药材,避免浪费,一剂药最好煎煮2次或3次。

(九)入药方法

一般药物可同时入药煎煮。但某些药物因其性质、性能及临床用途不同,所需煎煮的时间和方式不同,因此煎制汤剂时还应讲究入煎的方法。

1.先煎

一些有效成分不容易煎出的药物,应先入煎一定时间后,再与其他药物同煎。一般来说,矿物类药物(如磁石、代赭石、生铁落、生石膏、寒水石、紫石英、龙骨等)、贝壳类药物(如牡蛎、海蛤壳、瓦楞子、珍珠母、石决明、紫贝齿等)、甲壳类药物(龟甲、鳖甲等),大多需要先煎30min左右,再纳入其他药物同煎。此外,久煎可以降低某些药物的毒性(如川乌、附子、雷公藤等),附子、川乌应先煎0.5～1h(煎至入口无麻舌感),雷公藤应先煎1～2h,再与其他药物同煎,以确保用药安全。再有特殊需要,如大黄久煎泻下力缓,欲减其泻下力则应先煎。

2.后下

一些气味芳香的药物,久煎其有效成分易挥发的药物(如金银花、连翘、肉桂、沉香以及解表药、化湿药中的大部分药物)或有效成分不耐煎煮,久煎易破坏的药物(如青蒿、钩藤、大黄、番泻叶、杏仁、白芥子等),应在其他药物煎沸一定时间后放入同煎。有的药物甚至只需用开水或其他药物的煎液趁热浸泡即可,不必入煎(如大黄、番泻叶用于泻下通便以及藏红花、胖大海等)。

3.包煎

饮片有绒毛,因其难于滤净,混入药液刺激咽喉者(如辛夷、旋覆花等),或花粉、细小种子及细粉类饮片,因其漂浮水面,不利于煎煮者(如海金沙、蒲黄、葶苈子、滑石粉、蛤粉等),或含淀粉、黏液质较多的药物,煎煮时易糊化、焦化,煎煮液混浊或黏稠不便于过滤者(如五灵脂、灶心土、车前子等)宜用纱布包裹入煎。

4.另煎

少数贵重药材(如人参、西洋参、羚羊角、鹿茸等),为了更好地煎出有效成分应单独煎2～3h,同时也可避免与其他同煎时煎出的有效成分被其他药物的药渣吸附,造成浪费。煎液可以另服,也可与其他煎液兑服。

5.烊化

某些胶类药物及黏性大而易溶的药物，为了避免入煎粘锅或黏附于其他药物上，既造成胶类药物的浪费，又影响其他药物有效成分的溶出，用水或黄酒将此类药加热溶化后，用煎好的药液兑服，或将此类药放入已煎好的药液中加热溶化后服用、如阿胶、鹿角胶、龟甲胶、鳖甲胶、鸡血藤胶及蜂蜜、饴糖等。

6.冲服

芒硝等入水即化的药物，与饴糖、蜂蜜、竹沥等新鲜药材制备的液体类药物，以及羚羊角、沉香等药加水磨取的药汁，不需入煎，宜直接用水或药汁冲服。

7.调服

粉末饮片，当用药汁、开水调匀吞服。正如《千金方》所说“凡汤中用麝香、牛黄、犀角、羚羊角、蒲黄、丹砂，须熟细末如粉，临服纳汤中，搅令调和，合服之。”

三、服药方法

口服是临床使用中药的主要途径，口服给药的效果，不仅受剂型等因素影响外，还与服药时间、多少及冷热等服药方法有关。

(一)服药时间

适时服药也是合理用药的重要方面，具体服药时间应根据胃肠状况、病情的需要及药物的特性来确定。

1.空腹服

清晨空腹时，胃及十二指肠内均无食物，所服药物可避免与食物混合，能迅速进入肠中，充分发挥药效。如峻下逐水药、攻积导滞药在晨起空腹时服药，不仅有利于药物迅速入肠发挥作用，还可避免夜间频频如厕影响睡眠。驱虫药在空腹时服药，有利于药物与虫体相互接触，更好的发挥驱虫效果。

2.饭前服

饭前胃中亦空虚，有利于药物迅速进入小肠消化吸收，故大多数药特别是补虚药和治疗胃肠疾病的药物都宜饭前服。

3.饭后服

饭后胃中存有较多食物，所服药物与食物混合，可减轻其对胃肠的刺激，故对胃肠有刺激的药物宜饭后服用。消食药宜饭后及时服用，以利充分发挥药效。一般药物，无论饭前服还是饭后服，服药与进食都应间隔 1h 左右，以免影响药物与食物的消化吸收。

4.睡前服

为了顺应人体生理节律而充分发挥药效，有些药物宜睡前服。如安神药宜在睡前 0.5～1h 服，以便安眠；涩精止遗药宜在临睡时服，以便治疗梦遗滑精；缓下剂宜在睡前服，以便翌日清晨排便。

5.定时服

有些疾病定时而发，只有在发病前某时服才能见效，如截疟药应在疟疾发作前 2h 服用。

6.不拘时服

病情危急，则当不拘时服，以便力挽狂澜。

(二)服药次数

一般疾病服药,多采用每日一剂,每剂分2～3次服用。病情急重者,可每隔4h左右服药1次,昼夜不停,以利顿挫病势;病情轻缓者,可间日服或煎汤代茶,以图缓治。呕吐患者宜小量频服,以免量大引起呕吐。应用发汗药、泻下药时,服药一般以得汗得下为度,中病即止,不必尽剂,以免汗下太过,损失正气。

(三)服药冷热

一般汤药多宜温服,服时还应振荡,以免药液煎煮后冷却过久产生过多沉淀被抛弃而影响实际的利用量造成浪费。一般来说,治疗寒证用温热药宜热服,特别是用发散风寒药治疗外感风寒表实证时,不仅要热服,而且服药后还须温覆或进热粥,以助汗出。至于治疗热证用寒凉药时,如热在肠胃,患者欲饮冷者,宜凉服;如热在其他脏腑,患者不欲饮冷者,宜温服。此外,治疗真热假寒证用寒药时可温服,治疗真寒假热证用温热药时可凉服,以防患者格拒,此即《内经》所谓"治热以寒,温以行之;治寒以热,凉以行之"的服药方法。而服用丸、散等固体制剂时,除特别规定外,一般宜用温开水送服。

(韩磊)

第五节　中药作用的基本原理

中药的作用是指中药对机体的影响,或机体对药物的反应。可分为防治作用与不良作用。

在古代本草文献中,除记载了药物对人体的医疗作用外,还包括一些非医疗作用。医疗作用中有一部分是针对其他生物的,其效应因物种差异与人体也不一定相同。非医疗作用,如《神农本草经》载丹砂"能化为汞",石胆"能化铁为铜",是指矿物药在冶金或化工等学科的应用。因而中药的非人体的或非医疗作用均不属于中药学研究的范围。

中医学认为,人体的脏腑经络、气血阴阳,以及人体与外界环境之间,均处于动态平衡状态时,属于"阴平阳秘"的健康状态。也即《素问·平人气象论》云:"平人者,不病也。"而人体产生疾病是由致病因素引发机体阴阳偏盛偏衰,脏腑经络功能失调所致。中药防治疾病的原理,就是中药针对患者不同病机,或祛邪去因,或扶正固本,或协调脏腑经络功能,以纠正机体的阴阳偏盛偏衰,使之最大程度上恢复到"阴平阳秘"的正常状态。前人将中药的这种纠正作用概括为药物的偏性,也即以药物的偏性纠正疾病所表现的阴阳偏盛或偏衰。如清代医家徐灵胎总结说凡药之用,或取其气,或取其味……各以其所偏胜而即资之疗疾,故能补偏救弊,调和脏腑,深求其理,可自得之。"

(韩磊)

第六节　中药的功效

中药的功效,是在中医理论指导下,对于药物诊断、治疗、保健作用和相应效果的高度概括。即指中药防治、诊断疾病及强身健体的作用,是药物对于人体医疗作用在中医学范畴内的特殊表述形式。

中药功效的认识与概括，是在中医药理论指导下，根据机体的用药反应及用药前后症状、体征的变化，通过辨证求因、辨证论治及归纳分析的方法反推而得。在中药学中，中药的“作用”与中药的“功效”经常互用，但两者既紧密联系，又有所差异。当以“功效”代替“作用”时，仅指药物对机体疾病的防治作用而已。

中药的主治是指药物治疗功效所适应的疾病、证候或症状，又称“应用”或“适应范围”，简称主治。从认识的角度，主治是确定功效的依据；从临床运用的角度看，功效可提示中药的适应范围。如依据鱼腥草能治疗肺痈咳吐脓血、肺热咳嗽、热毒疮疡及热淋小便不利等病证，可确定其具有清热解毒、排脓、利尿的功效。反之，鱼腥草的清热解毒、排脓、利尿等功效，提示其可以治疗热性或湿热性的疮痈和淋证。

明代以前，本草著作在记述药物时，对功效与主治的含义缺乏明确界定，常常将两者混用，如黄连“治五劳七伤，益气，止心腹痛、惊悸、烦躁、润心肺”。明末以后，随着医药学家对于中药功效概念明确，功效与主治区别的廓清，功效专项开始分列，中药编写体例发生了变化，促进了中药按功效分类的发展，加强了中药性能、主治、证候禁忌等内容与功效的有机联系；鉴于中药功效的纽带作用，使得中医学理法方药成为统一整体。

中药功效分类复杂，就整个系统而言，主要可分为治疗类功效与保健类功效两类，且大多数属于前者。

中药治疗类功效的总结，既基于药物的临床实践，又依赖于中医理论的概括。可分为：

(1)针对证候的治疗功效，如平肝潜阳是针对肝阳上亢证，活血化瘀是在针对瘀血证，发散风热是针对风热表证。

(2)针对疾病的治疗功效，如截疟治疗疟疾病、驱蛔虫治疗蛔虫病。

(3)针对症状的治疗功效，如杏仁之止咳，麻黄之平喘，生姜之止呕，延胡索之止痛，三七之止血，均属“对症”之功效。

保健类功效是在中医药理论指导下，将中药对人体预防和养生、康复作用进行总结而形成的。可分为：

(1)预防功效，如苍术烟熏“辟一切恶气”“弭灾沴”，佩兰煎汤沐浴“辟疫气”，大蒜“辟瘟疫”。

(2)养生功效，古文献所载关于药物增强人体适应能力，强身健体，调理情志，养护脏腑，延缓衰老等作用，如灵芝久食，轻身不老，延年；首乌能黑髭鬓，悦颜色等，多属于中药的养身功效，也即现代的保健功效。然而，“保健”功效与“治疗”功效并无本质上的区别。

此外，与中医辨证学理论相对应，还有不同的功效描述系统，如结合八纲辨证，有发表、温里、补虚、泻实、滋阴、补阳等；结合脏腑辨证，有清肺、补脾、和胃、利胆等；结合气血津液辨证，有益气、养血、生津、利水等；结合经络或六经辨证，有和解少阳、散太阳经风寒等；结合卫气营血辨证，有清气分热、清营凉血、透营转气等。中药的功效表述是相对的，不同体系与层次的功效交叉互补，构建了较为完善的中药功效体系。

中药主治的表述与分类，常见的有：

(1)证名类主治，如热淋、血淋、湿热黄疸等。

(2)病名类主治，如疟疾、肺痈、水火烫伤、蛇虫咬伤等。

(3)症状类主治，如呕吐、疼痛、耳鸣、口臭等。还有个别药物的主治病证描述，借用现代病名，如胃下垂、高血压病、高脂血症等。

在中药学中，中药功效是联系中药主治与性能的枢纽，同时也是本草文献学研究、临床中药应用、现代中药实验研究的出发点和分科研究后综合提高的归宿，也是中药学未来发展的生长点。在学习过程中抓住这一核心，可以执简驭繁，事半功倍。

（韩磊）

第七节　中药的不良作用

中药的不良作用，是指中药在正常及非正常用法用量下，对机体造成的损害性作用。其中，在正常用法用量下，药物对机体的损害作用，称为中药的不良反应；而在非正常用法用量下，药物对机体的损害作用，则属于不良医学事件的范畴。中药的不良反应也是药品不良反应的一部分，我国《药品不良反应报告和监测管理办法》规定："药品不良反应是指合格药品在正常用法用量下出现的与用药目的无关的或意外的有害反应。"药品不良反应大致包括：副作用、毒性反应、过度作用、特异质反应、耐受性、变态反应、依赖性以及致癌、致畸、致突变作用等。

副作用是指在常用剂量下，患者用药后出现的与治疗所需无关的不适反应，一般对机体损害较轻微，多为一过性可逆性功能变化，伴随治疗作用同时出现，停药后能自愈。其产生原因主要是由于一味中药具有多种作用，治病时发挥治疗作用的只是某一种或几种，其他作用便造成了机体的不适。中药的副作用与治疗作用是相对的，如大黄能清热泻火、泻下攻积，适宜于热结便秘，其两项功效均为治疗作用；但若治冷积便秘，其清热泻火作用则成为副作用。又如吴茱萸能温中、止呕，适宜于胃寒呕吐，其两项功效均为治疗作用；若用治胃热呕吐，其温中作用则成为副作用。

毒性反应指药物引起的人体组织与器官在生理生化功能方面的异常和结构方面的改变。毒性反应和副作用较难区别，但其发生与剂量有关，是药理作用的加强，也是可以预知的。毒性反应造成的功能障碍或器质性病变，有的停药后可逐渐恢复，但也常造成一些不可逆的损害，终身不愈。因服用剂量过大，立即发生的毒性，称为急性毒性，多损害循环、呼吸及神经系统功能；因长期用药蓄积而逐渐发生的毒性，称为慢性毒性，多损害肝、肾、骨髓、内分泌等功能。三致反应（致癌、致畸、致突变）多属于慢性毒性范畴。

中药的不良反应是客观存在的，早在《神农本草经》中就提到，有的药物有毒，用时要"斟酌其宜"；有的"多毒，不可久服"。再如"是药三分毒""人参杀人无过，大黄救人无功"等认识，均说明古人对药物的治疗作用与毒副作用已相当了解。现代研究发现，有的药物甚至在正常用量范围内使用，有时也会引起不良反应。如麻黄在正常使用情况下，因其所含主要有效成分一麻黄碱，可兴奋大脑皮质和皮质下中枢，有时会引起失眠、神经过敏、不安和震颤等。

中药的不良反应不同于不良医学事件，清代名医徐灵胎言："误用致害，虽甘草、人参亦毒药之类也。""药品不良反应"的概念在内容上排除了因药物滥用、超量误用、不按规定方法使用药品及质量问题等情况所引起的反应。若将此类反应不加分析研究而等同于中药不良反应的做法是不科学的。

因此，通过增加药物剂量或延长疗程等方法实现治疗目的的方法是有限度、有风险的。理性对待中药的不良反应，充分利用其治疗作用，是临床安全合理用药的有力保障。

（韩磊）

第八节　常用中药炮制方法

炮制方法是历代逐步发展和充实起来的。在历代中医药文献中，既有不少中药炮制的散在记载，也有《雷公炮炙论》《炮炙大法》及《修事指南》等炮制专著。参照前人的记载以及现代实际炮制经验，炮制方法大致可以分为以下五大类。

一、修治

(一)净制

采用挑、拣、筛、簸、刮、刷、撞等方法，除去灰屑、泥沙、杂质及非药用部位等，使药物清洁纯净，这是原药材加工的第一道工序。如拣去合欢花、辛夷中的枝、叶，筛选王不留行及车前子，簸去薏苡仁的杂质，刷除枇杷叶、石韦叶背面的绒毛，刮去厚朴、肉桂的粗皮，除掉龟甲、鳖甲、海蛤壳、石决明的残肉留壳，撞去泽泻的须根及粗皮，碾去刺蒺藜的硬刺。再有像西洋参、天麻、冬虫夏草、三七等按药材质量不同，经过挑选区分等级。

(二)切制

采用切、铡的方法将纯净药材软化后切成片、丝、段、块等一定的规格，便于干燥、贮藏和调剂时称量及进行其他炮制，也有利于有效成分溶出，提高煎药质量。根据药材性质或制剂及临床需要的不同，还有不同的切制规格要求。如天麻、槟榔等宜切薄片，白术、泽泻等宜切厚片，甘草、白芍等宜切圆片，肉桂、厚朴等宜切圆盘片，黄芪、鸡血藤等宜切斜片，枇杷叶、桑白皮、陈皮等宜切丝，麻黄、香薷、白茅根、柴胡等宜切段，葛根、茯苓等宜切块等。

(三)粉碎药材

采用捣、碾、研、磨、镑、锉等方法，使药材粉碎成一定细度，以符合制剂和其他炮制的要求。如石膏、胆矾等矿物类，牡蛎、石决明、珍珠母等贝壳类，牛蒡子、砂仁、郁李仁等果实种子类等捣碎便于煎煮；琥珀、川贝母、人参、三七、黄连等研末便于吞服；水牛角、羚羊角等镑成薄片或锉成粉末，便于制剂或服用。

二、水制

用水或其他液体辅料处理药材的方法称为水制法，其目的主要是清洁药物除去杂质、软化药材便于切制、降低药材中的盐分和不良气味、降低毒性及调整药性等。常用的方法有洗、淋、浸泡、润、漂、水飞等。

(一)洗

将药材放入清水中，快速洗涤，除去上浮和下沉杂物，及时捞出晒干或晾干备用。除少数易溶于水，或不易干燥的花、叶、果实及肉类药材外，大多需要淘洗，如菟丝子淘洗去泥沙。

(二)淋

将不宜浸泡的药材，用少量清水浇洒喷淋，使其清洁和软化。

(三)浸泡

将质地松软或经水泡易损失有效成分的药物，置于水中浸湿立即取出，称为“浸”；而将药物置于清水或辅料药液中，使水分渗入，药材软化，便于切制，或用以除去药物的毒质及非药用部分，称为“泡”。如用白矾水浸泡半夏、天南星，用胆巴水浸泡附子等。根据浸泡的目的、季节、气温的不同，掌握浸泡时间及搅拌和换水次数，以免药材腐烂变质影响药效。

（四）润

又称闷。根据药材质地的软硬、加工时的气温、工具的不同，可采用淋润、浸润、泡润、晾润、盖润、伏润、露润、复润等多种方法，使清水或其他液体辅料徐徐渗入药物组织内部，至内外的软化均匀，便于切制饮片。如淋润荆芥、泡润槟榔、酒润当归、姜汁浸润厚朴，伏润天麻，盖润大黄等。

（五）漂

是将药物置于宽水或长流水中浸泡一段时间，反复地换水，以除去盐分及腥味。如盐附子、海藻、昆布漂去盐分，紫河车漂去腥味等。

（六）水飞

是借药物在水中的沉降性质分取药材极细粉末的方法。将不溶于水的药材粉碎后置乳钵、碾槽、球磨机等容器内，加水共研，然后再加入多量的水搅拌，待粗颗粒下沉后，倾出上部混悬液，剩余粗粉加水再研。倾出的混悬液沉淀后，倾去上部清水，干燥后即得。此法所得粉末极细，又减少了加工时粉末飞扬，常用于矿物类、甲壳类药物的制粉，如水飞朱砂、炉甘石、滑石、蛤粉等。此外，还可同时除去药物中的可溶性有害物质，如雄黄中的三氧化二砷。

三、火制

火制是用火加热处理药物的方法。根据加热的火候（温度）、时间和方法的不同，可分为炒、炙、煅、煨、烘等。

（一）炒

有炒黄、炒焦、炒炭等程度不同的清炒法，也有加固体辅料的炒法。

1.炒黄

用文火将药物炒至表面微黄。炒黄能使药材易于粉碎加工，并缓和药性，种子类药材炒后煎煮时有效成分易于溶出，如炒牛蒡子、炒苏子。

2.炒焦

用武火将药物炒至表面焦黄，内部颜色加深，并有焦香气。炒焦能增强药物健脾的作用（焦香健脾），如焦山楂、焦白术、焦麦芽等。

3.炒炭

用武火将药物炒至表面焦黑，部分炭化，内部焦黄为度，但仍保留药材固有的气味（炒炭存性）。炒炭能缓和药物的烈性或副作用，或增强其收敛止血、止泻的作用，如艾叶炭、地榆炭、姜炭等。

4.加固体辅料炒

将药物与土、麦麸、米等固体辅料同炒，可减少药物的刺激性，增强疗效，如土炒白术、麸炒枳壳、米炒斑蝥等。将药物与作为中间传热体的砂、滑石粉、蛤粉等固体辅料同炒，也称"烫"，可使药物受热均匀、酥脆，便于有效成分煎出和制剂服用，并可矫味矫臭，如滑石粉烫制刺猬皮，砂烫穿山甲，蛤粉烫阿胶珠等。

（二）炙

将药物与液体辅料拌炒，使辅料逐渐渗入药物组织内部或附着于药物表面，以改变药性、增强疗效或降低毒副作用。常用的液体辅料有蜜、酒、醋、姜汁、盐水、甘草汁等。如蜜炙麻黄、百部、款冬花、枇杷叶可增强润肺止咳作用；酒炙川芎、当归、牛膝可增强活血之功；醋炙香附、柴胡可增强疏肝止痛功效；醋制芫花、甘遂、大戟可降低毒性，盐炙杜仲、黄柏可引药入肾和增强补肾作用，酒炙常山可减弱催吐作用，姜炙半夏、竹沥可增强止呕作用，甘草水炙吴茱萸可缓和其燥烈之性。

（三）锻

用火直接或间接煅烧药物，可使药物质地松脆，易于粉碎，便于有效成分煎出，充分发挥疗效；或使药材性能功效发生改变。将质地坚硬的矿物药或贝壳类药直接放火上或不密闭容器中煅烧，称为明煅，如锻紫石英、煅石膏、煅龙骨、煅牡蛎等。将质地轻松、易炭化的药物置于耐火密闭容器中间接煅烧，称为焖煅，如煅棕榈炭、煅血余炭等。

（四）煨

将药物用湿面皮或湿纸包裹后，置于热火灰中或热滑石粉中，或用吸油纸与药物隔层分放，缓缓加热的方法，称为煨法。其目的是除去药物中的部分挥发性及刺激性成分，以缓和药性，降低副作用，增强疗效，如煨肉豆蔻、煨木香、煨生姜、煨葛根等。

（五）烘

将药材用微火加热，使之干燥的方法。

四、水火共制

这类炮制方法既要用水又要用火，有些药物还必须加入其他辅料进行炮制，常用的包括蒸、煮、禅、洋等方法。

（一）蒸

是以水蒸气或附加成分将药物蒸熟的加工方法。不加辅料者，为清蒸；加辅料者，称为辅料蒸。前者如清蒸玄参、桑螵蛸，后者如酒蒸山茱萸、大黄等。蒸制的时间因炮制的目的而不同。为改变或增强药物性能的，宜久蒸或反复蒸晒，如蒸熟地、何首乌、黄精等；为使药材软化，便于切制者，以变软透心为度，如蒸茯苓、厚朴；为便于干燥或杀死虫卵，利于保存者，蒸至“圆气”，如蒸白果、女贞子、桑螵蛸。

（二）煮

是将药物与水或辅料共同加热的方法，可减低药物的毒性和烈性，增强疗效。如水煮乌头、醋煮芫花、姜矾水煮半夏、甘草水煮吴茱萸、酒煮黄芩。

（三）烊

是将药物快速放入沸水中短暂烫过，立即取出的方法。常用于种子类药物的去皮及肉质多汁类药物的干燥前处理。如掸杏仁、桃仁、扁豆以去皮；惮马齿苋、天冬以便晒干贮存。

（四）淬

是将药物煅烧后，迅速投入冷水或醋等液体辅料中，使之骤然冷却而酥脆的方法。淬后药材不仅易于粉碎，且辅料被其吸收，增强疗效，如醋淬磁石、自然铜、鳖甲，黄连煮汁淬炉甘石。

五、其他制法

（一）制霜

种子类药材压榨除去部分油得到残渣，如巴豆霜、千金子霜、瓜蒌仁霜；将芒硝装入西瓜或苦瓜中析出到外皮上的白色结晶性粉末，即西瓜霜、苦瓜霜；鹿角经煮提后剩下的残渣研细，即鹿角霜。

(二)发酵

将药材与辅料拌和，在一定温度和湿度条件下，利用酶菌使其发泡、生霉，从而改变原药材的性能和功效，如神曲、建曲、半夏曲、淡豆豉等。

(三)发芽

将具有发芽能力的种子类药材用水浸泡后，保持一定的温度和湿度，使其萌发幼芽，如谷芽、麦芽、大豆黄卷等。

(四)杀青

利用蒸、煮、烫、供等热处理过程迅速破坏新鲜药材中各种酶的活性，从而抑制酶促化学反应，保留有效成分。杀青还可促进药材中低沸点芳香类物质挥发，从而去除不良气味，并可促进芳香醇类等物质转化形成中药特有的香味和形色，达到形成性状、提高品质和利于临床疗效等目的。如金银花、菊花、杜仲叶、大青叶等。

(五)发汗

将新鲜药材堆积起来，或用微火烘至半干或微煮、蒸后，再堆置起来发热，使其内部水分向外渗出，变软、变色、增加香味或减少刺激性，利于干燥，如厚朴、杜仲、续断、茯苓、秦艽、玄参、独活、川牛膝、地黄、板蓝根、白芍、黄芪、丹参、大黄、川芎、天麻等。

(六)榨汁

采用压榨装置榨取新鲜药材的汁液，如生姜、白茅根等。

(七)压制

在不改变中药饮片外观形状及内在质量、不添加任何辅料的条件下，将饮片用一定压力制成一定形状，并用适当包装材料封装，直接调配无需称量的一种饮片包装方式，具有便于生产、运输、储存、携带、调剂、机械化包装等优点，适用于质地疏松、体积大、粉尘大、流动性较差等中药，如红花、金银花、菊花、淫羊藿、夏枯草、大青叶、竹茹、麻黄等。

(八)冷冻干燥

将新鲜药材冷冻后，在低温低压条件下，使药材中的水分直接从固态升华变成气态而除去，以达到干燥目的。冷冻干燥在低温下进行，使许多热敏性、挥发性活性物质得以保留，还能保持药材原有形状和气味，如西洋参、人参、鹿茸等。

(九)微波处理

是指用微波加热技术来炮制中药。微波具有穿透力强、选择性高、加热效率高等特点，可使细胞内的极性物质尤其是水分子吸收微波能，产生大量热量，使药材温度迅速上升，达到炮制的目的。如决明子、补骨脂、阿胶、穿山甲、附子、川乌等。

此外，尚有硫磺熏蒸法，它是以硫磺燃烧生成的二氧化硫(SO_2)气体直接杀死药材内部的害虫，抑制细菌、霉菌的活性，是传统习用且简便、易行的方法，适量且规范的硫磺熏蒸可以达到防腐、防虫的目的，但滥用或过度使用会对中药材及饮片质量产生影响，国家禁止以外观漂白为目的的硫磺熏蒸。国家药典委还制订了中药材及饮片中亚硫酸盐残留量(以二氧化硫计)不得超过 150mg/kg 的限量。同时，考虑到山药、牛膝、粉葛、天冬、天麻、天花粉、白及、白芍、白术、党参等 10 种鲜药材质地的特殊性，其在产地加工过程中干燥十分困难，易腐烂生虫等，规定了该 10 种中药材及其饮片中亚硫酸盐残留量(以二氧化硫计)不得超过 400mg/kg

的限量。

以上各种炮制方法，除应按照不同的药性和治疗要求来选择运用外，还应注意操作技术和火候，适度炮制，否则也难达到预期目的，正如明代陈嘉谟所谓“凡药制造，贵在适中，不及则功效难求，太过则气味反失”。

（韩磊）

第十章 骨伤科疾病推拿

第一节 临床推拿手法

一、临床常用推拿手法

(一)点法

点法是临床推拿常用手法之一。临床运用时多用拇指端、食指端、中指端点穴法。其次用屈食指或屈中指点穴法。偶用屈肘点穴法。

1. 动作要领

(1)拇指、食指、中指点穴法:将力运注于其中之一指端(伸直),其余指握空拳,按压于一定经络穴位或经筋病态结节点或条索状物(多有压痛点)治疗部位上,指端逐渐用力点压到一定深度,力透指端,刚中带柔达到一定的刺激量,能激发经气,疏通气血,疏导瘀滞,除痹止痛。

(2)屈指点穴法:将食指或中指屈曲,以关节骨突部分点压某一经络穴位或经筋治疗部位。

(3)屈肘点穴法:用肘尖部位点压某一经络穴位或经筋治疗部位。

2. 临床应用

点穴法是一种比较强刺激的手法,临床上分点压、点按或点揉的施治手法。笔者习惯采用点按手法,把它归属于笔者自行总结的“五行手法”的“木”性手法,取其刚直属性。指力直透经络穴位,激发经气,疏导阻滞经脉,以达活血化瘀,祛风除痹,消肿散结之功效。

(二)按法

按法是临床推拿常用手法之一,临床运用时多用拇指、食指、中指指面按压法。其次用掌根部、鱼际部按压法。

1. 动作要领

(1)指按法:用拇指指面或食、中、无名指三指指面着力按压一定的经络穴位或经筋病态结节点或条索状物(多有压痛点)治疗部位。按压力方向应垂直,指端不移动位置,用力要由轻到重,沉稳持续,按压力度可有增有减,但是一定注意手法要刚中带柔,柔中有刚,刚柔相济。

1)临床应用

指按法是较强刺激的手法,接触面小,应掌握好按压的轻重度。笔者临床上除常用点按手法之外,常习惯使用按揉手法,循经络线做螺旋形缓慢地移动手指,疏导经气,疏理经筋,理气活血,通经散瘀。

笔者把它归属于自行总结的“五行手法”之一的“金”性手法,取其刚柔相济属性。

(2)掌按法:将掌根部、鱼际部用力按压一定的经筋治疗部位,逐渐用力按压到一定程度。

1)临床应用

该手法接触面较大,刺激量较柔和。笔者临床上亦多采用按揉手法,可定位小幅度按揉,亦可缓慢移动按揉。适用于背、腰、骶部、腹部等。

（三）揉法

揉法是临床推拿常用手法之一，临床运用时多用指揉法、掌揉法，偶用肘、臂揉法。

1. 动作要领

（1）指揉法：将拇指或食、中指指面附压贴住于施治经络穴位或经筋病态结节点或条索状物（多有压痛点）治疗部位，进行前、后、左、右顺时针、逆时针环形旋转揉动。要求手腕放松，动作柔和连续，按压适度，施力渐增渐减。揉动时带动皮下组织，忌过度摩擦皮肤。

（2）掌揉法：将掌根部或鱼际部附压贴住于治疗经络穴位或经筋治疗部位。手腕放松，运用腕关节带动前臂做小幅度的轻柔缓和的环旋揉动，动作连续，施力渐增渐减。

2. 临床应用

临床上除常用按揉手法活血散瘀之外，亦常用指尖切揉手法，以达分肌解筋病结之点。笔者把它归属自行总结的“五行手法”之一的“水”性手法，取其渗透、濡木属性。

（四）推法

推法是临床推拿常用手法之一，多用拇指推法、掌推法、拳推法，偶用肘推法。

1. 动作要领

（1）拇指推法：将拇指指面或指侧面着力于施治经络线或经筋病态结节点或条索状物（多有压痛点）治疗部位，沿经络走行或肌纤维平行方向做单向的直线推移。要求用力沉稳，有慢有快，按压有轻有重。注意开始时要用轻柔手法。

（2）掌推法：将掌根部或鱼际部着力于施治经络线或经筋治疗部位，沿经络走行或肌纤维平行方向做单向的直线推移。要求同指推法。本手法接触面大，刺激量较轻，柔和舒适。

（3）拳推法：将手握成实拳，以食指、中指、无名指、小指第一指间关节突起部着力于施治经络线或经筋治疗部位，沿经络走行或肌纤维平行方向做单向的直线推移。要求同指推法。本手法刚劲有力、推面宽，刺激量较强。能深透经筋组织。

2. 临床应用

临床上笔者除常用推拿手法理筋松肌、通经活络之外，亦常用推擦手法，以达通经温筋，疏通气血，濡养关节、肌肉，调理脏腑，温脾补肾，除痹止痛之目的。笔者把它归属自行总结的“五行手法”之一的“火”性手法，取其“温热”属性。

（五）拿法、捏法

拿法、捏法是临床推拿常用手法。临床上多用五指拿捏法、四指拿捏法、三指拿捏法、掌指拿捏法。

1. 动作要领

（1）四指、五指拿捏法：将拇指与其余四指、三指相对用力，循一定经络走行或经筋病态结节点或条索状物（多有压痛点）治疗部位，做持续地拿捏、按揉动作。拿捏时尽量把五指、四指放在不同的经络线上，做手法时，做到一松一拿，并反复之。

（2）三指拿捏法：循一定经络走行或经筋治疗部位，将拇指与食、中指相对用力，做持续地拿捏、按揉动作。

（3）掌指拿捏法：将掌根部与食、中、无名、小指相对用力，循一定经络走行或经筋治疗部位，做持续地拿捏、按揉动作。

2. 临床应用

临床上多把拿法、捏法同推法合用，以达疏理经筋，疏通经气，活血散瘀，祛风散寒之目的。笔者把它归属自行总结的“五行手法”之一的“土”性手法，取其“濡养”属性。

（六）擦法

擦法是临床常用推拿手法之一，临床上多采用掌擦法、大、小鱼际擦法。

1. 动作要领

（1）掌擦法：将掌根部紧贴皮肤，做上下方向或左右方向的直线往返摩擦，使产生的温热感能透达深层组织。要求用力均匀适中，感觉舒适，动作要连续不断，积累热量。

（2）大、小鱼际擦法：将大、小鱼际部位紧贴皮肤，做上下方向或左右方向的直线往返摩擦，使产生的温热感能透达深层组织。要求同掌擦法。

2. 临床应用

临床上常合用推擦手法。温筋散结，濡养经络血脉。以达温经通阳、活血散瘀、祛湿散寒、补益肾脾、舒筋活络、消肿止痛之功效。

（七）指切、指拨法

指切、指拨法是临床常用推拿手法，笔者多用拇指指尖、食指指尖、中指指尖行切法、拨法。

1. 动作要领

将拇指指尖或食指、中指指尖贴压于经筋病态结节点或条索状物（多有压痛点），施行柔和地由浅到深地切压弹拨。切揉手法多采用先纵向拨切滑动，而后横向分切揉动之施治手法。

2. 临床应用

临床上常用指尖切揉、切拨、弹拨手法，以达到分肌解筋、消除病态结点、消肿散瘀止痛之目的。

临床上还常用有擦法、摩法、抹法、搓法、振法、抖法、掐法、拍法等，笔者应用较少，并且操作简单。在这里不作一一介绍。

二、五行易经筋推拿手法

五行易经筋推拿手法又称易经解筋散结法，是通过易经筋灵龟八法修炼术等练习指力、掌力，并以此指力、掌力进行操作的，推拿手法包括以下 5 种。

（一）指点按手法

指点按手法亦称激发经气手法。在五行中，应把它归属“木”性，取其刚直如锥之特点。指力直透经络穴位或经筋治疗部位，以达激发经气，促进经气运行，消瘀散结、活血止痛之功。

（二）指、掌按揉手法

指、掌按揉手法亦称疏筋通经手法。在五行中，应把它归属“金”性，取其刚中有柔、柔中带刚、刚柔相济之特点。用指、掌按中带揉手法，循经疏导经气、疏理经筋，能使经气行而不散，经筋松而不散，以达行气散瘀、消肿除结之功效。

（三）指切拨、弹拨手法

亦称分筋手法。在五行中，应把它归属“水”性，取其滋润、渗透之特点。用柔和指力，由浅到深，无孔不入，逐渐力透经筋病态结节点或条索状物中，纵向切拨，横向分揉。以达分筋解锁、消肿散结之功效。

(四)指、掌推拿、拿捏手法

指、掌推拿、拿捏手法称松筋养筋手法。在五行中，应把它归属“土”性，取其“土宜松”濡养滋润之特点。指、掌推中带拿捏，作用于循行经络或经筋病态部位，松其经筋，使其瘀结之气血畅通。

以达筋肉得其濡养而消除病态结节点或条索状物。

(五)指、掌推擦手法

指、掌推擦手法亦称温筋手法。在五行中，应把它归属“火”性，取其温煦、发散之特点。指、掌推中带擦，作用于循行经络或经筋病态部位，使经筋在疏理中得到温养，寒湿易散、瘀滞易通、经气易行、筋结易解，以达祛风除湿、温经散寒、散瘀止痛之目的。温阳固本、活血化瘀、理筋散结、消肿止痛之功效。

在五行易经筋推拿手法应用中，亦要多注意五行中“木、火、土、金、水”的相生相克属性，“木生火，火生土，土生金，金生水，水生木”；“木克土，土克水，水克金，金克木”。另外，还要擅长应用“互生互克”规律。在临床应用时，适当注意五行易经筋推拿手法特点与治疗的经络脏腑的属性相对应，更能事半功倍、相得益彰。

三、肩关节整复及经筋疏理方法

(一)杠杆扳法

患者取坐位。医生首先一手扣住患者患侧腕部，另一手循手三阳及手太阴经筋行按揉、拿捏颈肩臂部经筋手法。反复3～5遍，使其放松。医生站于其患肩侧方，以一手的前臂置于患肩腋下，另一手托住其肘尖部，使肘关节屈曲为70°～80°于胸前，并且用力缓缓向内推按，置于腋下之前臂同时向外牵拉，使其关节内松动。要求动作稳定柔和，切忌用蛮力，以患者能忍受为宜。反复3～5遍，最后做肩部推擦、拿捏手法，使其热透为度。

临床上此手法能使关节内松动，缓解痉挛粘连，恢复关节活动功能的作用。

(二)拔伸法

(1)患者取坐位。医生站于其侧方，首先行放松手法后，以双手握住其前远端，做向外缓慢牵拉，持续30秒后放松，稍做休息，再重复做上述牵拉，反复3～5遍。要求用力缓和，不可用暴力。

(2)患者取坐位。医生站于其侧后方，以双手握住其前臂远端，做向上牵拉拔伸。要求同上。

(三)抬臂扳法

患者取坐位。医生首先行肩部放松手法后，站于其侧方，半蹲位，将患肢手放在医生肩部。医生双手抱住患肩前后部，用手指点按、切揉、推拿，同时缓慢起立使患肢逐渐向上抬举，反复3～5次。

(四)后伸屈肘扳法

患者取坐位。医生站于患肢侧，以一手扶患肩，另一手握其腕部向后扳至最大幅度时，再将患肢屈肘置于背后，并做向内拉、向上抬举的扳动。以患者能耐受为度，反复3～5次。

(五)托肘摇肩法

患者取坐位。医生站于患侧，先肩部放松手法后，以一手扶住其肩关节，另一手托住其肘部，做顺时针或逆时针的中幅度地缓慢摆动。一般左右各摆动8～12次。

四、颈椎整复及经筋疏理方法

（一）前屈扳法

患者取仰卧位。医生站于其头前，首先一手稍微把头托起，另一手从下至上按揉、捏拿颈部经筋，反复3～5遍，使其放松。然后双前臂十字交叉，两手抓住患者对侧肩部，交叉部托起患者枕部，前臂缓慢抬起，使颈椎缓慢前屈至极限后放下，再前屈，反复3～5遍。本法，可伸展项后肌筋，改善颈部僵硬、屈伸不利的症状。

（二）侧屈扳法

患者取坐位。医生站于其偏后侧，首先一手固定头部，另一手从上至下按揉、拿捏颈部经筋，反复3～5遍，使其放松。然后用一手抱住患者头部并靠于胸前，另一手按住患者对侧的肩部，然后两手协调用力，缓慢将患者颈椎侧屈至极限后再复原，反复3～5遍。本法可伸展项侧肌筋，改善颈部僵硬、屈伸不利的症状。

（三）垂直牵引旋转侧扳法

患者取坐位。首先进行颈部经筋放松手法后，医生双手托住患者下颌部及枕骨风池穴部，缓慢垂直托起头颅，力度适中，并做轻度左右摇晃。然后在维持牵引下将颈椎向棘突偏凸侧旋转至生理限制位，做一突发有控制的动作，扩大旋转幅度3°～5°。出现“咯”的弹响声，使颈椎复位。然后再向另一侧旋转，做同样复位动作。最后把颈部从上至下纵向按揉、推擦，横向拿捏，反复3～5次。或使颈肌热透为度。

（四）仰卧旋转侧扳法

患者取仰卧位。医生先进行颈部肌筋放松手法后，双手抱住患者下颌及颞枕部，将其头部向后上方牵引并保持颈椎轻度前屈位，然后在维持牵引下将颈椎向棘突偏凸侧旋转至生理限制位，再做一突发有控制的动作，扩大旋转幅度3°～5°，突破交锁而使颈椎关节复位。

（五）颈椎仰卧整复理筋手法

（1）首先取坐位。循头颈、肩臂、手部手三阳经行按揉、拿捏手法，放松颈肩部经筋。

（2）患者取仰卧位，颈椎下不加枕头。医生站其头前，双手重叠，在颈中段下将颈部稍微托起并向后拔伸（注意医生要两臂伸直，靠后仰之力带动上肢进行拔伸，并且双手要在颈下固定一处，不要将颈两侧卡死），以患者感到舒适为度。拔伸时间不少于30秒，可反复3～5遍。

（3）患者取仰卧位，医生用五指指肚着力，由下而上直线按揉、拿捏。中指循督脉（大椎至风府），食指及无名指循颈椎旁夹脊穴至天柱穴，拇指及小指循颈部足太阳经筋至风池穴。两手协作，交替进行。反复3～5遍，或以局部温热感为度。

（4）患者取仰卧位，颈部经筋（从颈椎横突线着力）横向推拿，纵向按揉，从颈椎7横突处至风池（双）穴，反复3～5遍。

（5）患者取仰卧位。将颈部微向上托起，在拔伸状态下左右旋转颈椎45°左右，反复3～5遍，然后一手托起项部，另一手扶其头项部，在颈椎前屈10°左右旋转最大限度时，分别做一个有控制的旋转动作。最后，医生继续将患者颈根部微微托起，然后边拔伸边用单手或双手拿捏颈椎至发际，反复3～5遍或以热透为度。

（六）颈部旋转斜扳法

患者取坐位，头稍前俯或稍后仰。首先行颈项部放松手法，医生站于其后侧方，用一手扶住其头枕下，另一手托住其下颌部，两手协同动作，有控制地、轻柔而缓慢地向左右两侧旋转头项数次，当感到患者颈肩部放松后，可向患侧慢慢旋转(即右侧病变向右侧旋转，左侧病变向左侧旋转)。当旋转到一定幅度时，觉有阻力稍停顿一下，随即用劲再做一个有控制的快速扳动(约5°左右)。此时常可听到“咯”的弹响声，即已复位。

此扳法适合于颈椎4以上关节的整复。

五、胸椎整复及经筋疏理方法

(一)扩胸扳法

患者取俯卧位，医生首先循背部夹脊穴及足太阳经筋行按揉、推擦手法，使之热透；横向拿捏，使其放松；经筋结节点切揉，使其消散。

患者取坐位。令其两手十指交叉扣住并抱住颈项部，医生站于其后，用一侧膝部顶住其背部，用两手掌托住患者两肘部，使其身体缓慢地前后俯仰，并向后做扩胸扳动。

临床应用于背部板滞酸痛，早期强直性脊柱炎，无原因的胸闷痛者，胸椎上段关节错位者。

(二)坐位旋颈椎整复法

患者取坐位。首先放松颈、胸椎旁经筋。医生站其身后，以一手拇指面抵住患者胸椎偏歪棘突外侧方，其他四指顺势扶住对侧颈部，以稳定患者头项。另一手托住患者下颔，医生一边使患者头颈轻微后仰，一边平缓地进行向偏歪侧旋转，摆动头颈。当旋转至一定角度后，可感到拇指下有明显棘突滑动感。此时患者姿势不变，重新旋转，摆动头项，当感觉患者肌肉放松时，突然使头项做快速有限地增大幅度的旋转动作。同时，医生放在偏歪棘突旁拇指轻轻向对侧推动棘突，多有指下弹响声出现。

本法多用于胸椎4以上关节的整复。

(三)胸椎旋转侧扳法

患者取坐位。医生首先手法放松背部经筋。让患者两手十指交叉扣住颈项部，背部稍向前屈放松，医生站于其前侧方，一手扣住患者对侧肩部，另一手扶住同侧肩部，向医生站位缓慢地小幅度旋转扳动胸椎2～3次，同时叮嘱患者放松腰背部肌肉后，快速地有控制地稍加大幅度旋转扳动胸椎1次。然后，同样动作，向反方向旋转扳动胸椎1次，注意观察胸椎弹响声。

本法多用于胸椎1以下关节的整复。

六、腰骶椎整复及经筋疏理方法

(一)旋转侧扳法

(1)患者取俯卧位，医生首先行放松腰腿部经筋手法。

(2)患者取侧卧位，在下的下肢伸直，在上的下肢半屈膝屈髋，放于身前侧，或伸直放于床边。医生面对患者而立，以一手臂按住其肩前部，往后推住，另一手臂按住其臀部，轻轻往前推扳，随即可听到“咯”的弹响声，即已复位。然后，调换侧卧位，上下肢调换姿势，同样旋扳1次。

此手法简单易做，对腰椎骶髂关节及胸椎下段错位整复均有效。

(二)反伸扳法

患者取俯卧位。医生站于患者一侧，一手按压患者腰椎病处，另一手托起其一侧或两侧下肢,用力向上扳拉,使腰椎向后过伸。要求用力稳定,两手动作协调,一般反复扳拉 5～7 次。本手法很重要,用于早期腰椎间盘膨出的复位。

(三)过屈复位法

患者仰卧位。医生站于患者一侧,一手握住患者一腿踝部,另一手扶膝部,助手按压患者另一腿固定。医生先半屈曲患者的下肢,内收外展 5～7 次,再过屈髋、膝关节,用力压向对侧季肋部。此时常可听到关节复位错动声或滑动感觉。本手法用于骶髂关节错位。

(王浩飚)

第二节　肩部伤筋

一、肩关节周围炎

肩关节周围炎是肩关节周围的筋腱发生损伤性、退行性病变,引起以肩关节疼痛、活动功能障碍为主要症状的常见病、多发病;本病好发于 50 岁左右,故又称为“五十肩”,此外还有“漏肩风”等名称。

(一)病因病理

一般认为肩关节周围炎的发生与气血不足、外感风寒湿邪及外伤、劳损有关。

1. 气血不足

年老体虚或因劳累过度而致肝肾精亏,气血不足,筋失所养,久之,则筋脉拘急而不用。

2. 外感风寒湿邪

久居湿地,风雨露宿,夜寐露肩当风,以致风寒湿邪侵袭肩部血脉筋肉,在脉则血凝而不流,经脉拘急而疼痛,寒湿之邪,溢于筋肉则屈而不伸,痿而不用。

3. 外伤筋骨

跌扑闪挫,筋脉受损,瘀血内阻,脉络不通,气血凝滞,不通则痛,久之,筋脉失养拘急而不用。

上述诸因素所造成的韧带、肌腱、关节囊的充血、水肿、渗出、增厚,如得不到有效的治疗,久之发生粘连、腱袖钙化,同时患肩保护性的活动受限或长期固定,促进了粘连的形成,最终导致肩关节活动功能障碍,历时数月,乃至更长时间。虽然一般认为本病有自愈倾向,但一是病程长,增加了患者痛苦,且有研究发现自愈者局部肌腱、关节囊内部已经发生病理性改变,因此积极的治疗是必要的。

(二)临床表现

1. 发病年龄多在 40 岁以上。

2. 单侧发病多,可左右交替,双侧发病少。

3. 患肩部疼痛,并自颈项部向上肢放散。早期轻,逐渐加剧,中期疼痛甚,晚上比白天厉害。部分患者有刀割样痛,影响睡眠。

4. 肩部活动功能障碍。

5. 后期出现局部肌肉僵硬、萎缩。

6. 检查

(1)肩周有不同程度压痛(可以提示找到病变的根源,故临床上要仔细寻找压痛点)。

(2)外展时患侧肩峰突起,并带动肩胛骨一起作外展运动。

(3)肩关节活动功能障碍。

(4)肩部肌肉萎缩(晚期产生为废用性肌肉萎缩)。

7.肩关节平片

一般X片对本病无特殊诊断意义,可借作鉴别诊断。

(1)肱骨头及肱骨大结节附近软组织内有钙化阴影(钙斑的形状大小,密度均不定,有为颗粒状,有为斑片状)。

(2)肩部诸骨可显示骨质疏松。

8.肩关节造影

肩关节的关节囊缩小,腋隐窝变小或消失,肩胛下肌下囊变小或破裂,肱二头肌长头肌腱鞘破裂或不显影,严重者可见冈上肌腱破裂,肩峰下滑囊或三角肌下囊显影。

(三)治疗

1.治疗原则

疏通经络,活血止痛,活利关节。

2.常用穴位

肩井、肩髎、肩髃、肩内陵、肩贞、曲池、合谷、阿是穴等。

3.常用手法

㨰法、一指禅推法、按法、揉法、拿法、搓法、抖法、摇法等。

4.治疗步骤

(1)以疼痛为主者,治疗以活血止痛、疏通经络为主。

1)㨰法施于肩周(以阿是穴为重点)→上臂(肱二头肌、肱三头肌)→前臂。

2)一指禅推或屈指推肩髎、肩髁、肩内陵、阿是穴等。

3)大拇指按揉肩井、肩髎、肩髃、肩贞、天宗、肩内陵、曲池、合谷等穴。

4)拿法施于肩部(肩外侧束、内侧束、肩后侧束)→上臂(前,肱二头肌;后,肱三头肌)→前臂(伸肌群、屈肌群)。

5)擦法施于患处(阿是穴处)。

6)湿热敷施于患处(阿是穴处)。

7)搓、抖肩与上肢。

(2)以运动障碍为主者,治疗:疏通经络,活利关节为主。

1)一指禅推或屈指推肩髎、肩髃、肩内陵、阿是穴。

2)㨰法施于肩周,同时配合作肩部旋转、外展、内收、后弯等被动运动。

3)大拇指按揉肩井、肩髃、肩髎、肩贞、肩内陵、阿是穴、曲池、合谷等。

4)摇肩关节,幅度由小到大。

5)拿肩部三角肌→上臂(肱二、三头肌)→前臂(伸、屈肌群)。

6)搓、抖肩与上肢。

(3)既疼痛又运动障碍者,治疗宜疏通经络,活血止痛,又应滑利关节,手法操作也介于此二者之间。

(4)高血压、心脏病、体弱者,可采用卧位治疗。

1)仰卧位:手法主要施于肩前部;侧卧位:手法主要施于肩外侧;俯卧位:手法主要施治于

肩后部;治疗程序同前。

2)肩关节周围炎患者肩部疼痛甚者,在治疗时不要做过大的被动运动。被动运动操作时应在患者耐受的限度内进行,幅度由小到大逐渐增加,不要突然粗暴,以免增加患者的痛苦。

3)肩关节疼痛,无明显外伤史,年龄在30岁左右,经推拿治疗效果不显著者,要注意排除局部肿瘤、结核。

4)手术后、糖尿病患者以及外伤后引起关节损伤者,以及骨质增生,推拿治疗效果较差。

此外,为了提高疗效,患者必须配合肩部功能锻炼,肩部注意保暖。

二、肩峰下滑囊炎

肩峰下滑囊炎是由于各种急、慢性损伤刺激而引起该囊无菌性炎性病变,临床表现主要以肩外侧疼痛,以外展外旋功能受限显著为特征的病症。

(一)病因病理

肩峰下滑囊位于肩峰下与肱骨大结节之间,主要功能为减少肩峰和肱骨大结节之间的摩擦和挤压。

1.外力

外力直接作用于该囊或肩关节频繁举臂用力,使肩峰下滑囊在肱骨大结节与

喙肩之间反复摩擦、挤压、碰撞、嵌夹或牵拉,造成急性或慢性滑囊损伤,引起局部充血、渗出、水肿等创伤性炎症,久之,囊壁增厚,囊内积液增多,临床表现为局部疼痛、肿胀,肩关节活动功能受限。

2.退行性变

40岁以后滑囊和周围肌肉、肌腱发生退行性病,组织弹性减弱,分泌滑液减少,滑膜增厚,加之慢性损伤与邻近组织退变和炎症,也可促使该囊发生慢性损伤及炎症反应。

(二)临床表现

1.急性患者常有明显肩部外伤史,如跌扑时上臂外展撑地。

2.肩部外侧深部疼痛,有时疼痛可向肩峰下放散至三角肌止端。

3.肩部活动时疼痛加重,尤其以肩外展时更明显。

4.日久,因粘连和炎症反应,肩关节活动受到限制。

5.早期肩关节外侧轻度肿胀,晚期可出现三角肌萎缩。

6.检查

(1)急性期因滑囊积液,可见三角肌前缘出现圆形肿胀,引起肩部轮廓扩大。

(2)肩峰下有明显压痛。

(3)外展试验阳性。

(三)治疗

1.治疗原则

舒筋活络,消肿止痛。

2.常用穴位

肩髎、肩髃、臂臑、肩井、为民(三角肌肌腹中点)、曲池、手三里、合谷、阿是穴等。

3.常用手法

㨰法、一指禅推法、点法、按法、揉法、弹拨法、搓法、抖法。

4. 治疗步骤

患者取坐位，上臂外展，放松。

(1)㨰法施于肩外侧，时间要求5分钟。

(2)一直禅推或屈指推肩髎、肩髃、为民、阿是穴等，每穴1分钟。

(3)大拇指按揉肩井、肩髎、肩髃、天宗、为民、肩髃、曲池、手三里、合谷等穴，以酸胀为度。

(4)屈大拇指，用大拇指指间关节背部桡侧着力，弹拨阿是穴、肩髃。

(5)拿法施于三角肌前、外、后三束肌纤维。

(6)擦法施于肩外侧，以透热为度。

(7)湿热敷施于上述部位。

(8)搓、抖肩与上肢。

三、肱二头肌长头腱鞘炎

肱二头肌长头腱鞘炎是指因各种因素造成脑二头肌长头肌鞘内急慢性炎症、粘连，鞘内肌腱滑动发生障碍的病症。本病属中医"筋痹"、"伤筋"范畴。

(一)病因病理

肱二头肌腱长头细长，起于肩胛骨关节盂的盂上粗隆，在肩关节上方关节囊内狭窄的结节间沟内滑动。本病症是一个局限性的病变，其病因不外乎内因和外因。

1. 跌扑闪挫

因用力作肩关节外展、外旋等活动，如举重、提重、投掷等动作，使肱二头肌长头肌腱在结节间沟内受到摩擦、牵拉、挤压，造成损伤，产生局部充血、渗出、水肿等损伤性炎症反应。若病程迁延日久，肌腱变性，失去光泽，变粗糙，或腱鞘增厚，鞘内积液不能被迅速吸收，产生纤维性渗出而使肌腱和腱鞘发生粘连，形成狭窄性腱鞘炎。

2. 退变劳损

当肩外展外旋时，肱二头肌在结节间沟内滑动幅度最大，随年龄的增大，尤其是40岁以上的中老年人筋骨组织发生退变，使结节间沟槽内粗糙、变窄，肌腱腱鞘弹性减弱、变粗、增厚等，从而影响肌腱在鞘内的滑动，再加肱二头肌长头长期反复的劳累，使长头肌腱在狭窄的结节间沟内反复摩擦，逐渐导致肌腱腱鞘炎的发生。

3. 外邪侵袭

因肩部受风着凉等造成了局部供血不足，肌肉痉挛等，导致本病。

(二)临床表现

1. 疼痛

肱二头肌长头处有明显疼痛，可因劳累、受寒加重，夜间疼痛较重。

2. 肿胀

初期除局部疼痛外，可伴有肿胀。

3. 活动受限

主要表现为肱二头肌收缩所产生的肩关节活动受到极大的限制，如上臂极度外展位时的后伸和用力屈肘动作。

4. 检查

(1)肱二头肌长头结节间沟处有明显压痛是本病重要特征。

(2)肱二头肌长头对抗试验阳性是诊断本病的主要依据。

(3)上臂患肩外展外旋试验阳性。

(三)治疗

1.治疗原则

急性宜活血化瘀、消肿止痛;慢性宜舒筋通络。

2.常用穴位

肩髎、肩内陵、尺泽、曲泽、曲池、阿是穴等。

3.常用手法

㨰法、按法、揉法、一指禅推法、拿法、擦法、热敷。

4.治疗步骤

患者取坐位或卧位。

(1)一指禅推揉或屈指推肩髎、肩内陵、阿是穴、曲泽、尺泽等穴。

(2)㨰法施于肩外侧、肩前部→上臂前侧→肘前侧。

(3)三指拿肱二头肌肌腹。

(4)指按揉肩髃、肩内陵、阿是穴。

(5)久病者,用拇指按揉阿是穴并垂直肌腱方向来回拨动。

(6)掌根按揉阿是穴处。

(7)疼痛肿胀者,可局部施于擦法,以及湿热敷。

四、冈上肌肌腱炎、冈上肌腱钙化

冈上肌肌腱炎是指因劳损或外伤造成冈上肌腱挤压、摩擦,导致肌腱急慢性炎症反应的病症。

(一)病因病理

冈上肌起于肩胛骨冈上窝,通过肩峰,止于肱骨大结节上压迹。主要功能是使上臂外展。

1.解剖学上的因素

冈上肌腱在附着于大结节之间处有明显的弯曲,尤其是在肩部外展100°～120°时,冈上肌腱必须穿过肩峰下面和肱骨头上面的狭小间隙,因而受到喙肩韧带和肩峰的摩擦,容易造成损伤,产生无菌性炎症,久之,局部缺血缺氧,而使肌腱部变性,纤维软骨化,最后引起钙盐沉着。

2.损伤

因跌扑、闪挫、过度用力、高举上臂、提重物或支撑等均可引起肩袖的急性扭伤,若损伤失治则可以转为慢性创伤性炎症反应,日久肌腱发生退行性改变而产生肌腱钙化,甚至断裂等变化。

3.退行性病

40岁以上的中老年人,因肌肉、韧带弹性减弱变硬、挛缩、增粗,加上长期活动的磨损、挤压,进一步促进肌腱的变性退化,使局部出现渗出、粘连、钙化等变化。

(二)临床表现

1.本病急性发作多见于30岁左右的青壮年人,有肩部损伤史或过度运动或过度牵张史。

2.肩外侧、三角肌的前上部、肩峰内下方疼痛,并可向三角肌止点方向以及颈项部放散。

3.患肩部运动受限，尤其肩外展 60°～120°之间疼痛最为剧烈。

4.若冈上肌肌腱完全断裂，在肩关节外展无力，只能外展 60°～70°。

5.检查

(1)急性期可见肩峰前外下方局限性肿胀及周围肌肉痉挛。

(2)压痛点多局限于冈上肌肌腱抵止部，肩峰前外下方肱骨大结节顶端，可随着肱骨头的旋转而移动。

(3)冈上肌对抗试验阳性。

(4)疼痛弧试验阳性即上臂外展到达 60°时开始疼痛，至 120°以后则疼痛消失，故把 60°～120°范围内称为"疼痛弧"。检查时，在这个范围出现疼痛者为阳性，反之为阴性。

(三)治疗

1.治疗原则

舒筋通络，活血止痛。

2.常用穴位

肩井、秉风、巨骨、肩髃、肩髎、曲池、合谷。

3.常用手法

㨰法、一指禅推法、按法、揉法、拿法、搓法。

4.治疗步骤

患者取坐位。

(1)㨰法施于患侧肩上背部，顺冈上肌腹来回移动。

(2)一指禅推或屈指推肩井、阿是穴、肩髃、肩髎等穴。

(3)指按揉肩井、天宗、肩髃、肩髎、曲池、合谷等穴。

(4)弹拨阿是穴以及肩髃等穴。

(5)拿法施于肩井以及冈上肌处。

(6)擦法施于患侧冈上肌处，以透热为度。

(7)湿热敷施于患处，有增加局部血液循环，消炎止痛的功效。

(王浩飏)

第三节　腰部伤筋

一、急性腰扭伤

急性腰扭伤是指劳动或运动时腰部肌肉、筋膜、韧带、椎间小关节、腰骶关节的急性损伤，多为突然承受超负荷牵拉或扭转等间接外力所致。俗称"闪腰""岔气"。急性腰扭伤是临床中常见病、多发病。多见于青壮年和体力劳动者，平素缺少体力劳动锻炼的人，或偶尔运动时，用力不当亦易发生损伤。男性多于女性。急性腰扭伤若处理不当，或治疗不及时，可造成慢性劳损。

1.急性腰肌筋膜损伤

是一种较常见的腰部外伤，多因弯腰提取重物用力过猛，或弯腰转身突然闪扭，致使腰部肌肉强烈的收缩，而引起腰部肌肉和筋膜受到过度牵拉、扭捩损伤，严重者甚至撕裂。本病属于中医伤科跌仆闪挫病证。其损伤因受力大小不同，组织损伤程度亦不一样，筋膜损伤，累及血脉，造成局部瘀血凝滞，气机不通，产生瘀血肿胀、疼痛、活动受限等表现。临床以骶棘肌骶骨起点部骨膜撕裂，或筋膜等组织附着点撕裂多见。

2.急性腰部韧带损伤

主要是指棘上韧带、棘间韧带和髂腰韧带在外力作用下，导致的撕裂损伤，使韧带弹性和柔韧性降低或松弛，是引起腰背痛的常见原因之一。以腰骶部最为多见。

正常情况下，腰部韧带皆由骶棘肌的保护而免受损伤。当腰椎前屈 90°旋转腰部时，棘上韧带和棘间韧带所承受的牵拉力最大，此时突然过度受力，如搬运重物，或用力不当等，超越了韧带的负荷能力，则出现棘上韧带、棘间韧带或髂腰韧带的损伤。此外，腰脊柱的直接撞击也可引起韧带损伤。轻者韧带撕裂，重者韧带部分断裂或完全断裂。可因局部出血、肿胀、炎性物质渗出，刺激末梢神经而产生疼痛。临床上以 $L_5 \sim S_1$ 间韧带损伤最为多见，其次为髂腰韧带、$L_4 \sim L_5$ 间韧带损伤。

3.急性腰椎后关节滑膜嵌顿

亦称腰椎后关节紊乱症或腰椎间小关节综合征。是指腰部在运动过程中，由于动作失误或过猛，后关节滑膜被嵌顿于腰椎后关节之间所引起的腰部剧烈疼痛。本病为急性腰扭伤中症状最重的一种类型。以 L_4、L_5 后关节最为多见，其次为 L_5、S_1 和 L_3、L_4 后关节。其发病年龄以青壮年为多见，男性多于女性。

腰椎后关节为上位椎骨的下关节突及下位椎骨的上关节突所构成。每个关节突是互成直角的两个面，一是冠状位，一是矢状位，所以侧弯和前后屈伸运动的范围较大。腰骶关节，则为小关节面介于冠状和矢状之间的斜位，由直立面渐变为近似水平面，上下关节囊较宽松，其屈伸和旋转等活动范围增大。当腰椎前屈时，其后关节后缘间隙张开，使关节内产生负压，滑膜被吸入关节间隙，此时如突然起立或旋转，滑膜来不及退出而被嵌顿在关节间隙，形成腰椎后关节滑膜嵌顿。由于滑膜含有丰富的感觉神经末梢，受嵌压后即刻引起剧痛，并引起反射性肌痉挛，使症状加重。

（一）病因病理

造成急性腰扭伤的因素常与劳动强度、动作失误、疲劳，甚至气候、季节有关。大部分患者能清楚讲述受伤时的体态，指出疼痛部位。下列因素易造成腰部损伤：腰部用力姿势不当，如在膝部伸直弯腰提取重物时，重心距离躯干中轴较远，因杠杆作用，增加了肌肉的承受力，容易引起腰部肌肉的急性扭伤。行走失足，行走不平坦的道路或下楼梯时不慎滑倒，腰部前屈，下肢处于伸直位时，亦易造成腰肌筋膜的扭伤或撕裂。动作失调，两人搬抬重物，动作失于协调，身体失去平衡，重心突然偏移，或失去控制，致使腰部在肌肉无准备情况下，骤然强力收缩，引起急性腰扭伤。对客观估计不足，思想准备不够，如倒水、弯腰、猛起，甚至打喷嚏等无防备的情况下，也可发生“闪腰岔气”等。

腰部肌肉、筋膜、韧带和关节的急性损伤可单独发生，亦常合并损伤，但不同组织的损伤其临床表现又不完全相同。急性腰扭伤临床常见于急性腰肌筋膜损伤、急性腰部韧带损伤和急性腰椎小关节紊乱等。

本病属中医“筋节伤”“节错证”范畴。腰脊为督脉和足太阳经脉所过，经筋所循，络结汇聚，脏腑之维系，运动之枢纽。凡跌仆、闪挫、扭旋撞击，伤及腰脊，筋络受损，或筋节劳损，气滞血瘀，筋拘节错，致使疼痛剧烈，行动牵掣。

(二)诊断

1. 急性腰肌筋膜损伤

(1)症状:①有明显损伤史,患者常感到腰部有一响声或有组织"撕裂"感。②疼痛。伤后即感腰部一侧或两侧疼痛,疼痛多位于腰骶部,可影响到一侧或两侧臀部及大腿后部。③轻伤者,损伤当时尚能坚持继续劳动,数小时后或次日症状加重;重伤者,损伤当时即不能站立,腰部用力、咳嗽、喷嚏时疼痛加剧。④活动受限。患者不能直腰、俯仰、转身,动则疼痛加剧。患者为减轻腰部疼痛,常用两手扶住并固定腰部。

(2)体征:①肌痉挛。肌肉、筋膜和韧带撕裂可引起疼痛,引起肌肉的保护性痉挛,腰椎生理前凸减小;不对称性的肌痉挛引起脊柱生理性侧弯等改变。②压痛。损伤部位有明显的局限性压痛点,常见于腰骶关节、第 3 腰椎横突尖和髂嵴后部,可伴有臀部及大腿后部牵涉痛。③功能障碍。患者诸方向的活动功能均明显受限。④直腿抬高、骨盆旋转试验可呈阳性。

(3)辅助检查:X 线检查一般无明显异常。可排除骨折、骨质增生、椎间盘退变等。

2. 急性腰部韧带损伤

(1)症状:①有明显外伤史。②伤后腰骶部有撕裂感、剧痛,弯腰时疼痛加重。疼痛可放散到臀部或大腿外侧。

(2)体征:①肿胀。局部可见有肿胀,出血明显者有瘀肿。②肌肉痉挛。以损伤韧带两侧的骶棘肌最为明显。③压痛。伤处压痛明显,棘上韧带损伤压痛浅表,常跨越两个棘突及以上;棘突间损伤压痛较深,常局限于两个棘突之间;髂腰韧带损伤压痛点常位于该韧带的起点处深压痛;单个棘突上浅压痛常为棘突骨膜炎。有棘上、棘间韧带断裂者,触诊可见棘突间的距离加宽。④活动受限。尤以腰部前屈、后伸运动时最为明显。⑤普鲁卡因局封后疼痛减轻或消失,也可作为损伤的诊断性治疗方法之一。

(3)辅助检查:严重损伤者应做 X 线摄片检查,以排除骨折的可能性。

3. 急性腰椎后关节滑膜嵌顿

(1)症状:①有急性腰部扭闪外伤史,或慢性劳损急性发作。②腰部剧痛,精神紧张,不能直立或行走,惧怕任何活动。③腰部不敢活动,稍一活动疼痛加剧。

(2)体征:①体位。呈僵直屈曲的被动体位,腰部正常生理弧度改变,站、坐和过伸活动时疼痛加剧。②肌痉挛。两侧骶棘肌明显痉挛,重者可引起两侧臀部肌肉痉挛。③压痛。滑膜嵌顿的后关节和相应椎间隙有明显压痛,一般无放射痛。棘突无明显偏歪。④功能障碍。腰部紧张、僵硬,各方向活动均受限,尤以后伸活动障碍最为明显。

(3)辅助检查:X 线检查可见脊柱侧弯和后凸,两侧后关节不对称,椎间隙左右宽窄不等。可排除骨折及其他骨质病变。

(三)治疗

1. 治疗原则

舒筋活血,散瘀止痛,理筋整复。

2. 手法

一指禅推法、㨰法、按法、揉法、弹拨法、擦法、抖腰法、腰部斜扳法。

3. 取穴与部位

阿是穴、肾俞、大肠俞、命门、三焦俞、秩边、委中等穴位,腰骶部及督脉腰段。

4.操作

(1)急性腰肌筋膜损伤

1)患者取俯卧位。用一指禅推法和㨰法在腰脊柱两侧往返操作3～4遍,以放松腰部肌肉。然后在伤侧顺竖脊肌纤维方向用㨰法操作,配合腰部后伸被动活动,幅度由小到大,手法压力由轻到重。时间5～8分钟。

2)继上势,用一指禅推法、按揉法在压痛点周围治疗,逐渐移至疼痛处做重点治疗。时间为5分钟左右。

3)继上势,按揉肾俞、大肠俞、命门、秩边、环跳、委中、阿是穴等穴位,以酸胀为度,在压痛点部位做弹拨法治疗,弹拨时手法宜柔和深沉。时间为5分钟左右。

4)继上势,在损伤侧沿竖脊肌纤维方向用直擦法,以透热为度。患者侧卧位,患侧在上做腰部斜扳法。

(2)急性腰部韧带损伤

1)患者取俯卧位。用按揉法和㨰法在腰脊柱两侧往返操作3～4遍,然后在伤侧顺竖脊肌纤维方向用㨰法操作,以放松腰部肌肉。时间3～5分钟。

2)继上势,用一指禅推法、按揉法在韧带损伤节段脊柱正中线上下往返治疗,结合指摩、指揉法操作。时间5～8分钟。

3)继上势,点按压痛点,可配合弹拨法操作,对棘上韧带剥离者,用理筋手法予以理筋整复。时间3～5分钟。

4)继上势,在损伤节段的督脉腰段用直擦法,以透热为度。对髂腰韧带损伤者,加用侧卧位,做患侧在上的腰部斜扳法。

(3)急性腰椎后关节滑膜嵌顿

1)患者取俯卧位。用按揉法和㨰法在患者腰骶部治疗。时间5～8分钟。

2)继上势,根据滑膜嵌顿相应节段,在压痛明显处用按揉法操作,手法先轻柔,后逐渐深沉加重,以患者能忍受为限。时间3～5分钟。

3)继上势,术者双手握住其裸部,腰部左右推晃10～20次,幅度由小至大,然后抖腰法操作3～5次,以松动后关节,有利于嵌顿的滑膜自行解脱。

4)解除嵌顿。在上述治疗的基础上,可选用以下方法操作。

①斜扳法:患者侧卧位,伸下腿屈上腿,对滑膜嵌顿位于上腰段的,按压臀部用力宜大;对滑膜嵌顿位于下腰段的,推扳肩部用力宜大;对滑膜嵌顿位于中腰段的,按压臀部和推扳肩部两手用力应相等。左右各扳1次,不要强求"咯嗒"声响。

②背法:具体操作见背法。

5)沿督脉腰段用直擦法,以透热为度。

(四)注意事项

(1)患者注意睡硬板床,避免腰部过度活动,以利于损伤的恢复。

(2)注意腰部保暖,必要时可用腰围加以保护。

(3)缓解期应加强腰背肌功能锻炼,有助于巩固疗效。

(五)功能锻炼

1.屈膝收腹

双膝关节屈曲,收腹,双手交叉置于胸前,后背部用力压床,坚持10秒钟,重复6～8次。

2. 屈伸髋膝

双髋、双膝关节屈曲，双手抱膝，抬头，往上方前倾，坚持 5 秒钟，重复 6～8 次。

3. 俯卧撑

双手撑地，一侧膝关节贴于胸前，另一侧下肢绷直，脚尖着地，腰部慢慢下沉，坚持 5 秒钟。左右交替，重复 6～8 次。

4. 抱膝蹲立

患者立姿，双脚与肩同宽，上体前屈，慢慢下蹲，两手抱膝，坚持 5 秒钟。动作重复 6～8 次。

（六）疗效评定

1. 治愈

腰部疼痛消失，脊柱活动正常。

2. 好转

腰部疼痛减轻，脊柱活动基本正常。

3. 未愈

症状无改善。

二、腰椎间盘突出症

腰椎间盘突出症，又称"腰椎间盘纤维环破裂髓核突出症"，是指腰椎间盘发生退行性改变后，因外力作用，使纤维环部分或完全破裂，髓核向外膨出或突出，压迫神经根，或刺激脊髓，而引起的一组以腰腿痛为主的综合征。本病是腰腿痛疾病中的常见病证，多见于青壮年体力劳动者，以工人发病率为高，好发于 20～40 岁之间。临床以 L_4～L_5 椎间盘最易发生；L_5～S_1 的椎间盘次之；L_3～L_4 椎间盘发生率较低；L_2～L_3 和 L_1～L_2 椎间盘极为少见。

（一）病因病理

本病的发生原因有内因和外因两个方面，内因是椎间盘本身的退行性改变，或椎间盘发育上的缺陷；外因有损伤、劳损以及风寒侵袭等。

腰椎间盘位于相邻两个椎体之间，为脊椎活动的枢纽，连接构成脊柱的负重关节。椎间盘由纤维环、髓核、软骨板所组成。纤维环是由坚韧致密的弹性纤维在软骨基质中交织而成，与上下椎体紧密相连。髓核是一种含水分较多的胶状物，纤维环与上下椎体面上的软板，把髓核限制在一个球形腔内，对脊柱起到缓冲和吸收震荡的作用。随着年龄的增长和椎间盘不断遭受挤压、牵拉和扭转等外力作用，使椎间盘逐渐发生退化，髓核含水量减少而失去弹性，继之使椎间隙变窄，周围韧带松弛，或产生裂隙，是形成腰椎间盘突出症的内在原因。

急性腰椎间盘突出，常在负重情况下出现扭、挫、闪腰，由于椎间盘受力不均匀，盘内张力过大而发生纤维环破裂，导致髓核向纤维环薄弱部位突出，最常见的是后外侧突出，刺激、压迫脊神经或脊髓，引起明显的神经痛症状。无外伤性椎间盘突出，常因静坐、缺少运动，或因腰部受凉后，促使已退变的椎间盘突出，发生充血、水肿，神经根受刺激或压迫而发病。日久变性，与周围组织及突出的椎间盘发生粘连。腰椎间盘突出症多数为单侧发病，少数因髓核向后纵韧带两侧突出或椎管中央突出，可导致双下肢症状交替出现。

腰椎间盘突出症根据髓核突出的方向可分为向后突出、向前突出和向椎体内突出三种类型，其中向后突出可压迫神经根而产生临床症状，其余两型一般无明显临床意义。向后突出型按其突出的部位又分为单侧型、双侧型和中央型三种，由于其压迫或刺激的组织、突出节段不同，其临床症状也各不相同。根据突出髓核的病理学特点，可分为幼弱型（隐藏型）、成熟型（破裂型）、移行型（突出型）三种类型。在影像学上根据椎间盘突出的程度，可分为膨出型、突出型、脱出型3种类型。

本病属中医“节伤”范畴。腰为脊之下枢，藏髓之骨节，督脉之要道，藏诸筋，会诸脉。腰部扭挫、闪失，腰节受损，致使脊窍错移，气血瘀滞，筋肌挛急而痛。窍骸受损，突出于窍，碍于脊髓，诸脉络受阻，气血凝滞于经络，则经气不通，经筋失掣，沿经筋所循而发为筋腿痛、麻木。

（二）诊断

1.症状

（1）有腰部扭、挫、闪腰史，或慢性劳损、感受风寒湿邪侵袭病史。

（2）腰痛。有数周或数月的腰痛史，可反复发作，疼痛程度有较大个体差异，多数患者休息后症状可减轻，重者卧立不安，咳嗽、喷嚏等腹压增高时疼痛剧烈。

（3）下肢放射痛。多数为一侧下肢放射痛，疼痛沿坐骨神经放射到大腿后侧、小腿外侧、足外侧及足跟等部位。双侧突出时两侧下肢交替发作，中央型突出则出现马尾神经症状。

（4）感觉障碍。受累神经根支配区域早期有感觉过敏，日久可见感觉迟钝、麻木等。中央型突出可有马鞍区麻痹，重者出现大小便失禁。

2.体征

（1）脊柱外观：腰部僵硬，功能性脊柱侧弯，腰椎生理前凸减弱或消失，部分患者脊柱呈后凸畸形。

（2）脊柱侧弯：多数患者有不同程度的脊柱侧弯，其侧弯与突出物的位置有关。突出物位于神经根的腋部（腋下型），脊柱往往向健侧侧凸；突出物位于神经根上方（肩上型），脊柱则向患侧侧凸。

（3）功能障碍：前屈受限明显，后伸受限较少。侧弯则根据突出方向而出现疼痛或受限，一般弯向凹侧，疼痛减轻，弯向凸侧，疼痛将加重。

（4）压痛点：椎间盘突出相应节段的同侧椎间旁深压痛，用力按压则下肢放射性痛、麻症状加剧。

（5）拇趾背伸、联屈肌力改变：$L_4 \sim L_5$ 椎间盘突出，拇趾背伸肌力减弱或消失；$L_5 \sim S_1$ 椎间盘突出，拇趾跖屈肌力减弱或消失。

（6）腱反射改变：$L_3 \sim L_4$ 椎间盘突出，膝腱反射减弱或消失；$L_5 \sim S_1$ 椎间盘突出，跟腱反射减弱或消失。

（7）皮肤感觉改变：$L_4 \sim L_5$ 椎间盘突出，小腿前外侧、足内皮肤感觉减退或消失；$L_5 \sim S_1$ 椎间盘突出，外踝部、足外侧皮肤感觉减退或消失；马尾神经受压，则马鞍区感觉减退或消失。

（8）其他屈颈试验阳性；挺腹试验阳性；直腿抬高试验及加强试验阳性。

3.辅助检查

（1）X线片检查：正位片可显示腰椎侧凸；侧位片可见腰椎生理前凸消失，病变的椎间隙可能变窄，相邻椎体边缘有骨赘增生。可排除腰椎其他病变，如结核、肿瘤、骨折、腰骶先天畸形等。

（2）CT检查：采用CT测定腰椎椎管的形态和管径，对诊断腰椎间盘突出症有重要的价值。可显示出腰、低神经根受压的因素，椎间盘突出的程度和部位。

(3)MRI检查:采用磁共振检查可显示突出椎间盘对脊髓硬脊膜、硬脊膜囊及脊髓的受压情况,横断面可观察椎间盘突出的程度及脊髓压迫情况。

(三)治疗

1. 治疗原则

舒筋通络,松解粘连,解痉止痛,整复减压。

2. 手法

㨰法、按法、揉法、点法、压法、拨法、捏法、斜扳法、抖腰法、擦法等。

3. 取穴与部位

阿是穴、腰阳关、大肠俞、环跳、居髎、承扶、殷门、委中、承山、阳陵泉、绝骨、丘墟及腰骶部和患肢。

4. 操作

(1)舒筋通络:患者俯卧位,术者用㨰法、按、揉等手法在患者腰脊柱两侧膀胱经及臀部和下肢后外侧施术3～5分钟,以腰部为重点。然后医者用双手掌重叠用力,沿脊柱由上至下按压腰骶部,此法作用在于改善血液循环,缓解腰背肌肉痉挛,促进炎症的吸收。时间为5分钟左右。

(2)解痉止痛:患者俯卧位,术者先用拇指指腹或肘尖点、按、揉腰阳关、大肠俞、环跳、居髎、承扶、殷门、委中、承山、阳陵泉、绝骨、丘墟及阿是穴,时间为5～8分钟。以解痉止痛。

(3)松解粘连:继上势,用手法牵引或仰卧位机械行骨盆牵引,以拉开椎间隙(若用机械骨盆牵引,宜安排在第一步操作),然后进行腰部侧扳法,以纠正脊柱侧凸,松解突出物与神经根的粘连。根据椎间盘突出的相应节段,术者用双手拇指指腹重叠或肘尖推按,用力方向与脊柱呈45°向椎间孔方向推按,时间为5～8分钟左右。以消除突出髓核对周围组织及神经根的刺激,减轻神经根水肿,起到消肿止痛的作用。

(4)减压止痛:在上法基础上,做双下肢后伸扳法,使腰部后伸;然后,患者仰卧位,做屈髋屈膝抱臀压腿法,强制性直腿抬高扳法,可根据需要进行向内、向外方向操作。以增加盘外压力,减轻突出物与脊髓和神经根的压力,改善相互关系,使症状得以缓解。

(5)整复关节:最后根据突出的部位和程度,可分别选用坐位弯腰旋转扳法、侧卧位斜扳法,以调整后关节紊乱,松解粘连,改变突出物与神经根的位置,增加了椎间盘外周的压力,减轻疼痛,逐步恢复其功能。

(6)理筋法:患者取俯卧位,术者用点、按、揉、弹拨手法沿腰部及患侧坐骨神经分布区操作,时间为2～3分钟左右。以改善局部组织的血液循环,促进因损伤所致炎症的吸收,进而使萎缩的肌肉和麻痹的神经组织逐渐恢复功能。

(四)注意事项

(1)治疗期间睡硬板床,以减少椎间盘承受的压力。

(2)注意腰部保暖,可用腰围加强腰背部的保护。

(3)腰椎间盘中央型突出一般不宜做重手法和后伸扳法,治疗时应注意马鞍区症状,当出现麻痹时应尽快手术治疗。

(4)注意起卧床和坐立姿势,以减轻腰部负重。

(五)功能锻炼

腰椎间盘突出症患者应保持正确的姿势,以减轻症状和稳定病情。并经常进行必要的功能锻炼，以增加腰椎活动度和脊柱的稳定性，有利于病情的康复。

1. 仰卧位锻炼

患者仰卧于床上，可选择性做双膝屈曲、仰抬骨盆、抱膝触胸、直腿抬高等功能锻炼。每种方法反复数十次。

2. 侧卧位抬腿锻炼

患者健侧侧卧位，患侧腿伸直，下侧膝微屈，上侧腿侧抬起，然后慢慢放下，反复数十次。

3. 压腿锻炼

患者坐在床上，一侧膝关节微屈，另一侧下肢伸直，躯干前倾压向伸直的下肢，然后交换成另一侧下肢，左右交替进行各10次。

4. 倒退行走锻炼

选择平整道路，腰部放松，做倒退行走锻炼，行走距离应根据体能循序渐进。倒退时应注意身后障碍物。

(六)疗效评定

1. 治愈

腰腿痛消失，直腿抬高70°以上，能恢复原工作。

2. 好转

腰腿痛减轻，腰部活动功能改善。

3. 未愈

症状、体征无改善。

三、腰椎后关节紊乱

腰椎后关节紊乱是指腰部关节突关节，在前屈与旋转后伸腰时引起相互位置的错移，产生腰部疼痛，又名“腰椎后关节半脱位”、“腰椎骨错缝”。好发于下腰椎。

(一)病因病理

腰椎后关节的关节面在下腰椎，为冠状面。该关节主要作用是稳定和引导脊柱运动方向，一般情况下不负重。可分为内、外两层，外层为纤维层，内层为滑膜层。滑膜层有丰富的感觉和运动神经纤维，对刺激和炎症反应极敏感，后关节囊受脊神经后支之内侧支发出的关节支支配。

本病病理上可分为关节单纯性半脱位和嵌顿性半脱位两类。从临床上可分为急性和慢性两类。

1. 急性

(1)在腰脊柱前屈时，如突然旋转腰部，则因腰肌不协调的收缩，使有关椎骨两侧后关节的关节突因牵拉而造成关节位置失常，形成单纯性后关节半脱位。造成该后关节囊受到过度牵扯而发生疼痛。因腰部深层肌肉和有关的后关节囊受同一神经支配，使腰部肌肉出现反射性痉挛，腰部深层肌肉的痉挛又使后关节囊受到更大的牵扯。这种单纯性后关节半脱位，常见于熟睡后翻身、刷牙、咳嗽、喷嚏等动作时。

(2)脊柱过度前屈时，腰椎后关节后缘间隙张开，关节囊后侧的滑膜层紧贴关节间隙，同时由于关节腔间隙拉开，造成关节腔内负压，使滑膜吸入关节间隙。此时，若作急剧的腰脊柱后伸，滑膜就可能来不及退出而被夹在关节面之间，形成后关节滑膜嵌顿性半脱位。产生剧烈腰痛，造成腰脊肌强烈的反射性痉挛，又可使被关节夹住的滑膜受到更大的挤压，造成剧痛而持续不解。

2. 慢性

(1)由于第5腰椎不完全骶化或第1骶椎先天性缺陷，两侧关节不对称等，造成两侧后关节力学平衡失调，使后关节发生慢性创伤性炎症，形成后关节炎。

(2)因椎间盘退变或病变，椎间隙变窄，使后关节间隙缩小，关节面受到磨损而继发后关节创伤性炎症，造成骨刺或滑膜增厚。

(3)长期过度用力屈伸腰部，造成腰椎后关节面碰撞磨损或关节囊的慢性牵拉损伤，从而促使后关节退变，继发后关节炎。

(4)急性后关节单纯性半脱位不及时整复，造成后关节损伤性炎症；后关节滑膜嵌顿性半脱位不及时整复，形成创伤性滑膜炎。滑膜增厚，继发为后关节炎。

(二)临床表现

1. 急性

(1)单纯性半脱位：常有明显的外伤史，下腰部突然发生疼痛，腰部运动受限，弯腰及坐后起立均感不便。

(2)滑膜嵌顿半脱位：有明显的外伤史，多发于腰骶关节，腰部疼痛剧烈，不能活动，动则痛甚，尤其后伸，后伸疼痛加重。

2. 慢性

发病缓慢，多有慢性腰痛史，疼痛时重时轻，疲劳后疼痛加重，活动一般尚可。

3. 检查

①关节突关节处有明显压痛；②病变椎体棘突偏歪；③腰椎后伸试验阳性；④双膝双髋屈曲试验阳性；⑤腰部两侧肌肉张力增高。

(三)治疗

1. 治疗原则

活血通络，整复关节。

2. 常用穴位

膈俞、肾俞、腰阳关、八髎、委中、承山、阿是穴。

3. 常用手法

㨰法、按法、揉法、扳法、擦法、背法。

4. 治疗步骤

患者取俯卧位。

(1)㨰法施于腰背部两侧肌肉。

(2)指按揉腰背部两侧膀胱经，上至膈俞，下至肾俞、大肠俞、八髎俞。

(3)滚下腰部时配合作腰部后伸被动运动，在无痛范围内作被动运动。

(4)掌按脊柱，重点下腰椎。

(5)掌揉腰背部两侧肌肉，重点是下腰椎，以热为度。点环跳、居髎。

(6)腰椎定位旋转扳法或腰部左右斜扳法或背法。

(7)直擦腰部两侧膀胱经以及督脉，横擦命门、腰阳关、八髎。

(8)湿热敷施于患处。

(9)按揉阳陵泉、足三里,勾揉委中、承山。

注意在施整复手法时,不可强求关节弹响声、整复的力点要正好在病变的节段。治疗期间患者须卧床休息,以巩固疗效。切记勿弯腰搬重物。

四、梨状肌综合征

梨状肌综合征是指梨状肌急性或慢性损伤产生肿胀、炎症刺激或压迫坐骨神经干,而产生的臀部以及下肢酸痛麻木等症。

(一)病因病理

梨状肌分布于小骨盆内面,起始于第二、第三、第四骶椎前缘,穿过坐骨大孔,把坐骨大孔分为上下两部分,称为梨状肌上孔和梨状肌下孔,止于股骨大转子上方。主要作用,收缩时使大腿外旋。

坐骨神经由第4、第5腰部脊神经以及第1、第2、第3骶部脊神经分出组成,大部分(71.7%)全部由梨状肌下孔穿出;但也有少数(19.3%)坐骨神经分为二支,一支由梨状肌下孔穿出,另一支在梨状肌中间穿出;也有部分(5.1%)坐骨神经经一支由梨状肌上孔穿出,另一支在梨状肌下孔穿出;极少数(3.3%)坐骨神经全部在梨状肌中间穿出。

因此,在某种情况下,为完成某种动作,梨状肌急剧地不协调收缩,被动或主动地突然牵拉,使梨状肌肌膜破裂,产生局限性肌束隆起。如髋关节急剧外旋、立式旋转提位、坐式旋转躯干、后伸、外展、起立动作等等,皆可造成梨状肌损伤,使该肌痉挛、充血(水肿),此外,梨状肌受骶尾神经支配,骶1、骶2神经受压,皆可造成局部肌肉营养障碍,梨状肌弥散性肿胀,也可直接影响到梨状肌上、下孔通过的神经、血管,使相应的神经、血管受压,产生症状。注意与腰椎间盘突出症的鉴别。

(二)临床表现

梨状肌损伤后常波及梨状肌上、下孔所通过的神经、动脉、静脉,所以除了局部症状外,常表现出相应的神经受压症状与体征。

1.下肢有“闪”、“扭”的外伤史,部分患者有夜间受凉史。

2.臀部深层酸胀,并伴随一侧下肢大腿后侧、小腿外侧放射性疼痛,偶有小腿外侧发麻。

3.严重者,臀部呈“刀割样”,或“烧灼样”剧痛。

4.自觉感到患肢变短,行走呈跛行。

5.臀肌和下肢相应肌肉萎缩。其因炎症变性或机械性压迫,产生局部缺血,造成神经功能障碍,使其所支配的臀肌以及下肢肌肉萎缩。

6.特殊检查

(1)直腿抬高试验多呈阳性。

(2)梨状肌紧张试验(足外旋试验)阳性。

(三)治疗

1.治疗原则

疏经通络,活血止痛。

2.常用穴位

环跳、承扶、殷门、委中、阿是穴。

3.常用手法

㨰法、按法、揉法、弹拨法、擦法等。

4.治疗步骤

患者取俯卧位。

(1)㨰法施于患侧臀部以及大腿后侧、小腿后侧以及小腿外侧，重点在臀部。

(2)㨰法施用同时配合做下肢被动旋转运动，幅度由小到大。

(3)指按揉阿是穴、环跳、居髎、承扶、殷门、委中。

(4)肘压阿是穴处，持续约10秒钟，能解痉镇痛。

(5)用肘尖或大拇指按在梨状肌阿是穴处，由轻到重，并顺垂直肌腹方向来回拨动。

(6)理筋，沿肌纤维方向用拇指螺文面或肘尖作推压法。

(7)掌揉阿是穴处，以透热为度。

(8)病久有粘连者，做伸屈膝关节被动运动或直腿高举扳法。

(9)疼痛甚者，臀部加擦法以及湿热敷。

(10)搓、抖下肢。

臀部弹拨时，患者疼痛较甚，因此必须配合搓法、擦法、揉法以及湿热敷，以缓解治疗时的疼痛。弹拨须在患者能忍受范围内进行，切不可使用暴力。

此外，患者注意避免或减少腰部运动，不可受凉，注意局部保暖。

五、退行性脊椎炎

退行性脊椎炎是中年以后发生的慢性退行性病变，是因腰部退行性改变而引起的以骨质增生为主的一种慢性骨关节疾病。男性多于女性，身体肥胖者，长期从事腰部运动者等易患此病。

(一)病因病理

退行性脊椎炎一般认为因老年人组织变性所致，其主要是椎间盘以及小关节发生变性、软化、变薄、蚀损以至完全消失。

1.慢性损伤

椎间盘变性后，椎间隙变窄，其两端椎体周围的韧带松弛(主要是前、后纵韧带)，失去防止椎体过度活动的能力，椎体异常活动即可刺激椎体边缘的骨膜，使新骨形成而致骨赘。

2.急性损伤

跌扑损伤造成局部软组织损伤出血，以及腰椎间盘突出，可将骨膜及前、后纵韧带推开，在其上、下、前、后出现间隙，间隙内的血肿、渗出物经过一定时间之后，血及渗出物被吸收机化，即由钙化或骨化而成骨赘。

3.劳损

椎体骨的两端的韧带本身受到过分的张力牵拉而变性形成骨赘。

故老年人肥胖、内分泌功能障碍，老年人软骨基质中粘多糖含量减少，纤维成分增加，软骨失去原有的韧性，在脊柱各种组织发生退行性变的基础上，加上脊柱的长期负重运动，积累性损伤导致本病发生。骨赘形成一般需要1～2年，最快者需半年以上，慢者需要几年的时间。在临床与尸检中观察统计发现，年龄越大，发病率越高。因为杠杆作用，脊柱曲线凹侧的椎体缘所受压力较大，年龄越大，椎体所受压迫的磨损时间也越长，因而骨刺的形成机会亦较多，骨赘是骨组织受压后所产生的代偿产物，也是对脊柱的保护性加强。

(二)临床表现

1. 多数发生在40岁以上从事体力劳动者。

2. 轻度外伤后，逐渐发生。

3. 腰部僵硬酸痛，不灵活。晨起、久坐久立症状加重，活动一段时间后，症状减轻，但活动稍久，尤其是疲劳后、阴雨天，症状反而加重。

4. 检查

(1)部生理前凸减弱、消失而平坦。

(2)两侧肌肉张力增高，压痛。

(3)下腰部脊柱棘突有不同程度压痛。

(4)腰部后伸试验阳性。

(5)双膝双髋屈曲试验阳性。

(6)脊柱僵硬，运动受限。

(7)X线摄片：①体边缘有骨质增生或呈骨刺状；②腰椎间盘间隙变狭或不规则；③腰生理弧度变直；④小关节面模糊或增生。

(三)治疗

1. 治疗原则

舒筋通络，滑利关节。

2. 常用穴位

肾俞、大肠俞、关元俞、命门、腰阳关、八髎、夹脊、委中、承山、阳陵泉。

3. 常用手法

㨰法、按法、揉法、扳法、擦法等。

4. 治疗步骤

患者俯卧位。

(1)㨰法施于腰背部两侧肌肉，上至膈俞，下达八髎俞，重点肾俞、下腰部脊柱，特别是腰阳关。

(2)掌指关节㨰法施于腰部夹脊，重点下腰椎。

(3)指按揉腰背部两侧膀胱经(膈俞、肾俞、大肠俞、关元俞、八髎俞)。

(4)掌按脊柱，由上而下，往返数次，用力由小到大，不可粗暴以及突发用劲，特别是胸椎。重点按腰部。

(5)㨰法施于下腰椎时，配合作腰部后伸被动运动，幅度由小到大逐渐增大。在无痛范围内做被动运动。

(6)下肢有牵痛，㨰法沿臀部、股后面向下至小腿，同时配合下肢后伸被动运动(拨法施于下腰部以及臀部时)。

(7)拇指按揉环跳、居髎。

(8)左、右斜扳腰部，扳动部位主要在下腰椎，扳动幅度由小到大，小幅度扳动多做几次。目的是松解小关节粘连，不要强求关节的弹跳声。

(9)擦法施于下腰椎，以热为度。

(10)疼痛剧者，加湿热敷。

退行性脊椎炎，推拿治疗效果明显，为提高疗效：其一，患者须卧板床；其二腰部经常仰卧垫枕；其三，腰部保暖；其四，要经常做腰部脊柱的功能锻炼。

六、慢性腰肌劳损

腰肌劳损是指腰骶部肌肉、韧带、筋膜等软组织的慢性损伤，腰背部肌肉出现疲劳及疼痛，是腰腿痛的最常见疾病之一。

（一）病因病理

(1)积累性损伤：长期从事弯腰或腰部负重工作，腰肌或筋膜反复受到收缩牵拉，发生水肿、渗出、粘连、纤维增生和撕裂受伤组织的瘢痕牵拉或压迫神经而产生疼痛及功能影响。

(2)腰部软组织急性损伤，未能得到及时治疗或治疗不当，而致受损伤的筋膜、肌肉、韧带修复不全，出现水肿、瘢痕粘连、腰肌痉挛，导致腰部疼痛，功能障碍。

(3)先天或后天的脊柱、腰椎畸形，下肢功能性或结构性缺陷，使腰部肌肉长期处于紧张状态而致劳损。

（二）临床表现

(1)有急性腰扭伤史或长期弯腰工作史。

(2)疼痛：常于劳累后加重，休息后减轻，过度活动时加重，适当活动或变动体位时减轻，有反复发作史，气候变化，如阴雨天气或受寒时症状加重。

(3)一侧或两侧腰肌，或腰椎横突的肌肉起点，髂嵴后部或骶骨后腰背肌肉止点处有压痛。

(4)脊柱活动多无异常，但急性发作时腰痛加重，活动受限，并可有肌肉痉挛及触及结节或条索样反应物。

(5)好发于成年人，青少年腰痛甚少，腰痛发生率随年龄增加而升高。可能与慢性积累性劳损和退行性病变有密切关系。

(6)检查：①实验室检查无改变；②X线检查多无异常，少数患者可有骨质增生、脊柱侧弯、生理弧度改变等现象。

（三）治疗

1. 治疗原则

舒筋活血，温经通络。

2. 常用穴位

肾俞、气海俞、大肠俞、关元俞、小肠俞、膀胱俞、委中。

3. 常用手法

按法、揉法、拔法、擦法、捻法等。

4. 治疗步骤

(1)按揉法施于以上诸穴，每穴5秒钟左右。

(2)㨰法施于两侧膀胱经(腰部为主)。

(3)擦法施于两侧骶棘肌，以热为度。

(4)肘推法擦法完毕后以肘推法施于两侧骶棘肌处，反复2～3遍。

(5)腰部如有畏寒感或痛与天气变化有关者，可加局部热敷，以温通经络，散寒止痛。推拿治疗慢性腰肌劳损可取得满意的疗效，作为首选治疗方法之一。但医生与患者都必须要有坚持治疗的信心，并注意腰部保暖与适当休息。

（王浩飏）

第四节　寰枢关节半脱位

寰枢关节半脱位又称为寰枢关节失稳，是指寰椎向前、向后脱位，或寰齿两侧间隙不对称，导致上段颈神经、脊髓受压以致患者出现颈肩上肢疼痛，甚至四肢瘫痪、呼吸肌麻痹，严重时危及生命。

寰枢关节系一复合关节，由4个小关节组成，其中部及外侧各有两个关节，中部的齿状突和寰椎前弓中部组成前关节，齿状突和横韧带组成后关节，即齿状突关节。在寰椎外侧由两侧块的下关节面和枢椎上关节面组成关节突关节。寰枢关节的关节囊大而松弛，关节面较平坦，活动幅度较大，且寰枢椎之间无椎间盘组织，因此受到外力或在炎症刺激下容易发生寰枢关节半脱位。

一、病因病理

寰枢关节半脱位是临床常见病证，其发病原因主要有炎症、创伤和先天畸形。

（一）寰枢关节周围炎症

咽部与上呼吸道的感染、类风湿等可以使寰枢关节周围滑膜产生充血水肿和渗出，引起韧带松弛而脱位；炎症又可使韧带形成皱襞而影响旋转后的复位，形成旋转交锁，造成关节半脱位。

（二）创伤

创伤可以直接造成横韧带、翼状韧带两者或两者之一发生撕裂或引起滑囊、韧带的充血水肿，造成寰枢关节旋转不稳并脱位。寰椎骨折、枢椎齿状突骨折可直接造成寰枢椎脱位。青少年可由于跳水时头部触及游泳池底，颈部过度屈曲，寰椎横韧带受到枢椎齿状突向后的作用力引起寰枢关节前脱位。而成年人多由于头颈部受到屈曲性外伤而引起不同程度的寰椎前脱位；也可表现为向侧方及旋转等方向移位，与外伤作用力方向有关。

（三）寰枢椎的先天变异和（或）横、翼状韧带的缺陷

发育对称的寰枢两上关节面，受力均衡，关节比较稳定，当寰枢两上关节面不对称（即倾斜度不等大、关节面不等长）时，关节面则受力不均衡，倾斜度大的一侧剪力大，对侧小，使关节处于不稳定状态，易发生寰枢关节半脱位。

中医关于该病的论述，多记载于“筋痹”“错缝”等病证中。中医认为患者素体气虚，筋肌松弛，节窍失固，或有颈部扭、闪、挫伤致脊窍错移，迁延不愈。脊之筋肌损伤，气血瘀聚不散则为肿为痛。筋肌拘挛，脊错嵌顿则活动受掣。

二、诊断

（一）症状

（1）有明显外伤史或局部炎症反应。其症状轻重与寰椎在枢椎上方向前、旋转及侧方等半脱位的程度有关。

（2）颈项部、头部、肩背部疼痛明显，活动时疼痛加剧，疼痛可向肩臂放射。

(3)颈项肌痉挛、颈僵,头部旋转受限或呈强迫性体位为主要症状。

(4)当累及椎一基底动脉时,可出现头晕、头痛、恶心、呕吐、耳鸣、视物模糊等椎一基底动脉供血不足症状。

(5)当累及延髓时,则主要影响延髓外侧及前内侧,出现四肢运动麻痹、发音障碍及吞咽困难等。

(二)体征

(1)枢椎棘突向侧后偏突,有明显压痛,被动活动则痛剧。

(2)如为单侧脱位,头偏向脱位侧,下颌转向对侧,患者多用手托持颌部。

(3)累及神经支配区域皮肤有痛觉过敏或迟钝。

(4)累及脊髓时则出现脊髓受压症状,上肢肌力减弱,握力减退,严重时腱反射亢进,霍夫曼征阳性。下肢肌张力增高,行走不稳,跟、膝腱反射亢进,巴宾斯基征阳性。

(5)位置及振动觉多减退。

(三)辅助检查

1. X线片检查

颈椎张口正位,齿状突中线与寰椎中心线不重叠,齿状突与寰椎两侧块之间的间隙不对称或一侧关节间隙消失,齿状突偏向一侧。

2. CT 检查

寰枢椎连续横断面扫描可显示寰枢椎旋转程度。矢状位和冠状位图像可显示关节突关节的序列,但大多数不能显示齿状突与寰椎分离。

3. 肌电图和神经诱发电位检查

可评价神经功能受损害程度。

三、治疗

(一)治则

舒筋活血,松解紧张甚至痉挛的颈枕肌群;整复失稳的寰枢关节,纠正发生寰枢关节异常位移的因素,扩大椎管的有效容积,改善椎管内外的高应力状态,减少或消除椎动脉或脊髓的机械性压迫和刺激。采用松解类手法与整复手法并重,以颈项部操作为主的原则。

(二)手法

一直禅推法、擦法、拔伸法、推法、拿法、按揉法和整复手法等。

(三)取穴与部位

颈项部、枕后部及患处等;风池、颈夹脊、天柱、翳风、阿是穴等。

(四)操作

(1)患者坐位,术者用轻柔的擦法、按揉法、拿法、一指禅推法等手法在颈椎两侧的夹脊穴部位及肩部治疗,以放松紧张、痉挛的肌肉。

(2)整复手法。患者仰卧位,头置于治疗床外,便于手法操作。助手两手扳住患者两肩,术者一手托住后枕部,一手托住下颌部,使头处于仰伸位进行牵拉,助手配合做对抗性拔伸。在牵拉拔伸状态下,做头部缓慢轻柔的前后活动和试探性旋转活动。如出现弹响,颈椎活动即改善,疼痛减轻,表示手法整复成功。

(3)复位后,患者取仰卧位,采用枕颌带于头过伸牵引,牵引重量控制在2～3kg,持续牵引，日牵引时间不少于6小时。3～4周撤除牵引，用颈托固定。

四、注意事项

(1)严格掌握推拿治疗适应证，有重度锥体束体征者不宜手法复位。

(2)注意平时预防，纠正平时的不良习惯姿势，平时戴颈围固定保护。

(3)少数伴炎症患者，可有发热，体温可达38℃注意观察，采取必要的降温措施。

(4)注意用枕的合理性和科学性；注意颈项、肩部的保暖。

五、功能锻炼

寰枢关节半脱位功能锻炼宜在病情基本稳定后进行，根据生物力学原理，强化颈部肌肉的功能锻炼，增强颈部的肌肉力量，对提高颈椎稳定性，延缓或防止肌萎缩，是很有必要的。锻炼方法为：

(1)立位或坐位，用全力收缩两肩。重复5～10次。

(2)立位或坐位，两手扶前额，给予一定的阻力，用全力使颈部向前屈，坚持6秒钟。重复3～5次。

(3)立位或坐位，一手扶头侧部，给予一定的阻力，用全力使颈部向同侧侧倾，坚持3～6秒钟。左、右交替，重复3～5次。

(4)立位或坐位，两手扶后枕部，给予一定的阻力，用全力使头部往后倾，坚持3～6秒钟。重复3～5次。

（王浩飏）

第五节　颈椎间盘突出症

颈椎间盘突出症是指颈椎间盘退行性改变，使纤维环部分或完全破裂，或因外力作用于颈部，使椎间盘纤维环急性破裂，髓核向外膨出或突出，压迫神经根，或刺激脊髓，而出现颈神经支配相应区域的症状和体征的病证。流行病学显示，近年来，由于人们生活方式改变，工作节奏加快，伏案低头工作时间延长，使得颈椎间盘突出症的发病率明显上升，成为颈椎发病的主要病证之一。因此，有必要对该病进行专门论述。

一、病因病理

颈椎间盘突出症多由脊柱急性损伤、慢性积累性劳损，颈椎生理弧度改变或侧弯等因素，在颈椎间盘退变的基础上发生，其病理与腰椎间盘突出基本一致。由于颈部长期负重，椎间盘长时间持续地受挤压，髓核脱水造成椎间盘的变性。纤维环发生变性后，其纤维首先肿胀变粗，继而发生玻璃样变性，弹性降低，纤维环部分、不完全或完全破裂。由于变性纤维环的弹性减退，承受盘内张力的能力下降，当受到头颅的重力作用，椎间盘受力不均匀，或椎周肌肉的牵拉，或突然遭受外力作用时，造成椎间盘纤维环向外膨出，严重时，髓核也可经纤维环裂隙向外突出或脱出，压迫神经根或脊髓，出现相应支配区域的疼痛、麻木症状。由于下段颈椎受力大，活动频繁，因此C_6～C_7椎间盘和C_6椎间盘最易发病。老年人肝肾亏损，筋失约束；或风寒侵袭，筋脉拘挛，失去了内在的平衡，均可诱发颈椎间盘突出。

影像学上的椎间盘突出症并不一定都会出现症状，只有当突出物压迫或刺激神经根时才会出现症状。临床症状的轻重，则与颈椎间盘突出位置和神经受压的程度有关。根据椎间盘突出的程度，可分为膨出、突出、脱出三种类型。

（一）膨出型

椎间盘髓核变性，向后方或侧后方沿纤维环部分破裂的薄弱部膨出，纤维环已超出椎体后缘，但髓核则未超出，硬脊膜囊未受压。

（二）突出型

椎间隙前宽后窄，椎间盘纤维环和髓核向后方或侧后方沿纤维环不完全破裂部突出，超过椎体后缘，但纤维环包膜尚完整，硬脊膜囊受压。

（三）脱出型

椎间隙明显变窄，纤维环包膜完全破裂，髓核向后方或侧后方沿完全破裂的纤维环向椎管内脱出，或呈葫芦状悬挂于椎管内，脊髓明显受压。

常见突出位置有以下3种：①外侧型突出。突出部位在后纵韧带的外侧，钩椎关节内侧。该处有颈神经根通过，突出的椎间盘压迫或刺激脊神经根而产生症状。②旁中央型突出。突出部位偏于一侧，介于脊神经和脊髓之间。突出的椎间盘可以压迫或刺激脊神经根和脊髓而产生单侧脊髓和神经根受压症状。③中央型突出。突出部位在椎管中央，脊髓的正前方。突出的椎间盘压迫脊髓腹面的两侧而产生脊髓双侧压迫症状。

椎间盘突出症临床症状往往表现为3种情况：一是疼痛明显，而无麻木；二是麻木明显，而无疼痛；三是疼痛与麻木并存。一般认为，疼痛是由于突出或膨出的椎间盘炎症、水肿明显，刺激硬脊膜或神经根所致；麻木是由于突出或脱出的椎间盘压迫脊神经所致；疼痛与麻木并存则有真性压迫和假性压迫之分，假性压迫由于突出物炎症水肿相当明显，既刺激又压迫脊神经，当炎症、水肿消退后，麻木也随之消失；真性压迫的，当炎症、水肿消退后，压迫依然存在，麻木也难以消失。

本病属中医“节伤”范畴。颈为脊之上枢，督脉之要道，藏髓之骨节，上通髓海，下连腰脊，融汇诸脉。颈脊闪挫、劳损，致使脊窍错移，气血瘀滞，筋肌挛急而痛。窍骸受损，突出于窍，碍于脊髓，诸脉络受阻，经气不通，则筋肌失荣，痿弛麻木，发为本病。

二、诊断

（一）症状

（1）多见于30岁以上青壮年。

（2）男性发病多于女性。

（3）本病多发生于C_6～C_7椎间盘和C_5～C_6椎间盘。

（4）有外伤者，起病较急；无明显外伤者，起病缓慢。

（5）患者常有颈部疼痛，上肢有放射性疼痛和麻木，卧床休息症状可有缓解，活动后症状加重。由于椎间盘突出部位和压迫组织的不同，临床表现也不一致。

（二）体征

1.外侧型突出

①主要症状为颈项部及受累神经根的上肢支配区域疼痛与麻木。咳嗽、打喷嚏时疼痛加重。②疼痛仅放射到一侧肩部和上肢，很少发生于两侧上肢。③颈僵硬，颈后肌痉挛，活动受

限，当颈部后伸，再将下颌转向健侧时可加重上肢放射性疼痛，做颈前屈或中立位牵引时疼痛可缓解。④由于颈椎间盘突出的间隙不同，检查时可发现不同受累神经节段支配区域的运动、感觉及反射的改变。⑤颈椎拔伸试验阳性。部分病变节段成角严重的患者可反应为上肢放射性神经痛加重，称反阳性。⑥椎间孔挤压试验阳性。⑦病程日久者，可出现相关肌肉肌力减退和肌肉萎缩等。

2. 旁中央型

突出患者除有椎间盘外侧型突出的症状、体征外，还有一侧脊髓受压的症状和体征，可出现同侧下肢软弱无力，肌肉张力增加。严重时可出现腱反射亢进，巴宾斯基征、霍夫曼征阳性。

3. 中央型

突出主要表现为脊髓受压，最常见的症状为皮质脊髓束受累，由于病变程度不一，可出现下肢无力，平衡明显障碍，肌张力增高，腱反射亢进；踝阵挛、髌阵挛及病理反射。重症者可出现两下肢不完全性或完全性瘫痪，大小便功能障碍，胸乳头以下感觉障碍。

（三）辅助检查

1. X 线片检查

正位片显示颈椎侧弯畸形，侧位片上可显示颈椎生理弧度改变、椎间隙变窄及增生性改变。斜位片上可显示椎间孔的大小及关节突情况。颈椎 X 线片不能显示是否有椎间盘突出，但可排除颈椎结核、肿瘤、先天性畸形。

2. CT 及 MRI 检查

CT 检查可显示颈椎椎管的大小及突出物与受累神经根的关系。MRI 检查可显示突出的椎间盘对脊髓压迫的程度，了解脊髓有无萎缩变性等。

3. 肌电图和神经诱发电位检查

可确定受累神经根以及损害程度，客观评价受损程度和评定治疗效果。

三、治疗

（一）治疗原则

舒筋通络，活血祛瘀，解痉止痛，扩大椎间隙，减轻或解除神经根和脊髓受压症状。

（二）手法

㨰法、按法、揉法、拿法、拔伸法、旋转复位法等。

（三）取穴与部位

风池、风府、肩井、秉风、天宗、曲池、手三里、小海、合谷等穴及颈根、颈臂等经验穴，突出节段相应椎旁、颈肩背及患侧上肢部。

（四）操作

1. 舒筋通络

患者取坐位，术者立于其身后，用一指禅推法、按揉法沿督脉颈段、两侧颈夹脊穴上下往返操作 3～5 遍。自两侧肩胛带、颈根部、颈夹脊线用㨰法操作，时间约 5 分钟。

2. 解痉止痛

在上述操作的同时，在风池、风府、肩井、秉风、天宗穴及颈根、颈臂穴做一指禅推法或按揉法操作，时间约 5 分钟。

3.活血祛瘀

根据神经根受累的相应节段定位，在椎间盘突出间隙同侧，用一指禅推法、按揉法重点治疗，并对上肢相应穴位用按法、揉法操作，时间约 5 分钟。

4.扩大椎间隙

采用颈椎拔伸法操作，可配合颈椎摇法。时间 2～3 分钟。

5.颈椎整复

采用颈椎旋转复位法，减轻或解除神经根和脊髓受压症状。患者取坐位，术者立于其身后，以一手屈曲之肘部托住患者下颌，手指托住枕部，另一手拇指顶推偏凸之颈椎棘突；令患者逐渐屈颈，至拇指感觉偏凸棘突有动感时，即维持该屈颈姿势；然后术者将患者头部向上牵拉片刻，以消除颈肌反射性收缩，在逐渐将颈部向棘突偏凸侧旋转至弹性限制位，在拇指用力顶推患椎棘突下做一瞬间有控制的扳动，使颈椎复位。旋转幅度控制在 3°～5°。此法只用于患侧。对患者因心理紧张或老年人，可采用在仰卧位牵引拔伸状态下进行旋转整复。

6.理筋放松

重复舒筋通络手法操作，并拿肩井，擦颈项，搓、抖上肢，结束治疗。

四、注意事项

(1)科学用枕，对颈椎生理弧度变直、消失的，枕头宜垫在颈部；弧度过大的，宜垫在枕后部；侧卧时枕头宜与肩膀等高，使颈椎保持水平位。

(2)避免长时间连续低头位工作或看书，提倡做工间颈椎活动。

(3)注意颈部保暖，适当休息，避免劳累。

(4)乘机动车应戴颈托保护，以防紧急制动时引起颈椎挥鞭性损伤，甚至高位截瘫。

五、功能锻炼

(1)采用“与项争力”的功法以提高颈伸肌肌力和颈椎平衡代偿能力。

(2)坚持做颈保健操，同颈椎病。

（王浩飏）

第六节　落枕

落枕又名“失枕”，是以晨起时出现颈部酸胀、疼痛、活动不利为主症的颈部软组织损伤疾病。本病多见于青壮年，男多于女，冬春季发病率较高。轻者 4～5 天可自愈，重者疼痛剧烈，并向头部及上肢部放射，迁延数周不愈。

一、病因病理

本病多由睡眠时枕头过高、过低或过硬，以及躺卧姿势不良等因素，使头枕部长时间处于偏歪姿势，导致颈部一侧肌群受到过度伸展牵拉，在过度紧张状态下而发生静力性损伤，临床上以一侧胸锁乳突肌、斜方肌及肩胛提肌痉挛多见。

中医认为，本病多因素体亏虚，气血不足，循行不畅，筋肉舒缩活动失调，或夜寐肩部外露，颈肩受风寒侵袭，致使气血凝滞，肌筋不舒，经络痹阻，僵凝疼痛而发病。《伤科汇纂·旋台骨》有“因挫闪及失枕而项强痛者”的记载,因此,颈部突然扭转闪挫损伤,或肩扛重物致局部筋肌扭伤、痉挛也是导致本病的原因之一。

二、诊断

(一)症状

(1)晨起后即感一侧颈部疼痛,颈项僵滞,头常歪向患侧,不能自由旋转,转头视物时往往连同身体转动。

(2)疼痛可向肩部、项背部放射。

(3)颈部活动受限,常受限于某个方位上,主动、被动活动均受牵掣,动则症状加重。

(二)体征

(1)颈部肌肉疼痛痉挛,触之呈条索状。

(2)压痛。在胸锁乳突肌处有肌张力增高感和压痛者,为胸锁乳突肌痉挛;在锁骨外 1/3 处(肩井穴)或肩胛骨内侧缘有肌紧张感和压痛者,为斜方肌痉挛;在上三个颈椎棘突旁和同侧肩胛骨内上角处有肌紧张感和压痛者,为肩胛提肌痉挛。

(3)活动障碍。轻者向某一方位转动障碍,严重时各方位活动均受限制。

(三)辅助检查

X 线片检查:一般颈椎骨质无明显变化。少数患者可有椎体前缘增生,颈椎生理弧度改变、序列不整、侧弯等。

三、治疗

(一)治疗原则

舒筋活血,温经通络,解痉止痛。

(二)手法

一指禅推法、接法、按法、揉法、拿法、拔伸法、擦法等。

(三)取穴与部位

风池、风府、肩井、天宗、肩外俞等穴及受累部位。

(四)操作

(1)舒筋活血。患者取坐位,术者立于其身后,用一指禅推法、按揉法沿督脉颈段、两侧颈夹脊穴上下往返操作 3～5 遍。自两侧肩胛带、颈根部、颈夹脊线用核法操作,时间 3～5 分钟。

(2)疏通经络。用拇指或中指点按风池、风府、天宗、肩井、肩外俞等穴,每穴按压半分钟;用拿法提拿颈椎两侧软组织,以患侧为重点部位,并弹拨紧张的肌肉,使之逐渐放松。

(3)解痉止痛。根据压痛点及肌痉挛部位,分别在痉挛肌肉的起止点及肌腹部用按揉法、抹法、弹拨法操作,时间 2～3 分钟。

(4)拔伸摇颈。嘱患者自然放松颈项部肌肉,术者左手持续托起下颌,右手扶持后枕部,维持在颈略前屈、下颌内收姿势,双手同时用力向上牵拉拔伸片刻,再缓慢左右摇颈 10～15 次,以活动颈椎小关节。

(5)整复错缝。对颈椎后关节有侧偏、压痛者,在颈部微前屈的状态下,以一手拇指按于压痛点处,另一手托住其下颌部,做向患侧的旋转扳法,以整复后关节错缝。手法要稳而快,切忌暴力蛮劲，以防发生意外。

(6)在患部沿肌纤维方向做擦法、摩肩、拍打、叩击肩背部数次，结束治疗。

四、注意事项

(1)推拿治疗本病过程中，手法宜轻柔，切忌施用强刺激手法，防止发生意外。

(2)对症状持续1周以上不缓解，短期内有两次以上发作者，必须做X线检查，以明确诊断。

(3)注意颈项部的保暖，科学用枕，参照颈椎间盘突出症。

五、功能锻炼

(1)患者应有意识放松颈部肌肉，疼痛缓解后，应积极进行颈部功能锻炼，可做颈部则屈后仰、左右侧弯、左右旋转等活动，各做3～5次，每天1～2次。

(2)坚持做颈部保健操，参照颈椎病。

（王浩飏）

第七节　前斜角肌综合征

前斜角肌综合征是指因外伤、劳损、先天颈肋、高位肋骨等因素刺激前斜角肌，或前斜角肌痉挛、肥大、变性等，引起臂丛神经和锁骨下动脉的血管神经束受压，而产生的一系列神经血管压迫症状的病证。本病好发于20～30岁女性，右侧较多见。

一、病因病理

颈部后伸、侧屈位时，头部突然向对侧旋转，或长期从事旋颈位低头工作，使对侧前斜角肌受到牵拉扭转而损伤，出现前斜角肌肿胀、痉挛而产生对其后侧神经根的压迫症状。神经根受压又进一步加剧前斜角肌痉挛，形成恶性循环。

先天性结构畸形，如肩部下垂、高位胸骨、第7颈椎横突肥大、高位第1肋骨、臂丛位置偏后邛，叱第1肋骨长期刺激臂丛，使受臂丛支配的前斜角肌发生痉挛，压迫臂丛神经而发执。若前斜角肌痉挛、变性、肥厚，则易造成锁骨上部臂丛及锁骨下动脉受压。如颈肋或第7颈椎横突肥大，或前、中斜角肌肌腹变异合并时，当前斜角肌稍痉挛，即可压迫其间通过的臂丛神经和锁骨下动脉而导致出现神经血管症状。本病运动障碍出现较迟，可表现为肌无力和肌萎缩，偶见手部呈雷诺征象。

中医将本病归属“劳损”范畴。多由过度劳损，或风寒外袭，寒邪客于经络，致使经脉不通，气血运行不畅，发为肿痛。

二、诊断

(一)症状

(1)一般缓慢发生，均以疼痛起病，程度不一。

(2)局部症状。患侧锁骨上窝稍显胀满，前斜角肌局部疼痛。

(3)神经症状。患肢有放射性疼痛和麻木触电感，以肩、上臂内侧、前臂和手部的尺侧及小指、环指明显，表现为麻木、蚁行、刺痒感等。少数患者偶有交感神经症状，如瞳孔扩大、面部出汗、患肢皮温下降，甚至出现霍纳综合征。

(4)血管症状。早期由于血管痉挛致使动脉供血不足而造成患肢皮温降低，肤色苍白；后期因静脉回流受阻，出现手指肿胀、发凉、肤色发绀，甚至手指发生溃疡难愈。

(5)肌肉症状。神经长期受压，患肢小鱼际肌肉萎缩，握力减弱，持物困难，手部发胀及有笨拙感。

(二)体征

(1)颈前可摸到紧张、粗大而坚韧的前斜角肌肌腹，局部有明显压痛，并向患侧上肢放射性痛麻。

(2)局部及患肢的疼痛症状在患肢上举时可减轻或消失，自然向下或用力牵拉患肢时则加重。

(3)艾迪森试验、超外展试验阳性，提示血管受压。

(4)举臂运动试验、臂丛神经牵拉试验阳性，提示神经受压。

(三)辅助检查

X线片检查：颈、胸段的X线正侧位摄片检查，可见颈肋或第7颈椎横突过长或高位胸肋征象。

三、治疗

(一)治疗原则

舒筋活血，通络止痛。

(二)手法

㨰法、按法、揉法、拿法、擦法等。

(三)取穴与部位

缺盆、肩井、翳风、风池、颈臂、曲池、内关、合谷、颈肩及上肢部。

(四)操作

1.活血通络

患者取坐位。术者站于患侧，先用㨰法在患侧自肩部向颈侧沿斜角肌体表投影区往返施术，同时配合肩关节活动，时间3～5分钟。

2.理筋通络

继上势，术者以一指禅推法沿患侧颈、肩、缺盆穴及上肢进行操作，斜角肌部位、颈臂穴重点治疗，时间5～7分钟。

3.舒筋通络

继上势，术者以拇指弹拨斜角肌起止点及压痛点，拇指揉胸锁乳突肌及锁骨窝硬结处为重点，拇指自内向外沿锁骨下反复揉压，时间3～5分钟。

4.通络止痛

沿患侧斜角肌用拇指平推法，然后施擦法，以透热为度。时间1～2分钟；然后摇肩关节，揉、拿上肢5～10遍，抖上肢结束治疗。

四、注意事项

(1)注意不宜睡过高枕头，患部注意保暖。

(2)避免患侧肩负重物或手提重物,以免加重症状。

(3)嘱患者配合扩胸锻炼,每天1～2次,可缓解症状。

(王浩飏)

第八节 颈椎病

颈椎病是发生在颈段脊柱的慢性退行性疾病,是由于颈椎骨质增生、椎间盘退行性改变以及颈部损伤等原因引起脊柱内、外平衡失调,刺激或压迫颈神经根、椎动脉、脊髓或交感神经而引起的一组综合征,又称颈椎综合征。多见于中老年人群,男性多于女性,近年来有明显低龄化趋势。本病临床表现为头、颈、肩臂麻木疼痛,肢体酸软无力,病变累及椎动脉、交感神经、脊髓时则可出现头晕、心慌、大小便失禁、瘫痪等症状。

一、病因病理

颈椎间盘退变是本病的内因,各种急慢性颈部损伤是导致本病的外因。

(一)内因

在一般情况下颈椎椎间盘从30岁以后开始退变,退变从软骨板开始并逐渐骨化,通透性随之降低,髓核中的水分逐渐减少,最终形成纤维化,缩小变硬成为一个纤维软骨性实体,进而导致椎间盘厚度变薄,椎间隙变窄。由于椎间隙变窄,使前、后纵韧带松弛,椎体失稳及继发性炎症,后关节囊松弛,关节腔变窄,关节面长时间磨损而导致增生。椎体后关节、钩椎关节等部位的骨质增生以及椎间孔变窄或椎管前后径变窄是造成脊髓、颈神经根、椎动脉及交感神经受压的主要病理基础。

(二)外因

由于跌仆闪挫或长期从事低头伏案工作,平时姿势不良、枕头和睡姿不当,均可使颈椎间盘、后关节、钩椎关节、椎体周围各韧带及其附近软组织不同程度的损伤,从而破坏了颈椎的稳定性,促使颈椎发生代偿性骨质增生。若增生物刺激或压迫邻近的神经、血管和软组织则引起各种相应的临床症状和体征。

此外,颈项部受寒,肌肉痉挛致使局部组织缺血缺氧,也可引起临床症状。

中医学关于颈椎病的论述多记载于“痹证”“痿证”“头痛”“眩晕”“项强”“项筋急”和“项肩痛”等病证中。中医认为颈椎病与人的年龄及气血盛衰、筋骨强弱有关。年过四十肾气始衰,年过五十肝气始衰,年过六十筋肌懈惰,骨骸稀疏。年老体弱,肝肾、气血亏虚,筋肌骸节失却滋养;或被风寒湿邪所侵,气血凝滞痹阻;或反复积劳损伤,瘀聚凝结于脊窍,发为本病。

二、诊断

(一)颈型颈椎病

颈型颈椎病由于颈椎过度运动、外伤或长期不良姿势,而造成椎旁软组织劳损、颈椎活动节段轻度错缝,颈椎的稳定性下降,从而导致椎间盘代偿性退变。这种退变尚处于退变的早期阶段,表现为椎间盘纤维环结构的部分破坏、椎间盘组织的轻度膨出及椎骨骨质的轻度增生,这些膨出及增生的结构尚未构成对神经、血管组织的实质性压迫,但可刺激分布于其间的椎窦神经感觉纤维。后者则向中枢发出传入冲动,经脊髓节段反射及近节段反射的途径,导致颈项部和肩胛骨间区肌肉处于持续紧张的状态，出现该区域的刺激症状。

(1)表现为患者颈部前屈、旋转幅度明显减小，颈夹肌、半棘肌、斜方肌等出现肌紧张性疼痛。

(2)颈部有僵硬感，易于疲劳。

(3)肩胛肩区有酸痛感和沉重感，劳累后症状加重，休息后症状减轻，经常出现“落枕”样现象。

(二)神经根型颈椎病

神经根型颈椎病由于颈椎钩椎关节、关节突骨质增生、颈椎椎骨之间结构异常及软组织损伤、肿胀等原因，造成对神经根的机械压迫和化学刺激而引起典型的神经根症状。

1.症状

(1)颈项部或肩背呈阵发性或持续性的隐痛或剧痛；受刺激或压迫的颈脊神经其循行路经有烧灼样或刀割样疼痛，伴针刺样或过电样麻感；当颈部活动、腹压增高时，上述症状会加重。

(2)颈部活动有不同程度受限或发硬、发僵，或颈呈痛性斜颈畸形。

(3)一侧或两侧上肢有放射性痛、麻，伴有发沉、肢冷、无力、握力减弱或持物坠落。

2.体征

(1)颈椎生理前凸减少或消失，甚至反弓，脊柱侧凸。上肢及手指感觉减退，严重时可有肌肉萎缩。

(2)颈部有局限性条索状或结节状反应物，在病变颈椎节段间隙、棘突、棘突旁及其神经分布区可出现压痛。手指放射性痛、麻常与病变节段相吻合。

(3)患侧肌力减弱，病久可出现肌肉萎缩。

(4)臂丛神经牵拉试验、压头试验、椎间孔挤压试验，均可出现阳性。

(5)腱反射可减弱或消失。

3.辅助检查

(1)X线片检查：可显示颈椎生理前凸变直或消失，脊柱、棘突侧弯，椎间隙变窄，椎体前、后缘骨质增生，钩椎关节变锐及椎间孔狭窄等改变。

(2)CT检查：可清楚地显示颈椎椎管和神经根管狭窄、椎间盘突出及脊神经受压情况。

(3)MRI检查：可以从颈椎的矢状面、横断面及冠状面对椎管内结构的改变进行观察，对脊髓、椎间盘组织显示清晰。

(三)脊髓型颈椎病

脊髓型颈椎病是由于突出的颈椎间盘组织、增生的椎体后缘骨赘、向后滑脱的椎体、增厚的黄韧带和椎管内肿胀的软组织等，对脊髓造成压迫；或由于血管因素的参与，导致脊髓缺血、变性等改变，引起颈部以下身体感觉、运动和大小便功能等异常。本病与颈椎间盘突出症有相似之处。

1.症状

(1)表现为上肢症状往往不明显，有时仅表现为沉重无力；下肢症状明显，可出现双下肢僵硬无力、酸胀、烧灼感、麻木感和运动障碍，呈进行性加重的趋势。

(2)步态笨拙，走路不稳或有踩棉花感。手部肌肉无力、发抖、活动不灵活、持物不稳、容易坠落。

(3)甚至四肢瘫痪,排尿、排便障碍,卧床不起。

(4)患者常有头痛、头昏、半边脸发热、面部出汗异常等。

2. 体征

(1)颈部活动受限不明显,病变相应节段压痛存在。

(2)上肢动作欠灵活,肌力减弱。

(3)下肢肌张力增高。低头 1 分钟后症状加重。

(4)肱二、三头肌肌腱及膝腱反射减弱;跟腱反射亢进。

(5)髌阵挛和踝阵挛。

(6)腹壁反射和提睾反射减弱。

(7)霍夫曼征、巴宾斯基征均可出现阳性。

3. 辅助检查

(1)X 线片检查:可见病变椎间隙狭窄、椎体骨质增生、节段不稳定等退行性改变。有时可见椎管狭窄、椎间孔缩小。

(2)脊髓造影:脊髓造影可发现硬膜囊前后压迫情况,如压迫严重可呈现不完全性或完全性梗阻。

(3)CT 检查:可确切地了解颈椎椎管的大小、椎间盘突出程度、有无椎体后骨刺等情况。

(4)MRI 检查:可明确有无颈椎间盘变性、突出或脱出及其对脊髓的压迫程度,了解脊髓有无萎缩变性等。

(四)椎动脉型颈椎病

椎动脉型颈椎病是由于椎间盘退变及上位颈椎错位,横突孔骨性非连续管道扭转而引起椎动脉扭曲,或因椎体后外缘、钩椎关节的骨质增生而导致椎动脉受压,造成一侧或双侧的椎动脉供血不足,或因椎动脉交感神经丛受刺激而导致基底动脉痉挛等。近年来对椎动脉形态学的研究表明,该病存在椎动脉人横突孔位置变异、先天性纤细、痉挛、钩椎关节增生压迫、横突孔内纤维束带牵拉扭曲、血管本身病变及骨质增生压迫椎动脉等病理改变。因此,可以认为,椎动脉形态学改变使椎动脉血流动力学异常,椎动脉供血不足,小脑缺血、缺氧是导致眩晕的主要原因。

《灵枢》有"髓海不足,则脑转耳鸣","上气不足,脑为之不满,耳为之苦鸣,头为之苦倾,目为之眩"及"上虚则眩"等记载。

1. 症状

(1)持续性眩晕、恶心、耳鸣、重听、记忆力减退、后枕部麻木、偏头痛等。

(2)可伴有视物模糊、视力减退、精神萎靡、失眠、嗜睡等。

(3)头部过伸或旋转时,可出现位置性眩晕、恶心、呕吐等急性发作症状。

(4)可出现猝然摔倒、持物坠落,但摔倒时神志多清醒。

(5)部分患者可同时伴有颈肩臂痛等神经根型颈椎病的表现,以及交感神经刺激症。

2. 体征

(1)病变节段横突部压痛。

(2)当出现颈性眩晕等椎动脉供血不足的症状时,可发作性猝倒。

(3)旋颈试验阳性。

3.辅助检查

(1)X线片检查:颈椎正位及斜位片,可见颈椎生理弧度减小或消失,可出现侧凸畸形。可见钩椎关节侧方或后关节部骨质增生、椎间孔变小等。

(2)椎动脉造影:可见椎动脉因钩椎关节骨赘压迫而扭曲或狭窄,可作为确切诊断。

(3)TCD检查:为目前临床常用的检查项目,可发现椎动脉血流速减慢或增快,可供临床参考。

(4)3D－CTA检查:可清晰观察椎动脉及椎－基底动脉全貌,分析椎动脉与椎体、椎间孔及周围软组织的关系,可明确诊断。

(五)交感神经型颈椎病

1.症状

(1)有慢性头痛史,以眼眶周围、眉棱骨等部位明显,疼痛常呈持续性。

(2)可出现头晕、眼花、耳鸣、恶心或呕吐。

(3)可有心动过速或减慢、心前区闷痛、心悸、气促等症状。

2.体征

(1)两侧颈椎横突前压痛点明显。

(2)部分患者出现霍纳征。

(3)有"类冠心病样综合征"征象。

3.辅助检查

(1)X线片检查:颈椎生理弧度有不同程度的改变,椎体和钩椎关节骨质增生,横突肥厚等。

(2)心电图检查:无异常或有轻度异常。

(六)混合型颈椎病

兼具上述两种类型或两种以上类型的诊断要点。

三、鉴别诊断

临床上根据患者的病史、症状和体征,并通过相应检查可明确诊断,并注意同下列疾病相鉴别。

(一)神经根型颈椎病

1.风湿性或慢性劳损性颈肩痛

有颈肩、上肢以外多发部位的疼痛史,无放射性疼痛,无反射改变,麻木区不按脊神经根节段分布,该病与天气变化有明显关系,服用抗风湿类药症状可好转。

2.落枕

颈项强痛,活动功能受限,无手指发麻症状,起病突然,以往无颈肩症状。

3.前斜角肌综合征

颈项部疼痛,患肢有放射痛和麻木触电感,以手指胀、麻、凉、皮肤发白或发绀为特征。手下垂时症状加重,上举后症状可缓解。前斜角肌痉挛发硬,艾迪森试验阳性。

(二)脊髓型颈椎病

1.颈脊髓肿瘤

脊髓压迫症状呈进行性加重,先有一侧颈、肩、臂手指疼痛或麻木,逐渐发展到对侧下肢,然后累及对侧上肢。X 线平片显示椎间孔增大，椎体或椎弓破坏。CT、MRI、脊髓造影可确诊。

2. 脊髓粘连性蛛网膜炎

可有感觉神经和运动神经受累症状，亦可有脊髓的传导损害症状。腰椎穿刺时，脑脊液呈不全或完全梗阻现象。脊髓造影时，造影剂通过蛛网膜下腔困难，并分散为点滴延续的条索状。

3. 脊髓空洞症

好发于 20～30 岁的青年人，以痛温觉与触觉分离为特征，尤以温度觉的减退或消失较为明显。脊髓造影通畅，MRI 检查可见颈膨大，有空洞形成。

此外，还需与颈椎骨折脱位、颈椎结核相鉴别。

(三)椎动脉型颈椎病

1. 梅尼埃病

平素有类似发作症状，常因劳累、睡眠不足、情绪波动而发作。其症状表现为头痛、眩晕、呕吐、恶心、耳鸣、耳聋、眼球震颤等。

2. 位置性低血压

发作于患者突然改变体位时，尤其从卧位、蹲位改为立位时，突然头晕，而颈部活动无任何异常表现。

3. 内听动脉栓塞

突发耳鸣、耳聋及眩晕，症状严重且持续不减。

(四)交感神经型颈椎病

1. 心绞痛

有冠心病史，发作时心前区剧烈疼痛，伴胸闷心悸、出冷汗，心电图有异常表现。含服硝酸甘油片能缓解。

2. 自主神经紊乱症

多见于青壮年，表现为头痛、头晕、睡眠障碍、自制能力差等。X 线片显示颈椎无明显异常改变，神经根、脊髓无受累征象。服用调节自主神经类药物有效。对此类患者需长期观察，以防误诊。

四、治疗

(一)治疗原则

消除肌痉挛，纠正椎骨错缝，恢复颈椎内外力平衡。颈型以纠正颈椎紊乱，缓解肌紧张为主；神经根型以活血化瘀，疏经通络为主；脊髓型以疏经理气，温通督脉为主；椎动脉型以行气活血，益髓止晕为主；交感神经型以益气活血，平衡阴阳为主。

(二)手法

㨰法、一指禅推法、按法、拿法、拔伸法、扳法、旋转法、按揉法、擦法等。

(三)取穴与部位

1. 五线

(1)督脉线自风府穴至大椎穴连线。

(2)颈夹脊线自天柱穴至颈根穴(大椎穴旁开 1 寸)连线，左右各一线。

(3)颈旁线自风池穴至颈臂穴(缺盆穴内1寸)连线,左右各一线。

2.五区

(1)肩胛区冈上肌区域,左右各一区。

(2)肩胛背区冈下肌区域,左右各一区。

(3)肩胛间区两肩胛骨内侧缘区域。

3.十三穴

风府穴、风池穴(双)、颈根穴(双)、颈臂穴(双)、肩井穴(双)、肩外俞穴(双)、天宗穴(双)。

(四)操作

1.基本操作

(1)督脉线:用一指禅推法、按揉法、擦法,累计2～3分钟。

(2)颈夹脊线:用一指禅推法、按揉法、拿法、擦法,累计3～5分钟。

(3)颈旁线:用一指禅推法、按揉法、擦法、抹法,累计2～3分钟。

(4)肩胛区:由肩峰端向颈根部施㨰法、拿法、擦法,累计3～5分钟。

(5)肩胛背区:用㨰法、按揉法,累计1～2分钟。

(6)肩胛间区:用一指禅推法、按揉法、拨揉法,累计2～3分钟。

2.辨证推拿

(1)颈型颈椎病:①有椎间关节紊乱者,用颈椎定位扳法、旋转扳法等,纠正颈椎生理弧度、侧弯和关节紊乱。②根据症状累及部位,选择相应的五区、十三穴,用一指禅推法、按揉法、拨揉法,累计3～5分钟。③有偏头痛者,同侧风池穴按揉,手法作用力向上,时间2～3分钟。④有眩晕者,用一指禅推风池穴(双),用拇指的尺侧偏峰沿寰枕关节向风府方向推,左手推右侧,右手推左侧。每穴2～3分钟。

(2)神经根型颈椎病:①有椎间关节紊乱者,用颈椎定位扳法、旋转扳法等,纠正颈椎生理弧度、侧弯和关节紊乱。②相应神经根节段治疗。放射至拇指根麻木者,取同侧C_5～C_6椎间隙,用一指禅推法、按揉法治疗,累计时间3～5分钟;放射至拇、示、中指及环指桡侧半指麻木者,取同侧C_6～C_7椎间隙,用一指禅推法、按揉法治疗,累计时间3～5分钟;放射至小指及环指尺侧半指者,取同侧C_7～T_1椎间隙,用一指禅推法、按揉法治疗,累计时间3～5分钟。③根据症状累及部位,选择相应的五区、十三穴,用一指禅推法、按揉法、拨揉法,累计3～5分钟。

(3)脊髓型颈椎病:①根据症状所累及部位,选用相应的五区、十三穴,用一指禅推法、按揉法、拨揉法,累计3～5分钟。②根据所累及的肢体,选用相应穴位操作,以缓解肢体相应症状。时间3～5分钟。

(4)椎动脉型颈椎病:①一指禅推风池穴(双),用拇指的尺侧偏峰沿寰枕关节向风府方向推,左手推右侧,右手推左侧。每穴3～5分钟。②取颈臂穴(双),用一指禅推法、按揉法,每穴1～2分钟。③有椎间关节紊乱者,用颈椎定位扳法、旋转扳法等,纠正颈椎生理弧度、侧弯和关节紊乱。④用鱼际揉前额,拇指按揉印堂、睛明穴、太阳穴,分抹鱼腰穴;用沿足少阳胆经头颞部循线行扫散法治疗。时间约5分钟。

(5)交感神经型颈椎病:①有椎间关节紊乱者,用颈椎定位扳法、旋转扳法等,纠正颈椎生理弧度、侧弯和关节紊乱。②颞部、前额部、眼眶等部位,用抹法、一指禅推法、按揉法、扫散法等治疗,累计时间3～5分钟。③视物模糊、眼涩、头晕者,一指禅推风池穴(双),用拇指的尺侧偏峰沿寰枕关节向风府方向推，左手推右侧，右手推左侧。每穴 3～5 分钟。④头痛、偏头痛、头胀、枕部痛者，取同侧风池穴按揉，手法作用力向上，时间约 3 分钟。⑤耳鸣、耳塞者，取风池穴(同侧)，用一指禅推法、按揉法向外上方向操作，累计时间 2～3 分钟。⑥心前区疼痛，心动过速或过缓者，取颈臂穴(双)，用一指禅推法、按揉法操作，累计时间 3～5 分钟。

(6)混合型颈椎病：按证型症状的轻重缓急，综合对症处理。

五、注意事项

(1)对颈椎病的推拿治疗，尤其在做被动运动时，动作应缓慢，切忌暴力、蛮力和动作过大，以免发生意外。

(2)低头位工作不宜太久，避免不正常的工作体位。

(3)避免头顶、手持重物。

(4)睡眠时枕头要适宜。对颈椎生理弧度变直、消失的，枕头宜垫在颈项部；弧度过大的，宜垫在头后部；侧卧时枕头宜与肩膀等高，使颈椎保持水平位。

(5)治疗后可选用合适的颈围固定颈部，并要注意保暖。

(6)本病可以配合颈椎牵引治疗。重量 3～5kg，每次 20～30 分钟。

(7)对脊髓型颈椎病，禁用斜扳法。推拿治疗效果不佳，或有进行性加重趋势，应考虑综合治疗。

六、功能锻炼

(一)颈肌对抗锻炼

(1)双手交握，置于额前(枕后)，颈部向前(后)用力与之对抗，每次持续 10～20 秒，每组 8～10 次，每天 1～3 组。

(2)将手掌置于头同侧，颈部用力与之对抗，每次持续 10～20 秒，每组 8～10 次，每天 1～3 组。

(3)左右侧分别进行。

(二)颈部关节活动度锻炼

头向前缓慢、用力屈至极限，停顿 3 秒钟后缓慢、用力抬起，向后伸至极限，停顿 3 秒钟后缓慢回到中立位，每组 8～10 次，每天 2～3 组；头向左缓慢、用力屈至极限，停顿 3 秒钟后缓慢、用力向右屈至极限，停顿 3 秒钟后缓慢回到中立位，每组 8～10 次，每天 2～3 组。

(三)颈保健操

(1)捏九下：用手掌心放在颈后部，用示、中、环及小指与掌根相对用力，提捏颈部肌肉。左手捏九下，右手捏九下。

(2)摩九下：用手掌放在颈后部，用手指、手掌连同掌根，沿颈项做横向的来回往返摩擦。左手摩九下，右手摩九下。至颈项发热舒适。

(3)扳九下：用示、中、环及小指放在颈后部，做头缓缓向后仰，同时手指向前扳拉。左手扳九下，右手扳九下。使颈后部有被牵拉感。

(王浩飏)

第十一章　中医康复技术及常见病康复

第一节　毫针技术

毫针技术又称毫针刺法，是针疗技术的主体，最为常用，临床应用历史最悠久，适应证最广泛，疗效显著，携带使用方便。到目前为止，还没有任何一种方法可以完全代替毫针刺法。本章就毫针的一般知识、针刺前的准备、针刺方法、针刺宜忌、针刺异常情况的预防和处理等内容，分别进行介绍。

一、毫针的结构与修藏

（一）毫针的结构

毫针，是古代九针中的一种。目前应用最普遍的是不锈钢针，这种材质的针具有针身挺直光滑，有较好的弹性和韧性，能耐热和防锈，不易被化学药品腐蚀等优点。铁针、普通钢针，因容易锈蚀，弹性、韧性差；金针、银针，因价钱昂贵，针质较软，临床上均已少用。

毫针的结构，可分为针尖、针身、针根、针柄、针尾五个部分。

1.针尖

针的尖端锋锐部分，又称针芒。

2.针身

针尖与针根之间的部分，又称针体。

3.针根

针身与针柄连接处。

4.针柄

持针处，以铜丝或铝丝将针的一端呈螺旋形紧密缠绕而成。

5.针尾

是针柄的末端，一般是用铜丝或铝丝横行缠绕呈圆筒状。温针时此部位置艾绒。

（二）毫针的规格

毫针的规格主要是指针身的粗细和长短而言。其长短原来以寸计算，新的规格以毫米计算；其粗细原来以号数计算，现在改以直径的毫米数计算。

一般临床以25～75mm(1～3寸)长和0.32～0.38mm(28～30号)粗细者最为常用。短针多用于耳针及浅刺。长针多用于肌肉丰厚部位腧穴的深刺。

（三）毫针的选择

1.针尖

针尖要尖而不锐、圆而不钝、呈松针形者为佳。不可有卷曲。以干棉球裹住针尖，持针柄反复旋转退出，如针尖上带有棉絮者即是针尖钩曲。

2.针身

针身要光滑挺直，坚韧而富有弹性。凡针身有剥蚀、锈痕及弯曲者，不宜使用。检查时，弯曲及斑驳锈蚀者，肉眼观察就可以发现，若弯曲不明显者，可将毫针针体平放在方盘上慢慢滚动，若有不能与桌面接触即表示有轻微的弯曲。如斑驳锈蚀较小者，须用放大镜检查才能发现，所以针身，尤其是针根处要仔细地加以检查。

3. 针柄

针柄以金属丝缠绕紧密均匀为佳，不能有松动现象。检查有无松动，一手执针柄，另一手捏住针身，两手用力拉送离合，转动针柄，如有松动即可发现。

（四）毫针的维修和保藏

1. 毫针的维修

主要是针尖及针身的维修。

（1）针尖有钩曲：可用细砂纸或细磨石重新磨好，磨时要注意针尖的圆度和锐利适度，不可过钝，也不可过尖，过钝影响进针，过锐利又引起患者过度疼痛。有条件的地方，可将其弃用。

（2）针身弯曲：可用手指或竹片夹住针身，将其捋直，如果多处有弯曲时，可将小弯逐一捋直而成一个大弯，再将大弯捋直。有条件的地方，弃用；呈角形弯曲时，弃用。

2. 毫针的保藏

主要是防止针尖受损，针身弯曲或生锈、污染等。

藏针的器具有针盒、针管和藏针夹等。若用针盒藏针时，针盒内应多垫几层消毒纱布，将消毒后的针具，根据毫针的长短，分别置于或插在消毒纱布上，再用消毒纱布敷盖，以免污染，然后将针盒或针夹盖好备用。若用针管藏针时，应在置计尖的一端塞上干棉球，以防针尖损坏钩曲，然后将针置入，盖好后高压消毒备用。若用煮沸法消毒针具时，应该用纱布包裹结扎妥当，以免在煮沸时针尖与锅壁碰撞，引起卷毛钝折。针具在用后，必须用棉球或纱布将针擦净，放在针盒内，防止针锈蚀。暂时不用的针具，最好在针上涂一层凡士林或其他油质，然后包扎妥当，放入硬质针盒或针管内贮藏。

二、毫针手法练习

（一）练针的目的

为了达到针刺治病的目的，不使患者增加疼痛，就要熟练掌握进针方法和进行各种手法的操作。由于针身细软，要把毫针刺入肌肤内，没有一定的指力和手法是不行的。这种指力和手法只有通过练习才能掌握，所以练习指力和手法是初学针刺的基础，是进针顺利、减少疼痛、提高疗效的基本保证。初学针刺者，在临床操作之前，首先要有一个手法练习过程，这样在临床治疗过程中既可提高疗效，又能防止意外事故的发生。

（二）练针的方法

练针应循序渐进，先在纸垫、棉团上练针，再过渡到自身练针，其方法如下。

1. 纸垫练针法

用松软的纸张（细草纸或毛边纸），折叠成长约 8cm、宽约 5cm、厚 2～3cm 的纸块，用线如“井”字形扎紧，做成纸垫。练针时，左手平执纸垫，右手拇、食、中三指持针柄，如执笔式地持 1.0～1.5 寸毫针，使针尖垂直地抵在纸垫上，然后右手拇指与食、中指前后交替地捻动针柄，并渐渐加一定的压力，待针穿透纸垫后另换一处，反复练习，在捻针时应尽量使针体保持垂直，指力由弱逐渐增强。在纸垫上练习主要是锻炼指力和捻转的基本手法。

2. 棉球练针法

经上述练针后，有了一定的指力，还要练习各种操作方法，只有掌握熟练的操作方法，才能取得较好的治疗效果。用棉花一团，以棉纱线绕扎，做成直径为 6～7cm 的圆球。根据下面将要讲到的各种进针方法、进针后的手法进行练习，主要是练习最基本的进针、提插、捻转等。捻转时，要求捻转的角度要均匀，快慢自如，一般每分钟捻 150～200 次，方能达到灵活自如的程度。练习提插时，则要求提插的深浅适宜，并保持针身垂直。

3. 自身试针

通过手法练习，如果达到毫针刺入顺利，提插捻转自如，指力均匀，手法熟练，然后可在自己身上进行试针，亦可学员之间互相试针，试针时先选择容易针刺的部位，即肌肉较丰厚处的四肢穴位，如足三里、曲池等穴，并注意消毒后方可进针。试针时注意体会进针时皮肤的韧性和用力的大小，体会手法与针感的关系，不同部位腧穴的不同针感反应。要求做到进针无痛或少痛，针身不弯，刺入顺利，行针自如，指力均匀，手法熟练，刺入后针感出现较快，并使针感向一定方向传导、扩散。

4. 腕关节练习

随肘关节练习之后，垂臂屈肘，两手握拳，进行腕关节屈伸及旋转活动，两腕交替或同时练习均可。

三、毫针的针刺前准备

(一)思想准备

医生对初诊患者应做好解释工作，耐心介绍针刺的一般知识，使患者对针刺治病的常识有所了解，减少患者对针刺的恐惧心理，消除思想顾虑，取得患者的积极配合。减少针刺异常情况的发生，以便更好地发挥针刺的治疗作用，提高治疗效果。

(二)选择体位

要给患者进行针刺治病，患者就要有一定的体位，患者体位是否适宜，对于正确取穴和进行针刺操作有一定的影响，部分重症和体弱或精神紧张的患者，体位的选择更为重要，如体位不当，可使术者取穴困难，也不宜留针，往往还容易发生晕针，如果体位发生变移，又会引起弯针或折针，给患者增加痛苦，因此，选择体位具有重要的临床意义。

1. 选择体位的原则

(1)选择体位应该是以医生能正确取穴，操作方便，患者体位舒适，并能坚持持久为原则。

(2)在可能的条件下，选用一种体位能暴露出针刺处方所列的腧穴，以避免患者因多次变动体位感到不方便，或病情因素不能变动体位。

(3)一般可采用卧位，尤其是精神不好，或精神过度紧张，体质虚弱的患者最好采用卧位，能防止晕针和其他异常情况的发生。

(4)在比较冷的条件下，应采取少暴露腧穴部位的皮肤面，以防受凉或感冒。

2. 临床常用体位

临床上常用的体位一般以卧位和有倚靠的坐位为主，分述如下。

(1)卧位：

1)仰卧位：适用于取头面、胸腹部的腧穴以及四肢的部分腧穴。

2)俯卧位：适用于取头项、背、腰、臀部以及下肢后面的腧穴。

3)侧卧位:适用于取侧头、侧胸、侧腹、臀部以及下肢外侧等部位的腧穴。

(2)坐位:

1)仰靠坐位:适用于取头面、颈部、胸部及上肢部分腧穴。

2)俯伏坐位:适用于取头顶、肩背部的腧穴。

3)侧伏坐位:适用于取侧头部、颈项部的腧穴。

4)屈肘仰掌位:适用于取肩臂、前臂屈侧面和手掌部的腧穴。

5)屈肘俯掌位:适用于取肩臂、前臂伸侧面和手背部的腧穴。

6)屈肘侧掌位:适用于取肩臂、前臂外侧面和腕掌部的腧穴。

(三)选择针具

1.检查毫针质量

毫针应针柄无松动,针身挺直、光滑、坚韧而富有弹性,针尖圆而不钝、尖而不锐,呈松针形者为好。如针身有缺损和伤痕明显者,应剔除不用。

2.定毫针的长短粗细

根据患者的体质强弱、形体胖瘦、病情虚实和针刺部位的不同,选择长短、粗细适宜的针具。

(1)毫针长短的选择:腧穴所在部位肌肉丰厚或胖人,病邪在里,应选择长针;腧穴所在部位的肌肉浅薄或瘦人,病邪在表,应选择短针。

(2)毫针粗细的选择:凡是体质壮实、肌肉丰满、实热证,应选择粗针,凡是体质虚弱,肌肉浅薄、虚寒证,应选择细针。

(3)根据医生手法熟练程度选择:手法熟练、有指力者可选用细针;手法不熟练、指力差者(初学者)可选用粗针。

(四)定穴和消毒

1.定穴

腧穴定位正确与否,直接关系到针刺的治疗效果。定穴可根据处方选穴的要求,按照腧穴的定位方法,逐穴进行定取。为了求得定穴正确,可用手指按压,以探求患者的感觉反应,一般来说酸胀感应明显处即为腧穴之所在。

2.消毒

针刺前,必须严格进行消毒,包括医生手指、施术部位和针具器械的消毒。

(1)针具器械消毒:首先把针具浸泡在1∶200的优安净溶液内10～15min,取出后再放入蒸馏水中清洗,然后取出擦干。可根据具体情况选用下列消毒方法。

1)高压消毒:将毫针等器具用纱布包裹好,放入高压消毒锅内消毒,一般在15磅气压,120℃高温,保持15min以上,即可达到消毒要求。此种消毒方法最为理想。

2)煮沸消毒:将毫针等器具放置在清水锅内,待沸腾后再继续煮15min左右即可。也可在清水中加重碳酸钠,使沸水成2∶100的重碳酸钠溶液,可提高沸点至120℃,并且能减轻沸水对针具器械的腐蚀作用。这种消毒方法无需特殊设备,简单有效。目前基层医疗单位比较多用。

3)药物消毒:将修好的针具放入75%的酒精溶液内浸泡30min;或者放入1∶1000的苯扎溴铵(新洁尔灭)溶液内,并加防腐剂5∶1000的亚硝酸钠,浸泡30～60min即可达到消毒作用。取出后用消毒纱布擦干即可应用。

直接和毫针接触的针盘、镊子等也应进行消毒，已消毒的毫针必须放在消毒的针盘内，盖上盒盖，外用消毒纱布遮盖备用。

(2)医生手指消毒：医生的手在进行针刺前要用肥皂水洗刷干净，再用酒精或棉球涂擦后，方可持针施术操作。

(3)施术部位的消毒：在所选定的穴位上，用75％的酒精或棉球拭擦消毒。拭擦时应从穴位的中心向外周作环形拭擦。有些部位(如耳郭)最好先用2％碘酒涂擦局部皮肤，待稍干后再用75％酒精棉球消毒拭擦一遍，将碘酒脱去，这种消毒比较彻底。除此之外，还可用苯扎溴铵进行消毒，其浓度为1∶1000的苯扎溴铵溶液，浸泡30min的棉球进行施术部位消毒。穴位皮肤消毒后，必须避免接触污物，防止穴位重新污染。

四、毫针的针刺方法

毫针的针刺方法有着很高的技术和严格的操作规程，医生必须熟练地掌握针刺之从进针到出针这一系列的操作技术。

(一)进针

进针法是针刺操作的基本手法。将毫针刺入腧穴皮下的方法称为进针法。进针操作时，一般均须双手协作，互相配合，多数医生以右手持针，左手按压腧穴局部，辅助进针，故称右手为“刺手”，左手为“押手”。

刺手持针的姿势，一般以拇、食、中三指夹持针柄，以无名指抵住针身，进针时运用指力，使针尖快速刺入皮肤，再行捻转法，刺向深层。

1.持针的方法

常用的持针方法有以下四种。

(1)执笔式持针法：一般用右手拇、食两指夹持针柄，中指抵住针身，进针时帮助着力，防止针身弯曲，使着力点集中到针尖上进行针刺。

(2)拇食指持针法：右手拇、食两指持住针柄，进行针刺。

(3)拇中指持针法：右手拇、中两指持住针柄，进行针刺。

(4)抱食中指持针法：右手摊、中两指持住针柄，食指放在针尾上，稍用力下压，帮助进行针刺。

2.进针法

是根据腧穴位置和用针的长短而定。临床常用的进针方法有以下几种。

(1)指切进针法：用左手拇指或食指的指甲切压穴位旁，右手持针，在靠指甲边缘处进针。此法多用于短针的进针。如针刺睛明、球后、内关、足三里等腧穴。

(2)夹持进针法：用左手拇、食两指持消毒棉球夹持住针体下端，将针固定在穴位上，右手持针柄，使针体垂直，进针时用力下压，左手拇、食指可同时用力，协助右手将针刺入腧穴。此法是双手同时用力，适用于长针的进针。如针刺环跳、秩边、殷门等腧穴。

(3)舒张进针法：用左手拇、食两指将针刺部位的皮肤向两侧撑开，使之绷紧，右手持针刺入。此法主要适用于皮肤松弛或有皱纹部位的腧穴进针，特别是腹部的腧穴。如中脘、关元、归来等腧穴。

(4)提捏进针法：用左手拇、食两指，将针刺部位的皮肤捏起，右手持针从捏起的上端刺入。此法主要适用于皮肉浅薄的部位进针，特别是面部腧穴的进针。如针刺印堂、水沟、地仓等腧穴。

除上述进针方法外，又有管针进针法，其操作方法是为了减少进针时的疼痛，可用特制的针管（不锈钢或玻璃、塑料等制成）代替押手，选平顶毫针装入针管中，将针尖所在部位的一端置于腧穴上，上端露出针柄1cm左右，然后快速将针拍入腧穴内，再将针管抽去，施行各种手法，这种进针的方法称为管针法。还有弹针法，其操作是押手用消毒棉球裹住针尖垂直固定在腧穴上，刺手用食指弹针尾，将针刺入腧穴内，取掉棉球，然后施行各种手法，这种进针方法称为弹针法。以上两种进针法，适用于短针的进针。从无菌操作上看，上述进针法都不是非常完备，有待进一步改革。

3. 进针角度、方向和深度

在针刺过程中，能正确掌握针刺角度、方向和深度，是针刺过程中的一个重要环节，原因就在于正确的角度、方向和深度是增强针感、提高疗效、防止意外事故发生的重要环节。取穴的正确，不仅是指皮肤表面的位置，还必须与正确的针刺角度、方向和深度结合起来，才能充分发挥治疗效果。因为针刺同一个腧穴，如果针刺角度和深度不同，其针刺达到的组织、产生的针感、治疗的效果也会有显著的差异。针刺熟练程度是与掌握针刺的角度、方向和深度密切相关的。临床上所取腧穴的针刺角度、方向、深度，主要是根据施术部位、病情需要以及患者的体质强弱、形体胖瘦、年龄大小、季节不同等具体情况而灵活掌握。

（1）针刺角度：针刺角度是指进针时的针身与皮肤表面所构成的夹角。由于解剖部位不同，针感的传导方向及临床要求的不同，进针的角度也不一样。一般分为直刺、斜刺、平刺三种。

1）直刺：直刺是指针身与皮肤表面呈90°角垂直刺入。适用于全身大多数腧穴，尤其是肌肉丰厚部位的腧穴或腹部的腧穴，如臀部、四肢、腹部等部位的腧穴。

2）斜刺：斜刺是指针身与皮肤表面呈45°角倾斜刺入。此法适用于肌肉较薄处或内有重要脏器的部位，如胸部、背部、骨间隙等部位的腧穴。

3）平刺：又称“沿皮刺、横刺”。是指针身与皮肤表面呈15°角沿皮刺入。此法适用于肌肉特别浅薄处，有时在施行透穴刺法时也用这一类针刺角度，如头面部的腧穴等。

（2）针刺方向：针刺方向是指进针时针尖要朝着一定的方向刺。针刺的方向往往需要根据腧穴分布的部位和所要求达到的组织等情况而定，而所要达到的组织等情况是决定针刺方向的重要因素。另外，为了使进针后的针感到达病变部位，即“气至病所”，针刺方向是有重要意义的。

针刺方向与针刺角度是密切相关的。如头顶部腧穴多向前后方平刺；面颊、眼区穴多直刺；颈项、咽喉部腧穴多向周围斜刺；胸部正中线腧穴多向上下平刺；胸部腧穴多沿肋间隙向外斜刺；上下腹部腧穴直刺；腰背部腧穴多向上或向脊柱斜刺；四肢部腧穴多直刺。

（3）针刺深度：针刺深度是指针身刺入腧穴内的深浅度而言。针刺深度是根据腧穴的部位和患者的病情、年龄、体质、时令等情况而灵活掌握。

1）病情：病在表、阳证、新病者针刺应浅些；病在里、阴证、久病者针刺应深些。

2）年龄：年老气血衰退以及小儿脏腑娇嫩、稚阴稚阳之体，均不宜深刺；年轻力壮，气血旺盛者可深刺。

3）体质和体形：人的体质和体形有肥瘦强弱之分。形瘦体弱者宜相应浅刺；形盛体强者可适当深些。

4)凡腧穴位于头面及胸背部者计刺宜浅;四肢及臀、腹部腧穴可适当深刺。

由于人体和时令息息相关,针刺必须因时而异。一般按照春夏宜浅,秋冬宜深的原则,否则会影响治疗效果。

综上所述,针刺角度、方向和深度之间,有着相辅相成的关系,一般而言,深刺多用直刺,浅刺多用斜刺或平刺。对于延髓、眼区、胸背部腧穴,由于腧穴所在部位有重要脏器,尤其要掌握好一定的针刺角度、方向和深度,以防发生医疗事故。

(二)得气

得气,又称针感,是指将针准确刺入穴位后,或在穴位上施以一定的行针手法,患者感觉在针刺的穴位局部出现酸、麻、胀、重感或抽搐的感觉,有时亦出现温热、凉爽、烧灼、触电样感觉,这种感觉也可从针下向远端放散;医者感觉针下有沉紧、沉涩、沉重感觉。

从针刺治病和针刺麻醉以及经络感传研究的实践证明,针感的有无及强弱,直接关系到治疗的效果。一般而言,得气迅速,疗效就好;得气缓慢,疗效就差;如果不得气,则可能无效。因此,在针刺过程中,如果得气较慢,甚至不得气,就要分析经气不至的原因。

1.不得气的原因

(1)取穴不准。

(2)针刺角度不当或深度不够。

(3)刺激量不足,手法不熟练。

(4)病程较长,正气虚弱致经气不足。

(5)穴位局部病变导致感觉迟钝。

2.处理方法

(1)如果是取穴不准,角度、深度、刺激量不够引起的不得气,重新调整针刺的穴位、角度、深度、刺激量。

(2)如果是病程长、正气虚弱引起的不得气,可采用留针候气法、催气法、加艾灸法促使针下得气。若用上法处理仍不得气,多为脏腑经络之气虚衰至极。

3.留针候气

针刺不得气时,将针安静地较长时间留在穴位里,亦可间歇地行针,直至气至。

4.催气

针刺不得气时,施以行针手法,促使气至。

(三)守气

一旦得气就必须谨慎地守护其气,守气的方法就是行针。

1.行针

指进针后为了探取针感或加强针感而采取的一些操作手法。又称运针。

(1)基本手法:行针的基本手法,是行针的基本动作,常用的有以下两种。

1)提插法:指针刺入一定的深度后,反复将针从浅层插向深层,再由深层提到浅层。提插的幅度、频率,需视病情和腧穴而异。一般来说,提插幅度大、频率快,刺激量就大;提插幅度小、频率慢,刺激量就小。但不宜过大和过快,使深部组织受损害,提插幅度以1～1.5cm深为宜。

2)捻转法:指针刺入一定深度后,反复将针左右捻转。捻转角度和频率也因病情和腧穴而异。捻转的角度大、频率快,刺激量就大;捻转的角度小、频率慢,刺激量就小。捻转的幅度一般掌握在180°～360°。另外，必须注意捻转时不能单向转动，否则针身容易牵缠肌纤维，使患者局部疼痛，造成出针困难。

提插法和捻转法，在临床应用时，既可单独使用，又可合并运用。

(2)辅助手法：是辅助基本手法的行针手法。常用的辅助手法有以下几种。

1)循法：手指顺着经脉的循行径路在腧穴的上下部轻柔地循按。本法可以促使经脉中的气血流通，激发经气，加快针刺得气。用于催气。

2)弹法：手指轻弹针尾，使针体微微震动。用于加强针感。

3)刮法：用拇指抵住针尾，以食指或中指的指甲轻刮针柄；或用食、中指抵住针尾，以拇指指甲轻刮针柄。用于加强针感和促使针感的扩散。

4)摇法：即摇动针体。用于加强针感；卧倒针身而摇，往往可以促使针感向一定方向传导。

5)飞法：先将针作较大幅度的捻转，然后松手，拇、食指张开，一捻一放，反复数次。用于催气。

6)震颤法：以拇、食、中三指夹持针柄，用小幅度、快频率的提插捻转动作，使针身轻轻震颤。用于增强针感。

2.针刺补泻

凡能鼓舞人体正气，使低下的功能恢复旺盛的手法叫做补法；凡是能疏泄病邪，使亢进的功能恢复正常的手法叫做泻法。临床上，针刺补泻效果的产生决定于机体的功能状态、腧穴的特性及针刺手法等方面。

(1)机体的功能状态：人体在不同功能状态下，针刺可以产生不同的效果。如机体虚弱(虚证)，针刺可起到补虚的作用；若邪热亢盛(实热证、闭证)，针刺又可起到清热、启闭等泻实的作用。如胃肠痉挛疼痛时，针刺可解除痉挛而止痛；胃肠蠕动缓慢而呈现弛缓时，针刺可以增强胃肠蠕动而使其功能恢复正常。

(2)腧穴特性：腧穴功能不仅具有其普遍性，而且有些腧穴具有相对的特异性。如有些腧穴适用于补虚，而有些腧穴适用于泻实。如足三里、关元、气海、命门、膏肓等穴具有强壮补虚的作用；而少商、十宣、水沟等穴具有清热、启闭等泻实的作用。

(3)针刺手法：针刺手法是产生补泻作用的主要手段。所谓针刺手法，包括从进针到出针的整个操作过程，但其中以进针后的手法为主。在临床上为了使针刺产生补泻作用，古代医家在长期的医疗实践中，创造了不少针刺补泻手法。

1)提插补泻：是提插行针时，以上下提插用力轻重和快慢来进行补泻的一种方法。①补法：针刺得气后，先浅后深，重插轻提，提插的幅度小，频率慢，反复提插数次。②泻法：针刺得气后，先深后浅，轻插重提，提插的幅度大，频率快，反复提插数次。

2)捻转补泻：是捻转行针时，以针身左右旋转和用力强度来进行补泻的一种方法。①补法：针刺得气后，拇指向前，食指向后，针柄顺时针旋转，捻转角度小，频率慢，用力轻。②泻法：针刺得气后，食指向前，拇指向后，针柄逆时针旋转，捻转角度大，频率快，用力重。

3)疾徐补泻：①补法：进针慢，分部缓慢刺入，少捻转，退针要快，可一次退针到皮下，为轻刺激。②泻法：进针快，可一次计刺到一定深度，多捻转，退针慢，必须分部缓慢退出，为重刺激。

4)迎随补泻：①补法：进针时针尖随着经脉循行去的方向刺入。②泻法：进针时针尖迎着经脉循行来的方向刺入。

5)呼吸补泻:①补法:当患者呼气时进针,吸气时出针。②泻法当患者吸气时进针,呼气时出针。

6)开阖补泻:①补法:出针快,急闭针孔或揉按针孔。②泻法:出针慢,不闭针孔或摇大针孔。

7)平补平泻:运针时,均匀地提插、捻转后,根据病情,留针或出针。

以上是几种基本的单式补泻手法,在临床上可单独使用,亦可配合使用。另外,古代医家还创立了一些复式手法,如烧山火、透天凉;阳中引阴、阴中引阳等。但这些复式手法的操作,均离不开这几种单式基本手法,是单式基本手法的不同组合而成。所以必须掌握单式手法。

(四)留针

将针刺入腧穴行针施术后,使针留置穴内称为留针。留针的目的是为了加强针刺的作用和便于继续行针。留针与否和留针时间的长短,主要根据病情而定。一般病证,只要针下得气,施术完毕后即可出针,或酌情留针10～20min。但对于一些慢性、疼痛性、痉挛性疾病,可适当增加留针时间,或在留针过程中作间歇运针,待病情好转后方可出针。对针感较差的患者,留针还有候气和催气的作用。如对急腹症、破伤风角弓反张者,必要时留针可达数小时之久。

(五)出针

针刺操作完毕后或留针后,便可出针。出针时,一般左手持消毒棉球按压在针孔周围皮肤上,右手将计轻轻捻转,慢慢提至皮下,然后将针提出,并用干棉球按压针孔,防止出血。如果针孔出血时,用消毒干棉球按压片刻,其血可止。若用疾徐、开阖补泻时,则应按各自的具体操作要求,将针起出。出针后应嘱患者休息片刻,不宜作激烈运动,同时必须保持针孔清洁,防止感染。医生最后要核对针数,防止漏拔。

(罗婷婷)

第二节　毫针的针刺注意事项和异常情况的预防和处理

一、毫针的针刺注意事项

由于人体生理功能状态和生活环境条件等因素各有不同,故在针刺治病时,应注意以下几个方面。

(1)患者在过于饥饿、疲劳、精神过度紧张时,不宜立即进行针刺。对于身体瘦弱、气虚血亏的患者,针刺时手法不宜过强,并应尽量选用卧位。

(2)妇女妊娠3个月者,不宜针刺其小腹部的腧穴。若妊娠3个月以上者,其腹部、腰骶部腧穴也不宜针刺。至于三阴交、合谷、昆仑、至阴等一些通经活血的腧穴,在妊娠期亦应予禁刺。如妇女行经期,若非为了调经,亦不应针刺。

(3)小儿囟门未闭合时,头顶部的腧穴不宜针刺。

(4)常有自发性出血或损伤后出血不止者,不宜针刺。

(5)皮肤有感染、溃疡、瘢痕或肿瘤的部位,不宜针刺。

(6)对胸、胁、腰、背脏腑所居之处的腧穴,不宜直刺、深刺,肝脾大、心脏扩大、肺气肿等患者更应注意。如刺胸、背、腋、胁、缺盆等部位的腧穴，若直刺过深，都有伤及肺脏的可能，使空气进入胸腔，导致创伤性气胸。

(7)针刺眼区和项部的风府、哑门等穴和脊椎部的腧穴，要注意掌握一定的角度，更不宜大幅度的提插、捻转和长时间的留针，以免伤及重要组织器官，产生严重的不良后果。

(8)对于尿潴留等患者，在针刺小腹部腧穴时，也应掌握适当的针刺方向、角度、深度等，以免误伤膀胱等器官出现意外的事故。

二、针刺异常情况的预防和处理

针刺的异常情况，是指在针刺过程中发生的特殊现象，如晕针、滞针、弯针、断针、血肿、刺伤脏器组织等。针刺治疗疾病，虽然具有安全、不良反应小的优点，但是，如果在操作时疏忽大意，没有掌握针刺要领，或者针刺不熟练，对人体解剖部位缺乏全面了解，也会发生一些异常情况。如果一旦发生针刺异常情况，医生一定要沉着、冷静，只要能及时处理，一般不会造成严重后果，否则将会给患者带来不必要的痛苦，甚至危及生命。现将常见的针刺异常情况分述如下。

(一)晕针

1. 原因

患者在施针时，精神过度紧张，体质虚弱、过度劳累、饥饿、大汗出、大泻后、大失血后、体位不适以及医生在针刺操作时手法过重等，而致脑暂时性缺血。

2. 现象

患者在针刺过程中，突然出现面色苍白、头晕目眩、心慌气短、出冷汗、精神疲乏，胸闷泛恶，脉象沉细；严重者会发生四肢厥冷、神志昏迷、二便失禁、猝然仆倒、唇甲青紫，脉微欲绝。

3. 处理

要立即停止针刺，并将已刺之针全部起出，使患者平卧，头位稍低，松开衣带，注意保暖。轻者静卧片刻，给以温开水或热茶之后即可恢复。重者在上述处理的基础上，可针刺水沟、内关、涌泉、足三里等穴，并可温灸百会、气海、关元等穴，即能苏醒，必要时应配合其他急救措施。患者清醒后，适当休息后方能离去。

4. 预防

根据晕针发生的原因加以预防。首先应注意患者的体质、神志以及对针刺反应的耐受性；对于初次接受针刺治疗和精神紧张者，应该先做好解释工作，消除顾虑，尽量采取卧位，并正确选择舒适持久的体位；取穴不宜太多，手法不宜过重；对饥饿、过度疲劳的患者，应待其进食、恢复体力后再进行针刺。医生在治疗时，要随时观察患者的表情变化，一旦出现面色苍白、神呆、胸闷、泛恶等晕针先兆，应及早采取措施。

(二)滞针

1. 原因

因患者精神紧张以及疼痛所致肌肉痉挛；或因针身刺入肌腱以及行针捻转时角度过大；行针时用力过猛；捻转、提插时指力不均匀，或向一个方向捻转，而致肌纤维缠绕针身；或者患者施针后移动体位等，均可引起滞针而使出针困难。

2. 现象

在行针时或在留针后医生感觉针下涩滞，捻转、提插、出针时均感困难，若勉强提插捻转则患者疼痛较剧。

3. 处理

若患者精神紧张，局部肌肉过度收缩时，可延长留针时间，或于滞针腧穴附近，进行循按或叩弹针柄，或在附近再刺一针，缓解肌肉的紧张。若运针不当，或单向捻针而致者，可向相反方向将针捻回，并用刮柄、弹柄法，使缠绕的肌纤维回释，即可消除滞针。

4. 预防

对初诊患者及精神紧张者，先做好解释工作，消除患者的紧张和顾虑。进针时应避开肌腱；行针时捻转角度不宜过大过快，更不能单向连续捻转。针前患者要选好体位。

(三)弯针

1. 原因

医生进针时手法不熟练，用力过猛，或针下碰到坚硬组织；或因留针时体位不适或受到某种意外刺激而改变体位；或针柄受到外物的压迫、碰撞，以及滞针未得到及时正确处理而造成弯针。

2. 现象

进针时或将针刺入腧穴后，针身弯曲，针柄改变了进针时刺入的方向和角度。常伴有提插捻转及出针困难，或患者感到疼痛。

3. 处理

如果是针身轻微弯曲，不可再行提插捻转，可将针缓慢退出，如针身弯曲角度较大，应轻微摇动针体，顺着弯曲方向将针退出；若由患者体位移动所致，应使患者先恢复原来的体位，局部肌肉放松后，再将针缓缓起出，切忌强行拔针，以免出现断针。

4. 预防

医者针刺手法要熟练，指力要轻巧；患者体位要舒适，留针期间不要移动体位；留针过程中避免外物碰撞或压迫针柄；如有滞针应及时正确处理。

(四)断针

1. 原因

针具质量差，针身或针根已有损坏剥蚀，针刺前失于检查；行针时强力提插、捻转，肌肉猛力收缩；针刺将针身全部刺入腧穴；留针时患者移动体位或外物碰撞针柄；或因滞针、弯针现象未及时处理；或在使用电针时骤然加大强度等原因所致。

2. 现象

行针时或出针后发现针身折断，断端部分针身可能尚露于皮肤外，也可能完全没入皮肤之下。

3. 处理

发现断针后，嘱患者保持原来的体位，切勿乱动，以防断针向肌肉深层陷入；如断端尚露在皮肤之外，可用镊子夹住断端将针取出；若断端与皮肤相平或稍凹陷于体内者，可用左手拇、食指垂直向下挤压针孔两旁，使断端暴露于体外，可用镊子取出；若断端完全陷入肌肉层时，视其所在部位，如果在重要脏器附近或在肢体活动处，应在X线下定位，施行外科手术取出。

4. 预防

认真检查针具，如针身有锈蚀或质量不符合要求者应剔除不用。选针时，针身的长度要比准备刺入的深度长，针刺时，不应将针身全部刺入，要留一部分在体外；对于滞针和弯针，应及时处理，不可强拉硬拔。

（五）血肿

1. 原因

针尖弯曲带钩，使皮肉受损，或针刺时误伤血管等。

2. 现象

出针后针刺部位皮下出血引起肿胀疼痛，继则局部皮肤呈青紫色。

3. 处理

微量皮下出血，针刺局部小块青紫时，一般不必处理，可自行消退；如局部青紫肿痛较甚或活动不便者，要先行冷敷止血后，再行热敷，或在局部轻轻揉按，以促使瘀血消散吸收。

4. 预防

仔细检查针具，熟悉解剖部位，针刺时尽量避开血管，出针时用消毒干棉球揉按压迫针孔，尤其是头面部容易出血的部位；针刺手法要轻巧；眼区穴位针刺时更须注意。

（六）后遗感

1. 原因

多由于手法过重；亦有因留针时间过长所致。

2. 现象

出针后，局部遗留酸痛、胀重、麻木等不适的感觉。

3. 处理

轻者用手指在局部上下揉按，后遗感即可消失或改善；重者除在局部上下循按外，并可用艾条施灸，后遗感也可很快消除。

4. 预防

针刺手法不宜过重；留针时间不宜过长；一般病证，出针后可作上下循按，避免出现后遗感。

（七）刺伤脏器组织

1. 创伤性气胸

(1)原因：多发生于针刺背部、侧胸、前胸部以及锁骨上窝或胸骨切迹上缘等处的腧穴。如针刺过深，方向不当，用针过粗，反复乱捣，是针刺时发生事故的原因，尤其对患肺气肿的患者，更易发生，因刺伤肺脏，空气进入胸膜腔而发生创伤性气胸。

(2)现象：针刺后突然感觉胸痛、胸闷、气短，甚则呼吸困难、发绀、出汗以及血压下降等休克现象。体检时，患侧胸部叩诊有过度反响，肺泡呼吸音减弱或消失；严重者可发现气管向健侧移位。X线胸透检查不但可确诊，还能发现漏气多少以及肺组织压缩情况。有的患者，针刺当时并无明显异常现象，而是隔几小时后才慢慢出现胸痛、呼吸困难等症状，应多加注意。

(3)处理：患者一旦发生气胸，应采取半卧位休息。轻者漏入胸腔气体少量，尚有自然吸收的可能，应在注意休息、密切观察的原则下，给予抗生素等药物抗感染，有咳嗽者应给予镇咳药，防止继续漏气。对严重患者，须用水封瓶负压吸引术迅速进行排气。处理有困难时，必须及时转送到有条件的医院进行抢救。

(4)预防：为防止发生气胸，凡针刺背部第11胸椎，侧胸部第8肋间，前胸部第6肋间以上的部位以及锁骨上窝、胸骨切迹上缘的腧穴，均应严格按照针刺深度、方向、角度进针，操作时医生必须思想集中，认真细致，患者体位必须舒适，能坚持持久。对于肺气肿患者，胸背部针刺时尤应谨慎。

2.刺伤脑脊髓

(1)原因：在项部正中的风府、哑门以及两旁的风池、夹脊等穴进行深刺，如果针刺的方向、角度和深度不当，可误伤延脑，引起严重的后果。在背部正中线第1腰椎以上棘突间的穴位上针刺，如果针刺过深可刺中脊髓，出现触电样感觉向肢端放散，重者可造成肢体瘫痪。

(2)现象：针刺后出现头痛、恶心、呕吐，应注意观察有无蛛网膜下隙出血现象，如刺伤延脑，可出现抽搐，甚至可立即危及生命，应及时抢救。如刺伤脊髓，轻者出现肢体暂时性瘫痪，重者则产生永久性瘫痪。如刺伤血管，则可引起出血或血肿。

(3)处理：若出现呕吐、项强，应进行腰椎穿刺，如脑脊液为血性，应按蛛网膜下隙出血进行治疗。如伤及延脑，出现昏迷，应及时进行抢救；如刺伤脊髓，轻症应安静休息，对症治疗，多可逐渐恢复，重症须综合治疗，争取收到较好疗效。

(4)预防：为防止刺伤脑脊髓，必须准确定穴，要熟悉穴位的解剖，针刺时要谨慎，严格遵守针刺的适宜深度，严禁长针、粗针深刺、乱捣，刺激量不要过强。

3.刺伤心、肝、脾、肾等内脏

(1)原因：长针深刺，粗针乱捣是刺伤脏器的重要原因。特别是对心脏扩大，或肝、脾、肾大的患者，尤其应该注意。

(2)现象：刺伤肝、脾可引起出血，肝、脾区疼痛，如出血不止，继而引起腹痛、腹肌紧张、腹部压痛、反跳痛等急腹症症状。刺伤肾，除肾区疼痛及叩痛外，并有血尿等症状。肝、脾、肾三脏出血过多时，可发生血压下降等休克症状。

刺伤胆囊、膀胱、胃、肠则有腹膜刺激或急腹症等症状。

(3)处理：损伤轻者，应卧床休息，一般都能自愈，如损伤重者，继续出血，应注意观察血压，加用止血药，出现急腹症及休克时，应采取相应急救方法进行处理。

(4)预防：为防止刺伤内脏，针刺腹部穴位以前，必须注意穴位相应脏器的扪诊。对肝、胆、脾、肾大的患者，严禁深刺期门、章门等穴。对膀胱过度充盈的患者，严禁深刺中极、关元等穴。对食后过饱的患者，腹部穴位应浅刺。

4.刺伤神经根和神经干

(1)原因：长针深刺或粗针乱捣刺在神经根和神经干或主要分支上的穴位而造成神经损伤。

(2)现象：刺伤神经根和神经干或主要分支时，出现沿神经分布路线灼痛、麻木和运动障碍等末梢神经炎症状。

(3)处理：对神经根部、干部及主要分支损伤轻者，通过按摩可以恢复；重者须用理疗、按摩、药物等进行治疗。

(4)预防：要掌握神经根和神经干的解剖部位及神经走向；针刺时要谨慎，严格遵守针刺的适宜深度，严禁长针、粗针深刺、乱捣，有计划轮换使用其他相应穴位。

（丁望）

第三节　刮痧技术

刮痧是运用刮痧器具刮擦体表，达到疏通经络，挑出痧毒，以治疗疾病的一种方法。刮痧刺激人体的力量主要是摩擦力，故属于力疗技术范围内。

一、刮痧常用器具

刮痧用具较多，可分为家庭刮痧器具和专业刮痧器具。

（一）家庭刮痧器具

家庭刮痧器具的共同特点是：就地取材，简便易得。

常用的有：

（1）植物团，如丝瓜络、八棱麻等。

（2）棉纱线团以纯棉纱线揉成一团，多用于儿童或头面部等皮肤较浅薄的部位刮抹。

（3）硬币，20 世纪 50 年代以前最常用。

（4）小盏、瓷杯、汤杯、汤匙等生活用具。

（5）贝壳，为沿海或湖泊地区渔民常用。

（二）专业刮痧器具

常用的专业刮痧器具有：

（1）木质刮板、竹质刮板，木质刮板常以檀香木、沉香木做成。

（2）动物角质刮板和仿动物角质刮板，动物角质刮板常以羚羊角、水牛角做成，仿动物角质刮板为塑料做成。

（3）针具，圆铜针、棉线针、三棱针等针具均可，一般用于挑痧、放痧。

（三）手可代用刮痧器具

可以用手代替刮痧器具。

二、刮痧常用介质

刮痧常用介质可分为液体、固体等。液体介质有水、植物油、药液等，药液是根据病情，经过辨证后选用不同的中草药制成油剂或汤剂；固体介质如凡士林、面霜等。介质主要作用为：利于施术操作；避免损伤皮肤；增强疗效（使用药类介质）。

三、刮痧疗法的分类及操作

根据刮痧所用刮具不同，刮痧方法可分刮痧法、撮痧法、拍痧法、挑痧法。

（一）刮痧法

刮痧法是选用相应的刮具，在人体相应体表进行刮动，使皮肤出现红紫痕（痧痕）的一种刮痧方法。根据刮痧器具是否与皮肤接触，刮痧法又可分为直接刮法或间接刮法。

1. 直接刮法

即施术者持刮痧器具在涂抹了刮痧介质的皮肤表面直接刮拭的一种刮痧方法。此法特点为施力重、见效快，适用于普通患者。

2.间接刮法

即施术者在刮痧部位铺上薄布或薄纱，持刮痧工具在布上刮擦，刮痧器具不直接接触患者皮肤的一种刮痧方法。此法特点为施力轻、动作柔，适用于年龄小、体质弱、不耐直接刮者。由于薄布阻隔，影响直接观察皮表变化，为避免刮伤或过刮，可每刮十余次即揭开薄布观察1次，当皮肤出现红、紫痧点时，停止刮拭。

(二)撮痧法

撮痧法是施术者在患者体表的一定部位，用手指扯、夹、挤、抓，直至出现红紫痕为止的一种方法。根据不同的指法和力度又可分为扯法、挟法、挤法和抓法。

1.扯痧法

施术者以拇、食指指腹捏住撮痧部位并提起的，反复进行，直至出现紫红为止的一种方法。用力较重。

2.挟痧法

施术者五指屈曲，用食、中两指的第2指节夹住撮痧部位并提起，反复进行，发出“巴巴”声响，至皮肤出现红紫痕为止的一种撮痧方法。用力较重。

3.挤痧法

施术者以两手拇、食指同时捏住相离1～2cm的撮痧部位，相对挤压，直至出现红紫痕为止的一种撮痧方法，一般用于头额部位。

4.抓痧法

施术者以拇、食、中三指对合用力，交替、反复、持续均匀地提起撮痧部或穴位。

(三)拍痧法

拍痧法是施术者以双掌有节奏地轮流拍打体表，直至皮下出现红点或皮肤由红变紫色的一种方法。此法多用于肘、腕、膝、踝关节处。

(四)挑痧法

施术者常规消毒治疗部位或穴位，一手捏起皮肉，另一手持针轻轻地刺入并挑起，然后用双手挤出紫暗色瘀血，反复4～5次，最后用消毒棉球擦净。

四、刮痧的基本手法

上述四种刮痧疗法中，在医疗机构中，以刮痧最为常用，故此处仅就刮痧法进行详细介绍。

(1)刮板的拿法，治疗时，刮板厚的一边朝手掌；保健时，刮板薄的一边对手掌。

(2)刮擦方向，颈、背、腹、上肢、下肢从上向下刮擦，胸部从内向外刮擦，肩部从内向外刮擦。

(3)刮擦角度，刮板与皮肤的角度为45°～90°，刮板倾斜与刮擦方向一致。

(4)刮擦时应用力均匀，刮擦距离应尽量长。

(5)刮擦过程中如要点按穴位或刮拭骨骼、关节部位，应以刮痧板棱角点按刮拭。

(6)刮擦的力量、速度不同可产生补、泻、平补平泻的作用。

五、刮痧疗法的适应证及禁忌

(一)适应证

刮痧法的适应范围十分广泛，凡针灸、按摩疗法适用之疾病均可用本疗法治疗。临床经验证明，刮痧疗法不仅适用于痧证，凡内科、儿科、妇科、皮肤科、眼科和耳鼻咽喉科等临床多种常见病和部分疑难病证均可治疗，而且都有较好的疗效。需要说明的是，病有轻重，证有虚实，在刮痧的所有适应证中有些可单独使用，疗效较好；有些可以刮痧为主，配合其他疗法治疗；有些病证，刮痧仅起辅助治疗作用。

（二）禁忌

1.禁忌证

对于以下几种病证，应列为本法禁忌：

（1）破伤风。

（2）狂犬病。

（3）精神失常及精神病发作期。

（4）血小板减少症。

（5）活动出血性疾病、血友病、白血病以及有凝血障碍的患者。

（6）恶性肿瘤中晚期。

（7）有心、肾或呼吸衰竭者。

（8）对刮痧恐惧或过敏者。

（9）身体极度消耗。

2.禁用部位

传染性皮肤病、疖肿、痈疽、瘢痕、溃烂及性传染性皮肤病、不明原因之皮肤包块等，均不宜直接在病变部位刮痧；妊娠妇女的腹部及双侧乳房部也不宜刮痧。

六、刮痧疗法的注意事项

（1）施术场所要宽敞明亮、空气流通，同时需选择避风处，以免感受风寒外邪而加重病情或引起感冒。

（2）刮前做好解释工作，消除患者恐惧心理。勿在患者过饥、过饱、过劳和过度紧张的情况下施行刮痧。也勿在患者酒醉、大渴时施行刮痧。

（3）注意清洁消毒。刮治前，施术者的双手，患者的刮拭部位均应清洁干净或常规消毒，刮痧用具必须常规消毒。

（4）刮前必须检查刮痧用具，不可使用有缺口、欠光滑的刮痧用具，以免损伤患者皮肤。

（5）治疗中出现晕刮，面色苍白、出冷汗、头晕目眩、心慌、恶心呕吐、四肢发冷，或神昏仆倒，应立刻停止刮痧，让患者平卧，饮以温开水或热茶，一会儿多能好转。晕刮严重者，可刮刺百会、人中、内关、涌泉等穴，必要时应配合其他急救措施。

（6）刮痧后1h内不能用冷水洗脸及手足。同时刮痧患者应适当休息，并饮用温开水或姜汤，或清凉茶，以帮助新陈代谢。

（7）刮痧用于保健强身，手法宜轻，用力均匀适中，以20次为宜，但刮拭部位不可出现“痧痕”。

（丁望）

第四节　拔罐技术

拔罐法古称角法，又称吸筒疗法，是一种以罐为工具，用燃火、抽气等方法排除罐中的空气，造成负压，使罐具吸附于施术部位的皮肤上，产生温热刺激及局部皮肤充血或瘀血，以达到防治疾病目的方法。它具有历史悠久、方法独特、简便安全、容易操作、适用范围广泛、疗效稳定及对周围环境无特殊要求的特点。近些年，拔罐疗法发展非常迅速，从基础理论到临床治疗，已形成一套比较完善、系统的独立学科体系。

一、拔罐疗法的治疗作用

（一）拔罐疗法的中医学作用

1. 开泄腠理、扶正祛邪

疾病是由邪气引起机体阴阳的偏盛偏衰，气机升降失常，脏腑气血功能紊乱所致。拔罐疗法的主要作用就是祛邪扶正。祛邪是通过各种拔罐方法来实现，扶正则依靠经络腧穴和配合其他疗法来达到。临床实践证明，刺络拔罐法祛邪作用最佳。

2. 疏通经络，调整气血

经络有行气血、营阴阳、濡筋骨、利关节的生理功能，拔罐疗法通过对经络、腧穴的吸拔作用，引导营卫之气始行输布，鼓动经脉气血，濡养脏腑组织器官，温煦皮毛，同时振奋虚衰的脏腑功能，畅通经络，调整机体的阴阳平衡。临床常用的循经拔罐法、走罐法及刺络拔罐法等均有明显的疏通经络、调整气血的功能。

（二）拔罐疗法的现代医学作用

国内外学者通过大量的临床观察并借助现代科技手段，进行了深入的研究。拔罐疗法的作用机制可归纳为以下几个方面。

1. 机械作用

拔罐时罐内形成负压，使局部组织高度充血，产生刺激作用。国外学者研究发现，人体在火罐负压吸拔时，皮肤表面有大量气泡溢出，从而推论拔火罐时吸出气体可以加强局部组织的气体交换。而负压使局部毛细血管充血甚至破裂，红细胞受到破坏，大量的血红蛋白释出，出现溶血现象，从而起到一种良性刺激作用。

2. 温热作用

拔罐法对局部皮肤有温热刺激作用，以大火罐、水罐、药罐最明显。温热刺激使血管扩张，促进局部血液循环，改善充血状态，加强新陈代谢，加速体内废物、毒素的排出；改变局部组织的营养状态，增强血管壁通透性及白细胞和网状细胞的吞噬活力，增强局部耐受性和机体免疫力。

3. 调节作用

拔罐法的调节作用建立在机械和温热作用的基础上，主要表现在调节神经系统和调节微循环，提高新陈代谢两个方面。

（1）调节神经系统：拔罐后的自家溶血现象等良性刺激作用于神经系统末梢感受器，经向心传导达到大脑皮质；温热刺激通过皮肤感受器和血管感受器的反射途径传到中枢神经系统产生反射性兴奋。通过以上两个途径大脑皮质加强了对身体各部分的调节。

(2)调节微循环，提高新陈代谢：拔罐法可调节毛细血管的舒张与收缩，促进血液与组织间物质交换，调整微循环功能，从而调节新陈代谢；拔罐法还能加强淋巴循环，活跃淋巴细胞的吞噬能力，增强机体抵抗力。

另外拔罐后出现溶血现象随即产生的类组胺物质，可增强器官的活力，有助于机体功能的恢复。

二、拔罐疗法常用的器具

拔罐器具包括竹罐、玻璃罐、陶瓷罐。自20世纪70年代起又出现了新一代拔罐器具，常见的有小型抽吸罐，真空抽吸器，双孔玻璃抽吸罐等。以玻璃罐和抽吸罐使用最广。

(一)竹罐

竹罐用直径3～5cm坚固无损的细毛竹截成长6～10cm的竹筒制成，一端留节作底，另一端作罐口。

经过加工，制成管壁厚度为2～3mm，中间呈腰鼓形的竹罐。竹罐的优点是取材容易，制作简便，轻巧价廉，不易损坏，适于煎煮；缺点是容易燥裂、漏气，吸拔力不大，若用于火罐法，不便于消毒，容易发生污染。竹罐主要用于水罐法、药罐法，也用于火罐法。

(二)陶瓷罐

陶瓷罐用陶土或瓷土烧制而成，一般分为大、中、小三种类型。罐口光滑平正，罐的两端较小，肚大而圆，状如腰鼓。陶瓷罐的优点是密封性好，吸拔力强，缺点是罐具笨重，落地易碎。陶瓷罐主要用于火罐法。

(三)玻璃罐

玻璃罐采用耐热质硬的透明玻璃制成，形如球状，肚大口小，罐口平滑，分大、中、小三种型号。玻璃罐的优点是质地透明，便于观察；缺点是容易破碎。玻璃罐是当前应用最广泛的拔罐用具，特别适用于刺络拔罐法。

(四)抽吸罐

抽吸罐分为连体式和分体式两种，操作简便，可以避免烫伤，但没有火罐的温热刺激作用。

1. 连体式抽吸罐

罐与抽气器连结为一体。上半部为圆柱形抽气唧筒，下半部呈腰鼓形的罐体，采用双逆止阀产生负压，负压值为0～1800kPa。特点是可以控制负压，不易破损。

2. 分体式抽吸罐

是一种特制的玻璃或塑料罐，其形如杯，顶端装有活塞，有大、中、小多种规格，操作时此活塞可接通各种抽吸器。操作简单，适用部位广泛，吸力调节灵活。

(五)代用罐

凡口小腔大、口部光滑平整、耐热的玻璃、陶瓷、竹器具都可作为代用罐，如玻璃杯、装药的空瓶、玻璃罐头瓶等。

三、拔罐疗法的操作

(一)吸拔方法

罐具吸附的方法有很多，常用的如下。

1. 火罐法

是利用燃烧时的热力排除罐内部分空气造成负压，使罐吸附于施术部位皮肤的方法。火罐法吸拔力的大小与罐具的大小与深度、罐内燃火的温度和方式、扣罐的速度、空气回流等因素有关。一般来说，罐具大而深，在火力旺时扣罐，罐内热度高，扣罐动作快，下扣时空气再进入罐内少，则罐的吸拔力大；反之则小，可根据临床治疗的需要灵活掌握。分为闪火法、投火法、贴棉法、滴酒法及架火法五种。

(1)闪火法：用镊子或止血钳等夹住酒精棉球（不可蘸得太多，以避免火随乙醇滴燃，烫伤皮肤），或用纸卷成筒条状，点燃后在罐内中部绕 1～2 圈或停留片刻（切勿将罐口烧热，以免烫伤皮肤）后，将火退出，迅速将罐扣于施术部位。本法罐内无火，简便安全，不受体位限制，可连续进行，是临床中最常用的拔罐方法。

(2)投火法：将易燃纸片或棉签点燃后投入罐内，迅速将罐扣在施术部位。此法适宜于侧面横拔。

(3)贴棉法：是用大小适宜的酒精棉一块，贴在罐内壁的下 1/3 处，用火将酒精棉点燃后，迅速将罐扣在施术部位。多用于侧面横拔。

(4)滴酒法：是用 95％酒精或白酒，滴入罐内 1～3 滴（切勿滴酒过多，以免拔罐时流出烧伤皮肤），沿罐内壁摇匀，用火点燃后，迅速将罐扣在施术部位。本法适用于各种体位。

(5)架火法：选择不易燃烧、隔热性好的物体如药瓶的橡皮盖，姜片等，将其置于施术部位，将酒精棉球置于瓶盖或姜片上，点燃酒精棉球后，将罐迅速扣上（切勿碰倒棉球，灼伤皮肤）。本法吸拔力强，但操作比较烦琐。适用于俯卧、仰卧的大面积部位及四肢肌肉丰厚的平坦部位。

2. 水罐法

利用沸水排出罐内空气，形成负压，使罐吸附在皮肤上的方法。一般选用竹罐。将若干个竹罐，放在锅内，加水煮沸数分钟。用长柄镊子将罐夹出（罐口朝下），甩干水液（沸水可能会损伤皮肤），迅速用凉毛巾紧扪罐口，立即将罐扣在施术部位。本法适用于任何部位拔罐，但吸附力较小，操作时宜快捷。

3. 抽吸法

现代发展起来的一种吸拔方法。是利用各种抽吸器，抽出罐内空气产生负压，将罐具吸附在施术部位的方法。将抽吸罐放在施术部位，抽吸器将罐内气体排出，即能吸住。抽吸罐法应用机械力，负压的大小可以调整，不会造成烫伤等意外事故。

（二）拔罐方法

在临床上，按照是否配合其他器具或药物将拔罐法分为单纯罐法和复合罐法。单纯罐法是指仅仅应用罐具进行治疗的方法，主要有留罐法、走罐法和闪罐法。复合罐法指拔罐结合其他器械或药物一起治疗的一种方法，根据所用器械或药物的不同分为针罐法、药罐法、红外罐法、紫外罐法、激光罐法等。拔罐时，可根据不同的病情，选用不同的拔罐法。常用的拔罐法介绍如下。

1. 留罐法

又称坐罐法，是最常见的一种拔罐形式。是指罐具吸附在体表后，留置于施术部位 10～15min，再行起罐的一种拔罐方法。适用于多种病证。留罐时间根据吸拔的部位（如面部时间宜短，躯干四肢可长）、患者体质（如强壮者多留，虚弱者少留）、病情（病程长，证候顽固者多留，反之则少留）等决定，以局部出现红晕或瘀斑为宜。留罐法有两种形式：

(1)单罐法：治疗时单独使用一个罐具的方法。适用于单一或局限的病证。可按病变范围的大小选用适当口径的罐具吸拔。如胃痛拔中脘穴，头痛拔太阳穴，胸胁部挫伤，在压痛明显处拔罐。

(2)多罐法：治疗时同时使用多个罐具的方法。适用于病变广泛的病证。治疗时根据罐具排列有无规律性分为排罐法和散罐法两大类。

1)排罐法：将多个罐具循肌束、神经或经脉走行位置排列吸拔的一种方法。拔罐时应遵循由上而下的顺序原则，即先拔上面部位，后拔下面部位。如坐骨神经痛可在足少阳胆经之环跳、风市、阳陵泉、悬钟穴，足太阳膀胱经之秩边、殷门、委中、承山穴上拔罐。腰肌劳损，可在肾俞、大肠俞、腰眼和疼痛明显部位纵横并列吸拔数罐。①密排法：多个罐具紧密在某一部位，间隔1～2cm。注意罐体与罐体之间不可太近，否则会出现罐体间相互牵拉所致的疼痛与损伤。多用于身体强壮且有疼痛症状者，有镇静、止痛、消炎之功，又称“刺激法”。②疏排法：罐具之间相对疏远，间隔5～7cm。多用于身体衰弱、肢体麻木、酸软无力者。又称“弱刺激法”。

2)散罐法：多个罐具分散而无一定规律。此法多用于全身病证较多的患者。如心律失常患者选膻中、内关、心俞等穴；肩周炎患者选肩井、肩髃、曲池、条口等穴。

2. 走罐法

又称推罐法、行罐法、飞罐法、拉罐法。适用于身体面积较大，肌肉丰厚结实的部位，如腰背、大腿等部位。需选用罐口平滑厚实的罐具，最好用玻璃罐。拔罐时先在所拔部位的皮肤或罐口上，涂上少许润滑剂（包括凡士林、液体石蜡、蓖麻油或其他植物油等），将罐吸拔好后，手握罐底，稍作倾斜，以后半边用力，前半边略提起，在皮肤表面上下或左右或循经慢慢来回推移，至皮肤潮红为度。

3. 闪罐法

指罐具吸拔住治疗部位后立即取下，如此反复吸拔多次，至皮肤潮红为度。此法的兴奋作用较强，适用于顽固难愈的痛点、皮肤麻木、功能减退的虚证，肌肉松弛、吸拔不紧或留罐困难的部位，如小儿、年轻女性的面部等。注意闪罐多采用火罐法，所用的罐不宜过大。

4. 针罐法

是针刺与拔罐相结合的一种综合拔罐法，临床上颇为常用。

(1)留针拔罐法：在针刺留针时，将罐拔在以针为中心的部位上的方法。吸拔法多采用架火法，在针尾套一酒精棉球，点燃后扣罐，留罐10～20min，起罐取针。多用于体位略作变动影响不大的部位。

(2)不留针拔罐法：指针刺后立即去针，或虽留针，但须至取针后在该部位拔罐的一种方法。吸拔方法可采用火罐中的任何一种方法。

5. 药罐法

亦称药筒法，是拔罐与药物疗法结合使用的一种综合拔罐方法。通过拔罐的操作，有利于药物的渗入和吸收，以温通经络，祛风除湿，舒筋止痛。适用于风湿痹痛、腰腿痛、急慢性扭伤、哮喘、支气管炎、早期乳腺炎等。所用的药液，可根据病情灵活改变，一般多选用性味辛温，具有活血止痛作用的中药制成。药罐法按其操作方法可分为煮药罐与贮药罐两类。前者属水罐法的范围；后者则属于抽气罐法范畴。

(1)煮药罐法:是将罐具与药物同煮再进行吸拔的一种方法。将配制好的药物装入布袋内,扎紧袋口,放入清水煮至适当浓度,再把竹罐放入药液内煮15min,使用时,按水罐法吸拔在治疗部位上,多用于风湿痹痛、跌仆损伤等病证。常用药物处方为麻黄、艾叶、羌活、防风、秦艽、木瓜、川椒、生乌头、曼陀罗花、刘寄奴、乳香、没药各10g。

(2)贮药罐法:是将中草药液置于罐具内,再进行吸拔的方法。预先泡制好中草药液(水煎后的浓缩液或酒浸出液),在抽气罐内盛贮适量药液(约为罐子的1/2～2/3),按抽吸法拔罐。也可在玻璃火罐内盛贮适量药液(约为罐子的1/3～1/2),按火罐法吸拔在皮肤上。常用于风湿痹痛、哮喘、咳嗽、感冒、慢性胃炎、消化不良、牛皮癣等。多使用对局部刺激性较强的药液,如辣椒水、两面针酊、生姜汁、风湿酒等,或根据病情配制药液。

近年来,有将贮药罐法与针罐法相结合的针药罐法。它是在留针的基础上,再吸拔一贮药罐,有助于提高疗效。但应注意,贮药罐内的药液应作高压无菌消毒,以避免通过针眼发生污染;不能用刺激性太强的药物。

6.刺络(刺血)拔罐法

是将刺血疗法与拔罐疗法结合运用的方法,也是常见的综合拔罐法之一。它是按病变部位大小和出血量要求,用针具刺破小血管再拔以火罐的方法。用于刺络的工具包括三棱针、皮肤针、小眉刀(钢质,刀口如眉)、粗毫针、陶瓷片等,以三棱针和皮肤针最为常用。多用于治疗各种急慢性软组织损伤、神经性皮炎、痤疮、皮肤瘙痒症、丹毒、乳痈、哮喘、坐骨神经痛等。

(1)刺络留罐法:多用于病位较深,病灶较局限处。常以三棱针迅速点刺数下或十数下,迅即用投火法或贴棉法在病变处拔罐,务求吸力较强。留罐15～20min。取罐后,用消毒棉球拭净治疗部位的血渍,罐内血块也应清洗干净。

(2)刺络闪罐法:多用于病灶较浅表,范围较大而病情较顽固者。常用皮肤针作中等度叩刺,见血即止,采用闪罐法在病灶范围内吸拔若干只罐。留罐15～20min。

(3)刺络走罐法:适用于病变部位大,病位浅,病程短者。多以皮肤针作轻度叩刺,以局部潮红为度,然后在罐口及治疗区抹上润滑油,进行推拉拔罐。

应该注意,刺络拔罐时必须对针具和穴区进行严格消毒,避免引起感染;不可在大血管上刺血拔罐,以防出血过多。

(三)起罐

起罐,亦称脱罐。常用方法是用一只手轻按罐具向一侧倾斜,另一只手食、中指按住倾斜面罐口处的肌肉,使罐口与皮肤之间形成空隙,空气进入罐内则罐自落。橡皮排气球抽气罐时,打开进气阀使空气进入罐内,则罐具脱落。用电动吸引器抽气罐时,将连接罐具的吸引管拔下则罐具脱落,还要放松负压控制旋钮,关闭电源。贮药罐法在起罐时,应将拔罐部位重新调回到侧位,以防药液流出。在背部拔多个罐时,宜按顺序先上后下起罐。

起罐后用纱布轻轻拭去罐斑处的小水珠,嘱患者避免擦伤罐斑处的皮肤。若有瘙痒,切不可搔抓。一般情况下,罐斑处的瘀紫色可于几天内消失。留针拔罐时,若起罐后针眼处有出血或渗出物,可用消毒干棉球轻轻拭净。拔罐与割治、挑治法配合应用时,起罐后宜用消毒敷料覆盖伤口。治疗疮痈等证时,常会拔出脓血,应预先在罐口周围填以脱脂棉或纱布,以免起罐时脓血污染衣服、被褥等物品;起罐后擦净脓血并对伤口进行适当处理。走罐法在起罐后应将润滑剂擦净。

(四)闪火拔罐操作

拔罐疗法以火罐法最常用,现以临床中最常用的闪火法为例介绍拔火罐的操作步骤。

1. 拔罐前准备

(1)检查患者,明确诊断,是否合乎适应证,有无禁忌。根据病情,确定处方。

(2)检查用品是否齐备及有无破损,按次序排置好。

(3)对患者说明施术过程及注意事项,解除其恐惧心理。

2. 选择体位

患者的体位正确与否,关系到拔罐的效果。正确体位应使患者感到舒适,肌肉能够放松,施术部位可以充分暴露。一般根据拔罐部位或穴位确定治疗体位。一般采用的体位有以下几种。

(1)仰卧位:适用于头面、胸腹上肢掌面、下肢前面及手足部位。

(2)俯卧位:适用于头颈、肩背、腰骶、上肢背面及下肢后侧。

(3)侧卧位:适用于周身除接触床的各个部位。

(4)俯坐位及坐位适用于颈项部、腰背部、上肢及膝部或胸背部同时拔罐。

一般的说,有条件采用卧位则不选用坐位,以防罐具脱落损坏或晕罐等不良反应。肩、腰、骶部穴位,既可选坐位,也可选卧位,有时先选坐位,后改卧位,或反之。应根据情况而定。

3. 选罐

根据拔罐部位的面积大小、患者体质强弱以及病情而选用大小适宜的罐具等。

4. 清理吸拔部位

为防止发生烫伤,吸拔部位一般不用酒精或碘酒消毒。若吸拔部位皮下脂肪少、皮肤干燥,拔罐前宜用消毒的温湿毛巾擦拭,以减少漏气和烫伤;若吸拔部位凹凸不平或有多头痈、溃疡等症,宜采用面饼法;若患部因疮疡而干硬者,宜预先用消毒湿毛巾浸软,可以避免拔罐时疼痛,还能吸拔得深入彻底。如果因治疗需要,必须在有毛发的地方或毛发附近处拔罐时,为防止引火烧伤皮肤或造成感染,应剃除毛发,在应拔部位涂适量的凡士林或采用面垫;如患者不愿剃或不能剃时,也可试用热肥皂水将毛发、皮肤洗净后涂适量的凡士林或垫面垫拔罐。

5. 温罐

天气寒冷季节,为避免患者有寒冷感,可预先将罐放在火上燎烤。温罐时只烤烘底部,不可烤罐口部位,以防过热造成烫伤。温罐以罐子温度和体温相等或稍高于体温为宜。

6. 施术

将选好的部位显露出来,术者靠近患者身边,顺手(左手或右手)执罐,用镊子镊紧棉球稍蘸酒精,点燃棉球,用闪火法迅速将罐子扣在皮肤上。拔罐动作要稳、准、轻、快。

7. 询问

拔罐后,应不断询问患者的感觉(若用玻璃罐,还要观察罐内皮肤反应情况)。如果罐吸力过大,产生疼痛应放入少量空气。方法是用一手拿住罐体稍倾斜,以另一手的手指按压对侧皮肤,形成微小的空隙,使空气徐徐进入罐内,到一定程度时停止放气,重新扣好罐具。拔罐后患者如感到吸着无力,可起罐后再拔1次。

8. 留罐时间

大罐吸力强,1次可拔5～10min;小罐吸力弱,1次可拔10～15min。此外还应根据患者的年龄、体质、病情、病程以及拔罐的施术部位而灵活掌握。实践证明,短时间留罐比长时间留罐好处多:短时间留罐,施术部位皮肤为轻微渗血或充血,便于吸收,增强抗病能力;不留瘢痕;防止吸拔过度,造成水疱伤引起感染。

9.起罐

用一手轻按罐具稍倾斜,另一手将火罐口边缘的皮肤轻轻按下,待空气缓缓进入罐内后,罐具自然脱落。

10.治疗频率及疗程

拔罐间隔时间可根据病情来决定。一般来讲,慢性病或病情缓和的,隔日 1 次;急性病可每日 1 次,也可 1d2 次甚至 3 次,但留罐时间不可过长。一般 10 次为 1 疗程。如病情需要,休息 3～5d 可再继续几个疗程。若连续几天拔罐治疗,应注意适当轮换拔罐的位置。

四、拔罐疗法的注意事项

(1)拔罐时,室内需保持 20℃以上的温度。

(2)拔罐时要选择适当体位和大小合适的罐具。若体位不当或移动,局部皮肉有皱纹、松弛、凸凹不平,拔罐易脱落。拔罐顺序应从上到下。初次治疗及体弱、紧张、年老、儿童等易发生意外反应者,宜采用卧位,选小罐,拔罐数目要少。

(3)吸附力过大时,可挤按一侧罐口边缘的皮肤,稍放一点空气进入罐中。吸拔力不足要重新拔。

(4)留针拔罐时,宜选用透明罐具。刺络拔罐时,也应选透明罐具,出血量须适当,每次总量成人以不超过 10mL 为宜,出血量过多时,应立即起罐并按压止血。拔瘀血或脓肿时,若流出缓慢、皮肤有皱缩凹陷,说明瘀血或脓液基本拔出,应当及时起罐。在应用走罐法时,不能在骨突出处推拉,以免损伤皮肤或罐具漏气脱落。

(5)病情轻,病灶浅及麻痹性疾病,拔罐时间宜短;病情重、病程长、病灶深及疼痛较剧者,拔罐时间宜长,吸附力稍大。拔罐部位肌肉厚(如臀部、大腿部)拔罐时间可略长;拔罐部位肌肉薄(如胸部)拔罐时间宜短。气候寒冷时,拔罐时间适当延长;天热时则相应缩短。血管浅显处拔罐时间宜短。

(6)留罐时间过长或吸力过大而出现水疱时,小水疱可不处理,须防止擦破;大水疱可以用消毒针具刺破流出疱内液体,或用注射器抽出疱内液体,涂以紫药水(甲紫),覆盖消毒敷料,防止感染。治疗需要的水疱应注意保护,任其自然吸收。

(7)起罐时手法要轻缓,不可硬拉或旋动,以免损伤皮肤。若起罐太快,空气快速进入罐内,则负压骤减,易使患者产生疼痛。

(8)拔罐期间注意询问患者的感觉,观察患者局部和全身反应。患者感觉拔罐部位发热、发紧、发酸、凉气外出、思睡为正常得气现象;若感觉紧、痛较明显或灼热感,应及时取下罐重拔。出现头晕、恶心呕吐、面色苍白、四肢发凉、出冷汗等症,甚至血压下降、呼吸困难、脉细数等情况,为晕罐,应及时取下罐具,使患者平卧,取头低脚高体位。轻者可给予少量温开水,静卧片刻即可恢复。重者可针刺百会、人中、内关、合谷等穴。

五、拔罐疗法的适应证及禁忌证

(一)适应证

随着对拔罐疗法机制研究的进一步深入,现代多功能罐种的问世,药罐法所选用药液不断增加,以及拔罐与多种疗法的结合运用,拔罐法的适应范围越来越广。目前常用于临床的病种已多达 100 多种,大致归纳为以下几大类。

1.多种疼痛性疾病

(1)外伤性疼痛:如急性扭挫伤,落枕,慢性软组织劳损等。

(2)神经性疼痛:如头痛,偏头痛,三叉神经痛,肋间神经痛,坐骨神经痛,带状疱疹等。

2.炎症性疾病

如扁桃体炎,胃炎,阑尾炎,盆腔炎,急性乳腺炎,丹毒,各种痈疖,面神经炎,胆囊炎,风湿性关节炎,肱骨外上髁炎,咽喉炎等。

3.功能紊乱性疾病

如神经衰弱,癔症,肠功能紊乱,月经不调,高血压,腰椎后关节紊乱症,颞下颌关节紊乱症,遗尿,婴幼儿消化不良等。

4.过敏性与变态反应性疾病

如荨麻疹,哮喘等。

5.传染性疾病

包括细菌性痢疾,流行性腮腺炎,百日咳,流行性结膜炎等。

6.其他各种疾患

癫痫,红斑性肢痛症,梅尼埃病,银屑病,颈椎病,肩周炎,股外侧皮神经炎,髌骨软化症等。

总之,拔罐疗法已应用于内、外、儿、妇、骨伤及皮肤、五官等临床各科疾病。但并不意味着单凭拔罐就能治疗。其中的一些病证,可单独应用拔罐或以拔罐为主进行治疗,而有一些病证,拔罐只能作为辅助治疗。

(二)禁忌证

拔罐疗法比较安全,但在下述情况,不宜应用本法。

(1)高热、抽搐和痉挛发作时不宜拔罐。治疗癫痫时应在发作间歇期使用拔罐。

(2)有出血倾向(如血友病、血小板减少性紫癜、白血病等)的人,不宜拔罐。

(3)严重肺气肿者背部及胸部不宜拔罐,更忌用大号火罐或强负压吸拔。

(4)心力衰竭或体质虚弱者,不主张用拔罐治疗。

(5)未愈合的骨折局部,不可拔罐。急性关节韧带扭伤者,如韧带已发生断裂,不可贸然拔罐。

(6)皮肤过敏、水肿、感染、溃疡处,静脉曲张处,恶性肿瘤部位,或瘢痕部位处不宜拔罐。五官、肛门部位不宜拔罐。

(7)心尖搏动处及大血管附近、浅表动脉分布处不宜拔罐。

(8)孕妇的腰骶部及腹部不宜拔罐,月经期应慎用拔罐。

(9)患者高度神经质或过饥、过饱、过劳,均不宜拔罐。

(丁望)

第五节　推拿调摄法

推拿调摄法是以经络理论为依据,将推拿手法作用于体表经络和腧穴,以疏通经络,调畅气血，调整脏腑，达到防病治病、促进病体康复目的一种方法。

一、推拿调摄法的作用

推拿调摄法主要有疏通经络气血、滑利关节和调整脏腑功能等作用。

(一)疏通经络，行气活血

经络，内属脏腑，外络肢节，通达表里，贯穿上下，像网络一样遍布全身，将人体各部分联系成一个有机整体。它是人体气血运行的通路，具有“行气血而营阴阳，濡筋骨利关节”(《灵枢经·本藏》)的作用。

推拿手法作用于体表的经络穴位上，可引起局部经络反应，起到激发和调整经络气血的作用，并通过经络影响到所连属的脏腑、组织、肢节的功能活动，以调节机体的生理、病理状况，达到百脉疏通，五脏安和，使人体恢复正常的生理功能与状态。

推拿通过疏通经络而行气活血的途径有两种。首先，通过手法对人体体表的直接刺激，促进了气血的运行；其次，通过手法对机体体表做功，产生热效应，从而加速了气血的流动。

(二)调整脏腑，防病保健

推拿具有调整脏腑功能的作用。脏腑功能失调后，所产生的病变通过经络传导反映在外，可出现一系列症状，即所谓“有诸内者必形诸外”。推拿手法刺激脏腑在体表的穴位和痛点，通过经络的连属与传导作用，使内脏功能得以调节，从而达到治疗疾病的目的。如按揉脾俞、胃俞可调理脾胃，缓解胃肠痉挛，止腹痛；一指禅推法在肺俞、肩中俞上操作能调理肺气，止咳喘。

这些说明推拿不仅可以调整阴阳，补虚泻实，而且对脏腑功能具有良好的双向调节作用。推拿对脏腑功能的作用，一是直接作用，即通过手法刺激体表直接影响脏腑功能；二是间接作用，即通过经络与脏腑的联系而发挥作用。

(三)滑利关节，理筋整复

筋骨、关节是人体的运动器官。气血调和、阴阳平衡，才能确保机体筋骨强健、关节滑利，从而维持正常的生活起居和活动功能。正如《灵枢经·本藏》中的“是故血和则经脉流利，营复阴阳，筋骨劲强，关节清利也。”说明筋骨关节受损，必受累气血，致脉络损伤，气滞血瘀，为肿为痛，从而影响肢体关节的活动。

推拿理筋整复、滑利关节的作用表现在三个方面：一是手法作用于损伤局部，可以促进气血运行，消肿祛瘀，理气止痛；二是推拿的整复手法可以通过力学的直接作用来纠正筋出槽、骨错缝，达到理筋整复的目的；三是适当的被动运动手法可以起到松解粘连、滑利关节的作用。

二、推拿调摄法的特点

推拿调摄法操作简便、安全可靠、疗效确切、作用持久、适用广泛，具有明显的优越性和实用性。

(一)操作简便，安全可靠

推拿一般不需要特殊的医疗设备，仅凭医生的双手或肢体的其他部位，运用各种不同的手法技巧进行操作施治，因而可以不受设备条件的限制，治疗非常方便，既适合于医疗及养生保健美容机构，也适合在家中自行操作。

推拿养生历史悠久，经过成千上万人的临床运用流传至今，具有较强的安全性和可靠性。在运用推拿疗法时，只要手法操作得当，一般无不良反应，而且感觉舒适，易于接受。

（二）疗效确切，作用持久

推拿疗法注重整体调节，标本兼治，从根本上解决各种健康问题，故能取得较好的疗效。整体调养是推拿调摄的指导思想，也是一大特色。人的健康与人体五脏六腑、气血经络密切相关，只有脏腑功能正常，经络通畅，气血旺盛，才能延年益寿。由于推拿从整体脏腑、经络、气血进行调节，强身健体，故能从根本上保证养生的持久性和稳定性。

（三）适用广泛，易于推广

推拿对骨伤、内科、儿科、妇科及五官科等各科疾病都有较好的疗效，而且近年来，随着人们生活水平的提高，推拿在老年医学、养生康复医学、美容保健等领域也越来越显示出强大的生命力。推拿手法虽然丰富多彩，但其中常用的基本手法并不多，成千上万种推拿手法都是从基本手法中演变而来，所以简便易学，容易推广。

三、推拿调摄方法

（一）推拿调摄基本手法

1. 滚法

用手背近小指侧或第 2 至第 5 掌指关节背侧部分吸附于体表施术部位，利用腕关节的屈伸和前臂内外旋转的有节律的连续运动，来带动手背做往返的滚动。

滚法具有温经通络，舒筋活血，滑利关节，解痉止痛的作用。适用于身体肌肉较丰厚的部位，如颈部、肩背部、腰骶部、臀部、四肢部等。主要用于风湿疼痛、关节不利、肢体麻木、瘫痪以及软组织损伤引起的运动功能障碍疾患。滚法是常用的保健推拿手法之一。

2. 一指禅推法

用拇指罗纹面或指端或栂指桡侧偏峰着力，其余四指自然屈曲呈半握拳状，以腕关节做有节律地连续摆动，持续作用于治疗部位或穴位上。操作时要求肩部自然放松，不要耸肩，肘关节屈曲下垂，不可高于腕关节，腕关节自然放松。切实做到沉肩、垂肘、悬腕、指实、掌虚。

本法有理气活血，通经止痛，祛瘀消肿作用。适用于全身各部位，尤其是经络和腧穴。主要用于头痛、胃脘痛，风湿痒痛，筋肉拘急等。

3. 揉法

揉法是用掌根、大鱼际或指腹部贴附于体表施术部位或穴位上，做轻揉旋转不停地摆动，包括指揉法和掌揉法。

（1）指揉法：用指腹贴附于体表施术部位或穴位上，做轻缓旋揉地节律性运动，并带动皮肤深层组织运动。操作时腕部放松，摆动前臂，带动腕和掌指，揉动时需要蓄力于指，吸定操作部位。

指揉法能通经理气，缓急止痛。本法适用范围较广，头面、胸胁部位皆可应用，主要用于头痛、脘腹痛及软组织损伤等症。

（2）掌揉法：用大鱼际或掌根着力贴附于体表施术部位或穴位上做环旋摆动。操作方法同上。

本法和缓舒适，具有活血祛瘀，消肿止痛，理气和胃等作用，主要用于脘腹胀痛、胸胁支满、便秘、腹泻、头痛、失眠等，也可用于软组织损伤引起的红肿疼痛、肢体麻木等症。

4.摩法

指摩法是用罗纹面贴附于体表施术部位做有节律地环转动作，操作时肘微屈，腕部放松，以腕关节为中心，带动掌指来完成，动作宜轻缓柔和。掌摩法是用掌根、全掌或大、小鱼际贴附于体表施术部位，以肘关节为支点，带动前臂、腕关节做环旋运动，动作应当协调和缓。

摩法能理气消积，温经散寒。常用于胸腹及胁肋部，主要治疗胃脘痛、胸胁胀满、消化不良、腹泻、便秘等。

5.擦法

擦法是用手掌、大鱼际或小鱼际着力于体表施术部位上，进行直线往返擦动，或上下，或左右，不可歪斜。动作稍快，用力要均匀。操作应产生温热渗透感。

运用擦法能使局部产生温热感。具有舒筋活络，理气止痛，消瘀散肿，健脾和胃，祛风散寒等作用。主要用于胃脘痛、消化不良、腰背酸痛，肢体麻木及软组织损伤等。

6.推法

用指腹、指端、单掌、双掌或肘尖部紧贴患者皮肤向前直推，也可顺着筋肉结构形态而推之。

本法可活血通络，散瘀消肿，解痉止痛。多用于头面、颈项以及肢体远端；掌推法适用于胸腹、腰背及四肢等；肘推法的刺激性较强，用于肌肉丰厚、形体肥胖或感觉迟钝的患者。

7.搓法

双手伸开，手握虚掌，对操作部位做对称性抱托，进行上下左右往返移动，或两手平行夹住肢体，动作如搓绳，做上下往返移动。操作时搓动要快，移动要慢，用力均匀，不得停顿。

本法具有疏肝理气、开郁散结、舒筋活络、消除疲劳、调和气血的作用。主要用于臂痛、腰背痛及胸胁痛等。

8.抹法

抹法是用拇指指腹贴附于皮肤，轻柔和缓地做上下或左右往返移动，操作时不要带动深部组织。

抹法有醒脑明目、镇静开窍等作用。适用于头面和颈项保健及头痛、头晕、失眠、面瘫等。

9.按法

用拇指指端或指腹按压体表，为指按法。用单掌或双掌，亦可用双掌重叠按压体表，称为掌按法。按法操作时用力要由轻到重，不要使用暴力猛然按压。

按法常与揉法结合应用，组成复合手法“按揉法”。指按法适用于全身各部穴位；掌按法多用于腰背和腹部。本法具有放松肌肉，开通闭塞，活血止痛之功效。

10.点法

拇指点法是用拇指指端点压体表。屈指点可以屈拇指，用拇指指间关节桡侧点压体表，也可以屈食指，用食指近端指间关节点压体表。本法与按法的区别在于点法作用面积小，刺激量更大。

本法刺激很强，使用时要视患者的具体情况和操作部位酌情用力。多用于肌肉较薄的骨缝处。具有开通闭塞，活血止痛，调整脏腑的作用。

11.捏法

包括三指捏和五指捏两种。三指捏法是用大拇指与食、中两指夹住肢体，相对用力挤压。五指捏法是用大拇指与其余四指夹住肢体，相对用力挤压。做相对用力挤压运动的同时，循序而下，均匀而有节律。

本法适用于头部、颈项、四肢及背脊，具有舒筋通络，行气活血的作用。

12. 拿法

用大拇指和食、中两指，或用大拇指和其余四指做相对用力，在一定的部位和穴位上进行节律性的提捏。操作时，用力应当由轻而重，不可突然用力，动作要和缓而有连贯性。

本法常用于头项、肩颈及四肢等部位。具有祛风散寒，开窍止痛，舒筋通络、消除疲劳等作用。

13. 拍法

用虚掌拍打体表，称为拍法。操作时手指自然并拢，掌指关节微屈，拍打患部，平稳而有节奏。

拍法适用于肩背、腰臀及下肢部。对风湿酸痛、局部感觉迟钝或肌肉痉挛等症常用本法配合其他手法治疗，具有舒筋通络、行气活血作用。

14. 击法

用拳背、掌根、掌侧小鱼际、指尖或桑枝棒叩击体表，称为击法。

拳击法：手握空拳，腕伸直，以拳背叩击体表。掌击法：手指自然松开，腕伸直，以掌根部叩击体表。侧击法：手指自然伸直，腕略背屈，用单手小鱼际击打或双手小鱼际交替击打体表。指尖击法：用指端轻轻击打体表，如雨点落下。棒击法：手握桑枝棒一端，前臂主动运动，使棒体有节律地击打体表。

本法具有舒筋活络、调气和血、缓解痉挛的作用。主要用于颈腰椎疾患引起的肢体麻木酸痛、风湿痹痛、肌肉萎缩等。

（二）脏腑保健常用方法

1. 旋摩百会法

用掌根部以顺时针方向旋摩百会 7min。用于眩晕、头痛、失眠、内脏下垂、脱肛等。

2. 推脾运胃法

医者以左手掌指于上腹部自鸠尾始，经过巨阙至幽门、期门推而运之，称为推脾。然后交至右手，右手掌循胃脘部呈勾形运而抹之，称为运胃。本法操作时用力要均匀和缓，持续连贯，推而不滞，运而不浮。本法适用于消化不良，脘腹胀满疼痛，胃肠神经官能症，胃痉挛等。

3. 推运胃脘法

术者双手交叉重叠，以小鱼际及掌根部放于剑突下，循胃的勾形推而运之，反复操作 3～5min。本法在操作过程中，重在掌缘的推旋运转，切不可双掌压实。本法适用于消化不良，胃脘痛，头胀痛，胸胁胀痛，胸背疼痛等。

4. 推上腹法

术者以两手拇指桡侧缘着力于剑突下鸠尾穴处，余四指分别置于腹部两侧，自鸠尾穴处开始自上而下经上、中、下三脘至水分穴止，反复进行直线推动 3～5min。本法亦可双掌交叉相叠，以大鱼际及掌根部进行推动，则推动力更加沉稳着实，覆盖面广。常用于胃脘痛，呕吐，呃逆上气，头昏头胀，胸闷胁胀，心悸易惊等。

5. 掌摩上腹法

术者以一手掌面置于其上腹部，顺时针方向环形摩动 3～5min。用于消化不良，脘腹胀满疼痛，胃肠神经官能症，胃痉挛等。

6. 四指横摩上腹法

术者以一手或两手的食指、中指、无名指和小指的掌面并置于腹部左或右侧的腹哀、章门穴处止，反复横摩 5～7min。常用于消化不良，脘腹胀满疼痛，胃肠神经官能症，胃痉挛等。

7. 推侧腹法

术者以两手拇指掌侧对置于腹部左或右的腹哀、京门穴处，其余两手四指分置于两侧，缓慢着力下推，经大横、天枢、腹结、外陵，至归来穴处止，反复推动 3～5min。适用于腹胀腹痛，头胀头痛，泄泻便秘等。

8. 擦脾法

受术者仰卧位，左手掌指放于上腹部，自鸠尾穴始，经过巨阙至幽门、期门做擦法。可用于消化不良，脘腹胀满疼痛。

9. 摩全腹法

术者以一手或两手掌面，先于脐部轻摩 1～7min，然后以脐为中心，环形摩动，范围逐渐扩大，直至摩遍全腹，至结束时再逐渐缩小摩动范围，最后归于脐部，操作时间约 5～7min。可用于腹胀腹痛，头昏重疼痛，胁肋胀痛，便秘，腹泻等。

10. 推全腹法

术者双掌交叉重叠，以大鱼际和掌根部着力，自上腹部推至下腹部，按先推中间后推两边的顺序，依次推遍全腹，反复操作 5min。本法在操作过程中，可闻及胃与肠间被推动后所发出的漉漉水声，推至一定时间患者会尿意频频。可用于腹胀满，胁胀胸闷，腹痛，便秘，少腹冷痛，腰痛等。

11. 环推全腹法

以一手或两手掌面，先于脐部轻揉 1～7min，然后以脐为中心，环形推动，范围逐渐扩大，直至推遍全腹，至结束时再逐渐缩小推动范围，最后归于脐部，操作时间约 5～7min。适用于腹胀，胸闷，腹痛，便秘，少腹冷痛，腰痛等。

12. 推结肠法

术者双手食、中、无名、小指并拢，交替依次沿升结肠、横结肠、降结肠方向推动 10～20 次。适用于腹胀腹痛，便秘。

13. 一指禅推三脘法

术者以一手拇指端置于上腹部的上脘穴处，以一指禅推法，从上脘经中脘至下脘穴止，反复操作 5～7min。适用于胃脘痛，上腹部胀满，食少纳呆等脾胃虚弱之症。

14. 旋揉神阙法

以单手拇指罗纹面或掌心着力于神阙穴，顺时针旋而揉之，持续操作 3～5min。适用于食积，腹泻，脱肛，脐周腹痛，腹冷痛，腹胀，久泻久痢等。

15. 叠掌运颤法

术者双掌交叉重叠置于腹部，运用内劲使双掌运而颤之。可连续操作 5min。本法操作过程中，患者自觉治疗部位有温热渗透感，常可闻及肠鸣声。适用于消化不良，腹胀腹痛，便秘等。

16. 双滚胁肋法

以滚法于患者两胁肋缘下同时或交替操作 3～5min。适用于胸胁满闷，脘腹胀痛，心中烦闷，心悸胁胀，呃逆吐酸等。

17. 掌压胁肋法

两手掌分别置于腋下的渊液、大包穴处，随呼吸做颤动按压，即于呼气时双手掌下按并施以颤动，吸气时双掌放松，反复操作 2～5min。适用于胸中憋闷，呃逆，头昏目眩等。

18. 分推季肋下法

双手掌并置于两侧季肋下的不容、承满穴处，沿着季肋部由内向外下方推动，经过腹哀至京门止，反复推动 5min。适用于胸胁苦满，脘腹胀闷，恶心呕吐等。

19. 拿腹外侧法

两手拇指置于腰部竖脊肌外侧，余指置于下腹部外侧，以拇指和余指的对合力，反复捏拿腹外侧肌肉 3～5min。适用于胁肋部胀痛，腹胀腹泻等。

20. 横摩下腹法

以食指、中指、无名指并置于小腹部左或右侧的归来、气冲穴处，横向摩至对侧的归来、气冲穴处止，反复操作 5～7min。适用于小腹胀痛，月经不调，痛经，腰骶酸痛。

21. 按下腹法

以两手拇指分别放于脐旁两侧的肓俞穴处，自上向下逐步按压，经四满、大赫至横骨穴处止，反复按压 3～5min。适用于小腹疼痛，腰骶部疼痛，月经不调等。

22. 按揉下腹法

以一手的掌根部置于脐下，由上至下按揉任脉和肾经，至曲骨穴为止。大约 7min。适用于小腹疼痛，腰骶部疼痛，月经不调等。

23. 推下腹法

以两手拇指掌侧对置于脐下阴交穴处，余四指分置于腹部两侧，自上而下逐渐推动，经石门、关元、中极至曲骨穴止，反复操作 2～4min。适用于小腹胀痛，月经不调等。

24. 掌振小腹法

用手掌掌面着力于脐下小腹部，前臂和手部静止性用力，持续振动 1～2min，以产生温热感和疏松感为佳。适用于肠痉挛，痛经，月经不调等。

25. 揉腰眼法

腰眼在腰上两旁微陷处。俯卧，于第四腰椎棘突下旁开 3.5～4 寸之凹陷中取穴。用拳面关节突起部或掌根部持续揉腰眼 3～5min。适用于腰冷痛，腰肌劳损，月经不调等。

26. 直擦腰低法

用单手或双手手掌放于腰骶部的命门穴处，沿脊柱方向反复摩动 3～5min。适用于肾阳虚，腰冷痛，腰肌劳损，月经不调等。

27. 横擦腰骶法

单掌或双掌交叉重叠，横擦命门 2min；再横擦八髎 2min。适用于肾阳虚，腰冷痛，腰肌劳损，月经不调等。

（丁望）

第六节　足部按摩技术

一、常用足部按摩手法

（一）单食指叩拳法

1.操作

一手握足部，另一手半握拳，食指弯曲，拇指固定食指，以食指的近节指间关节为着力部位点，按或刮压足部反射区。

2.适用反射区

额窦、垂体、头部、眼、耳、斜方肌、肺、胃、十二指肠、胰、肝、胆囊、肾上腺、肾、输尿管、膀胱、腹腔神经丛、大肠、心脏、脾、生殖腺、肩关节、肘关节、膝关节、上身淋巴腺、下身淋巴腺等。

（二）单食指刮压法

1.操作

一手握足部，另一手握拳，食指弯曲呈镰刀状，以食指桡侧缘为着力部位刮压足部反射区。

2.适用反射区

生殖腺、子宫或前列腺、尾骨（内侧、外侧）、胸部淋巴腺、内耳迷路等。

（三）拇指指腹按压法

1.操作

一手握足，以另一手的拇指指腹为着力部位，按压足部反射区。

2.适用反射区

心脏、胸椎、腰椎、骶椎、外生殖器和尿道、髋关节、肛门和直肠、腹股沟、坐骨神经、下腹部等。

（四）拇指尖端点按法

1.操作

一手握足，以另一手拇指尖端为着力部位按压足部反射区。

2.适用反射区

小脑及脑干、三叉神经、颈项、支气管、上颌、下颌、扁桃体等。

（五）双指钳法

1.操作

一手握足，另一手食指、中指弯曲呈钳状，夹住被施术的部位，借助拇指力量钳夹。

2.适用反射区

颈椎、甲状旁腺、肩关节等。

（六）双指拳法

1.操作

用一手握扶足部，另一手半握拳，以食指、中指的近节指间关节为着力部位按摩。

2.适用反射区

小肠、肘关节等。

二、足部按摩操作程序

（一）操作顺序

（1）首先检查心脏反射区，当心脏患有严重疾病时，应减轻力度和缩短操作时间。

（2）先左足，后右足。

（3）从足底开始，继则足内侧、足外侧、足背，并按其对应区的顺序依次按压。

（4）每次治疗开始和结束时，对腹腔神经丛、脾、肾、输尿管、膀胱五个反射区都要重复多次。

（二）选区原则

选取反射区的原则是依照受累的脏腑器官，并结合整体观念和辨证施治确定重点选区、基本选区和配区。

1. 基本选区

本法在治疗上强调提高机体免疫和排泄功能，故将腹腔神经丛、脾、肾、输尿管、膀胱五个反射区作为常规操作的基本选区。

2. 重要选区

病证部位相对应的足部反射区即为重点选区，在操作过程中需增加按压的力度和时间，如“肩周炎”的重要选区是肩胛骨、肩关节、斜方肌，妇科疾病的重点选区是子宫、卵巢、阴道等。

3. 配区

配合基本反射区、重要选区起辅助作用的反射区，如“肝炎”按肝病伤脾辨证，施以疏肝健脾；眼病配区是肝反射区，即肝开窍于目；“关节炎”配肝、肾反射区，即肝主筋、肾主骨生髓；“扁桃体”、“气管炎”等有炎症的疾病配以淋巴腺反射区，以增强免疫功能。

（三）操作时间及疗程

（1）一般全程操作时间为20～40min，每个反射区按压5～10次，对重要反应区要增加刺激强度或延长刺激的时间，个别的对应区可达数分钟，对重症患者按压时间以不超过20min为宜。

（2）疗程：每日或隔日1次，慢性病或康复期患者也可每周2次，但在开始治疗时，以每日或隔日为好，每个疗程10次，疗程之间不能间歇。

（四）操作方法

（1）体位：受术者采取坐位或仰卧位，术者端坐，面对受术者。

（2）介质：术者在操作时应在施术部位涂以润滑剂，以减轻操作时造成的疼痛，防止术者及受术者的损伤。

（3）注意观察受术者的反应，随时调整手法的刺激强度及时间，必要时可配合其他治疗。

（五）适应证和禁忌证

1. 适应证

足部按摩适用于全身各个系统的疾病，多用于日常自我保健或与其他疗法配合使用。

2. 禁忌证

（1）足部皮肤有外伤、脓疮时。

（2）患有各种严重出血性疾病，如尿血、呕血、便血、咯血等，以及有出血倾向的造血系统疾病，如血小板减少性紫癜、过敏性紫癜等。

（3）患有活动性肺结核、梅毒以及长期服用激素和极度疲劳者。

(4)脑血管疾病的昏迷期。

(5)严重细菌、病毒感染以及各种急性中毒抢救期。

(6)妇女月经期和妊娠期。

(7)精神极度紧张及大怒、大悲时。

(六)注意事项

(1)保持室内温度,避免迎风操作,防止风寒侵袭。

(2)受术者应采取舒适的体位,以便全身放松,饭前或饭后30min之内不宜使用本法,手法结束后,应饮用适量的温开水,以利于体内废物的排出。

(3)手法操作时,应使用润滑剂,按压靠近骨骼部位的对应区时,避免用力过大而造成骨膜损伤或骨折。足部皮肤有外伤、脓疮时,应避开患处,如施力不当造成局部红肿、瘀血时,停止按压该处,对症处理。

(4)操作的时间一般为30min左右,但应根据病情,适当延长或缩短治疗时间。在力量上也应根据病情的需要酌情而定。同时还应结合中医辨证施治原则进行选穴,选用本经穴或与其相表里的经穴位或同名经的足部穴位。

(5)在必要时可配合其他治法,以提高疗效。

(丁望)

第七节　颅脑损伤的康复

一、概述

颅脑损伤包括头皮损伤、颅骨损伤和脑损伤。虽然在大多数情况下各部位同时受伤,但受伤程度不同,临床处理也不同。颅脑损伤占全身损伤的10%~15%,而且病死率高,并发症多,后遗症严重。在临床上可分为闭合性和开放性两大类,头皮、颅骨和脑膜皆损伤,颅腔与外界通连者称开放性颅脑损伤。颅底骨折虽是闭合伤,但因有脑脊液漏应视为开放性。在本章中仅对脑震荡、脑挫裂伤、颅内血肿及脑外伤后综合征进行论述,这几种疾病根据临床上的表现不同,分别属于中医学"昏迷"、"头痛"等范畴。在中医文献中虽无颅脑损伤的病名,但对本病的症状和治疗早有描述和记载。

二、病因病机

颅脑损伤发病的原因,一般多因外伤碰撞,脉络瘀阻,气血运行不畅,髓海失养而致,以瘀血为主。其病位在髓海,但与心、肝、脾胃等脏腑有密切关系。其病机为头部受外伤后,髓海脉络受损而瘀血内生,以致闭塞清窍,影响脾胃气机升降。如经久不愈,不仅瘀血阻络,痰浊内生,痰瘀互结而病邪更痼,而且导致心肝血脉不畅,心肝失却营血荣养而呈现正虚之象。

三、临床表现与康复预测

(一)临床表现

1.脑震荡

单纯脑震荡有短暂的意识丧失,一般不超过6~12h,无明显结构上的变化,没有永久性的脑损伤，也不遗留神经功能障碍，患者几天后可恢复正常的活动。脑震荡后遗症有头痛、头晕、疲劳、轻度恶心、呕吐等，并有逆行性遗忘，神经系统检查无阳性体征。

2. 脑挫裂伤

脑组织挫伤常伴有擦伤和压伤，但脑组织的连续性并未破坏。伤后立即发生意识丧失，昏迷时间可为数小时、数日、数周、数月不等。同时伴有神经系统阳性体征。额叶、颞叶的挫伤可能由于脑在不平的骨面上移动所致。神经功能障碍的发生率和病死率均比脑震荡高。脑撕裂伤有神经结构的损伤，其病死率可高达 50%；后遗神经功能障碍，如运动功能、认知和语言障碍等。

3. 颅内血肿

颅内血肿是一种较为常见的致命的继发性损伤，依部位不同分为硬膜外出血、硬膜下血肿、脑内出血和动静脉瘤。症状和体征在伤后一段时间内逐渐出现，病程进行性发展。未经处理病例几乎 100%死亡，即使经过处理的患者病死率也非常高。

（二）颅脑损伤的预后评估

1. 格拉斯哥量表预后评分

提供了 5 种不同结果：

(1)死亡。

(2)植物状态，即无意识，有心跳和呼吸、吸吮、呵欠等局部运动反应。

(3)严重残疾，即有意识，但认知、言语和躯体运动有严重残疾，24h 均需他人照料。

(4)中度残疾，即有认知、行为、性格障碍，有轻偏瘫、共济失调、言语困难等残疾，但在日常生活、家庭与社会活动中尚能呈勉强独立的状态。

(5)恢复良好，能重新进入正常社交生活，并能恢复工作，但可有各种轻的后遗症。

2. 其他评估预后的指标

(1)体感诱发电位检查，对预后具有相当敏感性和特异性(73%～95%)。如异常诱发电位愈少，在 3 个月内愈能取得较好恢复，如明显出现诱发电位异常，虽进行了康复治疗，最大恢复时间仍可能延长至 12 个月。

(2)瞳孔有无反射也可作为预后指标，如有瞳孔反射者 50%可达到良好恢复至中度残疾，无瞳孔反射者则只有 4%的几率。

(3)冰水灌注昏迷患者耳内，如无前庭一眼反射，常表明有严重脑干功能失常，其病死率可高达 85%～95%。

(4)患者年龄小于 20 岁，如有颅内血肿，则有加重预后不良的可能。

(5)在颅脑外伤后早期检测磷酸肌酸激酶，常能反映脑组织破坏的水平，高血糖和低甲状腺激素均与预后呈负相关。

(6)很多研究表明，儿童和年轻人的预后比成年人好，即使有深度和长时间昏迷，也较少有肢体和神经行为的后遗症，且活动和认知功能恢复也较快，但 5 岁以下或 65 岁以上则病死率较高。

上述各种指标并非绝对，有时尽管看来是永久认知和运动障碍，仍有可能在解决某一特殊功能障碍后获得新的技能，有时可能很慢，这样，神经和认知功能的恢复常进入持久的学习和适应过程。

四、康复辨证

患者在外伤后，以瘀血内阻为主，表现为标实之证。日久则致痰瘀互结，阻于髓海脉络，同时可伤及心、肝、脾胃等而出现心脾两虚、心血不足、虚实夹杂等证。因而应注意辨别标实和本虚的侧重，并区别瘀血是否夹痰浊、气郁以及受累的脏腑部位等。

(一)辨证要点

1.头痛

如疼痛部位局限而固定，呈针刺样，痛势持续而较剧者，多属瘀血阻络。头沉重，昏胀而痛者，多属痰瘀互结而阻络。头痛隐隐，其势绵绵者，则往往属瘀血未去而气血不足。

2.头晕

如头晕而伴有固定、持续的头部刺痛者，多属瘀血阻络。头晕而昏胀，伴恶心呕吐、苔白腻者，多属痰瘀互结。头晕而有空虚感，稍劳作后则加重，伴心悸失眠、气短懒言、舌淡、脉细弱者，多属心脾两虚，气血不足。

(二)常见证型

1.瘀血阻络

头痛部位固定不移、痛势如针刺、舌质紫或有瘀斑、脉涩。

2.痰瘀互结

头痛头晕、昏蒙重着、胸脘胀满、恶心呕吐、苔白腻、脉滑。

3.心脾两虚

头痛绵绵、时发眩晕、劳累则加剧、面色无华、心悸失眠、神倦食少、舌质淡、脉细弱。

五、康复适应证

(一)适应证

(1)脑震荡患者。

(2)脑挫裂伤及颅内有小血肿，病情稳定无急剧恶化趋势者。

(3)颅内血肿手术清除术及减压术后恢复期的患者。

(4)重型颅脑损伤中持续性植物状态经处理后，生命体征稳定者。

(5)颅脑损伤后伴有精神障碍者。

(6)颅脑损伤后造成临床表现头痛、头晕者。

(7)颅脑损伤后遗症临床表现有失眠、多梦、记忆力减退者。

(8)颅脑损伤后遗症临床表现有厌食、呕吐、消化系统症状者。

(二)禁忌证

(1)病情危重、不稳定，全身处于衰竭状态者。

(2)由各种原因引起的休克患者。

(3)伴有明显颅内高压症、有呼吸障碍的患者。

(4)并发感染、高热患者。

(5)颅底骨折伴脑脊液外漏者。

(6)同时伴有严重心血管病无法控制者。

六、康复治疗方案

本病的康复医疗，在颅脑受伤后较短的时间内，一般以祛瘀通络为主，兼顾正气。如病情久延不愈，则多以补益气血为主，佐以祛瘀活血、化瘀通络。在具体方法上，以药物、针灸、推拿疗法为主，配合传统体育疗法、饮食疗法、沐浴疗法及情志疗法。

（一）中药疗法

中医辨证施治是治疗颅脑损伤后遗症患者经常采用的康复疗法。一般根据患者的症状和体征可分为肝肾阴虚、气滞血瘀、心脾两虚3种证型。

1. 肝肾阴虚

腰酸腿软，头晕目眩，耳鸣耳聋，盗汗，易激动，月经不调，小便淋漓，舌红少苔，脉沉细数。治宜滋肝益肾。方选杞菊地黄汤，药用枸杞子、菊花、生地黄、山茱萸、山药、泽泻、牡丹皮、白茯苓。若血虚加黄芪、当归；月经量少加当归、益母草；虚热加青蒿、鳖甲。

2. 气滞血瘀

头痛日久不愈，痛有定处，心悸，失眠，急躁易怒，舌红苔白，脉弦。治宜活血通络，理气开窍。方选活血化瘀汤，药用桃仁、红花、当归、生地黄、川芎、赤芍、丹参、陈皮、柴胡、甘草。便秘者加大黄、瓜蒌；伴胸胁疼痛者加青皮。

3. 心脾两虚

心悸怔忡，健忘失眠，多梦易惊，怯热汗多，体倦食少，面色萎黄，舌淡苔薄白，脉细弱。治宜补益气血，健脾养心。方选归脾汤，药用白术、茯苓、黄芪、龙眼肉、酸枣仁、人参、木香、甘草、当归、远志。月经淋漓不止可加山茱萸、五味子；汗多者加浮小麦。

（二）针灸疗法

1. 毫针法

(1)选穴风池、百会、水沟、印堂、三阴交。百会穴用30号毫针从前向后平刺1.5寸；风池穴采取左右对刺或向下颌方向针刺；印堂穴由下向上刺入穴内，患者觉头部昏胀沉重感为佳，用平补平泻手法；水沟穴浅刺捻转，以泻法为主；二阴交穴常规针刺，用补法。每日针刺1次，每次留针30min，间隔10min行针1次。10次为1个疗程。

(2)选穴百会、四神聪、哑门、膈俞、血海。穴位常规消毒，百会穴透四神聪，哑门直刺1寸，膈俞、血海常规针刺，针感以患者能耐受为度。得气后百会透四神聪用补法，哑门穴用平补平泻法针刺，血海、膈俞穴用泻法，每日针刺1次，每次留针30min。10次为1个疗程。

(3)神门、三阴交、百会、太阳、合谷。穴位常规消毒后，将针刺入穴内，达一定深度得气后，施以捻转补法，留针30min，每日针刺1次。10次为1个疗程。

(4)选穴肾俞、心俞、肝俞、膈俞、大陵、内关、百会。百会穴由前向后平刺，针刺得气后，捻转补法，使患者感头部闷胀沉重；肾俞、心俞、肝俞穴均常规针刺施以补法；膈俞、大陵、内关穴均施以平补平泻法。每日治疗1次，每次留针30min，10次为1疗程，疗程间休息3～5d。

2. 耳针法

选穴脑点、枕、额、皮质下、神门、交感、肝、肾。选取耳穴3～5个。在穴区用火柴棒探压找寻最敏感点作为针刺点。耳郭严密消毒后，用32号1寸毫针针刺，深度以不透耳郭软骨为宜。中强刺激以患者能忍受为度，留针30min，留针期间行针2～3次。每日治疗1次，每次针一侧耳朵，双耳轮换针刺。10次为1个疗程，疗程间休息2～3d。

3. 穴位注射法

(1)肾俞、心俞、肝俞、风池、足三里、关元、气海。用 5mL 一次性注射器抽吸维生素 B_1 注射液 2mL 和维生素 B_{12} 注射液 2mL。每次选用两穴,常规消毒后,快速将注射器针头刺入穴内,达一定深度出现酸麻胀感并回抽无回血时,注入药液 1～1.5mL。每日或隔日治疗 1 次,10 次为 1 个疗程。

(2)选穴血海、膈俞、三阴交、长强、大椎。抽取麝香注射液与丹参注射液各 2mL 混于 5mL 注射器中,选取两穴,常规消毒后,将注射器刺入穴内,回抽无回血时,缓慢推人药液,每次每穴注入混合药液 1～1.5mL。每日或隔日治疗 1 次,10 次为 1 个疗程。

4. 电针法

选穴风池、哑门、百会、四神聪。风池穴取双侧穴位对刺,哑门穴直刺 0.8～1 寸,四神聪穴由四穴分别向百会透刺,深 0.2 寸。针刺得气后,连接 G6805 电针治疗仪,疏密波中等强度刺激,留针 10min 后取针,每日治疗 1 次,10 次为 1 个疗程,疗程间休息两天。

5. 头针法

选取额中线(自发际上 5 分处即神庭穴起,向下刺 1 寸),顶中线(自百会至前顶),顶颞前斜线(自前神聪穴起至悬厘穴的连线),顶颞后斜线(自百会穴至曲鬓穴的连线),顶旁一线(自通天穴起沿经向后刺 1.5 寸),顶旁二线(正营穴沿经向后刺 1.5 寸),颞后线(自率谷穴至曲鬓穴的连线),枕下旁线(枕外隆突下方两侧 2 寸长的垂直线)。用毫针刺入所选穴区,达一定深度后快速捻转,频率为每分钟 150～200 次,或接通脉冲电,频率为 150Hz,留针 20min,每日 1 次,10 次为 1 个疗程。

6. 放血疗法

选取太阳、阿是穴。太阳穴用三棱针点刺,放血 5mL 左右,病灶区阿是穴用七星针叩刺中等强度刺激,至红润沁血为度,每 10d 治疗 1 次,3 次为 1 个疗程。

7. 皮肤针法

选穴大椎、颈夹脊、风池、百会、肝俞、膈俞。先叩击百会,中弱强度刺激 3～5min,患者头部有轻微胀闷感即可。两侧颈夹脊由上向下循经叩刺,重点叩击风池、大椎两穴,均中强度刺激,至局部皮肤红润充血。背部两侧膀胱经由上向下叩击,肝俞、膈俞予以重点强刺激叩击,叩击强度以患者忍受为度,叩至局部沁血后在穴区拔罐吸取瘀血。隔日治疗 1 次,7 次为 1 个疗程。

8. 灸法

选取第 2 掌骨敏感点。沿第 2 掌骨按压寻找敏感点,在敏感点处施以麦粒灸,每次灸 30～50 壮,每周灸治两次,5 次为 1 个疗程。

(三)推拿疗法

(1)选穴印堂、太阳、头维、百会、风池、大椎、肾俞、心俞、合谷、三阴交。患者取坐位,医者点揉印堂,横推至两侧太阳、头维,扫散双颞,沿头维用双手五指向后平推,经头顶至后项,拿风池,揉拿颈项,叩大椎。沿膀胱经循行路线由上向下推擦,重点一指禅推肾俞、心俞。由头顶向项后至背脊轻轻叩击 2～3 次;从肩到肘到腕指渐次按揉,重点点按合谷,酸胀感以患者耐受为度;从膝依次拿捏至踝,重点按揉三阴交穴,每日 1 次,10 次为 1 个疗程。

(2)选穴头维、率谷、头窍阴、百会、大椎、肝俞、膈俞、血海、太冲。患者取坐位,医者叉送五指如梳头样,沿头维由前向后推至后项大椎处,反复 20 次至患者头部温热、欲睡、闷胀感明显后，重点点按百会、头维、头窍阴、大推等穴。背部以叩击为主，由上而下力量渐次加重，患者有振动感为佳。一指禅推肝俞、膈俞，点揉血海、太冲穴。每穴点揉7min。每日1次，10次为1个疗程。

（四）传统体育疗法

1. 气功

气功可练保健功，早期以静功为主，如坐功、卧功；康复期动静结合，以动功为主，如养气功。擦涌泉穴可起宁神、清肝明目作用，用于颅脑损伤后遗症有头痛、头晕、失眠、腰膝酸软、耳鸣等症者。

2. 八段锦

八段锦，特别是其中的左右开弓似射雕等式的效果较好，能明显地缓解症状。

3. 太极拳

太极拳可以调畅气机，协调阴阳，宁神定志，潜阳降逆，因此用于颅脑损伤后遗症自主神经功能紊乱症。每日坚持练拳1h左右，运动中要特别注意放松和入静，坚持锻炼有利于患者康复。

（丁望）

第八节　脊髓损伤的康复

一、概述

脊髓损伤是指外界直接或间接因素导致脊髓结构、功能的损害，造成损伤的相应节段出现各种运动、感觉和括约肌功能障碍，肌张力异常及病理反射等的相应改变。脊髓损伤的程度和临床表现取决于原发性损伤的部位和性质。

本病属于中医之“痿证”、“腰痛”、“瘫痪”等范畴。其病位在脊柱和脊髓，与肝肾等脏关系尤为密切。在脊髓损伤发生后，应立即采取有效措施进行治疗。经过积极治疗，脊髓功能仍有障碍者，多表现为肝肾不足，经脉为痰瘀所阻滞，肌肉筋骨失却濡养，以致丧失运动功能。

脊髓损伤根据致病因素不同可分为外伤性及非外伤性脊髓损伤两大类。非外伤性脊髓损伤主要是因脊柱、脊髓的病变（肿瘤、结核、畸形等）所引起，约占脊髓损伤的30%。本节论述的为外伤性脊髓损伤，这是一种可导致终生严重残疾的损伤。外伤性脊髓损伤的发病率因各国情况不同而有差别，发达国家比发展中国家发病率高。美国年发病率为每百万人口20～40例，患病率为每百万人口900例。中国北京地区的调查资料显示，年发病率为每百万人口6例左右。各国资料统计结果显示脊髓损伤均以青壮年为主，年龄在40岁以下者约占80%，男性多于女性4倍左右。

二、病因病机

本病由于受到直接或间接暴力损伤，导致脑气震荡，髓窍壅塞不通，阳气不能上达于脑，神明失用，而致肢体失司；或血脉损伤，血溢脉外，阻塞髓窍，日久筋脉失养而致病。

三、临床表现与康复预测

（一）临床表现

脊髓横贯损伤，有断面以下所支配的肌肉麻痹，随意运动、感觉和括约肌的功能障碍。脊髓完全性损害或表现为脊髓休克，或表现为完全痉挛性四肢瘫或截瘫，前者为急性发生，后者为逐渐发展形成的。也可表现为脊髓的不完全性横贯性损伤。

1.脊髓休克

见于急性脊髓横贯性损害。脊髓损伤后，在受损平面以下，立即出现肢体的弛缓性瘫痪，肌张力低下或消失，各种反射均减退或消失，病变水平以下深浅感觉完全丧失，膀胱无张力，尿潴留，大便失禁，呈无张力性（充盈性）尿便失禁。脊髓休克时间通常为3～4天至6～8周，平均2～4周。

2.完全性脊髓损伤

脊髓休克过后，损伤平面以下肌张力增高，腱反射亢进，病理反射呈阳性，但各种感觉无恢复，并可早期出现总体反射，即当损伤以下的皮肤或黏膜受到刺激时，出现髋、膝关节屈曲，踝关节跖屈，双下肢内收，腹肌收缩，反射性排尿和阴茎勃起等，但运动和各种感觉及括约肌功能无恢复。这种屈曲性截瘫通常是脊髓完全性横贯损伤的指征。而伸直性截瘫出现时为非完全性横贯损伤。

3.不完全性脊髓损伤

脊髓病变呈完全性横贯损伤者比较少见，更多见者是不完全性横贯损伤，其发生可以是急性的，也可以是慢性的。如为急性病变，其损伤虽然是不完全性的，但在早期其生理功能却处于完全抑制状态，即脊髓休克，故在早期与脊髓完全性横贯损伤有很大区别，必须经过一段时间待脊髓休克逐渐消除后，真正的病灶与体征方可显现出来，其脊髓休克时间通常较完全性损伤要短。如为慢性病变，则无脊髓休克表现，随着病变的发展，脊髓损伤的表现逐渐出现并加重。

主要有如下表现：

（1）中央索综合征。由于皮质脊髓束的排列是从中央向外依次为颈、胸、腰、骶，因此中央索损伤时，常出现上肢受累重而下肢受累轻的现象。此类患者多能恢复步行。

（2）前索综合征。特点是运动丧失而轻触觉和本体感存在。对此类患者要注意有无痛感，由于痛是由在前角与后柱之间的外侧脊丘束传导的，如痛感存在，常表示该束前方的脊髓仍有功能，运动的恢复有望。

（3）后索综合征。特点是运动功能及痛、轻触觉均保留，但本体感及精细感觉丧失。患者难以正常的步态走路，但预后亦较好。

（4）脊髓半截征。特征是同侧损伤水平下运动能丧失、深感觉消失；对侧痛、温觉消失。此类患者恢复往往显著。

（5）圆锥综合征。特点是双下肢瘫痪合并无反射性大肠和膀胱，预后亦较好。

（6）马尾综合征。特点是下肢不对称性损伤明显，预后亦较好。

（二）康复预测

1.完全性脊髓损伤患者的功能预测

不完全损伤变异很大，常不易定出统一的预测标准。但对于完全性损伤，功能障碍较恒定，可以根据损伤水平推断出预后。但这种预后也不是恒定不变的，只能作为预后的一种参考。

2. 截瘫患者步行能力的预测

Water 等建议用步行运动指数预测，其法是按 0 为无、1 为差、2 为尚可、3 为良、4 为正常的标准评定髋屈肌、髋外展肌、髋伸肌、膝伸肌、膝屈肌 5 个肌群的肌力，每个肌群最多可得 4 分，5 个肌群最高可得 20 分，此即为步行运动指数的最高分。步行运动指数达 6 分才有可能步行；达 12 分才有可能在社区内步行；大于 6 分但小于 8 分时需用膝踝矫形器及双拐才能步行。

四、康复辨证

脊髓损伤在康复阶段，病机一般属于本虚标实。在本虚方面，主要表现为肝肾不足而下肢运动功能障碍、二便排泄失常和性功能异常。还可由于患者情志忧郁，活动量减少而导致脾胃运化功能下降，日久可引起下肢肌肉萎缩。在标实方面，主要表现为瘀血和痰浊阻滞经络，特别是阻滞于督脉。本虚与标实互相影响，因而对外伤性脊髓损伤的辨证应首先辨清标本虚实，明确本虚的重点和表示的具体内容。

（一）辨证要点

1. 辨瘫痪程度

脊髓损伤有完全和不完全性之分。脊髓功能完全丧失则表现为完全性瘫痪，检查见受伤脊髓神经所支配的平面以下两侧对称性完全瘫痪。感觉、腱反射、膀胱括约肌、肛门括约肌功能丧失。此种截瘫预后较差，康复难度大。脊髓功能部分丧失则表现为不完全性瘫痪，检查见受伤脊髓神经所支配的平面以下运动、感觉、腱反射、膀胱括约肌、肛门括约肌功能部分丧失。此种截瘫预后较好，康复较易。

2. 辨瘫痪部位

由于损伤的部位不同，截瘫的平面及其临床表现也不一致。颈椎损伤可造成四肢瘫，严重者可因膈肌麻痹导致呼吸麻痹而死亡。双下肢瘫痪提示损伤在胸椎或腰椎，但胸节段损伤可有两侧上肢知觉丧失。一般说来，损伤部位越高，瘫痪的部位也越多，预后较差。

3. 辨临床症状

脊髓损伤患者证型的确立，主要依据其临床表现，因而必须综合运用四诊八纲，从其瘫痪特点及伴见症状来判断不同证型。脊髓损伤患者除肢体运动功能障碍外，还伴见一些症状，如排便困难、肢体疼痛、关节肿胀或挛缩、肢体水肿或萎缩、骨质疏松等。同时，还会出现一些并发症或心理障碍，这些在康复过程中均应认真辨查。

（二）常见证型

1. 脾肾阳虚

下肢瘫痪，痿软无力，下利清谷，手足厥逆，脉微欲绝。

2. 肝肾阴虚

下肢瘫痪，痿弱无力，甚至完全不能活动，肌肉瘦削，可伴有大便秘结，小便失禁，阳痿，脉沉细。

3. 痰瘀阻络

下肢瘫痪，拘急难伸，肢体疼痛，关节肿胀，舌质黯红或有瘀斑瘀点，苔白腻，脉细涩。

五、康复适应证

当脊髓的急剧损伤发生后，已经过针对性治疗，又无明显的并发症，如肺炎、泌尿系感染、肾衰竭、皮肤肌肉损伤和炎症等，也无妨碍肢体活动的疼痛，有下半身感觉障碍和二便功能失常者。

六、康复治疗方案

如脊柱抚慰、固定、手术解除压迫等，周围循环衰竭、心力衰竭、呼吸衰竭、但下肢运动功能部分或完全丧失，并伴

(一)中药疗法

1.脾肾阳虚

治宜活血通络，补脾益肾。方选通脉四逆汤加味，药用附子、干姜、甘草、丹参、党参、黄芪、淫羊藿、赤芍、鸡血藤、伸筋草、地龙、牛膝、桃仁、红花、续断。若“吐已下断，汗出而厥，四肢拘急不解，脉微欲绝者”，加猪胆汁。

2.肝肾阴虚

治宜滋肝益肾，强筋健骨。方选虎潜丸加减，药用龟甲、补骨脂、黄柏、知母、熟地黄、当归、白芍、狗脊、肉桂、牛膝、伸筋草、党参、干姜、炙甘。若兼有瘀血阻络，可加赤芍、归尾、桃仁、延胡索等；若大便秘结，可加用麻仁、柏子仁等；若小便癃闭，可加用肉桂、车前子等；若二便失禁，可加用金樱子、乌梅、益智仁等。

3.痰瘀阻络

治宜化痰逐瘀通络，方选接骨丹加减。

(二)针灸疗法

1.体针

下肢瘫痪主要取环跳、殷门、阳陵泉、足三里、承山、昆仑、三阴交、解溪、肾俞等穴；上肢瘫痪可取“肩三针”、曲池、外关、阳溪、合谷等穴；此外，可取华佗夹脊穴。针法宜用弱刺激，留针时间较长，还可配合经络走向施加梅花针，每4～5d1次，针后还可加灸。

2.电针

主穴取损伤平面上下各一对夹脊穴。上肢取曲池、外关、合谷；下肢取环跳、委中、太冲、昆仑、三阴交、阳陵泉。夹脊穴一般针刺时针尖稍向内倾斜，深度达1～1.5寸，针柄连导线，选用疏波，以患者能耐受为度，配穴不通电，亦可于夹脊穴交替通电。每日1次，留针30min，6d为1个疗程，休息2～3d，进行下1个疗程。

(三)推拿疗法

选取百会、肝俞、脾俞、肾俞、环跳、风市、阳陵泉、足三里、委中、承山、昆仑、解溪、太冲等穴，用滚法、按法、揉法、拿法、拍法、摇法、抖法。俯卧位，按揉百会5min，施滚法于腰背部，按肝俞、脾俞、肾俞、环跳、风市、阳陵泉、足三里、委中、承山、昆仑、解溪、太冲穴，每穴1min，拍打背脊部，以皮肤发红为度，施摇法、抖法于下肢。每1个疗程为15d，休息3d，进行下1个疗程治疗。

(四)饮食疗法

脊髓损伤患者可选用补益脾肾、强壮筋骨、温通督脉的饮食，多用血肉有情之品，可取动

物的脊髓、脊骨煮汤或煮粥，如羊脊骨粥等。还可食用鹿肉、龟肉，或选黄芪煲蟒蛇肉、冰糖炖龟血等药膳。适量饮用十全大补酒、五加皮酒、使国公酒等。

(五)沐浴疗法

较简单的方法是温水浴，即患者全身浸泡于39℃～45℃的温水中，每次20min左右。在水中可做瘫痪肢体的主动和被动活动，并可进行按摩或自我按摩。由于水的浮力作用，瘫痪肢体的活动较为省力。如有条件者，可进行温泉水浴，如一般温泉39℃～41℃，全身浸泡15～20min；食盐泉39℃～41℃，浸泡20～30min；碳酸泉39℃～40℃，浸泡20～30min等。也可全身浴或半身浴交替进行，10～15d为1个疗程。此外还可用番木鳖15g，桃仁15g，红花15g，骨碎补15g，五加皮10g，桂枝10g，细辛5g加水煎液，浸泡瘫痪的下肢，每日1次，每次20～30min。

除以上介绍的方法外，还可用38℃～45℃的热沙敷盖患肢。每日1次，每次20～30min。或用“坎离沙疗法”、蚕砂炒热外熨法、酒醋疗法、日光疗法等，均有助于肢体经络的疏通和气血的运行。

(六)传统体育疗法

1.气功

以练卧位放松功为主，即意守小腹，自然深呼吸。同时可把思想集中于瘫痪部位，由上到下反复想象肌肉放松，并闭目默念“松”字。经过一段时间练习后，思想能随意放松和集中，再使思想高度集中，心中默念“动”字，从远端脚趾动起，逐渐向上扩大范围。同时也可配合被动运动。后期可练内养功、站桩功、强壮功等。

2.运动锻炼

在脊髓损伤后的卧床阶段即可进行创伤锻炼，以上肢和腰背的肌肉锻炼为主，运动量由小到大，由弱到强。脊椎骨折或脱位已愈，可再加起坐、转身等锻炼。上肢锻炼可做高举、平分、屈伸活动。还可做太极拳中运兽、倒卷肱等单式，重复练习。必要时可辅以哑铃、拉簧，或双手握住头上横杆做双臂引体向上。随着上肢肌肉力最的增强，可由上肢活动带动下肢活动。继则可多做坐位练习，顺序为被动坐、靠左、扶坐、自坐，并进而练习坐位的各种运动。腰背肌锻炼可做仰卧抬高腰背或俯卧头背向上仰的锻炼。其他还可做提臀、振腹、全身翻动等训练。由于下肢丧失运动功能，所以下肢一般进行被动活动，除了由医务人员或家属帮助患者下肢屈伸、抬举活动外，也可用器械协助下肢运动，一般每日两次，每次30min。

在上述床上锻炼的基础上，接着进行离床锻炼。其中包括练习站立，按扶床站立→靠斜板站立→靠墙站立→扶双杠站立→扶拐站立→扶人站立→独立站立的顺序进行锻炼。锻炼时应由医务人员照顾保护，以防摔倒。同时可进行上下轮椅车的锻炼。在此基础上又可按扶双杠走→扶行走车走→扶双拐走→扶双棍走→扶单棍走→独立行走的顺序锻炼行走功能。在锻炼时也必须有专人保护，防止摔倒。特别注意在膝部和腰部的支持，以防膝软而向前缩屈跌倒。但部分患者必须穿着特殊的支具并扶拐才能行走。以上锻炼一般每天1h左右，扶拐步行可用“四点步”，即迈左腿出右拐，迈右腿出左拐。也可用“摆动步”，即两拐同时摆前一步，两腿再跟上。

在运动锻炼中要循序渐进，如出现下肢浮肿、皮下出血，可注意卧床时抬高下肢，必要时用弹力绷带加压包扎足部小腿后再锻炼。如发现膝关节肿胀，有积液，可配合外敷药物和适当休息，加服舒筋活血类药物。

此外，可做衣、食、住、行等生活能力的训练，以帮助患肢功能恢复。

（丁望）

第九节　小儿脑性瘫痪的康复

一、概述

小儿脑性瘫痪又称脑瘫，是指从小儿出生前到出生后1个月内发育时期非进行性脑损伤所致的综合征，主要表现为中枢性运动障碍和姿势异常，同时伴有智力、言语、视听觉等多种障碍。脑瘫患病率为0.15%～0.5%，约占出生人口的0.4%，由于该病给患者的生活、工作乃至护理带来诸多不便并将伴随一生，因此，治疗问题长期困扰着千千万万个家庭。

中医学认为，脑为“元神之府”。所谓神，从广义上说是人体生命活动的总称，从狭义上说是人体所表现的神志意识、知觉、运动等。《医学衷中参西录·医论》认为“人之元神藏于脑”，说明脑具有掌管精神、意识思维、运动的功能。脑是由髓聚合而成的，《灵枢·海论》曰：“脑为髓之海。”而肾主藏精、主骨生髓。肾所藏之精，有先后天之分，先天之精受之于父母，后天之精由水谷精微所化生。《灵枢·本神》说：“肾者主水，受五脏六腑之精而藏之。”肝主藏血，精血同源。因此，肝肾功能正常与否，精血是否充盈与脑髓的生成和发育有非常密切的关系。同时，由于经络能运行气血，上濡头窍，内灌脏腑，外达四肢百骸。而头部经络集中，诚如《灵枢·邪气脏腑病形》所说：“十二经脉，三百六十五络，其血气皆上于面而走空窍。”故经络受损影响气血正常运行，或气血不足经络空虚，均可影响脑的发育和功能的正常发挥。特别是直接分布于脑部的经络，如督脉“上至风府入居于脑，上巅”，足太阳膀胱经“上额，交巅……从巅入络脑”，足厥阴肝经“上出额与督脉会于巅”等等，这些经络的作用与脑的功能正常与否有重要的关系。中医儿科学中没有脑性瘫痪这一病名，根据其临床的表现，类似于“五迟”、“五软”的病证。五迟是指立迟、行迟、发迟、齿迟、语迟。五软是指头项软、口软、手软、脚软、肌肉软，属儿科难治病。

二、病因病机

（一）先天因素

父精不足，母血亏虚，导致胎儿禀赋不足，精血亏损，不能充养脑髓；或其母孕期受惊吓或抑郁悲伤，扰动胎气，以致胎育不良。

（二）后天因素

小儿初生脏气怯弱，护理不当，致生大病，损伤脑髓。

（三）外伤因素

各种原因引起的产时脑部损伤。

三、临床表现与康复预测

（一）临床表现

1 脑瘫的特点

病变发生在生命早期。脑瘫的主要原因是胎儿头部缺氧或脑部血液灌注量不足。病变为非进展性，脑损伤程度取决于发病当时，不会进一步恶化。功能障碍可逐渐加重，因为在患儿的生长发育过程中，肌挛缩、关节活动度受限等并发症会使功能障碍加重。患儿也可随脑发育的成熟，临床表现有所缓解，特别是在1岁内诊断为脑瘫的患儿有的可痊愈。

2.诊断要点

(1)在出生前至出生后1个月内有致脑损伤的高危因素存在。

(2)在婴儿期出现脑损伤的早期症状。

(3)有脑损伤的神经学异常，如中枢性运动障碍和姿势、反射异常。

(4)常伴有智力低下、言语障碍、惊厥、感知觉等障碍及其他异常。

需除外进行性疾病所致中枢性瘫痪及正常儿的一过性运动发育滞后。

3.临床表现

脑瘫临床表现多种多样。由于类型、受损部位的不同而表现各异，即使同一患者，在不同年龄阶段表现也不尽相同。早期多表现为：

(1)身体发软及自发运动减少。这是肌张力低下的症状，在1个月时即可见到。如果持续4个月以上，则可诊断为重症脑损伤，智力低下或肌肉系统疾病。

(2)身体发硬。这是肌张力亢进的症状，在1个月时即可见到。如果持续4个月以上，可诊断为脑瘫。

(3)反应迟钝及叫名无反应。这是智力低下的早期表现，一般认为4个月时反应迟钝，6个月时叫名无反应，可诊断为智力低下。

(4)头围异常。头围是脑的形态发育的客观指标，脑损伤儿往往有头围异常。

(5)体重增加不良、哺乳无力。

(6)固定姿势。往往是由于脑损伤使肌张力异常所致，如角弓反张、蛙位、倒U字形姿势等。在生后1个月就可见到。

(7)手握拳。如果4个月还不能张开，或拇指内收，尤其是一侧上肢出现，有重要诊断意义。

(8)身体扭转。3～4个月婴儿的婴儿如有身体扭转，往往提示锥体外系损伤。

(9)头不稳定。如4个月婴儿俯卧不能抬头或坐位时头不能竖直，往往是脑损伤的重要标志。

(10)斜视。3～4个月的婴儿有斜视及眼球运动不良时，可提示有脑损伤的存在。

4.伴随症状

(1)健康和体力的障碍。脑瘫患儿一般身长较正常儿童矮，营养亦差，常有呼吸障碍和易患呼吸道感染疾病。多数患儿有体格发育迟缓、营养不良，严重运动障碍的婴儿患者更为常见。多数患儿有身体运动、感觉、智能、语言、情绪、行为等单项或多项障碍。

(2)智力低下。据报道，约有2/3以上患儿智力低下，其中约50%患儿有轻度至中度智力低下，约25%为重度智力低下。痉挛型四肢瘫及强直型脑瘫者智力常更差，手足徐动型患儿智力严重低下者极少。

(3)癫痫。据统计，约有半数患儿伴发癫痫。小儿脑瘫合并癫痫的发生率文献报道差异甚大，至少有1/4～1/3或1/4以上的患儿在不同年龄阶段出现癫痫发作，以痉挛型四肢瘫、偏瘫、单肢瘫和伴有智能低下者更为多见，手足徐动型、共济失调型患儿则很少见。

(4)语言障碍。由于发声、构音器官的运动障碍和四肢运动障碍、听觉障碍、智能和生长环境等原因导致语言障碍，脑瘫患儿的语言缺陷与出生前后大脑受损和受损后继发大脑发育迟缓密切相关，也可由听力缺陷等因素引起。据报道，约 1/3～2/3 患儿可有不同程度语言障碍。表现为语言发育迟缓、发音困难、构音不清，不能正确表达，有的患儿完全失语。手足徐动型和共济失调型患儿常伴语言障碍；痉挛型四肢瘫、双侧瘫患儿也常伴语言障碍。

(二)康复预测

1. 步行能力的预后

在 12 个月后或更大时检查非对称性紧张性颈反射、颈翻正反射、拥抱反射、对称性紧张性颈反射、伸肌挺伸反应、紧张性迷路反射、足放置反应对步行能力的预测具有重要意义。上述 7 项每一项有反应记 1 分。在 2 分或 2 分以上为步行预后不良，0 分为预后良好，1 分为预后须慎重考虑。

2. 上肢功能的预后

3 岁前上肢仍不能超过躯干中线活动时，上肢功能预后不良，以上评估每 6～9 个月进行复查。

四、康复辨证

(一)辨证要点

主要辨别先后天不足的主次。一般而言，先天胎禀不足者有因其父母血气弱而孕，或受胎而其母多疾，或其父母酒色过度，元气虚弱而孕，或年老而复得子，或早产，或有遗传因素等。以头项软，届期不能站立，智力不健等为突出表现，后天失调者，有因喂养不当，杂物乱投，损伤脾胃；有因护理不当，乳食阳光不足而致者；也有因吐泻久病，或慢惊风后，脾气虚所致。以手足无力，肌肉痿软，毛发稀疏萎黄等为突出表现。

(二)常见证型

1. 肾精不足

四肢瘫痪，痿软不用，发育迟缓，智力低下，囟门迟闭或未闭，抬头、坐起、站立、行走、生齿等较同期正常小儿显著延迟，口软唇弛，易于流涎，咀嚼无力，语言不清，甚者抬头或坐立困难，苔白，脉细微。辨证要点为发育迟缓，智力低下，囟门迟闭，脉细微。

2. 肝肾阴虚

下肢瘫痪，颈项强硬，手足缓慢动作，不能自己，站立时双足拘挛，向内翻转，站立不稳，步履困难，颜面抽掣，言语不清，时见痫证样发作，哭闹易急，心烦少寐，舌红，脉细数。辨证要点为哭闹易急，虚烦少寐，舌红，脉细数。

3. 气血两虚

四肢瘫痪，智力不全，体倦懒言，神情呆滞，不哭不闹，数岁不语，言语欠清晰，发稀萎黄，面色苍白，纳差，大便秘结，脉细弱无力。辨证要点为体倦懒言，发稀萎黄，纳差。

4. 阴津亏虚

肢体瘫痪，肌肉萎缩，口干唇裂，皮肤干燥，面色无华，两目干涩，小便短赤，大便干结，低热，时有盗汗，舌质绛，苔光剥或如镜面，脉细数无力。辨证要点为口干唇裂，皮肤干燥，低热盗汗，脉细数。

5. 瘀阻脑络

肢体瘫痪，神情呆钝，发稀易落，颜面紫黯，头颅青筋暴露，或头晕头痛，或耳聋目眩，或言语不利，四肢厥冷，舌质紫黯或有瘀斑、瘀点，脉细涩。辨证要点为颜面紫黯，头颅青筋暴露，舌质紫黯，脉细涩。

6. 痰湿阻窍

四肢瘫痪，言语不清，头晕重如蒙或喉间痰鸣，时伴抽搐或痫证样发作，脘痞呕恶，纳呆，口黏多涎，口渴不欲饮或不多饮，舌苔黄腻，脉滑数。辨证要点为头晕重如蒙，喉间痰鸣，脘痞纳呆。

五、康复适应证

各种类型的脑瘫患儿，一旦明确诊断应尽早进行康复治疗。

(一)痉挛型

主要采用神经肌肉促进技术中的 Bobath 技术缓解痉挛，同时配合其他抗痉挛治疗。

(二)迟缓型

主要采用 Bobath 技术，感觉刺激提高肌张力，配合理疗，注意支具保护。

(三)手足徐动型

通过躯干肌的平衡和控制训练，提高患者在各种体位下完成作业治疗。

六、康复治疗方案

(一)中药疗法

1. 肾精不足

治宜填精补髓，益肾健脑。方选左归丸加减，药用熟地黄、山药、枸杞子、茯苓、炙甘草、紫河车、龟甲胶(烊化)、杜仲。面色无华，头晕心悸者，加黄芪、何首乌、阿胶(烊化)；痿软甚者，加秦艽、川牛膝、木瓜；日久受累肾阳亏虚，加肉苁蓉、鹿角胶。

2. 肝肾阴虚

治宜滋补肝肾，潜阳熄风。方选大定风珠加减，药用白芍、阿胶(烊化)、龟甲(先煎)、生地黄、麦冬、五味子、生牡蛎、鳖甲(先煎)、地龙、炙甘草、珍珠母。头晕目眩者，加菟丝子、谷精草、沙苑子；虚烦少寐者，加五味子、远志；面红气粗者，加钩藤(后下)、白蒺藜、石决明；舞动抽搐者，加全蝎、僵蚕、珍珠。(研末冲服)。

3. 气血两虚

治宜益气补血，健脑养心。方选菖蒲丸加减，药用党参、当归、茯苓、白术、川芎、石菖蒲、远志、熟地黄、五味子、酸枣仁、炙甘草。肢体麻木者，加赤芍、鸡血藤、木瓜；纳差者，加砂仁、焦三仙；恶心呕吐者，加竹茹、姜半夏；筋脉迟缓者，加黄芪、牛膝。

4. 阴津亏虚

治宜养阴清热，生津润燥。方选增液汤加减。药用玄参、麦冬、生地黄、天花粉、玉竹、丹参、沙参、石斛、党参。阴津亏虚而动风者，加白芍、牡蛎(先煎)、鳖甲(先煎)；津液耗脱者，加人参、生龙牡各(先煎)；低热不退者，加龟甲(先煎)、地骨皮；肢体挛缩者，加白芍、全蝎、僵蚕。

5. 瘀阻脑络

治宜活血通络，开窍醒脑。方选通窍活血汤加减，药用川芎、桃仁、红花、赤芍、丹参、细辛、生黄芪、天麻、白芷、麝香(研末冲服)、葱白、石菖蒲。四肢逆冷者，加桂枝、桑枝、制川乌；喉间有痰声者，加白芥子、全瓜蒌、半夏；手足拘挛，关节畸形者，加全蝎、穿山甲。

6.痰湿阻窍

治宜健脾化湿，去痰醒脑。方选半夏白术天麻汤合黄连温胆汤加减，药用半夏、炒白术、天麻、钩藤（后下）、陈皮、茯苓、白芍、细辛、生姜、枳实、竹茹、黄连、白术、橘络、僵蚕、石菖蒲。脾胃虚弱者，加人参、薏苡仁、砂仁；嗜睡昏蒙者，加安息香（冲服）、苏合香（冲服）；口渴甚，苔黄腻者，重用黄连，加淡竹叶、石斛；痫证发作者，加全蝎、生龙牡各（先煎）、生铁落；心烦不寐者，加川贝母、远志、夜交藤。

（二）针灸疗法

1.体针

主穴百会、大椎、肾俞、涌泉、心俞、脾俞、胃俞、合谷、足三里。下肢瘫痪者加环跳、秩边、风市、承扶、委中、伏兔、阴市、解溪、昆仑；上肢瘫痪者加"肩三针"、曲池、手三里、外关、后溪；抬头困难者加扶突、巨骨、天柱；足内翻者加悬钟、昆仑、申脉；足外翻者加阴陵泉、三阴交、血海、照海；剪刀步态者加风市、阳陵泉及腹股沟穴；语言障碍者加哑门、金津、玉液、廉泉；智力障碍者加神门、四神聪、印堂、神庭；肾精不足者加关元、太溪；肝肾阴虚者加肝俞、曲泉、太冲、阴陵泉；气血两虚者加神阙、血海、足三里；阴津亏虚加内关、三阴交；瘀阻脑络者加风池、风府、血海；痰湿阻窍者加丰隆、劳宫。

2.头针

主穴为顶中线、顶颞前斜线、顶颞后斜线、顶旁一线、顶旁二线、颞后线。语言不清者加颞前线；痴呆者加额中线；癫痫发作加枕下旁线。局部皮肤常规消毒后，用26号或30号针快速进针，一手持针体，一手快速持续捻转针柄，持续2～7min，留针10min，再重复以上手法，共捻针3次，每日1次，10天为1个疗程。或用G6805多功能治疗仪，中等连续波或疏密波刺激20min，强度以缓而能接受为度，然后留针1h。

上下肢麻木或瘫痪取顶中线、顶颞前斜线、顶颞后斜线、顶旁一线、顶旁二线；语言障碍取顶颞前斜线、颞前线；高血压加顶中线。留针30min，同时配合运动功能训练，本法可刺激大脑皮质，诱发传导感应，由中枢神经发出指令，引发正确的姿势动作。

3.穴位注射

选穴哑门、风池、大椎、肾俞、曲池、手三里、足三里、三阴交、承山。运动功能障碍用乙酰谷胺或维生素B_{12}；智力障碍较重者用脑活素或脑组织液。选用5号牙科针头，哑门穴向下颌骨方向刺0.8寸，大椎穴针稍向上，直刺1寸，风池穴向鼻尖方向进针1寸，肾俞穴向脊柱方向进针1寸，四肢穴常规进针1～1.5寸，每次选2～3穴，交替使用，每穴注射1～1.5mL，每日1次，10天为1个疗程，疗程间休息3d。

（三）推拿疗法

1.点穴疗法

主穴风池、肾俞、脾俞、胃俞、肝俞、心俞、合谷、曲池、外关、阳陵泉、阴陵泉、伏兔、足三里、解溪。智力不全者加四神聪、百会，言语不清加哑门、廉泉、通里。均取双侧穴，以点揉、一指禅手法为主，同时须加推督脉，自大椎起至尾骨。

2.肌群按摩

如三角肌、肱二头肌、肱三头肌、股四头肌等，肌张力不正常以揉捏法为主，肌肉萎缩明显者可施加小儿捏脊法。

（四）饮食疗法

婴儿可喂食猪骨汤、山药粥、薏苡仁粥、核桃仁粥、益脾饼、八珍糕、栗子粥等。如患儿过分虚弱，可以食海参粥。此外，可用桑椹、核桃肉、乌枣（去核）各等分，烘干，研细末，每日 3 次，每次 3g，3 个月为 1 个疗程，可重复 2～4 个疗程。还可用猪脑或羊脑等新鲜者 1 具，加少许食盐、葱、姜，蒸熟，不拘多少，常当菜吃。

（五）沐浴疗法

1. 日光浴

日光浴借天时之阳光，以培补小儿之稚阳，每日 1　～2 次，每次数分钟至 10 余分钟即可。

2. 空气浴

空气浴，借天时之清气，以补小儿之精气，在不受凉的前提下，可实施空气浴。

3. 泉水浴

泉水浴配以浴中按摩，可使患儿气血通畅。

（六）情志疗法

根据小儿的性情特点，要着重应用母爱疗法。对于在婴儿室、幼儿园的患儿，宜接回母亲身边，使患儿获得充分的母爱，保持良好的心境，以促进正常的生长发育。对患儿不能歧视，不能冷漠，不能嫌弃。要对患儿多说话，即使患儿不会说话，也要养成大人多对小儿说话的习惯。要让患儿多接触外界环境。

可将牡丹花、桂花之类的香花放置于小儿卧室内，能怡神养智。若阳气虚弱的患儿，可配合适量声响或色彩以振奋阳气，使患儿活泼，激发生机。

（丁望）

第十节　单纯性肥胖症的康复

一、概述

肥胖症是由于机体生理、生化功能的异常改变，摄食热量超过消耗热量，人体脂质代谢紊乱所致。肥胖症包括单纯性肥胖和继发性肥胖两大类。后者包括下丘脑综合征、垂体前叶功能减退性肥胖、皮质醇增多症肥胖、甲状腺功能减退性肥胖等。本节讨论的是单纯性肥胖，即无明显的内分泌、代谢性疾病，以形体肥胖、体重超标为主要表现的肥胖症。

肥胖可发生于各个年龄段，它对健康的危害主要在于能够引发糖尿病、冠心病、高血压等慢性病。据统计，肥胖者的心脏病发病率是正常人的 2.5 倍，高血压是正常人的 3 倍，糖尿病是正常人的 3 倍以上，动脉硬化是正常人的 2～3 倍。此外，肥胖症者不仅存在着机体上的痛苦，还在心理上、社会活动等多方面受到影响。目前，我国的肥胖人口已经超过 7000 万，且逐年呈上升趋势，越来越引起科学界的重视，并且已经成为整个社会关注的健康课题。

二、病因病机

中医认为，肥胖的形成与先天禀赋、过食肥甘厚味、内伤七情、好逸恶劳等引起水、湿、痰邪停滞有关。所涉及的脏腑是脾、肺、肾、肝，其中脾虚运化失常是发病的关键。临床表现多为虚实夹杂，青少年的肥胖偏于实，中老年肥胖多虚中夹实。

(一)先天禀赋

本病与先天禀赋有较为密切的关系，阳虚、痰湿、实热体质的人较易发胖。资料表明，父母单方面肥胖者，其子女40%～50%为肥胖；父母均肥胖者，其子女60%～70%为肥胖。

(二)饮食不节

平素嗜食肥甘厚味，或暴饮暴食，可影响脾胃功能，水液不能正常输布，为湿为痰，膏脂痰浊聚集体内，导致肥胖。

(三)生活方式

年老之人，动作迟缓，活动量减少，或年轻人作息无常、劳逸不当，使气机郁滞，致脾气运化无力，水谷精微输布失调，从而导致水湿不化，痰浊滋生，形成肥胖。

三、临床表现与康复预测

(一)临床表现

判断人体肥胖度的指标包括：

(1)标准体重(kg)=[身高(cm)－100]×0.9，一般超过标准体重20%～30%者为轻度肥胖，超过30%～50%者为中度肥胖，超过50%以上者为重度肥胖。

(2)体重指数=体重(kg)/身高的平方(m^2)，体重指数男性超过24，女性超过26即为肥胖。

单纯性肥胖症临床表现为不同程度的脂肪堆积，男性患者脂肪分布以颈及躯干部为主，四肢较少，女性以腹部、四肢和臀部为主。轻度肥胖者一般不伴有自觉症状，或仅有畏热、多汗、少动、欲睡、易疲乏。中、重度者有头晕头痛、腹胀便秘；由于体重过大，对心肺造成影响，易出现心慌、气促，甚至心肺功能不全；女性患者出现月经不调，男性则出现性功能减退、阳痿等；查体时可见肝大(因脂肪肝引起)；胰岛素分泌量增高，血糖倾向于增高，糖耐量试验降低，血清胆固醇、三酰甘油及游离脂肪酸常增高，高密度脂蛋白胆固醇降低；有些患者可伴有糖尿病或高脂血症，易发生动脉粥样硬化及缺血性心脏病或胆石症。

(二)康复预测

童年起就出现肥胖的称为体质性肥胖，其家族遗传倾向较显著，采用饮食控制等措施不易见效。发生在成年(20岁)以后的称为获得性肥胖，与饮食因素密切相关，此种肥胖虽然与遗传因素也有一定关系，但饮食控制效果较好。

减肥的治疗方法众多，但单项技术疗效多不能肯定和持久。目前，综合疗法的认可度较高，且倾向于选择自然疗法。临床上应综合各种符合脂肪代谢规律而又没有不良反应的疗法，并长期坚持，对单纯性肥胖的康复效果较好。要注意不宜快速减肥，其效果不可靠，容易反弹。因为快速减肥采用的方法大多为过度节食、剧烈运动、脱水过度等，体内的消化、循环、神经、内分泌等系统的平衡遭到损害，属于损伤性减肥，对人体不利。减肥应循序渐进，以每月减少1～2kg为宜，减肥时间以6个月至1年为目标，轻度肥胖可短些，较重的肥胖应在1年左右。

四、康复辨证

(一)脾胃积热

常见于青少年。多食，消谷善饥，体肥健壮，面色红润，大便秘结，小便黄赤，口干口臭，体味较大，舌红苔黄，脉象有力。

（二）脾虚湿阻

多见于中年女性。体肥臃肿，肌肉无力下坠，四肢困重，脘腹胀满，气短倦怠乏力，汗多，大便不调.舌体胖大色淡，舌苔白厚腻，脉濡缓。

（三）气滞血瘀

多见于女性。身体肥胖，烦躁易怒，胸肋胀痛，月经不调，食欲亢进，大便偏干，失眠多梦，舌质瘀黯或有瘀斑瘀点，脉弦数。

（四）脾肾阳虚

形体肥胖，虚浮肿胀，头昏眼花，精神萎靡不振，形寒怕冷，腰膝酸软，小便清长，腹胀便溏，白带清稀，缺乏性欲，舌质胖嫩，舌苔润白，脉沉迟。常合并高血压、冠心病、糖尿病。

五、康复适应证

获得性肥胖症，无论有无自觉症状，均可作为康复对象。体质性肥胖症，见有头痛头晕，气短乏力，腰膝酸软，性功能减退等脾肾不足证候者，则以解除症状为目的。无自觉症状者，难以取得较好康复效果。

六、康复治疗方案

（一）饮食疗法

1.控制饮食量

因性别、年龄、工作性质、肥胖程度而异。轻度肥胖进食量不需要过分严格，但应避免额外食物的摄取，并适当减少脂肪和糖类的摄取。中度以上肥胖者，常有食欲亢进，需要严格限制饮食，除尽量采取低热量食物代替高热量食物外，更需要大幅度减少食量，但又不应该过分强迫控制饮食，应在医务人员的指导下，采取科学的、有计划的、逐步控制饮食量的方法。

2.选择食物种类

以低热量食物为主，如南瓜、冬瓜、茄子、豆芽、蘑菇、魔芋、西红柿、韭菜、白菜、白萝卜、胡萝卜、莴笋、菠菜、芹菜、海带、海藻、木耳、猴头菇、山楂、雪梨、瘦猪肉、鸡蛋、鱼类、全麸谷类、糙米、粗面、豆制品等。少食高热量食物，如牛奶、羊肉、鹅、猪蹄、酒、糖、巧克力、脂肪、油炸食品、白薯、粉条、土豆、奶油、糕点、甜品、糖果、含糖饮料、含糖量高的水果等。

3.其他

应坚持限制食盐摄入，以减少心脏负担，对合并有冠心病、高血压者尤为重要；饥饿感重时，可采取少食多餐的饮食制度，如每日 5～6 餐；合理的烹调能使食物营养素损失少，热量增加不多，应以生食凉拌、清蒸、水煮、炖、涮为主，减少煎、炒、炸等制法；须戒酒、限制零食；养成细嚼慢咽的饮食习惯，每次用餐时间不少于半小时，饭前可适量喝汤，增加饱胀感，以减少食物摄入量。减肥之后，也不能骤然终止减肥食谱，要多阶段、逐步放宽食谱。一般需要 1 年左右的适应期才能过渡到正常食谱。

（二）药膳疗法

1.脾胃积热

(1)盐渍三皮：西瓜皮 200g，冬瓜 300g，黄瓜 400g。将西瓜皮刮去蜡质外衣，冬瓜削去绒毛外皮，黄瓜去瓤，均洗干净，以不同火候略微煮熟，待凉切成条块，置于容器中，用盐、味精适量腌渍12h后食用。

(2)炒魔芋:魔芋100g,调料适量。用不粘锅,放少许植物油,油热后放入魔芋翻炒即可。

(3)雪梨兔肉羹:兔肉500g,雪梨400g,车前草15g。雪梨榨汁,车前草煎取汁100mL,兔肉煮熟后,加梨汁、车前草汁同煮,成羹后即可。

2.脾虚湿阻

(1)茯苓茶:茯苓5g,陈皮2g,花茶2g。茯苓、陈皮先煎20min,再用来冲泡茶叶,代茶频饮。

(2)薏米赤豆粥:薏苡仁50g,赤小豆50g,泽泻10g。将泽泻先煎取汁,用汁与赤小豆、薏苡仁同煮为粥。

(3)鸡丝冬瓜汤:鸡脯肉100g,冬瓜片200g,党参3g。鸡脯肉切丝,党参同放在砂锅内,加水500g,以小火炖八成熟,放入冬瓜片,加盐、黄酒、味精适量,冬瓜熟透即可。

3.气滞血瘀

(1)山楂银菊茶:山楂、金银花、菊花各10g,三味共煎取汁代茶饮。

(2)降脂饮:枸杞子10g,何首乌15g,草决明15g,山楂15g,丹参20g? 文火水煎,取汁约500mL,代茶频饮。

(3)玫瑰茶:玫瑰花3枚,菊花3枚,茉莉花5枚,益母草10gP先将益母草洗干净,以水煎煮10min后取汁,以之冲泡三花,代茶饮。

4.脾肾阳虚

(1)附片鲤鱼汤:制附片6g,鲤鱼1条(约500g)。将鲤鱼开膛,洗干净待用。用清水煎煮附片小时,去瘏取汁,再用药汁煮鲤鱼,待鱼熟时,加入姜末、葱花、盐、味精调味即可。

(2)二仙烧羊肉:仙茅9g,淫羊藿9g,生姜6g,羊肉100g,食盐、味精各少许。羊肉切片,放砂锅内加清水适量,再将仙茅、淫羊藿、生姜用纱布裹好,放入锅中。用文火煮羊肉至熟烂,入佐料即可。食肉饮汤。

(3)韭菜粥:韭菜20g,粳米100g,杜仲10g,薏苡仁20g,调料适量。将杜仲水煎3次去渣取汁,将粳米、薏苡仁放入汁中煮粥,粥成后放入韭菜,调味食之。

(三)运动疗法

在肥胖症的康复治疗中,运动锻炼的重要性仅次于饮食控制。运动可以调畅气机,行痰化瘀,增进脏腑经络的气化作用,加速物质能量消耗,从而达到减肥的目的,并且在预防肥胖并发症及恢复工作能力等方面有良好的作用。对于轻度肥胖而又不愿意接受严格饮食控制的患者来说,可作为主要康复方法;对于生长发育中的儿童、青少年肥胖者,单纯饮食控制如掌握不好,会影响正常生长发育,故运动减肥是其首选疗法。

运动疗法的运动方式和强度因人而异,根据患者的肥胖程度、体力和心血管系统情况,可分为A、B两组。轻、中度肥胖,体力较好,无心血管器质性病变者,为A组;重度肥胖,体力较差,或合并冠心病、高血压者,为B组。

1.耐力性运动

有步行、爬坡步行、慢跑、骑自行车、游泳、划船等。A组肥胖者可采用快速步行和慢跑,每小时5*km*逐渐延长至7*km*左右;B组肥胖者则采用一般步行,距离逐渐延长,每日可达数公里,可分几次完成。

2.力量性运动

适宜A组肥胖者的有仰卧位腹肌运动(如双直腿上抬运动、直腿上下打水式运动、仰卧起坐等)、俯卧位的腰背肌和臀肌运动(如双直腿后上抬运动)、上身和腿同时向后抬起的"船形"运动、不同重量的哑铃操等;B组肥胖者则采用缓和的医疗体操和广播操等,并配合呼吸运动。

3.球类运动

球类运动结合了耐力和力量的特点,运动量比较大,有乒乓球、羽毛球、排球、篮球、网球等。A组肥胖者可参加不太剧烈的球类友谊比赛;B组肥胖者只能采取非比赛形式的球类运动。

运动锻炼时,应注意以下4点:

(1)进行运动之前,对中、重度肥胖患者应做一下身体检查,主要项目有脉搏、血压、心电图、血糖等。通过体检明确有无肥胖合并疾病,如高血压、糖尿病、高脂血症、心脑血管疾病,以及不适合运动的其他疾病。依照体检的结果制订减肥运动计划。

(2)运动前先充分做好准备活动,锻炼时间每次以25～30min为宜。各类运动必须循序渐进,长期坚持方能有效。

(3)对体弱或合并心血管系统疾病的肥胖者,不能过分追求减轻体重而加大运动量,而应以加强心血管系统的功能为主。

(4)在运动锻炼中,要及时观察身体对运动负荷的反应,有气喘、心悸或过度疲劳等现象时,应立即减少运动量,必要时暂停锻炼,待恢复后再继续进行。

(四)传统体育疗法

1.气功

气功是适合所有肥胖患者锻炼的运动方式。

(1)腹部减肥气功:两脚与肩等宽,两膝微屈,全身放松,舌抵上腭,两眼微闭,排除杂念,用鼻吸气要缓、匀、细、长,意念随吸气贯入丹田,腹部同时尽量向外凸起,不能再凸时,用口把气呼出,同时腹部尽量向内凹陷。以上称为加强自然腹式呼吸法,重复36次。然后再用逆腹式呼吸法,即吸气时尽量使腹部向内凹回,不能再凹时,呼气时尽量向外凸起,重复36次。收功之后,双拳击打腹部100次。早晚各1次,每次30min。

(2)瑜伽减肥功:保持正坐姿势,两眼微闭,舌抵上腭,排除杂念,用右手拇指堵住右鼻孔,一点一点地从左鼻孔吸气,然后用右手第四指将左鼻孔堵住闭气,再启开右手拇指静静地将气放出,这个过程要用半分钟。下次从右鼻孔吸气,左鼻孔放出。开始早晚做12次,习惯以后可做25次。

2.其他

太极拳、八段锦、易筋经、五禽戏等亦可选用。但不管何种功法,都应保持一定的运动强度和运动时间,否则不易起作用。

(五)中药疗法

1.脾胃积热

治宜泻热通腑,利湿化浊。方选凉膈散合三仁汤加减,药用栀子、黄芩、薄荷(后下)、杏仁、白蔻仁、薏苡仁、厚朴、白术、滑石、泽泻、草决明、大黄等。

2.脾虚湿阻

治宜健脾益气,化痰除湿。方选香砂六君子汤、平胃散合胃苓汤加减,药用木香、砂仁、党参、焦白术、白茯苓、厚朴、苍术、陈皮、泽泻、黄芩、薏苡仁、竹茹、冬瓜皮等。

3.气滞血瘀

治宜行气解郁，活血化瘀。方选越鞠丸合桃红四物汤加减，药用川芎、苍术、神曲、焦栀子、柴胡、柿蒂、半夏、当归、生地黄、赤芍、红花、泽兰、泽泻、荷叶、蒲黄等。

4.脾肾阳虚

宜益气健脾，温阳益肾。方选四君子汤合肾气丸加减，药用党参、白术、茯苓、肉桂、制附子、生地黄、泽泻、牡丹皮、淫羊藿、车前草、牛膝。

（六）针灸疗法

1.体针

主穴选中脘、天枢、大横、曲池、支沟、内庭、丰隆、上巨虚、阴陵泉。脾胃积热加合谷泻热通腑；脾虚湿阻加脾俞、足三里健脾利湿；脾肾阳虚加肾俞、关元益肾培元；少气懒言加太白、气海补中益气；心悸加神门、心俞宁心安神；胸闷加膻中、内关宽胸理气；嗜睡加照海、申脉调理阴阳。操作时心俞、脾俞、三焦俞、肾俞不可直刺、深刺，以免伤及内脏；脾虚湿阻、脾肾阳虚者可灸天枢、上巨虚、阴陵泉、三阴交、气海、关元、脾俞、足三里、肾俞等穴；其他腧穴视患者肥胖程度及取穴部位的不同而比常规刺深0.5～1.5寸。

2.耳针

取口、胃、脾、肺、三焦、饥点、内分泌、皮质下等穴。每次选3～5穴，毫针浅刺，中强刺激，留针30min，每日或隔日1次；或用埋针法、药丸贴压法，留置和更换时间视季节而定，其间嘱患者餐前或有饥饿感时，自行按压穴位2～7min，以增强刺激。

3.刮痧

主穴区为腹部、督脉及膀胱经。配穴区为肥胖部位、足三里、梁丘、大肠俞，血海、三阴交、上巨虚、下巨虚等。首先从颈风府穴至长强，沿督脉刮拭；膀胱经自上（大抒）而下（白环俞）刮拭；腹部剑突至肚脐自上而下由轻而重刮拭；脐周则以脐为中心由轻而重向外刮拭；四肢由近端向远端刮，穴位用角刮。

操作时刮痧部位涂刮痧油，均刮至出现痧痕为止。实证选用泻法，虚证选用补法。3～5d1次，10次为1个疗程，连续3个疗程。

（七）推拿疗法

1.基本操作

一指禅推法、肘推法、滚法等疏经活络，激发经气；直推法、捏脊法、旋推法、拿法以补虚泻实；摩法、擦法、抖腹法等以消脂、排脂。

2.辨证施治

（1）脾胃积热：顺时针方向摩腹；振小腹；按揉胃俞、三焦俞、大肠俞、三阴交、阴陵泉；循经按摩胃经、大肠经、三焦经。

（2）脾虚湿阻：按揉三阴交、阴陵泉；捏脊；擦督脉；摩腹；指振中脘。

（3）气滞血瘀：按揉太冲、期门、太阳；擦胁肋。

（4）脾肾阳虚：擦命门、肾俞；拳击大椎；擦督脉；按揉再会。

此外，腰腹部特别肥厚者，可于就寝时平卧床上进行自我按摩，对局部进行推、揉、按、拍等手法。

（八）淋浴疗法

1. 矿泉浴

有条件者，可选择氡泉、氯化钠泉。

（1）氡泉：水温以34℃～37℃为宜，每日1次，每次10～20min，15～25次为1个疗程。为了使氡与皮肤更多地接触，可用手轻微划动池水，但动作不宜剧烈，以免氡气逸散。同时可适量饮用氡泉，通过对内分泌，特别是垂体产生作用而减肥。

（2）氯化钠泉：可增进全身的新陈代谢，增加尿量及尿素、碳酸的排泄量。强氯化钠泉尚有调整自主神经及内分泌的作用，故对肥胖症有较好效果。

2. 热水浴

水温高于42℃时有较好的减肥作用，但应严格遵守注意事项和把握禁忌证。每日1次，每次15min，15～20次为1个疗程。

3. 海水浴

能调节代谢，消耗机体热量，达到减肥日的，适宜于体质较好者。开始时间宜短，以后逐渐增加，但一般不宜超过1小时。一般每日1～2次，20～30次为1个疗程。

（九）心理疗法

心理因素与肥胖症有极为密切的关系，近年来的研究发现，2/3以上的肥胖症患者有不同程度的心理障碍。现代医学在获得性肥胖中发现两类与精神心理因素最为密切的肥胖类型：

1. 夜间进食综合征

患者多为女性。白天感到烦躁，进食少，甚至厌食，但夜间失眠，并大量进食。

2. 饕餮综合征

患者多食，但并无饥饿感，而是进食冲动所致，食后又往往后悔。

对于严重的心理障碍，需要专科心理医师的治疗。一般的心理问题，可以通过运动、娱乐等方式，转移其进食的欲望。多种运动、娱乐方式均可选用，但必须注意不断变换，不断给以新的刺激形式。

（丁望）

第十一节　高脂血症的康复

一、概述

由于脂肪代谢或运转异常使血浆中一种或几种脂质高于正常者称为高脂血症。根据其临床表现，高脂血症属于中医学“眩晕”、“痰证”、“胸痹”等病范畴。

血脂异常与心血管疾病，尤其与冠心病的发生和发展密切相关，是代谢综合征的组成部分之一，我国人群血脂平均水平低于发达国家，但其升高幅度却是很惊人的。我国对不同地区9组人群，从20世纪80年代初至90年代末的20年间进行了3次可比性调查，结果表明血清总胆固醇（TC）＞5.2mmol/L，男性患病率由17%连续上升至33%，女性患病率由9%连续上升至32%。因此，积极检出、预防和控制血脂异常成为经济发达地区心血管病预防工作的主要内容之一。

中医学认为本病与素体禀赋、饮食习惯、精神状态、起居等密切相关。由于长期过食肥甘厚味，损伤脾胃，脾失健运，水谷运化失司，水湿内停，凝聚为痰，痰从浊化，酿成脂膏；或素体热盛，或过食辛热，以至湿热食积，内阻肠胃，水谷不化，化为膏脂；或情志失调，肝郁克脾，脾失健运，痰湿内停；或年老久病伤阴，阴虚内热，聚湿为痰；或肾阳亏虚不能温煦脾阳，中土不运，痰浊内生，酝酿而成脂膏。总之，本病属本虚标实之证，本虚为脾、肾、肝三脏虚损，标实为痰浊和瘀血内阻。脂质留而为弊是本病的基本病机。

二、辨证要点

高脂血症的辨证要点分为三方面：

（一）辨体质

体质因素对本病的发生发展有重要作用，常见体质类型主要有肾虚多寒、脾弱多湿、肝强多火、胃热多食四种。

（二）度病势

本病常与胸痹、痰饮、消渴相关，在辨治过程中，应时刻注意有无这些疾病的先兆表现，以求早期发现，截断扭转。

（三）分证型

本病临床常见脾虚湿盛、胃腑燥热、肝脾湿热、肝肾阴虚、气滞血瘀、肾阳亏虚六种证型。若肢倦，头晕，胸闷气短，腹胀纳呆，大便时溏，苔白腻，脉缓滑者，为脾虚湿盛型；体胖，口苦口臭，多食易饥，便燥溲黄，舌苔黄燥，脉细数或洪数者，为胃腑燥热型；口苦口黏，渴不欲饮，胸闷胁满，脘胀欲呕，便硬溲黄，苔黄腻，脉弦滑数者，为肝脾湿热型；腰酸腿软，眩晕耳鸣，少寐多梦，舌红脉细者，为肝肾阴虚型；面色晦暗，胸胁胀闷，肌肤甲错，肢端麻木，舌暗红或有瘀点，脉沉弦或涩者，为气滞血瘀型；体倦乏力、腰膝酸软、四肢欠温，舌淡苔白，脉沉细或细弱者，为肾阳亏虚型。

三、康复疗法

本病常见的康复疗法主要有中医心理康复法、中药康复法、针灸康复法、推拿康复法等。

（一）中医心理康复法

以说理开导的方式使患者消除思想顾虑，保持心情愉快舒畅，往往在高脂血症的康复治疗中起到非常重要的作用。可采用情志引导法中的移情疗法、语言疏导法等，通过与患者谈心，使患者保持心情舒畅、情绪稳定、开朗乐观豁达，并要嘱患者少思虑、防止用脑过度伤神。

（二）中药康复法

1. 中药内治法

任何血脂异常的患者只有经过6～12个月的严格饮食治疗和运动疗法，而未能达到理想的血脂测定结果时，才加用药物治疗。

(1)脾虚湿盛型

1)治法：健脾化湿。

2)方药：苓桂术甘汤（《伤寒论》）合二陈汤（《太平惠民和剂局方》）加减，药用半夏、陈皮、白术、茯苓、桂枝、炙甘草。

若食积不化腹胀者，加焦三仙、莱菔子等；肢体困重者，加羌活、川芎等；泻泄便溏者，加薏苡仁、白扁豆等。

(2)胃腑燥热型

1)治法:清胃通腑。

2)方药:白虎汤合小承气汤(《伤寒论》)加减,药用石膏、知母、甘草、粳米、大黄、枳实、厚朴。

若口渴者,可加石斛、天花粉等;津伤便秘者,可加玄参、生地、麦冬、制首乌等。

(3)肝脾湿热型

1)治法:疏肝健脾,清热化湿。

2)方药:茵陈蒿汤(《伤寒论》)加减,药用茵陈、栀子、大黄。

若胁腹胀满者,可加柴胡、青皮、佛手、炒枳壳等;湿热内蕴便秘者,可加枳实、厚朴、龙胆草等。

(4)肝肾阴虚型

1)治法:滋养肝肾,化浊降脂。

2)方药:二至丸(《证治准绳》)加减,药用女贞子、旱莲草。

若肝肾阴虚较甚者,可加枸杞子、生地、制首乌、山楂、决明子等;潮热盗汗者,可用知柏地黄丸;心烦失眠者,可加酸枣仁、合欢皮等。

(5)气滞血瘀型

1)治法:活血祛瘀,行气散结。

2)方药:血府逐瘀汤(《医林改错》)加减,药用当归、桃仁、红花、生地、柴胡、枳壳、赤芍、桔梗、川芎、牛膝、炙甘草。

若手足麻木者,可加姜黄、桂枝、水蛭等;若气短懒言、神疲乏力者,可加黄芪、当归、地龙等。

(6)肾阳亏虚型:

1)治法:补肾壮阳。

2)方药:右归丸(《景岳全书》)加减,药用熟地、山药、山萸肉、附片、肉桂、菟丝子、枸杞子、鹿角胶、杜仲、当归。

若畏寒肢冷较重,可加补骨脂、仙茅、淫羊藿;食少痰多者,可加半夏、陈皮、茯苓等。

(三)针灸康复法

1.毫针疗法

选取百会、四神聪、风池、肩髃、曲池、足三里、悬钟、太冲。虚证,加脾俞、肾俞、肝俞、三阴交;实证,加丰隆、外关。

常规方法针刺上述穴位,平补平泻,虚证可酌情采用温针灸或温灸器灸。留针20~30min,隔日1次,15次为1个疗程。

2.艾灸疗法

(1)隔姜灸:选阳池、三焦俞为主穴,地机、命门、三阴交、大椎为配穴。每次选主穴、配穴各一,用中号艾炷,隔姜灸。每穴5~7壮,每日1次,1个月为1个疗程。疗程间隔3~5d。

(2)药灸:以决明子、红花、公丁香、硫磺等药物加艾绒制成药物灸条,取关元、丰隆穴进行温和灸。每穴15min,每日1次,连续35d为1个疗程。具有健脾益气、祛痰化湿之效,适用于脾肾阳虚型高脂血症。

(3)温和灸:取神阙、双侧足三里温和灸,每穴每次10min,隔日1次。具有温补脾肾、活血化瘀之效，适用于老年人高脂血症。

3.其他针灸疗法

(1)耳针疗法

1)选取肺、内分泌、胰、胆、肾上腺为主穴，配以肝、脾、胃。用王不留行籽贴压上穴，每3d1次，两耳交替，10次为1个疗程。

2)根据病机分别选取三组穴位，交感、胃、肺、神门，或脾、饥点、胃、交感，或肺、饥点、交感、内分泌。将制备好嵌有王不留行籽的耳穴压片贴敷于一侧耳穴，1～2d后再换贴对侧耳穴，交替刺激两耳。患者每次就餐前，自己用手按压耳穴压片5min左右。

(2)皮肤针疗法：梅花针叩刺足三里、三阴交、内关、大椎、阳性物处。中度刺激，每穴5～10min。每日1次。7次后隔日1次，15次为1个疗程。疗程间隔15d。

(四)推拿康复法

涌泉穴是足少阴肾经的井穴，推摩涌泉穴适应于各型高脂血症的康复治疗，尤其对于肾虚导致的高脂血症疗效显著。一般患者取坐位，每日早晚将足心向上，找准位置，用两手拇指指腹分别推擦左右脚的涌泉穴60次以上，力量由小到大，使涌泉穴有热感为止。

(五)传统体育康复法

八段锦、太极拳、五禽戏等均可。根据个人爱好长期坚持，运动量应循序渐进，以能耐受为度。运动强度应掌握在最大心率的50%～70%，持续时间在30min以上，因为少于10min的运动不利于体内脂肪的燃烧。运动频率为每周3～5次。运动前后应做些准备活动和放松运动，防止出现心血管意外和骨关节、肌肉的损伤。

(六)气功康复法

气功能够把人体的精神、呼吸、形体有机地结合，对人体各种功能活动都有很强的良性改善作用。其中内养功和保健功等对高脂血症有一定的疗效。

(七)饮食康复法

1.饮食宜忌

高脂血症饮食疗法的主要内容是逐步减少饱和脂肪酸和胆固醇的摄入，减少过多的总热量和增加需氧的体力活动以减轻体重。推荐日常饮食中脂肪不超过总热量的30%(甚至20%)；饱和脂肪酸摄入量必须低于总热量的10%(甚至6%～8%)；不饱和脂肪酸为总热量的10%，但不能超过10%；胆固醇摄入量限制在每天250～300mg；主食应以谷类为主，粗细搭配，减少精制米、面和糖果的摄入，增加玉米、莜面、燕麦等粗粮的成分，多食海带、紫菜、木耳、金针菇、香菇、大蒜、洋葱；蛋白质、维生素和无机物应在要求范围内。

高甘油三脂血症患者需忌食一切脂肪及甜食，可补充短、中链脂肪酸。由于膳食中脂肪和脂肪酸含量低，可造成铁、维生素E和其他脂溶性维生素的吸收不足，应注意适量给予补充。

高胆固醇血症患者忌食动物脂肪、人造奶油、蛋黄、巧克力、少数鱼类(如墨鱼、鱿鱼等)和贝壳类(如蚌、螺、蛏、蚬、蟹黄等)、鱼子，以及动物的脑及脊髓、内脏。甜食、咸食、高脂肪的奶制品等也应适当限制。

混合型高脂血症患者应限制脂肪，控制糖类，中度限制胆固醇。避免吃甜食和饮酒。因这种膳食可能出现缺铁，应注意补充。

此外，高脂血症饮食还要注意以下禁忌。忌就餐次数少；忌晚餐时间太晚；忌晚餐过量；

忌偏食，提倡混合饮食；忌盲目节食；忌多食牛肉；忌烟酒；忌多饮咖啡；忌过饮浓茶；忌不合理用药。

2.常用食疗药膳方

(1)降脂减肥茶：草决明子5g，菊花5g。先将菊花洗净备用，草决明子先洗净炒至微膨带有香味后捣碎，纱布包好，用清水煮沸，煎至微黄色，再倒入菊花同煎几分钟即可。代茶饮，一次饮完后再加入水冲泡，直至无味即可弃之。具有平肝清热，降脂减肥的作用。

(2)山楂益母茶：山楂30g，益母草10g，茶叶5g。沸水冲沏，每日饮用。有清热化痰、活血降脂作用。

(3)菊花山楂茶：菊花10g，山楂30g，茶叶10g。沸水冲沏代茶饮，每日1剂。有清热化痰、消食健胃、降脂的功效。

(4)山楂荷叶饮：山楂15g，荷叶12g，煎水代茶饮。具有健脾消食降脂之功。

(5)玉米粉粥：玉米粉60g，粳米100g。将玉米粉加适量冷水调和，粳米煮沸后加入玉米粉，同煮为粥食用。有调中开胃、降脂利水功效，适用于脾胃不健、消化不良、高脂血症、原发性高血压、冠心病等。

(6)胡萝卜粥：胡萝卜150g，粳米100g。将新鲜胡萝卜切丁，与粳米同煮成粥食用。具有健脾化滞、降脂润肠之效，适用于脾虚食欲不振、肠燥便秘、高脂血症、原发性高血压、糖尿病等。

(7)绿豆粥：绿豆适量，粳米100g。先将绿豆洗净，用温水浸泡2h，再与粳米同入砂锅内，加水1000mL，煮至豆烂、米开、汤稠。可治疗高脂血症、中暑、冠心病等，特别适用于高脂血症伴有肥胖或糖尿病的患者食用。

(8)素烩三菇：冬菇25g，蘑菇25g，草菇25g，冬瓜200g，鲜汤适量，粉芡、调料各少许。先将冬菇、蘑菇、草菇入清水泡发洗净，入油锅煸炒，之后加入鲜汤、冬瓜同煮，待熟后再加入粉芡和调料(盐、味精等)，翻炒片刻即可。能补脾气，利小便，降脂减肥，抗肿瘤。

(9)三鲜素海参：水发黑木耳100g，水发冬菇50g，熟竹笋50g，熟菜花50g，甜椒50g，素鸡50g。先将水发黑木耳洗净沥干，同玉米粉、盐、味精、水拌成面糊，用刀把面糊刮成手指形。逐条下到油锅中，氽成海参形。将冬菇洗净去蒂，切成片状，熟笋、素鸡切成滚刀块，熟菜花切成栗子大小的块，甜椒洗净后去籽，切成片待用。炒锅置于旺火上，放油烧到七成熟，将全部配料放入锅内，煸炒后，即加姜末、酒、酱油、白糖。烧沸后，加素海参、味精，用湿淀粉勾芡，起锅装盘即成。用于高脂血症、原发性高血压、动脉硬化、消化不良等。

(八)自然康复法

可选用矿泉疗法中的矿泉浴，一般采用全身浸浴，浴时水温为36～38℃为宜，每日1次，每次20～30min，15～20次为1个疗程。

(九)传统物理康复法

可选用冷浴、热浴法等，冷浴时水温应控制在20℃以下，洗浴时间以20～30min为宜。热浴时一般以全身浸浴为主以微汗出为度。

(十)娱乐康复法

可选用音乐疗法、舞蹈疗法、琴棋书画疗法、游戏疗法等，通过增加生活情趣，转移生活注意点，消除不良情志，来达到康复治疗的效果。

（丁望）

第十二节　恶性肿瘤的康复

一、概述

恶性肿瘤又称癌症，是人体内的正常细胞在各种致癌因素作用下，其遗传基因受到影响，使生长脱离正常生理的控制，且在不正常的繁衍过程中，发生基因突变，而变为恶性癌细胞，属于中医学“岩证”的范畴。“癌”字源于“岩”字，与“岩”字通用，指肿块高低不平、坚硬如石、不能移动，溃烂后如岩洞状。

恶性肿瘤是常见病、多发病，具有发病率高、病死率高、治疗费用高等特点。据统计，我国2000年癌症新发患者数为180万～210万。2001年城市居民恶性肿瘤病死率占死因第一位，为135.59/10万，农村居民恶性肿瘤的病死率占死因第三位，为105.36/10万。我国常见肿瘤死因顺序为肝癌、肺癌、胃癌、食管癌、大肠癌、鼻咽癌、乳腺癌、宫颈癌、白血病、淋巴瘤等。我国每年用于癌症患者的医疗费用约800亿，占卫生总费用的20%，人均约2万元。近年来的研究认识到，癌症是一类可以预防的疾病，癌症的三级预防，可以有效防止病情恶化、防止残疾，治愈那些可治愈的患者，为无法治愈的患者提供姑息和临终治疗，以减轻痛苦、延长寿命、提高生活质量。

中医学认为本病病因主要为人体正气亏虚，七情郁结（即精神和情绪方面的刺激），气化受阻，气机不畅，影响脏腑的正常生理功能，导致脏腑功能障碍，使六淫邪毒循经入里内侵，机体阴阳失调，引起气滞血瘀、液凝为痰、痰火固结、化热积毒（热毒）等，进而互相交结造成癌症的发生；或饮食起居不当，如饮食偏嗜，过食辛辣香燥之品，或不洁霉腐之物，渐成积滞内停，蕴久化毒，使黏膜受损，津液渐亏，日久而气血瘀结，进而诱发癌症。

二、辨证要点

恶性肿瘤是一类病因复杂，症状变化多端，表现不一，可以在人体全身各系统各部位发病的严重疾病。根据其病情演变和临床表现，其发病总体上是正虚和邪实，其虚多为气、血、阴、阳亏虚，其实多为毒邪浊气（主要是热毒）、气滞血瘀、痰凝湿阻。

根据癌症全身临床表现，癌症临床常见证型包括气滞型、血瘀型、痰凝型、湿聚型、热毒型、气虚型、血虚型、阴虚型、阳虚型等。在一个患者身上，常常会有正虚邪实或几种病机同时存在，常见气滞血瘀型、气阴两虚型、气血不足型、湿热内蕴型、痰瘀互结型、阳气亏虚型。

三、康复疗法

常用中医康复疗法包括中医心理康复法、中药康复法、针灸康复法、推拿康复法、气功康复法等。

（一）中医心理康复法

良好的心理状态，可通过神经、内分泌的积极协调活动，影响机体的新陈代谢，使癌症对体内生理过程造成的恶性循环发生逆转，从而增强自身的抗病能力。由于患癌症后患者均有不同程度的心理障碍，如焦虑、恐惧、孤独、绝望等，故康复医生应利用心理学技巧，在访谈时了解肿瘤患者的性格特征、心理反应、对疾病的态度，根据不同类型的患者采用以下不同的干预方法。

1.语言疏导法

通过语言疏导纠正患者及家属对肿瘤及手术的错误观点，帮助患者正确认识癌症的性质，了解在病程中可能发生的变化及如何面对，以避免发生变化时产生惊慌、紧张、焦虑等情绪。对患者诉说的种种心理障碍症状和躯体行为障碍表示信任、理解并耐心疏导，随时解除其消极、悲观、紧张、抑郁、焦虑的情绪，以缓解身心痛苦。建立正确的心理防御机制，使患者振作精神，树立战胜疾病的信心。

2.行为疗法

指导患者放松术、深呼吸术和冥想术等，以放松全身肌肉，消除焦虑、抑郁等不良情绪。

(二)中药康复法

1.中药内治法

(1)气滞血瘀型

1)治法：理气活血化瘀。

2)方药：血府逐瘀汤(《医林改错》)加减，药用当归、生地、桃仁、红花、枳壳、赤芍、柴胡、甘草、川芎、牛膝、桔梗。

若气滞较甚，加郁金、全瓜蒌、木香、砂仁壳；瘀血较著，疼痛较甚，加地鳖虫、蜣螂虫、五灵脂、乳香、没药、血竭、丹参。

(2)气阴两虚型

1)治法：益气养阴。

2)方药：百合固金汤(《医方集解》)合生脉散加减，药用生地黄、熟地黄、麦冬、百合、白芍(炒)、当归、贝母、生甘草、玄参、桔梗、党参、麦冬、五味子。

若阴虚甚，加玉竹、北沙参、枸杞子；心中烦热而夜寐不安，加夜交藤、酸枣仁、合欢皮、莲心；兼盗汗，加乌梅、五倍子、浮小麦；气虚甚，加茯苓、白术、黄芪、人参。

(3)气血不足型

1)治法：补益气血。

2)方药：八珍汤(《正体类要》)加减，药用人参、白术、白茯苓、当归、川弯、白芍药、熟地黄、炙甘草、生姜、大枣。

若脾胃虚弱、不思饮食，加白扁豆、炒谷麦芽、陈皮。

(4)湿热内蕴型

1)治法：清热燥湿。

2)方药：黄连解毒汤(《外台秘要》)加减，药用黄连、黄柏、黄芩、栀子。

若恶心呕吐，加半夏、旋覆花、竹茹、代赭石、川朴；热毒甚，加龙胆草、蒲公英、败酱草；湿甚于热，加秦皮、白头翁、皂角刺。

(5)痰瘀互结型：

1)治法：化痰逐瘀。

2)方药：海藻玉壶汤(《外科正宗》)加减，药用海藻、昆布、半夏、陈皮、青皮、连翘、贝母、当归、川芎、独活、甘草。

若扪及包块，或痰核累累，加龙葵、肿节风、铁树叶；泛吐痰涎较甚，加全瓜蒌、法半夏、白芥子；食管梗阻较甚，加地鳖虫、紫草根、蜂房、徐长卿、桃仁。

(6)阳气亏虚型:

1)治法:温阳益气。

2)方药:附子理中汤(《和剂局方》)加减,药用附子、人参、白术、炙甘草、干姜。

若胃中发冷,时泛清涎,加吴茱萸、良姜、法夏;肾阳耗衰,加鹿角胶、肉桂、杜仲。

上述辨证处方中无论何种情况,要将清热解毒贯穿始终,并以辨证与辨病相结合。每方均可选用1~3味抗癌中草药,如半枝莲、半边莲、白花蛇舌草、山慈菇、白英、龙葵。

2. 中药外治法

中药外治方剂能透过皮肤或黏膜,使具有祛风寒、和气血、消痰结和活血通络药物的药效直达肿瘤部位,以止痛和(或)抑制、杀死肿瘤细胞的生长。

(1)加减如意金黄散:大黄、生姜、朴硝、芙蓉叶、黄柏各50g,天花粉100g,冰片、生南星、乳香、没药各20g,雄黄30g。上述药物共研细末,加饴糖调成厚糊状,摊于油纸上,厚3~5mm,周径略大于肿块。敷贴于肿块或疼痛处。主治肝癌疼痛。

(2)三生散加味:生川乌、生南星、生半夏、冰片各等份,生马钱子末为上4味药总量的1/8,生芙蓉叶适量。上述药物捣烂混合,调成糊状(贮于冰箱)。用时摊于油纸上,敷贴疼痛部位体表区域,纱布固定。主治肝、肺、胃肠癌性疼痛。

(3)蟾酥膏:蟾酥、雄黄、冰片、铅丹、皮硝各30g,乳香、没药、血竭各50g,硇砂10g,麝香18,大黄100g。上述药物共研细末,用米醋或猪胆汁调糊状,摊在油纸上,贴敷患处。主治多种癌性疼痛。

(4)止痛擦剂:延胡索、丹参、蚤休、乌药各30g,土鳖虫10g,血竭、冰片各3g,75%乙醇1000mL。将诸药捣碎,装入乙醇中密封。用时以棉签蘸药液,随时涂于痛处皮肤。主治原发性肝癌、胰头癌、胆管细胞癌等。

(5)三虫膏:鲜马陆、鲜斑蝥、埋葬虫、皂角刺、威灵仙、硫磺、红砒、冰片、麝香。上述药物研细,水调糊状,摊在油纸上,贴敷患处。主治体表恶性肿瘤。

(三)针灸康复法

1. 毫针疗法

气滞型选取期门、膻中、膈俞、肝俞、太冲;血瘀型选取膈俞、血海、章门、肝俞、脾俞、肾俞、丘墟、行间;痰凝型选取阿是穴、臑会、合谷、天鼎、扶突、百劳、天井、肩井、臂臑;湿聚型选取阴陵泉、三阴交、脾俞、中脘、合谷;热毒型选取大椎、尺泽、曲池、劳宫、阳陵泉、太冲;气虚型选取足三里、照海、大椎、心俞、脾俞、肾俞;血虚型选取膈俞、脾俞、气海、三阴交、足三里;阴虚型选取三阴交、太溪、复溜、肾俞、厥阴俞;阳虚型选取肾俞、命门、志室、关元、太溪、足三里。

肺癌胸部剧烈疼痛,配孔最;肺癌胸痛,发热,痰多,配足三里、合谷、内关、曲池;肺癌发热实热者,配肺俞、心俞、尺泽、曲池;肺癌证属阴虚内热盗汗者,配尺泽、肺俞、膏肓、足三里、阴郄、复溜;潮热,配大椎、太溪;肺癌晚期肺肾两虚哮喘,配肺俞、膏肓、气海、肾俞、足三里、太渊、太溪;肺癌放化疗后呕吐和呃逆者,配膈俞、脾俞、内关、足三里;肺癌放化疗后白细胞减少者,配大椎、足三里、血海、关元。胃癌,配中脘、章门及其相应的背俞穴。肝癌,配足三里、百会、内关、三阴交、肝俞、肾俞、命门、阿是穴、阳陵泉、期门、章门。防治放化疗所致骨髓抑制,配足三里、三阴交、脾俞、曲池、合谷等。防治化疗所致胃肠道反应,配中脘、内关、足三里。

常规方法针刺上述穴位,平补平泻,虚证可酌情采用温针灸或温灸器灸。留针20~30min,隔日1次,15次为1个疗程。

2. 艾灸疗法

可防治放化疗所致的骨髓抑制。

(1)艾灸：足三里、三阴交、合谷、大椎、神阙、关元。

(2)隔姜灸：大椎、膈俞、脾俞、胃俞、肾俞、神阙、关元、足三里。

3. 其他针灸疗法

(1)穴位敷贴疗法：

1)人参、补骨脂、当归、红花、附子、干姜、血竭，共研末，用生理盐水调敷于双脾俞、胃俞、肾俞。

2)升白散(由麝香、血竭、肉桂、冰片等组成)0.5g 敷于神阙穴，防治放化疗所致骨髓抑制。

3)斑蝥膏(由斑蝥、牛膝、川芎等组成)敷贴于大椎、肾俞、脾俞、足三里、三阴交，膏面直径 1cm，每次取 3～5 穴，贴敷 6～12h，起疱后去膏药，用创可贴保护水疱，自然吸收，左右交替用穴。以上三方均可升高白细胞，防治放化疗所致骨髓抑制。

(2)穴位激光照射疗法：取内关、三阴交、章门、血海、足三里、脾俞。采用氦－氖激光器隔日交替照射，激光输出功率 3～10mV，照射距离 1m，每穴每次 3min。

(四)推拿康复法

推拿手法康复既可以放松或解除肌肉的紧张，提高疼痛阈值，使癌性疼痛减轻；又可通过对经络腧穴气血的刺激提高患者机体免疫功能，建立患者机体良性内环境，减轻相关临床症状。

(1)针对各种癌痛，先点按远离病变部位的相关疼痛敏感点及周围腧穴各 1～2min，如疼痛过于剧烈不能缓解者，可对症按压手足相关反射区的敏感点 5～10min 后，再用单或双手推、揉、滚、拿下肢数遍，按揉环跳、委中、承山、足三里，以进一步使肌体放松，以镇静止痛。

(2)用单或双手拇指轻拨两侧竖脊肌数遍，再重点按压揉华佗夹脊穴和肺俞、肝俞、胃俞、肾俞、大肠俞穴各半分钟，以疏经通络，减轻相关临床症状。

推拿时应注意，癌瘤局部如胃癌根除术前的胃脘部位、肠癌转移后的腹部等部位均不宜进行各种手法推拿康复。

(五)传统体育康复法

鼓励患者进行力所能及的体育锻炼，通过锻炼，既可增加人际交往，从中得到各种信息，增加生活的乐趣，充实生活内容；又可增加机体的抵抗能力，促进身心健康，巩固疗效。为了使锻炼得法，不出偏差，要选择合适的锻炼项目，如散步、打太极拳、上下楼梯等，并坚持有意识地进行心理锻炼。注意掌握最佳的运动负荷量，如运动负荷量过大，吸入的氧气不能满足运动的需求，此时为无氧代谢，此种状况对病患的保健训练是有害的。所以，必须按照有氧代谢的原则，掌握适度的运动负荷量，量力而行，循序渐进，持之以恒。

1. 化疗后康复锻炼

化疗后患者可适当做些轻微活动，如散步、气功、太极拳、体操等。循序渐进，每天定时定量，至稍感疲劳为止。散步选择温度适宜，阳光充足的时间，散步时要身体放松，神情安定，避免烦恼，排除杂念，散步后可少卧片刻，以利精神体力恢复。

2. 放疗后康复锻炼

因放疗后剧烈的放射反应，故功能锻炼以气功为宜。通过气功锻炼使机体脏腑经络及气血运行活跃，预防血象下降，增强脾胃功能，减轻消化道的不良反应，以利疾病恢复。

3.手术后康复锻炼

术后要鼓励患者尽早活动,定时做保健操。根据患者的体质,动作从小到大,循序渐进,以不感到太累为宜。冬天可在室内散步,做肢体伸展运动,定时晒太阳,早期活动有助于身体各种功能恢复,也使患者看到自己的生活能力,对生命的延续增强了信心。

(六)气功康复法

癌症患者主要通过站桩功、静养功等各种气功锻炼,使人体意(意识)、身(姿势)、气(呼吸)相结合,从而达到疏通经络、调和气血、化瘀通络、安定心神、增加免疫功能的目的,使机体阴阳平衡。研究提示,长期气功锻炼可调节情绪紧张度,提高心情舒畅度、心胸开阔度、情绪控制能力及环境适应能力,从而使原来不稳定的情绪逐渐变得稳定,对抑制癌细胞生长具有良性作用。下面介绍简易六式气功法。

1.预备式

双腿与肩同宽,两手自然下垂。

2.第一式

膝盖略为弯曲,双手举到肩部的位置,掌心朝上,慢慢向上推,直到两手伸直。

3.第二式

两手的动作回归到肩部的位置,右手掌心朝上,慢慢往上推;左手掌心朝下,慢慢往下推,直到两手伸直。

4.第三式

两手的动作再回到肩部的位置。换左手掌心朝上,慢慢往上推;右手掌心朝下,慢慢往下推,直到两手伸直。

5.第四式

两手的动作再回到肩部的位置。两手掌心朝下,慢慢往下推,直到两手伸直。

6.第五式

两手的动作再回到肩部的位置。右手掌心朝右方向,慢慢往右推;同时,左手掌心朝左方向,慢慢往左推,直到两手伸直。

7.第六式

接第五式的动作,两手掌心翻掌向上像抱球一般,上至百会穴上方。然后观想宇宙良好的微粒子进入我们的身体内,接着两手掌心朝内、向下,同时吸一口气,经眉心轮、心轮直到下丹田,再回到原来预备式。

(七)饮食康复法

防治肿瘤除药物外,人们生活饮食也很重要。研究证实,摄取过多的脂肪,以及肥胖的女性,很容易增加卵巢癌、子宫内膜癌和膀胱癌等罹患的机率;进食多量的高纤维食物,如蔬菜、水果、全谷类等,不但可以预防大肠癌,还可减少乳癌、食管癌、胃癌、乳腺癌、子宫内膜癌和卵巢癌的发生,而食用足量的蔬菜水果,已证实可以减少包括口腔癌、咽癌、食管癌、肺癌、胃癌、大肠癌等的发生。所以,平素可多摄取西红柿、芹菜、甘蓝、花椰菜、芥菜、萝卜、各类豆制品、柑桔类水果、麦芽、麦片、葱、蒜、姜、酸奶及番薯、木瓜、金枪鱼等食品。常用药膳方主要有:

1.花生粥

花生、黑芝麻、黄豆各25g,糯米50g将上料洗净,黄豆研粗末。锅内加水适量,下入花生、芝麻、黄豆煮熟软,加入糯米煮稠,即可随意服食,或当点心服食。具有益气养血之功,适用于气血两虚型胃癌患者食用。

2. 银耳粥

银耳10g,大米100g。银耳泡软洗净,待粥半熟时加入共煮至粥熟可食,喜甜者加少许冰糖食之。具有润肺生津、滋阴养胃之功,适用于放化疗后阴虚诸证。

3. 枣糯山药粥

糯米200g,红枣10枚,鲜山药100g或山药饮片70g,上料洗净共置锅中,加入适量水共熬成粥,调味食之。具有健脾和胃补虚之功,适用于放化疗后脾胃虚弱、气短乏力、腰腹坠胀、纳差或腹泻者。

4. 薏米粥

薏苡仁30g,赤小豆30g,粳米50g。将薏米、赤小豆干燥研末,同粳米共煮成粥食用。常服可抗癌防癌。

5. 阿胶粥

阿胶珠10g,糯米100g。将糯米粥熬至九成熟时加入阿胶珠,至粥熟食之。具有补血生血之功,适用于放化疗后贫血。

6. 童子甲鱼砂锅

童仔鸡、甲鱼各1只,冬笋100g,香菇50g。将鸡宰杀去毛,开膛洗净,去内脏,切片;甲鱼宰杀,用开水浸泡5min,用刷子擦去甲鱼背上的黑膜,用小刀剥出四周裙边上的白膜,剖开甲鱼肚,取出内脏,洗净,剁块;冬笋洗净切片;香菇切丝待用。砂锅置旺火上,下甲鱼、鸡、冬笋、香菇,加入鲜汤、料酒和姜汁上火烧沸,用小火炖30min,撒入精盐、鸡精、姜米可食用。汤清味鲜,肉质滑嫩,味美可口。具有补气养血之功,适用于胃癌化疗后气血两虚、细胞减少症及贫血者。

7. 虫龟火腿汤

虫草10g,龟1只,火腿50g。将乌龟宰杀后去内脏洗净,敲破龟板,虫草洗净,火腿切片备用。火锅入清汤、龟肉、虫草煮熟,放入火腿、精盐、料酒、姜末、鸡精烧沸,淋入芝麻油,即可吃各料。具有滋补脾肾、养阴生津,适用于胃癌脾肾两虚型出现的脾肾不足、阴虚津少、口干烦热等症。

8. 丝瓜鸭血汤

丝瓜100g,鸭血块100g。将丝瓜洗净刮去皮、切块,与鸭血一起加调料煮熟食之。具有清热利湿解毒之功,适用于防治膀胱癌。

9. 石斛二参汤

石斛、沙参各50g,西洋参15g,女贞子25g,水鱼1条。将水鱼洗净去内脏加入上述药材与水煮至水鱼酥熟,饮汤食肉。具有益气健脾、养阴生津之功,适用于癌症放、化疗出现口干咽燥或潮热盗汗、心烦不眠等阴虚诸证。

10. 沙梨百合汤

沙参20g、雪梨50g、百合30g。先将沙参及百合浸软后共煎约30min取汁,加入雪梨共煮汤开约10min,吃梨饮汤。具有滋阴润肺之功,适用于肺部放疗后患者肺燥咳嗽、痰少质黏或痰中带血、口干舌燥。

11. 八珍鸡汤

母鸡500g,当归10g,白芍12g,熟地15g,川芎10g,党参15g,白术12g,茯苓12g,甘草

6g，家常调料适量。将干净鸡肉切成小块，入锅加水适量，诸药用布包好一同下锅炖，先用武火，去掉浮沫，改用文火，直至鸡肉熟透，去药袋，加入适量盐、味精、白胡椒粉即成。具有气血双补、提高机体免疫的功能，适用于放化疗后气血亏虚不足的患者。

12.醋浸生姜乌梅茶

生姜片100g，米醋2茶匙，红糖4茶匙。将姜片洗净后浸入米醋一昼夜备用。用时取水600mL加入姜片、加乌梅1枚、米醋煮，沸腾后续煮5min，再加入红糖搅拌待其溶解后即可倒出，趁热饮用。此热饮可减缓放化疗后恶心、呕吐不适诸症。

13.药蒸排骨

猪排250g，五香粉50g，人参3g，当归、党参、枸杞子、淮山药各20g，龙眼肉10枚。猪排斩4cm的方块，用料酒、酱油、盐、味精腌10min，加入葱花、姜末、白糖、五香粉和匀。盘内放五药垫底，上面摆入猪排，上笼蒸熟即可食用。具有清润开胃、益气健脾之功，适用于胃癌手术后脾气亏损、食少乏力、心悸气短者。

14.苡莲枣糯羹

苡米、莲子各25g，大枣10枚，糯米100g，红糖适量。苡米、莲子洗净，大枣洗净去核，糯米淘洗干净。锅内加水适量，置旺火上，煮沸，下苡米、莲子煮熟软，再加入糯米煮稠，撒入红糖和匀即可服用。具有益气养血、健脾利湿、强体抗癌之功，适用于胃癌、面色少华、纳呆食少、神疲乏力、便溏者食用。

15.蜜炙萝卜

鲜萝卜100g，白蜜50g。萝卜切片，用白蜜腌一会，放铁板上炙干，再蘸蜜反复炙，至50g白蜜炙尽。细嚼慢咽，再喝两口淡盐水。适用于膀胱癌尿痛。

（八）自然康复法

空气浴疗法比较适合本病康复，尤其是森林空气浴，因森林内含有大量的负离子，既能提高机体免疫力，又可以帮助癌症患者消除抑郁情绪。

（九）娱乐康复法

音乐是一种特殊语言，通过音乐的熏陶和感染可以调节癌症患者情绪，优化情感效应，使其产生愉悦感情，改善躯体症状，增强免疫功能，调动体内积极因素，提高机体自我调解力。因此，对癌症患者可运用音乐疗法，并应依据癌症患者临床表现，针对性地选择与病情相吻合的音乐，如西方古典音乐《命运交响曲》，其雄壮激昂的旋律使人感到热血沸腾，能够唤起患者战胜癌症的力量和信心；在旋律优美的《田园交响曲》里，焦虑患者可寻找温馨愉悦的情感和希望，激起对美好生活的追求和向往；聆听《沉思曲》，可使抑郁患者触景生情，产生共鸣，以此来缓解和疏泄忧伤、抑郁之情。总之，适宜的音乐能有效地抑制癌症患者各种压力反应，促进情绪镇静，改善睡眠、营养及缓解疼痛，在提高癌症患者生活质量方面具有积极意义。

此外，其他如观赏书画、种花养鸟、游园钓鱼等静态娱乐活动和舞蹈、打门球、钓鱼、放风筝等动态娱乐活动，均可以增加生活乐趣，消除不良情志反应，提高癌症患者的生活质量。

（丁望）

参考文献

[1] 林秋华主编. 疑难妇产科学[M]. 武汉:湖北科学技术出版社,2002.

[2] 李禾主编. 妇科杂病[M]. 北京:中国医药科技出版社,2013.

[3] 罗云坚,黄穗平. 消化科专病中医临床诊治. 第 3 版[M]. 北京:人民卫生出版社,2013.

[4] 刘平. 中医临床诊疗指南释义肝胆病分册[M]. 北京:中国中医药出版社,2015.

[5] 张声生. 中医临床诊疗指南释义. 脾胃病分册[M]. 北京:中国中医药出版社,2015.

[6] 黄贵华,陈国忠主编,消化内科中西医结合诊疗手册[M]. 北京:化学工业出版社,2015.

[7] 胡元会. 中医临床诊疗指南释义. 心病分册[M]. 北京:中国中医药出版社,2015.

[8] 钟相根,潘霏,闻晓婧主编. 呼吸病经方治验. 北京:中国医药科技出版社,2016.

[9] 黄春林,邹旭主编. 心血管科专病中医临床诊治第 3 版[M]. 北京:人民卫生出版社,2013.

[10]邵长荣主编,邵长荣实用中医肺病学 M]. 北京:中国医药出版社. 2009.

[11]耿呈祥编著,耿呈祥老中医经验方实录[M]. 山西科学技术出版社. 2013.

[12]宁侠. 周绍华脑病治验十讲[M]. 北京:中国医药科技出版社,2014.

[13]武继涛,赵铎. 郑绍周脑病临证经验[M]. 北京:人民军医出版社,2011.

[14] 刘茂才,黄燕,卢明. 中医脑病临证证治[M]. 广州:广东人民出版社,2006.

[15] 杲常善主编. 新编内科常见疾病临床诊治技术[M]. 西安:西安交通大学出版社,2015.

[16]中华中医药学会,中国标准化协会中医药标准化分会,中国中医科学院中医药标准研究中心组织编写何立群主编,中医临床诊疗指南释义　肾与膀胱病分册[M]. 北京:中国中医药出版社,2015.

[17]花宝金主编;中华中医药学会,中国标准协会中医药标准化分会,中国中医科学院中医药标准研究中心组织编写,中医临床诊疗指南释义　肿瘤疾病分册[M]. 北京:中国中医药出版社,2015.

[18]聂晶,刘红宁. 临床中药学[M]. 上海:上海科学技术出版社,2015.

[19]胡幼平主编,中医康复学[M]. 上海科学技术出版社,2008.

[20]刘昭纯,中医康复学[M]. 北京:中国中医药出版社,2009.